普外科理论与临床实践

主编 冯 涛 张志国 赵光兵 王 晨
张 娟 宁耀辉 李玉新 邹仁超

U0190176

中国海洋大学出版社
·青岛·

图书在版编目（CIP）数据

普外科理论与临床实践／冯涛等主编. —青岛：
中国海洋大学出版社，2023.6

ISBN 978-7-5670-3525-6

Ⅰ．①普… Ⅱ．①冯… Ⅲ．①外科－疾病－诊疗
Ⅳ.①R6

中国国家版本馆CIP数据核字（2023）第103336号

出版发行	中国海洋大学出版社		
社 址	青岛市香港东路23号	**邮政编码**	266071
出 版 人	刘文菁		
网 址	http://pub.ouc.edu.cn		
电子信箱	369839221@qq.com		
订购电话	0532-82032573（传真）		
责任编辑	韩玉堂 王 慧	**电 话**	0532-85902349
印 制	日照报业印刷有限公司		
版 次	2023年6月第1版		
印 次	2023年6月第1次印刷		
成品尺寸	185 mm×260 mm		
印 张	31.25		
字 数	794千		
印 数	1～1000		
定 价	238.00元		

发现印装质量问题，请致电0633-8221365，由印刷厂负责调换。

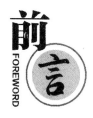

前言 FOREWORD

　　普外科学是临床医学中与各学科联系最密切的一个学科，其涉及面广、医学整体知识性强，也是临床外科学的基础。普外科学不仅是具有手术操作特点的学科，更是建立在解剖学、生理学、病理学等基础医学之上，与理论医学相辅相成的专业学科。普外科学近年来发展迅速，不仅依靠于手术技巧的改进，更依赖于医学技术的发展，如手术器材功能、麻醉技术的不断进步。合格的普外科临床医师必须通过不断的学习才能跟上普外科学的发展步伐。为了满足广大临床普外科医师的要求，进一步提高临床普外科医师的诊治技能和水平，我们编写了《普外科理论与临床实践》一书。

　　本书从临床实用的角度出发，以普外科常见疾病的诊断、手术治疗为主线，以提高专业人员的理论知识与实操能力为目标，重点介绍了各种普外科常见疾病的诊断和手术治疗，包括近年来有关新理论、新检查方法、新治疗策略及介入性诊疗手段。本书除了强调和注重科学性和先进性外，还注重实用性，并对多种疾病的病因、临床表现、检查、诊断等都做了详细阐述。本书的内容由浅入深、层次分明、通俗易懂。本书可为普外科医务人员提供参考以达到提高普外科疾病临床治疗效果的目的。本书也可供各级医院的外科医师、普外科医师、进修医师和实习医师等参考使用。

　　由于编者的学识水平有限，书中不足之处在所难免，希望广大读者不吝赐教。

《普外科理论与临床实践》编委会

2023 年 3 月

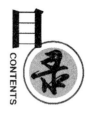

第一章

普外科患者的感染

第一节 局部感染

一、疖

疖是指单个毛囊及其所属皮脂腺的急性化脓性感染。累及周围及皮下组织时可成为疖肿。局限于毛囊或局限于皮脂腺的感染分别称为毛囊炎和皮脂腺炎。多数疖同时出现或反复出现且不易治愈者称为疖病。

(一)病因与病理

疖的大多数致病菌为金黄色葡萄球菌及表皮葡萄球菌。局部皮肤擦伤、不清洁、经常受到摩擦或刺激等可诱发疖。疖多发生在头面部、颈部、背部、腋窝、腹股沟及会阴等毛囊和皮脂腺丰富的部位。疖病常发生于免疫力较低的小儿、营养不良或糖尿病患者。

(二)临床表现

发病初期,局部出现红、肿、痛的圆形小结节,以后逐渐肿大;数天后结节中央因组织坏死而变软,出现黄白色小脓栓,继而表皮溃破、脓栓脱落、脓液排出而愈。有的疖无脓栓,自溃缓慢。一般无全身症状,但局部炎症较重或全身抵抗力降低时可发冷、发热、头痛、乏力等。

如果疖发生于面部,特别是上唇、鼻及鼻唇沟周围(危险三角区),临床症状较重,被挤压、碰撞后感染易沿内眦静脉和眼静脉进入颅内海绵状静脉窦而引起海绵窦炎,出现颜面部进行性肿胀,同时伴寒战、高热、头痛,甚至昏迷和死亡。

(三)诊断与鉴别诊断

依据临床表现,该病易于诊断,如有发热等全身反应,应做血常规检查;疖病患者还应检查血糖和尿糖,做脓液细菌培养及药敏试验。

需鉴别该病与痈、皮脂腺囊肿并发感染、痤疮伴有轻度感染。痈的病变范围明显比疖大,可有数个脓栓,除红、肿、疼痛外,全身症状明显。痤疮病变范围小且顶端有点状凝脂。

(四)治疗

以局部治疗为主。对早期红肿可用热敷、超短波、红外线等理疗,也可用中药金黄散、玉露散、鱼石脂软膏等促使炎症消退。脓栓出现时在其顶部涂以碳酸或 2.5% 的碘酒,促进其坏死脱落。局部成脓变软、波动感明显时可切开引流。对颜面部(特别是危险三角区)的疖切忌挤压,应注意休息,避免多说话,使用抗生素(如青霉素或复方磺胺甲噁唑)治疗,辅以中药仙方活命饮、普济消毒饮等;对糖尿病患者给予口服降糖药物或注射胰岛素。

(五)预防

保持皮肤清洁,防止皮肤损伤,常用金银花、菊花等泡水代茶饮,少食辛辣、甜腻食物。

二、痈

痈是指多个相邻的毛囊及其所属的皮脂腺或汗腺同时或先后发生的急性化脓性感染。痈好发于皮肤厚韧的颈项、背部。

(一)病因与病理

痈的致病菌多为金黄色葡萄球菌,摩擦、压迫等常导致感染。感染常先从一个毛囊底部开始,沿阻力较小的皮下组织蔓延,再沿深筋膜向外周扩散,上传入毛囊群而形成多个脓头,形似蜂窝的痈。

(二)临床表现

早期在局部出现大片稍微隆起的紫红色炎症浸润区,质地坚韧,边界不清;随后中央区皮肤坏死,可见多个粟粒状脓栓,破溃后呈蜂窝状;中央组织坏死溶解后可见大量脓液;病灶易向四周及深部组织浸润发展,周围出现浸润性水肿,局部淋巴结肿大、疼痛。

除感染局部有持续性疼痛外,大多数患者有畏寒、发热、食欲缺乏、白细胞计数增多等全身表现。发生于唇部的痈称为唇痈,表现为口唇极度肿胀、张口困难,易引起颅内海绵窦炎,应高度重视。

(三)诊断与鉴别诊断

依据临床表现,该病的诊断不难。白细胞计数明显增加,做脓液培养与药敏试验可为选择抗菌药物提供依据。注意患者有无糖尿病、低蛋白血症、心脑血管病等全身性疾病。

(四)治疗

1.局部治疗

初起可用热敷、理疗、药物外敷。成脓后切开引流,切开时行"十"字切口或双"十"字切口,切口线应超出病变边缘少许,以脓液可彻底引流通畅为目的;切开后尽量彻底清除脓液和坏死组织,对创口每天换药。创面过大者待肉芽生长良好时可植皮,以缩短愈合时间。

2.全身治疗

注意休息;加强营养支持,补充维生素;静脉使用抗生素;必要时给予镇静止痛剂。糖尿病患者控制血糖。

三、急性蜂窝织炎

急性蜂窝织炎是发生于皮下、筋膜下、肌间隙或深部疏松结缔组织的急性弥漫性化脓性感染。

(一)病因与病理

急性蜂窝织炎的主要致病菌是溶血性链球菌,其次是金黄色葡萄球菌,也可为厌氧性细菌。炎症可由皮肤或软组织损伤后感染引起,也可由邻近化脓性感染灶直接扩散或经淋巴、血液传播而发生。其特点是病变不易局限,扩散迅速,与正常组织无明显界限。发生溶血性链球菌引起的急性蜂窝织炎时,由于链激酶和透明质酸酶的作用,病变扩展迅速,脓液稀薄、血性,可引起广泛的组织坏死,有时引起脓毒症;金黄色葡萄球菌引起者由于凝固酶的作用,比较容易局限为脓肿,脓液呈乳黄色、稠厚;由厌氧菌引起的急性蜂窝织炎可出现捻发音,常见于被肠道、泌尿道内容物污染的会阴部、腹部伤口,脓液恶臭。

(二)临床表现

临床症状因致病菌种类与毒性不同、感染原因与部位不同、患者情况不同而异。

1.皮下蜂窝织炎

致病菌以溶血性链球菌、金黄色葡萄球菌为多。患者可先有皮肤损伤或手、足等处的化脓性感染;继之患处肿胀疼痛,表皮发红,压之可稍褪色,红肿边缘界限不清楚,邻近病变部位的淋巴结常有肿痛。病变加重时部分皮肤呈褐色,可有水疱或破溃出脓。患者常有畏寒、发热等全身不适;严重时体温升高明显或过低,甚至出现意识改变。

2.产气性蜂窝织炎

致病菌为厌氧性链球菌、拟杆菌和多种肠道杆菌。其在下腹与会阴部比较多见,常在皮肤受损伤且污染较重的情况下发生。病变主要局限于皮下结缔组织,不侵及肌层。初期表现类似一般性蜂窝织炎,但病变发展快且可触及皮下捻发音,又称捻发音性蜂窝织炎,破溃后脓液恶臭。全身症状重。

3.新生儿皮下坏疽

致病菌多为金黄色葡萄球菌,好发于新生儿易受压的背部或腰骶部。新生儿的皮肤在组织学上发育不成熟,屏障作用和防御能力低,在冬季受压、受潮后容易发病。起病初期以发热、哭闹和拒食为主要表现,局部皮肤发红、质地较硬、稍有肿胀,界限不清,发红皮肤受压后颜色变白;在数小时至1d内病变即可迅速扩展,皮肤变软,中央部分颜色转为暗红,皮肤与皮下组织分离,触诊时有皮肤漂浮感,脓液积聚较多时可有波动感。晚期皮下组织和皮肤广泛坏死而脱落。严重者可并发支气管肺炎、肺脓肿和脓毒症,出现高热、呼吸困难、出血倾向,甚至昏迷。

4.口底、颌下和颈部急性蜂窝织炎

其多见于小儿。感染起源于口腔或面部,炎症水肿扩展迅速,可发生喉头水肿和气管压迫,病情危急。除口底、颌下和颈部局部肿胀疼痛外,患者可出现高热、吞咽困难、呼吸窘迫甚至窒息。

(三)诊断与鉴别诊断

根据病史、临床表现和体征,诊断多不困难。白细胞计数增多,有浆液性或脓性分泌物时可涂片检查细菌种类,病情较重时可做血或脓液细菌培养加药敏试验。

需鉴别产气性皮下蜂窝织炎与气性坏疽,后者发病前创伤常累及肌肉,病变以坏死性肌炎为主,X线摄片可见肌肉间气体影。新生儿皮下坏疽初期皮肤质地变硬时应与硬皮病区别,后者皮肤不发红,体温不高。小儿颌下急性蜂窝织炎呼吸急促、不能进食时应与急性咽喉炎区别,后者颌下肿胀轻,口咽内红肿明显。

(四)治疗

1.局部治疗

早期局部治疗与疖相同。一旦脓肿形成,应及时切开引流。对口底或颌下急性蜂窝织炎应早期切开减压,以防喉头水肿,引起窒息。对产气性皮下蜂窝织炎亦应早期广泛切开引流,切除坏死组织并用3%的过氧化氢溶液冲洗和湿敷伤口。

2.全身治疗

加强营养支持;合理应用抗生素来控制感染;必要时做细菌培养加药敏试验,以利于选用敏感、有效的抗生素。

四、丹毒

丹毒是指皮肤或黏膜内网状淋巴管的急性感染,故亦称为网状淋巴管炎,好发于下肢及头面部。

(一)病因与病理

丹毒的致病菌为乙型溶血性链球菌,毒力很强,可从皮肤或黏膜细小伤口入侵皮内的网状淋巴管,并累及皮下组织,感染蔓延迅速,如无其他感染并存,一般不化脓,也很少有组织坏死。下肢丹毒常和足癣、丝虫病有关。

(二)临床表现

一般发病较急,患者多有畏寒、发热、头痛等全身不适症状,白细胞计数增多。局部呈片状红斑,颜色鲜红,中间颜色较淡,边缘清楚,略微隆起;手指轻压可使红色消退,放手后红色即恢复;在红肿向周围蔓延时,中央红色逐渐消退、脱屑,变为棕黄色;红肿区有时可发生水疱,局部疼痛呈烧灼样;附近淋巴结常肿大、疼痛。足癣或丝虫感染可引起下肢丹毒反复发作,有时可导致淋巴肿,甚至发展为象皮肿。

(三)治疗

注意休息,抬高患处;对局部及周围皮肤用50%的硫酸镁溶液湿热敷或者用1%的依沙吖啶(雷佛奴尔)湿敷;全身应用抗生素,并在全身和局部症状消失后继续用药3~5 d,以免复发;下肢丹毒伴有足癣者应积极治疗足癣,以减少丹毒复发。还应注意隔离,防止交叉感染。

五、急性淋巴管炎和淋巴结炎

急性淋巴管炎是致病菌从破损的皮肤黏膜侵入,或从其他感染灶经组织淋巴间隙进入淋巴管内,引起淋巴管及其周围的炎症。急性淋巴结炎是急性淋巴管炎继续扩散,经淋巴管蔓延到所属区域淋巴结引起的急性化脓性感染。

(一)病因与病理

急性淋巴管炎和淋巴结炎的致病菌多为金黄色葡萄球菌和溶血性链球菌。致病菌从损伤破裂的皮肤黏膜侵入,或从其他感染性病灶(如疖、足癣)处侵入,经组织的淋巴间隙进入淋巴管内,引起淋巴管及其周围急性炎症,即急性淋巴管炎。淋巴管炎往往累及所属淋巴结,引起急性淋巴结炎。例如,头面部、口腔、颈部和肩部的感染可引起颌下及颈部的淋巴结炎,上肢、乳腺、胸壁、背部和脐以上腹壁的感染可引起腋部淋巴结炎。

(二)临床表现

急性淋巴管炎分为网状淋巴管炎和管状淋巴管炎。丹毒即为网状淋巴管炎。管状淋巴管炎常见于四肢,多见于下肢,常继发于足癣感染。

管状淋巴管炎可分为深、浅两种。浅层淋巴管受累时常在伤口近侧出现一条或多条"红线",硬而有压痛。深层淋巴管受累,不出现红线,但患肢出现肿胀、压痛。两种淋巴管炎都可有全身不适、畏寒、发热、头痛、乏力和食欲缺乏等临床表现,白细胞计数增多。

急性淋巴结炎中的轻者仅有局部淋巴结肿大和压痛;较重者局部有红、肿、热、痛并伴有全身症状;炎症扩展至淋巴结周围可使几个淋巴结粘连成团,也可发展为脓肿;脓肿形成后局部疼痛加剧,皮肤转为暗红,压痛明显。

(三)治疗

主要是及时治疗原发病灶。注意休息、抬高患肢、早期应用抗菌药物等均有利于炎症的控制。脓肿形成后应切开引流。

六、脓肿

脓肿是急性感染后组织、器官或体腔内病变组织坏死、液化形成的局限性脓液积聚,并有完整的脓壁。

(一)病因与病理

急性感染的致病菌多为金黄色葡萄球菌。脓肿常继发于各种化脓性感染,如急性蜂窝织炎、急性淋巴结炎、疖,也可发生在局部损伤的血肿或异物存留处,还可从远处感染灶经血流转移而形成。

(二)临床表现

浅表脓肿可见局部隆起,具有红、肿、热、痛的典型症状,与正常组织分界清楚,压之剧痛,有波动感。深部脓肿的红肿和波动感不明显,但局部有疼痛和压痛,并在疼痛区某一部位可出现凹陷性水肿,患处常有功能障碍。在压痛或水肿最明显处用粗针头试行穿刺,抽出脓液即可确诊。浅表小脓肿多无全身症状,大的或深部脓肿常有明显的全身症状,如发热、头痛、食欲减退、白细胞计数增多。体腔内脓肿(如膈下脓肿、肠间隙脓肿)大多有明显的毒血症症状。

(三)治疗

1.局部治疗

脓肿尚未形成时治疗方法与疖、痈的治疗方法相同;脓肿形成后应及时切开引流。切开大的脓肿时应防止休克发生,必要时补液、输血。对脓肿切开引流的原则及注意事项如下。

(1)切口部位:应选在脓肿最低位,以利于体位引流。对浅部脓肿在波动最明显处切开;对深部脓肿应在穿刺抽得脓液后,保留穿刺针头,切开皮肤,沿穿刺针指引方向钝性进入脓腔,引导切开或置管引流。

(2)切口长度:切口要有足够长度,以利于引流通畅,但不可超过脓腔壁而达正常组织,以免感染扩散。对巨大脓肿,必要时可做对口切开引流。

(3)切口方向:一般要与皮纹、血管、神经和导管平行,以免伤及这些组织。亦不可做经关节区的纵向切口,以免瘢痕挛缩,影响关节功能。

(4)引流充分:脓肿切开后应用手指探查脓腔,并将脓腔内所有纤维间隔分开,尽量清除坏死组织和脓液,不宜用剪刀或血管钳在深部盲目撑剪;根据脓腔大小、深浅选择合适的引流物,如凡士林纱条、橡皮管。

2.全身治疗

使用有效抗生素;对症状较严重的深部脓肿、大脓肿应给予支持疗法;出现严重中毒症状(如寒战、高热,甚至中毒性休克)时,应给予相应处理,必要时在大剂量抗生素的配合下使用激素,以减轻中毒反应。

(冯 涛)

第二节 全身感染

当前,全身性外科感染是指脓毒症和菌血症。脓毒症是有全身性炎症反应表现,有体温、循环、呼吸等明显改变的外科感染的统称。菌血症是脓毒症中的一种,即血培养检出病原菌,患者有明显感染症状。

一、诊断

(一)临床表现

骤起寒战,继以高热(可达 40 ℃~41 ℃)或低温,起病急,病情重,发展迅速;出现头痛、头晕、恶心、呕吐、腹胀、面色苍白或潮红,出冷汗,神志淡漠或烦躁,谵妄和昏迷;心跳加快,脉搏细速,呼吸急促或困难;肝、脾可肿大,严重者出现黄疸或皮下出血瘀斑等。

(二)实验室检查

白细胞计数明显增多,一般常可达 $20 \times 10^9/L$ 以上,白细胞计数减少,白细胞核左移,幼稚细胞增多,出现毒性颗粒;可有不同程度的酸中毒、氮质血症、溶血,尿中出现蛋白、血细胞、酮体等,代谢失衡,有肝、肾受损征象;打寒战、发热时抽血进行细菌培养,较易发现细菌。

二、治疗

应用综合性治疗,包括处理原发感染灶、抑制和杀灭致病菌和使用全身支持疗法。

(一)原发感染灶的处理

清除坏死组织和异物,消灭无效腔,脓肿引流等;解除病因,如血流障碍、梗阻;注意潜在的感染源和感染途径,拔除静脉导管等。

(二)抗菌药物的应用

可先根据原发感染灶的性质及早联合应用估计有效的两种抗生素,再根据细菌培养及抗生素敏感试验结果,选用敏感抗菌药物;对真菌性脓毒症,应尽量停用广谱抗生素,使用有效的窄谱抗生素,并全身应用抗真菌药物。抗菌药物应足量、足够疗程,一般在体温下降、临床表现好转和局部病灶控制1~2周停药。

(三)支持疗法

补充血容量,输注新鲜血,纠正低蛋白血症,补充维生素等。

(四)对症治疗

控制高热,纠正电解质乱和维持酸碱平衡等;对心、肺、肝、肾等重要脏器受累以及原有的合并症给予相应处理。

(五)其他疗法

冬眠疗法可用于病情严重者,但对伴有心血管疾病、血容量不足或呼吸功能不足者应慎用或不用;对危重患者早期应用肾上腺皮激素有一定效果,应在短期内大剂量冲击用药,并和抗菌药物同时应用。

(冯　涛)

第二章

普外科患者的营养支持与干预

第一节 营养治疗的意义

营养与健康的关系非常密切,对术前或术后患者均重要。营养良好的健康人,在受到较轻度外伤或术后,因有较充分的营养储备,治疗能较顺利进行。如营养缺乏,特别是长期营养状况较差,受到严重创伤、休克及重大手术等损伤时,常因抵抗力下降而引起感染、创伤愈合延迟等并发症。手术后、有创伤及感染时,患者常伴有消化系统解剖或功能障碍,不能正常进食和摄取足够营养。同时,可能因发热、大量体液或渗出液丢失,对能量及蛋白质等的需要增加。如患者长期得不到合理的营养供应,则可发生严重营养不良,影响临床治疗效果,甚至危及生命。因此,营养治疗在外科患者治疗中的作用极为重要。

一、蛋白质缺乏的影响

蛋白质不但是组织生长更新和修补所必需的材料,而且是保持血浆渗透压和维持正常代谢的重要物质。外科患者常因疾病及手术治疗所致代谢紊乱而有不同程度的蛋白质缺乏,使得蛋白质代谢呈负氮平衡。故蛋白质营养对外科患者有特别重要的意义,应保证其数量和质量。在术后反应期,供给各种必需氨基酸时应特别考虑支链氨基酸的供给,以满足糖异生的需要,以节省肌蛋白消耗。在伤口愈合和康复阶段,应给予丰富的优质蛋白,因伤口愈合特别需要含硫氨基酸及甘氨酸、赖氨酸和脯氨酸,以合成胶原蛋白。

(一)血容量减少
蛋白质缺乏时多有血红蛋白和血浆蛋白减少。此时,机体多处于最低循环血容量状态。麻醉和手术时,因失血或血流动力学改变,有效循环血量减少,代偿能力很小,即使轻度变化也可能出现低血容量性休克。

(二)血浆蛋白减少
血浆蛋白减少是由蛋白质摄入不足,合成减少或丢失过多所致。血浆蛋白减少,特别是血浆清蛋白减少引起血浆渗透压下降,易出现细胞间水肿。术后切口水肿,影响愈合。如肠吻合,可引起吻合口水肿,发生梗阻,并影响吻合口愈合,严重时可发生瘘。

（三）免疫功能减退

蛋白质缺乏者的单核-吞噬细胞系统功能减退，抗体形成少，易发生感染，一旦感染也难以控制。

（四）伤口愈合延迟

蛋白质是组织修复的基本原料。营养良好者的机体术后处于负氮平衡期，伤口即开始愈合。而蛋白质缺乏，长期或严重营养不足者的伤口愈合能力减退，因此愈合推迟，可发生切口裂开、感染，甚至长期不愈合。

（五）肝功能障碍

肝脏是体内物质代谢最重要的器官，又是对内、外源性毒物解毒及激素灭活场所。蛋白质-能量营养不良时，肝脏易发生脂肪浸润，影响肝功能及肝细胞再生。较大手术后，肝脏负担加重，常出现暂时性肝功能减退；而蛋白质缺乏会加重术后肝功能障碍。

二、术前营养不足原因

（一）摄入不足

消化系统疾病患者常有食欲缺乏、疼痛，且因禁食或限制某些食物供给及偏食等，缺乏某种营养素而引起营养不良。

（二）需要量增加

过度疲劳、发热、感染、甲状腺功能亢进时，能量、蛋白质及维生素的需要量均增加，如不能及时补充，则可造成某种营养素的缺乏。

（三）消化吸收障碍

可能原因是患食管癌、胃癌，幽门狭窄，呕吐，腹泻及消化吸收功能低下或有严重功能障碍。例如，慢性胰腺炎患者可因胰酶缺乏而影响糖类、脂肪、蛋白质的消化、吸收。

（四）丢失过多

消化系统恶性肿瘤、溃疡性结肠炎、胃十二指肠慢性溃疡等引起的慢性消化系统出血及肠瘘、创面渗出等，都会造成蛋白质丢失。

（张志国）

第二节　营养支持的方法

营养支持的方法可分为肠外营养与肠内营养。选择的依据是：①患者的病情是否允许经胃肠道进食，当有胃肠道穿孔、肠道炎性疾病、胆道感染时，为了使消化道休息，禁食本身也是治疗方法之一。②胃肠道的供给量是否可以满足患者的需要。③患者的胃肠功能是否紊乱，腹腔内疾病常影响胃肠道功能而使患者不能进食，但腹腔外疾病（如感染）也常致胃肠道功能紊乱，患者不能经胃肠道进食或进食量很少。④患者有无肠外营养支持的禁忌，如心力衰竭、肾功能障碍。

肠内营养可以经口服，也可以经胃造口、鼻胃管、空肠造口等途径。如患者所需的全部营养素完全经胃肠道供给即称为完全肠内营养（TEN）。TEN适用于胃肠道功能正常或有部分功能的患者。若肠内营养补充量不足，可再从静脉补充。肠外营养可以是完全肠外营养（TPN），即患者所需要的全部能量与氮量从胃肠外供给,同时也含有供给患者全部营养素之意,可以采用腔静脉或周围静脉的途径。

目前临床上可按下列原则选择营养支持方法:①在肠外营养与肠内营养中应优先选择肠内营养。②在周围静脉营养与中心静脉营养中应优先选用周围静脉营养。③肠内营养不足时,可用肠外营养加强。④营养需要量较高或期望短期内改善营养状况时可用肠外营养。⑤营养支持时间较长应设法应用肠内营养。

一、肠外营养

(一)氮源的选择

复方氨基酸溶液是提供生理性氮源的制剂。其营养价值在于供给机体合成蛋白质及其他生物活性物质的氮源,而不是供给机体能量。直接输注完整的蛋白质来供给患者营养支持的氮源是不可取的。

含有血液中的各种氨基酸,且比例适当的氨基酸制剂,称为平衡型氨基酸溶液。目前国产的营养型氨基酸制剂有多种。在选择氨基酸制剂时,应考虑氨基酸溶液所提供的总氮量,总氮量必须充分满足患者的需要,混合液中必须含有 8 种必需氨基酸和 2 种半必需氨基酸,同时制剂中应提供多种非必需氨基酸。混合液的组成模式必须合理,经临床验证具有较高的生物值,输入人体后很少干扰正常血浆氨基酸谱,在尿中丢失量小。

给手术创伤后应激患者输注含较高支链氨基酸(BCAA)的复方氨基酸制剂有下列优点:①补充外源性 BCAA,减少肌肉的分解。②促进肝与器官蛋白质的合成,有利于机体从手术创伤中恢复。③BCAA能在肝外组织中代谢供能,不增加肝的负担。由于平衡型氨基酸制剂中已有高达 23% 的 BCAA,通常能较好地满足多数手术患者的需要。但对合并肝功能不全的手术患者,应用的氨基酸制剂则宜在平衡的基础上增加 BCAA 的比例。

(二)能源的选择

1.葡萄糖

葡萄糖最符合人体生理上的要求,输入血液后,在酶和内分泌激素(如胰岛素)的作用下,葡萄糖很快被代谢成 CO_2 和 H_2O,放出能量,剩余的以糖原形式贮存在肝或肌细胞内。有些器官和组织必须依赖葡萄糖供能,每天需 $100\sim150$ g,如不能获得外源能量,体内以糖原形式储存的 $300\sim400$ g葡萄糖很快耗竭,此时机体所必需的葡萄糖由生糖氨基酸的糖异生提供,这样将导致氨基酸的利用率下降,加重机体负担。

葡萄糖是肠外营养主要的能量来源,但是葡萄糖的代谢必须依赖于胰岛素,对糖尿病和手术创伤所致胰岛素不足状态下的患者,必须补充外源性胰岛素。在严重应激状态时,体内存在胰岛素阻抗,即使供给外源性胰岛素,糖的利用仍较差。此时更需严密监测血糖水平并供给比例适当的胰岛素。胰岛素不仅促进葡萄糖的氧化供能,也是一种亲肝因子,有利于患者肝功能的改善。葡萄糖加外源性胰岛素是肠外营养常用的能量供给方式。但是对严重应激状况下的患者,特别是合并有多器官功能障碍或衰竭者,以大量高渗葡萄糖作为单一的能源会产生某些有害的结果,包括:①静息能量消耗增加;②CO_2 产生过多;③脂肪肝综合征;④高血糖及高渗性并发症;⑤去甲肾上腺素分泌增多及其所致的神经内分泌系统反应;⑥机体脂肪增多,而蛋白质持续分解消耗;⑦体内有限的糖异生抑制。因此,对高代谢器官衰竭者,葡萄糖的输注速度不应超过 4 mg/(kg·min)。

2.脂肪

脂肪乳剂被认为是一种提供能量、生物合成碳原子及必需脂肪酸的较理想静脉制剂,其作用特点有:①所含热量高,氧化 1 g 脂肪提供 37.62 kJ,因此在输入较少水分的情况下脂肪乳剂可供给较多的热量,对液体摄取量受限的患者尤为适用。②可提供机体必需脂肪酸和甘油三酯,维持机体脂肪组织的恒定,防止单用糖类进行肠外营养引起的必需脂肪酸缺乏症。③脂肪乳剂的渗克分子浓度与血液相似,它对静脉壁无刺激,可经周围静脉输入,极少发生高渗综合征和血栓性静脉炎等不良反应。④脂肪作为脂溶性维生素的载体,有利于人体吸收利用脂溶性维生素,并可减少脂溶性维生素的氧化。⑤脂肪乳剂无利尿作用,亦不自尿和粪中失去。由于脂肪乳剂具有许多其他非蛋白能源所不及的优点,已在肠外营养中广为应用,成为不可缺少的非蛋白能源之一。

脂肪乳剂在血液中水解为脂肪酸和甘油,脂肪酸因碳链的长度而有所区别。目前临床上普遍应用的是以长链甘油三酯(LCT)为主的乳剂,肉毒碱是 LCT 进入线粒体氧化的辅助因子。创伤、感染等多种因素及其病理生理改变都限制组织肉毒碱水平,高代谢状态下肉毒碱的内源性合成不足以补偿尿中排泄量,引起血浆和组织的肉毒碱水平下降,导致 LCT 的代谢和利用障碍。同时,以 LCT 为主的脂肪乳剂可阻塞单核-吞噬细胞系统,影响白细胞的活性,致机体免疫功能下降。而中链甘油三酯(MCT)进入线粒体无须肉毒碱,因此易于被全身大多数组织摄取和氧化,不会在血液内和肝内蓄积,故 MCT 是肝胆疾病患者更理想的脂肪乳剂。但 MCT 不含必需脂肪酸(亚油酸、亚麻酸),故提倡使用 1∶1 的 LCT 与 MCT 的混合液。

同时用脂肪乳剂与葡萄糖可提供更多的能量并改善氮平衡,但全部依靠脂肪乳剂并不能达到节氮的作用,中枢神经细胞和红细胞等必须依赖葡萄糖供能,脂肪酸最后进入三羧酸循环彻底氧化时需要有一定量的草酰乙酸,后者由碳水化合物产生,故需要同时用脂肪乳剂与葡萄糖,脂肪所供给的能量占总能量的30%～50%为合适。我国成人脂肪乳剂的常用量为每天 1～2 g/kg,高代谢状态下可适当增加其用量。

二、肠内营养(EN)

(一)肠内营养的优点

肠内营养的营养物质经肠道和门静脉吸收,能很好地被机体利用。肠内营养可以维持肠黏膜细胞的正常结构、细胞间连接和绒毛高度,保持黏膜的机械屏障;保持肠道固有菌丛的正常生长,维护黏膜的生物屏障;有助于肠道细胞正常分泌 IgA,保持黏膜的免疫屏障;刺激胃酸及胃蛋白酶分泌,保持黏膜的化学屏障。总之,EN 可以改善和维持肠黏膜细胞结构和功能的完整性,维护肠道黏膜屏障,减少肠道细菌移位及肠源性感染的发生。另外,EN 刺激消化液和胃肠道激素的分泌,促进胆囊收缩、胃肠蠕动,增加内脏血流,使代谢更符合生理过程,减少了肝胆并发症的发生率。创伤、感染等应激患者易合并代谢受损,TPN 易使机体代谢偏离生理过程,代谢并发症增加,此时 EN 显得尤为重要,故临床医师应在肠道功能允许的条件下首选 EN。EN 可单独应用,亦可与经周围静脉或中心静脉的营养支持联合应用,以减少静脉营养的用量,减少并发症。同时 EN 对技术和设备的要求较低,临床上易于管理,费用低廉。

(二)肠内营养制剂的分类

根据肠内营养的组成,可将其分为要素制剂、非要素制剂、组件制剂和特殊治疗用制剂。①要素制剂,又称为化学成分明确制剂,源于 1957 年 Greenstein 等为开发宇航员的 EN 所研制的制剂,是由氨基酸或蛋白水解物、葡萄糖、脂肪、多种维生素和矿物质、微量元素组成,既能为人体提供必需的热能和营养素,又无须消化即可直接或接近直接吸收和利用。②非要素制剂,该类制剂以整蛋白或游离大分子蛋白质为氮源,接近等渗,口感较好,适于口服,亦可管饲,具有使用方便、耐受性强的特点,适用于胃肠功能较好的患者。③组件制剂,也称为不完全制剂,是仅以某种或某类营养素为主的肠内营养制剂,它可对完全制剂补充或强化;也可用两种或两种以上组件构成配方,以适合患者的特殊需要。主要包括蛋白质组件、脂肪组件、糖类组件、维生素组件和矿物质组件。④特殊治疗用制剂,根据疾病的不同特点给予患者个体化的营养支持,如肝功能衰竭用制剂、肾病专用制剂、婴儿应用制剂。

(三)肠内营养物质的选择

应考虑以下因素:①评定患者的营养状况,确定营养需要量,高代谢状态的患者应选择高能量类型的配方。②根据患者的消化吸收能力,确定配方中营养物质的形式。消化功能受损(如胆道梗阻、胰腺炎)或有吸收功能障碍(如广泛肠切除、放射性肠炎)的患者,可能需要简单、易吸收的配方(如水解蛋白、肽或氨基酸、低聚糖、低脂);如消化道功能完好,则可选择含完整蛋白质、多聚糖或较多脂肪的肠内营养配方。③应考虑肠内营养输入途径,直接输入小肠的营养液应尽可能选用等渗的配方。④应考虑患者对某些营养物质过敏或不能耐受,若患者出现恶心、呕吐、肠痉挛、腹胀等,又不能停止营养补充,则宜改用肠外营养。

(四)肠内营养的输入途径

肠内营养的输入途径包括口服、咽造口、胃造口、鼻胃插管、空肠造口、经内镜胃(肠)造口等,临床上应用最多的是鼻胃插管和空肠造口途径。

(1)鼻胃插管喂养途径:其优点在于胃的容量大,对营养液的渗透浓度不敏感,适用于各种肠内营养液的输入,但缺点是有反流及吸入气管的危险,对容易产生这种情况的病例,宜用鼻肠管喂养。对预期管饲时间较长的患者,最好选用手术造口的喂养途径。早期采用粗硬的橡胶管或聚氯乙烯管,长期使用对鼻咽、食管黏膜有刺激,易引起炎症甚至局部压迫性坏死。现改用硅胶或聚氨酯的喂养管,由于其管细质软,患者感觉舒适,容易耐受。

(2)空肠造口喂养途径的优点有:①较少发生液体饮食反流而引起的呕吐和误吸。②EN支持与胃十二指肠减压可同时进行,对胃十二指肠外瘘及胰腺疾病患者尤为适宜。③喂养管可长期放置,适用于需长期营养支持的患者。④患者能同时经口摄食。⑤患者无明显不适,机体和心理负担小,活动方便。

空肠造口有两种手术方法,即空肠穿刺插管造口与空肠切开插管造口,可在原发疾病手术的同时附加完成,亦可单独施行。考虑到手术后患者的恢复和营养需要,下列情况下在原发疾病手术治疗的同时宜施行空肠造口:①手术时患者有营养不良。②重大复杂的上腹部手术后早期肠道营养输注。③患者有坏死性胰腺炎。④患者有需要剖腹探查的多处创伤。⑤准备手术后行放疗或化疗。⑥食管、胃及十二指肠手术后备用性空肠造口,在发生吻合口瘘等并发症时用以维持营养。

(郭蕾蕾)

第三节　术前营养状况供给方案

对术前营养状况较差的患者,应根据病因设法改善营养状况。能口服者应尽量用口服的方法补充营养,食欲缺乏或摄入量过少,应同时采取肠外营养,使营养状况得以改善。对贫血患者可适当输血。对低蛋白、低氨基酸血症者除输血外,可给予血浆、氨基酸、清蛋白等制剂。对营养状况较差患者,术前营养改善尤为重要,这关系到手术成败和疾病转归。通常术前最低标准为血红蛋白 90 g/L,血清总蛋白 60 g/L,这样能增加患者的抵抗力和对手术的耐受力,减少术后并发症和感染,促进伤口愈合、早日康复。

一、术前营养

(一)高糖类

高糖类饮食可供给充足能量,减少蛋白质消耗,促进肝糖原合成和储备,防止发生低血糖,使肝细胞免受麻醉剂损害;此外,还能增强机体抵抗力,增加能量储备,以弥补术后因进食不足而造成的能量消耗。摄入能量不宜过多,以免引起肥胖,对手术和恢复产生不利影响。

(二)高蛋白质

对外科手术患者必需供给充足的蛋白质,供给量为 100～150 g/d,或按每天 1.5～2 g/kg 体重供给。应防止患者因食欲差而摄入蛋白质的量少,蛋白质缺乏使血浆蛋白水平下降,引起营养不良性水肿,对术后伤口愈合及病情恢复不利。给予高蛋白饮食,可纠正病程长引起的蛋白质过度消耗,减少术后并发症。

(三)高维生素

维生素 C 可降低毛细血管的通透性,减少出血,促进组织再生及伤口愈合。维生素 K 主要参与凝血过程,可减少术中及术后出血。B 族维生素与糖类代谢的关系密切,缺乏时会出现代谢障碍,伤口愈合和失血耐受力均受到影响。维生素 A 能促进组织新生,加速伤口愈合。因此,应补充足够维生素。

二、特殊营养

(一)高血压

临床药物治疗的同时,应给予低盐、低胆固醇饮食,待血压稳定在安全水平时再手术,以防术中出血过多。

(二)低蛋白血症及腹水

有贫血、低蛋白血症及腹水时,除给予输血、血浆及清蛋白外,饮食上应补充足够蛋白质及能量。

(三)糖尿病

除给予胰岛素外,术前应调整饮食供给,使血糖水平接近正常,尿糖定性转阴性。术后应激时糖尿病患者血糖水平更易升高,且容易引起伤口感染,影响愈合。

(四)胃肠手术

术前 2～3 d 给予少渣半流质饮食,术前 1 d 给予流质饮食。也可在术前 5 d 给予要素饮食,既保证能量及各种营养素的供给、避免进食流质引起营养不足，又减少食物残渣、肠内粪便和细菌数量，降低术后感染的发生率。

（五）肝功能不全

术前给予高能量、高蛋白、低脂肪饮食，充分补给各种维生素，促进肝细胞再生，改善肝功能，增强抵抗力。

总之，凡需手术者，应按不同病情做好术前营养治疗，这样对手术成败及术后恢复均有益。

（郭蕾蕾）

第四节 术后营养代谢及供给

手术对机体是一种创伤，其损伤程度与手术的大小、部位深浅及患者的身体素质有关。手术都可能失血，术后有发热、感染、代谢紊乱、食欲减退、消化吸收功能下降、大便干燥等症状；有些患者还可能发生严重并发症，较大手术后可出现肠麻痹、腹胀及肾功能障碍。因术中失血或创面渗出，蛋白质丢失及术后分解代谢增加，常有负氮平衡。

一、代谢变化

因创伤后损伤部位疼痛刺激和精神因素，机体处于应激状态，儿茶酚胺、甲状腺素、生长激素、肾上腺皮质激素及抗利尿激素浓度均升高；抗利尿激素及盐皮质激素有保钠排钾的作用，可致水分潴留而发生水肿。

（一）蛋白质代谢

创伤后肌蛋白分解明显加强，以提供糖原异生原料，提供氨基酸以重新合成蛋白质，所提供的包括代谢所需的各种酶类、抗体、免疫球蛋白等。蛋白质分解代谢增加，尿氮排出量明显增多，蛋白质代谢为负氮平衡。创伤及大手术后氮损失持续时间较长，需要一定时间才能恢复，且创伤后总氮丢失量与创伤严重程度成正比，故创伤越重，负氮平衡程度越大，持续时间越长。

（二）糖类及脂肪代谢

创伤后，大量儿茶酚胺强烈地抑制胰岛素分泌和作用发挥，胰岛素相对或绝对缺乏。糖皮质激素、肾上腺素及生长激素可促使胰岛 α 细胞分泌胰高血糖素，促使肝糖原分解为葡萄糖。胰岛素缺乏，组织细胞对糖类利用均受到影响。其他激素促使糖原异生及分解，出现血糖水平升高及糖尿，临床上称为应激性糖尿病。损伤后因肾上腺素、胰高血糖素、糖皮质激素等的协同作用可加强脂肪动员，使脂肪组织分解代谢增强，血中游离脂肪酸及甘油浓度升高，甘油是糖异生原料，脂肪酸氧化供能，损伤后 $70\%\sim80\%$ 的能量来源于脂肪。当机体处于正氮平衡后，营养供给充裕时，脂肪分解转变为积累，速度较慢，待脂肪量增加到术前水平时，患者基本或完全康复。

（三）钾钠变化

在较大手术及外伤后，尿氮丢失的同时尿钾排出明显增加，排出多少及持续时间长短因创伤严重程度而异。术后康复阶段，补充蛋白质的同时应补钾，以维持钾和氮的正常比例。伤后初期尿钠显著减少，与氮和钾的变化相反，为一时性正平衡，到利尿期为负平衡，但很快恢复为正平衡。

二、饥饿影响

饥饿时,机体发生多种代谢变化,以适应外源性营养物质缺乏,因机体需继续进行必要代谢和生理活动。特别是有些外科手术患者(如胃肠肿瘤患者),术前已饥饿数天甚至数月,对机体影响很大。饥饿也会引起内分泌和代谢变化,但与创伤和手术相比,程度较轻,速率较慢。健康成人不限水完全饥饿时,约 24 h 糖原才耗竭,而创伤和手术后患者的糖原 8～12 h 即耗竭。健康人不限水饥饿 1～2 d,对机体影响不大,补充葡萄糖有明确的节氮作用,可减少蛋白质消耗。对营养状况良好、无内科疾病、接受常规手术的患者,术后 1～2 d,胃肠功能未恢复以前,给予葡萄糖盐水即减轻机体消耗,进食后可迅速恢复。总之,对不能进食的患者,不能任其饥饿。持续饥饿除引起内分泌及代谢变化外,还将导致营养不良,进而影响免疫功能和伤口愈合。

三、麻醉影响

不同麻醉剂及麻醉方法对机体内分泌和代谢的影响不同。乙醚麻醉促使血浆儿茶酚胺含量升高,而巴比妥类药物则抑制肾上腺素分泌。在某剂量范围内使用芬太尼时,血儿茶酚胺无明显变化。故目前临床上多以芬太尼为主,辅以安定剂和肌肉松弛剂进行静脉复合麻醉。不同麻醉方法对机体的影响也不同。通常全身麻醉影响较大,而局部或区域性阻滞麻醉影响较小。病例观察发现,全身麻醉者血浆中儿茶酚胺类水平、血糖水平均明显升高,而持续硬膜外麻醉的这些指标无明显变化或变化轻微。目前,持续硬膜外麻醉和以芬太尼为主的安定镇痛麻醉被认为是对休克及危重患者减轻术中代谢反应及术后负氮平衡的有效方法。

四、营养需要

(一)能量

手术或外伤均可导致机体能量消耗,必须对患者增加能量供给。能量供给包括对基础代谢、活动消耗能量及疾病应激时消耗能量的补充。

基础能量的消耗(BEE):

男性 $BEE = 66.47 + 13.75W + 5H - 6.76A$

女性 $BEE = 655.10 + 9.56W + 1.85H - 4.6A$

其中,W＝体重(kg),H＝身长(cm),A＝年龄(岁)。

全天能量消耗＝BEE×活动系数×应激系数

活动系数:卧床为 1.2,轻度活动为 1.3。此外,可根据营养补给方式,计算 24 h 能量需要。

完全胃肠外营养(合成代谢)＝1.75×BEE

经口营养(合成代谢)＝1.50×BEE

经口营养(维持)＝1.20×BEE

(二)糖类

糖类是供给能量最经济、最有效的营养素,是能量的主要来源。体内某些组织、周围神经及创伤愈合所必需的成纤维细胞和吞噬细胞,均以葡萄糖为主要能量来源,糖类供给的能量占总能量的 60%～70%。如果摄入糖类过少,则饮食中的蛋白质可作为能量来源被消耗掉,既不经济,对患者的恢复也不利。因此,术后患者应补充足够的糖类。糖类易消化吸收,对术后消化功能欠佳者尤为适宜。此外,糖类有节省蛋白质作用,有利于机体转入正氮平衡和康复。

(三)脂肪

维生素 A、维生素 D、维生素 E、维生素 K 等脂溶性维生素可随脂肪同时吸收,适量脂肪可改善食物的风味,故饮食应含一定脂肪,以脂肪提供的能量占总能量的 20%～30% 为宜。但胃肠功能不好及有肝、胆、胰疾病时,脂肪的摄入量应降低,结合病情而定摄入量。但应考虑患者对必需脂肪酸的需要,特别是长时间依靠肠外营养患者。应选择 MCT,而不选 LCT;因前者较后者易于消化吸收,可直接进入门静脉,无须经乳糜管、淋巴管系统至肝,也易于氧化分解代谢。

(四)蛋白质

蛋白质是更新和修补创伤组织的原料。蛋白质缺乏可引起血容量减少,血浆蛋白水平降低,血浆渗透压下降,愈合能力减弱,免疫功能低下及肝功能障碍等。对术后患者应给予高蛋白饮食,以150 g/d左右为宜,并注意蛋白质的质和量。

(五)维生素

维生素与创伤、烧伤及术后愈合有密切关系。术前缺乏维生素者,应立即补充维生素。对本来营养状况良好的患者,术后脂溶性维生素的供给无须太多。水溶性维生素则以正常需要量的2～3 倍较为合适。维生素 C 是合成胶原蛋白的原料,为伤口愈合所必需,术后每天补充 1～2 g。B 族维生素与糖类代谢有密切关系,对伤口愈合和对失血的耐受力都有影响。外伤和术后维生素的需要量均有所增加,每天需供给维生素 B_1 20～40 mg,维生素 B_2 20～40 mg,维生素 B_6 20～50 mg,维生素 B_{12} 0.5 mg。脂溶性维生素过多有毒性,并易在肝内储存。因此,对营养状况良好者,术后不必额外补充脂溶性维生素。骨折患者应适当补充维生素 D,以促进钙磷代谢有利于骨折愈合。肝胆外科患者有阻塞性黄疸或术前用抗生素改变肠内菌群,肠内细菌合成维生素 K 减少,引起缺乏,影响凝血酶原形成,应适当补充维生素 K。

(六)矿物质

矿物质是维持正常生理功能和代谢不可缺少的物质。创伤或术后随着尿氮丢失,某些元素的排出量增加,排出多少及持续时间长短因创伤严重程度而异。术后及康复期应注意适当补充矿物质,应特别注意补充钾,因为缺钾常见于慢性消耗性疾病、营养不良及长期负氮平衡和胃肠液丢失者,应结合血生化测定进行补充。

(宁耀辉)

第三章

普外科常用治疗技术

第一节 无 菌 术

一、手术人员、参观人员的着装要求

（1）根据身高、体型选择型号合适的刷手服。

（2）在更衣室更换刷手服。将上衣下摆放入裤子内。穿手术室专用拖鞋。

（3）戴好帽子、口罩。尽量让帽子遮盖头发，特别是鬓角及发髻，以减少暴露。戴布口罩时，口罩上缘不低于鼻梁处，充分遮盖口鼻部。戴一次性口罩时，应在鼻梁处夹紧金属条，防止口罩滑落。

二、刷手的方法及要求

（1）剪短指甲，使指甲平整、光滑，将袖口挽至上臂1/3以上。

（2）用消毒液、流动水将双手和前臂清洗一遍。

（3）取无菌毛刷，淋上消毒液，自指尖至上臂1/3，彻底刷洗手指、指间、手掌和手背，双手交替，用时2 min，刷手臂时保持手高于手臂，用时1 min，应反复刷洗指甲及皮肤皱褶处。

（4）用流动水冲洗手和手臂，从指尖到肘部，向一个方向移动冲洗，注意防止肘部水反流到手部。

（5）用流动水冲洗手刷，再用手刷按步骤3刷洗手及手臂2 min，不再冲洗，将手刷弃入洗手池内。

（6）手及前臂呈上举姿势，保持在胸腰段回手术间，将手、手臂用无菌擦手巾擦干。

（7）刷手期间若被污染，应重新刷手。

三、穿无菌手术衣的注意事项

（1）穿无菌手术衣时，需有足够的空间，以免手术衣在抖开过程中被污染。

（2）擦手完毕，用双手提起衣领两端，轻轻向前上方把手术衣抖开，并检查手术衣有无破洞。

(3)不可用未戴手套的手拉衣袖或触及其他部位。

(4)穿好无菌手术衣、戴好无菌手套后,手臂应保持在胸前,高不过肩,低不过腰,双手不可交叉放于腋下。

四、戴无菌手套的方法及注意事项

(一)无触及戴手套法

(1)刷手护士穿无菌手术衣,把手留在袖口内侧不伸出。

(2)隔衣袖取出一只手套,与同侧手掌心相对,手指朝向身体,手套开口置于袖口上。

(3)打开手套反折部,束住袖口,翻起反折,盖住袖口后,向后拽动衣袖,把手指插入手套内。

(4)用相同的方法戴好另一只手套后,将手套调整舒适。

(二)协助手术者戴手套法

(1)刷手护士取一只手套,用双手从手套反折处撑开手套,将手套的拇指侧朝向医师,注意避免触及医师的手。

(2)医师将手插入。

(3)用相同的方法戴另一只手套。

(三)注意事项

(1)未戴手套的手不可触及手套外面。

(2)已戴手套的手不可触及未戴手套的手。

(3)手套的上口要严密地套盖住手术衣的衣袖。

(4)同时检查手套是否有破洞。

(5)如发现有水渗入手套内面,必须立即更换,以防止在手术过程中细菌进入切口而引起感染。

(6)协助手术者戴手套时,刷手护士应戴好手套,并避免触及手术者皮肤。

五、手术区皮肤消毒的原则

(1)消毒前检查皮肤的清洁情况,如油垢较多或粘有胶布痕迹,应用汽油擦净;若备皮不净,应重新备皮。

(2)消毒范围原则上以最终切口为中心向外 20 cm。

(3)医师应遵循刷手方法,刷手后方可实施消毒。

(4)消毒顺序以手术切口为中心,由内向外、从上到下,已接触边缘的消毒垫,不得返回中央涂擦。若为感染伤口或肛门区消毒,则应由外向内。

(5)医师按顺序消毒一遍后,应更换消毒钳及消毒垫后再消毒第二遍。

(6)使用后的消毒钳应放于指定位置,不可放回无菌台面上。

(7)若用碘酊消毒,待碘酊干后,应用 75% 的乙醇彻底脱碘两遍,避免遗漏,以防化学烧伤皮肤。

六、无菌巾、无菌单铺置要求

(1)铺无菌巾由穿无菌衣、戴无菌手套的刷手护士和已刷手的手术医师共同完成。

(2)刷手护士将无菌巾传递给手术医师,注意在传递过程中,手术医师避免触及刷手护士的手套。

（3）在距离切口四周2~3 cm铺置无菌巾，一旦放下无菌巾，不要再移动，必须移动时，只能由内向外。

（4）严格遵循铺巾顺序，方法视手术切口而定。原则上第一层无菌巾铺置的顺序是先遮住污染区域，然后顺序铺出手术野。例如，腹部切口的铺巾顺序为先铺下方，然后铺对侧，再铺上方，最后铺近侧。

（5）铺第一层治疗巾后可用巾钳固定或用皮肤保护膜覆盖。其他层次的固定均用组织钳。

（6）在展开无菌大单时，刷手护士要手持单角向内翻转，遮住手背，以免双手被污染。

（7）无菌大单应悬垂至手术床缘30 cm以下，无菌台面布单不少于4层。

（8）打开无菌单时，应注意不要让无菌单触及无菌衣腰以下的部位。

七、手术的无菌原则

（1）手术过程中传递器械时要在医师胸前传递，隔人传递时在主刀医师的手臂下传递。

（2）掉落到手术台平面以下的器械、物品即视为污染。

（3）同侧手术人员调换位置时，先退后一步转身，背靠背或面对面换至另一个位置。

（4）手术中如手套破损或触及有菌区，应更换手套。衣袖触及有菌区则套无菌袖套或更换手术衣。

（5）无菌区被浸湿，应加盖4层以上无菌单。

（6）切开污染脏器前，用纱垫保护周围组织，以防污染。

（7）皮肤切开及缝合前、后，要用消毒液涂擦切口皮肤一次。

（8）接触有腔器官的器械与物品均视为污染。

（9）污染与非污染的器械、敷料应分别放置。

（10）无菌台上物品一旦被污染或怀疑被污染应立即更换。

八、手术伤口的分类

按手术部位有无细菌的污染或感染，可将手术分为以下三大类。

（一）无菌手术

无菌手术是指经过消毒处理，手术部位内没有细菌的手术。但实际上，多数所谓无菌手术并非绝对无菌，只是细菌很少或接近无菌。这类手术局部感染的发生率低，一般可达到一期愈合。

（二）污染手术

经过消毒处理，手术部位内仍有细菌，但未发展成感染，如开放性损伤的清创术、择期性胃切除术、单纯性阑尾切除术。根据手术局部原有的细菌数量不同，又可分为轻度污染和重度污染，后者的术后感染率高于前者。

（三）感染手术

手术部位已发生感染（如痈、脓肿），伤口一般需要引流的手术。大多为二期愈合。

九、手术室一般规则

（1）严格执行无菌操作原则，除参加手术的医护人员及与手术相关的工作人员和学生，其他人员未经许可不得进入手术室。

（2）进入手术室的人员必须换上手术室的专用衣、帽、拖鞋、口罩等。

（3）手术时工作人员暂离手术室外出时，如到病房看患者、接送患者、送病理标本或取血时，必须更换外出的衣和鞋。

（4）手术室内需保持肃静，严禁吸烟。

（5）参加手术的人员必须先进行无菌手术，后进行感染手术。

（6）手术间内要保持肃静，谈话仅限于与手术有关的内容，严禁闲聊、谈笑。

（7）手术间内、外走廊的门要保持关闭状态，以保证手术间层流的正常运作。

十、参观手术规则

（1）院外人员需经医院有关部门批准后方能按照指定日期、时间、人数及指定的手术进行参观。

（2）每个手术间参观人数一般限于 2～3 人，且只限在指定的手术间内，不得随意进入其他手术间。特殊感染、夜间急症手术谢绝参观。

（3）参观者要注意减少走动，注意不能触及或跨越无菌区，参观者要与手术者保持 15 cm 以上的距离。

十一、洁净手术间的等级标准

洁净手术间的等级标准见表 3-1。

表 3-1　洁净手术间的等级标准

等级	手术室名称	手术区空气洁净度级别
Ⅰ	特别洁净手术室	100 级
Ⅱ	标准洁净手术室	1 000 级
Ⅲ	一般洁净手术室	10 000 级
Ⅳ	准洁净手术室	300 000 级

十二、各等级洁净手术室适用手术

（1）Ⅰ级特别洁净手术室：适用于关节置换、器官移植及脑外科、心脏外科和眼科等的手术中的无菌手术。

（2）Ⅱ级标准洁净手术室：适用于胸外科、整形外科、泌尿外科、肝胆胰外科、骨外科和普通外科中的一类切口无菌手术。

（3）Ⅲ级一般洁净手术室：适用于普通外科、妇产科等的手术。

（4）Ⅳ级准洁净手术室：适用于肛肠外科手术及污染类手术。

十三、洁净手术室的温度及湿度

室内应有冷暖空调，温度保持在 20 ℃～25 ℃，相对湿度为 50％～60％。

（钱新烨）

第二节 显 露

手术野充分显露是保证手术顺利进行的先决条件。特别是深部手术,良好的显露不但使术野清楚,而且便于手术操作,增加手术的安全性。手术野显露程度与患者的体位、照明、麻醉时肌肉松弛情况等因素有关,选择适当的切口和做好组织分离是显露手术野的基本要求。

一、切口

正确选择手术切口是显露手术野的重要步骤,理想的手术切口应符合下列要求。

(1)要充分显露手术野,便于手术操作。原则上切口应尽量接近病变部位,同时能适应实际需要,便于延长和扩大。

(2)操作简单,组织损伤小。

(3)有利于切口愈合及功能恢复,可使瘢痕小。

(4)切口最好和皮肤皱纹平行,尤其面部和颈部手术时这一点更为重要,此切口不仅缝合时张力低,而且愈合后瘢痕小。

(5)较深部位切口应与局部血管、神经走行近于平行,可避免对其损伤。

(6)要避开负重部位,例如,肩部和足部手术的切口设计应避开负重部位,以免劳动时引起疼痛。

组织切开要用手术刀,执刀方法主要有持弓式、指压式、执笔式和反挑式。

根据不同切口需要选用不同执刀方法。在切开时,手术刀需与皮肤垂直,用力适当,力求一次切开一层组织,避免偏斜或拉锯式多次切开,造成边缘不整齐而影响愈合。切开深部筋膜、腱鞘时,应先剪一个小口,用止血钳分离张开后再剪开,以防损伤深部血管和神经。切开腹膜或胸膜时要防止内脏损伤,切开肌肉多采用顺肌纤维方向钝性分开。

二、分离

分离是显露深部组织、游离病变等的重要操作。分离的范围视手术的需要,按照正常组织间隙分离,这样不但容易分离,而且损伤轻,出血少。常用方法有两种。

(一)锐性分离

用锐利的刀或剪进行分离。锐性分离常用于较致密的组织,如腱鞘、瘢痕组织、恶性肿瘤手术中分离。一般用刀刃在直视下沿组织间隙做垂直的短距离切开或用闭合的剪刀伸入组织间隙内,但不要过深,然后张开分离,仔细观察无重要组织后再剪开。用此法组织损伤小,但要求在直视下进行,动作应精细、准确。

(二)钝性分离

把刀柄、止血钳、剥离纱球或手指等插入组织间隙内,用适当的力量推开周围组织。钝性分离常用于正常肌肉、筋膜、腹膜后、脏器间及良性肿瘤包膜外疏松组织的分离。该法分离速度快,可在非直视下进行,但力量要适当,避免动作粗暴造成不必要的组织撕裂或重要组织的损伤。在实际操作中,常配合使用上述两种方法。

(钱新烨)

第三节　止　血

组织切开分离或病变切除等操作过程中均会出血,彻底止血不仅能减少失血量,保证患者的安全,还能使手术野显露清楚,便于手术操作。有时止血不彻底造成组织血肿、继发感染等并发症。常用的止血方法有以下几种。

一、局部压迫止血法

局部压迫止血法是常用的初步止血措施。当毛细血管渗血或小血管出血时,暂时用手指或纱布压迫出血处,如凝血功能正常,出血多可自止。对较大血管出血,暂时压迫出血处,待清除术野积血,看清出血点后再予以处理。有时较大血管破裂出血或毛细血管弥漫渗血,患者的全身情况危急,而用其他止血方法困难或无效时,也可用纱布局部填塞压迫止血,但纱布不能长期留在体内,一般 3～5 d 后取出,取出时间过早可再次出血,取出时间过晚容易继发感染。

二、结扎止血法

结扎止血法是最常用、最可靠的止血方法。在组织切开或分离时,如血管已断裂出血,可用血管钳的尖端快速、准确地夹住出血部位的血管,或用纱布暂时压迫,待看清出血点后再予以钳夹。如已看到血管或预知有血管时可先用血管钳夹住血管两端,在其中间切断,然后用丝线结扎出血血管。切忌盲目乱夹造成组织损伤或大出血。常用的结扎方法有两种。

（一）单纯结扎
用缝线绕过血管钳下面血管或组织而结扎,适用于微小血管出血。

（二）缝合结扎
用缝线通过缝针穿过血管端和组织,绕过一侧,再绕过另一侧打结,也可绕过一侧后再穿过血管和组织,于另一侧打结。其适用于较大血管重要部位的止血。对较大血管的出血,常合并使用上述两种方法,先在血管的断端做单纯结扎,再在其远端做贯穿缝合结扎,更为安全可靠。

三、电凝止血法

电凝止血法是用电灼器使组织发生凝固而达到止血目的。电灼器可以直接电灼出血点,也可先用血管钳夹住出血点,再用电灼器接触血管钳止血。此法止血迅速,常用于面积较广的表浅部位的止血。应用电凝止血法时需注意以下三点。

（1）用乙醚麻醉的手术使用此法时,应先关闭麻醉机,以免发生爆炸。

（2）患者的皮肤不宜与金属物品接触,以防电伤。

（3）凝血组织可脱落,再次发生出血,所以此法不用于较大血管出血和深部组织出血。

四、其他止血法

对于一般方法难于止住的创面或骨髓腔等部位的渗血,可采用局部止血物品,如吸收性明胶海绵、淀粉海绵、止血纱布、骨蜡。这些物品可以吸收或被包裹,用于体腔内止血,不必取出。

（钱新烨）

第四节　打结和剪线

一、打结

打结是手术操作中常用和基本的技术之一。止血、缝合都需要结扎,结扎是否牢靠与打结技术是否正确有密切关系。打结不正确,易发生结扎松动、滑脱、继发性出血。因此,外科医师必须熟练地掌握打结技术,做到既简单又迅速、可靠。

(一)常用的打结方法

常用的打结方法有以下几种。

1.方结

由两个方向相反的单结组成。该结方法简单,速度快,打成后不易松动或滑脱,是手术中最常用的结。

2.外科结

将第一结扣线重绕两次,然后打第二结扣。该结摩擦面比较大,不易松开,但比较费时,一般不采用。

3.三重结

打成方结后,再打一个与第一结扣方向相同的结,加强其牢固性,常用于较大血管或组织的结扎。在使用肠线、尼龙线打结时,因易出现松动、滑脱,常使用三重结。

4.顺结

由两个方向完全相同的结扣组成。该结扣容易松开滑脱,除浅表部位的结扎止血外,一般不宜使用。

(二)打结技术

1.单手打结法

一般由左手持缝线,右手打结。单手打结速度快、简便,但如两手用力不当,易成滑结。

2.双手打结法

即用双手分别打一个结扣,为最可靠的打结法。但该法所需线较长,速度较慢,常用于深层部位的结扎。

3.持钳打结法

用左手持线,右手持钳进行打结,常用于缝线过短或狭小手术野的中小血管的结扎。

（三）注意事项

打结方法很多,不论采用何种方法,都应注意下列事项。

（1）拉线的方向应顺结扎方向,否则易在结扎处折断或结扎不牢。

（2）双手用力必须相等,否则易成滑结。

（3）在打第二结扣之前,注意第一结扣不要松开,必要时可用一把血管钳压住第一结扣,待第二结扣收紧时,再移去血管钳。

二、剪线

为了防止结扣松开,在剪线时需留一段线头。留线的长短决定于缝线的类型、粗细和结扣的多少。通常丝线留 1～2 mm,肠线和尼龙线留 3～4 mm。粗线可留长些,细线可留短些;深部结扎可留长些,浅部结扎可留短些;结扎次数少者要留长些,结扎次数多者可留短些。剪线方法是在直视下将剪刀尖端稍张开,沿拉线向下滑至结扣处,向上倾斜 25°～45°,然后剪断缝线,倾斜度的大小决定于留线头的长短。

（钱新烨）

第五节　缝合与拆线

组织切开、断裂或空腔脏器没有连续性,除特殊情况外,一般均需缝合后才能达一期愈合。在正常愈合能力下,愈合是否完善,常取决于缝合方法和操作技术是否正确。目前常用的缝合法基本上可以分为两大类,即手工缝合法和器械缝合法。

一、手工缝合法

该法应用灵活,不需要特殊设备和材料,可根据不同性质的切口选用不同的缝线和缝合方法,手工缝合是手术中最常用的缝合法。

手工缝合常用的缝线有铬制肠线、丝线、尼龙线和金属线。各种缝线各有其优缺点,可根据手术的需要,选用合适的缝线。一般来说,对无菌切口或污染很轻的切口多选用丝线。丝线不能被组织吸收,如发生感染,因异物作用,容易形成经久不愈的窦道,直至取出线头或线头脱出才能愈合;胆管、泌尿道的黏膜缝合及感染或污染严重的创口缝合,选用肠线。肠线在缝合后10～20 d被组织吸收,不产生异物作用;整形手术的缝合和小血管吻合常采用尼龙线,组织反应小,抗张力强;神经、肌腱应用无创线及肌腱缝线;腹壁张力大的缝合常用金属线。

手工缝合方法基本上可分为单纯缝合、内翻缝合和外翻缝合,每类中又可分为间断式和连续式两种。

（一）单纯缝合法

操作简单,将切开的组织边缘对正缝合即可。间断式或双间断式缝合（"8"字缝合）多用于缝合皮肤、皮下组织、筋膜和肌腱等组织;连续式缝合常用于腹膜、胃肠道吻合的内层缝合;另一种连续式缝合亦称连续交锁式缝合或毯边式缝合,多用于胃肠道吻合的后壁内层缝合,有较好的止血作用。为使对合整齐,缝合时应使切口两边缘的针距和进针深度尽量相等。

(二)内翻缝合法

将缝合组织的边缘向内翻入缝合,使其外面光滑而有良好的对合。该法多用于胃肠道的吻合,可减少感染和促进愈合。胃肠道吻合的内层缝合可用肠线做连续内翻缝合,也可用丝线做间断内翻缝合;外层缝合多用丝线做褥式内翻缝合。小范围的内翻(如阑尾根部残端的包埋)可用荷包缝合法。

(三)外翻缝合法

将缝合的组织边缘向外翻出缝合,使其内面光滑。该法多用于血管的吻合和腹膜的缝合,以减少血管内血栓形成和腹膜与腹腔内容物粘连。

手工缝合方法很多,不论采用何种,均应注意下列事项。

(1)应按组织的解剖层次分层缝合,缝合的组织间要求对位正,不夹有其他组织,少留残腔。

(2)结扎缝线的松紧度要适当,以切口的边缘紧密相接为宜,过紧影响血液循环,过松则使组织对合不良,影响愈合。

(3)缝合时针间距离以不发生裂隙为宜。例如,皮肤缝合针距通常为 1.0～1.5 cm,进出针与切口边缘的距离以 0.5～1.0 cm 为宜。

(4)对切口边缘对合张力大者,可采用减张缝合。

二、器械缝合法

根据钉书器的原理制成一定形状的器械,将组织钉合或吻合称为器械缝合法。用该法代替手工缝合,可省时省力,且组织对合整齐。但由于手术区的解剖关系和各种器官不同,限制了器械的使用范围。目前常用的缝合器(如管状吻合器、残端闭合器、荷包缝合器)主要用于消化道手术。使用前需详细了解器械的结构、性能和使用方法,才能取得良好效果。

三、拆线

皮肤缝合线需要拆除,因为全身不同部位的愈合能力及局部的张力强度不同,所以,拆线的时间也不一样。一般来说,胸、腹、会阴部手术后 7 d 拆线;头、面、颈部手术后 5～6 d 拆线;四肢、关节部位手术及年老体弱、营养状态差或存在增加切口局部张力因素者可在手术后 9～12 d 拆线或分期进行拆线。

拆线时先用碘酊、乙醇给切口消毒,然后用镊子提起线结,用剪刀在线结下靠近皮肤处剪断缝线,随即抽出。这样可使露在皮肤外面的一段线不经皮下组织抽出,可防止皮下组织孔道感染。抽出缝线后,局部再用乙醇涂擦一遍,然后用无菌纱布覆盖。切口有明显感染时,可提前拆除部分或全部缝线。

(李玉新)

第四章

普外科常用微创技术

第一节　腹腔镜肠粘连松解术

　　肠粘连松解为一个不定型的手术,各个套管进腹的位置不确定,由腹腔内粘连的部位来决定。同其他手术相比第一个穿刺孔的进腹更为重要。第一个穿刺孔选择的成功与否将直接决定手术成功与否。腹腔脏器粘连是腹内各种炎症、胃肠溃疡、外伤和手术的后遗症之一,有手术史的患者100％会发生肠粘连。粘连不一定会引起梗阻。有腹腔粘连并引起梗阻的患者才会出现症状。临床上,只有约30％的腹腔粘连患者会出现症状。常表现为慢性或急性发作性腹部疼痛、腹胀、恶心、呕吐、停止排气、排便。部分患者会发生完全性或不完全性机械性肠梗阻。过去治疗肠粘连主要靠保守治疗,无效时开腹手术治疗,手术不但不易被患者接受,而且常导致新的粘连。有时术后粘连较术前更加严重,甚至导致再次开腹手术。腹腔镜手术可以彻底松解腹腔粘连,并且损伤小,疼痛轻,下床活动早,胃肠功能恢复得快,创伤小,术后再形成粘连比率小,粘连轻。

一、适应证和禁忌证

(一)适应证

(1)经非手术治疗患者已经排气、排便,但肠梗阻症状仍然没有完全解除。

(2)腹部手术后曾经发作3次以上肠梗阻。

(3)粘连性肠梗阻伴有局限性包块,固定在腹部某一部位。

(4)腹部手术后慢性腹痛,反复发作。

(5)有腹部手术史的单纯性粘连性肠梗阻,无明显腹胀或仅有轻、中度腹胀。

(6)平时无粘连症状,但剧烈活动或体位变动后,立即出现严重疼痛。

(二)禁忌证

(1)有严重出血倾向,心肺功能不能耐受手术。

(2)严重腹胀的患者的肠壁高度水肿,肠腔高度扩张,缺乏手术空间。

(3)患者多次因肠粘连而开腹手术,再次发生肠梗阻,粘连广泛,镜下无法松解,需中转开腹处理。

(4)腹腔粘连局部尚有明显炎症充血征。

(5)粘连带的一端为肠管、胆囊、膀胱等中空脏器,应特别慎重选择。

二、术前准备

(一)前提条件

肠粘连松解术的手术者要具备使用超声刀、电刀、剪刀、分离钳进行分离、腹腔内缝合、打结的技术。

(二)麻醉

最好选用气管内插管全身麻醉,估计粘连轻、腹胀轻,也可选用持续硬膜外麻醉。

(三)术前准备

术前准备与一般开腹手术基本相同,常规胃肠减压减轻腹胀利于手术操作。对全麻患者常规插导尿管。首先对患者肠粘连的情况做出基本估计,可根据前一次或几次手术的部位、手术的原因、术后有无腹腔感染来估计肠粘连部位。根据患者的症状、体征来估计梗阻的严重程度。

三、操作方法

对大多数病例第一个切口可选择在脐上缘或下缘。如果术前估计脐下腹壁与大网膜或肠管有粘连(如脐处有手术瘢痕,则多数情况有粘连),则需改从其他部位放置第一套管针。要把气腹针缓慢插入腹腔。遇落空感后立即回抽,观察有无血液或者肠内容物。如有,则需拔出气腹针,重新选择穿刺点。如无,则按常规建立气腹,压力通常保持在 $1.3\sim1.6$ kPa(10~12 mmHg)。

如果通过脐部建立气腹失败,就要用 Veress 针在远离上次手术切口,估计无粘连处进针或者直接切开皮肤至腹膜,进腹腔镜套管。左腋前线第 9 肋间穿刺也可,这个位置很少有粘连,并且腹膜紧贴在肋骨正面,故很少引起皮下气肿。建立气腹后,在左肋缘锁骨中线置入 5 mm 或 10 mm 套管,从这个位置置入腹腔镜可以看到腹腔全景。如果脐部穿刺点有广泛粘连,可予以松解,以便利用脐部放置套管。如果前次手术在左上腹,该穿刺点可选在右上腹相应部位。也可由此直接切开皮肤至腹膜,直接放置操作套管。

如果经脐部穿刺成功,建立了气腹,而脐周存在粘连,则首先需要进行松解。如果这些粘连延伸到脐平面上方,那么可根据腹腔镜探查的情况在粘连最严重的部位上方另加切口,插入腹腔镜。

在腹腔镜直视下插入其他套管,用超声刀或电刀分离网膜粘连,此时的分离最好用超声刀,因电刀有时易伤及肠管。如果粘连累及小肠或者小肠与网膜粘连绞合在一起,需要用肠钳牵引或借助于小肠上方的牵开器使肠管形成一定张力,用分离剪或超声刀分离。小肠段分离后,如果浆肌层破裂,可用 3-0 可吸收缝线进行横向浆肌层缝合修补,此时因肠管水肿、质脆,故对打结缝合技术的要求较高,初学者难以胜任。

术中即使最轻微的出血,也需要立即控制。必须细致地止血,以便为后面的手术过程创造有利条件,确保下一步操作不被出血妨碍。如果血管损伤,应将腹腔镜适当后退,以防出血涌出,涂在镜头上,不要盲目钳夹止血,电凝止血最好应用超声刀。

如果患者曾经有肠梗阻发作,需要找到形成梗阻的部位,并将其粘连解除。和开放手术一样,扩张与非扩张的交界处常常是肠管梗阻的部位。有时在腹腔镜手术中偶然发现肿瘤、转移癌、肠扭转、内疝、肠套叠等疾病,可根据手术者的腹腔镜操作技术及仪器设备情况进行腹腔镜处理或中转开腹手术。

四、并发症及防治

(1)术中未发生损伤,术后患者自肛门排气后可拔出胃管,进清淡流质饮食。早期下床活动以促进肠蠕动恢复,早期下床活动可减少术后再粘连的机会。

(2)如果术后出现腹膜炎症状,必须想到有术中损伤肠管的可能。可以再进行腹腔镜探查修补,宜早期进行,时间拖得太长易导致腹腔镜修补失败。术后形成腹腔脓肿者,可在 B 超引导下经皮穿刺,抽出脓液置管引流。

(3)若小肠广泛粘连,套管穿刺时可损伤粘连的肠管,一经发现即应用 3-0 可吸收线缝合修补。如果技术条件限制或初学者无法完成腹腔内肠管修补也可将附近部位穿刺口扩大到 2～3 cm,拖出损伤肠管,在体外将肠管进行修补后再放回腹腔。

(4)大肠损伤常发生于直肠、乙状结肠或陷窝深处。累及肠壁全层缺损需进行修补。可在腹腔镜下修补,或中转开腹手术修补。如果粪便广泛污染腹腔,应考虑中转开腹手术修补。必要时需行近端肠管造瘘。所以肠粘连松解术前均应进行必要的肠道准备。

(5)延迟性肠道损伤可来自术中发现的创伤性小穿孔,也可源自热损伤。极少数是由肠道血运障碍或肠系膜静脉血栓形成局部缺血、瘀血性坏死所致。热损伤造成的肠穿孔常在术后 4～10 d 出现腹膜炎症状,而创伤性穿孔常在术后 24～48 h 出现相应症状和体征。

(6)为预防术后再次粘连,除早期让患者下床活动外,术中也可置入腹腔内生物蛋白胶等防止肠粘连的药物。大量腹水患者很少形成粘连,对术中无肠管破裂者术后适当灌入生理盐水,3～5 d后于腹部引流管放出,以此来预防再次粘连发生。

五、临床评价

肠粘连松解术是一种比较复杂的腹腔镜手术,它不定型,千差万别。虽然腹腔镜手术的效果较好,但是对手术者的技术要求较高,建议初学者勿施行此手术。

（冯　涛）

第二节　腹腔镜肝切除术

腹腔镜肝切除术具有创伤小、恢复快、住院时间短的优点,但由于肝脏解剖生理的特殊性以及技术和器械的局限性,腹腔镜肝脏切除术一直被看作高风险的手术。随着肝脏外科和腔镜外科技术的进步以及断肝设备的不断发展,腹腔镜肝切除治疗肝脏疾病也得到了快速发展。1991 年,Reich 成功实施了全球首例腹腔镜肝切除术,切除了肝脏边缘的良性肿瘤。1993 年,Wayand 完成了腹腔镜下肝Ⅵ段转移癌切除,开始了腹腔镜切除肝脏恶性肿瘤的尝试。1994 年,周伟平等首先在国内开展了腹腔镜肝癌切除术,取得了满意的疗效。

一、手术方式

(一)完全腹腔镜肝切除术
完全通过腹腔镜完成肝脏切除,小切口仅用于取出标本。

(二)手助腹腔镜肝切除术
在腹腔镜手术操作过程中,通过腹壁小切口将手伸入腹腔进行辅助操作,完成肝脏切除手术。

(三)腹腔镜辅助肝切除术
通过腹腔镜或手助腹腔镜完成部分操作,最后通过小切口完成肝脏切除。

二、适应证

(1)病灶位于肝脏 Couinaud Ⅱ、Ⅲ、Ⅳa、Ⅴ、Ⅵ和Ⅶ段(靠近Ⅵ段的部位),位置相对表浅,位于左肝外叶、右肝前段的边缘型肝脏病变,是最佳适应证。其包括原发性肝癌、转移性肝癌、肝内胆管狭窄并结石、肝血管瘤、肝细胞性腺瘤及其他良性占位性病变。

(2)病变大小以不影响第一、第二肝门解剖为标准,良性病变直径最好不超过 8 cm,恶性肿瘤直径不超过 5 cm。

(3)肝功能要求在 Child 分级为 B 级以上,残留肝脏能满足生理需要,其他脏器无严重器质性病变。

(4)活体肝移植供肝切取(包括左外叶、左半肝及右半肝)。

三、禁忌证

(1)病灶位置相对靠后、过深,例如,位于Ⅰ、Ⅶ、Ⅷ段的病灶体积过大或过深。

(2)肝癌病灶多发,可能难以切除干净,无法保证切缘无癌细胞残留的要求。

(3)病灶紧邻或已侵犯下腔静脉或肝静脉根部。

(4)肝癌合并肝内转移、门静脉癌栓、肝门淋巴结转移或肿瘤边界不清。

(5)有上腹部手术史且腹内粘连严重、严重肝硬化、门静脉高压、凝血功能异常为相对禁忌证。

(6)肝功能分级为 Child C 级,或其他重要脏器功能不全而不能耐受麻醉、手术,有气腹。

四、腹腔镜肝切除器械

腹腔镜常规手术器械:摄像显示系统、气腹系统及无损伤抓钳、分离钳、双极电凝、持针器等各种腹腔镜常规手术器械。

(1)腹腔镜切肝器械:超声刀、水喷刀、Tissue Link 刀、Ligasure、CUSA、内镜切割闭合器(Endo-GIA)、内镜多功能手术解剖器(PMOD)等。

(2)常规准备开腹手术器械。

五、手术前准备

(1)对患者的全身情况全面评估,了解心、肺、肝、肾等重要脏器的功能,明确有无手术禁忌证。

（3）通过影像学检查,了解病变的大小、范围及位置,明确能否行腹腔镜肝切除及需要肝切除的范围。若为肝癌,需明确有无远处转移,肝内是否有多发病灶,有无肝门侵犯及门静脉癌栓。

（3）向患者家属告知中转开腹的可能性及其他各种手术风险。

（4）术前备血,插胃管。

六、手术步骤

(一)体位

一般采取仰卧位、头高脚低位。术中可据病灶的具体位置适当调整手术床,使其往左或右倾斜。

(二)CO_2气腹压力

一般将 CO_2 气腹压力维持在 1.6 kPa(12 mmHg)以下。

(三)操作孔的数量和位置

观察孔位于脐上或脐下,在行左半肝或左外叶切除时,宜选脐上偏左为观察孔,可使镜头视野达到膈顶。主操作孔尽可能接近病灶,如病灶位于右肝,则将主操作孔置于剑突下;而病灶位于左肝,则可将主操作孔置于左侧锁骨中线肋缘下,可选择性地将其他操作孔置于肋下左右锁骨中线、腋前线上,一般需要 4～6 个操作孔(图 4-1、图 4-2)。

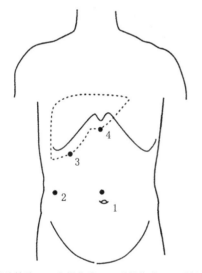

1—腹腔镜孔;2—主操作孔;3—副操作孔;4—副操作孔。

图 4-1　右肝病灶切除操作孔位置

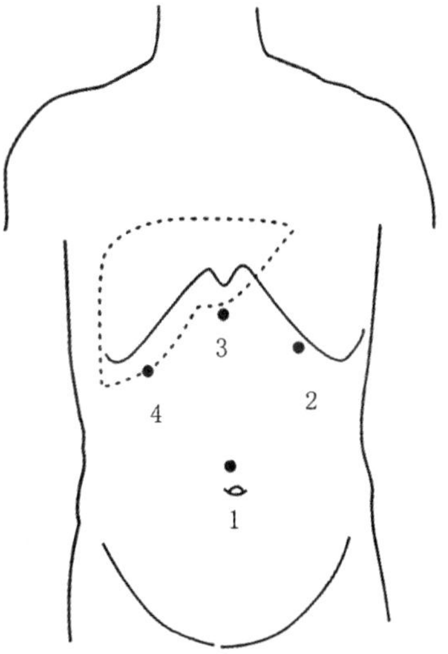

1—腹腔镜孔;2—主操作孔;3—副操作孔;4—副操作孔。

图 4-2　左肝病灶切除操作孔位置

(四)手术操作要点

1.腹腔镜不规则性肝切除术

腹腔镜不规则性肝切除术适用于肝脏边缘或右叶浅表性的局限性小病灶。该术式不需要解剖第一肝门和第二肝门的脉管结构。切断肝脏相应韧带,部分游离肝脏后,在距离肿瘤 2 cm 处用电刀在肝表面标记肝切除线,用超声刀或其他断肝器械切割离断深部肝实质,对于小的出血点可以直接电凝止血。当遇到大血管、胆管时,使用钛夹或可吸收夹夹闭。若肝组织较薄,也可直接应用 Endo-GIA 离断肝组织,楔形切除病灶。

2.腹腔镜规则性肝切除术

腹腔镜规则性肝切除术适用于需要行肝段以上范围肝切除的较大病灶。

(1)腹腔镜肝左外叶切除术:游离镰状韧带和三角韧带,不需要进行肝门阻断,解剖出肝动脉、门静脉左侧分支,夹闭肝动脉左支,沿左外叶解剖切除线用超声刀或其他断肝器械切开肝实质,用双极电凝和钛夹或可吸收夹控制出血,用 Endo-GIA 钳夹关闭门静脉Ⅱ、Ⅲ段分支,锐性切断左外叶胆管,缝合关闭近端胆管,继续用超声刀切开肝组织至左肝静脉,以 Endo-GIA 离断关闭左肝静脉,切除左肝外叶。

(2)腹腔镜规则性半肝切除术:用超声刀解剖第一肝门,用钛夹或可吸收夹夹闭患侧肝管、肝动脉,用 Endo-GIA 离断患侧门静脉;用超声刀在近下腔静脉处分离出患侧肝静脉,以 Endo-GIA 离段,若左肝静脉或中肝静脉分离困难,则先分离肝组织,显露肝静脉后再予以离断。继而使用超声刀或其他断肝器械等切开肝组织,离断患侧半肝。

七、术中注意事项

(一)术中大出血控制

(1)术前借助影像学资料了解大血管走行及其与肿瘤的关系。

(2)详细了解并合理利用各种断肝器械组合,多种断肝器械的组合应用可以显著提高切肝的效率和减少出血。对于肝包膜和表浅肝组织可以用超声刀切开,对深部肝组织以超声刀和 LigaSure 结合分离,遇到较粗血管或胆管,可以用钛夹或生物夹夹闭后切断,对于肝内重要大血管以 Endo-GIA 离断。

(3)左、右半肝切除时,解剖左、右肝门并予以选择性阻断单侧入肝血流,减少出血。

(4)射频辅助腹腔镜肝切除可以减少出血,如使用双极射频辅助装置 Habib 4x。

(二)肝切除治疗恶性肿瘤无瘤操作

(1)操作轻柔,避免直接接触或挤压肿瘤,以免弄破瘤体。由于腹腔内有较大的气压和气流,弄破了肿瘤组织,很容易导致肿瘤细胞的转移和扩散,如果术野暴露实在困难,可能出现肿瘤破裂,宜中转开腹。

(2)保证足够切缘(距肿瘤边缘 2 cm)。术前应仔细查阅影像资料明确肿瘤位置,术中设计好切除线,最好能结合腹腔镜超声确定切除线与肿瘤的关系。

(3)避免在未解除气腹压力的状态下拔出套管。高强度气流从穿刺孔外流可能是穿刺孔肿瘤转移的直接原因。

(4)将切下的组织置于牢固的标本袋中,经扩大的穿刺孔完整取出。

(三)中转开腹

(1)腹腔镜下肝切除如出血难以控制,患者出现难以耐受的气腹,予以中转开腹。

(2)行完全腹腔镜肝脏切除术时,如暴露欠佳或病灶较大,切除困难,可转为手助腹腔镜切除或中转开腹。

八、术后处理

(1)监测患者的生命体征,保持引流管通畅,观察引流物的性质及量。

(2)术后禁食 1~2 d,注意维持水、电解质及酸碱平衡。

(3)予以护肝、预防性抗生素治疗。

(4)对肝癌患者则予以定期随访,或其他恶性肿瘤的相应治疗。

九、并发症

(一)出血

若术中大出血难以控制,及时中转开腹;若术后出现大出血,应尽早腹腔镜下探查及止血。

(二)CO₂气体栓塞

CO_2气体栓塞罕见,但严重时可以致命,术中仔细操作,避免肝静脉损伤以及使用较低气腹压力。

(三)胆漏

胆漏较为常见,对胆漏量少且腹膜炎局限的,予以通畅引流,一般都能愈合;对于胆漏量大或有弥漫性腹膜炎者需行腹腔镜探查或开腹探查。

(四)肝功能不全

术前应做好肝功能评估,术后通畅引流,防治感染,积极进行护肝治疗。

(五)腹腔及穿刺孔种植转移

术中注意无瘤操作、降低气腹压力、应用标本袋及适当扩大穿刺孔取出标本能减少肿瘤转移。

(钱新烨)

第三节　腹腔镜胆囊切除术

一个世纪以来,胆囊结石、良性或恶性肿瘤以及急性或慢性胆囊病变最有效的治疗措施是开腹胆囊切除。它作为一种有效的治疗胆囊疾病的手段,在给患者治疗疾病的同时带来了一定的痛苦,使一些患者对手术产生了畏惧心理。随着科学技术的发展,一些新型检查设备相继问世,手术技巧不断提高,腹腔镜胆囊切除术作为一种微创手术应运而生。它具有创伤小、痛苦少、恢复快、安全系数大、切口小的特点,迅速被医师采纳并遍及世界各地。1987 年 3 月 15 日,法国里昂一家私人诊所的 Monret 医师在做盆腔粘连分离时意外地切除了胆囊。时至今日,形势已经发生了巨大变化。包括腹腔镜胆囊切除术(LC)在内的腹腔镜技术在我国已经得到了迅速发展。LC 已经成为胆囊疾病治疗的“金标准”,LC 作为最先开展的微创手术已经逐渐向广大基层医院扩展。

一、适应证和禁忌证

(一)适应证

开腹胆囊切除(OC)已经经历了一个多世纪,各种各样复杂手术的经验已经非常丰富。而LC 是一种新兴手术方式,要求开展 LC 手术的医师必须熟悉 OC 手术,必须掌握腹腔镜各种基本操作。它们所遵循的外科学原则是一致的。

1.各种类型有症状的胆囊结石

100 多年来对症状性胆囊结石必须外科治疗这一原则已经没有争议。但是操作者还要根据患者的发病情况与发病次数估计胆囊病变及周围组织粘连程度。

2.静止性胆囊结石

所谓静止性胆囊结石也就是无症状性胆囊结石,这类结石一般较大,直径＞3 cm,在 OC 盛行的时代可以列为观察对象。一般不需要手术治疗,但在 LC 发展的时代这一观念有所改变。

(1)在静止性胆囊结石患者中每年仍有 1％～4％的患者出现症状。只是大部分症状较轻。

(2)无症状是因为有一部分人讲述病史不可靠,把胆囊疾病症状当成胃病症状或服用胃药治疗有效。

(3)一旦出现症状,有一些患者很快出现并发症。

(4)LC 手术创伤小,恢复快,危险少。这一部分患者可列为相对适应证,可以根据患者自己的意愿来确定是否手术。

3.非结石性胆囊炎

(1)有慢性胆囊炎,胆囊壁增厚,胆囊功能不良或无功能。

(2)急性胆囊炎发病早期 2 d 以内或炎症控制后有手术指征。

4.胆囊隆起样病变

胆囊隆起样病变又称胆囊息肉样病变,是胆囊黏膜局限性隆起的统称。

(二)禁忌证

随着 LC 技术的普及,其适应证正在逐渐扩大,禁忌证逐渐缩小,但对于初学者禁忌证要放宽,大致包括以下几条。

(1)胆囊恶性病变。

(2)由于各种原因形成胆肠内瘘。

(3)合并急性重症胆管炎。

(4)合并急性坏死性胰腺炎。

(5)腹腔内严重感染。

(6)患者有严重出血倾向。

(7)有严重肝硬化、门静脉高压。

(8)有膈疝。

(9)有严重器官功能障碍,不能耐受 LC 手术。

(10)现在在一些技术与设备完整的大医院,也可将 Mirizzi 综合征列为相对禁忌证。

二、术前检查和术前准备

(一)术前检查

1.实验室检查

(1)血常规:了解白细胞、红细胞、血小板计数和出血时间、凝血时间。

(2)尿常规:了解患者的肾功能,如有异常,应抽血查肾功能。

(3)血生化检查:了解电解质及血糖、肾功能、肝功能。

(4)乙肝、丙肝检查:如果乙肝、丙肝抗原阳性,术中、术后设备应做特殊处理。

(5)对年纪较大者(＞65 岁)或体质差者,应查动脉血气分析或查肺功能。

2.影像学检查及其他检查

(1)胸部 X 线片:了解肺部情况,有无肺部原发疾病。

（2）心电图检查：了解患者的心脏情况,如有异常可请心内科会诊,完善术前准备。

（3）腹部 B 超:了解胆囊本身病变情况及与周围关系,使手术者在术前对手术的难易程度、手术方式及术中、术后可能出现的一些意外情况有大概的估计,术中、术后预防并发症。

（4）口服法胆囊造影:如胆囊不显影或显影差,排空功能差,可能是因为胆囊炎症重、胆囊萎缩或结石嵌顿、周围粘连严重,这样手术困难度大。这种方法可受患者胃肠道吸收药物的影响,也可能诱发急性胆囊炎,目前较少应用。

（5）静脉胆管造影:了解胆系情况及胆囊周围情况。

（6）逆行胆胰管造影:为选择性检查,有创伤性,不作为常规检查。

（7）肝胆胰 CT 检查:胆总管下端有结石时,B 超常因气体干扰难以发现,CT 检查很容易发现,且可以根据 CT 情况判断胆囊与周围脏器的关系,对手术的难易程度有大概的估计。

（8）胃镜检查:对于年纪较大(>40 岁),有明显消化道症状或大便潜血阳性者,应行胃镜检查,排除胃部疾病,以免术中因漏诊而中转开腹。

(二)术前准备

1.患者心理方面的准备

每一例外科手术不管其手术大小都会在治疗疾病的过程中给患者带来一定的创伤和打击,有一些患者因此惧怕手术,LC 也不例外。由于其开展时间不长,患者对它有这样或那样的担心也不足为怪。因此应针对患者的具体情况而定,细致地做好思想工作,客观地介绍这一种新术式的好处、术中及术后可能出现的各种情况、手术的必要性,消除患者的恐惧、紧张心理,使其更好地配合手术。

2.生理准备

针对患者的具体情况,调整好患者的术前生理状态,使患者术前各项化验值正常或接近正常,达到能够耐受 LC 手术的程度,使患者能够最大限度地耐受手术。

（1）术前支持疗法:由于多次炎症发作,病史较长的胆囊炎症患者的消化系统功能减弱,长期低脂饮食或伴有贫血、低蛋白血症、营养不良等,都将影响患者对手术的耐受,降低抗感染的免疫能力,因此,术前就给予支持治疗,对年老体弱者更应如此。

（2）术前伴有高血压:血压过高还会使术中出血增多,且不易止血。术后血压波动幅度大,易发生心脑血管意外,是 LC 手术的潜在危险因素。因此,术前应请心血管内科医师会诊,协助治疗,使血压维持在正常或稍高范围,必要时术中请心血管内科医师监护。

（3）对心电图异常或有明确心脏病史者,应请心脏内科医师会诊,术前给予纠正,尽量择期手术。

（4）肺功能障碍者:有慢性阻塞性肺病、哮喘病史者,肺功能测定及动脉血气分析有明显异常患者对手术及麻醉耐受差,应请呼吸内科医师会诊,给予药物治疗。完全控制呼吸道及肺部症状,改善肺功能,使血气指标接近正常范围后,再行 LC 手术。

（5）术前伴有糖尿病:伴有糖尿病的患者全身动脉硬化较常见,因患者一般年纪较大,如果控制不好可能累及多个脏器,在手术应激情况下易发生心、脑、肾的并发症,且抗感染能力减低。对糖尿病患者的术前评估包括糖尿病慢性并发症(如心血管、肾病)和血糖控制情况,并做相应处理。

（6）肝功能障碍者:目前在我国肝功能障碍多为肝硬化门静脉高压所致,在代偿期可耐受手术,在失代偿期应给予清蛋白、血浆纠正低蛋白血症,以极化液保护肝脏功能,肌内注射维生素

K_1,间断输入新鲜全血纠正贫血,纠正凝血机制障碍。对按 Child 分级标准评定肝功能 A 级者可行 LC,对 B 级者纠正后择期行 LC,对 C 级者不施行 LC。

（7）对水、电解质、酸碱平衡紊乱者均应在术前治疗,给予纠正。

三、操作方法

(一)体位

腹腔镜胆囊切除术患者常采取仰卧位,手术者站在患者的左侧,第一助手站在患者的右侧,第二助手(持镜者)站在手术者的左侧,可以把监视器、录像系统、冷光源、气腹机、电凝器等放置在可移动的手术架上,置于患者头部或手术者的对侧。采用此体位患者舒适,操作方便,很少引起患者的小腿静脉压迫,目前腹腔镜胆囊切除术多取此体位。截石位:手术者与第一助手的站位不变,第二助手站于患者的两腿前,这种体位目前较少应用。

(二)CO_2 气腹的建立

用尖刀在脐上或下缘做一个长约 10 mm 的切口,切开皮肤和皮下组织,手术者与第一助手分别提起脐窝两侧的腹壁,手术者的右手拇指、示指夹持气腹针,垂直刺入,有突破感后,拔出针栓,滴入生理盐水。滴入的生理盐水很快消失,表示针尖已进入腹腔,接上充气管充气。建立气腹后,即行腹腔穿刺,并留置 4 个套管。手术者以巾钳提起腹壁,助手用右手握套管锥于手心,拇指紧靠套管,经脐部切口(SU),用腕部压力反复旋转刺入腹腔,当套管锥尖进入腹腔时有明显的突破感,拔除针芯,留置套管,接上气腹机导管,打开气阀,维持腹腔内 CO_2 压力在 1.5 kPa (12 mmHg)。进镜观察,如果能够实施 LC 手术,则可以进行以下 3 个穿刺点:经白线剑突下(SX) 4 cm 处,纵向切开皮肤长约 10 mm,在腹腔镜的监视下,一个助手的右手握大套管锥,经切口向右下方旋转刺入腹腔后退出套管锥;然后分别于右腋前线(AA)、右锁骨中线(MC)肋缘下2～4 cm处切开皮肤 5 mm,在腹腔镜监视下将直径 5 mm 的穿刺锥经切口垂直旋转穿入腹腔,拔除锥芯,留置套管。AA 鞘管可插入冲洗器、吸引器或作为牵拉器,MC 鞘管可插入无损伤的抓钳,用于牵拉胆囊,由于此三点的穿刺是在腹腔镜直视下进行,不易引起腹腔脏器的损伤(图 4-3)。

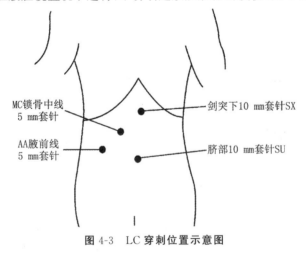

MC锁骨中线
5 mm套针

AA腋前线
5 mm套针

剑突下10 mm套针SX

脐部10 mm套针SU

图 4-3 LC 穿刺位置示意图

(三)胆囊切除的具体步骤

胆囊三角的处理与 OC 手术一样,LC 手术分离的关键在于 Calot 三角区的处理。

1.Calot 三角的暴露

首先依靠患者的体位来显露,头高脚低,左侧倾斜,倾斜角度可根据具体情况而定。手术者用左手握的无创伤抓钳抓住胆囊壶腹部,将胆囊向外上方拉开。助手用无创伤钳杆将十二指肠球部大网膜及部分胃体向脚侧端推开,这样就可以充分显露肝十二指肠韧带和胆囊壶腹 Calot 三角。也可用 10 号丝线将胆囊底部悬吊于前腹壁来加以显露。丝线悬吊不适用于初学者。在形体较瘦的患者,此时的显露可以清楚地显示 Calot 三角的各个结构,而在比较肥胖的患者 Calot 三角结构看不清,需进一步分离来显示。另外在手术过程中,可根据手术需要调节各操作钳的位置。Calot 三角充分显露后,手术者以抓钳提起三角前方浆膜,用电钩电灼切开直至胆囊管后方,然后用分离钳分离,向两侧分离显露胆囊管及肝总管。肥胖患者有脂肪堆积,注意勿损伤胆管系统。此时分离应紧靠胆囊壶腹部,先分出壶腹部变细的部位,然后逐渐向胆总管分离,如果电钩钩起的组织有张力,应仔细分清是否为胆囊动脉。游离胆囊管长度为 1.0 cm 左右,显露胆囊管与胆总管的关系。仔细寻找有无变异胆囊动脉及胆管系统。确信为胆囊管后,在距离胆总管 0.5 cm 处放置第一枚钛夹,在其内侧再放置一枚钛夹,在其外侧相距 0.2 cm 处放置一枚钛夹。确定为胆囊管后可以在第一枚钛夹外侧剪断,否则留待最后剪断。进行钝性分离时,动作要轻柔,以免损伤胆囊动脉及其分支,引起出血影响手术视野或被迫中转手术。上钛夹时一定要看到钛夹的对端,以免关闭不全造成术后胆汁漏。两个钛夹之间一般用剪刀剪断,而不用电钩烧灼,电灼时千万注意勿碰触到钛夹,以免术后胆管坏死,钛夹脱落。

2.分离钳夹,切断胆囊动脉

将胆囊管处理完毕,于其上方组织中分离并找到胆囊动脉,分离过程中,遇到小的出血点可以电凝止血。如果靠近胆总管处出血,在没有看清前切忌盲目电凝止血,电凝时钳夹组织不要过多以免损伤胆总管而造成胆汁漏。有条件的地方可用超声刀止血。超声刀对周围的损伤很轻。于胆囊动脉近心端放置两枚钛夹,远侧端放置一枚钛夹,在第二枚钛夹外侧剪断胆囊动脉。注意胆囊动脉有时分前、后支,手术分离时若只钳夹了前支,分离胆囊床时可造成大出血,有时因此被迫中转手术,对此初学者应特别注意。

3.剥离胆囊

处理完胆囊管与胆囊动脉,可以向前、向上牵拉胆囊,用电钩钩起,在距离肝床 0.3 cm 处浆膜电灼烧,电灼胆囊后方的结缔组织即可游离胆囊。术中可根据手术中的显露情况,顺行、逆行交替剥离;遇到小的出血可电凝止血或以超声刀止血。注意术中勿弄破胆囊而污染腹腔。剥离完毕,胆囊床若有小出血点,电凝止血。然后将胆囊床电凝一遍,从而封闭可能存在的迷走胆管,避免术后胆汁漏。如创面渗血,可于肝下置引流管引流,术后第二天拔除。

4.取出胆囊

如果胆囊结石或肿瘤较小,无须扩大切口,可直接将胆囊由 SX 鞘管取出。手术者用右手持大抓钳,通过 SX 鞘管进入腹腔,抓住胆囊管处,将其拉入鞘内,将胆囊连同鞘管一起向外拔出。如果胆囊连同其内容物不能拉出,可松开胆囊管,吸净其内胆汁及小结石,将其取出。若结石块较大,可将止血钳伸入切口,扩大切口,将其取出,或者将结石夹碎取出。如果结石或肿瘤直径＞3 cm,也可适当扩大切口,将其取出。

5.冲洗腹腔,放置引流管

取出胆囊后,重新显露手术视野,用生理盐水冲洗胆囊床,观察有无出血、胆汁漏。腹腔镜胆囊切除一般不主张放置引流管,但放置引流管可观察腹腔内有无出血、胆汁漏。初学者应放置引流管。有以下几种情况之一应放置引流管:急性炎症胆囊及周围组织水肿充血严重或胆囊壁破裂,腹腔有污染;腹腔内广泛粘连,分离粘连时出血较多且创面大,术后渗出液较多;萎缩性胆囊或其他原因致切除困难,勉强切除;胆囊动脉术中未显示清楚。应根据情况放置引流管 24 h,此后渗液逐渐减少,于 48 h 后拔除。

6.解除气腹,缝合切口

以上各操作完毕,再一次全面检查腹腔,确认无异常。先拔除 MC 管、AA 管,最后拔除腹腔镜。拔镜前观察腹壁各切口有无出血。术后尽量放净 CO_2 气体,以免刺激膈肌,引起术后背部疼痛不适,或因 CO_2 过度吸收造成高碳酸血症。对两大切口可分别于腹膜、皮下组织各缝合一层,对两小切口不必缝合。

(四)腹腔镜胆囊切除术中的中转开腹

LC 对手术设备高度依赖,它本身具有诸多优点,也有一定的不足之处。术中由于病变本身或各种设备及操作者的技术水平而必须行开腹手手术者,称为中转开腹。导致中转开腹手术的原因如下。

(1)病变本身非常复杂,术前远未估计到。

(2)术前漏诊、误诊。

(3)患者不能耐受气腹。

(4)术中发生镜下无法操作的并发症。

(5)术中机械故障,短时间内无法修好。

(6)受手术者的技术所限(随着手术者的操作逐渐熟练,由此所发生的中转开腹手术率逐渐降低)。从中转开腹的时限上分为即刻开腹、延期开腹;从中转开腹的原因上分被迫开腹与强迫开腹。要降低中转开腹率、提高手术成功率应做到:重视腹腔镜技术基础训练,特别对初学者应加强培训,术中应由经验丰富的上级医师把关;严格控制手术适应证,不能随意扩大手术指征;努力提高 LC 术前诊断水平,术前检查一定要全面。

四、并发症及防治

(一)胆管损伤

1.并发症

胆管损伤是最严重的并发症,它可分为以下几种类型:胆管横断损伤,胆管节段性损伤(此类损伤最严重,也是最常见的);肝外胆管撕裂伤,胆管穿孔,胆管部分或全部被钛夹夹闭而闭锁;胆管电热伤,肝外胆管缺血性狭窄。

2.预防

(1)充分显露胆囊及周围脏器,仔细解剖 Calot 三角,注意分清胆囊管、肝总管、胆囊动脉的位置关系,注意有无变异的胆囊动脉、副肝管,注意分离胆囊管时不要进入肝外胆管所在区域。

(2)分离 Calot 三角时应靠近胆囊管,必要时从胆囊颈部开始变细处分离,对胆囊管没有十分把握,暂时不要剪断。用钛夹夹闭胆囊管时,一定要看钛夹的对侧,以防夹闭不全。

(3)采用变通的腹腔镜胆囊切除术,如果术中 Calot 三角的解剖结构复杂,为避免损伤胆管,也可行次全切除或大部切除胆囊。

(4)术中胆管造影,对降低术中胆管损伤有一定作用,也可应用腹腔镜胆管超声检查。

(5)操作者应尽快熟悉胆囊切除的各种技术,冷静处理术中突发情况,把握中转开腹时机,尤其是初学者,中转开腹宜早不宜迟。

(二)胆汁漏

胆汁漏也是LC术后较为常见的并发症,发生率为0.14％～0.29％。主要有胆囊管残端漏,由于钛夹关闭不全,钛夹术后脱落,胆囊管术后坏死,胆囊管损伤;副肝管或迷走肝管损伤,由于副肝管位置异常,迷走肝管较细,术中未充分注意。预防:剥离胆囊时尽量把胆囊后间隙疏松结缔组织保留在胆囊床上,这样可以避免损伤小胆管。处理胆囊管时在近胆总管处双重夹闭钛夹,不要用电钩电凝,而要用剪刀剪断。夹闭胆囊管时,注意其后方组织内有无其他管道组织。

(三)术中、术后出血

术中、术后出血主要为胆囊动脉出血,术中仔细分离,找到胆囊动脉,用钛夹夹闭其主干,术后仔细冲洗胆囊床及手术区,肝下可放置引流管,便于发现与引流。术中胆囊动脉主干出血由于出血多,影响视野,一般要中转开腹手术。术后出血一般较少,可以给予适当止血药物治疗。

(四)胆总管结石

胆总管残留结石是指LC术后一年内发现的胆总管结石,常常是LC术前检查未查到的结石。术前检查技术越来越先进,其发生率越来越低,一般不需要外科治疗,内镜下乳头括约肌切开术(EST)的应用效果令人满意。

五、临床评价

腹腔镜胆囊切除术(LC)具有创伤小、痛苦轻、恢复快和安全可靠等优点,已经作为外科治疗胆囊炎等良性疾病的首选方法并得到国内外学者的认可。手术死亡率从0.1％降至0.019％,胆管损伤从0.31％降至0.19％,胆漏从0.72％降至0.14％,出血率从0.15％降至0.11％,胃肠道损伤率为0.04％。此项数据与同期美国统计结果相似,说明我国LC技术已经成熟。目前国内经验较丰富的单位已将LC初期的手术禁忌证逐步纳入相对适应证。关于LC术中胆管造影及术后腹腔引流与否,目前多数意见是选择性应用。丰富的胆管外科理论知识、成熟的胆管外科临床经验加上娴熟的腹腔镜外科手术技巧是合格的LC手术者的理想条件。前两条是LC遵循胆管外科原则的基础,而娴熟的腹腔镜手术技巧是靠规范的专科培训和经验的积累逐步获得的。

(钱新烨)

第四节　腹腔镜胆总管探查术

腹腔镜胆总管探查术目前较常采用的方法,根据进入胆总管的途径不同分为腹腔镜胆总管切开探查或腹腔镜经胆囊管胆总管探查;而腹腔镜胆总管切开探查又根据留置T形管引流与否,包括腹腔镜胆总管切开探查、T形管引流术及腹腔镜胆总管切开探查、胆总管一期缝合术。以上各种目前较常采用的术式,分别有各自的适应证、手术技巧及术后处理重点,下文将逐一叙述。

一、解剖要点

任何部位的手术均需要良好的相关解剖知识作为基础,在这一点上,腹腔镜手术与开腹手术没有任何区别;因此腹腔镜胆总管探查术的解剖要点也几乎等同于开腹胆道手术的解剖要点;要求手术者熟悉 Calot 三角、肝十二指肠韧带及第一肝门区内的各种管系结构,能够清晰地辨识三管结构及各种变异,在此不再赘述。

应当强调的是,腹腔镜操作没有开腹手术的触觉反馈,目前腹腔镜所能提供的画面只能是平面视觉而非三维的,所以还需要手术者在对解剖知识掌握理解的基础之上,具备充分的空间想象力和对各种可能变异的预见性。

二、适应证

从理论上讲,腹腔镜胆总管探查与开腹胆总管切开探查术有同样的适应证;但腹腔镜胆总管探查术相对于开腹胆总管探查仍需要一定的特殊技巧,相对于单纯腹腔镜胆囊切除术(LC)更要复杂得多,因此,腹腔镜胆总管探查,尤其是切开探查时,有明确的胆管结石影像学证据、尽量减少阴性探查是必要的。

随着技术的不断进步和完善,一些腹腔镜胆总管探查术开展初期的禁忌证目前正在逐渐变为相对禁忌证。

已有大量病例证实,既往有上腹手术史或胆道手术史的患者行腹腔镜胆道探查术并非无可能。富有经验的手术医师、精细小心的操作及对病例的恰当选择是获得成功的关键,但对于一些有多次胆道手术史的患者,能够果断地选择开腹手术体现出一名胆道外科医师的临床决断能力。

由胆总管结石所致急性梗阻性胆管炎往往较凶险,没有充分余地去选择最佳手术时机,而因急性发作导致术中解剖条件也往往较差,这些都增加了腹腔镜胆总管探查的难度。此时对于一些不伴休克、一般情况较好的急性期患者可考虑行腹腔镜胆总管探查,而对于一些重症患者,仍需开腹胆道切开探查、紧急减压,或通过及时、有效的经皮肝穿刺胆管造影(PTC)/内镜下鼻胆管引流(ENBD)减压引流,变为择期病例再行腹腔镜胆总管探查。

实践证明一些存在高龄、肥胖、糖尿病等不利于开腹手术因素的患者自腹腔镜胆道探查术获益;对于一些严重心肺疾病导致不能耐受气腹的患者,气腹下腹腔镜胆道探查术仍为禁忌,此时有条件的单位可尝试免气腹悬吊式腹腔镜下胆总管探查。而对于一些有严重合并症不能耐受手术麻醉的患者,则考虑内镜治疗。

肝内胆管结石可否行腹腔镜胆总管探查取决于手术者对术中、术后(尤其是术后)用胆道镜解决肝内结石及狭窄的判断(此时术前影像学检查尤为重要);否则推荐开腹手术;肝内胆管结石局限于某一肝段/肝叶(尤其伴随纤维化),不推荐行单纯腹腔镜胆总管探查,此时病变肝段/肝叶的规则性切除为首选治疗方案。

前文提到腹腔镜胆总管探查目前有多种术式,下面对各种术式的不同适应证进行简要介绍。

腹腔镜经胆囊管胆道探查术因其无须将胆道切开而在众多术式中具有明显的优势,因此对恰当的病例和在有条件的单位,该术式应成为首选;但因其技术难度较高,目前普遍接受的适应证如下:①有继发性胆总管结石或胆囊结石合并肝外胆管结石;②肝外胆管结石数目<10 枚;结石直径<1 cm;③胆囊管无严重纤细、脆弱、扭曲、闭塞,能够通过胆道镜。禁忌证:①胆囊管汇入部以上有胆道结石;②多发较大结石或铸型结石;③胆囊管汇入过低或完全闭塞,无法通过胆道镜。

选择腹腔镜胆管切开探查时,文献报道的胆管最细直径为 6 mm;但目前普遍以胆管直径>8 mm 为适应证,以避免术后胆道狭窄;胆道切开探查术后常规采用 T 形管引流术支撑并引流胆道;一期缝合的指征应严格掌握,必须在满足无重症胆管炎、取尽结石且胆道远端通畅无狭窄、胆管直径>1 cm 这三个条件的情况下采用。

合理地选择手术适应证是手术获得成功的先决条件;各种术式适应证都不是绝对的,手术医师应当根据设备、技术条件及患者的病情,以患者能够安全并最大获益为考量目标,采用恰当的治疗策略。

三、手术前准备

腹腔镜胆总管探查术的术前准备可参照腹腔镜胆囊切除术的术前准备,包括病史采集及各项常规检查的完善、术前谈话、手术日早晨禁食水、抗生素的预防性应用等,不再赘述。术中发现胃胀影响操作,可临时下胃管,可根据术前评估手术复杂程度酌情留置导尿管。部分胆管结石患者合并梗阻性黄疸及肝功能异常,可于术前酌情给予维生素 K 及保肝药物治疗。需要特别强调的有以下两点。

(1)术前影像学检查的重要性:随着影像学技术的进步,目前术前影像学检查所能够给予手术医师的帮助已经远不仅仅停留在明确诊断、减少阴性探查的水平。完善的术前影像检查,不仅能够协助医师明确结石的部位、数目,甚至能够给予胆道变异的预警,并最终成为医师制订合理手术方案的重要依据。因此,有条件的单位,在开展腹腔镜胆道探查术前,应尽量采用磁共振胰胆管水成像(MRCP)或计算机断层扫描(CT)胆管成像等影像检查更加详尽地了解胆道情况。

(2)手术设备、器械的充分准备:纤维胆道镜设备和相关技术是开展腹腔镜胆总管探查术必须的;采用鸭嘴钳、冲洗管和胆道探子进行"盲取"和"盲探"的方式,无论在腹腔镜还是开腹胆道探查术中,都必将成为历史。而掌握纤维胆道镜下检查、取石、碎石乃至扩张的技巧,并结合影像学检查提供的胆道情况进行各种可能遇到情况的相关器械准备,将成为腹腔镜胆道探查术前准备的重要环节。

四、手术步骤

(一)腹腔镜经胆囊管胆道探查取石术

(1)患者体位、手术者的站位、各套管穿刺部位基本与 LC 相同。解剖 Calot 三角,游离胆囊管至汇入胆总管开口处;先不切除胆囊,以利于牵引暴露和支撑。

(2)胆囊管远端上夹后,在距离汇入处约 0.5 cm 处,剪开胆囊管前壁约 1/2 周径,以探查钳插入胆囊管轻扩。

(3)缝合牵引提供胆道镜支撑:自胆囊管切开处缝合牵引 1 针,牵引线经肋弓下戳卡内引出,将该戳卡深入腹腔,贴近胆囊管开口处,建立自腹壁至胆囊管开口的纵向支撑。

(4)经胆囊管入胆道镜:自该戳卡插入 P20 或超细(XP20)纤维胆道镜,利用戳卡及牵引线配合为胆道镜提供纵向支撑力,循腔进镜,使胆道镜能够较顺利地通过胆囊管。

(5)如获得满意支撑后仍不能经胆囊管插入超细纤维胆道镜,可根据胆囊管条件选择汇入部微切开或胆囊管球囊扩张,辅助实现经胆囊管胆道探查。

(6)经胆囊管胆道镜取石:术中胆道镜获得满意支撑并实现经胆囊管进入胆道后,参照经皮窦道取石方法完成胆道探查及取石。

(7)如胆道经胆囊管探查见较大结石或嵌顿结石,取石困难,根据情况判断选择汇入部微切开、胆道镜下碎石等技术辅助完成取石。

(8)胆道探查结束后其他操作与常规腹腔镜胆囊切除术相同。胆囊管残端处理不满意者放置引流管。

(二)腹腔镜胆总管切开探查术

(1)患者体位、手术者的站位、各套管穿刺部位基本与 LC 相同;对需切除胆囊者常规先解剖 Calot 三角,明确三管关系而不切除胆囊,以利于显露胆总管。用电凝钩或超声刀分离胆总管表面的结缔组织,依据胆囊管汇入情况或经穿刺针抽吸确认胆总管后,于无血管区以胆总管切开刀挑开或直接剪开胆总管 1~2 cm。

(2)于切开胆管两侧缝合牵引线,分别自肋弓下及剑突下戳卡引出,经肋弓下戳卡置入纤维胆道镜,利用戳卡及牵引线配合为胆道镜提供纵向支撑力。

(3)纤维胆道镜于胆总管内分别向肝门及壶腹方向观察、取尽结石并确认胆管远端通畅。因胆管内的结石过大、铸型、与胆管壁粘连、嵌顿等而不易取出时,可用腹腔镜分离钳配合推挤协助或用碎石设备等将其破碎后取出,结石较多时可利用冲洗管将大量结石冲出胆管。

(4)完成胆道探查取石后,根据探查结果决定胆管一期缝合或留置 T 形管:对符合一期缝合指征者,可考虑一期缝合。缝合方法为用无损伤缝针带 3-0 至 5-0 可吸收缝线,边距 1~2 mm,针距 2~3 mm,单纯间断或连续缝合。

(5)如无一期缝合指征,则需留置 T 形管,T 形管留置方法为尽量选取 24~26 号 T 形管,按常规修剪后完全置入腹腔,将 T 形管短臂按开腹常规置入胆总管,单纯间断缝合胆管壁,固定 T 形管。T 形管置入胆管或缝合固定操作可能较困难,此时于胆管切开处顶端上、下各预先缝合一针、打结并留做牵引可能有利于上述步骤的完成。

(6)完成 T 形管固定后,常规切除胆囊,将 T 形管经肋弓下戳孔引出。凡胆道切开探查或汇入部微切开探查,如无 ENBD 治疗性引流,均推荐酌情于肝下留置腹腔引流。

五、几种改良术式

(1)腹腔镜经胆囊管汇入部微切开探查。

对于一些胆囊管狭窄无法通过胆道镜或胆管内结石稍大,无法顺利自胆囊管取出的患者,可采用胆囊管汇入部微切开的方法。有文献证实,汇入部微切开 3~5 mm,不会造成胆管狭窄;采用该改良术式可在一定程度上提高经胆囊管胆道探查的成功率。需要强调的是,微切开胆囊管汇合部后,需要将胆囊管成型缝合,然后如常规施夹夹闭,不要连同切开胆管壁一并夹闭,以免造成胆管狭窄或结扎夹游走。

(2)胆道切开探查的引流方式改良。

胆道切开探查后,除常规 T 形管引流外,对于符合一期缝合指征的患者,为了减少胆瘘的发生率、增加手术安全性,有多种改良引流方式,常见的包括经胆囊管 C 形管引流、胆道远端支架/自脱落半支架引流、三镜联合 ENBD 引流等。

上述引流方式各有优点、缺点,但均可达到增加手术安全性的目的。经胆囊管 C 形管引流属于外引流,较 T 形管创伤小,拔除时间早,但需要特殊 C 形管夹或缝合闭合胆囊管,目前已较少采用;胆道远端支架引流属于内引流,减压效果好,缺点是需要再次通过内镜拔除;而半支架或自脱落支架引流则有脱落时间不能控制、部分仍需通过内镜拔除等缺点;三镜联合 ENBD 引流具有便于观察愈合情况、拔除方便的优点,但需术中内镜配合,在有条件的单位,应当是较好的引流方法。

六、术中注意事项

(1)很多手术者感到腹腔镜术中操控纤维胆道镜远较经皮窦道胆道镜更为困难,"无法着力"是很多手术者的最大感触。这是因为纤维胆道镜为软性内镜,其在腹腔内的部分(即自腹壁戳卡前端至进入胆管之前部分)往往不能获得满意支撑。因此,无论尝试经胆囊管胆道探查还是胆管切开探查,为胆道镜提供有效的纵向支撑都是必要的,我们推荐采用缝合牵引线配合戳卡提供纵向支撑的方法,能够极大地提高胆道镜的工作效率。

(2)行经胆囊管胆道探查术时,胆囊管汇入胆总管角度多呈锐角,对部分患者以胆道镜返折向上探查肝内胆管较困难,因此行胆道镜取石时应注意尽量控制胆总管内结石,尽量避免进入肝总管,如怀疑有结石进入肝总管又无法向上探查,必要时可行术中造影或超声明确,以免结石残余。如有结石,可行汇入部微切开,便于向上探查。

(3)腹腔镜胆道切开探查、T 形管引流术因气腹状态下腹腔脏器位置及与腹壁距离会有一定变化,因此应注意边排空气腹,边调整 T 形管引出长短,以免腹壁松弛造成腹腔内较长 T 形管行程及异常窦道形态,为日后胆道镜操作带来不便。

(4)纤维胆道镜较为脆弱,易损,维修费高;术中纤维胆道镜不同于经皮窦道胆道镜,此时患者处于术中麻醉状态,需要胆道镜操作者有较高的工作效率;因此开展术中纤维胆道镜者应为熟练的胆道镜操作者,有丰富的经皮窦道操作经验,并注意轻柔操作。

七、术后处理

(1)如腹腔镜经胆囊管胆道探查术获得成功,患者术后处理与腹腔镜胆囊切除术相同,常规于术后第一天复查血常规、生化指标。患者可于术后 12~24 h 进食,通常在术后 24~48 h 出院。酌情给予口服抗生素及利胆药物。

(2)腹腔镜胆总管切开探查、一期缝合患者,通常需要确认无胆瘘后方可出院。需要观察患者的腹腔引流 2~5 d;有 ENBD 引流者可于术后 48~72 h 行造影检查,如无造影剂外溢,可拔除 ENBD 引流并嘱患者出院。

(3)腹腔镜胆总管切开探查、T 形管引流术患者术后处理类似于一期缝合患者,但 T 形管引流需保留较长时间;因腹腔镜手术术后腹腔内粘连形成少,故 T 形管窦道形成也相对缓慢;为避免拔除 T 形管造成窦道破裂、腹膜炎形成,与开腹手术相比,还应延迟 2~4 周拔除 T 形管;如T 形管造影提示有残余结石,开展经皮窦道胆道镜二期治疗的时间也应顺延推迟。

(4)术后发生胆总管残余结石,有 T 形管引流,可二期经皮窦道胆道镜取石治疗,无 T 形管引流,建议行 ERCP 取石。

(5)若术后发生胆瘘患者腹腔引流通畅,建议保守治疗观察;因腹腔镜手术造成腹腔粘连少,故胆瘘不易局限,此时应注意嘱患者卧床,充分利用肝下引流的作用,以免胆汁性腹膜炎扩散。待胆瘘愈合后,拔除腹腔引流管。部分患者的胆瘘不能愈合但可局限,可待引流管窦道形成后,按 T 形管处理方法拔除腹腔引流管。对于无腹腔引流或者经观察腹腔引流效果不佳、出现胆汁性腹膜炎且有扩散趋势,应急诊行 ENBD 引流或手术探查。

(钱新烨)

第五节 腹腔镜脾切除术

一、适应证和禁忌证

(一)适应证

适应证为需行脾切除治疗的血液病患者,如遗传性球形红细胞增多症、原发性血小板减少性紫癜(ITP)、血栓性血小板减少性紫癜(TTP)、溶血性贫血、遗传性椭圆形红细胞增多症、霍奇金病、非霍奇金淋巴瘤、慢性淋巴细胞性白血病患者;脾良性占位病变患者,如脾错构瘤、脾多发性囊肿、肉芽肿性脾炎患者;脾外伤患者;门静脉高压症伴脾中度大患者;发现 HIV 感染的患者。

(二)禁忌证

禁忌证主要包括重要器官功能不全,难以耐受麻醉;有难以纠正的凝血机制障碍;有膈疝和肥胖;有急性腹膜炎、有左上腹手术史;有脾脓肿等脾感染性疾病;患者处于妊娠中、后期;有脾恶性肿瘤;有脾动脉瘤;淋巴瘤伴脾门淋巴结肿大;门静脉高压症患者有巨脾,周围静脉曲张,侧支循环丰富,术中常发生镜下难以控制的出血,应列为腹腔镜脾切除术(LS)禁忌证。

二、术前准备

(一)器械准备

除一般的腹腔镜设备和器械外,还需要准备特殊器械和设备,包括处理脾胃韧带或脾蒂用的内镜组织钉合器、圈套器、持针器和内镜下缝合针线,牵开左肝叶或按压胃用的扇形牵开器,向上挑脾的钝性拨棒,牵胃钳,置入内镜钉合器用的 12 mm 套管,标本取出袋,腹腔镜超声刀,30°腹腔镜等器械。

(二)一般准备

在腹腔镜脾切除术前,通过行超声检查测量脾的大小,注意是否存在副脾。对于脾大的患者术前行脾动脉栓塞可使脾缩小,有利于手术操作和减少术中出血。可以术前输全血或血小板悬液。免疫性溶血性贫血的患者在术前 3 d 用肾上腺糖皮质激素。术前要预防性应用抗生素。对凝血机制异常的患者,应尽可能地纠正凝血缺陷。采用气管插管静脉复合麻醉或连续硬膜外麻醉。

三、操作方法

根据患者的体位不同,大致可分为三类:右侧卧位、仰卧位(仰卧截石位)和混合体位。手术者站在患者右侧或患者两腿之间(图 4-4)。

下面介绍常用的右侧卧位手术。让患者右侧卧,在手术台屈曲并垫高腰部以加大肋下缘与髂嵴的距离。于肋下缘置入 4 个 12 mm 套管。3 个套管位于肋前缘,另一个偏后,每两个套管之间保持足够的距离,以保证操作器械互不影响。让患者稍微向后倾斜,以便增加肋缘下各种操作器械的活动度。如果患者的体位不合适,在手术操作时器械的把手可能与手术台接触,使活动受限。

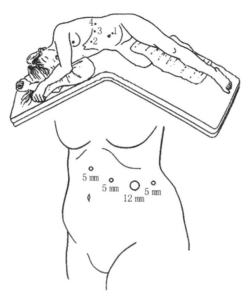

图 4-4 LS 体位及穿刺位置示意图

　　首先沿肋前缘用气腹针建立气腹,并由此置入第一个套管,放入摄像镜头。彻底探查有无副脾,一经发现应予以切除。其余套管的位置应由患者的脾的大小和形状来决定。通常在游离完脾结肠韧带或脾肾韧带之后才将偏后方的第 4 个套管置入腹腔。切断脾结肠韧带后轻柔地向上牵拉脾的下极就形成了一个拱状结构,脾胃韧带是拱的左壁,脾肾韧带是右壁,底部是胃,所有脾的解剖在一个视野中都能看到。

　　电灼或钛夹夹闭胃网膜左动脉的分支,然后切开脾胃韧带中无血管的部分,以显露脾肾韧带中脾门的结构,这样将第 4 个套管在直视下由后方置入,可以避免左肾损伤。脾左侧有约 2 cm 宽的韧带与脾相连,借此可以用抓钳把脾提起。将腹腔镜从后方的套管放入,把胰尾与脾门处已无血运的腹膜后组织分离开,以免在控制出血时损伤胰尾。如果脾门血管是分散型血供类型,因在脾门其分支范围较广,应逐支夹闭和切断。脾蒂处如为集中型血供,在将脾门与胰尾分开并辨认清楚后,可以使用内镜组织钉合器钉合、切断(图 4-5)。经扩张器将取脾袋放入腹腔,把脾装入袋内,用抓钳夹闭袋口,从扩张器内将袋口拉至腹腔外。展开袋口,用剪刀从袋内将脾剪碎取出(图 4-6)。

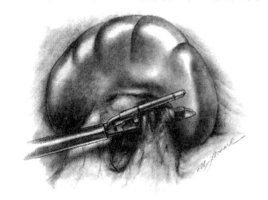

图 4-5 切断脾蒂

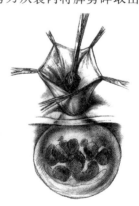

图 4-6 将脾粉碎后取出

四、并发症及防治

由于脾质地脆,器官血运丰富,脾蒂血管粗大,尤其病理性脾,体积明显增大,血供更加丰富,毗邻器官较多,如术中操作不当,则可能导致难以控制的出血等严重并发症。

腹腔镜脾切除术的并发症包括术中和术后出血、左下叶肺不张、左侧肺炎、左侧胸腔积液、膈下积液、静脉血栓形成,还有医源性的胰腺、胃和结肠损伤导致的胰瘘和胃肠道穿孔等。

(一)LS 术中、术后出血

血液病和肝硬化的患者术中术后出血的原因除凝血机制异常外,主要与以下因素有关。

1. 脾被膜损伤出血

用抓钳钳拉脾、钳夹提拉脾周围韧带时过度用力或脾与侧腹壁有纤维粘连带,在未预先分离粘连的情况下推移脾,均可撕破脾被膜,此外胃短动脉、胃短静脉极短,分离血管或切断脾胃韧带时靠脾太近,也可损伤脾被膜而引起出血。

2. 脾实质破裂出血

用器械拨脾显露脾周围韧带或血管时用力不当可致脾实质破裂出血。

3. 脾蒂破裂出血

文献报道用组织钉合器切断脾蒂或胃短血管时有导致大出血或脾动静脉瘘的可能。在用钉合器夹闭脾蒂前其尖端应离开其他组织,否则器械离开后可以导致脾动脉主干发生严重出血。盲目地使用组织钉合器也可导致胰腺尾部损伤。脾静脉壁很薄,在解剖脾静脉时易分破导致大出血。

4. 胃短动脉、胃短静脉撕裂出血

胃短动脉、胃短静脉较短,位置深在,显露困难,过度牵拉胃体及脾上极时易造成血管破裂出血。

5. 周围静脉交通支破裂出血

门静脉高压症继发脾大时,这些脾膈韧带与脾肾韧带内的血管增粗迂曲,分离过程中未给予钳夹,只做钝性分离或电切,则可引起曲张静脉破裂出血。

(二)内脏损伤

内脏损伤除了穿刺套管及气腹针所致外,还与手术操作有关,不恰当地使用电灼可以引起医源性的胃、结肠和胰腺损伤。分离脾结肠韧带、胃脾韧带时距离结肠过近,电刀产生的热电效应可引起胃、结肠损伤。上钛夹时钳闭了胃壁,造成胃壁缺血坏死,造成胃漏。胰尾紧靠脾,若远离脾门解剖脾血管,则易损伤胰尾,形成胰瘘。盲目地对脾门处脂肪组织电灼可引起严重的出血。

五、临床评价

随着腹腔镜脾切除技术的日益成熟,国内外开展该项技术的医院越来越多。其适应证由最初的血液病正常脾拓宽至门静脉高压症脾切除加断流。LS 是一种安全有效的方法,具有微创的优点,住院时间明显缩短,并发症减少。LS 前是否行脾动脉栓塞,目前仍有争议。对于巨脾患者,术前行脾动脉栓塞是施行 LS 较好的辅助手段。

腹部外伤后脾是否有损伤以及损伤程度如何,有时术前很难确诊,不必要的剖腹探查增加了患者痛苦。腹腔镜技术不仅可以诊断脾外伤,还可以进行有效的治疗。

尽管腹腔镜技术在脾外科得到了应用,取得了令人鼓舞的效果。但是,我们应该清楚地认识到,腹腔镜处理脾疾病有一定的困难,手术风险大,开展 LS 应该慎重,要严格掌握其适应证。

(冯　涛)

第六节　腹腔镜阑尾切除术

开腹阑尾切除术是外科医师的基本操作之一,对每一位普通外科医师来讲都不陌生,百余年来其术式基本没有变化。德国医师 Semm(1983)首次报道了腹腔镜阑尾切除术(LA,非炎症性阑尾切除术),为阑尾切除术提供了一种新方法。虽然部分外科医师认为传统阑尾切除术可通过小切口完成而不主张行 LA,但腹腔镜具有传统手术难以达到的独特优势,该手术安全、可靠、创伤小、痛苦轻、恢复快,减少了腹腔粘连形成的机会,且在行阑尾切除的同时,可全面观察腹腔及阑尾周围的情况,如女性的附件及回肠憩室、阑尾类癌。外科医师如能熟练掌握此技术,在行其他腹腔镜手术(如腹腔镜胆囊切除或妇科疾病的腹腔镜手术)时,可附带行阑尾切除术,则对患者更有利。因为当前常规开腹手术如要同时兼顾上、下腹部,手术时需延长切口,增加患者的损伤,而腹腔镜下联合切除不需要增加切口,一次可以同时切除两个病灶。再者,传统的阑尾切除术如遇到阑尾位置异常时难以修正,只能扩大切口,而腹腔镜手术可充分显露和确切地探查。鉴于上述情况 LA 值得推广,尤其是在其他手术时附带阑尾切除术,更能体现其优越性。

一、适应证和禁忌证

(一)适应证

适应证有慢性阑尾炎,亚急性阑尾炎,急性阑尾炎,包括急性单纯性阑尾炎、急性化脓性阑尾炎以及大部分急性坏疽性阑尾炎、阑尾根部无坏疽,无明显急性阑尾炎的证据而腹部症状无其他原因可解释,行腹腔镜胆囊切除术或妇科腹腔镜手术时附带阑尾切除术(但应在术前征得患者及家属的同意,并在手术协议书上签字),阑尾类癌(早期)。

(二)禁忌证

禁忌证有阑尾炎性包块、阑尾周围脓肿、急性弥漫性腹膜炎或有明显全身感染症状、盲肠壁蜂窝织炎、阑尾根部的类癌或穿孔、阑尾根部不能暴露、阑尾黏液囊肿及阑尾黏液腺癌。

二、先决条件

腹腔镜阑尾切除术需要具有腹腔镜下结扎及缝合技术,比传统阑尾切除术的要求条件高,需具备以下条件方可施行:能够熟练掌握开腹阑尾切除技术;有较为熟练的腹腔镜外科技术,特别是缝合、结扎技术;腹腔镜操作器械能达到阑尾切除的技术要求;阑尾位置便于操作,特别是行附带阑尾切除时;患者有阑尾切除的要求,并在手术同意书上签字。

三、术前准备

(一)一般准备

与开腹阑尾切除术相同,重点检查患者的心肺情况以防插管全麻中发生意外,术前必须向家属交代有中转开腹的可能性,刚开始时术前常规放置胃管及导尿管,熟练后不需要放置,术前使患者排净尿液,使膀胱呈空虚状态,以利于术中耻骨上穿刺放置套管针。

(二)麻醉

一般采用气管内插管全麻,有时(如单纯阑尾切除时)可使用硬膜外麻醉。

(三)需要的仪器设备

需要监视器、二氧化碳气腹机、光源、信号转换器、高频电刀、吸引器、直径 5～10 mm 的套管、30°和 0°腹腔镜、腹腔镜抓钳、分离钳、剪刀、钛夹钳、电凝钩、吸引管,有条件的单位可以准备超声刀、标本袋(特制、自制均可)。

四、操作方法

(一)常规术式

1.体位和穿刺点

患者一般取仰卧位、脚高头低位,轻度向左侧倾斜。穿刺点位置为脐孔下缘 10 mm 的观察孔,麦氏点上方 5 mm 为主操作孔,耻骨联合上方 5 mm 为辅助操作孔(图 4-7)。

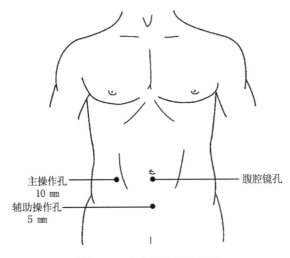

主操作孔 10 mm
辅助操作孔 5 mm
腹腔镜孔

图 4-7 LA 穿刺位置示意图

2.建立气腹插入各套管

在脐下缘纵向或弧形切开 1 cm 长的皮肤及皮下组织。用两把巾钳于脐两侧 3～4 cm 处提起皮肤、皮下组织,尽量用力向上提起,以最大限度增加壁腹膜与腹腔内脏器之间的距离。垂直插入气腹针(Veress 针),腕部旋转用力,待有落空感后用注射器回抽,接上拔出针栓的注射器,其内的水柱很快下降,则表示已进入腹腔。将气腹针与二氧化碳气腹机相连接充气。先缓慢充气,注入 1～1.5 L 气体后可改为快速充气。对成人充气压力设定为 1.6 kPa(12 mmHg),对小儿可定为 1.1～1.3 kPa(8～10 mmHg)。对成人一般可充气 4 L 左右。充气完毕,拔出 Veress 针,由此孔插入 10 mm 腹腔镜套管。第一枚套管一般为盲插,注意用力大小,感觉进入腹腔后可将穿刺针略向右下倾斜刺入,以免损伤腹内脏器,造成中转开腹或致命损害,然后接上二氧化碳气腹机,维持一定压力。进腹腔镜观察整个腹腔,注意上腹部与盆腔其他脏器的情况(特别是患者有不典型阑尾炎)。然后分别于耻骨联合上方、麦氏点上方置入 2 个 5 mm 套管,这两个套管可在直视下插入,损伤腹内脏器的可能性相对较小。

3.探查与寻找阑尾

用抓钳抓起肠管或推开腹内脏器,在充分显露的情况下,再次探查整个腹腔及右下腹阑尾。如果腹腔内粘连严重,阑尾炎诊断明确,不必分离其他部位粘连,如果阑尾炎症较轻,诊断与症状不符合,要尽量分开腹内粘连,仔细探查。阑尾的寻找办法与开腹手术一样,先找到回盲部,顺着回盲部找到阑尾。如果炎症多次发作,回盲部与侧腹膜粘连严重,应先分离粘连,尽量用电钩锐性分离,这样可减少出血及术后再粘连。分离时注意勿损伤结肠、回肠、输尿管及髂血管。如果探查为阑尾周围脓肿或根部穿孔,应当机立断中转开腹手术。如果探查为回盲部肿瘤,操作者的技术允许,在征得患者家属同意的前提下行腹腔镜右半结肠切除术,否则中转开腹手术。

4.结扎阑尾与系膜

找到阑尾后,左手用抓钳提起阑尾,右手持钳分离系膜,如果阑尾系膜较细,可用分离钳由根部分离。分开系膜后用七号丝线在距离阑尾根部 0.3 cm 处结扎阑尾,在距离第一道结扎线 0.5 cm 处结扎第二道,尽量靠近系膜根部结扎系膜。如果系膜较粗,可以分次结扎,视具体情况而定。注意用结扎线结扎时一定要扎结实,特别是结扎系膜时,观察阑尾是否立刻变颜色。用电凝钩紧贴阑尾壁电灼系膜至根部。于两道结扎线之间灼断阑尾,残端电灼。也可用剪刀紧靠阑尾壁剪断系膜及残端,剪断残端后用电钩烧灼。如果术中出血或阑尾化脓穿孔,切除完毕,用甲硝唑或生理盐水冲洗。冲洗完毕,如果阑尾及其系膜较细,可由脐部 10 mm 套管进橡胶手套的中指套将阑尾取出,如果阑尾及系膜较粗,也可放入手套腕部将阑尾取出。连同套管一起拔出。拔除前仔细检查残端及系膜情况。如果腹腔脓液较多,可以于右下腹放置引流管引流,如果术中处理阑尾系膜时打结较困难或打结技术不过关,也可分离系膜后应用钛夹夹闭阑尾及系膜,余操作同前,用超声刀或电刀电凝,在系膜后剪断。

5.拖出式阑尾切除术

对于慢性阑尾炎或急性阑尾炎抗感染治疗后缓解可施行拖出式阑尾切除术。具体操作:进镜观察后于麦氏点进 10 mm 套管提起阑尾,由此孔拖出腹外,在体外结扎阑尾及系膜,操作较方便、容易,效果好。但此操作方式仅适用于体型较瘦的患者或回盲部游离的患者。对体型较胖的患者,将阑尾拖出体外较困难或根本拖不出来,且易造成腹壁各层污染而致切口感染。此种方法有结扎线滑脱的可能及术中残端过长、术后再发残株炎的可能,有学者建议尽量不用此种方法。可以把这种方法称作腹腔镜辅助阑尾切除术。

(二)特殊情况的逆行切除处理

与传统开腹阑尾切除术一样,当阑尾位于腹膜后,或者阑尾反复炎症导致阑尾与周围组织粘连较严重或显露不佳时,需行逆行阑尾切除术。值得注意的是,首先应充分暴露阑尾根部,于阑尾根部分离系膜与阑尾,在阑尾结扎两道,结扎后于两道结扎线之间剪断阑尾,残端电灼,对系膜根据具体情况一次或分次结扎,或用超声刀、电刀电凝,或用钛夹夹闭。注意血管的结扎及阑尾的关闭要牢固。

(三)对孕妇妊娠、小儿及老年人阑尾炎的处理

对孕妇应尽量采用硬膜外麻醉,因全麻对胎儿不利,妊娠阑尾炎的误诊率高达 35%～55%,并可导致早产及流产。Schreiber 曾报道对妊娠 8～25 周的多位孕妇进行腹腔镜阑尾切除术,手术均成功,提示腹腔镜较适合妊娠阑尾炎,对子宫及胎儿的干扰小。老年人及育龄妇女的阑尾炎的误诊率较高,亦较适合用腹腔镜探查,确诊后可采用 LA,对小儿阑尾炎也可用 LA,但老人及小儿手术时很多已穿孔或形成阑尾周围脓肿,对这样的患者不宜施行 LA。

五、并发症及防治

(一)出血

出血可分为术中出血与术后出血。术中出血多因进穿刺针与腹腔镜套管时损伤腹内血管、肠管引起出血。预防办法为尽量提起前腹壁,增大壁腹膜与腹腔内脏器之间的距离。有突破感后可将穿刺针头向右下稍倾斜插入。其次是分离阑尾系膜造成阑尾动脉破裂出血,术中应看清楚后再分离,也可先电凝再切断。有条件时可用超声刀烧断系膜,既可防止出血也可降低损伤的发生率,但价格昂贵。术后出血,多因术中系膜结扎不紧或术后结扎线滑脱。止血保守治疗无效后需开腹止血。各穿刺点出血,可用大皮针全层缝合。

(二)周围脏器损伤

切除阑尾的各个步骤都可造成周围组织损伤,使用电钩及电刀时应注意勿碰触其他组织。

(三)肠粘连

腹腔镜手术损伤小、出血少,因此术后肠粘连可明显减轻。术中有少量出血,应吸净或冲洗干净,术后常规用一次止血药物,让患者早期下床活动。

(四)粪漏

主要为对根部坏疽勉强结扎或用电钩电凝时间太长所致。其次为一次钳夹电凝组织过多所致。术中发现根部坏疽应中转开腹手术。切断阑尾及系膜时,尽量用剪刀剪断,电灼残端。

(五)残株炎

较少发生,腹腔镜手术本身对腹内脏器有明显放大作用,因此很少发生残端过长现象。术中也可用分离钳来丈量保留阑尾残株长度。

六、临床评价

优点:①手术视野广阔,不受肥胖及阑尾位置的影响,术中寻找阑尾迅速。②术中探查全面确切,这是 OA 手术无法比拟的。③术中可省略荷包缝合,简化了手术步骤。④手术损伤轻,术后恢复快,胃肠道干扰轻,肠粘连轻,术后瘢痕小。

缺点:①费用高。②高度依赖设备器械。③对手术者的技术要求高。④无开腹手术时手术者手的精细触摸感知度要高。

(冯 涛)

第七节 腹腔镜腹股沟疝修补术

传统的腹股沟疝修补手术方法已有 100 多年的历史。导致腹腔镜腹股沟疝修补术发展的关键因素有两个:其一是无张力疝修补术被广泛接受,其二是腹腔镜外科手术在普通外科广泛应用。遵循无张力疝成形术的原则,腹腔镜外科手术行疝修补手术,并取得无张力疝修补的效果。

一、适应证和禁忌证

(一)适应证

(1)对幼儿的腹股沟疝、成人在其他腹腔镜手术中发现的隐性疝,适合行单纯内环口关闭术。

(2)对成人的腹股沟直疝、斜疝、股疝(包括双侧疝、疝囊不是太大的疝),可以行完全腹膜外腹腔镜腹肌沟疝修补术。

(3)对成人的腹股沟直疝、斜疝、股疝(包括难复性疝、复发性疝、术后复发疝、滑动性疝及疝囊比较大的疝),可行经腹腔腹膜前网片疝修补术。

(二)禁忌证

(1)不能够耐受全身麻醉和硬膜外麻醉及气腹。

(2)有重度出血倾向。

(3)时间比较长,估计有肠管坏死的嵌顿疝。

(三)相对禁忌证

(1)时间比较短的嵌顿疝、出血倾向、腹腔手术后引起的腹腔粘连、严重肥胖、腹膜炎。

(2)滑动性疝。

二、术前准备

(一)明确诊断

了解清楚腹壁疝的性质、大小,是单侧还是双侧,以前的手术史,有无胆囊结石、慢性阑尾炎等可以同时行腹腔镜手术的疾病。

(二)手术器械的准备

除了常规的腹腔镜手术器械外,需要 30°腹腔镜、持针器。如行腹腔镜内环口关闭术,需要准备长直针。另外,需要准备补片及疝修补时固定补片的专用钉夹。补片一般为聚丙烯网片。

(三)患者的准备

术前治疗可引起疝复发的疾病,如前列腺肥大、慢性咳嗽。术前一般需要留置导尿管。气管插管全麻。

三、操作方法

手术者通常站在疝位置的对侧,这样比较适合疝的分离及放置钉夹。经脐部套管进腹腔镜,将患者置为头低脚高位,显露腹股沟区,然后放置套管针。

(一)单纯内环口关闭术

此法由 Ger 最先介绍,其实就是斜疝疝囊颈的高位结扎,仅适于小儿斜疝及没有后壁缺损的成人隐性疝。内环口关闭方法分为金属夹钳闭、荷包缝合或间断缝合。

(二)腹腔内补片植入术

腹腔内补片植入术(IPOM)首先由美国克雷顿大学的腹腔镜外科实验室的人员设计。首先探查疝的位置,在腹膜内确定解剖标志(腹壁下血管、耻骨联合、腹横筋膜、Cooper 韧带、精索结构等)后,将一张补片放入腹腔内,铺于腹壁缺损处,按间隔 1 cm 用钉夹固定补片,固定位置和腹腔腹膜前网片疝修补术(TAPP)相同。

(三)腹腔腹膜前网片疝修补术(TAPP)

TAPP 是目前最为广泛使用的腹腔镜疝修补方法,术中必须预防损伤"死亡三角"及"疼痛三角"。患者取仰卧头低脚高位,将监视器置于手术台尾部。手术者站在患侧对面,第一助手和持镜者则立于手术者对侧。脐部 10 mm 套管供腹腔镜出入。首先在腹腔找到疝内环口。直视下做10 mm/12 mm 的第二出入孔,供手术操作器械入路。此孔约在病变侧平脐的水平,在第三出入孔插入 10 mm/12 mm 或 5 mm 套管,穿刺部位在相对称的另一侧腹壁,与前两个出入孔约在同一水平。

用电凝钩、超声刀、剪刀或者激光刀在腹壁缺损(疝环边缘)的上方 2 cm 处切开腹膜,锐性或者钝性分离腹膜瓣,解剖分离出腹壁下血管、耻骨联合、腹横筋膜和精索结构。逐渐解剖出Cooper 韧带和髂耻束,将精索同腹膜瓣分离。切口向腹中线延长,跨过覆盖腹壁下动脉的腹膜,止于脐侧韧带。

当完全分离了腹膜前的间隙,且显露出其解剖结构后,开始进行修补。补片做好后,将其卷成一个卷,经 10 mm/12 mm 套管送入腹腔再展平,并用钉合器固定(图 4-8)。固定补片时用钉合器沿着缺损边缘的上方钉合,其深度达后方的腹直肌鞘和腹横筋膜。钉合部位至少在缺损外2 cm。下缘用钉合器钉至耻骨联合、Cooper 韧带中部和髂耻束。补片植入完毕,用钉夹或者缝合关闭腹膜,使补片和腹腔内脏器隔离。

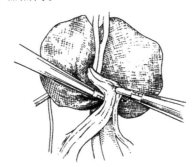

图 4-8　TAPP 术中补片平铺结束示意图

(四)完全腹膜外腹腔镜疝修补术

1.体位与入路

取与 TAPP 法一样的体位,于脐下缘做长 1.5~1.8 cm 的皮肤切口,切开腹直肌前鞘,用分离钳钝性分离,打开两侧腹直肌间的正中间隙,并用小拉钩把两束腹直肌拉开。切开腹直肌后鞘,找到正确的解剖层次后,可先用手指钝性分出一个小间隙,对腹膜外间隙可采用锐性器械分离法或钝性气囊分离法进一步分离。

2.腹膜外间隙的分离

(1)锐性器械分离:经脐部切口插入 10 mm 套管,导入腹腔镜,用腹腔镜的镜头向下推剥,扩大原来用手指钝性分出的腔隙,逐渐分离出腹膜外间隙,达耻骨联合,到两侧 Cooper 韧带都可见到为止。

(2)气囊、水囊分离法:用手指在腹直肌后鞘与腹膜之间向耻骨方向做小的分离后,将分离囊放入,囊内充入气体或者液体,一般充入 350~500 mL,完成分离后将囊排空取出,再将套管放入充气,形成一个"腹膜外的气腹状态"。

3.套管的插入

腹膜外间隙分出后,即可开始充入二氧化碳。并在腹腔镜直视下插入 10 mm/12 mm 和 5 mm 套管。对于右侧疝的患者,这两个套管分别在腹中线、脐与耻骨联合连线上 1/3、2/3 处插入(图 4-9)。

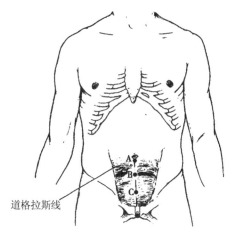

道格拉斯线

图 4-9　TEP 穿刺位置示意图

4.疝囊的剥离与结扎

所有的套管放置完毕后,以与 TAPP 相同的手法分离出腹膜前诸结构,疝囊底游离后,就很容易用 Roder 结将疝囊颈结扎。尽量将疝囊完全切除。

5.钉合器固定

疝囊结扎后,先将大小裁剪适当的补片送入并展平,如果在网片上已剪开一个可容精索通过的小孔,则需用补片包绕精索后再展平。按照与 TAPP 技术相同的手法加以固定,固定的位置和 TAPP 法相同(图 4-10)。

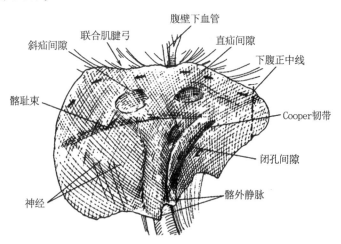

图 4-10　平铺固定 TEP 补片后示意图

四、并发症及防治

腹腔镜疝修补术文献报告术中并发症的发生率为 0～3.6%,总的并发症发生率为 5%～13.6%。

（一）术中并发症

1.与腹腔镜技术有关的并发症

与腹腔镜技术本身有关的并发症包括插入套管时的肠管损伤、钉夹断裂、腹腔内丢失缝针、穿刺孔出血、穿刺口疝、高碳酸血症等。

2.与疝修补本身有关的并发症

（1）血管损伤：最常见的是精索血管损伤。损伤发生后，除了髂外血管以外都可以结扎。输精管与生殖血管之间的"死亡三角区"不要进行缝合或者放置钉夹，以防止损伤髂外血管。

（2）神经损伤：腹腔镜疝修补术中的局部神经一般看不见，神经损伤在术中一般也不易发现。

（3）内脏损伤：肠管损伤一般与手术技术有关，除非在发生嵌顿性疝时坏死的肠管回到腹腔内，或者在分离滑动性疝时才会发生肠管损伤。如果膀胱损伤，需要用可吸收的缝线行双层缝合，并留置导尿管 4~6 d。

（4）输精管损伤：在腹腔镜腹股沟疝修补术中切断输精管或者精索是很罕见的。

（二）术后并发症

腹腔镜疝修补术后并发症比术中并发症常见，发生率为 5%~12.4%，包括少见和多见的并发症。

1.局部并发症

腹腔镜腹股沟疝修补术最常见的术后并发症都发生在局部，包括穿刺孔、腹股沟管、阴囊血肿、积液、皮下气肿、伤口感染、前腹壁瘀血、阴囊积液及腹股沟区疼痛。

2.神经性并发症

生殖股神经的股支和股外侧皮神经在腹腔镜疝修补术中最容易损伤，股神经前支的中内侧皮神经支也比较容易损伤。不固定补片、缝合或钉夹固定在合适的位置、熟悉腹膜前空间的神经解剖是预防神经性并发症的有效办法。

3.睾丸并发症

最常见于报道的并发症是睾丸疼痛，多为暂时性，且可在术后 1~3 周逐渐缓解。围绕精索的分离可使后者发生损伤。

4.尿路并发症

腹腔镜疝修补一般需要留置导尿管，其尿路并发症包括尿潴留、尿路感染、血尿等。

5.补片并发症

体外触摸到补片、补片移动、感染、粘连形成和补片腐蚀进入内脏等都是补片的潜在并发症。补片感染是非常少见的并发症，发生率为 0~0.06%，利用抗生素液浸泡补片可能会减少感染的发生。

五、临床评价

由于腹腔内补片植入术（IPOM）简单易行，在初始阶段受到许多腹腔镜外科医师的欢迎。但后来医师发现这种方法有许多不足，如植入的补片容易引起纤维粘连和肠梗阻。从解剖的角度讲，该方法也不可取：首先，手术未将疝囊颈结扎，这就违背了疝修补的基本原则；其次，如腹膜内面的固定太浅，容易滑入疝缺损中，如果固定太深，又容易伤及腹膜深面的组织。

行腹腔镜腹膜前补片疝修补术（TAPP），使用硬膜外麻醉即可。该法的主要缺点是在初学期操作烦琐，腹膜外间隙的分离又比较耗时，解剖结构也不容易辨认。

完全腹膜前进路疝修补术(TEP)避免了损伤腹腔内脏的危险,无粘连的形成及补片的腐蚀作用。然而,该手术因为手术操作空间小、解剖标志容易混淆、操作不当引起腹膜穿孔比较多见,特别是有下腹部手术史的患者。

Cochrane 循证医学中心于 2003 年公布了 41 个 RCT 的系统评价和 Meta 分析,总例数7 161 例,结果显示腹腔镜手术的复发率与开放式无张力手术的复发率相同,低于开放式有张力手术的复发率。腹腔镜手术总并发症的发生率、住院天数与开放式手术相同,内脏、血管、神经损伤等并发症的发生率高于开放式手术。腹腔镜手术后持续性疼痛和持续性麻木轻于开放式手术,腹腔镜手术恢复体力活动时间短于开放式手术。

（冯　涛）

第五章

普外科常见手术

第一节 普外科手术麻醉选择

普外科手术在临床最常见,麻醉数量也最大。麻醉原则与其他手术一样,最重要的是保证患者安全、无痛和舒适,此外,还要提供良好的肌肉松弛,避免腹腔神经反射,保证最佳手术操作条件。

一、麻醉前评估

普外科疾病种类多样,病情轻重不一,患者的合并症也大相径庭。麻醉前需掌握所患外科疾病和并存内科疾病情况,对患者的全身状况和手术耐受能力做出准确评估,制订完善的麻醉方案。应根据病理生理改变及伴随疾病积极调整治疗,可增强麻醉、手术耐受能力,避免或减少围术期并发症,改善预后。

(一)病史

病史包括饮酒情况、吸烟情况、喘息情况、过敏史、家族史、手术史等。需了解并存疾病的用药方案及剂量。麻醉前是否继续用药根据病情、与麻醉药的相互作用、药物半衰期而定。心血管系统常规用药应用至术前,但对凝血功能有影响的药物多需在术前减量或停药。较好的体能(能完成平均水平的运动,4~5 个代谢当量,相当于步行 4 个街区或上 2 层楼)会增加心肺储备,降低围术期不良事件的发病率。既往围麻醉期特殊情况对于本次手术的麻醉处理具有重要参考意义,需详细了解。其包括对麻醉药物的特殊反应、面罩通气困难及气管插管困难、围术期呼吸循环不稳定、进入 ICU 治疗及术后苏醒拔管延迟等情况。家族中其他人员的异常麻醉史也有参考意义,某些解剖异常、代谢异常及对药物异常反应等往往存在家族聚集的情况。

(二)体格检查

体格检查应全面而有重点,特别注意意识状态、气道、心肺、生命体征、氧饱和度、身高和体重。认知能力与围麻醉期认知功能异常有一定关联。张口度,甲颏距离,有无缺齿、义齿及松动牙齿,颈部活动程度,气管是否有偏移,对围术期气道处理具有指导意义。心脏听诊心率和心律情况,是否有杂音,肺部听诊是否有哮鸣音、啰音,呼吸音是否减弱或异常。发绀、杵状指(趾)、下肢凹陷性水肿可提示患者的心肺功能状况。心肺功能较差的患者麻醉风险性大大增加。注意脊柱有无畸形、压痛,皮肤有无感染,周围神经感觉及运动功能是否正常,如存在异常,则行椎管内麻醉有一定顾虑。

（三）辅助检查

常规实验室检查包括血常规检查,凝血功能检查,电解质检查,肝、肾功能检查等。物理检查包括心电图和胸部 X 线检查。对年龄较大或合并慢性疾病的患者应加做心脏超声、肺功能检查及血气分析等。对于异常结果应仔细分析,对其严重程度做出正确评价。必要时请相关科室协助诊治,以提高麻醉耐受力。

（四）影响麻醉处理的重要因素

1.冠状动脉疾病

冠状动脉疾病严重程度不同,包括对围术期预后影响较小的轻度、稳定性疾病至可能引起致死并发症的严重疾病。评估基础为病史和既往检查(尤其是运动试验和造影检查),必要时需请相关科室协助诊治。

2.心力衰竭

心力衰竭增加围术期不良事件,由收缩功能障碍、舒张功能障碍或二者共同引起。体重增加、气短、乏力、端坐呼吸、夜间阵发性呼吸困难、夜间咳嗽、下肢水肿等是病情加重的表现,需引起重视。

3.起搏器和置入式心脏复律除颤器(ICD)

它们可受电磁干扰。对带起搏器的患者术中使用电刀受到限制,单极电凝禁止使用,双极电凝可以使用。患者带 ICD,需与制造商或心内科联系,必要时需对 ICD 装置进行重置。另外,对此类患者术中使用某些带有磁性的仪器也需谨慎。

4.高血压

高血压的严重程度和持续时间与终末器官损害、发病率和病死率相关。高血压患者常伴有缺血性心脏病、心力衰竭、肾功能不全和脑血管病。目前推荐的标准是如果患者有严重高血压,血压高于 24.0/14.7 kPa(180/110 mmHg),择期手术应推迟,调整直至血压低于 24.0/14.7 kPa(180/110 mmHg)。

5.肺部疾病

肺部疾病可增加肺部围术期并发症(PPC)的发生率。PPC 的预测因子有老年、心衰、慢性阻塞性肺疾病(COPD)、吸烟和阻塞性睡眠呼吸暂停(OSA)等。改善阻塞性疾病的通气状况,治疗感染和心衰,采取积极的肺扩张策略(咳嗽、深呼吸、呼气末正压通气、持续正压通气等)可降低PPC 的发病率。

6.阻塞性睡眠呼吸暂停(OSA)

OSA 患者患糖尿病、高血压、心房颤动、心动过速、心律失常、肺动脉高压、扩张型心肌病和冠状动脉疾病的概率更高。气道阻塞的发生率也更高,术前需仔细评估。

7.糖尿病

患者可能合并多器官功能障碍、肾功能不全、卒中和外周神经病变等,罹患心血管疾病也很常见。长期血糖控制不佳可增加合并症的发病率,增加手术风险。

8.过度肥胖

过度肥胖定义为身高体重指数(BMI)≥40。可伴有 OSA、糖尿病、高血压、肺动脉高压、气道阻塞、动脉血氧分压降低等情况。可能需要特殊设备,如特制血压计袖带。

9.贫血

贫血是围术期不良事件发病率增加的标志。贫血原因不明时,应推迟择期手术。

10.高龄

年龄过大可增加手术和麻醉的风险,增加 PPC 的风险。

二、麻醉前准备

麻醉前准备包括患者准备和麻醉医师准备。

成人择期手术患者应在麻醉前 12 h 内禁食,4 h 内禁水。小儿代谢旺盛,体液丧失较快,禁食、水的时间应做相应调整。3 岁以上小儿禁食 8 h(把牛奶看作固体食物),禁水 3 h;6 个月到3 岁的小儿禁食 6 h,禁水 3 h;小于 6 个月的小儿禁食 4 h,禁水 2 h,如果手术延迟,应补充饮水或静脉输液。

实施任何麻醉方式前均应对麻醉器械、监测仪器和药品进行仔细检查,核对麻醉器具并确认即时可用。麻醉药品和急救药品必须标示清晰准确。

对于病情危重的患者,应请示上级医师,必要时做危重患者报告并备案。麻醉开始前应制定应急预案,并积极联系术后支持治疗。麻醉诱导期和苏醒期,患者情况变化较大,很多危急情况常出现在此期,对于危重患者,此期应保证有 2 名以上医师在场,以备抢救工作。

三、麻醉前用药

麻醉实施第一步是麻醉前用药,可以稳定患者的情绪,缓解焦虑;减少气道分泌物,有利于保持呼吸道通畅;提高痛阈,减少麻醉药用量及不良反应;还可避免不良神经反射,提高麻醉质量。

常用麻醉前用药有以下几类。

(一)镇静安定药

该类药物使患者情绪稳定、记忆消失(顺行性遗忘),并可预防和治疗局麻药中毒。常用药物有地西泮 5~10 mg,口服;咪哒唑仑 0.04~0.08 mg/kg,肌内注射。

(二)催眠药

该类药物使患者的紧张心理得到缓解。常用药物有苯巴比妥 0.1~0.2 g,肌内注射。

(三)镇痛药

该类药物能增强麻醉效果,减少麻醉药用量。常用药物有吗啡 5~10 mg,皮下注射;哌替啶1 mg/kg,肌内注射。老人、小儿慎用;心、肺功能不全的患者酌情减量或不用;新生儿及预计 6 h内分娩的孕妇禁用。

(四)抗胆碱药

减少分泌,保持呼吸道通畅,并能防止迷走神经反射亢进。常用药物:阿托品 0.01~0.02 mg/kg,肌内注射。心动过速、甲亢及发热的患者不适用,必需使用时可改用东莨菪碱0.2~0.6 mg/kg,肌内注射。盐酸戊乙喹醚是新型抗胆碱药,最大的特点是对 M 型胆碱受体具有高度选择性,有效抑制腺体分泌同时对循环系统没有明显影响,可广泛用于各种患者的麻醉前用药。用法为 0.5 mg,麻醉前静脉注射。

(五)H_2-组胺受体拮抗剂

减少胃液分泌,降低胃液酸度,降低返流和误吸的发生率,一旦发生,可减轻损害。同时,也降低应激性溃疡的发生率和严重程度。

　　麻醉前用药应根据病情及拟行麻醉方法确定用药的种类、剂量、给药时间及方式。对全麻患者以镇静药和抗胆碱药为主,对有剧痛者可加用镇痛药以缓解疼痛,并可增强全麻药的作用。椎管内麻醉以镇静药为主。对合并高血压及冠状动脉疾病的患者可适当增加镇静药剂量,但对心功能差及病情严重者应酌减,抗胆碱药以东莨菪碱或长托宁为宜。一般状况差、年老体弱、恶病质及甲状腺功能低下者对催眠镇静药及镇痛药都较敏感,用量应减少;对年轻体壮或甲亢患者,用量应酌情增加。对休克患者麻醉前用药尽量采用静脉注射,剂量也相应减少,甚至不用。

　　麻醉前用药一般在麻醉前 30～60 min 肌内注射或口服(地西泮)。紧张焦虑情绪较重者,可于术前晚口服催眠药或安定镇静药。随着新型强效麻醉药的问世,麻醉前用药的方式也进行了调整,很多单位采取了进入手术室后静脉使用麻醉前用药的给药方式。

四、麻醉中监测

　　随着医疗条件改善和技术进步,老年和危重患者逐渐增多,各类手术的范围也不断扩大,对麻醉处理提出了新的要求。麻醉期间监测技术完善,可以及时发现病情的变化,进行抢救和治疗,提高了麻醉和手术的安全性。

　　美国麻醉医师协会(ASA)规定的基本监测项目包括心电图(ECG)、血压(BP)、脉搏氧饱和度(SpO_2)、呼气末二氧化碳分压($PETCO_2$)和体温(T)。我国将心电图、无创血压(NIBP)和 SpO_2 作为基本监测项目,对全身麻醉和气管插管患者还需监测 $PETCO_2$。对小儿、老年、危重患者及体外循环心内直视和肝移植手术还应监测体温。遇到合并高血压、冠心病、休克、预计出血量较大等循环功能不稳定的情况,应同时监测有创动脉血压(IBP)、中心静脉压(CVP)和尿量。此外,特殊情况下还需使用 Swan-Ganz 漂浮导管监测肺毛细血管楔压(PCWP)及心排血量(CO),以便全面了解心血管系统功能,指导危重患者的治疗。

　　麻醉中监测可分为以下几个方面。

(一)心血管系统监测

1.心率或脉搏

　　心率或脉搏是最简单的心血管功能监测。脉搏的强弱在一定程度上与血压的高低成正比,可观察波形幅度或直接触诊脉搏强弱,分析血压变化趋势。

　　2.动脉压

　　动脉压为必需的生命监测指标。常用无创监测方法,目前比较普及的是电子血压计监测。在可能出现循环剧烈变化的阶段(如麻醉诱导期和苏醒期)应缩短测量间隔,甚至短期内采用连续监测模式。袖带宽度不合适、手术操作者的体位干扰、高频电刀信号干扰和患者体动等因素可能影响到测量的准确性。因此,对预计术中心血管功能不稳定者(如做心血管手术、有严重创伤)、有心血管系统合并症的患者、预计术中需反复动脉采血(如存在呼吸系统合并症、严重电解质紊乱)的患者建议进行有创连续动脉压监测,以提高手术的安全性。常用监测部位有桡动脉、足背动脉、肱动脉、股动脉等。使用前应先进行艾伦(Allen)试验,并遵循先外周动脉后中心动脉,先非主力侧肢体,后主力侧肢体的原则选择监测部位。穿刺操作严格遵循无菌原则,减少操作损伤,尽量缩短留置导管的时间,同时用肝素持续冲洗,以减少并发症。

　　3.心电图

　　术中心电图监测包括监测心律失常、心肌缺血的发生和变化趋势等。术中常采用改良的双极肢体导联,有 3 导联系统和 5 导联系统,其中标准 Ⅱ 导联是最常采用的导联。5 导联系统可同时监测 Ⅱ 导联和 V_5 导联,心肌缺血监测阳性率达到 80%,常用于合并心脏疾病患者的监测。手术室中使用的各种仪器(如高频电刀)干扰是术中心电图监测误差的主要原因,可使用接地线等方法减少干扰。

4.中心静脉压(CVP)的监测

CVP 主要反映右心室前负荷,与血容量、静脉张力和右心功能有关。在大手术中可能有大量体液丢失,有潜在的低血容量,有严重创伤、失血,需大量输液、输血,做脏器移植手术,合并严重心肺功能不全的患者,需进行此项监测。此外,中心静脉可为胃肠外营养提供途径,进行消化系统手术需行胃肠外营养的患者,也需进行此项操作。常用部位有右颈内静脉、右锁骨下静脉等。

5.某些特殊患者需进行血流动力学监测

包括用漂浮导管进行肺动脉压、肺毛细血管楔压、心排血量、混合静脉血氧饱和度等参数的测定。对心排血量的监测除标准的 Swan-Gans 导管测定外,近年出现的经外周动脉心排血量测定(APCO,如通过传感器连接桡动脉),经食管超声心动图(TEE)测定等微创监测技术,与标准心排量测定相关性高,可行性好,有广泛的临床应用前景。

(二)呼吸系统监测

(1)呼吸功能监测:包括潮气量、分钟通气量、气道压力及峰值压、呼吸频率、吸呼比值、呼气末正压通气(PEEP)、氧浓度等项目。

(2)脉搏血氧饱和度(SpO_2)监测:应对所有麻醉患者监测脉搏血氧饱和度。成人 SpO_2 正常值≥95%,SpO_2<90% 为低氧血症。根据 SpO_2 可粗略估计氧分压的对应值,如 SpO_2 是 95%,对应氧分压约为 10.7 kPa(80 mmHg),SpO_2 是 90%,对应氧分压约为 8.0 kPa(60 mmHg)。指甲油、肢体运动、末梢循环不良等可能造成干扰,使 SpO_2 监测出现误差。

(3)呼气末二氧化碳分压($PETCO_2$)监测:正常值为 4.7～6.0 kPa(35～45 mmHg),是肺通气、呼吸回路情况、全身循环情况及代谢状况的综合表现。目前是判定气管插管成功与否的金指标。包括波形监测和数值监测两个方面。呼吸环路中水蒸气是测量误差的主要来源。

(4)术中血气分析可评价肺功能、电解质及酸碱平衡状况,动态监测血细胞比容(Hct)变化,有利于保持患者内环境稳定,改善预后。

(三)麻醉深度监测

麻醉深度是指全麻药的控制作用与手术刺激反作用之间相平衡时所表现的中枢神经系统功能状态。理想的麻醉深度应保证患者术中无痛觉和意识活动,血流动力学稳定,术后苏醒完善且无回忆。目前临床使用较多的是脑电双频指数(BIS)和应用于吸入麻醉的肺泡最低有效浓度(MAC)。近年将物理概念熵引入临床,出现了熵指数这一新指标。

1.脑电双频谱指数(BIS)

BIS 建立在脑电图基础上,是目前临床主要应用的麻醉深度监测指标。BIS 是一个统计数值,范围为 0(等电位脑电图)～100(完全清醒)。一般全身麻醉中比较适宜的数值是 40～60,BIS>80,可认为患者很可能处于清醒状态;BIS<40,则可认为麻醉较深。

2.肺泡最低有效浓度(MAC)

在吸入麻醉中应用 MAC。不同吸入麻醉药的 MAC 是不同的,临床用以指导用药。

3.熵指数

采集脑电图及额肌肌电图信号进行熵计算,表达信息的不规则性。分为状态熵(SE)和反应熵(RE)。SE 主要反映大脑皮层状态,RE 还包括了肌电活动变化,反应快于 SE。SE 范围是(0～91),RE 范围是(0～100)。学者一般认为 RE、SE 值 40～60 表示浅麻醉状态,40 以下表示深麻醉状态,60 以上需使用麻醉药物才能进行手术。在全麻期间,如麻醉深度适中,RE 和 SE 是相等的,如不相等,可能是由于面肌肉活动过频,如浅麻醉状态。

(四)体温监测

体温分为中心体温及外周体温。中心体温恒定在 36.3 ℃～37.2 ℃,低于 36 ℃称围术期低体温。有效中心体温监测部位包括食管、肺动脉、鼻咽部和鼓膜。鼻咽温度和鼓膜温度可反映脑组织情况。直肠温度和膀胱温度与中心体温相关性良好,但反应滞后于中心体温。外周体温以皮肤温度为代表,因干扰因素较多,术中监测很少采用。体温监测的适应证有患者为小儿或老人,发热,休克,经历长时间大手术等。以上患者极易出现围术期低体温,进而出现寒战,老年患者及合并循环系统疾病的患者将出现氧供氧耗严重失衡,使围术期心血管意外的发生率大为增加。因此进行体温监测并采取积极措施保持患者的体温恒定具有重要临床意义。此外,体温监测对于恶性高热也很有意义。

(五)其他监测

其他监测包括凝血功能监测,肌松监测,尿量监测等。其中尿量监测可以反映肾脏功能。在无肾功能障碍时可根据尿量推测体内器官灌注、水平衡及血容量等情况。正常每小时尿量不少于 30 mL(0.5 mL/kg),24 h 尿量不少于 400 mL。

五、常用麻醉方法

选择麻醉方法与麻醉药物时需根据患者的全身状况、重要脏器损害程度、手术部位和时间长短、麻醉设备条件以及麻醉医师的熟练程度做出综合考虑。可选择的麻醉方法包括局部浸润麻醉、神经阻滞麻醉、椎管内麻醉、全身麻醉及联合应用两种或两种以上麻醉方法的联合麻醉。

(一)局部浸润麻醉

局部浸润麻醉适用于腹壁、疝、阑尾炎等简单手术。

(二)神经阻滞麻醉

神经阻滞麻醉包括颈丛神经阻滞麻醉、臂丛神经阻滞、下肢周围神经阻滞、肋间神经阻滞麻醉和椎旁神经阻滞等。颈丛神经阻滞麻醉可用于颈部包块、甲状腺、甲状旁腺等部位的手术,但当病变复杂或并存其他疾病时,常为全身麻醉所代替。肋间神经阻滞、椎旁神经阻滞等麻醉方法在现代临床麻醉中使用得较少,一般可用于胸壁、乳腺等部位较小的手术。

(三)椎管内麻醉

椎管内麻醉包括蛛网膜下腔阻滞麻醉、硬膜外麻醉和脊硬联合阻滞麻醉。蛛网膜下腔阻滞麻醉适用于 2～3 h 的下腹部、盆腔等手术。硬膜外麻醉有单次硬膜外麻醉和连续硬膜外麻醉,其中连续硬膜外麻醉是临床上较普遍应用的麻醉方法之一。连续硬膜外麻醉可选择不同穿刺点以阻滞相应节段,满足手术操作要求,可留置硬膜外导管满足手术时间要求,与蛛网膜下腔阻滞麻醉相比有很大优势,但有时会出现阻滞不全现象,给手术造成困扰。脊硬联合阻滞麻醉同样适用于下腹部、盆腔等手术,综合了蛛网膜下腔阻滞麻醉和连续硬膜外麻醉的优点,起效快,麻醉效果确实,肌肉松弛良好,且不受手术时间限制,目前应用比较广泛。对上腹部手术,高平面蛛网膜下腔阻滞对患者的生理干扰较大,高位硬膜外阻滞则难以完全阻断自主神经的脊髓上行通路,内脏牵拉反射不能被完全抑制,且常限制呼吸肌运动,不利于通气,一旦出现低血压,易使冠状动脉灌注不足,诱发心绞痛。因此,上腹部手术多采用全身麻醉。此外,当存在患者不配合,穿刺部位感染、病变、凝血功能障碍和颅内高压等椎管内麻醉禁忌情况时,全身麻醉则是最适宜和安全的麻醉方法。

(四)全身麻醉

在技术和设备条件充分满足的情况下,全身麻醉的效果、满意率和可控性都优于硬膜外麻醉。全身麻醉可充分供氧,保证通气,改善冠脉血氧状况及维持呼吸功能,有利于术中呼吸、循环管理,既保证患者安全,又使手术操作顺利。在病情复杂、侵袭范围大或长时间手术时安全性很高,是目前普通外科手术,尤其是中上腹部手术最常采用的麻醉方式。

(冯　涛)

第二节　胃十二指肠溃疡穿孔修补术

一、适应证

(1)胃十二指肠溃疡穿孔,穿孔时间长,腹腔污染重。
(2)患者年迈体弱,腹腔渗液多,而又无条件实行胃大部切除。
(3)患者年轻,病史短,症状轻,无梗阻及出血等并发症。
(4)穿孔较小,边缘柔软及瘢痕不多。

二、术前准备

放置胃管,抽净胃内容物,切忌洗胃,抗休克,静脉补液支持,纠正水、电解质紊乱,给予抗生素。

三、麻醉

连续硬膜外麻醉或全麻。

四、体位

取仰卧位,头部略高。

五、手术步骤

(1)采用上腹正中、右上腹旁正中或经右腹直肌切口,尽量吸净腹腔渗液(图5-1),术中取液做腹腔细菌培养,在胃十二指肠前壁和小弯寻找穿孔。穿孔处多水肿严重,质硬,黏液多,有时由于纤维蛋白的形成和邻近组织的粘连,穿孔处堵塞或愈合,此时需分开网膜、肠曲、胆囊或肝叶,方能找到穿孔部位。若前壁未见溃疡穿孔,可以切开胃结肠韧带,在胃厚壁寻找穿孔,如怀疑溃疡恶变导致穿孔,应取活检。

(2)若穿孔小,坚硬范围不大,在距离穿孔边缘约0.5 cm处用可吸收线或丝线缝合,缝线与胃纵轴一致,穿孔处上、中、下各缝一针即可(图5-2)。若穿孔边缘瘢痕不广,亦可选比较柔软处做浆肌层间断缝合(图5-3)。

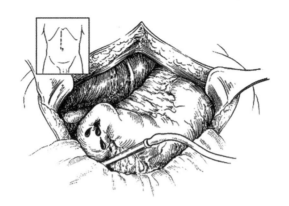

图 5-1 打开腹腔,吸出积液

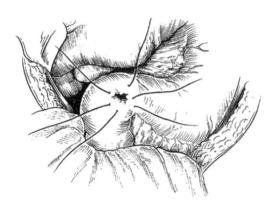

图 5-2 在穿孔处(上、中、下)全层缝合

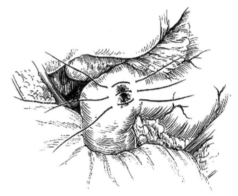

图 5-3 在穿孔处(上、中、下)浆肌层缝合

(3)在助手协助下,轻轻地将缝线结扎,闭合穿孔,可暂时不剪断缝线。

(4)采用一块大网膜盖穿孔处,将缝线松松地结扎,以免阻断网膜血液循环,发生坏死(图5-4)。

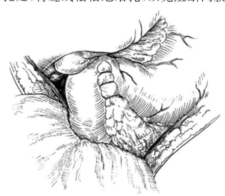

图 5-4 用大网膜覆盖、结扎

(5)若十二指肠穿孔较大,穿孔周围组织较硬,采用中号丝线贯穿穿孔两侧肠壁全层,缝线缝合方向与胃十二指肠纵轴平行,将大网膜塞入穿孔处,依次结扎缝线(图5-5),吸净腹腔渗液,采用温生理盐水冲洗,在右下腹部放置引流管(于坐骨直肠凹处),如患者原有幽门梗阻,可做胃空肠吻合,吸净腹腔冲洗液,逐层关腹。

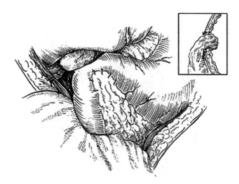

图 5-5　大网膜堵塞穿孔,周围缝合固定

六、术后处理

(1)注意生命体征的变化。

(2)应用抗生素预防感染。

(3)输液支持治疗并持续胃肠减压。

(4)患者血压平稳,麻醉清醒后采用半坐位。

(冯　涛)

第三节　胃部分切除术

胃部分切除术包括胃窦部切除术、半胃切除术等。胃窦部切除术是沿胃小弯幽门切迹以上 2~3 cm 处至大弯的垂线,切除约 30% 的胃远段。半胃切除术是从胃小弯侧胃左动脉第 2 分支起始处以下至胃大弯侧胃网膜左、右动脉交界处,切除 50% 的胃远段。胃次全切除术是从胃小弯侧胃左动脉第 2 分支起始处以下至大弯侧脾下极平面,切断胃网膜左动脉远端 2~3 支分支,通常切除 70%~75% 的胃远段(图 5-6)。

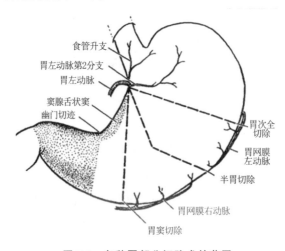

图 5-6　各种胃部分切除术的范围

胃部分切除术后,胃肠道重建及吻合的术式很多,归纳起来为毕Ⅰ式(BillrothⅠ,图 5-7)和毕Ⅱ式(图 5-8)及这两种术式的各种改良方法。毕Ⅰ式是将胃与十二指肠直接吻合,多用于胃溃疡行胃部分切断术或十二指肠溃疡行迷走神经切断术加胃部分切除后(胃窦部切除术或半胃切除术);毕Ⅱ式是将胃与空肠吻合,多用于十二指肠溃疡行胃次全切除后。

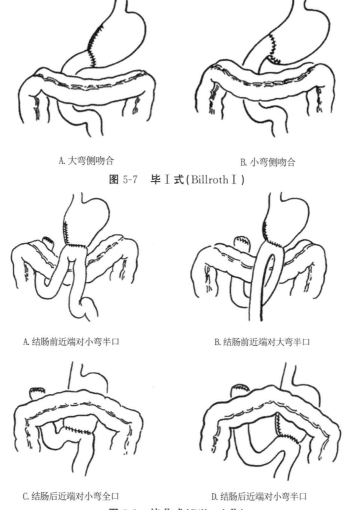

A.大弯侧吻合　　　　　　　　　B.小弯侧吻合

图 5-7　毕Ⅰ式(BillrothⅠ)

A.结肠前近端对小弯半口　　　　　　B.结肠前近端对大弯半口

C.结肠后近端对小弯全口　　　　　　D.结肠后近端对小弯半口

图 5-8　毕Ⅱ式(BillrothⅡ)

手术方式可分为两大类,即胃次全切除术和胃部分切除术。胃次全切除术至今仍为国内外普遍公认的治疗溃疡病的基本手术,这种手术的术式虽然也有很多演变,但基本术式仍以毕Ⅰ式、毕Ⅱ式为基础。在临床应用时,既要重视溃疡病外科治疗的理论依据,也要结合本单位情况和手术者的个人经验及患者的具体情况加以选择。

本节介绍的胃次全切除术的基本操作步骤,对患者术后近期和远期疗效均较满意,基本可以达到溃疡病手术的下列要求:①解除溃疡及其并发症的症状;②切除溃疡病灶或促进溃疡愈合;③由于减少了胃液的分泌,增加了对胃酸的中和作用和缩短了食物在胃内停留的时间,这就为促进不能清除的溃疡病灶的愈合和预防溃疡的复发提供了有利条件。

一、适应证

胃、十二指肠溃疡大多可以经中西医非手术疗法治愈,仅在发生以下情况时,才考虑手术治疗。

(1)溃疡病大量或反复出血,经保守及内镜治疗情况不佳。

(2)有瘢痕性幽门梗阻。

(3)急性穿孔,不适于非手术治疗,能耐受胃切除手术。

(4)胃溃疡并有恶性变。

(5)顽固性溃疡,经内科合理治疗无效。

二、术前准备

(1)无幽门梗阻时,术前 1 d 将饮食改为流质饮食;有轻度幽门梗阻时,术前 2～3 d 即改为流质饮食,术前 1 d 中午以后开始禁食;严重幽门梗阻时,术前 2～3 d 即应禁食,但可饮少量水。

(2)对有严重的幽门梗阻,胃内容物有潴留者,术前 2～3 d,放置胃管吸尽胃内潴留物,每晚应以温生理盐水洗胃。

(3)对幽门梗阻,呕吐频繁者,应检查血钠、钾、氯及二氧化碳结合力。如不正常,应先纠正。

(4)对术前禁食患者,应静脉输液供给能量,纠正脱水和电解质平衡失调。

(5)术前 1 d 晚用肥皂水灌肠。

(6)手术日早晨下胃管,抽空胃液后留置胃内。

三、麻醉

硬膜外麻醉或全麻。

四、手术术式

(一)胃次全切除胃十二指肠吻合术(毕Ⅰ式)

1.手术步骤

(1)体位:仰卧位。

(2)切口:上腹正中切口、左上经腹直肌或左正中旁切口,长 12～14 cm。

(3)探查腹腔:剖开腹壁,探查证实诊断,若适合做胃部分切除手术,即可分离胃部。

(4)分离胃大弯:助手把胃提起,在胃大弯中部胃网膜血管弓下缘的胃结肠韧带上,选择无血管区(这里胃结肠韧带与横结肠系膜之间一般无粘连),用止血钳把胃结肠韧带先分开一个洞,伸入手指提起胃结肠韧带,然后沿大弯侧胃网膜血管弓下缘,向左侧分次将韧带在两把钳夹的止血钳之间切断,并用丝线结扎。分离至胃网膜左、右动脉交界处后(若行半胃切除术,分离至此即可),再紧贴胃壁继续进行分离,直至切断胃网膜左动脉 2～3 支分支。用丝线将切断的血管做双重结扎。再反向沿胃大弯向右分离。在大弯下缘的右侧,胃结肠韧带和胃后壁与横结肠系膜和胰头部包膜是经常紧贴或粘在一起的,不宜像左侧那样大块钳夹切断,应先剪开胃结肠韧带前层,伸入手指或小纱布球,将胃结肠韧带前层与后层钝性分开。注意识别和保护结肠中动脉,将它与后层一起向后推开。在幽门附近,应紧贴胃壁分离出胃网膜右血管近段,切断、结扎(对近侧残端应双重结扎或加缝扎)。然后,继续紧贴胃十二指肠下缘分离,达幽门下 1 cm,切断来自胰十二指肠上动脉的小分支。

(5)分离胃小弯:在胃小弯选择小网膜(肝胃韧带)无血管区,先穿一个洞,于幽门上缘分离胃右动脉,切断、结扎。继续沿小弯向左分离小网膜,在胃左动脉第2分支以远切断胃左动脉,并结扎加缝扎。

(6)切断十二指肠:胃大弯、胃小弯网膜的分离必须超过幽门以远1 cm。在幽门近侧、远侧并排夹两把十二指肠钳,把纱布垫在幽门后以免污染。在两钳之间切断十二指肠。暂不处理十二指肠残端,用纱布包盖,待胃切断后再进行吻合。也可在结扎处理胃右动脉之后先切断十二指肠,用纱布保护十二指肠残端,再把胃残端向上方翻起,分离胃左动脉,在第2分支以远切断后结扎加缝扎。

(7)切除胃体:在胃体拟定切线以远2 cm处夹一把胃钳,再在胃钳近端的大弯侧,用一把十二指肠钳呈水平位夹住胃体宽度的一半,在十二指肠钳远端0.5 cm处与钳平行切断大弯侧胃体。为了彻底切除窦部及小弯侧舌状突出,小弯侧切口应斜向贲门部。在胃左动脉第2分支以远夹一把大弯钳,沿钳远端切断,将胃远段切除。

(8)缝合胃小弯断端:为了避免吻合口过大,无论用毕Ⅰ式还是毕Ⅱ式,都可采用闭合胃小弯侧一半切口的方法。先用1号肠线由切口下端环绕弯钳缝一排全层连续缝合4～5针;然后抽掉弯钳,拉紧肠线两端。为了使止血可靠,再把上端肠线返回缝合,从贲门端向下,对准第1排缝线间隙缝第2排,连续缝合,在切口下端会合后,将肠线两头打结。然后,将两侧浆肌层进行间断缝合加固,并包埋残端粗糙面。

(9)胃十二指肠吻合:把胃和十二指肠两残端的2把钳合拢。如有张力,可沿十二指肠外缘切开后腹膜,分离十二指肠;也可把胃残端后壁与胰腺前的后腹膜缝合数针加以固定。如无张力,可直接做胃十二指肠吻合。先将后壁浆肌层进行间断缝合,两端各留一根线头牵引,然后切除钳夹过的胃和十二指肠残留边缘。十二指肠残端血运不丰富,切除后多不需止血处理。胃残端则血运丰富,应先在钳上缘依次剪开胃前、后壁浆肌层,把黏膜下层血管缝扎,然后切掉胃残端钳夹部位。用1-0号肠线将吻合口进行全层锁边缝合,并用同一根肠线绕至前壁,行全层连续内翻褥式缝合。为了避免吻合口缩小,也可用中号丝线行前壁全层间断内翻缝合,再将前壁浆肌层用丝线间断缝合。最后,在吻合口上角进行小荷包缝合以加固。

2.术中注意事项

(1)如胃、十二指肠溃疡病史较久,或系穿透性溃疡,小网膜腔右侧粘连严重而闭锁,宜先剪开胃结肠韧带前层,用手指靠胃大弯推压,分离粘连,把横结肠系膜及其中的结肠中动脉向后下方推开,再紧靠胃大弯向幽门下分离。只有看清结肠中动脉后,才能将胃网膜右动脉根部切断,并用丝线缝扎。

(2)术后近期吻合口出血,多来自胃肠吻合口胃的一侧,也可因小弯侧一半胃壁的肠线缝合针距太大和收得不紧而出血。缝合小弯侧时,除针距不要超过0.8 cm并尽量收紧肠线外,还应用肠线加做第2排全层连续缝合,每针穿过第1排连续缝合的两针间的中点,边缝边拉紧。应对大弯侧胃吻合口前、后壁做黏膜下血管缝扎。

(3)毕Ⅰ式吻合,必须注意避免吻合口有张力。十二指肠的活动度小,对术前伴有幽门梗阻的患者,在吻合时可能感觉不到有张力,但术后梗阻解除,胃壁恢复张力后,吻合口两端的胃肠壁收缩牵扯,即可影响吻合口愈合或导致吻合口狭窄。因此,进行毕Ⅰ式吻合时,最好把十二指肠外侧的后腹膜切开,使十二指肠和胰头松解左移,吻合口后浆肌层缝线应穿过胰腺前、后的腹膜,以防胃肠端回缩。

（4）估计吻合口欠大时，可先将十二指肠断端切开一小段（1～1.5 cm）再吻合，即可扩大吻合口（图 5-9）。

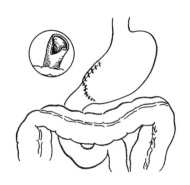

图 5-9　扩大吻合口胃十二指肠吻合术

3.术后处理

（1）术后让患者平卧，麻醉清醒后改为半坐位。

（2）保持胃肠减压管通畅，并观察抽出液的颜色和引流量。在最初的 12 h 内，需注意是否吸出新鲜血；如 12 h 内引流量超过 500 mL，说明有吻合口出血或渗血的可能，应给予止血药物，并做好手术止血准备，必要时进行手术。如 24 h 内抽出液的颜色逐渐变浅、变黄，引流量不超过1 000 mL，患者无腹胀感觉，说明胃内液体已通过，向下运行，可于 48 h 后拔除胃管。拔管前，先由胃管注入一剂理气攻下的中药或液态石蜡，以促进胃肠功能早期恢复。

（3）在胃肠减压、禁食期间，应适量输液以补充营养及维持水、电解质平衡。

（4）拔除胃管后，即可开始少量多次口服液体；术后 3～5 d 进流质饮食；6～7 d 后进半流质饮食；10 d 后可进软食；2 周出院后仍按多次少量原则酌情调节饮食。

（5）术后鼓励患者咳嗽，并帮助患者咳痰。拔除胃管后即可下床活动。

（二）胃次全切除结肠前半口水平位胃空肠吻合术（毕Ⅱ式）

1.手术步骤

手术步骤如图 5-10。

（1）体位、切口、切除胃体：与胃次全切除胃十二指肠吻合术相同。

（2）缝闭十二指肠残端：切断十二指肠后，首先处理十二指肠残端。用 0 号肠线环绕止血钳做连续缝合后，抽掉止血钳，拉紧缝线两端，暂时不要打结和剪断，继续用同一条缝线的两端分别在上、下角做一半荷包缝合，包埋两角，然后向中间做浆肌层连续内翻褥式缝合。两个线头在中间会合后打结。最后进行一排浆肌层间断缝合。

（3）选择空肠上段及关闭系膜间隙：第一助手提起横结肠，将其系膜扩展拉紧，手术者用第 2、3 指沿横结肠系膜滑到其根部，找到第 1 腰椎体左侧下方的十二指肠悬韧带，证实是空肠起始部后，由此往下选择一段空肠，在距离十二指肠悬韧带 15 cm 和 25 cm 的两点处各缝一条牵引线作为标志，备胃肠吻合时用。如果施行结肠前胃空肠吻合，需先将横结肠系膜与选定备用的空肠段系膜间隙用 1-0 号丝线间断缝合 3～5 针以闭合，以防止术后小肠通过，形成内疝。当空肠起始段部位正常时，多需采用空肠近端对胃大弯的吻合，才能关闭系膜间隙。

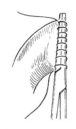

A. 绕钳连续全层缝合十二指肠残端

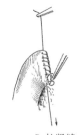

B. 拉紧缝线

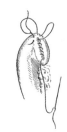

C. 在上角做半荷包浆肌层缝合包埋

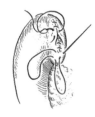

D. 在下角做半荷包浆肌层缝合包埋

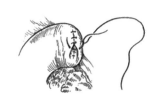

E. 外层加浆肌层间断缝合

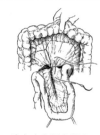

F. 选定吻合用空肠段，闭合横结肠、空肠系膜间隙

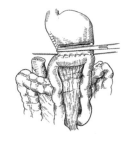

G. 在结肠前近端大弯处上提空肠，与胃残端后壁做浆肌层缝合（外层）

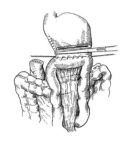

H. 切开胃后浆肌层，缝扎黏膜下血管

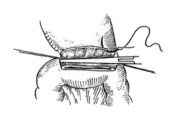

I. 缝扎胃前壁血管

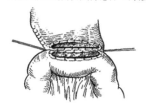

J. 缝扎空肠管血管后切开胃和空肠，切除胃残端，吸尽胃、肠内容物

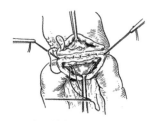

K. 全层缝合吻合口后壁小弯侧角

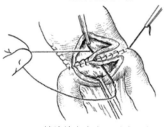

L. 锁边缝合吻合口后壁（内层）

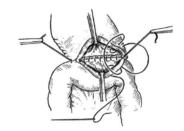

M. 全层连续内翻褥式缝合吻合口后壁（内层）

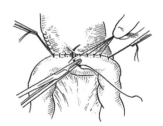

N. 浆肌层间断缝合前壁

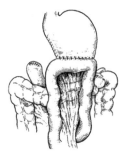

O. 完成吻合

图 5-10 胃次全切除结肠前半口水平位胃空肠吻合术(毕Ⅱ式)

（4）缝合吻合口后壁外层：将预先选定的空肠段绕过横结肠前面上提，靠拢胃残端，准备吻

合。向上方翻卷胃残端直钳,显露后壁,在钳近端 0.5 cm 处对胃壁与空肠壁做一排浆肌层间断缝合,拆除作为标志的牵引线。

(5)切开胃壁与空肠壁:在距离浆肌层缝合(后壁外层缝合)处两侧的各 0.5 cm 处,先切开胃后壁浆肌层,缝扎胃壁黏膜下血管的近侧端。每针都要对准血管旁边,从黏膜下层穿入,跨过血管,在胃近端浆肌层边缘穿出。这样贯穿一点浆肌层组织,可以在剪除钳夹过的残端后,避免黏膜层过多外翻。按相同的方法缝扎胃前壁黏膜下血管。然后,切开空肠浆肌层,于切缘的两侧分别缝扎黏膜下血管。最后,剪除钳夹过的胃壁残缘,并剪开空肠黏膜,吸尽胃、空肠内容物。

(6)完成胃空肠吻合:用 0 号和 1 号肠线先从胃小弯侧角开始,由肠腔进针,穿过胃、肠两后壁全层至胃腔,再返回从胃腔进针到空肠肠腔,在腔内打结固定,暂时不剪去线头。用同一肠线在胃空肠吻合口后壁进行全层锁边缝合,边距 0.5 cm,针距 0.8 cm,直达胃大弯侧角,并使胃大弯侧角内翻。再由大弯侧角绕到吻合口前壁,将前壁全层连续内翻褥式缝合至小弯侧角,与保留的肠线线头打结。最后,用丝线在前壁加做浆肌层间断缝合。至此,胃次全切除结肠前胃空肠吻合术即完成。检查吻合口,确认其通畅,腹腔内无出血和遗留物后,逐层缝合腹壁切口。

2.术中注意事项

(1)如果十二指肠溃疡有广泛的瘢痕粘连,切除有困难,或估计在切断十二指肠后残端内翻缝合有困难时,不要勉强切除溃疡,可用十二指肠旷置术来处理。此手术保留一部分窦部胃壁,借以妥善地缝合十二指肠残端,但需要完全剥除窦部黏膜,以免溃疡复发。如溃疡虽已勉强切除,但十二指肠残端缝合不够满意,可于残端处插一根导管造瘘减压。待残端愈合,无破漏现象(一般需观察 10 d)后,再拔除导管。

十二指肠溃疡旷置术的操作步骤如下(图 5-11):将幽门部大、小弯网膜分离至幽门近端 3 cm,以保证残端血运,在该处夹一把胃钳,于钳的远端把胃窦前、后壁浆肌层环形切开,达黏膜下层。用剪刀和纱布球分离浆肌层直达幽门环。在环部从外面将黏膜做荷包缝合,收紧缝线后,在荷包缝合近端切断黏膜。将分离面充分止血后,用丝线做几针浆肌层间断缝合,使两壁创面合拢,包埋黏膜残端,避免积液。最后,再加做一排间断缝合。

(2)进行毕Ⅱ式吻合时,必须看到十二指肠悬韧带,提起空肠起始端,证实韧带处肠管是固定的,确定为空肠上段后才能进行吻合,以免把回肠误当空肠进行吻合,造成严重后果。

(3)毕Ⅱ式吻合,无论全口或半口,对排空关系不大。但吻合口必须保持水平位,输入襻和输出襻的两角应成直角,以免影响排空或造成梗阻。

(4)结肠前胃空肠吻合时,结肠系膜与空肠系膜间隙必须常规闭合,避免小肠疝入。

(5)关腹前,将残存于横结肠上的大网膜提起,展放在十二指肠残端,一则可以覆盖保护残端防止渗漏;二则可以防止大网膜与胃空肠吻合口粘连,造成输入或输出襻梗阻。

3.术后处理

术后处理与同胃次全切除胃十二指肠吻合术相同。

(三)胃次全切除结肠后胃空肠吻合术(Polya 法)

1.手术步骤

此手术把横结肠系膜在结肠中动脉左侧无血管区剪开一个孔,取距离十二指肠悬韧带 5～10 cm 处的一段空肠,经横结肠系膜开孔处向上提出,与胃残端全口吻合(小弯侧胃残端不缝合,和大弯侧一起与空肠吻合)。最后将横结肠系膜切口与胃壁缝合固定。缝合方法与胃次全切除结肠前胃空肠吻合术相同(图 5-12)。

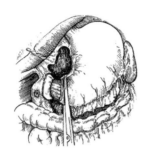

A. 环形切开胃窦部浆肌层，分离浆肌层达幽门环

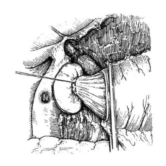

B. 荷包缝合黏膜

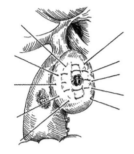

C. 切断黏膜，缝合创面

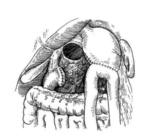

D. 外层间断缝合

图 5-11　十二指肠溃疡旷置术

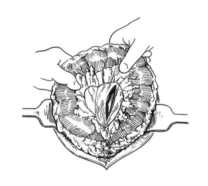

A. 横结肠系膜切开孔

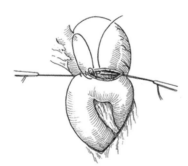

B. 结肠后全口胃空肠吻合

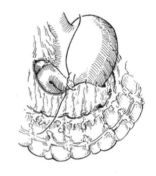

C. 缝合横结肠系膜切口

图 5-12　胃次全切除结肠后胃空肠吻合术(Polya)

2.术中注意事项

结肠后胃空肠吻合术可做全口(也可做半口)吻合。吻合时,应尽量缩短输入襻,结肠系膜下不遗留空隙,在距离胃-空肠吻合口上 2 cm 胃壁处把横结肠系膜切口缝合在胃壁上,并关闭结肠系膜切口,避免小肠疝入。

3.术后处理

术后处理与胃次全切除胃十二指肠吻合术相同。

(四)腹腔镜胃大部切除术

1.适应证

(1)溃疡病患者大量或反复出血,经保守及内镜治疗无效。

（2）有瘢痕性幽门梗阻。

（3）急性穿孔，不适于非手术治疗，一般情况又能耐受胃切除手术。

（4）有早期胃癌或做晚期胃癌姑息性切除。

（5）有顽固性溃疡，经内科合理治疗无效。

2.手术步骤

（1）取仰卧位，将患者的两腿分开平放在脚架上，将患者的两臂伸开，平放在两侧支架上。取头高脚低位，约为20°。手术者站在患者的两腿之间，助手站在患者的两侧。

（2）穿刺套管的位置因人而异，取决于患者的体格和所采用的术式。毕Ⅱ式腹腔镜胃切除术一般需要5个穿刺套管。第一个放入腹腔镜的穿刺套管在脐孔处，用开放式技术插入。其他4个都是6～12 mm穿刺套管，分别在腹壁4个象限（图5-13）。

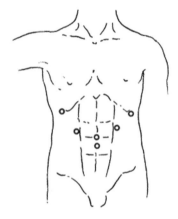

图 5-13　腹腔镜下胃切除的穿刺套管位置

（3）探查腹腔并找到溃疡部位，如无法从外表找到溃疡或癌症病灶，可于术前在胃镜下用亚甲蓝标记或术中胃镜检查定位。

（4）分离胃大弯时，从两侧季肋部穿刺套管插入两把抓钳，抓住胃大弯并向前提起（图5-14），用超声刀游离胃远侧2/3胃大弯，封闭离断5 mm以下血管。对较大的血管分支可腔内结扎离断，或用施夹器夹闭后切断。注意识别和保护结肠中动脉。然后，继续沿胃十二指肠下缘分离至幽门下1 cm。注意保证此处十二指肠的血运。避免在十二指肠切断线上使用过多钛夹而影响内镜钉合器的切割缝合。

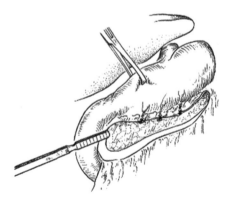

图 5-14　分离胃大弯

（5）分离胃小弯采用游离胃大弯的方法，在肝、胃之间的无血管区游离胃小弯。于幽门上缘分离胃右动脉，用钛夹夹闭后切断。沿小弯侧向左分离小网膜，在胃左动脉第 2 分支以远夹闭或结扎后切断胃左动脉。胃左动脉较粗大，也可以用装有血管钉仓的内镜钉合器切断。

（6）横断十二指肠，充分游离十二指肠球部，于幽门以远 1 cm 外用内镜钉合切割器横断十二指肠，用三排钉针封闭断端。

（7）横断胃时先在断胃处用电凝钩在胃前壁浅浅地烫出一条切断线。从右下腹穿刺套管插入抓钳，靠近切断线的右侧抓住胃大弯，向下牵拉以便于安放内镜钉合切割器。将钉合切割器从左季肋部的穿刺套管伸入腹腔，从胃大弯向胃小弯分次切割钉合，将胃横断（图 5-15）。切下胃标本后装入标本袋中，放在肝右叶上方。

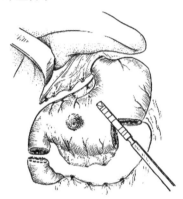

图 5-15　分离小网膜，离断胃及十二指肠

（8）胃空肠吻合患者取头低脚高位。向头侧牵拉横结肠，找到 Treitz 韧带，将 Treitz 韧带以远 15 cm 左右的近端空肠拉到横结肠前，准备行结肠前胃空肠吻合。从右季肋部穿刺套管插入Babcock 钳，将空肠襻提起并靠近残胃，调整肠襻的位置在无张力、无扭转的情况下行胃空肠吻合。吻合可以是顺蠕动的（输入襻对胃大弯）。采用逆蠕动式吻合（输入襻对胃小弯）有可能减少吻合口输出襻狭窄。缝合两针，将胃和空肠固定在一起，用电剪做两个切口，一个在胃前壁小弯侧近切缘处，另一个在空肠对系膜处。用钉合器从右季肋部穿刺套管进入腹腔，从小弯侧向大弯侧将两个钉合爪经两个小切口分别插入胃和空肠内。原来胃和空肠的两个切口变为一个，再用钉合器横向将其钉合（图 5-16）。

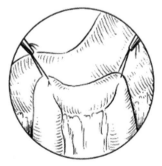
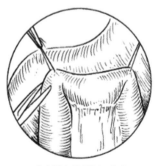
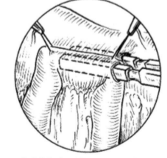

A.将空肠与胃靠拢　　　　　　B.在空肠与胃各切一个小口　　　　　C.将直线闭合器置入胃、空肠腔内吻合

图 5-16　胃空肠吻合

（9）检查吻合口，确认吻合完成后，用上消化道内镜检查是否有吻合口漏，并确认吻合口通

畅。将吻合口浸在注入的生理盐水中,而后经内镜注气将胃膨胀起来,检查是否出现气泡,以确定是否有吻合口漏。吻合口输入襻和输出襻的通畅性也用内镜检查。

(10)取出标本:垂直切开腹壁,将脐部穿刺套管切口扩大。将标本袋的颈部从脐部切口拉出,抓住标本袋内的标本,将其拉出或将其剪成片状取出。但是,将标本剪成片状会影响病理医师确认肿瘤的边界。两层缝合,关闭所有穿刺套管切口。

(11)腹腔镜辅助的胃切除术胃十二指肠的分离和切断都在腹腔镜下完成,步骤同前。然后,在上腹部准备做吻合的部位切一个小口,将肠襻和残胃取出,在腹壁外行胃空肠吻合。吻合可用与剖腹手术相同的手工或吻合器缝合。在手术费用和手术时间上,这种术式具有优越性。

3.术中注意事项

术中注意事项与胃次全切除结肠前半口水平位胃空肠吻合术(毕Ⅱ式)相同。

4.术后处理

术后处理与胃次全切除胃十二指肠吻合术相同。

(冯 涛)

第四节 胃癌根治术

一、腹腔镜辅助早期胃癌 D2 根治术(远端胃切除术)

(一)适应证

适应证为早期胃癌,包括 TNM Ⅰ 期、Ⅱ 期。要求肿瘤大小不超过 T_2 期,未穿透浆膜,无远隔转移。

(二)麻醉、体位及切口设计

常规采用全麻,取仰卧剪刀体位,头高足低,为 $15°\sim20°$。手术者站于患者左侧,扶镜手站于患者两腿之间,第一助手站于患者右侧。取脐下或脐旁作为腹腔镜观察孔;手术者操作孔:左上腹肋缘下腋前线处取 10 mm 切口,左锁骨中线平脐偏上处取 5 mm 操作孔。第一助手操作孔:右肋缘下腋前线 5 mm 切口及左锁骨中线平脐偏上处取 5 mm 作为辅助操作孔。

(三)手术步骤

(1)建立气腹,置入穿刺套管和腹腔镜器械。于脐下缘或脐旁 10 mm 切口穿刺建立气腹,穿刺置入套管和腹腔镜。

(2)探查腹腔首先对腹腔、盆腔进行仔细探查,有无腹水、腹膜种植转移、肝脏有无结节等,最后探查胃部病变,包括病变的位置、形态,与周围器官、组织(如胰腺、胆囊、胆道、门静脉)有无粘连。根据术中情况来确定诊断和手术方式。

(3)切除大网膜及横结肠系膜前叶。第一助手提起大网膜,手术者提横结肠,自横结肠肝曲开始,以超声刀沿横结肠边缘逐层游离大网膜,从右向左逐步游离。游离时沿结肠边缘大网膜附着处进行,注意避免损伤结肠壁。继续向上在横结肠系膜右半部前叶间隙中游离横结肠系膜前叶(图 5-17)。

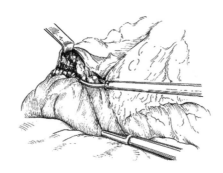

图 5-17　沿横结肠缘离断大网膜及向上游离横结肠系膜前叶

（4）向左切断胃结肠韧带,游离至脾脏下极内侧,胰尾前方,游离胃网膜左血管,从根部离断胃网膜左动静脉,同时清除第 4sb 组淋巴结(图 5-18)。

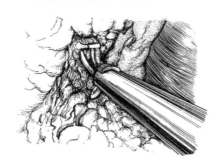

图 5-18　从根部离断胃网膜左动静脉,清除第 4sb 组淋巴结

（5）向上游离横结肠系膜前、后叶的右半部,显露游离胃网膜右静脉,于其汇入右结肠静脉根部处用可吸收夹夹闭离断,清除第 6 组淋巴结。因胃网膜右动静脉并非伴行,并且在动脉与静脉之间常有淋巴结,因此需将胃网膜右动脉、胃网膜右静脉单独结扎(图 5-19)。

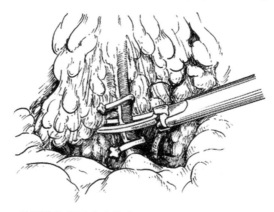

图 5-19　分别游离胃网膜右静脉、胃网膜右动脉,清除第 6 组淋巴结

（6）于胃小弯侧的小网膜无血管区切开,用超声刀清理胃小弯侧第 3 组淋巴结、脂肪组织及第 1、2 组淋巴结,沿胃小弯继续向胃幽门侧游离(图 5-20),直至肝十二指肠韧带左缘。游离十二指肠上部,同时清除第 12 组和第 5 组淋巴结(图 5-21)。

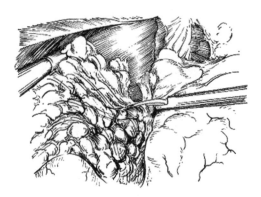

图 5-20　切开小网膜,清除第 3 组淋巴结及脂肪组织

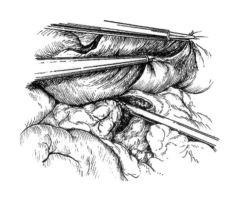

图 5-21　游离十二指肠上部,同时清除第 5 组、第 12 组淋巴结

(7)清除肝总动静脉干淋巴结并切断胃左动静脉。手术步骤:①第一助手将胃向上挑起,于胰腺前方进入胰腺前间隙,打开胰包膜,在胰腺上缘分离显露肝总动脉,沿肝总动脉继续显露肝固有动脉、胃右动脉和胃十二指肠动脉。显露胃胰皱襞,进而显露腹腔干及分支——肝总动脉、脾动脉、胃左动脉,沿肝总动脉上缘清除第 8 组淋巴结,向左清扫第 9 组、第 11p 组淋巴结。②于胃左动脉根部上可吸收夹,夹闭离断,清除第 7 组淋巴结。③于胃右动脉根部上可吸收夹,夹闭离断,清除第 5 组淋巴结(图 5-22)。

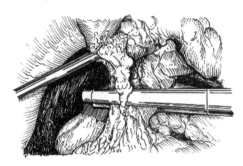

图 5-22　根部离断胃右动脉,清除第 5 组淋巴结

(8)病灶切除及胃十二指肠吻合(体外法,Billroth Ⅰ式):①排出 CO_2,撤除腹腔镜器械。在上腹正中 3~4 cm 纵向切口,用电刀逐层切开入腹,将已经游离完毕的远侧胃经切口提到体外。②找到游离完毕的十二指肠起始部,于幽门轮远端约 2 cm 处上荷包钳,夹闭十二指肠,经荷包钳

穿过荷包缝线,完成十二指肠断端的荷包缝合。③于荷包钳的近端上直角钳,夹闭胃的幽门端,在荷包钳和直角钳之间切断十二指肠,给断端消毒。④敞开十二指肠断端,放入圆形吻合器的抵钉器,收紧荷包缝线并结扎固定,留备吻合。⑤胃十二指肠吻合:于拟切除的胃体前壁行纵向切口,消毒后放入吻合器,经胃后壁偏大弯侧旋出螺钉,使其与十二指肠内的抵钉座对合。对合完全后,旋转吻合器手柄,使十二指肠与胃后壁逐渐靠近,并在两者逐步对合的过程中,注意胃及肠道有无扭转和夹带周围脏器组织,击发,完成胃后壁与十二指肠的吻合。退出吻合器,经腹壁切口取出,检查吻合器内胃肠的环状切除组织是否完整,以确保吻合确实。注意吻合口有无出血、扭转,吻合口有无张力。⑥远端胃切除:在吻合口远端 2 cm 处,以切割闭合器切除远端胃组织,将胃大弯、胃小弯侧的淋巴和网膜组织一并切除。检查胃标本,再次判断切除范围是否足够,防止病灶残留。以可吸收线缝合加固胃残端。将胃还纳至腹腔,缝合腹壁切口。

(9)腹腔引流,彻底止血并冲洗腹腔,注意清除膈下及肝下间隙等处积存的液体,于吻合口旁肝下留置 1 根引流管,经腹壁切口引出。

找到游离完毕的十二指肠起始部,于幽门轮远端约 2 cm 处应用腔镜用切割闭合器,离断十二指肠(图 5-23)。使用腔镜用切割闭合器切除离断胃组织,将胃大弯、胃小弯侧的淋巴和网膜组织一并切除(图 5-24)。于上腹正中小切口(切口长度 3 cm 左右)取出标本,缝合腹壁。检查胃标本,判断切除范围是否足够,防止病灶残留。

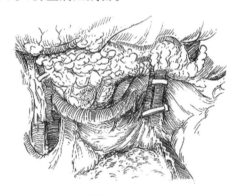

图 5-23　使用腔镜用切割闭合器离断十二指肠

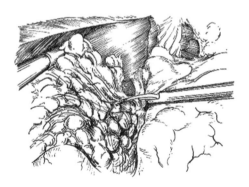

图 5-24　使用腔镜用切割闭合器离断胃

在距离空肠起始部 8~10 cm 处提起空肠,于肠壁对系膜侧及胃后壁大弯侧戳孔,将闭合器两端通过戳孔分别置入空肠及胃后壁,将两边对拢后激发,完成吻合。将空肠及胃之戳孔处提起,闭合器离断,闭合肠腔(图 5-25)。

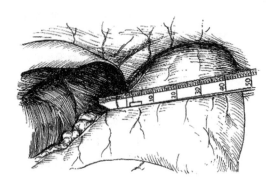

图 5-25　使用腔镜用切割闭合器行胃空肠吻合

（四）术后并发症及术中注意事项

腹腔镜胃癌根治术后并发症除了腹腔镜手术特有的并发症（皮下气肿、穿刺并发的血管和胃肠管损伤等）以外，与开腹手术基本相同。本部分仅讨论与开腹手术不同的。

（1）吻合口漏：多数文献报道腹腔镜胃手术并未增加吻合口漏的风险。为减少吻合口漏的发生，腹腔镜下吻合完毕后可在胃或肠内注入空气，腹腔内注水，观察有无气泡逸出。

（2）十二指肠残端漏：多数报道腹腔镜胃手术后十二指肠残端漏发生率稍高。原因：①切割时，十二指肠上提张力过大；②超声刀对十二指肠壁有热损伤；③小切口吻合条件下，输入襻长度及吻合方向不如开腹满意；④残端未包埋。

（3）术后出血：腹腔镜胃手术消化道出血与开腹手术的发生率基本一致。腹腔内出血的发生及预防主要有以下两点：①血管断端钛夹松动脱落；②用超声刀处理主干血管时要适当远离动脉主干切断血管。

（4）肠粘连、肠梗阻：多数文献报道腹腔镜胃手术可减少术后肠粘连与肠梗阻的发生。

（5）切口感染：腹腔镜小切口术后感染机会小于开腹手术。

（6）膈下积液术毕冲洗后应彻底引流腹水。拔出引流管前应常规检查腹水淀粉酶，淀粉酶水平高于正常值应延缓拔管时间。

（7）术后内疝嵌顿。

二、保留幽门的胃部分切除术

胃癌伴随淋巴结廓清的胃大部切除手术后，由于大范围的切除和淋巴结廓清所致的神经损伤常导致术后一系列的并发症。对于早期胃癌的治疗，在保证根治性的前提下，以改善生活质量为目的的缩小手术被广泛应用。缩小手术除胃切除的范围和淋巴结廓清范围的缩小，还要考虑保存器官的功能。缩小手术中的保留迷走神经、幽门胃部分切除手术作为保存功能的手术逐渐应用于临床，由于幽门和迷走神经得以保留，从而减少了倾倒综合征和胆石的发生率，同时也能满足 D2 淋巴结廓清程度的需要，淋巴结廓清的范围和质量并不因为手术本身而改变和降低了根治性的要求，但是手术适应证必须严格掌握。

（一）适应证

早期胃癌位于 M 区和 L 区，病灶边缘应距离幽门 4.5 cm 以上，其中黏膜内癌（M）被公认为是这类手术的适应证，黏膜下癌（SM）要求第 1 组、第 5 组淋巴结无转移。

（二）术前准备

术前准备与根治性远端胃切除术相同。

(三)麻醉

全身麻醉辅以连续硬膜外麻醉。

(四)手术步骤

1.开腹

切口选择是从上腹正中切开(图 5-26),从剑突至脐上的切口可满足手术需要,肥胖患者除外。

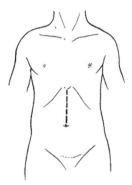

图 5-26 切口选择

2.开腹后探查

确认原发灶的浸润、波及程度、肝转移、腹膜转移以及胃周围淋巴结转移状况。在脾脏后垫纱布,向前托起脾脏。

3.胃切除范围和保留幽门

胃切除范围:胃的近端切除线以距离肿瘤边缘 5 cm,远端切除线距离幽门括约肌远侧缘 3 cm(图 5-27)。保留幽门。

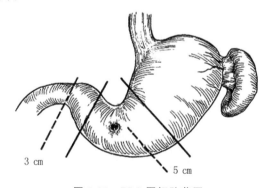

3 cm   5 cm

图 5-27 PPG 胃切除范围

4.淋巴结廓清及迷走神经保留

第 5 组淋巴结清除应从胃右动脉、胃右静脉内侧进行,为了不损伤迷走神经幽门支,常采取不完全廓清或不廓清,在胃右动脉第一分支发出后切断胃右动脉(图 5-28)。

清扫第 6 组淋巴结,要切除右侧部分横结肠系膜前叶,尽量保留幽门下动脉(图 5-29)。

迷走神经的前干在贲门部分为肝支、胃支,肝支沿肝和小网膜之间走行,在清除第 1 组淋巴结前应确认肝支(图 5-30)。

腹腔支在贲门的后方,由后干发出后在胃胰皱襞内向胃左动脉根部方向走行,并有一段并

77

行,锐性清除第 7 组、第 8a 组、第 9 组淋巴结时应将腹腔支游离出来,胃左动脉的处理应在胃左动脉干的末梢侧(图 5-31)。

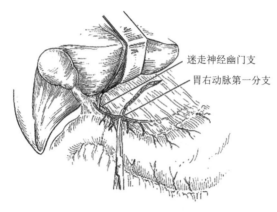

迷走神经幽门支
胃右动脉第一分支

图 5-28　断胃右动脉分支、清除第 5 组淋巴结及保留迷走神经幽门支

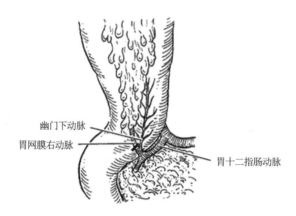

幽门下动脉
胃网膜右动脉
胃十二指肠动脉

图 5-29　断胃右动脉分支、清除第 6 组淋巴结及保留幽门下动脉

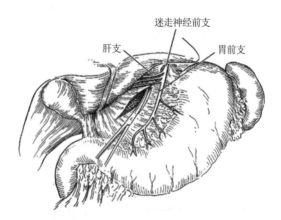

迷走神经前支
肝支
胃前支

图 5-30　清除第 1 组、第 3 组淋巴结及保留迷走神经肝支

　　肝、脾动脉周围神经丛的保护,关键在于清除淋巴结时找到其与神经丛之间的层次,紧贴淋巴结用双极电凝剥离、凝切,清除神经丛上方的和周围的淋巴结。根据需要,淋巴结廓清的范围可以是 D1＋α、D1＋β、D2。

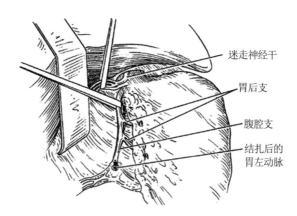

图 5-31 清除第 7 组、第 8a 组、第 9 组淋巴结及保留迷走神经腹腔支

5.胃-胃吻合

胃切除线距离幽门 3 cm,胃切除后的胃-胃吻合线到幽门距离以 2.5 cm 为宜。远端、近端胃-胃吻合如图 5-32 所示。

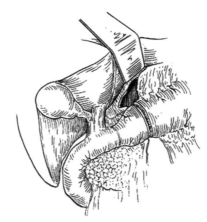

图 5-32 远端、近端胃-胃吻合

6.留置引流

生理盐水冲洗腹腔,右肝下吻合口周围放置引流,术毕。

三、远端胃切除术

(一)适应证

适应证为胃癌局限于胃下部或者胃中部者。

(二)术前准备

(1)无幽门梗阻时,术前 1 d 进流食;轻度幽门梗阻时,术前 2~3 d 应禁食,少量饮水;幽门梗阻伴有胃内容物潴留,术前 2~3 d 置胃肠减压并每晚行温盐水洗胃。

(2)纠正贫血(血红蛋白含量>8 g)、水和电解质紊乱,改善营养(血浆清蛋白含量>3 g)。

(3)术前夜清洁灌肠。

(三)麻醉

连续硬膜外辅以全身麻醉。

(四)手术步骤

(1)开腹。

(2)切口选择:从上腹正中切开,开腹后探查原发灶的浸润、波及程度、肝转移、腹膜转移以及胃周围淋巴结转移状况。浆膜面癌浸出时,对 Douglas 窝应用 200 mL 生理盐水注入后取出,脱落细胞学检查。

(3)血行阻断:对于重要部位的血流予以阻断,阻断的部位如胃网膜左动脉、胃网膜左静脉、胃网膜右静脉、胃网膜右动脉、胃左动脉、胃左静脉、胃右动脉、胃右静脉(图 5-33)。

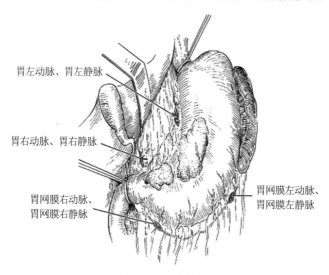

图 5-33 阻断的部位血管

(4)胰头十二指肠的游离(图 5-34):切开十二指肠降部相连的后腹膜,将十二指肠向内侧翻转,将胰头十二指肠从后腹膜腔游离。该剥离目标范围是内侧为腹主动脉的左侧缘,上方为左肾静脉上缘,肝总动脉、肝十二指肠韧带,下方十二指肠第Ⅳ部的后面。该操作的目的是:①确认腹主动脉周围的淋巴结转移的有无和清扫;②清除第 13 组、第 14v 组、第 12p 组、第 8p 组淋巴结;③便于十二指肠切除及吻合。

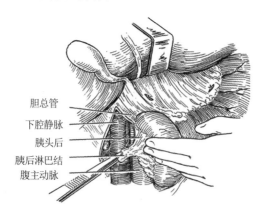

图 5-34 胰头十二指肠的游离

(5)横结肠系膜前叶的剥离接续 Kochers 游离之后,沿着十二指肠降部的后腹膜及相连的横结肠系膜前叶与十二指肠、胰头部之间的疏松的结缔组织间隙分离,锐性、钝性剥离,由此将胰头前面显露出来;继续向左侧剥离后,右结肠静脉、中结肠静脉以及汇入肠系膜上静脉的胃结肠静脉干均显现出来,在横结肠的左侧的剥离较为困难,在结肠脾曲处易于剥离,同时也易于由此进入胰后间隙(图 5-35)。

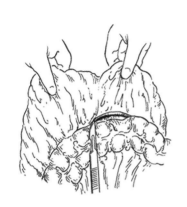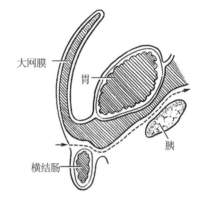

A. 切开横结肠浆膜与大网膜连接处   B. 分离横结肠系膜前叶

图 5-35　横结肠系膜前叶游离

(6)胃网膜右动静脉区域淋巴结的清除:将剥离的横结肠系膜前叶和大网膜向头侧翻转,将胰头、胰体及下缘显露出来,沿着胃网膜右静脉,紧贴着血管剥离、清除第 6 组淋巴结至胃结肠静脉干,继续沿着胃结肠静脉干和胰颈下缘清除第 14v 组淋巴结,在胃网膜右静脉的根部结扎、切断,在胰下缘将其被膜向上缘剥离后,幽门、十二指肠及后方的胃十二指肠动脉和由此发生的胃网膜右动脉的根部很清晰地展现,于起始部位结扎、切断(图 5-36)。

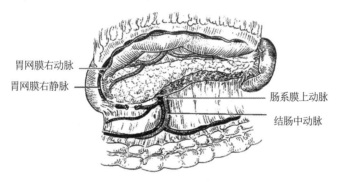

图 5-36　胃网膜右动脉、胃网膜右静脉淋巴结的清除

(7)胃网膜左动静脉区域淋巴结的清除:处理胃网膜左动脉、胃网膜左静脉或脾门时,脾脏的系膜及脾被膜易撕裂出血,往往造成手术操作的困难,将脾后方的后腹膜切开、将脾翻转或托起来可改善上述状况,胰下缘剥离胰被膜至胰尾,将脾门血管露出,清除周围脂肪,在胃网膜左动脉、胃网膜左静脉的起始部结扎、切断,胃网膜左血管淋巴结同时被清除(图 5-37)。

(8)肝十二指肠韧带内淋巴结的清除:首先由胆总管侧入路,分离、清除 12b,沿胆囊管、胆总管剥离,间隙清晰,并由此进入门静脉的右侧缘,后壁的第 12p、12b 与 13a 组的淋巴结时有相连,可以将它们一起整块清除。胰腺的小血管易出血,要仔细止血,相继在肝十二指肠韧带的前方及左侧清除第 12a、12p 组淋巴结,切开肝十二指肠韧带前方腹膜和左侧的小网膜,显露肝固有动脉及胃右动脉根部,将其结扎,左侧清除第12p组淋巴结后,门静脉显露,沿此路径过渡到第8a组淋巴结的清除(图5-38)。

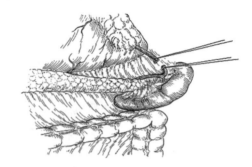

图 5-37 胃网膜左动脉、胃网膜左静脉淋巴结的清除

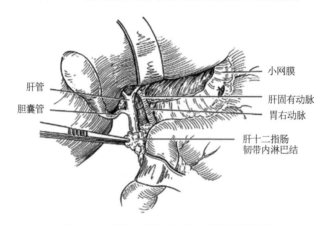

肝管
胆囊管
小网膜
肝固有动脉
胃右动脉
肝十二指肠韧带内淋巴结

图 5-38 肝十二指肠韧带内淋巴结的清除

(9)肝总动脉周围淋巴结的清除:在胰腺上缘和肝固有动脉两个方向剥离第8a组淋巴结,由右向腹腔动脉周围进展,清除第8a组淋巴结后,肝总动脉全长尽显露出来,清除第8a、8p组淋巴结时,由胰腺至淋巴结存在小的无名血管,应予以结扎或充分电凝止血(图5-39)。

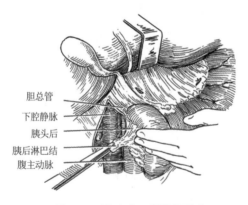

胆总管
下腔静脉
胰头后
胰后淋巴结
腹主动脉

图 5-39 胰头十二指肠的游离

(10)腹腔动脉周围淋巴结的清除:在清除肝总动脉周围的淋巴结后腹腔动脉移行的过程中,将脾动脉根部露出,同时,将胃左静脉一并显现出来,清除腹腔动脉周围时,以胃左动脉、胃左静脉为中心的双侧同步分离较为安全。另外,迷走神经后干的腹腔支与胃左动脉有一段并行,对胃左动脉在根部结扎、切断时,易将此神经完全离断,故在进行保留腹腔支手术时,应在胃左动脉的末梢侧结扎、切断(图5-40)。

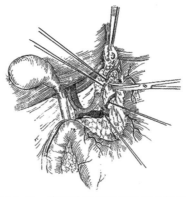

图 5-40 腹腔动脉周围淋巴结的清除

(11)脾动脉干淋巴结的清除:脾动脉干的周围淋巴结以胃后动脉为界分为11p、11d。如患者所患疾病为胃的下部癌,仅清除胃后动脉的右侧脾动脉周围淋巴结,如为胃上部癌,应将第11d组淋巴结同时清除(图5-41)。

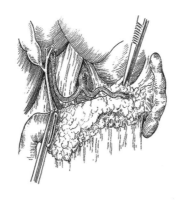

图 5-41 脾动脉干淋巴结的清除

(12)贲门部小弯侧前、后壁的剥离及第1组淋巴结的清除:将腹腔动脉周围淋巴结处理完毕,沿后腹膜向上方剥离时,膈肌脚及下部食管显露出来,将食管裂孔右侧的腹膜和小网膜的肝附着部切断后,食管壁露出,将其右侧的第1组淋巴结清除(图5-42)。

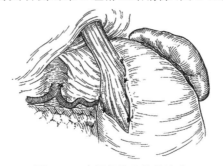

图 5-42 贲门部淋巴结的清除

(13)做远端胃切除时,胃、十二指肠的切除线的确定方法如下。小弯侧:在食管、胃接合部下 3 cm。大弯侧:脾下极、胃短动脉处的对角线为胃切除线。十二指肠:幽门环下 2～3 cm 处(图 5-43)。

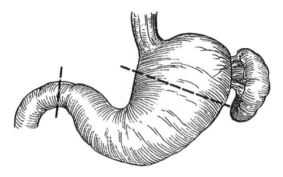

图 5-43　胃的切除线

(五)消化道的重建方式

消化道的重建方式为 Billroth Ⅰ法、Billroth Ⅱ法和 Roux-en-Y 法。

1.Billroth Ⅰ式的重建

后壁的 Lembert 缝合:胃断端的大、小弯后壁与十二指肠后壁断端对齐,小弯对小弯,大弯对大弯,缝合支持线(4-0 号丝线)以固定,后壁采用间断浆肌层缝合(Lembert 缝合),然后全层缝合(3-0 号吸收线),连续缝合或者间断结节缝合。

前壁缝合采用全层缝合(3-0 号吸收线),连续或者间断缝合,然后前壁浆肌层间断结节或连续缝合(前壁的 Albert 缝合,图 5-44)。

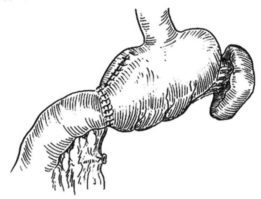

图 5-44　Billroth Ⅰ式吻合

2.Billroth Ⅱ式的重建

采用 Billroth Ⅱ式时,切断与关闭十二指肠,可用直线切割闭合器,对切断后的断端,用 4-0 号丝线间断或连续浆肌层缝合。

Billroth Ⅱ式的结肠后吻合法:在横结肠系膜的中央无血管区部位,用电刀切开 5～6 cm,利用此裂孔将用于吻合的空肠拉上来,近侧输入襻长度 10～15 cm。近端对大弯侧,水平位置,残胃后壁与空肠 Albert-Lembert 缝合,对前壁也采用相同处理方式,吻合完毕,将胃壁与结肠系膜裂孔缝合固定(图 5-45)。

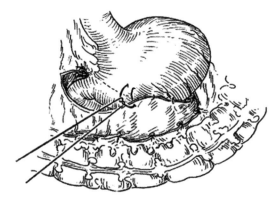

图 5-45　Billroth Ⅱ 式吻合

Billroth Ⅱ 式的结肠前吻合法：将距离 Treitz 韧带 30～40 cm 的近侧端空肠于结肠前提起，与残胃近端对大弯侧水平位置吻合，对后壁浆肌层用 4-0 号线连续缝合，吻合口长 5 cm，然后将胃后壁与空肠后壁用连续 4-0 号线缝合，前壁间断全层缝合加浆肌层间断结节缝合(图 5-46)。

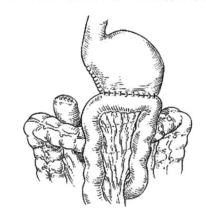

图 5-46　结肠前吻合

在空肠之间追加 Braun 吻合：在距离胃空肠吻合部 10 cm 处，吻合口长约 5 cm，与胃空肠吻合相同，用 4-0 号线连续全层缝合以及用 4-0 号线浆肌层间断缝合、结节缝合。

四、近端胃切除术

近端胃切除术主要是针对局限于胃上部的胃癌，手术是将胃左动脉根部离断，伴随幽门淋巴结清除的 D2 手术。胃切除范围为近端胃的 2/3 以上。手术操作要点与全胃切除手术基本相同。消化道的重建方式如下：①食管胃吻合法；②食管胃间置空肠法；③Doubletract 法；④Roux-Y 法(残胃关闭)。

(一)术中注意事项

(1)注意无瘤观念原则下的腹腔探查。

(2)吻合时注意不要有张力。

(3)关闭系膜间的间隙，防止内疝。

(二)术后处理

术后处理与其他腹部手术相同。

（1）注意术后麻醉管理，稳定循环。

（2）注意各种引流管的管理。

（3）注意胃肠术后饮食管理。

（三）术后并发症

（1）吻合口漏。

（2）吻合口狭窄。

（3）发生反流性食管炎。

（4）营养不良，贫血。

五、全胃切除术

（一）适应证

适应证为全胃癌、中下部胃癌波及上部胃、胃上部癌伴幽门上下淋巴结转移。

（二）术前准备

术前准备与胃部分切除相同。

（三）麻醉

麻醉与胃癌根治术相同。

（四）手术步骤

（1）选择上腹正中切口、上腹部山形横切口、胸腹联合斜切口。

（2）开腹探查探查程序、血行阻断、Kosher 游离、腹主动脉周围淋巴结探查、横结肠系膜前叶剥离、大网膜切除与远端胃切除相同。

（3）食管裂孔的处理与食管的游离：将肝左外叶用钩拉起或将左侧肝三角韧带切断，使游离的肝左外叶折曲，从而显露食管裂孔部位，首先将食管裂孔周围膈肌与胃表面覆盖的腹膜切开，向左移行切开至左侧膈肌脚，将左膈动脉结扎、切断，向右将小网膜切开，沿膈肌脚切开后腹膜，将食管游离出来，对食管前、后壁附着的迷走神经应予以切断和结扎，使食管能在腹腔内充分游离（图 5-47）。

（4）胰体尾、脾游离翻转：做全胃切除手术时，胰体尾、脾的游离是简化手术程序和提高安全性的重要方法。将胰尾、脾固定于后腹膜腔的腹膜，切断脾肾韧带、脾膈韧带，将其从 Toldt 筋膜广泛剥离后，使其翻转，向上托起，内侧可游离至腹腔动脉和肠系膜动脉的根部，注意剥离层次的准确（图 5-48）。

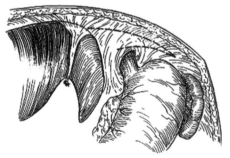

图 5-47　左肝三角韧带的分离

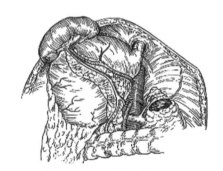

图 5-48　胰体尾、脾的分离

（5）腹腔动脉周围淋巴结的清除：由上述操作向下方游离达腹腔动脉根部，胃左动脉、脾动脉、肝总动脉的根部显现，此时可以结扎、切断胃左动脉（图 5-49）。

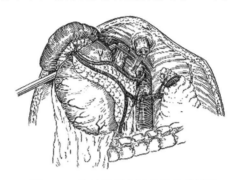

图 5-49　腹腔动脉周围淋巴结的清除

（6）脾动脉、脾门淋巴结清除脾门淋巴结疑有转移存在时，脾切除是可靠的。肿瘤进展程度低，淋巴结转移低时，保存脾、胰体尾的脾门、脾动脉干淋巴结清除是必要的（图 5-50）。

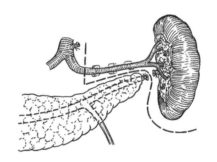

图 5-50　脾动脉、脾门淋巴结的清除

（7）其他部位淋巴结的清除操作与远端胃切除手术的操作相同。

（8）离断十二指肠：于幽门环下方十二指肠侧切断。

（9）食管离断后应做切缘的术中冷冻病理学检查。

（10）消化道的重建：采用 Billroth Ⅱ 法、Roux-en-Y 法、Doubletract 法、间置空肠方法。

六、左上腹脏器全切除术

随着胃癌诊断与手术技术的不断提高与完善，联合脏器切除的范围也在扩大。对胃上、中部癌，在施行全胃切除合并胰体尾和脾切除的基础上，再联合切除肝、横结肠，即基本形成左上腹内脏全切除术术式。该手术开创仅十余年，我国对该手术的经验尚不充分，而且尚需进一步观察、评价其应用价值。当前，施行该手术，一定要掌握好适应证。

（一）适应证

该手术适应于上、中部胃癌的下列情况。

（1）肿瘤广泛浸润，如 Borrmann4 型胃癌。

（2）肿瘤直接浸至周围脏器。

（3）胃周淋巴性（包括淋巴结与淋巴管）癌侵袭胃周脏器。

（4）大、小网膜与横结肠系膜有少数播散性癌结节。

(二)麻醉

全麻。

(三)体位

取仰卧位,垫高左肩胛。

(四)切除范围

(1)对于胃中部癌未侵及食管者,切除范围包括全部大网膜、横结肠及其系膜、胰、脾,有时尚合并切除左肝、左肾、左肾上腺和全胃的整块切除(图5-51)。

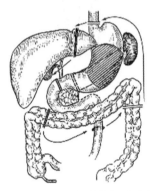

图5-51 胃中部癌的切除范围

(2)对于胃上部癌已侵及食管者,除切除上述脏器外,尚需行胸腹联合切口,合并切除一段食管(图5-52)。

(五)手术步骤

(1)为了获得更开阔的切口,常用下述2种切口:①经左第6或第7肋间上腹横斜切口,上方至腋中线或腋后线;②经左第7肋间上腹横斜切口,再加上腹正中切口,切口呈倒"T"形(图5-53)。

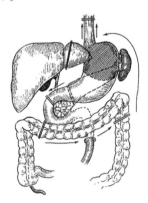

图5-52 胃上部癌的切除范围

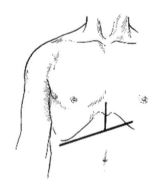

图5-53 倒"T"切口

(2)切除横结肠及其系膜:将横结肠提起,使其系膜略呈紧张、平展状。从横结肠右侧开始,向中结肠动脉、中结肠静脉根部,再转向横结肠脾曲,剪开横结肠系膜,在中结动静脉干处结扎之。在血运分界线清楚处切断横结肠(图5-54)。给左、右侧结肠切断端消毒,隔离放置。

(3)清除肠系膜根部:从胰腺钩突部分离肠系膜上静脉。将中结肠动脉、中结肠静脉结扎、切断,从下方把胰体与肠系膜上静脉充分分离(图5-55)。

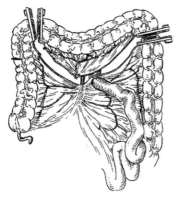

图 5-54 切断横结肠及其系膜

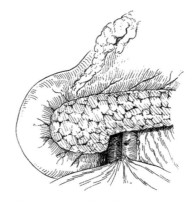

图 5-55 清除肠系膜根部淋巴结

（4）清除幽门下淋巴结,在胃网膜右动脉、胃网膜右静脉根部结扎、切断。

（5）切除小网膜,清除贲门右淋巴结。将胃向下方牵拉,从肝十二指肠韧带左侧开始,将小网膜附着于肝下缘处用电刀切断。遇到血管时,结扎、切断,上方直达贲门部。再从贲门右侧将其壁侧腹膜分开,食管腹段得以分离清楚(图 5-56)。

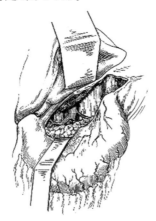

图 5-56 切除小网膜并清除贲门右淋巴结

（6）清除肝十二指肠韧带前方淋巴结及脂肪组织,从根部切断胃右动脉和胃右静脉。

（7）在幽门轮下方,用电刀切断十二指肠(图 5-57)。

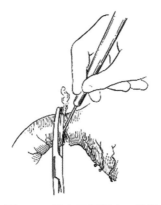

图 5-57 用电刀切断十二指肠

(8)清除肝总动脉干、胃左动脉干、腹腔动脉周围淋巴结。清除操作略。清除完毕状如图 5-58 所示。

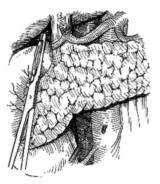

图 5-58　清除肝总动脉干、胃左动脉干、腹腔动脉周围淋巴结

(9)切断胰体,处理胰腺切断端。

(10)游离左肾、左肾上腺及清除主动脉周围淋巴结。将切除的胰体尾和脾往右上腹翻转提起。把被覆于膈肌与左肾的腹膜,从左肾外侧与壁腹膜间用电刀做弧形切开(图 5-59),下方应达降结肠外侧。然后,手术者将手指插入膈肌与左肾脂肪囊之间(图 5-60)。把左肾与肾上腺从膈肌与腰方肌分离(图 5-61),此时可直视腹后壁,几乎无出血,在左肾下极处清除输尿管周围的脂肪组织。胰、脾、横结肠脾曲均浅置于术野。将胰体尾部和脾从结肠脾曲处分离切断。清除主动脉周围淋巴结,特别是主动脉左侧和左肾静脉上方的淋巴结。这里所说的主动脉周围淋巴结主要指分布于腹腔动脉与肠系膜上动脉根部的淋巴结(图 5-62)。有上中部胃癌时,主动脉左侧与左肾静脉上方的转移率较高。清除完毕,将左肾放回原位(图 5-63)。如果左肾上腺被癌侵及或左肾静脉周围淋巴结有明显转移,可合并切除左肾上腺或左肾。最后清除食管周围组织,切断食管,移去"整块"切除标本。

(11)消化道重建术一般多采用食管-空肠 Roux-en-Y 型重建法。唯结肠吻合应通过空肠系膜行空肠后结肠对端吻合。结肠吻合口位于空肠系膜之左侧(图 5-64)。

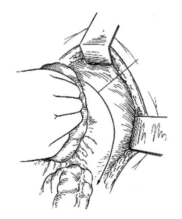

图 5-59　切开左肾、肾上腺外侧腹膜

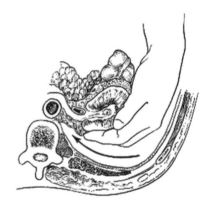

图 5-60　从左肾、肾上腺后方进行分离

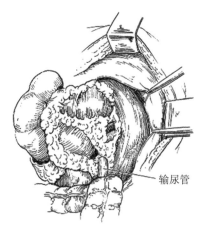

图 5-61 左肾、肾上腺已分离起来

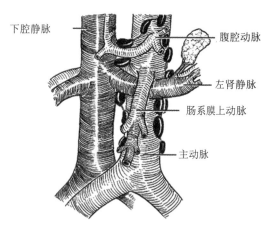

图 5-62 腹主动脉周围淋巴结的分布

下腔静脉

腹腔动脉

左肾静脉

肠系膜上动脉

主动脉

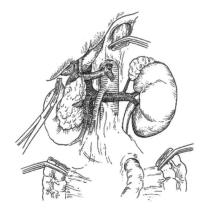

图 5-63 淋巴结清除完毕,左肾放回原处

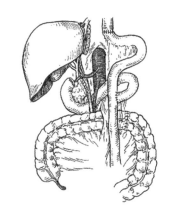

图 5-64 Roux-en-Y 型消化道重建术

（冯　涛）

第五节　肝囊肿手术

　　肝囊肿是一种较常见的肝脏良性疾病,可分为寄生虫性、非寄生虫性和先天遗传性。国内外资料表明,肝囊肿的发病率为 $1\%\sim2\%$,尸检检出率为 $0.16\%\sim0.19\%$。该病多见于女性,男、女患者的发病率之比为 $1:4$。它可发生于任何年龄,但以 $20\sim50$ 岁多见。发病部位以肝右叶居多,约为肝左外叶的 2 倍。多发性肝囊肿又称多囊肝,比单发性多见,有半数患者合并肾囊肿,也有合并胰、脾、卵巢、肺、脑等囊肿以及其他先天性畸形者。

　　通俗意义上的肝囊肿是指非寄生虫性肝囊肿。非寄生虫性肝囊肿按病因可分为先天性囊肿、创伤性囊肿、炎症性囊肿、潴留性囊肿、肿瘤性囊肿。本文重点讨论先天性肝囊肿。肝囊肿的病因尚不十分明确,有两种观点:一种是胚胎期肝内胆管或淋巴管发育障碍,或肝内迷走胆管形成;另一种是胚胎期肝内感染引起胆管炎,致肝内小胆管闭锁,近端小胆管逐渐呈囊性扩大,形成囊肿。先天发育障碍可由遗传所致,例如,成人型多囊性肝病为常染色体显性遗传性疾病。按Debakey 的病因学分类,可分为原发性肝实质性肝囊肿和原发性胆管性肝囊肿。前者分为孤立性肝囊肿(可分为单个或多个肝囊肿)、多发性(多囊性)肝囊肿(即多囊肝)。后者分为局限性肝内主要胆管扩张、肝内胆管多发性囊状扩张(即 Calori 病)。

先天性肝囊肿因生长缓慢可长期或终身无症状,常在体检、腹部手术时被发现。其主要临床表现随囊肿位置、大小、数目以及有无压迫邻近器官和有无并发症而异。临床上较常见的症状和体征如下:囊肿较大时,可出现右上腹不适、隐痛、餐后饱胀感等。肝脏肿大和有右上腹肿块,触之呈囊性感,无明显压痛。多发性肝囊肿的肝表面可触及散在的囊性结节。如囊内出血,合并感染或带蒂囊肿扭转时,可有急腹症表现。肝囊肿主要依赖影像检查进行诊断,以超声波检查最为重要。

一、手术适应证

对于先天性肝囊肿的治疗,首先是要建立正确的诊断,以防将一些恶性或潜在的恶性囊性病变误认为先天性囊肿而延误治疗。对无症状的先天性囊肿一般不需要外科处理。对于囊肿直径<5 cm者,一般不行手术治疗,定期行 B 超复查,观察其变化。当有以下情况时,可以考虑手术治疗:①单发性囊肿直径为 5~10 cm 或多发性肝囊肿,有 2 个直径>5 cm 者;②有腹部包块、疼痛或压迫症状明显;③囊肿继发感染;④囊肿继发出血;⑤囊肿扭转。但是对于年迈、体差或重要脏器功能明显异常者,决定手术治疗时要慎重。合并多囊肾而肾功能严重损害者,一般不宜手术。

二、治疗方法

(一)囊肿穿刺抽液术

在 B 超监控引导下经皮囊肿穿刺,抽尽囊液。此法操作简单,可重复穿刺或穿刺后置管。穿刺前须排除肝包虫囊肿。应严格使用无菌技术,避免囊内出血及脓肿形成。穿刺抽液术具有不开腹、创伤轻、痛苦小、病程短、费用低等优点。但是穿刺抽液减压只能作为暂时缓解压迫症状的措施而不是确定性的治疗,因为囊内压力对囊液分泌的速率有一定的调控作用,当囊内压力减小时,囊液分泌增加,并很快恢复到穿刺前的囊内压,症状加剧,但是,在处理巨大的先天性囊肿时,穿刺抽液可用于术前准备,以避免切开巨大囊肿时,突然减压导致严重生理紊乱。

(二)肝囊肿的硬化治疗

肝囊肿的硬化治疗是在超声或 CT 引导下抽尽囊肿的囊液后向囊腔内注射 1/4~1/3 囊液量的血管硬化剂(常用 95.0%~99.8%的无水乙醇)破坏囊腔的内皮,经 1 次至数次穿刺抽液注药后,囊腔可逐渐缩小,能收到较好的近期效果。手术适应证有:①单纯性囊肿的直径在 15 cm以下;②肝囊肿患者年老体弱,不能耐受手术;③有合并感染的肝囊肿。手术禁忌证有:①散在多发性的小肝囊肿;②有肿瘤性肝囊肿;③有寄生虫性肝囊肿;④肝囊肿伴有胆漏;⑤有出血倾向或其他严重全身性疾病。

肝囊肿穿刺硬化治疗方法有两种:囊内注入酒精留置法和穿刺置管酒精冲洗法。

1.囊内注入酒精留置法

局麻条件下,穿刺时嘱患者屏气,B 超引导下穿入囊腔内,拔出针芯,抽净囊液,向腔内注入10~20 mL 2%的利多卡因,2 min 后注入无水酒精,注入量为抽出量的 1/5~1/4 为宜,总量最多100 mL,亦有用较小剂量者(占抽出液5%～15%)。若囊液过多,可分次治疗。注药后嘱患者转动体位,增加无水酒精对囊壁的作用,对于抽出的囊液应注意检查,若混浊、有血性、混有胆汁则禁止注入酒精,应将囊液常规送细菌培养,做脱落细胞检查。治疗结束时,插入针芯屏气拔针,防止腔内酒精入腹腔而引起反应。患者术后卧床休息4 h。

2.穿刺置管酒精冲洗法

穿刺,将导管留置于囊腔内持续引流,囊液排空后用无水酒精冲洗囊壁,反复冲洗至囊腔闭合,拔管,此方法的优点是可避免酒精对肝脏的损害,囊壁闭合完全。

肝囊肿的硬化治疗具有不开腹、创伤轻、痛苦小、病程短、费用低等优点。但该方法的缺点:①穿刺后的复发率极高;②引流管易导致逆行感染,且造成患者的生活不便;③为凝固囊内壁分泌细胞,预防复发,向囊内注入无水酒精,有时注入的酒精从囊内溢出,造成局部化学性腹膜炎,引起剧痛,甚至肠粘连等危险。

(三)囊肿"开窗"术

用于囊肿位于肝的浅层且无感染或胆管与囊肿无交通的情况。手术方法是切除突出至肝表面处的一块囊壁和肝包膜(即"开窗"),吸净囊液,使囊腔向腹腔内开放。有开腹和腹腔镜两种方法。手术适应证有:①有临床症状明显的突向肝表面的巨大囊肿;②诊断明确,囊肿无并发症;③做其他上腹部手术(最常见是胆囊切除术)时一并处理囊肿;④患者的条件适合手手术。手术禁忌证有:①有其他原因的肝脏囊性病变;②有交通性肝内多发囊肿;③有肝囊性腺瘤;④有肝囊肿,并且有合并症;⑤有小的无症状的囊肿;⑥有位置深且未突出肝表面的囊肿。

若囊肿并发感染或囊内有陈旧性出血,"开窗"后清理囊腔,并用部分带蒂大网膜填塞囊腔,腹腔内"烟卷"引流。若囊液染有胆汁,清理囊腔,确定无继续漏胆后,按上述方法行大网膜堵塞囊腔。

此手术方法简单,创伤性小,一般效果较好,但有时因"开窗"处"窗口"为腹腔内脏器粘连阻塞,导致囊肿复发。腹腔镜肝囊肿"开窗"引流术的治疗效果不亚于剖腹手术,且损伤小,恢复快,已成为首选的治疗方法,尤其对单发性肝囊肿效果更佳,术后复发率低,而对于先天性多囊肝病由于囊肿多分布于整个肝脏,且多伴有肝纤维化,治疗效果尚欠佳。

(四)囊肿摘除术

对容易剥离的单发性囊肿可采用此种手术,治疗较彻底。手术适应证为:①有临床症状明显的肝囊肿;②有位于肝脏下段较表浅的肝囊肿;③因囊肿压迫已引起肝叶的萎缩及纤维化(多见于肝左叶),可将已萎缩的肝叶连同囊肿切除,对多发性肝囊肿不宜行肝叶切除术;④有合并症的局限性肝囊肿,如有囊内出血,胆瘘,慢性感染,疑有恶性变者,宜行囊肿切除术;⑤患者的情况能承受较大手术。手术禁忌证有:①老年患者有重要器官功能不全;②有多发性肝囊肿或多囊肝;③囊肿位置深,贴近肝门处的重要结构,剥离面积广泛,囊壁分离出血多,技术上有困难。

(五)囊肿内引流术

囊肿内引流术适用于囊腔内有溢漏的胆汁,又不易找出胆管开口的情况,或囊壁较坚厚及感染严重的囊肿。常用囊肿空肠 Roux-en-Y 吻合术。

(六)不规则肝部分切除并用囊肿"开窗"术

弥漫性肝囊肿某一叶囊肿密集、压迫致使该叶肝实质明显萎缩,可行不规则肝部分切除术,而对其余肝囊肿并用"开窗"术。

(七)囊肿外引流术

囊肿感染而又不易耐受其他较复杂手术时,可行暂时性外引流术,但易形成长期不愈的外瘘,往往需二期手术。

(八)多囊肝的手术

除非病变局限于肝的一叶,且伴有症状,或疑有恶变,一般多不主张手术治疗。当发现多囊肝中的个别囊肿增大迅速,压迫邻近脏器,严重影响患者的日常生活或心肺功能时,可以对较大的囊肿进行反复穿刺抽液。如果患者的全身情况良好,肝功正常,也可做"开窗"术,以减轻压力,缓解症状,促使肝细胞再生。有条件者可进行肝移植,以根治该病。

(冯 涛)

第六节 肝损伤手术

肝脏为腹腔最大实质性器官,且质地脆,受伤后极易破裂,发生腹腔内出血或胆瘘,可引起出血性休克和胆汁性腹膜炎。肝损伤占腹部损伤的15%~20%,在腹部外伤中仅次于脾脏外伤和小肠外伤,位居第3位。不同程度的肝损伤的治疗方法以及预后各不相同。严重肝外伤合并肝周大血管损伤,死亡率可高达70%以上。

一、肝损伤伤情分级

目前对肝外伤伤情分级方法较多,临床上比较常用的是参照美国创伤外科协会(AAST)肝损伤6级分类标准。具体分级方法如下。①Ⅰ级:血肿,包膜下血肿,占肝表面积<10%;包膜下撕裂,实质深度裂伤<1 cm。②Ⅱ级:血肿,包膜下血肿,占据肝表面10%~50%;实质内血肿<10 cm,裂伤深度1~3 cm,长度<10 cm。③Ⅲ级:血肿,包膜下血肿,大于表面积的50%或正在扩展性;包膜下血肿破裂;实质内血肿>10 cm或正在扩张;裂伤实质深度>3 cm。④Ⅳ级:裂伤,实质破裂累及肝叶的25%~75%或者在一叶内累及1~3个段。⑤Ⅴ级:裂伤,实质破裂累及肝叶>75%或在一叶内累及3个以上肝段血管伤/肝旁静脉损伤,如肝后腔静脉伤/中央主要肝静脉伤;⑥Ⅵ级:肝脏撕脱。

国内对肝外伤采用3级分法:Ⅰ级,肝脏裂伤深度<3 cm;Ⅱ级,合并肝动脉、肝胆管的2~3级分支损伤;Ⅲ级,肝损伤累及肝动脉、门静脉、胆总管或其一级分支。

二、非手术治疗

对于AASTⅠ级和Ⅱ级的患者,非手术治疗成功率在90%以上,多主张保守治疗。肝外伤的非手术治疗需具备以下条件:①患者血流动力学稳定或稍经补液后稳定;②没有需要处理的其他腹部损伤;③没有腹膜炎体征;④具备严密的监护手段,除了对生命体征监护外,还要对腹腔内积液情况行影像学检查,进行动态观察;⑤具备随时中转开腹抢救患者的条件。

非手术治疗措施包括绝对卧床;禁食,肠外营养支持;监测生命体征,监测血流动力学指标;抗炎及正确使用止血药物;复查CT或B超,了解有无继续出血并可在B超引导下穿刺引流。

三、手术基本原则

对于严重肝外伤或血流动力学持续不稳定的患者,手术仍是制止出血、挽救生命的关键措施。肝外伤的手术基本原则包括:①仔细而彻底的止血;②清除无生机的肝组织,消除胆漏;③充分而有效地引流;④正确处理其他脏器合并伤。

迅速而有效地控制出血是救治肝破裂患者的关键环节:术前快速补液、扩容、纠正休克。对血流动力学不稳定患者,需在麻醉诱导前做好剖腹准备,以便手术时迅速入腹。一般对诊断明确者选用上腹正中及右肋缘反"L"形切口或右上腹弧形切口。进腹后应迅速控制第一肝门(常用Pringle手法阻断入肝血流),控制出血,吸去积血,快速探查肝破裂部位和程度,对伤情做出初步判断。若阻断入肝血流后出血得以控制,则提示出血源于肝动脉或门静脉。反之则提示出血来自肝静脉或下腔静脉。对出血迅猛并有严重休克者,应在初步控制出血时快速扩容,再进一步探查,切不可在大出血时盲目探查(可能导致患者术中死亡)。对疑有肝静脉或下腔静脉损伤的患者,可采用局部压迫止血扩容,待休克基本纠正并做好控制术中大出血的准备之后再行处理,在慌乱中钳夹与缝合只能加重出血及误伤。

通常医师认为,人在常温下,阻断入肝血流的安全时限为 15～20 min。影响肝脏热缺血时限的因素应包括年龄、肝硬化的程度、肝脏储备功能及肝切除范围大小等。已有研究提示,无肝硬化的肝脏可以耐受常温下一次性入肝血流阻断 60 min,同时,通过间断、反复、多次短时间阻断入肝血流,可以赢得更多的操作时间。

四、手术选择

(一)Ⅱ级肝损伤

肝实质裂伤深度 1～3 cm。不论此类肝损伤是单一处损伤还是多发性损伤,凡裂伤深度为 2 cm 以内,可行单纯清创缝合术,裂伤深度为 2～3 cm,需行深部褥式缝合。深部褥式缝合的技术关键是彻底清除失活的肝组织,结扎断裂的血管和胆管,然后做缝针穿过底部的褥式缝合,缝合时不可留无效腔。

(二)Ⅲ级肝损伤

肝实质裂伤的深度＞3 cm。此类损伤多见于深裂伤、贯通伤或中央型破裂,属于重度肝损伤,常伴有肝内大血管、胆管的损伤,可采用大网膜或吸收性明胶海绵填塞后缝合的术式。

(三)Ⅳ级肝损伤

肝实质损伤范围为肝叶的 25%～50%。此类肝损伤多见于肝脏星芒状破裂或多段肝破裂,患者损伤的机制复杂,损伤程度重,常伤及多个肝段,裂口深,甚至完全断裂,或伴有肝内段、叶级血管和胆管损伤,出血量大,休克严重。可行清创性肝切除术。但肝周一定要放引流管。

(四)Ⅴ级肝损伤

肝实质损伤范围为肝叶的 50% 以上,或肝后下腔静脉或肝主静脉损伤。此类损伤是极严重的肝损伤,病情凶险,患者往往直接死于出血性休克,死亡率高达 80%。

五、常用手术方法

(一)损伤缝合术

最常见的肝外伤为肝脏实质的撕裂伤,在压迫止血后根据肝破裂程度可将明显出血的血管或损伤的胆管行缝扎术,出血控制后,对裂口不深或肝缘、创缘较整齐者在清创后可将裂口直接缝合。可采用4-0号丝线或1-0号羊肠线穿细长的圆针做贯穿创底的"8"字形或褥式缝合。结扎时用力要轻巧、柔和,以防缝线切割肝组织。针眼如有渗血,可用热盐水纱布压迫止血。

(二)清创引流术

清除坏死失去活力的受损肝脏组织,对于控制受伤肝脏出血是非常重要的,也可降低术后局部感染及全身炎症反应综合征。有创面大而深的肝裂伤,应先清除失去活力的肝组织(图5-65),将创面的血管或胆管断端一一结扎,"8"字形缝扎活动性出血点止血,并放置引流管。

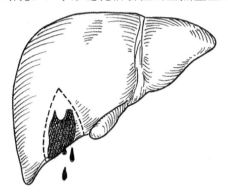

图 5-65 清除失去活力的肝组织

(三)肝填塞缝合术

直视下彻底清创、结扎血管胆管,选择带蒂大网膜填塞于裂口深部(图5-66),或用可吸收止血纱布、海绵消除无效腔,用间断或褥式对拢缝合(图5-67)。带蒂大网膜的作用,一是可以填塞过深的伤口,使缝合时不留无效腔;二是可以压迫止血;三是对暂时性创面渗血起引流作用,使裂口深处不易形成血肿,预防术后感染发生肝脓肿。对于在膈面或肝后部的裂口,剪取带蒂大网膜填塞可能有困难,可采取明胶海绵或浸过凝血酶溶液的明胶海绵填塞,然后缝合裂口,效果亦佳。

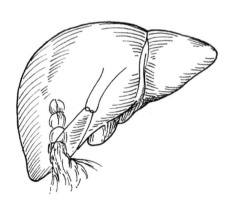

图 5-66 大网膜覆盖缝合止血

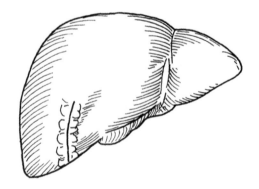

图 5-67 间断褥式缝合

(四)肝部分切除术

肝部分切除术即切除已近脱落或几乎已无血供的破碎肝组织,遵循"破到哪里切至哪里"的原则,目的是清除无生机的肝组织,防止术后坏死感染,扩创显露便于确切止血。根据肝脏解剖,可行相应的肝叶或肝段切除术,一般不必按肝的解剖分区行规则性切除术。行肝叶或肝段切除术时根据具体情况采用 Pringle 手法、止血带、肝钳或手捏法控制出血,切除无活力的肝组织(图 5-68、图 5-69);在切除失活肝组织的同时,尽可能保存正常肝组织;将切面上的血管和胆管分别结扎,用带蒂大网膜或邻近韧带覆盖肝切面,最后安置引流管。有条件者术中可使用超声刀或超声吸引装置(CUSA)等,以达到快速切除和减少出血的效果。

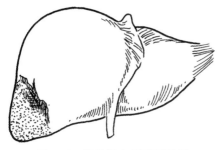

图 5-68　清除缺血坏死肝组织

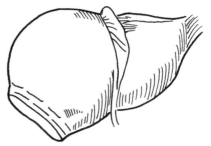

图 5-69　不规则肝切除

(五)肝周填塞术

当采用缝合、肝动脉结扎、热盐水纱布垫压迫等方法处理仍有较广泛渗血或出血时,患者的情况比较危急,可用大块吸收性明胶海绵、止血粉或可溶纱布等填入创面压迫止血。如仍未能满意止血,可再填入大纱条或纱布垫加压止血。肝周填塞通常对于出血主要由静脉引起的损伤有显著效果,对动脉出血为主损伤效果不明显。对凝血功能障碍或低血容量患者可予暂时填塞止血,以后再行手术治疗。术后使用预防性抗生素和止血剂,待情况稳定 3 d 后在手术室分次将纱布垫或纱条取出。填塞止血是一种应急办法,只能在各种止血措施都无效时使用,因它易继发感染引起继发性出血或胆瘘等严重并发症。

(六)肝脏包裹术

肝脏网织物包裹术是用可吸收网织物紧紧包裹受损的肝脏以达到压迫止血目的。肝脏包裹能起到与填塞同样的疗效,不增加腹内压,不影响呼吸和肾功能,无须二期再手术。其主要用于大面积肝实质星芒状裂伤而各碎块未失活且与肝蒂相连、肝内大血肿等Ⅳ～Ⅴ级肝损伤,不过其操作复杂、费时。

(七)肝脏移植术

对于任何措施都不能有效控制出血,或肝脏已经完全失去血供,肝门损伤严重无法重建,或者肝脏大片裂伤,无法修补的情况,可考虑行急诊肝脏移植术。但由于供体短缺,往往不能及时获得供肝,肝外伤患者的肝移植需要分二期手术完成。初次切除全肝,控制出血,并行门静脉和肝后腔静脉端-侧吻合,随后将患者转至 ICU,进行无肝期支持治疗直至获得供体后进行二次手术植入新肝。

(八)肝静脉附近肝损伤的处理

肝后下腔静脉和主干静脉损伤是肝外伤中较难处理的合并伤,其死亡率高达 80%。这是因为这些损伤不易诊断,且静脉壁薄,有的部分被肝组织包绕,显露、解剖和修补均较困难,出血量大并有空气栓塞和肝碎片栓塞的危险。手术需要阻断全肝血流,在直视下修补肝静脉主干或下腔静脉的裂口,可先用纱布垫填压裂伤处以控制出血,向右第 7、8 肋间延长切口,翻起肝脏并显露第二肝门,阻断肝十二指肠韧带的血流,控制腔静脉裂口上、下方的血流,在直视下修补破裂的肝静脉干或下腔静脉,恢复被阻断的血流。但当伤情紧急时可采用沙氏钳或腔静脉钳直接钳夹阻断,必要时可经胸腔或切开心包行肝上腔静脉、肝下腔静脉阻断,以挽救患者的生命。切记不可在毫无准备的情况下轻易翻动肝脏,或将第二肝门处或肝后下腔静脉旁的血凝块轻易擦去。肝左静脉、肝右静脉损伤无法修补时应做相应肝叶切除。肝中静脉及第三肝门的小肝静脉破裂可给予结扎。肝动脉损伤无法修补,可给予结扎。门静脉损伤可做相应修补,如完全离断,可试行再吻合;无法修补和吻合时,行自体静脉移植,以恢复门静脉血流。

(九)损伤胆管处理

胆管损伤后可行相应修补或吻合术,并于损伤胆管内放置 T 形管,支撑胆管,并行外引流术。近来,学者多主张对损伤的胆管与空肠行 Roux-en-Y 吻合术。

(十)腹腔镜治疗

腹腔镜技术兼有诊断和治疗作用,近年来已应用于腹部闭合性损伤的诊治中,取得了较好的效果。孙志宏等报道了一例Ⅲ度肝实质破裂伤经腹腔镜行破裂修补术取得成功。腹腔镜直接窥视不仅可以明确受伤的部位、程度,还可以看到受伤的脏器是否仍在活动性出血。通常在腹腔镜下吸净积血后用冷盐水冲洗伤口,对创面渗血者用电凝止血,或用氩气束电刀止血。也可先用纱布压迫止血,然后边取纱布边凝血。对裂伤程度轻者(肝损伤Ⅰ、Ⅱ级)也可考虑行肝破裂修补术。若术中发现肝脏损伤严重、出血剧烈、血动力不稳定或处理困难或有其他需剖腹手术治疗的情况,应立即转为剖腹手术。腹腔镜检查也有许多弊端:电视腹腔镜探查术需要大量的仪器设备,术前准备时间一般较开腹手术时间长,制造气腹也需花费一定的时间,术中清除积血速度慢。对于出血迅速的严重内脏损伤或大血管伤,不能迅速、彻底地止血;大血管损伤时可导致气栓形成,膈肌损伤时可导致张力性气胸。而且术中只能观察肝脏的表面,不能用手直接触摸,也无法逐段检查肠管。

(冯　涛)

第六章

甲状腺疾病

第一节 甲状腺功能亢进症

甲状腺功能亢进症简称甲亢,也称甲状腺毒症,是指各种原因导致的甲状腺呈高功能状态,引起甲状腺激素分泌增多,造成机体各系统兴奋性提高,以代谢亢进为主要表现的临床综合征。

一、病因及发病机制

据研究证明,甲亢是在遗传基础上,由感染、精神创伤等应激因素而诱发,属于抑制性T淋巴细胞功能缺陷所导致的一种器官特异性自身免疫性疾病,与自身免疫性甲状腺炎等都属于自身免疫性甲状腺疾病。妊娠、碘化物过多、锂盐的治疗等因素也可能诱发甲亢。

(一)遗传因素

甲亢的发病与遗传显著相关,并与一定的人类白细胞抗原(HLA)类型有关,家族中有甲亢病史者的发病率明显高于非遗传病史者。该病发病与HLA二类抗原有关。中国人发病与HLA-B46明显相关。

(二)自身免疫

发生Graves病(GD)时免疫耐受、识别和调节功能减退,抗原特异或非特异性抑制性T淋巴细胞(Ts细胞)功能缺陷,机体不能控制针对自身组织的免疫反应,减弱了Ts细胞对辅助性T淋巴细胞(Th细胞)的抑制,特异B淋巴细胞在特异Th细胞辅助下,产生特异性免疫球蛋白(自身抗体)。甲状腺自身组织抗原或抗原成分主要有TSH、TSH受体、甲状腺球蛋白(Tg)、甲状腺过氧化物酶(TPO)及Na^+/I^-同向转运蛋白等。Graves病患者的血清中可检出甲状腺特异性抗体,即促甲状腺激素(TSH)受体抗体(TRAb)。TRAb分为甲状腺兴奋性抗体(TSAb)和TSH阻断性抗体(TBAb)。TSAb与TSH受体结合后,主要通过腺苷酸环化酶-cAMP和磷脂酰肌醇-Ca^{2+}两个级联反应途径产生与TSH一样的生物学效应,T_3、T_4合成和分泌增加导致Graves病。Graves病浸润性突眼主要与细胞免疫有关。血液循环中针对甲状腺滤泡上皮细胞抗原的T细胞识别球后成纤维细胞或眼外肌细胞上的抗原,浸润眶部。被激活的T细胞与局部成纤维细胞或眼肌细胞表达免疫调节蛋白,增强眶部结缔组织的自身免疫反应,刺激成纤维细胞增殖,分泌的大量糖胺聚糖聚积于球后,继之水肿。

(三)环境因素

病毒或细菌感染、应激反应、皮质醇升高、性腺激素等方面的变化,可改变或抑制辅助性 T 淋巴细胞的功能,增强免疫反应,诱发甲亢。

(四)其他

妊娠、碘化物过多、锂盐的治疗等因素可能激发 Graves 病的免疫反应。长期服用含碘药物(如胺碘酮)可引起碘蓄积,导致甲亢。

二、病理生理

当甲状腺分泌过多的甲状腺激素时,甲状腺激素可以促进磷酸化,主要通过刺激细胞膜的 Na^+-K^+-ATP 酶(即 Na^+-K^+ 泵),后者在维持细胞内外的 Na^+-K^+ 梯度的过程中需要大量能量以促进 Na^+ 的主动转移,以致 ATP 水解增多,从而促进线粒体氧化磷酸化反应,结果氧耗和产生的热量均增加。甲状腺激素的作用虽是多方面的,但主要体现在促进蛋白质的合成,促进产热作用,与儿茶酚胺具有相互促进作用,从而影响各种代谢和脏器的功能。例如,甲状腺激素能增加基础代谢率,加速多种营养物质、肌肉的消耗。甲状腺激素和儿茶酚胺的协同作用加强,使神经系统、心血管和胃肠道等脏器的兴奋性增加,导致交感神经兴奋性增加,患者出现怕热多汗、心率加快、胃肠蠕动加快及手颤和肌颤等。此外,由于甲亢的发生与自身免疫反应有关,部分患者可出现不同程度的突眼。

三、分类

(一)甲状腺性甲亢

它由甲状腺本身的病变所致的甲状腺功能亢进。有甲亢症状,血三碘甲状腺原氨酸(T_3)、甲状腺素(T_4)、游离三碘甲状腺原氨酸(FT_3)、游离甲状腺素(FT_4)水平升高,TSH 水平降低。

1.弥漫性甲状腺肿伴甲亢

弥漫性甲状腺肿伴甲亢又称 Graves 病,弥漫性甲状腺肿大伴甲状腺功能亢进,该病发生的家庭聚集现象非常明显,与同卵双胎间的关系显著一致,与人类白细胞抗原显著相关,并且感染、应激和性腺激素等变化均可成为诱因。精神因素是一个常见的诱因,强烈的突发的精神刺激可使肾上腺皮质激素水平急剧升高,改变或抑制辅助性 T 淋巴细胞的功能,增强免疫功能,发生甲亢。患者可出现典型的甲亢症状,伴有甲状腺弥漫性肿大,部分伴有突眼,患者体内的 TSH 受体抗体(TRAb)、甲状腺刺激性抗体(TSAb)阳性。

2.甲状腺自主性高功能腺瘤

原因未明,结节可呈多个或单个,起病缓慢,无突眼。甲状腺扫描呈热结节,且不受 TSH 调节,故系自主性功能亢进,结节外甲状腺组织摄碘功能因垂体分泌 TSH 功能受甲状腺激素所抑制而减弱,甚至消失。

3.多结节性甲状腺肿伴甲亢(毒性多结节性甲状腺肿)

病因不明。患者常于甲状腺呈结节性肿大多年后出现甲亢,甲状腺结节具有结构上的异质性和功能上的自主性,开始时甲状腺功能处于正常状态,随着甲状腺结节的病程延长,自主功能的程度逐渐增加,使病情从功能正常逐渐发展至功能亢进,发生甲亢。患者有甲亢症状,但部分患者的症状较轻,甲状腺超声检查显示甲状腺呈结节样改变,甲状腺扫描特点为摄碘功能呈不均匀分布,并不浓集于结节。

4.慢性淋巴细胞性甲状腺炎伴甲亢

慢性淋巴细胞性甲状腺炎伴甲亢又称桥本甲亢,其可能发病原因是在自身免疫性甲状腺炎的情况下,病变对甲状腺腺体的破坏使甲状腺激素的释放增多,同时也可能存在兴奋甲状腺的受体抗体的作用,刺激腺体组织,使甲状腺激素分泌增多。患者的甲亢症状较轻,甲状腺质地韧,血中的抗体 TgAb、TPOAb 含量升高。

5.甲状腺癌伴甲亢

因甲状腺内功能自主性病灶产生过多甲状腺激素而引起甲亢。甲状腺肿大,呈不规则性,质地硬,表面不光滑,可有结节,肿瘤有转移者可出现甲状腺周围的淋巴结肿大。甲状腺 B 超、CT及甲状腺扫描可显示肿瘤的改变,检测血甲状腺球蛋白、降钙素(CT)及 CEA 等肿瘤指标可有助于诊断。

(二)垂体性甲亢

垂体性甲亢少见,垂体瘤分泌促甲状腺激素(TSH)过多而致甲亢。血 TSH 含量升高,使T_3、T_4、FT_3、FT_4含量升高。

(三)异位 TSH 综合征

异位 TSH 综合征是因甲状腺外的肿瘤(如肺、胃、肠、胰、绒毛膜等脏器的恶性肿瘤)分泌TSH 或类 TSH 物质,而促使甲状腺分泌甲状腺激素增多。

(四)绒毛膜促性腺激素相关性甲亢

卵巢皮样肿瘤中的毒性腺瘤可致甲亢,绒毛膜促性腺激素分泌增多也可致甲亢。

(五)碘甲亢

由于各种原因摄入了过多的甲状腺激素而引起甲亢。服用含碘药物和制剂等,例如,应用胺碘酮控制心律失常,可使血中的甲状腺激素水平升高;在治疗甲亢过程中加用的甲状腺激素量过大,导致甲亢病情反复;甲状腺功能减退症患者在应用甲状腺激素治疗的过程中,服用甲状腺素时间过长未及时调整剂量或服用量过大,可致血中甲状腺激素水平升高,部分患者出现甲亢症状。

四、病理

(一)甲状腺

多呈不同程度的弥漫性肿大,病程长者可呈结节状,质地软或韧,甲状腺内血管增生、充血,滤泡增生明显,细胞核可有分裂象,高尔基器肥大,线粒体增多。

(二)浸润性突眼

浸润性突眼者的球后组织中常有脂肪浸润,纤维组织增生,黏多糖和糖胺聚糖沉积,透明质酸增多,可见淋巴细胞和浆细胞浸润。眼肌纤维增粗,肌纤维透明变性,肌细胞内黏多糖增多。

(三)胫前黏液性水肿

病变部位见黏蛋白样透明质酸沉积,伴肥大细胞、吞噬细胞和内质网粗大的成纤维细胞浸润。

(四)其他

骨骼肌、心肌可有类似眼肌的改变,久病者可有肝内脂肪浸润、坏死。少数患者可伴有骨质疏松。

五、临床表现

甲亢的临床表现可轻可重,有的表现为典型甲亢,有的为亚临床甲亢,有的甲亢患者长期得不到诊治,待发生甲状腺危象后才急症入院。甲亢多见于女性,发病的男、女患者之比为 1:(4~6),以 20~40 岁为多,但儿童及老年人均可发病。

(一)症状

典型的表现为甲状腺毒症表现以及各系统代谢亢进的表现。

1.高代谢综合征

典型的甲亢症状为高代谢综合征,甲状腺激素分泌增多导致交感神经兴奋性增强、新陈代谢亢进,患者乏力、怕热多汗,尤其在夏季,重症患者会大汗淋漓。患者经常有饥饿感,进食多,体重反而减轻。

2.精神神经系统

患者烦躁易怒,有的出现性情改变,记忆力减退,睡眠差,失眠多梦,还可出现手颤或肌颤。

3.心血管系统

甲亢时高水平的甲状腺激素使患者出现心动过速、心悸气短、血压升高、头晕、胸闷等,剧烈活动后症状明显。

4.消化系统

由于肠蠕动加快,患者出现大便次数增加、稀便,严重者出现腹泻、黄疸、肝功能损害。有的患者既往便秘,患甲亢后便秘消失,大便每天 1 次,这也是大便次数增多的表现,应注意鉴别。

5.肌肉骨骼系统

主要表现为甲状腺毒症周期性瘫痪,好发于 20~40 岁的亚洲男性甲亢患者,也可能为甲亢首发的明显的症状,患者以此就诊而被诊断甲亢。患者有低钾血症,主要累及下肢,出现肌无力,多在清晨起床时不能站立、跌倒,双下肢瘫痪,几十分钟至几小时后可恢复;有的反复发作。甲亢时少数患者还可出现甲亢性肌病、重症肌无力、胫前黏液性水肿,属于自身免疫性疾病。

6.生殖系统

女性患者常有月经减少或闭经,有的到妇产科就诊而发现甲亢;男性常有阳痿。

7.造血系统

循环血中淋巴细胞比例增加,白细胞总数及粒细胞降低;偶尔血小板计数减少。

(二)体征

查体可见皮肤温暖潮湿,少数患者出现低热。收缩压可升高,脉压增大,出现颈动脉搏动、水冲脉等周围血管征。可有手颤或舌颤,病情重者出现全身肌颤。部分患者有不同程度的甲状腺肿大及突眼。

1.眼征

部分患者出现突眼,出现上眼睑挛缩,睑裂增宽,眼球运动异常。当突眼度<19 mm 者为非浸润性突眼,突眼度>19 mm 者为浸润性突眼。并可出现不同程度的眼征。

(1)Stellwag 征:瞬目减少,两眼炯炯发亮。

(2)Von Graefe 征:双眼向下看时,由于上眼睑不能随眼球下落,呈现白色巩膜。

(3)Joffroy 征:眼球向上看时,前额皮肤不能皱起。

(4)Mobius 征:双眼看近物时,眼球辐辏不良。

突眼严重者可出现眼内异物感、胀痛,畏光流泪,睡眠时眼睑不能闭合,导致角膜炎、复视、斜视等。

2.甲状腺肿

多数患者有不同程度的甲状腺肿大,尤其是年轻患者的甲状腺多呈弥漫性、对称性肿大,质地软,无压痛;久病者的甲状腺质地较韧,还可出现结节。桥本甲亢者的甲状腺质地韧;甲状腺癌患者的甲状腺质地硬,且伴有结节,边缘不规整,甲状腺周围可触及肿大的淋巴结。明显甲亢患者的甲状腺左、右叶上、下极可触及震颤,闻及血管杂音。

3.心脏体征

甲亢时心率快,第一心音亢进,少数患者(尤其是老年患者)可出现房性心律失常或心房颤动。久病患者可出现心浊音界扩大,心尖区闻及收缩期杂音。

4.其他体征

有肠鸣音活跃或亢进;少数患者有胫前黏液性水肿,双侧胫骨前皮肤呈非凹陷性水肿,皮肤增粗、增厚。有肌病者出现肌无力、肌腱反射减弱。

六、实验室检查

(一)甲状腺功能的测定

1.总甲状腺激素测定

总甲状腺激素(TT_3、TT_4)仅能代表血中的总甲状腺激素水平,受甲状腺素结合球蛋白(TBG)的影响,在典型甲亢时可明显升高;在亚临床甲亢时可以表现为升高不明显。临床存在影响 TBG 的因素(如妊娠,服用雌激素,有肝病、肾病、低蛋白血症,使用糖皮质激素)时,应测定游离甲状腺激素。

2.游离甲状腺激素测定

游离甲状腺激素(FT_3、FT_4)不受 TBG 影响,较 TT_3、TT_4测定能更准确地反映甲状腺的功能状态,是诊断甲亢的敏感指标。其在甲亢时明显升高,在亚临床甲亢时可有轻度升高,或在正常高限。

3.反 T_3测定

反 T_3($r-T_3$)是 T_4在外周组织的降解产物,其浓度与 T_3、T_4浓度维持一定比例,尤其与 T_4浓度一致,是反映甲状腺功能的一项指标。在甲亢及复发的早期,仅有 $r-T_3$的升高。

(二)超敏 TSH(sTSH)的测定

超敏 TSH 测定采用免疫放射分析法(IRMA)。甲亢时 sTSH 降低。采用免疫放射分析法测定 TSH 优于放射免疫法,其灵敏度为 $0.1\sim0.2$ mU/L,能测定出低于正常的值。近年来,采用免疫化学发光法(ICMA)测定,其灵敏度更高,sTSH 成为筛查甲状腺性甲亢的一线指标,甲状腺性甲亢时 TSH 水平通常低于 0.1 mU/L,由于其灵敏度高,在甲状腺激素水平正常或在正常高限时,TSH 水平已经有改变,sTSH 是诊断甲状腺性甲亢、亚临床甲亢的敏感指标。但是在垂体性甲亢时不降低或升高。

(三)甲状腺自身抗体的测定

促甲状腺激素受体抗体(TRAb)包括甲状腺刺激抗体(TSAb)和甲状腺刺激阻断抗体(TSBAb)。

1.TRAb

应用放射受体法测定,是鉴别甲亢病因、诊断 Graves 病的指标之一。因 TRAb 中包括 TSAb 和 TSBAb 两种抗体,而检测到的 TRAb 仅能有针对地反映 TSH 受体的自身抗体的存在,不能反映这种抗体的功能。但是当 Graves 病患者 TSAb 水平升高时,TRAb 水平也升高。

2.TSAb

TSAb 是 Graves 病的致病性抗体,该抗体阳性提示甲亢的病因是 Graves 病,是诊断 Graves 病的重要指标之一。发生 Graves 病时 TSAb 水平升高,反映了这种抗体不仅与 TSH 受体结合,还产生了对甲状腺细胞的刺激功能。阳性率在 $80\%\sim100\%$,对 Graves 病,尤其是早期甲亢有诊断意义;并且对判断病情活动、是否复发有意义,是甲亢治疗后停药的重要指标。TSAb 可以通过胎盘导致新生儿甲亢,所以对新生儿甲亢有预测作用。

(四)甲状腺球蛋白抗体(TgAb)和甲状腺过氧化物酶抗体(TPOAb)的测定

这两种抗体升高提示为自身免疫性甲状腺病。在桥该病时此抗体升高。甲亢患者这两种抗体升高时,提示桥本甲亢。如此抗体长期持续阳性,提示患者有进展为自身免疫性甲减的可能。

(五)甲状腺球蛋白和降钙素的测定

对于甲亢患者合并有甲状腺结节者,甲状腺 B 超疑有甲状腺结节恶变,需测定这些抗体,其水平升高提示甲状腺结节有恶变的可能,需进一步检查。在甲状腺癌术后的患者甲状腺球蛋白水平升高,提示有肿瘤复发的可能;血降钙素水平升高提示应排除甲状腺髓样癌。

(六)甲状腺摄碘率的测定

这项检查是诊断甲亢的传统方法。甲亢时甲状腺摄碘率升高,且高峰前移,3 h 甲状腺摄碘率$>25\%$,24 h 该指标$>45\%$。测定甲状腺摄碘率时应禁食含碘的食物和药物,孕妇和哺乳期妇女禁用此检查。目前由于甲状腺激素及 sTSH 测定的开展,大多数甲亢患者不需再测定甲状腺摄碘率,但是在诊断亚急性甲状腺炎时甲状腺摄碘率的测定具有重要的诊断意义。亚急性甲状腺炎伴甲亢时甲状腺激素水平升高但甲状腺摄碘率降低,是诊断亚急性甲状腺炎的特征性指标。

(七)甲状腺超声检查

这项检查可明确甲状腺肿大的性质,是弥漫性肿大,还是结节性肿大,还可明确甲状腺内有无肿瘤、出血、囊肿等情况。

(八)甲状腺核素静态显像

对甲状腺肿大呈多结节性或呈单结节者,或甲状腺有压痛疑诊为甲状腺炎等情况者,可进行甲状腺核素静态显像,明确甲状腺结节为凉结节还是热结节,对高功能腺瘤的诊断有帮助。根据甲状腺摄取锝的情况,还可判断是否有桥本甲状腺炎、亚急性甲状腺炎的可能。甲状腺核素静态显像有助于胸骨后甲状腺肿的诊断,还对甲状腺结节的性质有一定的诊断价值。

(九)甲状腺 CT 或 MRI 检查

其有助于甲状腺肿、异位甲状腺、甲状腺结节和甲状腺癌的诊断;还可明确突眼的原因、球后病变的性质,评估眼外肌受累的情况。

(十)血常规检查

周围血循环中淋巴细胞绝对值和百分比及单核细胞增多,但白细胞总数偏低。血小板寿命较短,可显示轻度贫血。

(十一)血生化检查

甲亢时可有血糖水平的轻度升高,有的患者处于糖耐量异常阶段;少数患者出现低血钾、肝功能异常及电解质紊乱。

七、诊断和鉴别诊断

(一)诊断

对典型病例经详细询问病史,依靠临床表现即可拟诊。不典型病例、小儿、老人及亚临床甲亢患者的症状往往不明显,他们易被漏诊或误诊。

1.临床甲亢的诊断

具有以下表现时,应考虑诊断为甲亢。

(1)具有高代谢的症状,并具有相关的体征,如体重减轻、乏力、怕热出汗、低热、大便次数增多、手抖和肌颤、心动过速等。

(2)甲状腺呈不同程度的肿大,部分患者伴有甲状腺结节,少数患者无甲状腺肿大。

(3)甲状腺功能测定显示 T_3、T_4、FT_3、FT_4、$r-T_3$ 水平升高。甲状腺性甲亢时 TSH 水平降低(一般低于 0.1 mU/L);下丘脑、垂体性甲亢时 TSH 水平升高。

2.Graves 病的诊断标准

(1)有临床甲亢的症状和体征。

(2)甲状腺呈弥漫性肿大,少数病例可无甲状腺肿大。

(3)测定甲状腺激素水平升高,TSH 水平降低。

(4)部分患者有不同程度的眼球突出和浸润性眼征。

(5)部分患者有胫前黏液性水肿。

(6)甲状腺 TSH 受体抗体(TRAb 或 TSAb)阳性。

以上标准中,前 3 项为诊断必备条件,后 3 项为诊断辅助条件。

3.其他类型甲亢

除了有甲亢的临床表现和甲状腺激素升高外,各种类型的甲亢具有其特点。

(1)桥本甲亢:甲状腺质地韧,TgAb、TPOAb 水平可明显升高。也有少数桥本甲状腺炎患者在早期因炎症破坏甲状腺滤泡,甲状腺激素漏出而呈一过性甲亢,可称为桥本假性甲亢或桥本一过性甲状腺毒症。此类患者虽然有甲亢的症状,TT_3、TT_4 水平升高,但是甲状腺摄碘率降低,甲亢症状通常在短期内消失,甲状腺穿刺活检呈典型的桥本甲状腺炎的病理改变。

(2)高功能腺瘤:触诊发现甲状腺的单一结节,甲状腺核素静态显像有显著特征,显示热结节。

(3)结节性甲状腺肿伴甲亢:甲状腺肿大伴多结节,也可以表现为 T_3 型甲亢,如果具有有功能的结节,甲状腺核素静态显像可呈热结节,周围和对侧甲状腺组织受抑制或者不显像。

(4)甲状腺癌伴甲亢:甲状腺质地韧,偏硬,可触及单一结节或多结节,且与周围组织有粘连,或伴有周围及颈部淋巴结肿大。有的血降钙素水平升高,提示有甲状腺髓样癌的可能。甲状腺针吸活检有助于明确诊断。

对甲亢症状不典型或根据甲状腺功能结果不能确诊者,可做 TRH 兴奋试验:静脉应用 TRH 200 μg 后,TSH 不受 TRH 兴奋,提示为甲状腺性甲亢;还可做 T_3 抑制试验:试验前先测定甲状腺摄碘率,然后让患者服 T_3 片 20 μg,每天 3 次,共 7 d,服药后的甲状腺摄碘率较服药前降低 50％以下考虑甲亢,高于 50％,可排除甲亢。

(二)鉴别诊断

1.甲状腺炎伴甲亢

(1)亚急性甲状腺炎伴甲亢:在病毒等感染后发生了甲状腺炎,使甲状腺滤泡破坏,释放出甲状腺激素,出现一过性甲亢。患者出现发热、咽痛等上呼吸道感染的症状,甲状腺疼痛伴有局部压痛,甲状腺功能可增强,但甲状腺摄碘率降低,这是亚急性甲状腺炎伴甲亢的一个典型表现。在甲状腺毒症期过后可有一过性甲减,然后甲状腺功能逐渐恢复正常。

(2)安静型甲状腺炎:是自身免疫性甲状腺炎的一个亚型,甲状腺肿大不伴疼痛,大部分患者要经历一个由甲状腺毒症至甲减的过程,然后甲状腺功能恢复正常。

2.服用过多甲状腺激素所致甲亢

患者有服用过多甲状腺激素的病史,甲状腺可无肿大,甲状腺激素水平升高。通过测定甲状腺球蛋白可进行鉴别,外源甲状腺激素引起的甲状腺毒症患者的甲状腺球蛋白水平很低或测不出,而发生甲状腺炎时甲状腺球蛋白水平明显升高。

3.神经症

此症患者多有精神受刺激史,睡眠差,多梦,重者失眠,可有精神障碍。长期睡眠少、食欲缺乏,可引起消化不良、体重减轻、消瘦,易混淆这些表现与甲亢的症状,应及时检测甲状腺功能以明确诊断。

4.嗜铬细胞瘤

由于肿瘤分泌的肾上腺素、去甲肾上腺素增多,引起高代谢综合征(如出汗、手抖、消瘦、乏力),还可出现心动过速、神经精神症状,有时酷似甲亢,但嗜铬细胞瘤的主要表现为高血压,血压可呈阵发性升高,或呈持续性高血压阵发性加重,而无甲状腺肿及突眼。甲状腺功能正常,血和尿儿茶酚胺水平升高,肾上腺影像学检查可以显示肾上腺肿瘤,以此可进行鉴别。

5.症状的鉴别

(1)消瘦:引起消瘦的原因很多,如恶性肿瘤、结核病、糖尿病、嗜铬细胞瘤,应鉴别。

(2)低热:常见的伴有低热的疾病有结核病、恶性肿瘤晚期、风湿病、慢性感染等。

(3)腹泻:常见于溃疡性结肠炎、慢性肠炎、肠道激惹综合征等疾病。

(4)心律失常:应鉴别其与冠心病、风湿性心脏病、高血压性心脏病、心肌病、肺心病等。

6.体征的鉴别

(1)脉压增大:应与鉴别其高血压、主动脉瓣关闭不全、贫血等鉴别。

(2)突眼:单侧突眼,应排除眶内肿瘤;双侧突眼应与肺心病等疾病区别。

(3)甲状腺肿:应鉴别其与单纯性甲状腺肿、结节性甲状腺肿、桥本甲状腺炎、甲状腺肿瘤等。

八、治疗

治疗包括一般治疗、抗甲状腺药物及辅助药物治疗、放射性^{131}I治疗及手术治疗。应根据患者的具体情况,选用适当的治疗方案。

(一)一般治疗

患者应适当休息。饮食要补充足够热量和营养,包括糖、蛋白质和 B 族维生素等。对精神紧张、不安或失眠者,可给予安定类镇静剂。患者禁食含碘食物,如海带、紫菜。

(二)药物治疗

1.抗甲状腺药物的治疗

(1)适应证:①病情轻、甲状腺轻中度肿大的甲亢患者;②年龄在 20 岁以下,妇女处于妊娠期,患者年迈体弱或合并严重心、肝、肾等疾病而不宜手术;③治疗重症甲亢、甲状腺危象;④做甲亢的术前准备;⑤甲状腺次全切除后复发而不宜用^{131}I 治疗;⑥作为放射性^{131}I 治疗前的辅助治疗;⑦经放射性^{131}I 治疗后甲亢复发。

(2)常用药物有以下几种。①硫脲类:甲硫氧嘧啶(MTU)及丙硫氧嘧啶(PTU);②咪唑类:甲巯咪唑(MM)、卡比马唑(CMZ)。这些抗甲状腺药物都能抑制甲状腺素的合成,抑制甲状腺过氧化物酶活性,抑制碘化物形成活性碘,影响酪氨酸残基碘化,抑制碘化酪氨酸耦联形成碘甲状腺原氨酸;抗甲状腺药物还可抑制免疫球蛋白的生成,使甲状腺中淋巴细胞减少,TSAb 水平下降。PTU 还在外周组织抑制脱碘酶从而阻抑 T_4 向 T_3 的转换,所以在发生重症甲亢及甲状腺危象时为首选。

(3)剂量与疗程:长程治疗分初治期、减量期及维持期,按病情轻重决定剂量。

初治期:MTU 或 PTU 300～450 mg/d 或 MM、CMZ 30～40 mg/d,分 2～3 次口服,妊娠期甲亢患者以选择 PTU 为宜。服药至症状减轻后酌情减量至常规剂量。初治期治疗至症状缓解或 T_3、T_4、FT_3、FT_4、$r-T_3$ 水平恢复正常或接近正常时即可减量,进入减量期。

减量期:根据病情及症状控制情况每 2～4 周减量 1 次。对 MTU 或 PTU 每次减 50～100 mg,对 MM 或 CMZ 每次减 5～10 mg。待症状完全消除,体征明显好转后根据甲状腺激素水平调整用药剂量,逐渐减量至最小维持量。

维持量期:经逐渐减少药物剂量后,患者的病情比较稳定,服用较长时间药物对剂量的调整很小,此时则进入维持量期,MTU 或 PTU 50～100 mg/d,MM 或 CMZ 5～10 mg/d,如此治疗至甲状腺功能较长期稳定在正常水平,以至停药。

疗程中除非有较严重反应,一般不宜中断,并定期随访。

(4)不良反应及处理。

粒细胞计数减少:是常见的不良反应,发生率较高,所以在治疗过程中应经常检测血常规,如白细胞计数低于 $3.0\times10^9/L$ 或中性粒计数细胞低于 $1.5\times10^9/L$ 则应考虑停药,并应加强观察,试用升白细胞药物(如维生素 B_4、鲨肝醇、利血生),必要时给予泼尼松 30 mg/d,口服。粒细胞缺乏伴发热、咽痛、皮疹时,须即停药抢救,应用重组人粒细胞集落刺激因子(GRAN),使白细胞上升后再继续用药或改用另一种抗甲状腺药物,或改用其他治疗方案。

药疹:较常见,可用抗组胺药控制,不必停药,但应严密观察,如皮疹加重,则应立即停药,以免发生剥脱性皮炎。

中毒性肝病:其发生率为 0.1%～0.2%,多在用药后 3 周左右发生,表现为变态反应性肝炎,转氨酶水平升高。应鉴别用药所致的肝功能损害与甲亢本身所致的转氨酶水平升高,所以在应用抗甲状腺药物前应先检测肝功能,以区别肝功能损害是否为抗甲状腺药物所致。还有罕见的 MM 导致的胆汁淤积性肝病,在停药后可逐渐恢复正常。如出现重症肝炎,应立即停药抢救。

血管炎:罕见,由抗甲状腺药物引起的药物性狼疮,抗中性粒细胞胞浆抗体(ANCA)阳性。血管炎多见于中年女性患者,表现为急性肾功能异常、关节炎、皮肤溃疡、血管炎性皮疹等。停药后多数患者可恢复,少数严重病例需要应用大剂量糖皮质激素、免疫抑制剂或血液透析治疗。

(5)停药的指征:甲亢经用药物治疗完全缓解后何时停药,应考虑以下指标,包括甲亢的症状消失、突眼、甲状腺肿等体征得到缓解,甲状腺功能已多次正常,T_3、T_4、FT_3、FT_4、r-T_3 水平等长期稳定在正常范围,sTSH 水平恢复至正常且稳定,TSAb 水平下降至正常。

(6)甲亢复发:主要指甲亢经药物治疗后病情完全缓解,在停药后又复发。复发主要发生在停药后的第 1~2 年,3 年后复发率降低。甲亢复发后要寻找复发的诱因,以控制诱因,并可继续药物治疗。对药物治疗有不良反应者或不能坚持服药者,应考虑改用放射性 ^{131}I 治疗或手术等其他治疗。

达到以上指标后再停药,停药后复发率小。

2.其他药物治疗

(1)碘剂:能抑制甲状腺激素从甲状腺释放,能减少甲状腺充血,但作用属于暂时性的。于给药后 2~3 周症状逐渐减轻,但以后又可使甲亢症状加重,并影响抗甲状腺药物的疗效。所以碘剂仅适用于:①甲状腺手术前的准备;②甲状腺危象的治疗;③甲亢患者接受急诊外科手术。碘剂通常与抗甲状腺药物同时应用。控制甲亢的碘剂量大约为 6 mg/d;或复方碘溶液(Lugol 液)3~5 滴口服,每天 3 次。

(2)普萘洛尔:不仅作为 β 受体阻滞剂用于甲亢初治期(每次 10~20 mg,每天 3~4 次),还有阻抑 T_4 转换成 T_3 的作用,近期改善症状疗效显著。此药可与碘剂等合用于术前准备,也可用于 ^{131}I 治疗前、后及甲状腺危象时。哮喘患者禁用,可用阿替洛尔、美托洛尔。

(3)碳酸锂:可以抑制甲状腺激素分泌,但是与碘剂不同,不干扰甲状腺对放射性碘的摄取,主要用于对抗甲状腺药物和碘剂均过敏者,由于不良反应大,仅适于临时、短期应用以控制甲亢。300~500 mg,每 8 h1 次。

(4)促进白细胞增生药:主要用于白细胞计数减少的甲亢患者。常用的有以下几种。①维生素 B_4:是核酸的组成成分,参与 RNA 和 DNA 的合成,能促进白细胞的增生。口服每次 10~20 mg,每天 3 次。②鲨肝醇:有促进白细胞增生及抗放射作用,口服每次 50 mg,每天 3 次。③利血生:为半胱氨酸的衍生物,能促进骨髓内粒细胞的生长和成熟,刺激白细胞及血小板增生,每次 20 mg 口服,每天 3 次。④重组人粒细胞集落刺激因子:主要刺激粒细胞系造血祖细胞的增殖、分化、成熟与释放,作用迅速,一般用于白细胞计数少于 3.0×10^9/L 时,此时应停用抗甲状腺药物,每天 75 μg,皮下注射,有变态反应者禁用。用促进白细胞增生药应定期监测血常规。

(5)甲状腺激素:甲亢治疗过程中加用甲状腺素主要为预防药物性甲减,甲状腺素可反馈抑制 TSH 的分泌,防止甲状腺肿大和突眼,一般在抗甲状腺药物减量阶段应用。治疗中如症状缓解而甲状腺肿或突眼反而加重,可对抗甲状腺药物酌情减量,并可加用甲状腺片 40~60 mg/d 或 L-T_4 12.5~50 μg/d,以后根据患者的具体病情决定抗甲状腺药物和甲状腺素的剂量。有的患者在加用甲状腺素后突眼和甲状腺肿得到缓解,而有些患者则在甲状腺素的用量过大后会心悸、出汗、甲亢症状加重等,此时需停用甲状腺素,调整抗甲状腺药物剂量。

(三)放射性 ^{131}I 治疗

放射性 ^{131}I 能被甲状腺高度摄取,^{131}I 释放出 β 射线对甲状腺有毁损效应,使甲状腺滤泡上皮破坏而减少甲状腺素的分泌,同时还可抑制甲状腺内淋巴细胞的抗体生成,达到治疗甲亢的目的。

1.适应证

(1)成人 Graves 甲亢伴甲状腺肿大 Ⅱ 度以上。

(2)应用抗甲状腺药治疗失败或复发或对药物过敏。

(3)甲亢手术治疗后复发。

(4)甲亢伴有甲亢性心脏病或伴其他病因的心脏病。

(5)甲亢合并白细胞计数减少或全血细胞计数减少。

(6)老年甲亢。

(7)甲亢合并糖尿病。

(8)毒性多结节性甲状腺肿。

(9)自主功能性甲状腺结节合并甲亢。

2.相对适应证

(1)青少年和儿童甲亢,应用抗甲状腺药物治疗失败或复发,而不适宜手术。

(2)甲亢合并肝、肾等脏器功能损害。

(3)甲亢患者处于轻度和稳定期,有中度浸润性突眼。

3.禁忌证

妊娠及哺乳期妇女禁用,有严重心、肝、肾衰竭,患肺结核,重症浸润性突眼及甲状腺危象等患者禁用。

4.放射性^{131}I治疗的并发症

主要的并发症为甲减,早期由腺体破坏导致,后期由自身免疫反应导致。一般在治疗后第1年的发生率为$4\%\sim5\%$,以后每年递增$1\%\sim2\%$。另外,可有放射性甲状腺炎等并发症。

5.注意事项

对青少年甲亢患者在初治甲亢时,尽量不首先选用放射性^{131}I治疗,防止导致永久性甲减。

由于采用放射性^{131}I治疗较采用药物治疗简单、方便,减少了长期服药的麻烦,近年来采用放射性^{131}I治疗的患者明显增多,治疗较安全,疗效明显。重症甲亢患者在行放射性^{131}I治疗前需用抗甲状腺药物治疗,控制甲亢,防止在放射性^{131}I治疗未显效前发生甲状腺危象。

(四)手术治疗

实行甲状腺次全切除术可使甲亢的治愈率达到70%左右。

1.适应证

(1)中、重度甲亢,长期服药效果不佳。

(2)停药后复发,或不能坚持长期服药,甲状腺明显肿大。

(3)甲状腺巨大有压迫症状。

(4)胸骨后甲状腺肿伴甲亢。

(5)多结节性甲状腺肿伴甲亢。

(6)疑似与甲状腺癌并存。

(7)儿童、青少年甲亢应用抗甲状腺药物治疗失败或效果差。

2.禁忌证

Graves病患者伴有重症突眼,严重心、肝、肾衰竭,不能耐受手术,处于妊娠早期及晚期以及轻症患者禁忌手术治疗。

3.术前准备

进行手术前必须用抗甲状腺药物充分治疗至症状控制,心率在80次/分钟左右,T_3、T_4、FT_3、FT_4、r-T_3水平在正常范围。手术前2周开始加服复方碘溶液,每次$3\sim5$滴,每天$1\sim3$次,术前$1\sim2$ d停药。

4.手术治疗的并发症

(1)永久性甲减:由手术损伤、Graves病本身的自身免疫性损伤所致。

(2)甲状旁腺功能减退:手术中甲状旁腺部分损伤或供应血管损伤可导致一过性甲状旁腺功能减退,以后可逐渐恢复;如为甲状旁腺误切或大部分损伤,则可导致永久性甲状旁腺功能减退。

(3)喉返神经损伤:单侧损伤表现为发音困难、声音嘶哑;双侧损伤可出现气道阻塞,需要紧急处理。

(4)手术创口出血、感染。

(5)甲状腺危象:多由术前准备不充分所致。术后短时间内出现甲亢症状加重,还可出现肺水肿、心功能不全、休克等,需立即抢救。

(赵光兵)

第二节　急性甲状腺炎

急性甲状腺炎是甲状腺发生的急性化脓性感染,它是由细菌或真菌感染所致,细菌或真菌经血液循环、淋巴道或邻近化脓病变蔓延,侵犯甲状腺,引起急性化脓性炎症,使甲状腺组织发生变性、渗出、坏死、增生等炎症病理改变而导致一系列临床病征。由于甲状腺血运极为丰富,淋巴回流良好,有完整的包膜,且甲状腺组织内碘浓度高,故其抗感染力强,因而受感染形成甲状腺炎的概率不高。

一、病因

常见的病原菌为金黄葡萄球菌、溶血性链球菌、肺炎链球菌、革兰氏阴性菌等。细菌可经血道、淋巴道、邻近组织器官感染蔓延或穿刺操作进入甲状腺。大部分病例继发于上呼吸道、口腔或颈部软组织化脓性感染的直接扩散,如急性咽炎、化脓性扁桃体炎。少部分病例继发于败血症或颈部开放性创伤。营养不良的婴儿、糖尿病患者、身体虚弱的老人或免疫缺陷的患者易发。梨状窝瘘是引起儿童急性甲状腺炎的主要原因。Walfish等报道1例癌性食管-甲状腺瘘并甲状腺需氧菌和厌氧菌混合感染的甲状腺炎。病毒感染非常罕见,但已有数例获得性免疫缺陷综合征(AIDS)患者患甲状腺巨细胞病毒感染的报道。

二、病理

(一)肉眼所见

甲状腺呈弥漫性或局限性肿大,如发病前甲状腺正常,多呈弥漫型;如原有甲状腺腺瘤或结节,则多为局限型。炎症可累及单侧甲状腺或双侧甲状腺,有的仅限于峡部。炎症的后期可表现局部脓肿。

(二)镜检

典型的急性甲状腺炎的组织学变化是在甲状腺内有大量中性粒细胞浸润及组织坏死,呈急性化脓性炎或非化脓性炎改变,化脓性炎常见微脓肿形成,甲状腺滤泡破坏,血管扩张充血,有时可见细菌菌落。

三、临床表现

急性甲状腺炎多见于中年女性。发病前1～2周多有咽痛、鼻塞、头痛、全身酸痛等上呼吸道感染史。

(一)症状

突然发病,患者出现寒战高热、出汗及全身不适,甲状腺疼痛,疼痛可波及耳后、枕部,颈部后伸、吞咽时甲状腺疼痛加剧,疼痛可向两颊、两耳或枕部放射,若化脓则出现胀痛、跳痛。严重者可有声嘶、气促、吞咽困难等,并有邻近器官或组织感染的征象。

(二)体征

体温可为38 ℃～39 ℃或高于39 ℃,有急性病容,甲状腺肿大并出现局部肿块,局部皮肤发红、发热,甲状腺区有明显触痛,呈现红肿热痛的典型的炎症表现。成脓后局部可出现波动感。少数病例可出现搏动性肿物。患者可有心动过速等。

(三)急性甲状腺炎的并发症

该并发症较为罕见。

1.甲状腺功能减退

腺体组织的坏死和脓肿形成可引起甲状腺功能减退。主要因感染导致腺体的破坏,临床可出现暂时性甲状腺功能减退。

2.脓肿压迫症

甲状腺脓肿压迫神经和气管,可出现声带麻痹、气管阻塞、局部交感神经功能紊乱等表现。

3.感染局部蔓延

甲状腺脓肿破裂向周围组织和器官(如前纵隔、气管及食管)穿破及扩散,可引致颈内静脉血栓形成和气管穿孔等。

4.感染全身扩散

感染经血路全身扩散,患者可并发肺炎、纵隔炎、心包炎、脓毒血症等。若延误治疗常可导致死亡。

5.急性甲状腺炎复发

在复发性急性甲状腺炎中,80%是因为持续存在梨状窦-甲状腺瘘,其中的92%发生在甲状腺左叶,6%发生在右叶,2%发生在双侧甲状腺。

四、相关辅助检查

(一)实验室检查

1.血常规

周围血白细胞计数和中性粒细胞计数升高。

2.血沉及C反应蛋白

血沉加快,C反应蛋白增多。

3.甲状腺的功能检查

细菌感染的急性甲状腺炎患者的甲状腺功能大都正常;但在真菌感染的病例中,甲状腺功能大多偏低,而分枝杆菌感染患者的甲状腺激素水平常偏高。

4.细菌学检查

做甲状腺局部穿刺,抽吸脓液,对脓液进行细菌培养、革兰氏染色有助于确定感染细菌;做药物敏感试验有助于抗菌药物的选择。

(二)甲状腺扫描

90%以上的细菌感染患者和78%的分枝杆菌感染的患者,可发现凉结节或冷结节。有甲状腺包块的部位呈放射性分布缺损。

(三)甲状腺 B 超检查

可发现甲状腺单叶肿胀或脓肿形成。

(四)影像学检查

1.X 线检查

可了解气管偏移或受压情况,有时可发现甲状腺及甲状腺周围组织中由产气杆菌产生的游离气体。

2.CT 或 MRI 检查

有助于纵隔脓肿的诊断。

五、治疗

对于急性甲状腺炎患者,由于有感染、高热、甲状腺局部的红、肿、热、痛,治疗以控制感染为主,并给予甲状腺局部对症处理,补足液体和能量。

(一)抗菌药物应用

在甲状腺局部穿刺,抽吸脓液,对脓液做细菌培养及药敏试验未出结果前,宜选用广谱抗生素。通常针对链球菌和金黄色葡萄球菌感染选用抗生素。病情轻者可采用口服耐青霉素酶的抗生素,如氯唑西林、双氯西林或联合青霉素及 β 内酰胺酶抑制剂。但是大多数患者有高热及甲状腺局部的红、肿、热、痛,症状较重,应采用静脉给药。常用青霉素类、第二代头孢菌素类;对青霉素过敏者,可选用大环内酯类药物或氯霉素,有效抗生素的使用至少持续 14 d。如果伴有血行感染,有败血症、脓毒血症,宜联合应用两种抗菌药物,如联用红霉素或阿奇霉素与第三代头孢菌素。对于病情重者,要结合细菌培养和药敏结果选择抗菌药物,及时、有效地控制感染,防止炎症进一步发展和脓肿形成,防止病情恶化。

(二)局部处理

早期宜用冷敷,晚期宜用热敷。有脓肿形成时应早期行切开引流;或行 B 型超声或 CT 检查,可发现局部脓肿,或发现游离气体时,需切开引流,以免脓肿破入气管、食管、纵隔内。如有广泛组织坏死或持续不愈的感染,应行甲状腺切除手术,清除坏死组织,敞开伤口。

(三)营养支持疗法

对于患感染性疾病有高热者,应补足液体量,输入葡萄糖盐水等液体。甲状腺疼痛,可能影响患者的进食。如果通过进食不能达到患者每天所需的热量,可以经静脉补充能量。

(四)甲状腺激素替代治疗

在发生严重、广泛的急性甲状腺炎,或组织坏死导致暂时性或长期性甲减时,应行甲状腺激素替代治疗。例如,L-T_4每天 25~50 μg,口服,根据甲状腺功能调整用量。

六、预后

该病的预后良好,可以自然缓解。一些患者在病情缓解后,数月内还可能再次或多次复发,反复发作虽不常见，而在临床上可能遇到，但最终甲状腺功能会正常。然而，甲状腺局部不适可持续存在几个月。通常，在病后数周或数月以后，大多数患者的甲状腺功能指标均恢复正常，而滤泡贮碘功能的恢复却很慢，可以长至临床完全缓解以后的 1 年以上。永久性甲状腺功能减退的发生率不到 10%，极少数病例可发展为慢性淋巴细胞性甲状腺炎或毒性弥漫性甲状腺肿。

（赵光兵）

第三节　亚急性甲状腺炎

亚急性甲状腺炎又称为亚急性肉芽肿性甲状腺炎、非感染性甲状腺炎、巨细胞甲状腺炎、移行性甲状腺炎、De Quervain 甲状腺炎等。1904 年，De Quervain 首先报道该病。该病可因季节或病毒流行而有人群发病的特点。该病呈自限性，是最常见的甲状腺疼痛疾病。

一、病因与发病机制

其病因尚未完全阐明，学者一般认为和病毒感染有关。该病多见于基因为 HLA-BW35 的妇女。发病前 1～3 周患者常有上呼吸道感染史，发病常随季节变动，并且具有一定的流行性。患者血中有病毒抗体(抗体的效价高度和病期相一致)，最常见的是柯萨奇病毒抗体，其次是腺病毒抗体、流感病毒抗体、腮腺病毒抗体等。虽然已有报道，从亚急性甲状腺炎患者的甲状腺组织中分离出腮腺炎病毒，但亚急性甲状腺炎的原因是病毒的确实证据尚未找到。另外，中国人、日本人的亚急性甲状腺炎与 HLA-BW35 有关联，提示对病毒的易感性具有遗传因素，但也有患者与上述 HLA-BW35 无关。

有人认为该病属于自身免疫性疾病，因为有报道发现在 35.1%～42.0% 的亚急性甲状腺炎患者的血液循环中存在 TSH 受体抗体及甲状腺过氧化物酶抗体(TPOAb)和甲状腺球蛋白抗体(TgAb)，这些为多克隆抗体，很可能继发于病毒感染致甲状腺滤泡破坏后的抗原释放。

二、病理改变

甲状腺通常为双侧肿大，但是不对称，质地较实。切面仍可见到透明的胶质，其中有散在的灰色病灶。显微镜下见病变甲状腺腺泡为肉芽肿组织替代，其中大量慢性炎症细胞、组织细胞和吞噬胶性颗粒的巨细胞形成，病变与结核结节相似，故有肉芽肿性或巨细胞性甲状腺炎之称。

肉眼观：甲状腺呈不均匀结节状轻-中度增大，质实，呈橡皮样。切面病变呈灰白或淡黄色，可见坏死或瘢痕，常与周围组织有粘连。

光镜下：病变呈灶性分布，范围大小不一，发展不一致，部分滤泡被破坏，胶质外溢，引起类似结核结节的肉芽肿形成，并有多量的中性粒细胞及不等量的嗜酸性粒细胞、淋巴细胞和浆细胞浸润，可形成微小脓肿，伴异物巨细胞反应，但无干酪样坏死。愈复期巨噬细胞消失，滤泡上皮细胞再生，间质纤维化，瘢痕形成。

三、临床表现

该病多见于中年妇女，发病有季节性，夏季是其发病的高峰期。起病时患者常有上呼吸道感染的症状。典型者的整个病期可分为早期(伴甲亢)、中期(伴甲减)以及恢复期。

(一)早期

起病多急骤,有上呼吸道感染的前驱症状,发热,伴以怕冷、寒战、疲乏无力和食欲缺乏等。随之出现最为特征性的表现:甲状腺部位的疼痛和压痛。疼痛常向颌下、耳后或颈部等处放射,咀嚼和吞咽时疼痛加重。甲状腺病变范围不一,可先从一叶开始,以后扩大或转移到另一叶,或始终限于一叶。病变腺体肿大,坚硬,压痛显著。病变广泛时,泡内甲状腺激素以及碘化蛋白质一时性大量释放入血,因而除感染的一般表现外,尚可伴有甲亢的常见表现,如心慌、多汗,但通常持续2~4周。

(二)中期

当甲状腺腺泡的储备功能由于感染破坏而发生耗竭,甲状腺实质细胞尚未修复前,血清甲状腺激素浓度可降至甲状腺功能减退水平,临床上也可转变为甲减表现。临床上大部分该病患者不出现甲减期,经历甲亢期后,由过渡期直接进入恢复期。

(三)恢复期

症状逐渐消失,甲状腺肿及结节逐渐消失,也有不少病例遗留小结节,以后缓慢吸收。如果治疗及时,患者大多可得到完全恢复,只有极少数变成永久性甲状腺功能减退。

在轻症或不典型病例中,患者无明显发热或有低热,甲状腺略增大,有轻微疼痛和压痛,全身症状轻微,临床上也未必有甲亢或甲减的表现。该病的病程长短不一,可自数星期至半年,一般为2~3个月,故称亚急性甲状腺炎。病情缓解后,尚可能复发。

四、实验室及相关辅助检查

(1)血沉明显增快,血白细胞计数一般正常或轻中度升高。

(2)甲状腺功能:在亚急性甲状腺炎早期,血清 TT_3、TT_4、FT_3、FT_4 水平可升高,TSH 水平降低;部分患者的 TgAb、TPOAb 可呈阳性。后期少数患者因甲状腺组织破坏,血清甲状腺激素水平可降低,TSH 水平升高。

(3)甲状腺摄碘率明显降低,与早期血清甲状腺激素水平升高呈现"分离"现象。甲状腺核素扫描显示甲状腺显影不均匀或呈放射稀疏区,甲状腺也可不显影。

(4)彩色多普勒超声检查:在急性阶段,受累增大的甲状腺组织没有血运增加,超声显示低回声区;而在恢复阶段,超声显示为伴轻微血运增加的等回声区。

(5)甲状腺细针穿刺和细胞学(FNAC)检查:可见特征性多核巨细胞或肉芽肿样改变。FNAC 检查不作为诊断该病的常规检查。

五、诊断与鉴别诊断

(一)诊断

患者如发热并伴有上呼吸道感染史,短期内出现甲状腺部位的疼痛,查体显示甲状腺肿大,或伴单个或多个结节,触之坚硬而有显著压痛,临床上可初步拟诊为该病。实验室检查早期血沉加快,血白细胞计数正常或升高。血 T_3、T_4、FT_3、FT_4 水平可升高,TSH 水平降低,而甲状腺摄碘率可降至10%以下,甲状腺扫描甲状腺部位呈放射稀疏区或不显影,这一特征对诊断该病有重要意义。血甲状腺免疫球蛋白水平在初期也可升高,其恢复正常也比甲状腺激素晚。超声波检查在诊断和判断其活动期时是一种较好的检查方法。超声波显像压痛部位常呈低密度病灶。

细胞穿刺或组织活检可证明巨核细胞的存在。

（二）鉴别诊断

诊断亚急性甲状腺炎时需要鉴别该病与下列疾病。

（1）甲状腺囊肿或腺瘤样结节急性出血：常见于用力活动后骤然出现甲状腺部位的疼痛，甲状腺在短时间内肿大，查体显示甲状腺不均匀性肿大，局部有包块且有波动感，有的伴有压痛。血沉正常，血常规正常，甲状腺功能正常，甲状腺超声检查显示包块内有液性暗区。

（2）慢性淋巴细胞性甲状腺炎：多数患者有多年甲状腺肿大的病史，甲状腺肿大，质地韧或偏硬，有橡皮样感，无压痛；病程长者呈结节样肿大。急性发病可伴有甲状腺疼痛及触痛。但腺体多是广泛受累，甲状腺功能正常或降低，血中 TGA、TMA 及 TPOAb 水平大多升高。病程长者可逐渐出现甲状腺功能减退。

（3）Graves 病：亚急性甲状腺炎伴有甲亢表现时，需要鉴别其与 Graves 病。发生 Graves 病时甲状腺多呈弥漫性肿大，无压痛。甲状腺激素水平升高，甲状腺摄碘率也升高。

（4）急性化脓性甲状腺炎：可见到身体其他部位有脓毒病灶，甲状腺的邻近组织存在明显的感染反应，白细胞计数明显升高，并有发热反应。急性化脓性甲状腺炎患者的放射性碘摄取功能仍然存在。

六、治疗

亚急性甲状腺炎属于自限性疾病，预后良好。对该病无特殊治疗方法，主要治疗包括两方面：减轻局部症状和针对甲状腺功能异常。一般来说，对大多数患者仅行对症处理即可。

（1）轻症病例不需特殊处理，可适当休息，应用非甾体抗炎药，如阿司匹林、吲哚美辛、布洛芬，疗程一般不超过 2 周。

（2）全身症状重，甲状腺肿大、压痛明显者及非甾体抗炎药治疗无效者可应用糖皮质激素治疗，可迅速缓解疼痛，减轻甲状腺毒症的症状。一般初始给予泼尼松，每天 20～40 mg，分 2～3 次服用，1～2 周根据病情改善情况逐渐减量至停用，总疗程 6～8 周。停药后部分患者可能反复，再次用药仍然有效；过快减量、过早停药可使病情反复。也可以合用非甾体抗炎药，不仅可以消除疼痛，还可以减少病情反复。在治疗中监测血沉改变，可指导用药。糖皮质激素并不会影响该病的自然过程，如果使用糖皮质激素后撤减药量过多、过快，反而会使病情加重。也有人提出，如果连续使用糖皮质激素，所用剂量可使患者不出现症状直至其放射性碘摄取率恢复正常，可能避免病情复发。

（3）因该病伴甲亢是暂时的且甲状腺摄碘率低，不是放射性碘治疗的指征。硫脲类药物可破坏甲状腺激素的合成，但亚急性甲状腺炎患者血中过多的甲状腺激素是来源于被破坏了的滤泡释出的 T_4 和 T_3，而不是由合成和分泌增多所致，大多数的病例无须使用抗甲状腺药物。如患者的心率快，可给予小剂量普萘洛尔缓解症状，少数患者的甲亢症状明显，且有明显的高代谢综合征，也可以给予小剂量的抗甲状腺药物，如丙硫氧嘧啶（100～150 mg/d）或甲巯咪唑（10～15 mg/d），但是疗程要短，及时监测甲状腺功能，防止出现甲减。

该病如出现甲减期也常是暂时的，通常甲减症状较轻，所以不需应用甲状腺激素替代治疗；除非患者的甲减症状明显，TSH 水平升高，可用甲状腺制剂如 L-T_4 50～100 μg/d，可防止由 TSH 水平升高引起的病情再度加重。病情较重者，可用甲状腺激素替代一段时间。约有 10% 的患者可发生永久性甲状腺功能减退，需要长期应用甲状腺素替代治疗。有报道称中药对该病的急性期有较好的治疗效果。

七、预后及预防

该病的预后良好,可以自然缓解。一些患者在病情缓解后,数月内还可能再次或多次复发,反复发作不常见,在临床上可能遇到,但最终甲状腺功能恢复至正常。然而,甲状腺局部不适可持续存在几个月。通常,在病后数周或数月以后,大多数患者的甲状腺功能指标均恢复正常,而滤泡贮碘功能的恢复却很慢,可以长至临床完全缓解以后的 1 年以上。永久性甲状腺功能减退的发生率不到 10%。

防止亚急性甲状腺炎的发生,主要在于增强机体抵抗力。避免感冒、上呼吸道感染、咽炎等细菌或病毒感染,对预防该病的发生有重要意义。

(王　晨)

第四节　慢性淋巴细胞性甲状腺炎

慢性淋巴细胞性甲状腺炎又称自身免疫性甲状腺炎,为自身免疫性疾病,包括两种类型:①甲状腺肿型,即桥本甲状腺炎;②甲状腺萎缩型,即萎缩性甲状腺炎。桥本甲状腺炎多见于30~50 岁女性,起病隐匿,发展缓慢,病程较长,主要表现为甲状腺肿大,多数为弥漫性,少数可为局限性,部分患者以颜面、四肢肿胀感起病。

一、病因与发病机制

该病为遗传因素和多种内外环境因素影响的自身免疫性甲状腺病。其病因和发病机制没有完全清楚,目前认为与下列因素有关。

(一)遗传因素

该病的发生与自身免疫的发病机制密切相关。该病有家族簇集现象,约 10% 的患者有家族史,且女性多发。国外在 HLA 遗传因子研究中发现,欧美白人的该病与 HLA-DR3 和 HLA-DR5 有关;中国人 HLA 与桥本甲状腺炎关联的研究发现 HLA-DR9 与 HLA-BW64 抗原频率都显著高于正常值;而日本人的 HLA-BW53 出现频率较高。临床上常见到桥本甲状腺炎的多发家系,可见遗传因素在其发病中起了重要作用。

(二)自身免疫反应

该病为自身免疫性疾病的佐证包括在该病患者的血清中抗甲状腺抗体水平明显升高,例如,甲状腺球蛋白抗体(TgAb)与甲状腺过氧化物酶抗体(TPOAb)水平常明显升高。部分患者血清甲状腺刺激阻断抗体值升高。

(三)细胞免疫

细胞免疫的证据是甲状腺组织中大量浆细胞和淋巴细胞浸润,淋巴滤泡形成。母细胞形成,移动抑制因子和淋巴毒素产生,该病患者的 T 淋巴细胞是有致敏活性的,相应的抗原主要是甲状腺细胞膜。

（四）与其他自身免疫性病并存

有的患者同时伴随其他自身免疫疾病,如恶性贫血、播散性红斑狼疮、类风湿性关节炎、干燥综合征、1型糖尿病、慢性活动性肝炎。

该病后期甲状腺功能明显低下时,临床上呈黏液性水肿。患者的抑制性 T 淋巴细胞遗传性缺陷导致甲状腺自身抗体产生。结合该病中尚有 K 细胞介导免疫,释放出包括淋巴毒素在内的可溶细胞,导致甲状腺细胞损害。

二、病理表现

甲状腺腺体大多呈弥漫性肿大,质地坚实,表面苍白,切面均匀,呈分叶状,无坏死或钙化。初期甲状腺腺泡上皮呈炎症性破坏、基膜断裂,胞浆呈现不同程度的伊红着色,表示细胞功能正常,并有甲状腺腺泡增生等变化,为该病的特征性病理。后期甲状腺明显萎缩,腺泡变小和数目减少,空腔中含极少胶样物质。残余的滤泡上皮细胞增大,胞浆嗜酸性染色,称为 Askanazy 细胞,这些细胞代表损伤性上皮细胞的一种特征。最具有特征的改变为间质各处大量浆细胞和淋巴细胞浸润及淋巴滤泡形成,其中偶尔可找到异物巨细胞。此外尚有中等度的结缔组织增生。

三、临床表现

该病多见于中年女性,表现为甲状腺肿,起病缓慢,常在无意中发现。甲状腺体积为正常甲状腺体积的2～3倍,表面光滑,质地坚韧,有弹性,如橡皮样感,明显结节少见,无压痛,与四周无粘连,可随吞咽运动活动。晚期少数可出现轻度局部压迫症状。萎缩性甲状腺炎患者的甲状腺缩小、萎缩,并可出现甲减。

该病发展缓慢,有时甲状腺肿在几年内似无明显变化。初期甲状腺功能正常。病程中有时与甲亢并存,称为桥本甲状腺毒症,甲亢症状较轻,需正规抗甲状腺治疗,但是在治疗中易发生甲减。也可逐渐出现甲减,或甲状腺功能再正常;其过程类似于亚急性甲状腺炎,但不伴疼痛、发热等,故称此状态为无痛性甲状腺炎,产后发病则称为产后甲状腺炎。但当甲状腺破坏到一定程度,许多患者逐渐出现甲状腺功能减退,少数呈黏液性水肿。

该病有时可合并恶性贫血,因为患者体内存在胃壁细胞的自身抗体。桥本甲状腺炎和萎缩性甲状腺炎也可同时伴有其他自身免疫性疾病(可成为内分泌多腺体自身免疫综合征 Ⅱ 型的一个组成成分),即甲减、1 型糖尿病、肾上腺皮质功能减退症。近年来学者还发现与该病相关的自身免疫性甲状腺炎相关性脑炎(桥本脑病)、甲状腺淀粉样变和淋巴细胞性间质性肺炎。

四、实验室及相关辅助检查

（一）甲状腺功能

检查结果取决于疾病阶段。少数患者在起病初期可有一过性甲状腺功能亢进表现,血 T_3、T_4、FT_3、FT_4 水平可升高。早期大部分的患者甲状腺功能可完全正常。以后可有 T_3、T_4 水平正常,但 TSH 水平升高,或促甲状腺激素释放激素(TRH)兴奋试验中 TSH 呈高反应,此时甲状腺摄碘率也可升高,但可被 T_3 抑制试验所抑制,此点可与 Graves 病鉴别。该病后期出现甲减时,FT_4、T_4、FT_3、T_3 水平降低,TSH 升高,甲状腺摄碘率降低。

（二）甲状腺自身抗体测定

患者血中的抗甲状腺球蛋白抗体(TgAb)、甲状腺过氧化物酶抗体(TPOAb)滴度明显升高,两者均高于 50%（放射免疫双抗法）时有诊断意义，可持续数年或十余年。这两项抗体是诊断该病的唯一依据。有文献报道，该病 TgAb 阳性率为 80%，TPOAb 阳性率 97%。

(三)甲状腺超声检查

桥本甲状腺炎显示甲状腺肿，回声不均，可伴多发性低回声区域或甲状腺结节。萎缩性甲状腺炎则呈现甲状腺萎缩的特征。

(四)甲状腺核素扫描

显示甲状腺部位分布均匀或不均匀，可表现为冷结节。

(五)病理学检查

对于临床表现不典型，抗体滴度不高或呈阴性者，可做细针穿刺细胞学检查或组织活检以确诊。

五、诊断与鉴别诊断

(一)诊断

患者为中年女性，甲状腺呈弥漫性肿大，质地坚韧，有橡皮样感，不论甲状腺功能如何均应考虑该病。血清 TgAb、TPOAb 滴度明显升高（高于 50%），可基本确诊。如临床表现不典型，需抗体滴度连续两次高于 60%，有甲亢表现者需抗体滴度＞60%持续半年以上。该病时甲状腺放射性核素显像有不规则浓集或稀疏区，少数表现为冷结节。甲状腺穿刺显示有大量淋巴细胞浸润。

该病可伴有以下情况。

(1)桥本甲亢：患者有典型甲亢症状及阳性实验室检查结果，甲亢与桥该病可同时存在或先后发生，相互并存，相互转化。

(2)假性甲亢：少数患者可有甲亢的症状，但甲状腺功能检查无甲亢证据，甲状腺自身抗体阳性。

(3)突眼型：眼球突出，甲状腺功能可正常、亢进或减退。

(4)类亚急性甲状腺炎型：发病较急，甲状腺肿痛，伴发热，血沉加快，但甲状腺摄碘率正常或升高，甲状腺抗体滴度阳性。

(5)青少年型：占约青少年甲状腺肿的 40%，甲状腺功能正常，抗体滴度较低。

(6)纤维化型：病程较长，可出现甲状腺广泛或部分纤维化，甲状腺萎缩，甲状腺功能减退。

(7)伴甲状腺腺瘤或癌：结节常为孤立性结节，抗体滴度较高。

(8)伴发其他自身免疫性疾病。

(二)鉴别诊断

需要鉴别慢性淋巴细胞性甲状腺炎与下列疾病。

1.Graves 病或突眼性甲状腺肿

Graves 病或突眼性甲状腺肿是涉及多系统的自身免疫性疾病，其特点为弥漫性甲状腺肿伴甲亢、浸润性突眼及胫前黏液性水肿，多见于女性，也可有甲状腺抗体阳性。它与慢性淋巴细胞性甲状腺炎甲亢型类似，但 Graves 病主要由甲状腺刺激免疫球蛋白所引起，TSI 封闭抗体阻止甲状腺对增加的垂体 TSH 起反应，而除了足量的免疫细胞浸润甲状腺外，慢性淋巴细胞性甲状腺炎的甲状腺增生的主要刺激物是 TSH 本身，而没有 TSI 封闭抗体。该病与 Graves 病是密切相关的。

2.变型性慢性淋巴细胞性甲状腺炎

这可能是该病的另一种不同类型,如原发性萎缩性甲状腺炎、不对称性自身免疫性甲状腺炎、青少年型淋巴细胞性甲状腺炎、纤维化型甲状腺炎和产后桥本甲状腺炎,这些甲状腺炎多见于女性,组织学上见到腺体被淋巴细胞浸润,有不同程度的纤维化和萎缩,使甲状腺功能减退。产后甲状腺炎多发生在产后3~5个月,多数在几个月内好转。

3.其他自身免疫性疾病

在同一位患者身上可以发生甲状腺炎、重症肌无力、原发性胆管硬化、红斑狼疮、"自身免疫性"肝病或干燥综合征。极少数慢性淋巴细胞性甲状腺炎可类同 De Quervain 甲状腺炎,表现有发热、颈部疼痛和甲状腺肿大,甲状腺抗体阳性,这可能是该病的亚急性发作。

六、治疗

目前无特殊治疗方法,原则上一般不宜手术治疗,临床确诊后,应视甲状腺大小及有无压迫症状及甲状腺功能而决定是否治疗。如甲状腺较小,又无明显压迫症状,甲状腺功能正常,可暂时不治疗而随访观察;甲状腺肿大明显并伴有压迫症状时,采用 L-T$_4$ 制剂治疗可减轻甲状腺肿;如有甲减,则需采用甲状腺素替代治疗。

(一)甲状腺激素治疗

甲状腺肿大明显或伴有甲减时,可给予甲状腺素治疗,可用 L-T$_4$,一般从小剂量开始,L-T$_4$ 25~50 $\mu g/d$,根据病情逐渐增加剂量,一般剂量为 50~100 $\mu g/d$,直至腺体开始缩小,TSH 水平降至正常。此后,因人而异逐渐调整剂量,根据甲状腺功能和 TSH 水平减少剂量至维持量,疗程一般为 1~2 年。甲状腺肿大情况好转,甲状腺功能恢复正常后可停药。一般而言,甲状腺肿大越明显时,治疗效果越显著。部分患者停药后几年内,又有可能复发,可再次给予甲状腺素治疗。患者大多有发展为甲减的趋势,因而应注意随访复查,发生甲减时,应治疗。

(二)桥本甲亢的治疗

桥本甲亢时应给予抗甲状腺药物治疗,可用甲巯咪唑或丙硫氧嘧啶治疗,但剂量应小于治疗 Graves 病时的剂量,而且服药时间不宜过长,如甲巯咪唑 10~20 mg/d 或丙硫氧嘧啶 100~200 mg/d。如疾病为一过性甲亢,甲亢为症状性,可仅用 β 受体阻滞药,如用普萘洛尔或美托洛尔进行对症治疗。

(三)类亚急性甲状腺炎的治疗

有些桥本甲状腺炎亚急性起病,甲状腺肿大并伴有疼痛时,如果血沉快,甲状腺激素水平偏高,甲状腺吸^{131}I 率降低,有类似亚急性甲状腺炎的表现,可用泼尼松 15~30 mg/d 治疗,待症状好转后逐渐减量,用药 1~2 个月。糖皮质激素可通过抑制自身免疫反应而提高 T$_3$、T$_4$ 水平。但泼尼松的疗效不持久,停药后常易复发,如复发疼痛可再次使用泼尼松。

多数患者经非手术治疗后,肿大的甲状腺可逐渐恢复正常,原来体检时触及的甲状腺结节可消失和缩小,质韧的甲状腺可能变软,但甲状腺抗体滴度却可能长期保持较高的水平。

(四)手术治疗

慢性淋巴细胞性甲状腺炎确诊后,很少需要手术治疗。许多手术都是临床误诊为其他甲状腺疾病而进行的。有报道研究手术治疗的效果,发现手术组临床甲减和亚临床甲减的发生率为93.6%,而非手术组临床甲减和亚临床甲减的发生率为 30.8%,表明手术加重了甲状腺组织破坏,促进了甲减发生,因此,应严格掌握手术指征。

1.手术指征

手术指征。①甲状腺弥漫性肿大,合并单发结节,且有压迫症状;②单发结节为冷结节,可疑恶性变;③颈部淋巴结肿大并有粘连,FNAC 或组织活检证实为恶性病变;④甲状腺明显肿大,病史长,药物治疗效果不佳,本人要求手术;⑤甲状腺素治疗 2~3 个月无效,甲状腺缩小不明显并有压迫。

2.术式选择

术中应常规行冷冻切片组织活检,如证实为该病,应只行甲状腺叶部分切除或峡部切除手术,主要目的是去除较大的单发结节,以解除压迫。应尽量保留可修复性的甲状腺组织。如经病理确诊合并了恶性肿瘤,应按甲状腺癌的处理原则治疗,行全甲状腺切除或近全甲状腺切除。近年许多学者主张对慢性淋巴细胞性甲状腺炎合并甲状腺癌行甲状腺次全切除术,即甲状腺癌患侧叶全切除,加对侧叶次全切除和峡部切除术。如发现并证实有颈部淋巴结转移,可行改良式颈部淋巴结清扫术。如无颈部淋巴结转移,不必行预防性颈部淋巴结清扫术。由于慢性淋巴细胞性甲状腺炎的冷冻切片易发生误诊,如术中冷冻切片未发现恶性肿瘤,应结束手术,等待石蜡切片结果。如石蜡切片报道为甲状腺癌,可二期再行范围更大的手术。术后应常规用甲状腺素继续治疗,防止甲减发生。

七、预后与预防

大多数慢性淋巴细胞性甲状腺炎患者预后良好,该病有自然发展为甲状腺功能减退的趋势,其演变过程很缓慢。发生甲减以后,可用甲状腺制剂替代得到很好的矫正。有文献介绍,慢性淋巴细胞性甲状腺炎患者有发展为甲状腺癌的危险。这虽不常见,但在用 L-T$_4$ 治疗时,甲状腺仍在增大,要排除恶性病变。

(王　晨)

第五节　单纯性甲状腺肿

单纯性甲状腺肿是指非炎症和非肿瘤原因所致的、不伴有临床甲状腺功能异常的甲状腺肿。单纯性甲状腺肿患病率约占人群的 5%,可由多种因素所致。常见的外源性因素包括机体缺碘、存在致甲状腺肿物质、某些药物所致;常见的内源性因素包括儿童先天性甲状腺激素合成障碍以及甲状腺激素合成酶缺陷而引起的代偿性甲状腺增生肿大,一般无甲状腺功能异常。根据发病的流行情况分为 3 类。①地方性甲状腺肿:主要由缺碘所致,呈地方性分布,流行于离海较远、海拔较高的山区,是一种多见于世界各地的地方性多发病,我国西南、西北、华北等地均有分布。②散发性甲状腺肿:主要由先天性甲状腺激素合成障碍或致甲状腺肿物质所引起,散发于全国各地。③高碘性甲状腺肿:由长期摄入超过生理需求量的高碘水或高碘食物所引起。

单纯性甲状腺肿在任何年龄均可患病,但青少年的患病率高,女性患者多于男性患者,男、女发病率之比为1:(1.5~3)。

一、病因

(一)缺碘

缺碘是地方性甲状腺肿最常见的原因。国内主要见于西南、西北、华北等地区。主要由于土壤、水源、食物中含碘量很低,特别是在生长发育、妊娠、哺乳时,不能满足机体对碘的需要,因而影响甲状腺激素的合成。有些地区由于摄入碘过多,也可引起甲状腺肿,碘过多可抑制甲状腺有机碘形成,因而甲状腺激素合成发生障碍。

(二)致甲状腺肿物质

某些物质可阻碍甲状腺激素合成,从而引起甲状腺肿,称为致甲状腺肿物质。常见者有硫氰酸盐、保泰松、碳酸锂等。硫脲类药物用于治疗甲状腺功能亢进症(甲亢),如剂量过大,常可过分抑制甲状腺激素的合成而引起甲状腺肿大。长期服用含碘药物可阻碍甲状腺内碘的有机化,可引起甲状腺肿。木薯中含有氰基,在肠道内分解形成硫氰酸盐,抑制甲状腺摄碘。致甲状腺肿物质所引起的甲状腺肿常呈散发性,但也可呈地方性或加重地方性甲状腺肿。

(三)高碘

在自然界含碘丰富的地区也会流行地方性甲状腺肿,主要是因为摄入碘过多,从而阻碍了甲状腺内碘的有机化过程,抑制 T_4 的合成,促使 TSH 分泌增加而产生甲状腺肿,称为高碘性地方性甲状腺肿。

(四)先天性甲状腺激素合成障碍

甲状腺激素生物合成的过程包括下列步骤:将碘运输入甲状腺,碘和甲状腺球蛋白中的酪氨酸相结合,碘化酪氨酸耦联,甲状腺球蛋白水解释放出碘化酪氨酸及甲状腺激素,发生甲状腺内碘化酪氨酸的脱碘作用及其碘的再利用,甲状腺激素释入血液循环。在上述进程的各个步骤中一些特殊的酶的缺陷可引起甲状腺激素合成的障碍,迄今已知至少有 5 种不同的激素生成缺陷,可导致 TSH 的分泌亢进,引起甲状腺肿。有些病例存在的缺陷是部分性的,可通过组织的增生肥大而使甲状腺功能得到代偿,因此临床上只有甲状腺肿大而甲状腺功能仍正常;另一些病例虽然通过甲状腺增生肥大,但是不能产生足够的甲状腺激素以适应生理需要,就同时出现甲状腺肿和甲状腺功能减退症(甲减)。

1.甲状腺摄取碘的缺陷

在这些患者中,甲状腺难于从血浆中浓集碘,碘也不能被运输进入唾液及胃液。给正常人示踪剂量的放射性碘后 2 h 测定唾液碘浓度和血浆中碘浓度的比值为 $10\sim100$,而患者的比值为 1。这种缺陷病因不明,可能是碘进入甲状腺细胞所需能量不足,也可能是甲状腺细胞碘受体或载体异常。

2.碘的有机化缺陷

在这些患者中,碘能被运输进入甲状腺,但不能和酪氨酸结合入甲状腺球蛋白而形成有机复合物,系缺少过氧化物酶所致。放射性碘可迅速聚集在甲状腺内,但由于甲状腺内碘未能进行有机结合而是处于游离状态,所以在给过氯酸钾或硫氰酸盐后可使碘迅速地自甲状腺释出。当血浆中碘逐渐由尿中排出,甲状腺内的碘随即回入血浆。这些患者的碘摄取率在刚给放射性碘后是高的,而在 24 h 后却是低的。甲状腺内含碘量显著减少,没有含碘有机复合物形成,血清蛋白结合碘浓度低。在给予放射性碘追踪剂量后 2 h,给予 1 g 过氯酸钾或硫氰酸盐能使患者的甲状腺内存在的游离碘释入血浆,2 h 后若 20% 以上的碘被释出,试验即为阳性。

3.碘化酪氨酸耦联缺陷

在此缺陷中,碘化酪氨酸不能缩合成具有激素活力的碘化甲腺原氨酸(主要为甲状腺素和三碘甲腺原氨酸)。甲状腺内有大量的碘化酪氨酸,但很少有碘化甲腺原氨酸,甲状腺球蛋白内有大量的一碘酪氨酸(MIT)及二碘酪氨酸(DIT),血浆中甲状腺激素含量低。此缺陷与耦联过程的酶缺乏或者甲状腺球蛋白结构异常,不利于碘化酪氨酸耦联有关。

4.碘化酪氨酸脱碘作用的缺陷

此缺陷在于碘一旦结合成一碘酪氨酸或二碘酪氨酸后,不能被再利用。正常甲状腺能对碘化酪氨酸进行脱碘作用,将碘再利用。脱碘作用的缺陷是缺乏脱卤素酶,因而一碘酪氨酸及二碘酪氨酸直接由甲状腺释入血液循环,由尿液排出,造成内生性的碘损耗,临床出现甲状腺肿大及功能降低。对这些患者给可给予放射性碘后测定血浆及尿中放射标记的碘化酪氨酸而获得诊断。

5.异常碘化蛋白质的形成和释放

正常人血清酸化至很低 pH 时,正丁醇能提出它的全部碘(即甲状腺激素所含碘)。在有此缺陷患者的血清中,正丁醇仅能提出部分的血清碘,余下的为一种异常的有机复合物,它和甲状腺球蛋白不同,没有代谢作用,也不能抑制 TSH 的产生和释放,这种碘蛋白质主要含有一碘酪氨酸及二碘酪氨酸,而没有甲状腺素和三碘甲腺原氨酸。该病的基本缺陷尚未弄清,可能为甲状腺球蛋白分子结构的改变,也可能为甲状腺内蛋白分解酶的异常,使碘化而未成熟完备的甲状腺球蛋白释入血液循环,也可能是正常甲状腺球蛋白产生不足,有时其他蛋白质进入甲状腺被碘化。

(五)肾脏碘清除率增大

引起肾脏碘清除率增大的原因较多,常受内分泌激素和代谢因素的影响。青春发育期和妊娠期碘清除率均增大,造成碘的过量丧失,使机体处于相对缺碘状态,诱发单纯性甲状腺肿。碘清除率增大可表现为家族性,患者常伴有皮质功能亢进症状。Addison 病及腺垂体功能减退症使碘清除率降低,甲状腺激素 TSH 和雄激素对碘清除率的影响较小。

二、发病机制

(一)甲状腺合成、分泌甲状腺激素减少

传统的观点认为,不同病因引起的甲状腺肿反映了共同的发病机制,即一个或几个因素造成甲状腺合成、分泌甲状腺激素减少,继而 TSH 分泌增多,高水平的 TSH 刺激甲状腺生长和甲状腺激素合成,最终甲状腺激素分泌速率恢复正常,患者的代谢水平正常,但甲状腺肿大。当疾病严重时,包括 TSH 分泌增多的代偿性反应仍不能使分泌的甲状腺激素适应生理需要时,患者既有甲状腺肿又有甲减。因此,单纯性甲状腺肿与具有甲状腺肿的甲减仅是程度上的不同,在发病机制方面不能完全分开,单纯性甲状腺肿的特殊原因可能与甲减一起存在或分别存在。与上述观点不一致的是,临床发现大多数单纯性甲状腺肿患者的血清 TSH 水平并不升高。然而,给予抑制剂量的甲状腺激素后,甲状腺肿缩小。这一事实说明 TSH 对甲状腺肿的发生和维持确实有作用。对这种矛盾现象的解释有以下三种。①第一种可能的机制是如果存在某些因素使甲状腺对碘的利用发生障碍,即使 TSH 水平正常,甲状腺肿仍可在其刺激下逐渐发生。对此观点最有利支持的动物实验是,切除大鼠的垂体,观察其甲状腺重量对标准剂量的外源 TSH 的反应。结果显示,凡实验前存在碘耗竭的甲状腺,给予 TSH 后其甲状腺增生显著。②第二种可能性为

血清 TSH 浓度仅有轻度增加,目前所使用的放射免疫测定方法难以检测出来。③第三种推测为检测患者血清 TSH 时,甲状腺肿已经形成,当初造成甲状腺肿的刺激——高浓度的 TSH 已不再存在,此时已降至正常水平,即可维持甲状腺肿。

(二)甲状腺生长免疫球蛋白

近年学者对单纯性甲状腺肿中甲状腺增大的机制提出了一种新的观点,认为在一些患者中可能存在一种"甲状腺生长免疫球蛋白(TGI)",它具有 TSH 样的能刺激甲状腺生长的作用,但又不具有 TSH 或 TRAb 能促进甲状腺功能的作用,因此患者无甲状腺功能亢进。这种自身免疫机制所致的单纯性甲状腺肿患者及其亲属易患自身免疫疾病。另外,患者行甲状腺次全切除术后,甲状腺肿易复发。不过,对此观点支持的资料不多,尚需进一步研究证实。对单纯性甲状腺肿中多结节性甲状腺肿发生机制的认识是单纯性甲状腺肿早期为弥漫性甲状腺肿,以后变为多结节性甲状腺肿。多结节性甲状腺肿具有解剖结构和功能上的不均一性,且倾向于发生于功能自主性区域。目前对多结节性甲状腺肿发生机制的认识主要有两种观点,一种观点认为长期的 TSH 刺激或高度刺激与复旧的反复循环,造成了多结节性甲状腺肿的发生,同时也导致了某些增生区域的功能自主性。局部的出血、坏死、纤维化及钙化,更加重了结构和功能上的不均一性。另一种观点主要依据对多结节性甲状腺肿的放射自显影和临床研究的结果,认为在疾病开始时甲状腺内就已经存在解剖和功能上的不均一性的基础,后来由于受到长期刺激而变得更趋明显。多结节性甲状腺肿存在有自主性的高功能区域,因此当患者接受碘负荷时,易发生甲状腺毒症。为此,对单纯性多结节性甲状腺肿患者,应避免使用含碘药物;在必需使用含碘造影剂的放射学检查后,应密切观察,甚至有人提出应给予抗甲状腺药物(尤其在缺碘地区),以防甲亢发生。

三、病理改变

早期由于甲状腺激素合成和分泌减少,垂体促甲状腺激素分泌增多,刺激甲状腺滤泡上皮增生,甲状腺呈对称性肿大,表面光滑,重量为 60～800 g。切面可见结节、出血、纤维化或钙化。镜下滤泡上皮轻度或高度增生。病变进一步发展,滤泡发生复旧。此时上皮细胞变成矮立方型或扁平型。滤泡腔由于胶质蓄积而高度扩张,称为胶性甲状腺肿或单纯性甲状腺肿。由于长期反复增生与复旧,则形成结节性甲状腺肿。

肉眼及镜下可见形成直径几毫米至数厘米的结节,结节间是散在的正常甲状腺组织。结节表面有时可见明显的纤维组织包膜。结节结构极不一致,滤泡呈实心或含丰富的胶质,滤泡上皮为矮立方型。部分上皮增生形成乳头状突起,伸入滤泡腔内,间质结缔组织增生,透明性变及钙盐沉着,也可有淋巴细胞浸润,有时可见新鲜或陈旧性出血及坏死所引起的机化、胆固醇结晶沉着、巨噬细胞及异物巨细胞浸润等改变。

四、临床表现

单纯性甲状腺肿多见于女性,该病常发生于青春期和妊娠期,根据国外资料,约 1% 的男孩和 4% 的女孩在 12 岁时有单纯性甲状腺肿。一般人群的发病率约为 4%。还有些患者主诉其甲状腺肿见于情感应激时或月经期,但这尚未证实。

(一)症状

单纯性甲状腺肿患者早期常无任何症状,偶然被家人或同事发现,或体格检查时发现甲状腺肿大。病程长者,随着病情的发展,甲状腺可逐渐增大,发展至重度肿大时可引起压迫症状。压迫气管可引起咳嗽与呼吸困难、咽下困难、声音嘶哑;压迫血管致血液回流障碍可出现面部青紫、水肿,颈部与胸部浅表静脉扩张。患者还可有头晕,甚至发生晕厥,但均较少见。

(二)体征

甲状腺一般呈弥漫性的轻、中度肿大,质地软,早期无结节,几年后可有大小不等、质地不一的结节,大多数无血管杂音,少数可闻及血管杂音。有多年的单纯性甲状腺肿病史者的甲状腺肿大常不对称,表面不光滑,呈小叶状或结节状。结节为多发性,境界常不清楚。当甲状腺肿发展成较大时,可造成食管和/或气管的受压、移位。胸廓入口处狭窄可影响头、颈和上肢的静脉回流,造成静脉充血,当患者上臂举起时,这种阻塞表现加重(Pemberton征)。

(三)并发症

甲状腺内出血可造成伴有疼痛的急性甲状腺肿大,常可引起或加重阻塞、压迫症状。单纯性甲状腺肿多年后可以发生一个或几个结节的结节性甲状腺肿,并可导致甲状腺功能亢进或甲状腺功能减退。结节性甲状腺肿的另一个并发症为癌变,如果甲状腺肿的一部分突然增大,质地坚硬,患者出现喉返神经受压所致的声音嘶哑,或在甲状腺旁出现淋巴结肿大,应注意排除甲状腺癌的可能。

五、实验室检查

(一)甲状腺激素及抗体测定

甲状腺功能检查一般是正常的,部分患者的 TT_4 水平为正常低值或轻度下降,但 T_3 水平与 T_4 水平的比值常增大,这可能是患者甲状腺球蛋白的碘化作用有缺陷所致。弥漫性甲状腺肿患者的血清 TSH 和 TRH 兴奋试验正常,甲状腺素抑制试验呈阳性。病程较长的单纯性多结节性甲状腺肿患者功能自主性的倾向可表现为基础 TSH 水平降低或做 TRH 兴奋试验时 TSH 反应减弱或缺乏。部分患者甲状腺素抑制试验可不受抑制。病程长者还可有甲状腺激素水平的降低。抗甲状腺球蛋白抗体和抗微粒体抗体呈阴性。大多数单纯性甲状腺肿患者的血清甲状腺球蛋白(Tg)水平升高,升高的程度与甲状腺肿的体积呈正相关。

(二)甲状腺摄碘率

甲状腺摄碘率一般正常,但部分患者由于轻度碘缺乏或甲状腺激素生物合成缺陷,甲状腺摄碘率增大,但高峰不提前,可被 T_3 所抑制,但当甲状腺结节有自主性功能时,可不被其抑制。

(三)甲状腺 B 超

可显示甲状腺弥漫性肿大,部分血流丰富;病程长者,可见结节。

(四)甲状腺扫描

甲状腺放射性核素显像可见甲状腺弥漫性肿大,放射性分布均匀,如为结节性甲状腺肿,放射性分布不均,可呈现有功能的或无功能的结节。

六、诊断

(一)初步诊断

根据甲状腺肿大及实验室检查、影像学检查特点,基本可以确定诊断。

(1)在非地方性甲状腺肿地区,对甲状腺肿大无明显症状者,首先应考虑散发性甲状腺肿。

（2）血清 T_3 和 T_4 水平正常，TSH 水平正常或稍低，TRH 兴奋试验 TSH 反应正常或减弱。为明确是否伴有功能亢进，还是由缺乏甲状腺激素或缺碘引起，可做甲状腺素抑制试验。TRAb、TPOAb 呈阴性。

（3）甲状腺摄碘率一般正常，少数患者的甲状腺摄碘率增大，但高峰无前移。

（4）影像学检查显示甲状腺弥漫性肿大，结节性患者的甲状腺质地常不均匀。

（二）病因诊断

在诊断了甲状腺肿后，还要根据病史、临床检查等特点，明确甲状腺肿的病因。

对有长期服用抑制甲状腺激素合成的药物史者，考虑为药物性甲状腺肿。青春期、妊娠期、哺乳期、外伤及慢性消耗性疾病所致者，常有明显的生理、病理特征。对一些代谢缺陷引起的甲状腺肿，则需行进一步的实验室检查才能确诊为何种缺陷。例如，有碘摄取缺陷时，做放射性碘摄取率检查，发现甲状腺不能浓集碘，唾液中也缺乏碘的浓集；有过氧化物酶缺陷时，过氯酸钾释放试验为阳性，血中甲状腺激素水平降低；有耦联缺陷时，层析测定甲状腺组织标本可发现甲状腺内大量碘化酪氨酸；有碘化酪氨酸脱卤素酶缺陷时，在给患者示踪剂量的放射性碘后，用层析法可显示血浆及尿中碘化酪氨酸；有正丁醇不溶性蛋白缺陷时，血清蛋白结合碘及正丁醇提取碘，或蛋白结合碘及血清甲状腺激素碘间差别超过 20%；碘和异常蛋白质结合时，可在给放射性碘后于血浆及尿中测得碘和异常蛋白结合的复合物。

七、鉴别诊断

（一）慢性淋巴细胞性甲状腺炎

慢性淋巴细胞性甲状腺炎也称为桥该病，表现为甲状腺弥漫性肿大，但是质地较韧，甲状腺过氧化物酶抗体和球蛋白抗体水平常明显升高，提示是一种自身免疫性的甲状腺炎。特别是儿童患者，当抗甲状腺球蛋白抗体和抗微粒体抗体为阳性时，应考虑慢性淋巴细胞性甲状腺炎。

（二）甲状腺癌

甲状腺癌时甲状腺肿大，质地韧或偏硬，表面不光滑，有结节，且结节活动度差，周围可有肿大的淋巴结。B超可显示多个不规则结节，甲状腺扫描显示冷结节，血甲状腺球蛋白、降钙素水平可升高，甲状腺针吸活检有助于诊断。

（三）亚急性甲状腺炎

多在病毒、细菌感染后引发了自身免疫反应。患者可有发热、咽痛，甲状腺肿大，质地韧或偏硬，压痛明显。甲状腺功能可以增强，而甲状腺扫描显示甲状腺区域显影差，甲状腺摄碘率降低，这是诊断亚急性甲状腺炎的重要依据。亚急性甲状腺炎时血沉快，合并感染时血常规可升高。

（四）结节性甲状腺肿

病史多较长，甲状腺呈结节样肿大，可以发生 T_3 型甲亢，也可以出现甲减。单纯性甲状腺肿随着病程延长，进展至多结节阶段时，自主性功能的病灶可出现，部分患者可从临床甲状腺功能正常逐渐发展为甲状腺功能亢进（毒性多结节性甲状腺肿）。

（五）Graves 病

单纯性甲状腺肿的弥漫性肿大阶段类似于 Graves 病或桥该病的甲状腺特点。如果 Graves 病未处于活动的甲状腺毒症阶段和缺乏眼征表现，则很难区分其与单纯性甲状腺肿，Graves 病患者的 TRAb 水平多升高。

八、治疗

(一)内科治疗

大多数单纯性甲状腺肿患者无明确病因,但无论是何病因,其共同发病机制是甲状腺素合成减少,所以用甲状腺激素治疗是最为有效的。治疗前必须检测 TSH 基础水平或 TRH 兴奋试验,只有无血清 TSH 浓度降低,或 TSH 对 TRH 反应良好时,才可以用甲状腺激素治疗。较年轻的单纯性弥漫性甲状腺肿患者的血清 TSH 水平多正常或稍升高,是使用甲状腺激素治疗的指征。常用左甲状腺素(L-T_4)治疗,根据病情选择用药剂量,例如,每天 $50\sim100\ \mu g$,能取得较好效果,使甲状腺逐渐缩小。病程长的多结节性甲状腺肿患者,血清基础 TSH 浓度常低于 $0.5\ mU/L$,应做 TRH 兴奋试验,如 TSH 反应降低或无反应,表示甲状腺已有自主性功能,不宜用甲状腺激素治疗。

使用甲状腺激素替代治疗,所给予的剂量应不使 TSH 浓度降低至与甲状腺毒症者相似,即稍小于 TSH 完全抑制的剂量(低于 $0.1\ mU/L$)。对早期单纯性弥漫性甲状腺肿阶段的年轻患者,可每天用 $50\sim100\ \mu g$ 的 L-T_4治疗。对老年患者,每天 $50\ \mu g$ 的 L-T_4足以使 TSH 抑制到适宜的程度($0.2\sim0.5\ mU/L$)。

对有明确病因者,应针对病因治疗。如对缺碘或使用致甲状腺肿物质者,应补充碘或停用致甲状腺肿物质,甲状腺肿自然消失。对单纯性甲状腺肿患者补碘应慎重,对无明确证据证实为碘缺乏者,补碘不但无效,而且有可能引起甲状腺毒症。治疗结果呈多样化。早期较小弥漫性增生的甲状腺肿反应良好,$3\sim6$ 个月消退或者消失。晚期,较大的多结节性甲状腺肿的自主性生长的滤泡细胞比例较高,故药物治疗反应较差,仅约 $1/3$ 的病例腺体体积明显缩小;而其他 $2/3$ 的病例中,抑制治疗可防止腺体进一步生长。结节间组织退化,比结节本身的退化更为常见。因此,在治疗期间结节可显现得似乎更为突出。甲状腺最大限度地恢复后,抑制药物可减少到最小剂量,长期维持或有时停止服用。甲状腺肿可保持缩小,也可以复发,难以预测。如复发,应重新开始并无限期地进行抑制性治疗。对甲状腺功能正常的多结节性甲状腺肿患者,至少应每年复查甲状腺功能,并做全面体检,根据需要行影像学检查。

(二)放射性^{131}I治疗

对于血清 TSH 浓度降低的、甲状腺激素水平偏高的单纯性甲状腺肿可给予小剂量放射性^{131}I治疗。治疗前除测定甲状腺摄碘率外,还应做甲状腺扫描,以估计甲状腺的功能,有放射性^{131}I治疗适应证者方可进行治疗。单纯性甲状腺肿一般不需快速治疗,因此可采取小剂量给予放射性碘。由于患者多为老年人,故应警惕放射性碘所引起的甲状腺激素急剧释放这一少见但可能发生的治疗并发症。如患者有冠心病等不能耐受一时性甲亢的疾病,可于放射性碘治疗前先给予抗甲状腺药物。

(三)外科治疗

对单纯性甲状腺肿的外科治疗无生理学依据,一般而言,不应行外科手术治疗,因为甲状腺的部分切除将更进一步限制甲状腺对激素需要增多的适应能力。但若出现压迫阻塞症状,且给予甲状腺激素治疗无效时,手术是指征。有些患者有肿瘤迹象时,应做相应检查,怀疑有恶变时有手术适应证。术后应给予甲状腺激素替代治疗。替代剂量为 L-T_4约 $1.8\ \mu g/kg$,以抑制再生性增生和进一步的致甲状腺肿作用。

九、单纯性甲状腺肿的预防

减少单纯性甲状腺肿发生的根本在于预防。多年来,我国为了降低缺碘地区甲状腺肿的发生率,提倡食用碘盐。通过补碘,使缺碘性甲状腺肿的发病率明显降低。少部分患者是由高碘引起甲状腺肿,在明确病因后可得到较好的预防。如由缺碘引起,尤其在青春期、妊娠期、哺乳期等生理性需碘量增加时期应注意碘的补充,多吃海带、紫菜等含碘的食物,防止在这些时期发生甲状腺肿。服用药物应避免对甲状腺摄碘产生影响。

（郭蕾蕾）

第六节　结节性甲状腺肿

结节性甲状腺肿是一种常见的甲状腺病症,又称腺瘤样甲状腺肿,发病率很高,有学者报道可达人群中的 4%,多见于中年女性。多数患者在发现结节性甲状腺肿时已有多年的病史;部分是由单纯性甲状腺肿发展而来,患者可能无不适感觉,仅少数患者诉说有颈部胀感,待甲状腺肿大至一定程度时才发现。部分是地方性甲状腺肿和散发性甲状腺肿晚期所形成的多发结节。临床表现为甲状腺肿大,并可见到或触及大小不等的多个结节,结节的质地多为中等硬度。临床症状不多,仅为颈前区不适。甲状腺功能多数正常。甲状腺扫描,甲状腺 B 超可以明确诊断。

一、病因与发病机制

结节性甲状腺肿是一种良性疾病,由于机体内甲状腺激素相对不足,垂体 TSH 分泌增多,在这种增多的 TSH 长时期的刺激下,甲状腺反复增生,伴有各种退行性变,最终形成结节。甲状腺结节的发病机制与病因目前仍不明了,很可能系多因素所致,由遗传、放射、免疫、地理环境因素、致甲状腺肿因素、碘缺乏、化学物质刺激及内分泌变化等多方面综合刺激所致。

致甲状腺肿物质包括某些食物、药物、水源污染、土壤污染及环境污染等;碘缺乏地区有甲状腺肿伴结节性甲状腺肿流行;放射性损伤可以致癌,但应用[131]I 治疗后数十年经验与统计证明,放射性[131]I 治疗的主要不良反应不是致癌,而是甲状腺功能减退,尤其是远期功能低下。在某些多结节性甲状腺肿患者的 TGA 及 TMA 检测中发现有 54.7% 的阳性率,单结节阳性率为16.9%。结节性甲状腺肿患者有先天性代谢性缺陷,导致甲状腺肿代偿性增生过度。环境中缺少硒、氟、钙、氯及镁等元素。

有人提出"触发因子-促进因子"理论:在致甲状腺肿物质与放射性损伤或致癌物质作用下,患者的甲状腺组织细胞内 DNA 性质变化,促使 TSH 或其他免疫球蛋白物质基因突变,不断发展变化,可导致甲状腺组织增生,甚至癌变。早期未发生自主性功能变化以前,经过治疗可获良效,增生的甲状腺结节可以消退,晚期由于自主性功能结节形成或发生其他变化,则用药物治疗难以取得疗效,必须手术切除结节。总之,结节性甲状腺肿发病机制比较复杂,目前仍不确切,有待研究。

二、临床表现

(1)患者有长期单纯性甲状腺肿的病史,发病年龄一般大于 30 岁。女性患者多于男性患者。甲状腺肿大程度不一,多不对称。结节数目及大小不等,一般为多发性结节,早期也可能只有一个结节。结节质软或稍硬,光滑,无触痛。有时结节境界不清,触摸甲状腺表面仅有不规则或分叶状感觉。病情进展缓慢,多数患者无症状。较大的结节性甲状腺肿可引起压迫症状,出现呼吸困难、吞咽困难和声音嘶哑等。结节内急性出血可致肿块突然增大及疼痛,症状可于几天内消退,增大的肿块可在几周或更长时间内减小。主要表现为甲状腺肿大,并可触及大小不等的多个结节,结节的质地多为中等硬度,活动度好,无压痛;少数患者仅能扪及单个结节。

(2)结节性甲状腺肿出现甲状腺功能亢进(Plummer 病),患者有乏力、体重下降、心悸、心律失常、怕热多汗、易激动等症状,但甲状腺局部无血管杂音及震颤,突眼少见,手指震颤亦少见。老年患者的症状常不典型。

(3)注意患者有无接受放射线史、口服药物史及家族史,患者所居住的地区是否为地方性甲状腺肿流行区等。一般结节性甲状腺肿病史较长,无压迫症状,无甲状腺功能亢进症状,患者多不在意,无意中发现甲状腺结节而来就诊检查。

(4)如结节为热结节(又称毒性结节),患者年龄多在 50 岁以上,结节为中等硬度,有甲亢症状,甚至发生心房纤维性颤动及其他心律失常表现,如出血可有痛感,甚至发热。结节较大时可出现压迫症状,如发音障碍、呼吸不畅、胸闷、气短及刺激性咳嗽。

(5)如结节性甲状腺肿患者来自碘缺乏地区,其甲状腺功能可有低下表现,临床上也可发生心率减慢,水肿与皮肤粗糙,有贫血表现等。少数患者也可癌变。结节性质为温结节者比较多见,可用甲状腺制剂治疗,肿大的腺体可缩小。冷结节比较少见,对有临床甲减者可用甲状腺制剂治疗,但往往需要手术治疗。

三、辅助检查

发现甲状腺呈结节性肿大时,需做以下检查。

(一)甲状腺 B 超

可显示甲状腺肿大,有多个低回声区,还可显示甲状腺结节的大小、有无钙化等。甲状腺 B 超可以明确甲状腺结节为实质性还是囊肿性,诊断率达 95%。伴有囊肿的甲状腺结节多为良性结节,可用抽吸治愈或缩小结节。对实质性结节者还应进行甲状腺扫描或穿刺病理检查等。具有高分辨力的超声图像检查可以分析结节至 1 mm 病灶,临床上认为单结节者,常可发现为多结节,接近于尸检所见,大多数囊肿病变并非真正囊性,而是具有实性组织的病变,并能显示混合性回声波群。

(二)甲状腺扫描

常用的甲状腺扫描有^{131}I扫描、^{99m}Tc扫描。因甲状腺结节对碘的摄取能力不同,故图像不同,^{99m}Tc 可像碘一样被甲状腺所摄取,但不能转化。甲状腺扫描可显示甲状腺摄碘率,有利于判断甲状腺功能;发生结节性甲状腺肿时可显示多个稀疏区,稍大的结节可呈凉结节或冷结节。恶性结节不能摄取碘,恶变区将出现放射稀疏区,根据其摄碘能力,可分为无功能的冷结节、正常功能的温结节和高功能的热结节。放射性核素或^{99m}Tc 扫描的缺点是不能完全区分良性或恶性结节,而仅是一个初步判断分析。

(三)甲状腺功能

甲状腺功能大多正常。但是要注意 TSH 水平,其升高提示甲状腺功能偏低,需要补充甲状腺激素;如 TSH 水平降低,需排除合并甲亢的可能。如甲状腺球蛋白抗体(TGA)或甲状腺过氧化物酶抗体(TPOAb)水平升高,提示有桥该病的可能。

(四)血甲状腺球蛋白和降钙素的测定

这两项指标有助于排除甲状腺癌。当甲状腺有结节时,需进行测定。发生甲状腺癌时甲状腺球蛋白水平可升高;降钙素水平升高是甲状腺髓样癌的特异性指标。

(五)甲状腺 CT 或 MRI

当怀疑有甲状腺癌的可能时,需做甲状腺 CT 或 MRI 辅助诊断。

(六)甲状腺吸^{131}I 率

结节性甲状腺肿吸^{131}I 率正常或增大,但无高峰前移。出现 Plummer 病时,吸^{131}I 率升高,或虽在正常范围内而高峰前移。

(七)甲状腺穿刺组织病理检查

应用细针针吸活检术检查,对甲状腺结节的诊断有一定价值,比较安全。穿刺结果有助于判断手术治疗指征,其细胞学准确度达 50%～97%。但取样可能有误,特别是有囊性变患者及结节较小者的病变若小于 1 cm,穿刺准确度可能低。细针活检不能确定,还可用粗针再穿刺活检,其结果可能更加准确。但穿刺针进入恶性结节以后,可将癌细胞扩散,应特别注意。为了术前明确结节性质,也可采用开放性甲状腺组织活检,以利于全面分析。

四、鉴别诊断

(一)甲状腺腺瘤

要鉴别结节性甲状腺肿与多发性腺瘤。结节性甲状腺肿患者年龄较大,病史较长,甲状腺肿大呈分叶状或多个大小不等的结节,边界不清,甲状腺激素治疗后,腺体呈对称性缩小。多发甲状腺腺瘤患者的甲状腺肿大不对称,可触及多个孤立性结节,如合并单纯性甲状腺肿,腺瘤结节边界亦较清楚,质地较周围组织略坚韧,甲状腺激素治疗后,腺体组织缩小,结节更加突出。

(二)结节性甲状腺肿伴甲亢

要鉴别结节性甲状腺肿与 Graves 病。前者在地方性甲状腺肿流行区多见,患者年龄一般较大,多在 40 岁以上,常在出现结节多年后发病,甲状腺功能亢进症状较轻而不典型。Graves 病的发病年龄多在 20～40 岁,两侧甲状腺弥漫肿大,眼球突出,手指震颤,甲状腺局部可触及震颤及听到血管杂音。甲状腺扫描发现一个或数个热结节。

(三)其他

1.甲状腺囊肿

甲状腺扫描为冷结节,B 超检查为囊性结节,细针穿刺可明确诊断。

2.甲状腺腺瘤

多数为单发,生长缓慢,无症状。甲状腺扫描为温结节。若为毒性腺瘤表现为热结节。腺瘤也可发生出血、坏死液化,呈冷结节。

3.甲状腺癌

甲状腺癌早期除甲状腺结节外可无任何症状,此时与结节性甲状腺肿鉴别困难。可做针刺活组织检查,粗针穿刺诊断意义很大。

4.毒性结节性甲状腺肿

其多见于老年人,无突眼,心脏异常多见。甲状腺扫描可见多个摄碘功能增强的结节,夹杂不规则的浅淡显影区。

5.甲状腺肿瘤

滤泡性甲状腺癌分泌甲状腺激素引起甲亢。局部可扪及肿块,核素扫描、超声检查及细针穿刺细胞学检查可协助诊断。

五、治疗

(一)甲状腺激素抑制治疗

TSH 是甲状腺细胞生长增殖的主要刺激因子。甲状腺激素治疗可以抑制垂体 TSH 的分泌,减少对甲状腺的刺激,使结节性甲状腺肿停止发展并缩小。一般单纯性结节性甲状腺肿(无论是单结节还是多发性结节),如果是温结节或冷结节,都可使用甲状腺制剂进行治疗。给甲状腺粉(片),每天 40～80 mg,口服;或用左甲状腺素钠(L-T$_4$)片,每天 50～100 μg,口服。治疗后肿大的结节缩小者可继续使用至完全消失,有效的甲状腺激素治疗应能抑制 TSH 的分泌,使其维持在正常范围的低限,但不宜过度抑制引起甲亢。对老年人(特别是有心脏病者)应适当减量。治疗 3～6 个月。用甲状腺素治疗实质性甲状腺结节的效果尚不理想,仅有 30%～40% 的患者有效,结节缩小。如治疗过程中结节变大,应考虑手术治疗。

(二)手术治疗

当对结节性甲状腺肿做相应鉴别诊断的检查,或做甲状腺针吸活检怀疑有恶变时,主张手术治疗。

手术指征:①结节性甲状腺肿较大,有压迫症状;②结节迅速增大,或颈淋巴结肿大,疑恶变。尽管诊断手段不断改进,多数手术治疗的甲状腺结节均为良性病变。因手术的并发症随手术范围扩大而增加,病变恶性程度的估计在计划手术范围中起主要作用。经细针穿刺、病理检查诊断为恶性,应进行甲状腺全切;如穿刺结果为良性,而临床疑为恶性,可进行甲状腺叶切除。穿刺结果可疑,根据手术中冷冻切片的结果决定手术范围。

(三)Plummer 病治疗

主要用手术治疗和放射性碘治疗。手术治疗效果好,不易复发。手术前需用抗甲状腺药物治疗,控制甲亢病情后再行手术治疗。该类甲状腺肿患者只有结节具有较高的摄^{131}I 功能,结节以外的甲状腺处于抑制状态,因此放射性碘治疗不会造成结节以外的甲状腺组织损伤。该方法可用于老年患者,特别是有心脏病者。对于老年患者或有其他严重疾病而不能耐受手术者,可用抗甲状腺药物治疗。

(郭蕾蕾)

第七节　甲状腺腺瘤

甲状腺腺瘤是起源于甲状腺滤泡细胞的良性肿瘤,目前学者认为该病多为单克隆性,是由与甲状腺癌相似的刺激所致。甲状腺腺瘤临床分滤泡状和乳头状实性腺瘤,前者多见。结节常为甲状腺囊内单个边界清楚的结节,有完整的包膜。

一、病因及发病机制

甲状腺腺瘤的病因未明,可能与性别、遗传因素、射线照射、TSH过度刺激有关,也可能与地方性甲状腺肿疾病有关。

(一)性别

女性甲状腺腺瘤的发病率为男性的5~6倍,提示性别因素可能与发病有关,但目前没有发现雌激素刺激肿瘤细胞生长的证据。

(二)癌基因

甲状腺腺瘤中可发现癌基因c-myc的表达。腺瘤中还可发现癌基因H-ras第12、13、61密码子的活化突变和过度表达。高功能腺瘤中还可发现TSH-G蛋白腺嘌呤环化酶信号传导通路所涉及蛋白的突变,包括TSH受体跨膜功能区的胞外和跨膜段的突变和刺激型GTP结合蛋白的突变。上述发现均表明腺瘤的发病可能与癌基因有关,但上述基因突变仅见于少部分腺瘤中。

(三)家族性肿瘤

甲状腺腺瘤可见于一些家族性肿瘤综合征中,包括Cowden病和Catney联合体病等。

(四)外部射线照射

幼年时期头、颈、胸部曾经进行过X线照射治疗的人群甲状腺癌的发病率约为原来的100倍,而甲状腺腺瘤的发病率也明显升高。

(五)TSH过度刺激

部分甲状腺腺瘤患者的血TSH水平升高,可能与其发病有关。实验发现,TSH可刺激正常甲状腺细胞表达前癌基因c-myc,从而促使细胞增生。

二、病理类型

(一)滤泡状腺瘤

滤泡状腺瘤是最常见的一种甲状腺良性肿瘤,根据其腺瘤实质组织的构成分为以下几种。

1.胚胎型腺瘤

其由实体性细胞巢和细胞条索构成,无明显的滤泡和胶体。瘤细胞多为立方形,体积不大,细胞大小一致。胞浆少,为嗜碱性,边界不甚清;胞核大,染色质多,位于细胞中央。间质很少,多有水肿。包膜和血管不受侵犯。

2.胎儿型腺瘤

胎儿型腺瘤主要由体积较小而均匀一致的小滤泡构成。滤泡可含或不含胶质。滤泡细胞较小,呈立方形,胞核染色深,其形态、大小和染色可有变异。滤泡分散于疏松水肿的结缔组织中,间质内有丰富的薄壁血管,常见出血和囊性变。

3.胶性腺瘤

胶性腺瘤又称巨滤泡性腺瘤,最多见,瘤组织由成熟滤泡构成,其细胞形态和胶质含量皆和正常甲状腺相似。但滤泡大小悬殊,排列紧密,亦可融合成囊。

4.单纯性腺瘤

滤泡形态和胶质含量与正常甲状腺相似。但滤泡排列较紧密,呈多角形,间质很少。

5.嗜酸性腺瘤

嗜酸性腺瘤又称 Hurthle 细胞瘤。瘤细胞大,呈多角形,胞浆内含嗜酸颗粒,排列成条或成簇,偶尔呈滤泡或乳头状。

（二）乳头状腺瘤

良性乳头状腺瘤少见,多呈囊性,故又称乳头状囊腺病。甲状腺腺瘤中,具有乳头状结构者有较大的恶性倾向,良性乳头状腺瘤少见,多呈囊性,故又称乳头状囊腺瘤。乳头由单层立方状或低柱状细胞覆于血管及结缔组织来构成,细胞形态和正常静止期的甲状腺上皮细胞相似,乳头较短,分支较少,有时见乳头中含有胶质细胞。乳头突入大小不等的囊腔内,腔内有丰富的胶质。瘤细胞较小,形态一致,无明显多形性和核分裂象。甲状腺腺瘤中,具有乳头状结构者有较大的恶性倾向。

（三）不典型腺瘤

其比较少见,腺瘤包膜完整,质地坚韧,切面细腻而无胶质光泽。镜下细胞丰富,密集,常呈片块状、巢状排列,结构不规则,多不形成滤泡。间质甚少。细胞具有明显的异形性,形状、大小不一致,可呈长方形、梭形;胞核也不规则,染色较深,亦可见有丝分裂象,故常疑为癌变,但无包膜、血管及淋巴管浸润。

（四）甲状腺囊肿

其根据内容物不同可分为胶性囊肿、浆液性囊肿、坏死性囊肿、出血性囊肿。

（五）功能自主性甲状腺腺瘤

瘤实质区可见陈旧性出血、坏死、囊性变、玻璃样变、纤维化、钙化。瘤组织边界清楚,周围甲状腺组织常萎缩。

三、临床表现

甲状腺腺瘤可发生于任何年龄,但多见于青年女性。多数患者无自觉症状,往往在无意中发现颈前区肿块。大多为单个,无痛。包膜感明显,可随吞咽移动。肿瘤增长缓慢,一旦肿瘤内出血或囊变,体积可突然增大,且伴有疼痛和压痛,但过一段时间又会缩小,甚至消失。少数增大的肿瘤逐渐压迫周围组织,引起气管移位,但气管狭窄罕见;患者会感到呼吸不畅,特别是平卧时为甚。胸骨后的甲状腺腺瘤压迫气管和大血管后可引起呼吸困难和上腔静脉压迫症。少数腺瘤有钙化斑块,使瘤体变得坚硬。对典型的甲状腺腺瘤很容易做出临床诊断,甲状腺功能检查一般正常;核素扫描常显示温结节,但如有囊变或出血就显示冷结节。自主性高功能甲状腺腺瘤可表现不同程度的甲亢症状。

四、实验室及相关辅助检查

（一）甲状腺功能检查

血清 TT_3、FT_3、TT_4、FT_4、TSH 水平均正常。自主性高功能甲状腺腺瘤患者血清 TT_3、FT_3、TT_4、FT_4 水平升高,TSH 水平降低。

（二）X 线检查

如腺瘤较大,颈胸部 X 线检查可见气管受压移位,部分患者可见瘤体内钙化等。

（三）核素扫描

90%的腺瘤不能聚集放射性锝或碘,核素扫描多显示为冷结节,少数腺瘤有聚集放射性碘的能力,核素扫描示温结节;自主性高功能腺瘤表现为放射性浓聚的热结节;腺瘤发生出血、坏死等囊性变时则均呈冷结节。

(四)B型超声检查

其对诊断甲状腺腺瘤有较大价值,超声波下腺瘤和周围组织有明显界限,有助于辨别单发或多发、囊性或实性。

(五)甲状腺穿刺活检

其有助于诊断,特别在区分良性与恶性病变时有较大价值,但属于创伤性检查,不宜常规进行。

五、诊断与鉴别诊断

甲状腺腺瘤的诊断可参考以下要点:①颈前单发结节,少数亦可为多发的圆形或椭圆形结节,表面光滑、质韧,随吞咽活动,多无自觉症状;②甲状腺功能检查正常;③颈部淋巴结无肿大;④服用甲状腺激素3~6个月,肿块不缩小或更明显突出。

应鉴别甲状腺腺瘤与以下疾病。

(一)结节性甲状腺肿

应鉴别甲状腺腺瘤与结节性甲状腺肿。后者虽有单发结节,但甲状腺多呈普遍肿大,在此情况下易于鉴别。一般来说,腺瘤的单发结节长期病程之间仍属单发,而结节性甲状腺肿经长期病程之后多成为多发结节。另外,在甲状腺肿流行地区多诊断为结节性甲状腺肿,在非甲状腺肿流行地区多诊断为甲状腺腺瘤。在病理上,甲状腺腺瘤的单发结节有完整包膜,界限清楚。而结节性甲状腺肿的单发结节无完整包膜,界限也不清楚。

(二)甲状腺癌

应鉴别甲状腺腺瘤与甲状腺癌。后者可表现为甲状腺质硬,结节表面凹凸不平,边界不清,颈淋巴结肿大,并可伴有声嘶、霍纳综合征等。

六、治疗

(一)甲状腺激素治疗

能抑制垂体TSH的分泌,减少TSH对甲状腺腺瘤的刺激,从而使腺瘤逐渐缩小,甚至消失。从小剂量开始,逐渐加量。可用左甲状腺素50~150 μg/d或干甲状腺片40~120 mg/d,治疗3~4个月,适于多发性结节或温结节、热结节等单结节患者。如效果不佳,应考虑手术治疗。

(二)手术治疗

对有癌变可能的甲状腺腺瘤患者或引起甲亢者,应行手术,切除腺瘤。对伴有甲亢的高功能腺瘤,需要先用抗甲状腺药物控制甲亢,待甲状腺功能正常后,行腺瘤切除术,可使甲亢得到治愈。

对于甲状腺腺瘤,手术切除是最有效的治疗方法,无论肿瘤大小,目前医师多主张做患侧腺叶切除或腺叶次全切除而不宜行腺瘤摘除术。其原因是临床上甲状腺腺瘤和某些甲状腺癌(特别是早期甲状腺癌)难以区别。另外约25%的甲状腺腺瘤为多发,临床上往往仅能查到较大的腺瘤,单纯摘除腺瘤会遗留小的腺瘤,造成日后复发。因甲状腺腺瘤有引起甲亢(发生率约为20%)和恶变(发生率约为10%)的可能,故应早期行包括腺瘤的患侧、甲状腺大部或部分(腺瘤小)切除。切除标本后必须立即行冷冻切片检查,以判定有无恶变。

（王　晨）

第八节 甲状腺癌

甲状腺癌是最常见的内分泌恶性肿瘤。按照组织学特征,起源于甲状腺滤泡细胞的甲状腺癌可以分为分化型甲状腺癌和未分化甲状腺癌,占所有甲状腺癌的95%以上。分化型甲状腺癌包括乳头状甲状腺癌和滤泡型甲状腺癌,这类甲状腺癌通常是可治愈的。相反,未分化甲状腺癌来势凶猛,预后很差。近年来,甲状腺癌的发病率逐年上升。年龄是一个影响甲状腺癌的重要因素,超过45岁的患者预后较差。甲状腺癌多见于女性,但男性患者预后较差。另外的危险因素包括颈部放疗史,直径>4 cm的肿瘤,原发灶外侵,淋巴结及远处转移。

起源于甲状腺滤泡旁C细胞的恶性肿瘤称为甲状腺髓样癌,占所有甲状腺癌的3%左右,其分为散发性髓样癌、家族性髓样癌、MEN综合征。

一、概述

(一)甲状腺癌分期

甲状腺癌UICC分期如下。

1.TNM分期

(1)T分期。

T_x:无法对原发肿瘤做出估计。

T_0:未发现原发肿瘤。

T_1:原发肿瘤直径≤2 cm,局限于甲状腺内。

T_2:2 cm<原发肿瘤直径≤4 cm,局限于甲状腺内。

T_3:肿瘤直径>4 cm,肿瘤局限在甲状腺内或有少量延伸到甲状腺外。

T_{4a}:肿瘤蔓延至甲状腺包膜以外,并侵犯皮下软组织、喉、气管、食管或喉返神经。

T_{4b}:肿瘤侵犯椎前筋膜或包绕颈动脉或纵隔血管。

未分化癌均为T_4。

T_{4a}:未分化癌,肿瘤限于甲状腺内,尚可外科切除。

T_{4b}:未分化癌,肿瘤已侵出包膜,外科难以切除。

(2)N分期。

N_0:无淋巴结转移。

N_{1a}:肿瘤转移至Ⅵ区(气管前、气管旁和喉前淋巴结)。

N_{1b}:肿瘤转移至单侧、双侧、对侧颈部或上纵隔淋巴结。

(3)M分期。

M_0:无远处转移。

M_1:远处有转移。

2.不同甲状腺癌的临床分期

(1)甲状腺乳头状腺癌或滤泡状腺癌(45岁以下)分期如下。

Ⅰ期:任何T,任何NM_0。

Ⅱ期:任何 T,任何 NM_1。

(2)甲状腺乳头状腺癌或滤泡状腺癌(45 岁以上)及髓样癌(任何年龄)分期如下。

Ⅰ期:$T_1N_0M_0$。

Ⅱ期:$T_2N_0M_0$。

Ⅲ期:$T_3N_0M_0$,$T_{1\sim3}N_{1a}M_0$。

ⅣA 期:$T_{1\sim3}N_{1b}M_0$,$T_{4a}N_{0\sim1}M_0$。

ⅣB 期:T_{4b}任何 NM_0

ⅣC 期:任何 T 任何 NM_1。

(3)未分化癌全部归Ⅳ期。

ⅣA 期:T_{4a}任何 NM_0。

ⅣB 期:T_{4b}任何 NM_0。

ⅣC 期:任何 T 任何 NM_1。

(二)甲状腺癌危险因素

放射接触史、碘的不适当摄入、淋巴性甲状腺炎、激素原因和家族史都是可能引起甲状腺癌的危险因素。

1.放射接触史

放射接触史能够增加甲状腺乳头状癌的发生。这种现象在广岛和长崎的原子弹爆炸、马绍尔群岛和内华达的核试验失误以及切尔诺贝利核泄漏(后被观察及证实)后出现。尤其在切尔诺贝利核泄漏后,受到核辐射的儿童发生了更多的乳头状甲状腺癌,这可能与儿童甲状腺更易受放射线影响,或者儿童食用了更多受核污染的牛奶有关。儿童时期因头颈部肿瘤接受过放射治疗,也会导致乳头状甲状腺癌的发生风险增加。

2.缺碘

碘是合成甲状腺激素的必需原料。缺碘引起甲状腺滤泡细胞代偿性增生,导致甲状腺肿。在缺碘地区,甲状腺滤泡性肿瘤的发病率升高;而在碘摄入过多的地区,乳头状甲状腺癌则更易发生。在动物实验中,碘的过量摄入,能导致甲状腺癌由滤泡型向乳头状表型转换。但是碘的不适量摄入如何导致甲状腺癌发生依旧不明。

3.免疫因素

乳头状甲状腺癌中通常可见淋巴细胞浸润,这种现象可能提示免疫因子可能参与恶性肿瘤的发生发展。分子生物学分析提示淋巴细胞甲状腺炎可能是甲状腺恶性肿瘤的早期表现。但其确切机制依旧不明。

4.年龄因素

大多数分化型甲状腺癌发生于 $20\sim50$ 岁患者,女性患者为男性患者的 $2\sim4$ 倍。这种现象可能提示女性激素可能参与甲状腺癌的发生。并且,雌激素受体在甲状腺滤泡细胞膜上表达,雌激素可导致滤泡细胞的增殖。没有明确的动物模型能够复制甲状腺癌与妊娠或使用外源性雌激素的关系。

5.遗传因素

遗传性因素对于甲状腺癌的发生也是重要的。若父母患有甲状腺癌,则子女患肿瘤的风险增加;若同胞兄妹患有甲状腺癌,则患肿瘤的风险增加。非家族性髓样癌的发生率为 $3.5\%\sim6.2\%$。

二、乳头状甲状腺癌

乳头状甲状腺癌(PTC)是最常见的甲状腺癌,占所有甲状腺癌的 $70\%\sim90\%$。乳头状癌有着其特征的组织学表现:"砂粒体"和"营养不良性钙化"。甲状腺乳头状癌以淋巴结转移为主,常以颈部肿大淋巴结为首发症状。

(一)临床表现

患者多为女性,男患者与女患者之比为 1:2.7,年龄为 $6\sim72$ 岁,20 岁以后患病的明显增多,31$\sim$40 岁组患病最多,占 30%,50 岁以后患病明显减少。乳头状癌淋巴结转移的机会多,临床触不到淋巴结的患者经选择性颈清扫术后,病理检查结果有 $46\%\sim72\%$ 的病例有淋巴结转移。有些患者以颈部淋巴结肿大来就诊,甲状腺内肿物可能已经存在数月或数年。因甲状腺内肿物发展较慢,且无特殊体征,常被误诊为良性,肿物可以很小,仅 $0.5\sim1.0$ cm。晚期可以明显肿大,直径可达 10 cm 以上。呈囊性或部分呈囊性,侵犯气管或其他周围器官时肿物固定。侵犯喉返神经出现声音嘶哑,压迫气管移位或肿瘤侵入气管内出现呼吸困难。淋巴结转移多至颈深中组及颈深下组,晚期可转移至上纵隔。血行转移较少,有 $4\%\sim8\%$,多见于肺或骨。

(二)辅助检查

1.原发病变的诊断

无淋巴结转移的情况下,对甲状腺肿物的性质难以判断,在治疗前应进行如下的检查以明确病变的范围、与周围器官的关系、甲状腺功能的损伤程度、TSH 的分泌状况等。

(1)甲状腺核素扫描:大多数滤泡型腺癌和乳头状腺癌有吸碘功能,以往为术前主要手段,目前随着其他临床检查的发展已少用。

(2)B 超检查:可发现甲状腺内肿物是多发或单发、有无囊性变、颈部有无淋巴结转移、颈部血管受侵情况等。

(3)CT 检查:显示甲状腺内肿瘤的位置、内部结构情况、钙化情况,无包膜恶性可能性大。虽不能做出定性诊断但对医师的手术操作很有帮助,CT 能显示肿物距离大血管的远近,距离喉返神经、甲状旁腺、颈段食管的远近,肿瘤是否侵犯气管壁及侵入气管内,向胸骨后及上纵隔延伸的情况,纵隔内淋巴转移情况,使外科医师术前心中有数,减少盲目性,能制三维成像的 CT 更好。

(4)磁共振成像(MRI):在无碘过敏患者中,不推荐使用。

(5)PET/CT:可判断肿瘤代谢情况,主要判断远处转移情况。

(6)针吸细胞学检查:近年来由于针吸细胞学诊断水平进步,其广泛应用于临床,但应用于甲状腺肿物的诊断有一定限度。

2.颈淋巴结转移的诊断

(1)临床触不到淋巴结而甲状腺内肿物高度怀疑癌,此为 N_0 病例,这类患者不一定没有淋巴结转移,应做 B 超或 CT 检查以发现手摸不到的肿大淋巴结。因有些患者的脂肪厚,肌肉发达,淋巴结虽已很大且呈串也不易触及,如 B 超及 CT 检查怀疑转移,且甲状腺内肿物证实为癌应按联合根治术准备。

(2)甲状腺肿物合并颈淋巴结肿大时,淋巴结位于中、下颈深较多,位于胸锁乳突肌前缘或被覆盖,活动或固定,大致可判断为甲状腺癌颈转移,以乳头状癌为多见。如针吸细胞学为阳性则可确诊。

（三）治疗

1.放射治疗

分化型甲状腺癌对放射治疗的敏感性差，以手术治疗为主要手段，单纯体外放射治疗对甲状腺癌的治疗并无好处。^{131}I治疗：用于手术不能切除的分化型甲状腺癌或远处转移的甲状腺癌。

2.手术治疗

（1）原发癌的处理：①一侧腺叶切除加峡部切除加Ⅵ区淋巴结清扫为单侧甲状腺癌治疗的最小手术方式。②当病变涉及两侧腺叶时行全甲状腺切除术。考虑到甲状腺多灶性癌的存在，应注意同侧腺叶多灶肿瘤，易出现对侧甲状腺内微小病灶。③对高分化侵袭性甲状腺癌，应积极地予以手术治疗，治疗越早，预后越好。④目前甲状腺乳头状微癌的治疗方式尚不统一。

（2）淋巴结转移癌的处理：不论是传统式的颈清扫术还是保留功能的改良根治术，都应将各区淋巴结彻底切除。

三、甲状腺滤泡型腺癌

甲状腺滤泡型癌的发病率比乳头状的发病率低，占甲状腺癌的10%～15%。其发病年龄比乳头状癌的发病年龄大，其常见于中年人，平均年龄45～50岁，男、女患者之比为1∶3。其恶性程度介于乳头状癌和未分化癌之间，易出现血行转移，如转移至肺、骨、肝、脑处，很少出现淋巴结转移。转移的组织很像正常甲状腺，因此有人称其为"异位甲状腺"。

临床表现大多数是单发的，少数是多发的。容易误诊为甲状腺腺瘤。预后较乳头状癌差。影响预后的决定因素是远处转移，不是甲状腺包膜的侵犯。

四、甲状腺未分化癌

甲状腺未分化癌（ATC）在甲状腺癌中比例较少，占3%～8%。

（一）临床表现

该病的发病年龄较高，男性的发病率较高。病情发展较快，颈部肿物出现后增长迅速，1～2周内肿物固定，声音嘶哑，呼吸困难。有1/3的患者颈部肿物存在多年，近几个月来迅速增大，因此有学者认为此部分病例是在原有分化型甲状腺癌或良性肿物基础上的恶变。

（二）辅助检查

CT及颈部X线片常见气管受压，或前、后径变窄或左、右径变窄，或气管受压移位，偏于一侧，椎前软组织增厚，表明肿瘤从食管后椎前包绕了气管、食管。常有颈淋巴结转移，有时颈部转移淋巴结和甲状腺的原发灶融合在一起。根据肿物形态及硬度常可确诊。

（三）治疗

大多数患者来诊较晚，失去根治性治疗的机会。有时手术是为了解决呼吸道梗阻，仅做气管切开。对少部分原发肿瘤较小的病例，尽量切除，然后行气管切开或气管造瘘，术后给予放疗及化疗，有的患者有一定疗效，有40%的患者可获完全缓解。

五、甲状腺髓样癌

甲状腺髓样癌（MTC）起源于甲状腺滤泡旁细胞（或称C细胞）。癌细胞可分泌多种胺类和多肽类激素、降钙素等，此外还有5-羟色胺、组胺、前列腺素及ACTH样物质，导致部分患者出现顽固性腹泻，多为水样泄，但肠吸收障碍不严重，常伴有面部潮红。肿瘤被切除后腹泻即可消失，癌复发或转移时腹泻又可出现。

甲状腺髓样癌可分为散发性及家族性。前者约占 80％,不伴有其他内分泌腺部位的肿瘤,没有特殊的临床表现。后者占 20％,有明显家族史,分为两种类型:一类叫多发内分泌肿瘤ⅡA 型,此型包括甲状腺髓样癌、嗜铬细胞瘤和甲状旁腺功能亢进,因是 30 年前 Sipple 首先描述的,被称为 Sipple 综合征。另一类叫多发内分泌肿瘤ⅡB 型,此型包括甲状腺髓样癌、嗜铬细胞瘤及伴有多发性黏膜神经瘤,并有特征性的面部表现(嘴唇肥厚、宽鼻梁、脸外翻等)。

(一)临床表现

甲状腺髓样癌占甲状腺恶性肿瘤的 6％～8％。除少数合并内分泌综合征外,大多数与其他类型的甲状腺癌相似,主要是甲状腺区肿块,有时有淋巴结肿大,可出现双侧颈转移,多数生长缓慢,病程长达 10～20 年,大多数病程为 1 年左右。

(二)辅助检查

血清降钙素水平升高伴甲状腺结节,首先考虑甲状腺髓样癌,若无其他内分泌综合征及肿瘤可确诊。部分甲状腺髓样癌患者可有血清癌胚抗原(CEA)水平升高。

(三)治疗

手术是治疗的有效手段。有淋巴结转移时行颈清扫手术,对于是否行预防性颈清扫术,目前有一定争议。目前有靶向药物针对甲状腺髓样癌,但疗效不明确。

六、甲状腺其他恶性肿瘤

甲状腺还有其他恶性肿瘤,如血管肉瘤、纤维肉瘤、癌肉瘤、骨肉瘤、恶性纤维组织细胞瘤,均少见。

恶性淋巴瘤少见,占所有甲状腺恶性肿瘤的 0.6％～5％,占所有淋巴瘤的 2.2％～2.5％,但近年来文献报道其有增多趋势。对恶性淋巴瘤,细针穿刺应多方、多点穿刺。对可疑者应做诊断性探查手术,术中制冷冻切片并检查,确诊后根据情况行峡部切除或一叶切除,以免将来病变进一步发展,压迫气管造成呼吸困难。

甲状腺恶性淋巴瘤的治疗是以放疗为主的综合治疗,配合以化疗。其治疗效果优于甲状腺未分癌。

(王　晨)

第七章

乳 腺 疾 病

第一节 急性乳腺炎

急性乳腺炎是由细菌感染所致的乳腺的急性炎症,大多数发生在产后哺乳期的3~4周,多见于初产妇。病原菌大多为金黄色葡萄球菌,少数急性乳腺炎是由链球菌引起的。病菌一般从乳头破口或皲裂处侵入,也可直接侵入乳管,进而扩散至乳腺实质。一般来讲,急性乳腺炎病程较短,预后良好,但若治疗不当,也会使病程迁延,甚至可并发全身性化脓性感染。

一、病因和病理

(一)乳汁淤积

乳汁淤积有利于入侵的细菌繁殖。原因如下:乳头过小或内陷,妨碍哺乳,孕妇产前未能及时纠正乳头内陷,婴儿吸乳困难;乳汁过多,排空不完全,产妇未能将乳房内的乳汁及时排空;乳管不通或乳管本身有炎症或有肿瘤及外在的压迫;胸罩脱落的纤维也可以堵塞乳管而引起乳腺炎。

(二)细菌入侵

急性乳腺炎的感染途径:致病菌直接侵入乳管,上行到腺小叶,腺小叶中央有乳汁潴留,使细菌容易在局部繁殖,继而扩散到乳腺的实质,引起炎症反应;金黄色葡萄球菌感染常常引起乳腺脓肿,感染可沿乳腺纤维间隔蔓延,形成多房性的脓肿;致病菌直接由乳头表面的破损、皲裂侵入,沿着淋巴管迅速蔓延到腺叶或小叶间的脂肪、纤维组织,引起蜂窝织炎。金黄色葡萄球菌常常引起深部的脓肿,链球菌感染往往引起弥漫性的蜂窝织炎。

二、临床表现

(一)急性单纯性乳腺炎

发病初期阶段,常有乳头皲裂现象,产妇哺乳时感觉乳头有刺痛,伴有乳汁淤积不畅或乳腺扪及有包块,继而乳房出现局部肿胀、触痛,患乳可触及痛性肿块,界限不清,质地略硬,进一步发展则出现畏寒、发热、体温骤升、食欲缺乏、疲乏无力、感觉不适等全身症状。

（二）急性化脓性乳腺炎

患乳的局部皮肤红、肿、热、痛，出现较明显的结节，触痛明显，同时患者可出现寒战、高热、头痛、无力、脉快等全身症状。此时在患侧腋窝下可出现肿大的淋巴结，有触痛，严重时可合并败血症。

（三）脓肿形成

由于治疗措施不得力或病情进一步加重，局部组织发生坏死、液化，大小不等的感染灶相互融合形成脓肿。浅表的脓肿极易被发现，而较深的脓肿波动感不明显，不易被发现。脓肿的临床表现与脓肿位置的深浅有关。位置浅时，早期可有局部红肿、隆起、皮温高；深部脓肿早期局部表现常不明显，以局部疼痛和全身症状为主。脓肿形成后，浅部可扪及波动感。脓肿可以是单房性的或多房性的，可以先后或同时形成；浅部脓肿破溃后自皮肤破溃口排出脓液，深部脓肿则可通过乳头排出，也可侵入乳腺后间隙中的疏松组织，形成乳腺后脓肿。如果乳腺炎患者的全身症状不明显，局部和全身性的治疗效果不明显，可行疼痛部位穿刺，抽出脓液即可确诊。

三、辅助检查

血常规检查白细胞计数升高，中性粒细胞计数升高。影像学超声检查可探及乳腺包块，对形成脓肿的患者可探及液性暗区。

四、诊断

急性乳腺炎多发生于初产妇的哺乳期，起病急，早期乳腺内出现一个包块，有红、肿、热、痛，严重者可有畏寒、发热等全身中毒症状。病情如未得到及时的控制，数天后可在局部形成脓肿，有波动感，穿刺抽出脓液。

注意鉴别急性乳腺炎的包块与乳腺癌的肿块。炎性乳腺癌患者的乳房内可扪及肿块，皮肤红肿范围广，局部压痛及全身炎症反应轻，细胞学检查可鉴别。

五、治疗

（一）早期

注意休息，暂停以患侧乳房哺乳，清洁乳头、乳晕，促进乳汁排泄（用吸乳器或靠吸吮），凡需切开引流者应终止哺乳。局部热敷或用鱼石脂软膏外敷，应用头孢类或青霉素类广谱抗生素预防感染。

（二）手术治疗

对已有脓肿形成者，应及时切开引流。对深部脓肿波动感不明显者，可先用 B 超探查，针头穿刺定位后再行切开引流，手术时可沿乳管方向做放射状切口，避免乳管损伤引起乳瘘，对乳晕周围的脓肿可沿乳晕做弧形切开引流。如果有数个脓腔，则应分开脓腔的间隔，充分引流，必要时可做对口或几个切口引流。对深部脓肿或乳腺后脓肿，可以在乳腺下皱褶处做弧形切开，在乳腺后隙与胸肌筋膜间分离，直达脓腔，可避免损伤乳管。

1.手术适应证

乳头周围或乳腺周围的炎性肿块开始软化并出现波动感，且 B 超检查显示有深部脓肿或脓液穿破乳腺纤维囊进入乳房后蜂窝组织内，需及时切开引流。

2.术前准备

应用广谱抗生素治疗感染，局部热敷促进脓肿局限化。

3.麻醉与体位

多采用局麻或硬膜外麻醉。患者取仰卧位或侧卧位,有利于彻底引流。局部麻醉镇痛效果差,适于浅表的脓肿引流。

4.手术步骤

(1)对乳头平面以上部位的脓肿多做弧形切口,也可做放射状切口。对乳头平面以下的脓肿多做放射状切口,切口两端不超过脓肿的边界,否则可引起乳瘘。对乳头或乳晕周围的脓肿多做沿乳晕的弧形切口。对深部的脓肿可做乳房皱襞下的胸部切口,引流畅通,瘢痕少。

(2)针头穿刺,抽出脓液后在脓腔顶部切开,适当分离皮下组织,插入血管钳直达脓腔,放出脓液。

(3)从切口伸入手指,分离脓腔间隔,使小间隔完全贯通,排出分离的坏死组织。

(4)用等渗盐水或过氧化氢冲洗脓腔,用凡士林纱布或橡皮片引流。若脓肿较大,切口较高,则应在重力最佳位置再做切口,便于对口引流或放置引流管引流。

(5)对脓液做细菌培养,对慢性乳房脓肿反复发作者应切取脓腔壁做病理检查,排除其他病变。

5.术后处理

在伤口覆盖消毒敷料后,应用宽胸带或乳罩将乳腺托起以减轻坠痛感,继续给予抗生素等做抗感染治疗,控制感染至患者的体温正常。术后第 2 d 更换纱布敷料和引流物。若放置引流管可每天换药时用等渗温盐水冲洗脓腔。引流量逐渐减少,直到仅有少量分泌物时拔出引流物。术后可热敷或理疗以促进炎症浸润块吸收。

6.注意

手术后要给伤口及时换药,每 1~2 d 更换 1 次敷料,保证有效引流,防止残留脓腔、经久不愈或切口闭合过早。可用过氧化氢、生理盐水等冲洗创腔,对排出的脓液要送细菌培养,确定是何种细菌感染,以指导临床用药。患者应暂停哺乳,改用吸乳器吸尽乳汁。如漏乳或自愿断乳,可口服乙菧酚 5 mg,每天 3 次,3~5 d 即可。对感染严重伴全身中毒症状者,应积极控制感染,给予全身支持疗法。

六、乳腺炎的预防

要防止乳头破裂,乳头破裂既容易乳汁淤积,又可能因有伤口而发生细菌感染。怀孕 6 个月以后,每天用毛巾蘸水擦洗乳头。不要让小儿养成含乳头睡觉的习惯。哺乳后,用水洗净乳头,用细软的布衬在乳头和衣服之间,避免擦伤。要积极治疗乳头破裂,防止出现并发症。轻度乳头破裂仍可哺乳,但在哺乳后局部涂敷 10% 的复方苯甲酸酊或 10% 的鱼肝油铋剂,下次哺乳前清洗。重度乳头破裂,哺乳时疼痛剧烈,可用乳头罩间接哺乳或用吸乳器吸出后,用奶瓶哺食小儿。对乳头上的痂皮,不要强行撕去,可用植物油涂抹,待其变软,慢慢撕掉。防止乳汁淤积,产后应尽早哺乳。哺乳前热敷乳房以促进乳汁通畅。如果产妇感到乳房胀痛更要及时热敷,热敷后用手按捏乳房,提拔乳头。婴儿吸吮能力不足或婴儿食量小而乳汁分泌多,要用吸乳器吸尽乳汁。宜常做自我按摩。产妇要养成自我按摩乳房的习惯。方法:一只手用热毛巾托住乳房,另一只手放在乳房的上侧,以顺时针方向按摩。如果乳房感到胀痛,或者乳房上有肿块,手法可以重一些。

(郭蕾蕾)

第二节 肉芽肿性乳腺炎

肉芽肿性乳腺炎也叫肉芽肿性小叶性乳腺炎或特发性肉芽肿性乳腺炎,简称"肉芽肿"。病理特征是以小叶为中心的肉芽肿性炎症,主要细胞成分是上皮样细胞、多核巨细胞、中性粒细胞等。微脓肿形成和非干酪样坏死属于肉芽肿性乳腺炎。1972 年,Kessler 首次提出该病,1986 年国内才有 8 例报道,至今历史不长,以往发病率不高,所以目前还有较多乳腺科医师对该病缺乏认识,经常将其误诊为乳腺增生症、乳腺癌、化脓性乳腺炎或浆细胞性乳腺炎,导致治疗延误。该病好发于生育年龄,多见于经产妇。

一、病因

肉芽肿性乳腺炎的确切病因尚不明确,多数学者认为它是自身免疫性疾病,是对积存变质的乳汁发生的 IV 型迟发型超敏反应。但究竟是什么原因触发了这种自身免疫性炎症反应,尚不能确定,催乳素可能是该病的"触发器",并与哺乳障碍、饮食污染、某些药物有关。Brown 等认为应用雌激素可诱发、加重该病。

大体观察:肿块无包膜,边界不清,质较硬韧,切面灰白色间杂淡棕黄色,弥漫分布粟粒大小至黄豆大小的暗红色结节,部分结节中心可见小脓腔。

二、临床表现

(1)患者多为年轻的经产妇,多在产后 6 年内发病,平均病程 4.5 个月,平均年龄 33 岁,未婚育者患该病多与药物或垂体催乳素瘤有关。

(2)临床表现以乳腺肿块为主,肿块突然出现,常在一夜之间出现巨大肿块或全乳房肿块,或原有较小的肿块迅速增大。实发部位一般距离乳晕较远,但很快波及乳晕。肿块呈明显的多形性,或为伪足样延伸,或通过乳晕向对应部位横向蔓延。

(3)多数伴有疼痛,甚至是剧痛,有人甚至是以疼痛为首发症状,数天至 1 个月才发现肿块。

(4)病情进展呈间歇性和阶段性,可有数月的缓解期,最长可达 3 年。病情自限和缓解,经常被误认为有疗效或治愈,以后在月经前、生气或劳累后突然发作。

(5)切开引流后黄脓不多,多流淌黄色水样或米汤样物、血性脓液或出血多于出脓,有别于急性化脓性乳腺炎。

该病主要表现为乳晕区以外的乳腺其他部位肿块,生长较快,可伴有疼痛,肿块多为单发,质地较硬,活动,边界清楚,有的表面皮肤红肿,少数可以破溃。

三、诊断

该病临床上易误诊为恶性肿瘤,要根据病史及乳房肿块有触痛等情况进行细胞学检查,这样有助于诊断。彩超和 X 线钼靶检查缺乏特异性,必要时行空心针或麦默通活检,可明确诊断。

四、鉴别诊断

（一）乳腺导管扩张症

乳腺导管扩张症病变在小叶内，无大量浆细胞浸润，扩张的导管不可见，乳头溢液不常见。

（二）乳腺结核病

乳腺结核病肿块为无干酪样坏死，抗酸染色找不到结核杆菌，病灶中部常见小脓肿。

（三）乳腺癌

肉芽肿性乳腺炎与乳腺癌极相似，但仔细检查，肉芽肿性乳腺炎的肿块触之不适，皮肤可有红肿，细胞学检查找不到癌细胞。

五、治疗

难鉴别该病与乳腺癌，易发生误诊，因此发现乳房结节均应手术切除，送病理检查，明确诊断后可行区段切除。

（王　晨）

第三节　浆细胞性乳腺炎

浆细胞性乳腺炎不是细菌感染所致，而是导管内的脂肪性物质堆积、外溢，引起导管周围的化学性刺激和免疫性反应，导致大量浆细胞浸润，故该病称浆细胞性乳腺炎。该病反复发作，破溃后形成瘘管，可以继发细菌感染，长久不愈，所以说是一种特殊的乳腺炎症。

一、病因及病理

浆细胞性乳腺炎的发生与乳头发育不良（如乳头内翻、乳头分裂）有关。内翻的乳头成为藏污纳垢的地方，常有粉刺样东西，有时还会有异味。乳头畸形也必然造成乳腺导管扭曲、变形，导管容易堵塞。导管内容物为脂性物质，侵蚀管壁，造成外溢，引起化学性炎症，大量淋巴细胞、浆细胞反应，形成小的炎性包块。

病灶多在乳晕附近，局部红肿、疼痛，一般不发热。过几天可以自行消退，当劳累、感冒等造成抵抗力低下时再次发作，但一次比一次重，肿块逐渐变大、红肿，容易被误认为是小脓肿，或用抗生素治疗，导致最后切开引流形成瘘管，难以愈合。有时红肿也可自行破溃，长久不愈。发生于中老年妇女的浆细胞性乳腺炎多是导管扩张、导管壁退行性改变所致。病灶还可于多处发生，形成多个瘘管，甚至彼此相通，乳房千疮百孔，很像乳腺结核。肿块如果离乳头较远，与皮肤发生粘连，很容易被误诊为乳腺癌。

二、临床表现

浆细胞性乳腺炎发病突然，发展快。患者感到乳房局部疼痛不适，并可触及肿块。肿块位于乳晕下或向某一象限伸展。肿块质硬、韧，表面呈结节样，边界欠清，与胸壁无粘连。有的乳房皮肤有水肿，可呈橘皮样改变，一般无发热等全身症状。乳头常有粉渣样物泌出，有臭味。少数患者伴乳头溢液(为血性或水样液体),还可伴患侧腋下淋巴结肿大。晚期肿块发生软化,形成脓肿。脓肿破溃后流出混有粉渣样的脓汁,并形成瘘管,创口反复发作,形成瘢痕,使乳头内陷。浆细胞性乳腺炎的临床表现多种多样,有的患者仅仅表现为长期乳头溢液,或仅仅表现为乳头内陷,少数患者表现为局部肿块,持续数年。

三、诊断

该病多发生于 30~40 岁的非哺乳期妇女,早期可有一侧或两侧乳头浆液性排液,患者感到乳房局部疼痛不适,在乳头或乳晕下扪及边界不清的小结节,肿块质硬、韧,表面呈结节样,与胸壁无粘连,病变局部可有红、肿、痛等症状,一般无发热等全身症状。也有的患者乳头常泌出粉渣样物,有臭味。少数患者伴有血性溢液。乳晕周围或乳腺实质内的包块可与皮肤粘连,致乳头回缩、局部水肿以及腋淋巴结肿大等征象,易被误诊为乳腺癌。该病逐渐发展,肿块破溃,形成瘘管,经久不愈。

四、辅助检查

(一)彩色 B 超检查

可探及乳晕区低回声肿块影,内部不均匀,无包膜,无恶性特征,导管呈囊状或串珠样扩张。

(二)X 线钼靶检查

显示乳晕区密度不均匀团块,其间夹杂条状或蜂窝状、囊状透亮影,可出现粗颗粒圆形钙化,但有别于乳腺癌集束沙粒样钙化。

(三)CT 检查

炎症早期显示乳晕区皮肤增厚,主乳管区有软组织阴影;后期病变周围有类圆形小结节且结节间有桥样连接,为浆细胞性乳腺炎的特有征象。

(四)纤维乳管内视镜检查

可见各级乳管扩张,管腔内充满棉絮样、网织状沉积物或黄金样炎性结晶体,部分病例可见合并乳管内乳头状瘤。该检查可用于发现早期乳腺癌。

(五)细针穿刺细胞学、乳头溢液细胞学检查

可见坏死组织、炎性细胞、浆细胞、淋巴细胞、脓细胞等,但阳性率不高,缺乏特异性。

(六)术中快速冰冻切片和术后石蜡切片病理学检查

术中快速冰冻切片和术后石蜡切片病理学检查是诊断该病的可靠依据。

五、鉴别诊断

需要鉴别该病与以下疾病。

(一)乳腺增生症

乳腺增生是女性最常见的乳房疾病,其发病率占乳腺疾病的首位,其临床表现如下。

1.乳房疼痛

乳房疼痛常为胀痛或刺痛,可累及一侧或两侧乳房,以累及一侧多见。疼痛严重者不可触碰乳房,甚至影响日常生活及工作。疼痛可向同侧腋窝或肩背部放射,常于月经前数天出现或加重,行经后疼痛明显减轻或消失;疼痛亦可随情绪变化、劳累、天气变化而波动。这种与月经周期及情绪变化有关的疼痛是乳腺增生病临床表现的主要特点。

2.乳房肿块

肿块可发于单侧或双侧乳房内,单个或多个,一般好发于乳房外上象限。表现为大小不一的片状、结节状、条索状等,其中以片状为多见。边界不明显,质地中等或稍硬,与周围组织无粘连,常有触痛。大部分乳房肿块也有随月经周期而变化的特点,月经前肿块增大变硬,月经来潮后肿块缩小变软。

3.乳头溢液

少数患者可出现乳头溢液,为自发溢液,多为淡黄色或淡乳白色,也有少数患者经挤压乳头可见溢出溢液。如果出现血性或咖啡色溢液需要谨慎。

乳腺B超及X线钼靶检查对鉴别诊断有一定的帮助。穿刺活检或局部切取活检可确诊。

(二)乳腺纤维腺瘤

乳腺纤维腺瘤是乳腺疾病中最常见的良性肿瘤,可发生于青春期后的任何年龄,多为20～30岁。乳房肿块是该病的唯一症状,多为患者无意间摸到或体检才检查出来,一般不伴有疼痛感,亦不随月经周期而发生变化。好发于乳房的外上象限,腺瘤常为单发,亦有多发者,呈圆形或卵圆形,直径以1～3 cm者较为多见,偶可见巨大者。表面光滑,质地坚韧,边界清楚,与皮肤和周围组织无粘连,活动度大。腋下淋巴结无肿大。B超及钼靶检查可发现边界清楚的包块,不伴有浸润现象,切除活检可确诊。

(三)乳腺癌

乳腺癌是女性排名第一的常见恶性肿瘤。乳房肿块是乳腺癌最常见的表现,其次是乳头溢液。乳头溢液多为良性改变,但对50岁以上有单侧乳头溢液者应警惕发生乳癌的可能性。乳头凹陷、瘙痒、脱屑、糜烂、溃疡、结痂等湿疹样改变常为乳腺湿疹样癌(Paget病)的临床表现。肿瘤侵犯皮肤的Cooper韧带,可形成"酒窝征"。肿瘤细胞堵塞皮下毛细淋巴管,造成皮肤水肿,而毛囊处凹陷形成"橘皮征"。当皮肤广泛受侵时,可在表皮形成多数坚硬小结或小条索,甚至融合成片,如病变延伸至背部和对侧胸壁可限制呼吸,形成铠甲状癌。炎性乳腺癌会出现乳房明显增大,皮肤充血红肿、局部皮温增高。另外,晚期乳腺癌会出现皮肤破溃,形成癌性溃疡。该病还可有腋窝淋巴结肿大:同侧腋窝淋巴结可肿大,晚期乳腺癌可向对侧腋窝淋巴结转移引起肿大;另外,有些情况下还可触到同侧和/或对侧锁骨上肿大淋巴结。X线钼靶检查:乳腺癌在X线片中病灶表现形式常见有较规则或类圆形肿块、不规则或模糊肿块、毛刺肿块、透亮环肿块四类。乳腺钼靶对于细小的钙化敏感度较高,能够早期发现一些特征性钙化(如簇状沙粒样钙化等)。乳腺B超检查:B超扫描能够鉴别乳腺的囊性与实性病变。乳腺癌B超扫描多表现为形态不规则、内部回声不均匀的低回声肿块,彩色超声检查可显示肿块内部及周边的血流信号。B超扫描可发现腋窝淋巴结肿大。动态增强核磁共振检查:核磁检查是软组织分辨率最高的影像检查手段,较X线和B超检查有很多优势,可以旋转或进行任意平面的切割,可以清晰显示微小肿瘤。肿瘤微血管分布数据可以提供更多肿瘤功能参数和治疗反应。

六、治疗

(一)非手术治疗

1.适应证

(1)年龄30岁以下或55岁以上。

(2)患者处于红肿、疼痛明显的急性阶段。

（3）肿块不明显,病程短于 3 周。

（4）患者暂时不愿意接受手术治疗。

2.非手术治疗方法

（1）抗感染治疗:因为该病不是细菌引起的,所以不必用抗生素,但患者有红肿、疼痛等炎症反应时,可静脉滴注有效抗生素(如头孢类广谱抗生素),每天 2 次。

（2）局部理疗:用红外线乳腺治疗仪局部治疗,每天 2 次,每次 30 min。

（3）乳管冲洗:对于能找到乳管开口者(有条件者可在纤维乳管内视镜引导下),用地塞米松、α-糜蛋白酶、庆大霉素、甲硝唑等做乳管冲洗,2 d1 次。

（4）中药治疗:可以用金黄散加生理盐水调至糊状,敷在红肿部位,每天更换 2 次。一般情况下,治疗 2~3 d 即可见病情好转表现,炎症减轻,范围缩小,乳管疏通,肿块缩小,质地变软,可继续治疗直至痊愈。若治疗 7~10 d 仍无明显好转,应采取手术治疗。对于难于鉴别肿块与肿瘤者,不宜采用局部理疗和按摩,以免肿瘤细胞扩散。

（二）手术治疗

应根据具体情况选择相应的手术方式。

1.乳腺小叶切除术

乳腺小叶切除术是治疗该病的主要术式,适用于肿块较大或超出乳晕区及反复发作者,应切除病变所累及的整个乳腺小叶。手术开始前,可从病灶远端向乳头方向轻轻按压肿块,观察乳头有无溢液,沿溢液的乳管口向管腔内缓慢、低压注入少量亚甲蓝,使病变乳腺小叶着色,便于完整切除又不伤及邻近正常腺叶组织。对于近端乳管应从乳头根部切断,以避免复发和未发现乳管内微小肿瘤残留。此外,切面有小导管少量点状牙膏样脂性溢液不影响疾病的治愈,对乳头内陷者可加行乳头成形术。

2.病灶局部楔形切除术

对于肿块较小、仅位于乳晕区深部的年轻患者,可行病变乳管、肿块、连同周围部分乳腺组织楔形切除。

3.乳房单纯切除术

肿块较大,累及多个乳腺小叶,或与皮肤广泛粘连,已有乳房形态改变,年龄较大,在征得患者的同意后,可行乳房单纯切除术。

4.脓肿切开引流术

对于已经形成乳房脓肿者,可先行脓肿切开引流,待炎症完全消退后再行病变小叶切除术。

5.慢性窦道及瘘管切除术

对于久治不愈的慢性窦道及瘘管,应行窦道、瘘管及病变组织全部切除。应当注意的是,除急性乳房脓肿切开引流术外,施行其他任何手术,都必须常规进行术中快速冰冻切片和术后石蜡切片病理检查,以明确诊断,避免漏诊和误诊。

发作间期(即伤口愈合期)是最佳手术时机,手术成功的关键是翻转乳晕,彻底清除病灶,清洁所有创面。手术的技术关键是保持外形的完美,必须做乳头内翻的整形术。

（1）手术步骤:①术前病灶定位;②麻醉后消毒、铺巾;③在乳房下皱襞处做弧形切口或沿乳房外侧缘做纵向弧形切口;④切开皮肤和皮下组织,找到病灶部位;⑤从皮下脂肪组织开始,锐性游离病灶;⑥用组织钳提起病灶,切除病变的乳腺组织,连同周围 0.5~1.0 cm 的正常组织一并切除;⑦对创口仔细止血,残腔内无活动性出血,用 0 号丝线将乳腺残面对合,注意缝闭创腔底部,不留无效腔,尽可能避免局部出现凹陷,缝合皮下脂肪层和皮下组织,应使切口满意对合,覆盖敷料,用绷带适当加压包扎伤口;⑧术后 8～10 d 拆线。

（2）术后处理:①为防止伤口渗血,局部用纱布加压包扎 24～48 h;②切除病变组织后常规送病理检查,排除恶性病变;③创面较大、术后遗留残腔较大时可放置橡皮片引流,并注意缝闭创腔底部。

（王　晨）

第四节　乳腺单纯性增生症

乳腺单纯性增生症属于乳腺结构不良的早期病变。1922 年,Bloodgood 首先描述该病。1928 年,Semb 注意到该病表现为乳房疼痛并有肿块,称为单纯性纤维瘤病。1931 年,Beatle 称该病为乳腺单纯性、脱皮性上皮增生症;1948 年,Gescnickter 称该病为乳痛症,一直沿用至今。

一、发病情况

该病为育龄妇女常见病,可发生于青年期后至绝经期的任何年龄组,尤其多见于未婚女性或已婚未育或已育未哺乳的性功能旺盛的女性。该病的发病高峰年龄为 30～40 岁。在临床上 50％的女性有乳腺增生症的表现,在组织学上则有 90％的女性可见乳腺结构不良的表现。

二、病因

该病的发生、发展与卵巢内分泌状态密切相关。大量资料表明,当卵巢内分泌失调,雌激素分泌过多,而孕酮相对减少时,不但刺激乳腺实质增生,而且使末梢导管上皮呈不规则增生,引起导管扩张和囊肿形成,因失去孕酮对雌激素的抑制作用而导致间质结缔组织过度增生与胶原化及淋巴细胞浸润。

三、临床表现

临床表现为双侧乳房胀痛和乳房肿块,并且有自限性。

(一)乳房胀痛
因为存在个体差异及病变的程度不一样,所以乳腺胀痛的程度也不尽相同。但患者的共有特点为疼痛的周期性,即疼痛始于月经前期,经期及经后一段时间疼痛明显减轻,甚至毫无症状。疼痛呈弥漫性钝痛或为局限性刺痛,触动和颠簸时加重,并向双上肢放射,重者可致双上肢上举受限。

(二)乳房肿块
乳房肿块常常于双侧乳房对称性发生,可分散于整个乳腺内,也可局限于乳腺的一部分,多见于双乳外上象限。触诊呈结节状,大小不一,变硬,月经后缩小、变软。部分患者伴有乳头溢液。

(三)疾病的自限性和重复性
该病可不治自愈。尤其结婚后妊娠及哺乳时症状自行消失,但时有反复;绝经后能自愈。

四、辅助检查

(一)针吸细胞学检查

针吸肿块内少许组织,做涂片检查,可见细胞稀疏;除有少许淋巴细胞外,尚可见分化良好的腺上皮细胞及纤维细胞。

(二)钼靶X射线检查

可见弥漫散在的直径>1 cm、数目不定、边界不清的肿块影;如果密度均匀增大,失去正常结构,不见锐利边缘,说明病变广泛。

(三)红外线透照检查

双侧乳腺出现虫蚀样或雾状的灰色影,浅静脉模糊。

五、诊断

(1)育龄期女性出现与月经相关的一侧或双侧乳房周期性疼痛及肿块。
(2)查体可触及颗粒状小肿物,质地不硬。
(3)疾病发展过程中具有自限性特点。

六、鉴别诊断

(一)乳腺癌

有些乳腺癌可有类似乳腺增生症的表现,但乳腺癌的肿块多为单侧,肿块固定不变,且有生长趋势,在月经周期中增大,而无缩小趋势。针吸即可明确诊断。

(二)乳腺脂肪坏死

该病好发于外伤后、较肥胖的妇女,其肿块较表浅,未深入乳腺实质,肿块不随月经周期变化。针吸细胞学检查和组织活检可明确诊断。

七、治疗

该病有自限性,属于生理性变化的范畴,在结婚、生育、哺乳后症状可以明显改善或消失。因此,只要做好患者的思想工作,消除恐癌症,可不治自愈。对于临床症状重者,可采用中药、西药治疗。

(一)中医治疗

青年女性患者,一侧或两侧乳房出现肿块和疼痛,并随月经周期变化,同时伴经前心烦易怒、胸闷、嗳气、两肋胀痛,可用逍遥散合四物汤加减:柴胡9 g,香附9 g,八月扎12 g,青皮、陈皮各6 g,当归12 g,白芍12 g,川芎9 g,橘叶4.5 g,益母草30 g,生甘草3 g。

中年已婚妇女,以乳房肿块为主症,疼痛稍轻,并且随月经周期变化小;伴随月经不调、耳鸣目眩、神疲乏力,可用二仙汤合四物汤加减:仙蒂9 g,淫羊藿9 g,软柴胡9 g,当归12 g,熟地黄12 g,锁阳12 g,鹿角9 g,巴戟天9 g,香附9 g,青皮6 g。

(二)激素治疗

1.己烯雌酚

第1个月经期,每周口服2次,每次1 mg,连服3周;第2个月经期,每周给药1次,每次1 mg;第3个月经期,仅给药1次,每次1 mg。

2.黄体酮

月经前两周,每周2次,每次5 mg,总量为20～40 mg。

3.睾酮

月经后10 d开始用药,每天5～15 mg,月经来潮时停药,每个月经周期不超过100 mg。

4.溴隐亭

其为多巴胺受体激活剂,作用于垂体催乳细胞上的多巴胺受体,抑制催乳素的合成与释放。每天5 mg,疗程3个月。

5.丹那唑

其为雌激素衍生物,通过抑制某些酶来阻碍卵巢产生甾体类物质,从而调整激素平衡,发挥治疗作用。每天200～400 mg,连用2～6个月。

6.他莫昔芬

其为雌激素拮抗剂,月经干净后第5 d口服,每天2次,每次10 mg,连用15 d停药;月经来潮后重复。该药物治疗效果好,不良反应小。

(郭蕾蕾)

第五节 乳腺囊性增生病

乳腺囊性增生病是妇女常见的乳腺疾病。该病的特点是乳腺小叶、小导管及末端导管高度扩张形成囊肿,乳腺组成成分增生,在结构、数量及组织形态上表现出异常。该病与单纯性乳腺增生相比较,乳腺增生与不典型增生共存,存在恶变的危险,应视为癌前病变。

一、病因

该病的发生与卵巢内分泌的刺激有关。早在1930年就有学者证明切除卵巢的家鼠被注射雌激素后能产生乳腺囊性病。在人类中,雌激素不仅能刺激乳腺上皮增生,也能导致腺管扩张,形成囊肿。新近研究说明高催乳素血症是乳腺囊性增生症的重要原因,国外学者报道绝经后妇女患乳腺囊性增生症常是不恰当应用雌激素替代治疗的结果。

二、病理

(一)大体形态

一侧或双侧乳腺组织内有大小不等、软硬不均的囊性结节或肿块。囊肿大小不一,大囊肿直径可达5 cm,呈灰白色或蓝色,又称蓝色圆顶囊肿或蓝顶囊肿。小囊肿多见于大囊周围,直径仅2 mm,甚至肉眼见不到,只有在显微镜下可见。切开大囊肿可见囊肿内容物为清亮无色、浆液性或棕黄色液体,有时为血性液体。其中含有蛋白质、激素(催乳素、雌激素、雄激素、人绒毛膜促性腺激素、生长激素、卵泡刺激素、黄体化激素等)、糖类、矿物质及胆固醇。切面似蜂窝状,囊壁较厚,失去光泽,可有向囊腔内突出的颗粒状或乳头状瘤样物。

(二)组织学形态

组织学形态可见5种不同的病变。

1.囊肿

末端导管和腺泡增生,小导管扩张和伸展,末端导管囊肿形成。末端导管上皮异常增殖,形成多层,从管壁向管腔作乳头状生长,占据管腔的大部分,以致管腔受阻,分泌物潴留而扩张,而形成囊肿。一种囊肿为单纯性囊肿,只有囊性扩张,而无上皮增生;另一种为乳头状囊肿,囊肿上皮增生,呈乳头状。

2.乳管上皮增生

扩张的导管及囊肿内上皮呈不同程度的增生,轻者上皮层次增多,重者呈乳头状突起,或彼此相连,呈网状或筛状、实体状、腺样。若囊肿上皮增生活跃,常见不典型增生或间变,有可能发展为癌。

3.乳头状瘤病

乳头状瘤病即在乳头状囊肿的囊性扩张基础上,囊壁上皮细胞多处呈乳头状增生,形成乳头状瘤病。根据乳头状瘤病受累范围、乳头密度及上皮细胞增生程度,可把乳头状瘤病分为轻度、中度及重度,临床上有实用意义。

4.腺管型腺病

小叶导管或腺泡导管化生并增生,增生的上皮细胞呈实性团块,纤维组织有不同程度的增生,而导管扩张及囊肿形成不明显,称为腺病形成。

5.大汗腺样化生

囊肿壁被覆上皮化生,呈高柱状,胞浆丰富,其中有嗜酸性颗粒,似大汗腺细胞。此种细胞出现,常是良性标志。此外,囊壁、导管、腺泡周围纤维组织增生,并形成纤维条索,挤压周围导管,产生阻塞,导致分泌物潴留,再引起导管扭曲或扩张。标本切面呈黄白色,质韧,无包膜。切面有时可见散在的小囊,实际上是扩张的小导管。囊壁光滑,内有黄绿色或棕褐色黏稠的液体,有时可见黄白色乳酪样物质自乳管口溢出。

(三)病理诊断标准

乳腺囊性增生病具有以上5种病变,它们并不同时存在。其中乳头状瘤病、腺管型腺病和囊肿是主要病变。各种病变的出现率与组织取材的部位、取材量有关。如果切片中能见到5种病变中的3种或3种主要病变中的2种,即可诊断。在5种病变中囊肿性乳管上皮增生、乳头状瘤病、腺管型腺病所致的不典型增生易导致癌变。

三、临床表现

(一)乳腺肿块

乳腺内肿块常为主要症状,可发生于一侧乳腺,也可发生于两侧乳腺,但以左侧乳腺较为显著。肿块可单发,也可为多个,其形状不一,可为单一结节,亦可为多个结节。单一结节常呈球形,边界不甚清楚,可自由推动,有囊性感。有多个结节,常累及双乳或全乳,结节大小不等,囊肿活动往往受限,硬度中等且有韧性,其中较大的囊肿位于近表面时常可触及囊性感。有的尚呈条索状沿乳管分布,直径多在 0.5~3 cm。

根据肿块分布的范围可分为弥漫型(即肿块分布于整个乳腺内)和混合型(即有几种不同形态的肿块,如片状、结节状、条索状、颗粒状肿块散在于全乳)。

(二)乳腺疼痛

该病乳痛多不明显,且与月经周期的关系也不密切,偶有多种表现的疼痛,如隐痛、刺痛、胸背痛和上肢痛。有的患者常有一侧或两侧乳房胀痛,如针刺样,可累及肩部、上肢或胸背部。一般在月经来潮前疼痛明显,来潮后疼痛减轻或消失,临床经验提示有此变化者多为良性。肿块增大迅速且质地坚硬者提示恶变可能。

(三)乳头溢液

5％～15％的该病患者有乳头溢液,多为自发性乳头排液。溢液常为草黄色浆液、棕色浆液、浆液血性或血性溢液。溢液为浆液血性或血性,往往标志着有乳管内乳头状瘤。

四、诊断

乳腺胀痛,轻者如针刺样,可累及肩部、上肢或胸背部。检查时发现在乳腺内有散在的圆形结节,大小不等,质韧,有时有触痛。结节与周围组织界限不清,不与皮肤或胸肌粘连,有时表现为边界不清的增厚区。病灶多位于乳腺的外上象限,也可累及整个乳房。有的患者仅表现为乳头有溢液,溢液常为棕色、浆液性或血性液体。根据病史、临床症状及体征,一般能做出临床诊断。如诊断困难,可结合辅助检查,协助诊断。

五、辅助检查

(一)肿物细针吸取细胞学检查

乳腺囊性增生病肿物多呈两侧性、多肿块性,各肿块病变的进展情况不一。多点细针吸取细胞学检查常能全面反映各肿块的病变情况或性质,特别是对疑为癌的病例,能提供早期诊断意见。最后确诊应取决于病理活检。

(二)乳头溢液细胞学检查

少数患者有乳头溢液,肉眼所见多为浆液性、浆液血性。涂片镜检可见导管上皮泡沫细胞、红细胞、少许炎症细胞及脂肪蛋白质等无形物。

(三)钼靶 X 线摄影检查

钼靶 X 线片上显示病变部位呈现棉花团或毛玻璃状边缘模糊不清的密度增高影或见条索状结缔组织穿越其间伴有囊性,可见不规则增强阴影中有圆形透亮阴影。需鉴别乳腺囊性增生病肿块和乳腺癌的肿块,前者无血运增加、皮肤增厚和毛刺等恶性征象;若有钙化也多散在,不像乳腺癌那样密集。

(四)B 超检查

B 超诊断技术发展得很快,诊断率不断提高。对该病检查时常显示增生部位呈不均匀低回声区和无肿块的回声囊肿区。

(五)近红外线乳腺扫描检查

该病在近红外线乳腺扫描屏幕上显示为散在点、片状灰影或条索状、云雾状灰影,血管增多、增粗,呈网状、树枝状等改变基础上常见蜂窝状不均匀透光区。

(六)磁共振成像(MRI)检查

典型的 MRI 图像表现为乳腺导管扩张,形态不规则,边界不清楚,扩张导管的信号强度在 T_1 加权像上低于正常腺体组织;病变局限于某一区,也可弥漫分布于整个区域或在整个乳腺。该病的 MRI 图像特点通常为对称性改变。

六、鉴别诊断

(一)乳痛症

乳痛症多见于20~30岁年轻妇女。双侧乳腺周期性胀痛,乳腺内肿块多不明显或仅局限性增厚或呈细颗粒状,又称细颗粒状小乳腺。

(二)乳腺增生症

乳腺增生症多见于30~35岁女性。乳痛及肿块多随月经的变化呈周期性,肿块多呈结节状,多个散在,大小较一致,无囊性感,一般无乳头溢液。

(三)乳腺纤维腺瘤

乳腺纤维腺瘤多见于青年女性,常为无痛性肿块,多为单发,少数为多发。肿块边界明显,移动良好,无触痛,但有时乳腺囊性增生病可与纤维腺瘤并存,不易区别。

(四)乳腺导管内乳头状瘤

乳腺导管内乳头状瘤多见于中年女性。临床上常见乳头单孔溢液,肿块常位于乳晕部,压之有溢液。X线乳腺导管造影显示充盈缺损,常可确诊。

(五)乳腺癌

乳腺癌常见于中老年妇女,乳腺内常为单一无痛性肿块。肿块细针吸取细胞学检查,多能找到癌细胞。乳腺囊性增生病伴有不典型增生、癌变时,常不易区别,需病理活检确诊。

七、治疗

多数囊性增生病可用非手术治疗。

(一)药物治疗

1.中药治疗

疼痛明显、增生弥漫者,可服中药治疗。疏肝理气、活血化瘀、软坚化结、调和冲任等方法可缓解疼痛。

2.激素治疗

中药治疗效果不佳,可考虑激素治疗。通过激素水平的调整,达到治疗的目的。常用的药物有黄体酮5~10 mg/d,月经来潮前5~10 d服用;达那唑 200~400 mg/d,服 2~6 个月;溴隐亭5 mg/d,疗程为 3 个月;其中增生腺体病理检测雌激素受体阳性者,口服他莫昔芬(三苯氧胺)20 mg/d,2~3 个月。激素疗法不宜长期应用,以免造成月经失调等不良反应。绝经前期疼痛明显时,可在月经来潮前服用甲睾酮,每次 5 mg,每天 3 次,也可口服黄体酮,每天 5~10 mg,在月经前 7~10 d服用。近来应用维生素 E 治疗也可缓解疼痛。

(二)手术治疗

1.手术目的

明确诊断,避免漏诊乳癌和延误诊断。

2.适应证

患者经过药物治疗后疗效不明显,肿块增多、增大,质地坚实;肿物针吸细胞学检查见导管上皮细胞增生活跃,并有不典型增生;年龄在 40 岁以上,有乳腺癌家族史,宜选择手术治疗。

3.手术方案选择

根据病变范围大小、肿块多少采用不同的手术方法。

（1）单纯肿块切除：肿块类型属于癌高发家庭成员者,肿块直径＜3 cm 者,均可行包括部分正常组织在内的肿块切除。

（2）乳腺区段切除术：病变仅限于某局部,病理结果显示有上皮细胞高度增生、间变,年龄在40 岁以上者,可行乳腺区段切除。

（3）经皮下乳腺单纯切除术：有高度上皮细胞增生,且家族中有同类病史,尤其是一级亲属有乳腺癌,年龄在 45 岁以上者,应行乳腺单纯切除术。

（4）乳腺根治术：患者为 35 岁以下,有不同类型的中等硬度的孤立肿块,长期治疗时好时坏,应行多点细针穿刺细胞学检查,若为阳性,应行乳腺癌根治术。若为阴性,可行肿块切除送病理,根据病理结果追加手术范围。

（5）乳腺腺叶区段切除术如下。

麻醉方法与体位：局部浸润麻醉或硬膜外麻醉,取仰卧位,在患侧肩胛下垫小枕,患侧上肢外展 70°～80°,有利于显露病变部位。

手术切口：手术切口的长度取决于肿瘤的部位及体积。对乳腺上半部多采用弧形切口；对乳腺下半部多采用放射状切口；乳房下半部位置深的,可在乳腺下皱襞做弧形切口；当肿块与皮肤有较紧的粘连时,须做梭形切口,切除粘连的皮肤。

手术步骤：①消毒,铺无菌巾。②切开皮肤、皮下组织,确定肿块的范围。③用组织钳夹持、牵引肿块,用电刀或手术刀在距离病变两侧 0.5～1 cm 处梭形切除乳腺组织。④彻底止血,缝合乳腺创缘,避免残留无效腔；缝合皮下组织及切开的皮肤,覆盖敷料,加压包扎伤口。

注意事项：①梭形切除乳腺组织时,必须防止切入病变组织内。②创缘处避免遗留无效腔。③创口较大时可放置引流片引流。

（6）全乳房切除术如下。

麻醉方法和体位：采用硬膜外麻醉或全麻,取仰卧位,患侧肩胛下垫小枕,有利于乳腺肿块的暴露,患侧上肢外展 80°,固定于壁板上。

手术切口：根据肿块的位置选择以乳头为中心的环绕乳头的梭形切口,可选用横向或斜向切口。横切口形成的瘢痕较纤细,适用于乳腺较大且下垂的患者,斜向切口有利于术后创口的引流。

手术步骤：①消毒,铺无菌巾。②确定切口。③切开皮肤、皮下组织。④提起皮瓣边缘,沿皮下组织深面潜行锐性游离皮瓣,直到乳房边缘。若为恶性肿瘤,则皮瓣不保留脂肪,游离范围上起第2 或第 3 肋骨,下至第 6 或第 7 肋骨水平,内侧至胸骨缘,外侧达腋前线。⑤自上而下,由内而外,将整个乳房及周围脂肪组织自胸大肌筋膜表面切除。如为恶性肿瘤,应将乳房连同胸大肌筋膜一并切除。⑥给创口止血,冲洗伤口,放置引流,按层缝合伤口,覆盖敷料。⑦加压包扎伤口。

注意事项：①术后 2～3 d,引流液减少至 10 mL 以下时拔引流管,再继续适当加压包扎。②隔天换药,术后 8～10 d 拆线。③术后常规送病理检查。若为恶性肿瘤,则要行乳腺改良根治术,最迟不超过两周。

八、预防

乳腺囊性增生和乳腺癌的关系尚不明确,流行病学调查研究提示囊性增生病的患者以后发生乳腺癌的机会为正常人群的 2～4 倍。乳腺囊性增生病是癌前病变,在诊断和治疗后应给予严密的监测:每月 1 次的乳房自我检查、每年 1 次的乳腺 X 线摄影、每 4～6 个月 1 次的临床乳房检查等。对每个患者建立一套完整的随访监测计划,在临床实践中,努力探索更有价值的诊治技术,提高对癌前疾病恶性倾向的预测水平,以利于早期发现乳腺癌。

(王　晨)

第六节　积乳囊肿

积乳囊肿又称为乳汁淤积症,是哺乳期一个腺叶的乳汁排出不畅,致使乳汁在乳腺内积存而成的。因临床上被发现主要是乳内肿物,常被误诊为乳腺肿瘤,故应引起重视。

一、病因与病理

引起积乳囊肿的原因很多,但临床上较常见的原因有以下几点:①原发性乳腺结构不良或畸形导致泌乳不畅,逐步发展成乳汁潴留,形成囊肿。②乳腺肿瘤、炎症、外伤或手术因素引起正常乳腺结构破坏,输乳管部分或完全阻塞,引起乳汁潴留。③有不良哺乳习惯或不正确的哺乳体位。④生理性或机械性牵拉。哺乳期妇女的乳房充盈,体积大,乳房上部长期在重力作用下受牵拉,引起乳腺上象限乳汁潴留。

积乳囊肿可继发感染,导致急性乳腺炎或乳腺脓肿,如不继发感染可长期存在,囊内容物变稠,随时间的延长可使囊内水分被吸收而使囊肿变硬。

积乳囊肿病理:囊肿壁由薄层纤维组织构成,内面附以很薄的上皮细胞层,有些地方甚至脱落,囊内为淡红色无定型结构物质及吞噬乳汁的泡沫样细胞,囊肿周围间质内可见多量的单核细胞、类上皮细胞、多核巨细胞、淋巴细胞浸润,还可见小导管扩张及哺乳期腺小叶组织,病程长者的囊壁还可以发生沙砾样钙化从而形成硬性肿块。

二、临床表现

乳腺肿物为最初症状,单侧多见,肿物多位于乳晕区以外的乳腺周边部位,呈圆形或椭圆形,边界清楚,表面光滑,稍活动,触之有囊性感,有轻度触痛,直径常在 2～3 cm。腋下淋巴结一般不大。

三、诊断

年轻妇女在哺乳期或之后发现乳房边界较清的肿物,并主诉在哺乳期中患过乳腺炎,检查在乳晕区以外的边缘部位触到边界清楚、活动、表面光滑的肿物,应想到积乳囊肿的可能。

(一)X 线检查

多呈圆形或椭圆形的透亮区,多数直径在 1～3 cm,可见于乳腺的任何部分。早期周围尚无纤维囊壁形成时、继发感染或囊肿破裂后,X 线图像显示形成局限浸润阴影,边缘模糊不清。

(二)彩色多普勒超声检查

肿块轮廓明显,边界清楚,表面光滑,探头加压时有一定弹性感,水分较少,时而见有乳酪样、均匀细密的强回声光点漂浮。当乳汁内水脂分离时,水分吸收,乳汁稠厚,可表现均质的回声反射,类似实性肿物。

(三)针吸细胞学检查

病史较短,穿刺液为白色乳汁,病史长的穿刺为黏稠黄白色奶酪样物,穿刺肿物可缩小而不消失,可见大量肿胀变性乳汁分泌细胞等。

四、鉴别诊断

(1)乳腺囊肿病常为多囊性,囊内容物为淡黄色液体或棕褐色血性液体。未切开囊肿顶部多呈蓝色。

(2)积乳囊肿与乳腺纤维腺瘤的临床表现相似,但乳腺纤维腺瘤多发生在卵巢功能旺盛时期(18～25岁),而积乳囊肿多发生于哺乳期及以后;乳腺纤维腺瘤开始即有实性感,而积乳囊肿早期有囊性感,后期质地较硬,穿刺细胞学检查可以协助诊断。

(3)乳腺癌患者的发病年龄偏大,肿块和周围组织边界不清,而积乳囊肿多见于哺乳期,且边界清楚。如不继发感染,积乳囊肿患者的腋下淋巴结不大,虽然到后期积乳囊肿质地硬,但在细胞学检查过程中还是可以鉴别的。

五、治疗

该病属于乳腺的良性疾病,如发现应考虑手术切除。手术只需单纯切除肿物。如患者在哺乳期,同时有继发感染,应先控制感染并回奶,然后行肿物切除并送病理检查。

(赵光兵)

第七节 乳腺纤维腺瘤

乳腺纤维腺瘤是乳腺疾病中最常见的良性肿瘤,可发生于青春期后的任何年龄,多发生于20～30岁。其发生与雌激素刺激有关,所以很少发生在月经来潮前或绝经期后,为乳腺良性肿瘤,少数可发生恶变。其一般为单发,但有15%～20%的病例可以多发。单侧或双侧乳腺均可发生。一般为圆形、卵圆形,大的可呈分叶状。初期如黄豆大小,生长比较缓慢,可以数年无变化。无明显不适,因此很少引起患者的注意。肿块在不知不觉中逐渐长大,还有患者由于怕羞不愿找医师检查,直到肿块长得较大时,才不得不去医院诊治,耽误诊治。

一、病因和病理

乳腺纤维腺瘤的病因及发病机制尚不十分清楚,但多数学者认为与以下因素有关。

(一)雌激素水平失衡

多数患者的雌激素水平相对或绝对升高。雌激素水平的过度刺激可导致乳腺导管上皮和间质成分异常增生形成肿瘤。

(二)局部乳腺组织对雌激素过度敏感

正常乳腺的各部组织对雌激素的敏感性不同,敏感性高的组织易患病,不同妇女的乳腺组织对雌激素刺激的敏感性不同,对雌激素刺激敏感的妇女患病的概率大大增加。

(三)饮食及身体因素

高脂肪饮食、高能量饮食、肥胖、肝功能障碍等使体内雌激素增多,进而刺激乳腺导管上皮及间质纤维组织增生而引起该病。

(四)遗传倾向

该病提示有一定的遗传因素。

二、临床表现

乳腺纤维腺瘤最主要的临床表现就是乳房肿块,而且多数情况下,乳房肿块是该病的唯一症状。乳腺纤维腺瘤的肿块多为患者无意间摸到或查体检查出来的,一般不伴有疼痛感,亦不随月经周期而发生变化。

临床上见到的乳腺纤维瘤常有两种情况,一种是单纯的腺纤维瘤,另一种是乳腺增生伴发的腺纤维瘤。前者表面光滑,边缘清楚,质中等,活动度大,能在扪诊的手指下滑脱;后者则仅可触及部分露在增生乳腺组织外的光滑瘤体,边缘不清,有一定的自限性,其随增生组织的活动而活动。

根据临床表现乳腺纤维腺瘤可分为3型。

(一)普通型纤维腺瘤

本型最常见,瘤体直径常在1~3 cm,生长缓慢。

(二)青春型纤维腺瘤

本型较少见,月经初潮前发生,肿瘤生长速度快,瘤体较大,可致皮肤紧张变薄,皮肤静脉怒张。

(三)巨纤维腺瘤

本型亦称分叶型纤维腺瘤,多见于15~18岁女孩及40岁以上绝经前妇女。瘤体常超过7 cm,甚至可达20 cm,常呈分叶状。

三、诊断

乳腺纤维腺瘤最主要的临床表现就是乳房肿块,一般不伴有疼痛感,亦不随月经周期而发生变化。少部分病例乳腺纤维腺瘤与乳腺增生病共同存在,此时则可有经前乳房胀痛,肿块好发于乳房的外上象限。腺瘤常为单发(75%单发),亦有多发者。腺瘤呈圆形或卵圆形,直径1~3 cm者较多,偶尔可见直径大者。乳腺纤维瘤表面光滑,质地坚韧,边界清楚,与皮肤和周围组织无粘连,活动度大,触之有滑动感,表面皮肤无改变;腋下淋巴结无肿大。腺瘤多无痛感,亦无触痛。肿瘤大小、性状一般不随月经周期而变化。肿块通常生长缓慢,可以数年无变化,但在妊娠期、哺乳期可迅速增大,个别的可于此时发生肉瘤变。对于诊断困难者,借助乳腺的特殊检查,常可明确诊断。

四、辅助检查

(一)超声检查

B超检查能显示乳腺各层次软组织结构及肿块的形态、大小和密度。纤维腺瘤的瘤体多为圆形或椭圆形低回声区,边界清晰、整齐,内部回声分布均匀,呈弱光点,后壁线完整,有侧方声影。肿瘤后方回声增强,如有钙化,钙化点后方可出现声影。近年,使用彩色多普勒超声检测乳腺肿瘤的供血状况判断肿瘤的良性、恶性,对诊断该病甚有帮助。

(二)乳腺钼靶 X 线摄片检查

乳腺内脂肪较丰富者的纤维腺瘤表现为边缘光滑、锐利的圆形阴影,密度均匀,有的在瘤体周围见一层薄的透亮晕。无血管增多现象。致密型乳腺中,由于肿瘤与乳腺组织密度相似,在 X 线片上显示不清。有的肿瘤发生钙化,可为片状或轮廓不规则的粗颗粒钙化灶,大小为 1～25 mm,与乳腺恶性肿瘤的细沙粒样钙化完全不同。

(三)细针穿刺细胞学检查

针感介于韧与脆之间,针吸细胞量常较多。导管上皮细胞分布多呈团片排列整齐,不重叠,如铺砖状,有较多双极裸核细胞。诊断符合率达 90% 以上,少数胞核较大,有明显异形性,染色质粗糙,细胞大小不等,可被误诊为癌,造成假阳性,应特别留意。

(四)红外线扫描检查

肿瘤的透光度与周围乳腺组织的透光度基本一致,或呈相对边缘锐利的灰色阴影,无周围血管改变的暗影。

(五)局部组织切除病理组织学检查

1.大体标本

纤维腺瘤的巨体态极具特征,甚至肉眼下即可诊断。肿块大致呈圆形或椭圆形,直径一般为 1～3 cm,但有时可达 10 cm 以上,巨大者多见于青春期前后的少女。表面光滑,呈结节状,质韧,有弹性,边界清楚,有完整包膜,易于剥出。切面质地均匀,呈灰白或淡粉色。导管型(管内型)及分叶型纤维腺瘤的切面常呈黏液样,并有大小不等裂隙。围管型纤维腺瘤切面呈颗粒状。病程长的纤维腺瘤的间质呈编织状而致密,有时还可见钙化或骨化区。囊性增生型纤维腺瘤的切面可见小囊肿。

2.镜下特点

根据肿瘤中的纤维组织和腺管结构的互相关系,分为导管型(管内型)纤维腺瘤、围管型(管周型)纤维腺瘤、混合型纤维腺瘤、囊性增生型腺纤维瘤和分叶型腺纤维瘤(巨腺纤维瘤)5 型。

五、鉴别诊断

(一)乳腺增生

两者均可摸到乳腺内肿块,单发或多发,质地韧。乳腺纤维腺瘤的肿块以单侧单发者较为多见,多呈圆形或卵圆形,边界清楚,活动度大,肿块无痛感及触痛,与月经周期无明显关系,发病年龄多为30 岁以下。乳腺增生的肿块以双侧多发者较为常见,可呈结节状、片块状或串珠颗粒状,质地略韧,肿块常有触痛,可随月经周期而发生变化,月经前整个乳腺常有胀感,月经后可缓解,发病年龄多为 30 岁以上。必要时可行有关辅助检查予以鉴别,例如,乳腺 X 线摄片,乳腺纤维腺瘤常可见到圆形或卵圆形密度均匀的阴影,其周围可见有圆环形的透明晕,据此可与乳腺增生病区别。

(二)乳腺囊肿

两者均为无痛性的乳腺肿块,多为单侧单发,边界清楚,表面光滑。但乳腺纤维腺瘤的肿块质地较囊肿稍硬、韧,活动度较囊肿大,发病年龄多为 18～25 岁;乳腺积乳囊肿的肿块有囊性感,活动度不似腺瘤那样大,且多发于妊娠期、哺乳期,乳腺单纯囊肿则除囊肿外尚有乳腺增生的临床特征。可行超声检查,超声检查对于囊性肿物和实性肿物的鉴别有很大的优势。

(三)乳腺癌

两者均可见到无痛性乳腺肿块,多为单发。乳腺纤维腺瘤的肿块呈圆形或卵圆形,质地韧实,表面光滑,边界清楚,活动度大。肿块生长缓慢,一般以 1~3 cm 大者较常见,超过 5 cm 者少见。同侧腋窝淋巴结无肿大,发病年龄多为 30 岁以下。乳腺癌的乳腺肿块可呈圆形或卵圆形,亦可呈不规则形,质地较硬,肿块表面欠光滑,活动度差,易与皮肤及周围组织发生粘连。肿块可迅速生长,同侧腋窝淋巴结常有肿大。发病年龄多为 35 岁以上,该病多见于中老年妇女。乳腺 X 线摄片,纤维腺瘤可见圆形或卵圆形密度均匀的阴影及其周围的环行透明晕;而乳腺癌可见肿块影、细小钙化点、异常血管影及毛刺、皮肤有凹陷、乳头内陷等。必要时活组织病理检查可提供组织学证据以资鉴别。

六、治疗

乳腺纤维腺瘤虽属于良性肿瘤,但极少数有恶变的可能性,而且这种恶变的危险性为累积性增加。故多数学者主张,一旦诊断,原则上均应手术切除。各类药物治疗,效果多不可靠。妊娠期、哺乳期内分泌环境急骤变化时,有的乳腺纤维瘤会加速生长,故应早期切除。乳腺纤维瘤如被完整切除,多可治愈。由于致病的内分泌环境持续存在,10%~25%的患者可同时多发,也可先后多发,不应将这种多发性倾向视为复发。

对乳腺纤维腺瘤最有效的治疗方法就是手术,但并不是一发现腺瘤就要立即手术,而是应严格掌握手术时机及手术适应证:如果患者为 20 岁左右的未婚女性,腺瘤不大,约 1 cm,甚至更小,则不宜立即手术,因腺瘤体积过小,且活动度较大,手术时不容易找到;如果患者为未婚的年轻女性,做小的腺瘤手术会使乳房部皮肤留下瘢痕,影响美观;如果在观察过程中,乳腺纤维瘤不停地缓慢增长,已长至 1.5 cm 左右,采用保守法治疗无效,则宜考虑手术切除,以免腺瘤长得较大后,手术创伤较大,瘢痕亦较明显,而且如果继续长大也有发生恶变的可能;如果腺瘤刚发现时就较大,超过 2 cm,或患者年龄较大,超过 35 岁,则主张一发现就立即手术,因为往往在妊娠期、哺乳期,体内雌性激素的大幅度增加,可能刺激腺瘤迅速增长,甚至可能诱发肉瘤变;如果乳腺纤维瘤为多发性的,可同时切除多个;除诊断为乳腺纤维瘤外,乳房有乳管内乳头状瘤、乳腺囊肿、乳腺小叶增生、乳腺脂肪瘤、寄生虫性囊肿,因性质未明确而怀疑乳腺纤维瘤时均可做切除术。

乳腺纤维瘤手术切除的禁忌证:乳房及其周围皮肤上有急性感染,暂不做手术;乳腺纤维瘤的诊断不明确时,可穿刺诊断,暂不立即手术;乳腺纤维瘤的疗效判定标准有变化时暂不手术。

(一)乳腺纤维腺瘤手术方法

1.乳房纤维瘤摘除术

乳房纤维瘤摘除术传统的方法是在瘤体表面做放射状切口,目的是避免损伤乳腺管,但势必留有瘢痕。将传统的放射切口选择性地改良为乳晕切口,效果满意。

(1)传统手术切除:手术切口的设计应考虑美学与功能的需要。如需要哺乳,应做以乳头为中心的放射状切口。若患者以后不需要哺乳,可沿乳晕边缘行弧形切口。如患者是多发者,可行乳腺下缘与胸壁交界处切口或沿乳晕切口。①在瘤体表面用亚甲蓝画一个瘤体大小的圆圈,然后由圆圈的中点至乳头用亚甲蓝画一条直线,用细长针注射 0.5% 的利多卡因做局部浸润麻醉,开始给乳晕部做半月形浸润麻醉,而后自乳晕部进针,沿亚甲蓝直线浸润麻醉至瘤体周围。②沿所画切口切开皮肤、皮下组织,分离浅筋膜,用血管钳或组织钳夹住切口外侧筋膜,用血管钳沿乳腺组织表面分离至瘤体部位,用组织钳或缝线将瘤体牵引至直视下分离切除瘤体。③彻底止血,在瘤体创面乳腺组织间断缝合数针。④皮内缝合或间断缝合乳晕切口。乳房表面用绷带适当加压包扎 24～48 h,对切除的肿块常规做病理检查。⑤注意事项:手术时最好将整个肿瘤及其周围部分正常乳腺组织一并切除。在被切除的肿瘤以外的乳腺内或对侧乳腺内术后再发生同样的肿瘤,不应认为复发,严格地说应为多发倾向。在原位又重新出现此种肿瘤者为复发,反复复发,应警惕叶状肿瘤的可能。这种术式会在乳腺上留下瘢痕,影响美观,对于乳腺多个象限内的多个肿物不能完全切除。

(2)微创手术切除:是在腋下或乳晕等隐蔽的地方戳孔(约3 mm),在超声或钼靶引导下应用旋切针将肿物旋切出来,痛苦小,术后只留下一个 3 mm 左右的印痕,恢复快,不需要住院,不用拆线,而且可以通过一个切口一次性同时切除多个肿瘤。多发肿物或临床触摸不到的微小肿物的患者特别适合采用这种手术。微创旋切的技术优势还体现在对于性质不明的肿块可以在B超定位下进行活检和病理检查,对 3 mm 微小的肿瘤也可精确切除,这对于乳腺癌的早期诊断和治疗无疑也是一种非常好的方法。缺点是费用高,对于接近乳头、皮肤、乳腺边缘的肿物无法保证完全切除,易有残留等。

2.多发性乳腺纤维腺瘤的处理

多发性乳腺纤维腺瘤是指乳房部有 2 个以上的纤维腺瘤者,其发生的比例约为 15％。因为多发的乳腺纤维腺瘤可相互邻近而彼此融合,亦可散布于一侧或两侧的多个部位,手术全部切除有一定的困难,所以对于那些腺瘤体积不太大的多发腺瘤,临床可予以观察,腺瘤体积有所缩小,继续观察;如肿物继续生长,体积较大,超过 2 cm,则可考虑将其切除。切除时如果附近尚有1 cm左右的纤维腺瘤亦可一并切除,而距离较远且腺瘤体积较小,则可以继续对其进行观察。多发性乳腺纤维腺瘤切除后,有些仍可于原部位再发,或于其他部位新发,因此,可在腺瘤手术切除后,即服用一段时间的中药,防止其再发。

(二)中医辨证治疗

中医称乳腺纤维瘤为乳核。其多因情志内伤、肝气郁结,或忧思伤脾、运化失司、痰失内生,或冲妊失调、气滞血瘀痰凝、积聚乳腺而成。乳房纤维瘤属于中医"乳癖"范畴,其主要病因为情志内伤、多虑善感、肝气郁结、气滞痰凝或忧思伤脾、运化失职、痰浊积聚,导致气血、痰浊凝聚。现代医学认为该病的发生与内分泌激素水平失调有关,是雌激素相对或绝对升高引起的,因此治疗该病应根据患者的不同症状表现,以疏肝解郁,活血化痰,从根本上调整机体内分泌系统。

辨证论治:肝气郁结,肿块小,发展缓慢,不红,不热,不痛,推之可移,可有乳腺不适,胸闷叹气。舌苔薄白,脉弦。

药用:复方夏枯草膏、小金丹、乳结散。

用药注意事项:诊断明确的小纤维瘤可服药治疗,2 个月无效者可行手术切除;对较大的或妊娠前的纤维瘤应行手术切除。

疗效标准如下。①痊愈:乳房肿块消散,乳房疼痛消失。②显效:乳房肿块缩小 1/2,乳房疼痛消失。③有效:乳房肿块缩小不足 1/2,乳房疼痛减轻。④无效:肿块无缩小或增长,疼痛未缓解。

(三)其他治疗

还有激素疗法等病因治疗。

七、预防

(1)保持良好的心态和健康的生活节奏,克服不良的饮食习惯和嗜好,有规律的工作、生活是预防乳腺疾病发生的有效方法。

(2)少穿束胸或紧身衣,合理使用文胸。型号合适的文胸对乳房健康很重要,最好能选用柔软、透气、吸水性强的棉制文胸。平时能不戴文胸时尽量不戴,不要戴文胸睡觉。

(3)慎用含雌激素类药物和保健品,慎用丰胸产品。

(4)洗澡时避免长时间用热水刺激乳房,更不要在热水中长时间浸泡,洗澡时的水温以37 ℃左右为宜。规律的性生活能促进乳房的血液循环、性激素分泌的增加,有利于女性乳房的健康。

(5)保持适量的运动。运动不仅有助于乳房健美,还能降低乳腺疾病的发病率。

(6)每月进行乳房自检,每年进行专业检查。一般月经后的1～2周是检查的最佳时期。如果发现乳房有肿块,乳房局部皮肤或乳头凹陷,腋窝淋巴结肿大,一定要及时就诊。

(王　晨)

第八节　乳腺导管内乳头状瘤

乳腺导管内乳头状瘤是指发生于乳腺导管上皮的良性乳头状瘤,发生于青春期后任何年龄的女性,多见于经产妇,尤其多发于 40～50 岁妇女。该病的恶变率达5％～10％,被称为癌前病变,临床上应予足够重视。

一、病因和病理

导管内乳头状瘤是发生于导管上皮的良性乳头状瘤。根据病灶的多少或发生的部位,可分为大导管内乳头状瘤(发生于输乳管壶部内)和多发性导管内乳头状瘤(多发生在中、小导管内)。前者源于输乳管的壶腹部内,多为单发,位于乳晕下区,恶变者较少见;后者源于乳腺的末梢导管,常为多发,位于乳腺的周边区,此类较易发生恶变。该病的发生是雌激素过度刺激导致的。

二、临床表现

导管内乳头状瘤以乳头溢液为主要的临床表现。该病的病灶不同,表现的症状各异。

(一)单发性大导管内乳头状瘤

单发性大导管内乳头状瘤可在乳晕下或乳晕边缘部位扪及长约 1 cm 的索状肿块,或扪及枣核大小的结节。由于肿瘤所在的导管内积血、积液,按压肿块即有血样、奶样或咖啡样分泌物从乳头溢出,但溢液口固定。该病常为间歇性自发溢液,或挤压、碰撞后溢液。溢液排出,瘤体变小,疼痛不明显,偶尔有压痛、隐痛,恶变较少见。

(二)多发性中、小导管内乳头状瘤

多发性中、小导管内乳头状瘤源于末梢导管,位于周边区,是由于中、小导管内的腺上皮增生形成的。多在患侧外上象限有多个结节、颗粒,成串珠状,边界不清,质地不均,部分有溢液症状,

也有部分无溢液者,溢液呈血样、黄水样、咖啡样。该病的恶变可达 10%,被称为"癌前期病变"。

三、诊断

该病的主要临床表现为乳头溢出浆液、血性或咖啡色的液体,呈间歇或持续性,行经期间溢液量增加。部分患者在乳头附近可触及小的圆形肿物,质较软,与皮肤无粘连,可推动。该病确诊困难,要对肿块行针吸细胞学检查或活体组织病理检查方可确诊。

四、鉴别诊断

需鉴别乳腺导管内乳头状瘤与乳腺导管内乳头状癌及乳腺导管扩张综合征。

(一)乳腺导管内乳头状癌

两者均可见到自发的、无痛性乳头血性溢液,均可扪及乳晕部肿块,且按压该肿块时可自乳管开口处溢出血性液体。由于两者的临床表现及形态学特征都非常相似,故两者的鉴别诊断十分困难。一般医师认为,乳腺导管内乳头状瘤的溢液可为血性,亦可为浆液血性或浆液性;而乳头状癌的溢液则以血性者为多见,且多为单侧单孔。乳头状瘤的肿块多位于乳晕区,质地较软,肿块一般≤1 cm,同侧腋窝淋巴结无肿大;而乳头状癌的肿块多位于乳晕区以外,质地硬,表面不光滑,活动度差,易与皮肤粘连,肿块一般>1 cm,同侧腋窝可见肿大的淋巴结。乳腺导管造影显示导管突然中断,断端呈光滑杯口状,近侧导管显示明显扩张,有时为圆形或卵圆形充盈缺损,导管柔软、光整者,多为导管内乳头状瘤;若断端不整齐,近侧导管轻度扩张、扭曲、排列紊乱、充盈缺损或完全性阻塞,导管失去自然柔软度而变得僵硬等,则多为导管内癌。对乳头状癌患者的溢液涂片,做细胞学检查,可找到癌细胞。最终确立诊断则以病理诊断为准,而且应做石蜡切片,避免因冰冻切片的局限性造成假阴性或假阳性结果。

(二)乳腺导管扩张综合征

导管内乳头状瘤与导管扩张综合征的溢液期均乳头溢液为主要症状,但导管扩张综合征常伴有先天性乳头凹陷,溢液多为双侧多孔,性状可呈水样、乳汁样、浆液样、脓血性或血性;乳头状瘤与导管扩张综合征的肿块期均可见到乳晕下肿块,但后者的肿块常较前者大,且肿块形状不规则,质地硬、韧,可与皮肤粘连,常发生红肿、疼痛,后期可发生溃破而流脓。导管扩张综合征还可见患侧腋窝淋巴结肿大、压痛。乳腺导管造影显示导管突然中断,有规则的充盈缺损,多为乳头状瘤;若较大导管呈明显扩张,导管粗细不均匀,失去正常规则的树枝状外形,则多为导管扩张综合征。必要时可行肿块针吸细胞学检查或活组织病理检查。

五、治疗

治疗乳腺导管内乳头状瘤最有效的方法是手术,药物治疗通常只能减轻症状。

该病的首选治疗方法是手术治疗。术前均应行乳导管造影检查,以明确病变的性质及定位。术后宜做石蜡切片检查,因为冰冻切片检查在辨别乳腺导管内乳头状瘤和乳头状癌时最困难,两者常易发生混淆,故不宜以冰冻切片表现为恶性依据而行乳房根治术。如果为单发的乳腺导管内乳头状瘤,手术时将病变的导管系统切除即可;如果为多发的乳腺导管内乳头状瘤,因其较易发生恶变,则宜行乳腺区段切除,即将病变导管及其周围的乳腺组织一并切除。对于那些年龄在50 岁以上、造影显示为多发的乳腺导管内乳头状瘤或经病理检查发现有导管上皮增生活跃甚至已有上皮不典型性改变者,则宜行乳房单纯切除,以防癌变。

（一）术前准备

纤维乳管镜确定乳管内乳头状瘤与乳头的距离、深度和乳房皮肤的体表投影。

（二）麻醉方法和体位

局部浸润麻醉或硬膜外麻醉，患者取仰卧位。

（三）手术切口

从乳头根部向乳晕外方做放射状切口，也可沿乳晕边缘做弧形切口。

（四）手术步骤

（1）术前以乳管镜确定病变部位，并在体表做标记，必要时在病变乳管内保留探针，或在乳头处找到血性液体溢口，将细软的探针涂上液状石蜡后，注入 0.2～0.5 mL 亚甲蓝，作为寻找病变乳管的引导。

（2）消毒、铺巾。

（3）切开皮肤、皮下组织，用止血钳钝性分离，暴露病变乳管。

（4）分离、切除病变乳管。

（5）0 号丝线将残腔缝合，彻底止血后逐层缝合乳腺组织及皮肤，覆盖敷料，加压包扎。

（五）对病变限定在某一区段的乳腺囊性增生患者，可做乳腺区段的切除

（1）病变位于乳腺上半部，按病变的长轴做弧形切口或放射状切口，位于乳腺下半部，做放射状切口或乳房下皱褶纹的弧形切口。

（2）切开皮肤及皮下组织，潜行分离皮瓣，使肿块全部显露。

（3）仔细检查确定肿块的范围后，在其中心缝置一根粗不吸收线或用组织钳夹持牵引。

（4）沿肿块两侧，距离病变处 0.5～1 cm 做楔形切口，然后自胸大肌筋膜前将肿块切除。

（5）严密止血后，用不吸收线间断缝合乳腺组织创口，避免出现残腔，逐层间断缝合浅筋膜、皮下组织和皮肤。如有较多渗血可放置橡皮片或橡皮管引流，加压包扎，也可放置多空负压引流管。

（六）病变广泛者可行经皮下乳腺全切或乳腺单纯性切除术

（1）以乳头为中心，在第 2～6 肋，从外上到内下做一个斜行梭形切口或以乳头为中心做横行梭形切口。

（2）选择切口时，尽量将乳房上提，在乳晕下方用亚甲蓝液画一条水平线；再将乳房尽量下放，在乳晕（肿瘤）上方画一条水平线。这两条线可根据病变位置而上下移动，待乳房恢复原位后，即表示横行梭形切口线。

（3）顺切口线切开皮肤、皮下脂肪组织，切除与否及范围取决于病变的性质。

（4）分离范围上起第 2～3 肋骨，下至第 6～7 肋骨，内达胸骨旁，外抵腋前线。分离一侧皮肤后，用热盐水纱布填塞止血，再分离另一侧皮肤。然后沿着乳房上缘，围绕乳房基底部边切边止血，直切到胸大肌筋膜缘为止。

（5）用组织钳将乳房拉下，用锐刀将整个乳房及周围脂肪组织从胸大肌筋膜上切除。

（6）切除乳房组织后，清创创口，清除残留的血凝块、脱落的脂肪组织，在切口最低位或切开外侧方戳孔置入有侧孔的引流管或橡皮卷，妥善固定在皮肤上或用安全针固定于引流物上以免脱位。

（7）按层缝合皮下组织和皮肤，切口用纱布垫适当加压包扎。

（七）术后处理

（1）术后 2～3 d 拔出引流物，对乳房全切者要加压包扎 3～5 d。

（2）术后 7～9 d 拆线。

（3）乳房全切者容易发生局部皮瓣坏死、皮下积液，处理方法是术后 24 h 检查创口，对积血者改善引流，若 48 h 后仍有积血，应局部穿刺洗净血清或置负压引流管引流，适当加压包扎。

（王　晨）

第九节　乳　腺　癌

乳腺癌是女性常见的恶性肿瘤之一，发病率居女性恶性肿瘤的首位。发病原因不明，雌激素为主的内分泌激素与乳腺癌的发病密切相关。目前，通过采用综合治疗手段，已使乳腺癌成为疗效较好的实体肿瘤之一。

一、病因

乳腺癌的病因尚不清楚。乳腺是多种内分泌激素（如雌激素、孕激素及催乳素）的靶器官，其中雌酮及雌二醇与乳腺癌的发病有直接关系。20 岁前患该病的少见，20 岁以后发病率迅速上升，45～50 岁时发病率较高，绝经后发病率继续上升，可能与年老者雌酮含量提高相关。月经初潮年龄早、绝经年龄晚、不孕及初次足月产的年龄与乳腺癌的发病均有关。一级亲属中有乳腺癌病史者的发病危险性是普通人群的 2～3 倍。乳腺良性疾病与乳腺癌的关系尚有争论，多数学者认为乳腺小叶有上皮高度增生或不典型增生可能与乳腺癌发病有关。另外，营养过剩、肥胖、高脂肪饮食可加强或延长雌激素对乳腺上皮细胞的刺激，从而增加发病机会。北美、北欧地区乳腺癌的发病率约为亚洲、非洲、拉美地区的 4 倍，而低发地区居民移居至高发地区后，第二、三代移民的乳腺癌的发病率逐渐升高，提示环境因素及生活方式与乳腺癌的发病有一定关系。

二、病理类型

乳腺癌有多种分型方法，目前国内多采用以下病理分型。

（1）非浸润性癌：包括导管内癌（癌细胞未突破导管壁基膜）、小叶原位癌（癌细胞未突破末梢乳管或腺泡基膜）及乳头湿疹样乳腺癌。此型属于早期，预后较好。

（2）早期浸润性癌：早期浸润是指癌的浸润成分＜10％。包括早期浸润性导管癌（癌细胞突破管壁基膜开始向间质浸润）、早期浸润性小叶癌（癌细胞突破末梢乳管或腺泡基膜开始向间质浸润，但仍局限于小叶内）。此型仍属于早期，预后较好。

（3）浸润性特殊癌：包括乳头状癌、髓样癌（伴大量淋巴细胞浸润）、小管癌（高分化腺癌）、腺样囊性癌、黏液腺癌、大汗腺样癌、鳞状细胞癌等。此型分化一般较高，预后尚好。

（4）浸润性非特殊癌：包括浸润性小叶癌、浸润性导管癌、硬癌、髓样癌（无大量淋巴细胞浸润）、单纯癌、腺癌等。此型一般分化低，预后较上述类型差，且是乳腺癌中最常见的类型，占 80％，但判断预后尚需结合疾病分期等因素。

（5）其他罕见癌。

三、转移途径

(一)局部扩展

癌细胞沿导管或筋膜间隙蔓延,继而侵及 Cooper 韧带和皮肤。

(二)淋巴转移

主要途径有:①癌细胞经胸大肌外侧缘淋巴管侵入同侧腋窝淋巴结,然后侵入锁骨下淋巴结以至锁骨上淋巴结,进而可经胸导管(左)或右淋巴管侵入静脉血流而向远处转移;②癌细胞向内侧淋巴管,沿着乳内血管的肋间穿支引流到胸骨旁淋巴结,继而达到锁骨上淋巴结,并可通过同样途径侵入血流。一般途径①为多数,根据我国各地乳腺癌扩大根治术后病理检查结果,腋窝淋巴结转移约 60%,胸骨旁淋巴结转移率为 20%~30%。后者原发灶大多数在乳房内侧和中央区。癌细胞也可通过逆行途径转移到对侧腋窝或腹股沟淋巴结。

(三)血运转移

以往学者认为血运转移多发生在晚期,这已被否定,现在学者一致认为乳腺癌是一种全身性疾病。研究发现有些早期乳腺癌已有血运转移。癌细胞可经淋巴途径进入静脉,也可直接侵入血循环而致远处转移。最常见的远处转移依次为肺、骨、肝。

四、临床表现

早期乳腺癌不具备典型症状和体征,不易引起患者重视,常通过体检或乳腺癌筛查发现。

(一)临床症状、体征

1.乳腺肿块

80%的乳腺癌患者以乳腺肿块首诊。患者常无意中发现肿块,多为单发,质硬,边缘不规则,表面欠光滑。大多数乳腺癌为无痛性肿块,仅少数伴有不同程度的隐痛或刺痛。

2.乳头溢液

非妊娠期从乳头流出血液、浆液、乳汁、脓液,或停止哺乳半年以上仍有乳汁流出,称为乳头溢液。引起乳头溢液的原因很多,常见的疾病有导管内乳头状瘤、乳腺增生、乳腺导管扩张症和乳腺癌。出现单侧单孔的血性溢液,应进一步检查,若伴有乳腺肿块更应重视。

3.皮肤改变

乳腺癌引起皮肤改变可出现多种体征,最常见的是肿瘤侵犯 Cooper 韧带后与皮肤粘连,出现"酒窝征"。若癌细胞阻塞了淋巴管,则会出现"橘皮样改变"。乳腺癌晚期,癌细胞沿淋巴管、腺管或纤维组织浸润到皮内并生长,形成"皮肤卫星结节"。

4.乳头、乳晕异常

肿瘤位于或接近乳头深部,可引起乳头回缩。肿瘤距乳头较远,乳腺内的大导管受到侵犯而短缩时,也可引起乳头回缩或抬高。乳头湿疹样癌,即乳头 Paget 病,表现为乳头皮肤瘙痒、糜烂、破溃、结痂、脱屑,伴灼痛,至乳头回缩。

5.腋窝淋巴结肿大

隐匿性乳腺癌乳腺体检摸不到肿块,常以腋窝淋巴结肿大为首发症状。医院收治的乳腺癌患者 1/3 以上有腋窝淋巴结转移。初期可出现同侧腋窝淋巴结肿大,肿大的淋巴结质硬、散在、可推动。随着病情发展,淋巴结逐渐融合,并与皮肤和周围组织粘连、固定。晚期可在锁骨上和对侧腋窝摸到转移的淋巴结。

(二)乳腺触诊

(1)方法:遵循先视诊后触诊,先健侧后患侧的原则。触诊时应采用手指指腹侧,按一定顺序,不遗漏乳头、乳晕区及腋窝部位,可双手结合。

(2)大多数乳腺癌触诊时可以触到肿块,查体时应重视乳腺局部腺体增厚变硬、乳头糜烂、乳头溢液以及乳头轻度回缩、乳房皮肤轻度凹陷等,必要时可活检行细胞学诊断。

五、诊断

详细询问病史及临床检查后,对大多数乳房肿块可得出诊断。但乳腺组织在不同年龄及月经周期中可出现多种变化,因而应注意查体方法及检查时距离月经期的时间。乳腺有明确的肿块时诊断一般不困难,但不能忽视一些早期乳腺癌的体征,如局部乳腺腺体增厚、乳头溢液、乳头糜烂、局部皮肤内陷,可应用一些辅助检查。诊断时应与下列疾病鉴别。

(一)纤维腺瘤

该病常见于青年妇女,肿瘤大多为圆形或椭圆形,边界清楚,活动度大,发展缓慢,一般易于诊断。但对40岁以后的妇女不要轻易诊断为纤维腺瘤,必须排除恶性肿瘤的可能。

(二)乳腺囊生增生病

该病多见于中年妇女,特点是乳房胀痛,肿块可呈周期性,与月经周期有关。肿块或局部乳腺增厚,与周围乳腺组织分界不明显。可观察一至数个月经周期,若月经来潮后肿块缩小、变软,则可继续观察,如无明显消退,可考虑手术切除及活检。

(三)浆细胞性乳腺炎

浆细胞性乳腺炎是乳腺组织的无菌性炎症,炎性细胞中以浆细胞为主。临床上60%的患者呈急性炎症表现,肿块大时皮肤可呈橘皮样改变。40%的患者开始即有慢性炎症,表现为乳晕旁肿块,边界不清,可有皮肤粘连和乳头凹陷。急性期应给予抗感染治疗,炎症消退后若肿块仍存在,则需手术切除,做包括周围部分正常乳腺组织的肿块切除术。

(四)乳腺结核

乳腺结核是由结核杆菌所致的乳腺组织慢性炎症,好发于中、青年女性。病程较长,发展较缓慢。局部表现为乳房内肿块,肿块质硬偏韧,部分区域可有囊性感。肿块境界有时不清楚,活动度可受限,可有疼痛,但无周期性。治疗包括全身治疗及局部治疗,可做包括周围正常乳腺组织在内的乳腺区段切除。

六、临床分期

由于分期是依据疾病的严重程度,所以肿瘤的分期是重要的预后指标之一。美国癌症委员会和癌症国际联合中心已制定了一个统一的乳癌分类系统:TNM 分期系统。在一个原位及浸润混合性病灶,肿瘤的大小取决于浸润成分的大小。微浸润乳腺癌指的是浸润成分<2 mm。小浸润乳癌通常指<1 cm 的病灶(T_{1a}、T_{1b}),而早期乳腺癌指的是 Ⅰ 和 Ⅱ 期的病灶。生存率与分期呈负相关:Ⅰ期乳腺癌的 5 年生存率大约为 90%,而Ⅳ期患者诊断后很少能活过 5 年。

TNM 分期系统如下。

原发灶(T)。

T_X:原发灶无法评价。

T_0:无原发灶。

T_{is}：导管内癌，小叶原位癌，或未发现肿块的 Paget 病。

T_1：肿瘤最大径≤2 cm。

T_{1mic}：肿瘤最大径≤0.1 cm 的微浸润。

T_{1a}：肿瘤最大径＞0.1 cm，但肿瘤最大径≤0.5 cm。

T_{1b}：肿瘤最大径＞0.5 cm，但肿瘤最大径≤1 cm。

T_{1c}：肿瘤最大径＞1 cm，但肿瘤最大径≤2 cm。

T_2：肿瘤最大径＞2 cm，但肿瘤最大径≤5 cm。

T_3：肿瘤最大径＞5 cm。

T_4：肿瘤大小不计，直接侵犯胸壁或皮肤，如下。

T_{4a}：侵犯胸壁。

T_{4b}：水肿（包括橘皮样改变）或乳腺皮肤溃疡或限于同侧乳腺的卫星结节。

T_{4c}：T_{4a} 和 T_{4b} 都有。

T_{4d}：炎性乳癌。

区域淋巴结（N）。

N_X：区域淋巴结无法评价（如已切除）。

N_0：无区域淋巴结转移。

N_1：同侧腋窝淋巴结转移但可推动。

N_2：同侧腋窝淋巴结转移，彼此或与其他结构固定。

N_3：对侧乳腺淋巴结转移。

病理分类（PN）。

PN_X：区域淋巴结无法评价（如已切除或未切取供病理分析）。

PN_0：无区域淋巴结转移。

PN_1：同侧腋窝淋巴结转移，但可推动。

PN_{1a}：仅有微转移（≤0.2 cm）。

PN_{1b}：任何超过 0.2 cm 的淋巴结转移。

PN_{1bI}：1～3 个淋巴结转移，肿瘤最大径＞0.2 cm，但肿瘤最大径≤2 cm。

PN_{1bII}：多于 4 个淋巴结转移，肿瘤最大径＞0.2 cm，但肿瘤最大径＜2 cm。

PN_{1bIII}：肿瘤扩散超出淋巴结包膜，肿瘤最大径＜2 cm。

PN_{1bIV}：有淋巴结转移，肿瘤最大径≥2 cm。

PN_2：同侧腋窝淋巴结转移，彼此固定或与其他结构固定。

PN_3：同侧内乳淋巴结转移。

远处转移（M）。

M_X：远处转移无法评价。

M_0：无远处转移。

M_1：有远处转移（包括同侧锁骨上淋巴结转移）。

临床分期如下。

0 期：$T_{is}N_0M_0$。

Ⅰ 期：$T_1N_0M_0$。

Ⅱ A 期：$T_0N_1M_0$，$T_1[2]N_1[3]M_0$，$T_2N_0M_0$。

ⅡB 期：$T_2 N_1 M_0$，$T_3 N_0 M_0$。

ⅢA 期：$T_0 N_2 M_0$，$T_1^{②} N_2 M_0$，$T_2 N_2 M_0$，$T_3 N_1 M_0$，$T_3 N_2 M_0$。

ⅢB 期：T_4 任何 NM_0，任何 $TN_3 M_0$。

Ⅳ 期：任何 T 任何 NM_1。

注：①有肿块的 Paget′s 病分类根据肿瘤大小。②包括 $T_{1 mic}$。③N_{1a}患者预后与 PN_0患者预后相同。

以上分期以临床检查为依据，实际上并不精确，还应结合术后病理检查结果进行校正。

七、预防

乳腺癌的病因尚不清楚，目前尚难以提出确切的病因学预防（一级预防）。但重视乳腺癌的早期发现（二级预防），经普查检出病例，将提高乳腺癌的生存率。不过乳腺癌的普查是一项复杂的工作，要有周密的设计、实施计划及随访，才能收到效果。目前学者一般认为乳房钼靶摄片是最有效的检出方法。

八、治疗

乳腺癌是一种全身性疾病，其治疗原则是采取以手术为主的局部治疗和全身治疗相结合的综合治疗，局部治疗包括手术和放射等治疗，全身治疗主要是化疗、内分泌治疗和生物治疗。

(一)手术治疗

外科手术是乳腺癌的主要治疗手段。1894 年，Halsted 建立了经典乳腺癌根治术（称为 Halsted 或 Halsted-Meyer 乳腺癌根治术），给乳腺癌和其他肿瘤的治疗带来了一场革命。但随着对乳腺癌认识的深入以及早期诊断和辅助治疗技术的提高，该术式现已少用。乳腺癌根治切除的手术方式较多，对不能根治的晚期乳腺癌也可行姑息性手术，以改善患者的生活质量。

1.保留乳房手术

保留乳房手术即对病灶较小的乳腺癌行局部扩大切除，保留大部分乳房，是否行腋窝清扫视腋窝转移情况而定。该术式已成为西方发达国家的主要手术方式，国内应用也越来越多。主要适应证为单个肿瘤，最大径≤3 cm，腋窝淋巴结转移少或无转移，且残留乳房无其他病变。如果肿瘤与乳晕边缘的距离≥2 cm，可保留乳头乳晕；位于乳头乳晕区的乳腺癌，如病灶小，也可行中央区局部扩大切除，保留剩余乳房。肿瘤直径＞3 cm 者，经术前化疗肿瘤缩小，也可考虑保留乳房。循证医学证明，如手术指征选择恰当，切缘距离肿瘤边缘 1 cm 以上，保留乳房手术能获得与改良根治术相同的疗效，但术中必须对所有切缘进行病检以保证无癌残留，且术后需行全乳放疗。

2.单纯乳房切除术

单纯乳房切除术又名全乳切除术，即只切除整个乳房而不行腋窝清扫。适用于前哨淋巴结活检(SNB)无转移者、年老体弱不能耐受根治手术者及晚期乳腺癌姑息性切除。

前哨淋巴结(SLN/SN)是指最先接受原发肿瘤的淋巴引流并最早发生癌转移的特定区域淋巴结。前哨淋巴结无转移时，其所在的区域淋巴结一般无转移。因此，通过行腋窝前哨淋巴结活检可以判断腋窝淋巴结有无转移，进而确定腋窝清扫是否必要。如前哨淋巴结为阴性，通常不必清扫腋窝，反之应行腋窝清扫。临床上，一般采用染料法和核素示踪法结合显示前哨淋巴结，其准确性在 95％以上，假阴性率＜5％。

3.乳腺癌改良根治术

乳腺癌改良根治术也称简化根治术,是指在全乳切除的同时行腋窝清扫,其与乳腺癌根治术的不同之处在于保留胸大肌、胸小肌。其分两种术式:一种是保留胸大肌、胸小肌(Auchincloss手术),另一种是保留胸大肌,切除胸小肌(Patey手术)。其适用于胸大肌无侵犯的乳腺癌。随着保留乳房手术的兴起,该术式逐渐减少。

4.Halsted乳腺癌根治术

手术切除整个乳房、胸大肌、胸小肌、腋窝和锁骨下淋巴结。切除范围上至锁骨下,下到肋缘,外至背阔肌前缘,内达骨旁。根据病变的部位可选择纵或横梭形切口。该手术适用于肿瘤较大、已侵犯胸大肌或腋窝、锁骨下淋巴结转移较多的乳腺癌患者。

5.乳腺癌扩大根治术

在乳腺癌根治术的同时切除第2、3、4肋软骨,清扫内乳淋巴结即为扩大根治术。其适用于有内乳淋巴结转移的乳腺癌患者。根据是否切除局部胸膜又分为胸膜外扩大根治术(Margotini手术)和胸膜内扩大根治术(Urban手术),前者不切胸膜,不进胸腔,创伤相对小,故应用多于后者。

乳腺癌的手术方式还有保留胸大肌、胸小肌同时清扫内乳淋巴结的改良扩大根治术、皮下乳腺切除及腔镜乳腺癌手术等。手术完毕应找出切除的全部淋巴结,按部位分别送病检,以便确定淋巴结转移状况和分期,合理制订治疗计划。

(二)化疗

乳腺癌是对化疗敏感的肿瘤之一,因此,化疗是乳腺癌的重要治疗手段。除原位癌、微浸润癌及部分低危的乳腺癌外,年龄在70岁以下的浸润性乳腺癌患者术后都应化疗。在用药上,主张联合或序贯给药,其效果较单一药物好。

对乳腺癌疗效较好的常用化疗药物有环磷酰胺、氟尿嘧啶、氨甲蝶呤、表柔比星或多柔比星、紫杉醇和多希紫杉醇、吉西他滨、长春瑞滨、卡培他滨等。常用的化疗方案有环磷酰胺+氨甲蝶呤+氟尿嘧啶(CMF)、氟尿嘧啶+表柔比星+环磷酰胺(FEC)、紫杉醇或多希紫杉醇+表柔比星(TE)或再加环磷酰胺(TEC)等,一般每3周为1个周期,对体质较好的高危患者也可采用剂量或强度密度化疗,通常连用6个周期。化疗期间应经常检查肝功能和白细胞计数。如白细胞计数低于正常值,可注射粒细胞刺激因子,白细胞严重减少时应停药。

对局部晚期乳腺癌及具备其他保留乳房的条件但肿瘤偏大的患者,可采用新辅助化疗,即在术前先化疗数个周期,待肿瘤缩小和分期下降后进行手术,术后再行化疗。新辅助化疗可增加保留乳房的概率,变不可手术为可手术,或使难切除的肿瘤变得容易切除,并可减少术后复发。

(三)放疗

主要用于手术后辅助治疗及晚期患者的转移灶放疗。术后辅助放疗一般在全部化疗结束后进行,其指征有原发病变≥5 cm,有局部皮肤或深部肌肉浸润,手术证实腋窝淋巴结转移≥4个或超过切除淋巴结数的一半,锁骨下或内乳淋巴结转移,保留乳房手术后等。对早期乳癌确无淋巴转移的患者,不必常规进行放疗,以免对人体造成损害。

(四)内分泌治疗

内分泌治疗又称激素治疗。50%～70%的乳腺癌属于激素依赖性肿瘤,雌激素可刺激其生长和增殖。内分泌治疗的机制在于减少雌激素的来源,阻断雌激素受体,对抗雌激素对乳腺癌的促生长作用,其特点是不良反应较轻,疗效较持久,但起效慢。内分泌治疗适用于雌激素受体

（ER）或孕激素受体（PR）阳性的乳腺癌患者，术后内分泌治疗一般在全部放疗、化疗结束后开始，常规使用 5 年，如出现复发等耐药现象，应及时换药。在绝经前，女性体内的雌激素主要来自卵巢，绝经后，卵巢功能消退，雌激素主要由肾上腺皮质分泌的雄激素转化而来，在转化过程中需要芳香酶的参与。据此，内分泌治疗可采用不同的方法。卵巢去势适用于绝经前 ER 阳性的乳腺癌，对骨、肺转移效果较好，对肝、脑转移效果差，现已少用。也可用深部 X 线照射毁坏卵巢，达到去势的效果，但起效慢，6～8 周才见效果。促黄体生成激素释放激素（LHRH）类似物（如诺雷德）能抑制垂体前叶促性腺激素的分泌，从而达到卵巢抑制的效果，称为药物性去势，适用于绝经前 ER 阳性或 PR 阳性的患者。抗雌激素治疗是利用选择性雌激素受体调节剂（SERM）或拮抗剂竞争性结合雌激素受体，从而阻断雌激素与受体结合而发挥作用，适用于绝经前或绝经后 ER 阳性或 PR 阳性者，最常用的药物是他莫昔芬（三苯氧胺），一般 10～20 mg，2 次/天。芳香酶（环氧化酶）抑制剂（AI）如来曲唑和阿那曲唑能抑制芳香酶活性，从而阻断雄激素转化为雌激素，减少雌激素的来源，适用于绝经后 ER 阳性或 PR 阳性者；芳香酶抑制剂也可同 LHRH 类似物联合用于绝经前 ER 阳性或 PR 阳性者。孕激素和雄激素用于晚期乳腺癌的治疗，可以改善患者的骨转移性疼痛和恶病质，对 ER 阳性者更有效。

（五）生物治疗

Her2 是表皮生长因子家族的成员，有近 40% 的乳腺癌呈 Her2 强阳性，Her2 强阳性提示预后较差。赫赛汀是抗 Her2 的人源化单克隆抗体，与 Her2 结合后可抑制乳腺癌的增生。

（六）核素治疗

核素治疗用于晚期乳腺癌骨转移，能抑制肿瘤生长，缓解疼痛，可与双磷酸盐结合使用。

九、预后

乳腺癌的预后与患者的年龄、肿瘤大小、淋巴结转移情况、组织学类型、病理分级、ER 和 PR 状况有关，ER、PR 阳性对内分泌治疗有效，预后相对较好。其他可能有意义的预后指标包括 Her2、p53、肿瘤血管侵犯和血管生成等。早期乳腺癌患者手术后的 5 年生存率可达 90% 以上，因此，早期发现对乳腺癌的预后有重要意义。

（赵光兵）

第八章

胸 部 疾 病

第一节 食 管 狭 窄

多数食管狭窄的患者为后天获得性,少数为先天性。食管良性狭窄多是患者误服强酸、强碱造成食管腐蚀性损伤,导致瘢痕性狭窄。这类损伤在临床中并不少见,儿童及成人均可发生。儿童主要是将家用化学剂误认为是饮料或药品而自服或由他人给予误服。但这种类型所致食管损伤多不甚严重。成人常因企图自杀而吞服腐蚀剂,因而吞服量较多,治疗也很困难。我国对食管烧伤的发生率尚无精确统计,各地区均有病例报道,在城市以吞服碱性腐蚀剂居多,在农村食管烧伤常由吞服酸性农药所致。其他原因有反流性食管炎及食管损伤合并感染。

一、病理生理

一般引起食管烧伤的腐蚀剂分为强酸和强碱。酸和碱浓度较高时均可造成食管及胃的严重损伤。强碱可使蛋白质溶解、脂肪皂化、水分吸收而致脱水,并在溶解过程中产生大量热量,对组织也有损伤。若灼伤面积广而深,容易发生食管壁坏死及穿孔。而酸性腐蚀剂则使蛋白质产生凝固性坏死,通常较为浅表,较少侵蚀肌层。但酸性腐蚀剂不像碱性腐蚀剂那样可被胃酸中和,因而可引起胃的严重损伤。腐蚀剂被吞服后可迅速引起食管的变化。引起病变的严重程度与吞入腐蚀剂的剂量、浓度和性质密切相关,固态物质易黏附于黏膜表面,烧伤面积较小,液态物质进入食管,接触面积广,破坏也严重。轻型病例仅是食管黏膜充血、水肿,数天即可消退。较严重的病例,表层组织坏死,形成类似白喉样的假膜,食管黏膜可能发生剥脱及溃疡形成,并有纤维素渗出。如果没有其他因素影响,这类病变可以逐渐愈合,严重食管烧伤则可引起波及食管全层的深部溃疡,甚至引起穿孔,形成纵隔炎,或穿入邻近的大血管引起致命性的大出血,这种深部溃疡愈合后形成的瘢痕,可引起不同程度的食管狭窄。临床上以胸中段瘢痕狭窄为最多见,其次为胸上段和下段。服化学剂量大者,可致全食管瘢痕狭窄甚至累及口咽部。一组 1 682 例食管烧伤后瘢痕狭窄部位的统计中,上段狭窄占 36.9%,中段狭窄占 45.8%,下段狭窄占 15.1%,多发性狭窄占 20%~25%,全食管狭窄占 4%~5%。

二、诊断

根据患者有吞服腐蚀剂病史,口唇、舌、口腔及咽部有灼烧伤,主诉咽部、胸部等疼痛,吞咽痛或吞咽困难,诊断并不困难,但需要了解烧灼伤的范围及严重程度。对吞服腐蚀剂的剂量、浓度、性质(酸或碱)及原因(误服或企图自杀)等的了解对诊断或治疗均有帮助,尤其应注意企图自杀的患者,吞服腐蚀剂的量较多,损伤较为广泛,病情也严重。应注意神志、呼吸、血压、脉搏及中毒可能出现的症状及体征,有液气胸及腹部的体征均为食管、胃烧伤严重的表现。一般情况食管吞钡检查是安全的,检查时可见黏膜不规整、局部痉挛、充盈缺损或狭窄,如有穿孔则可见钡剂外溢。纤维食管镜检查可及早提供有价值的资料,同时尚可进行治疗。早期行食管镜检查尚有不同意见,但近年来不少学者认为,有经验的内镜专家进行这项检查并无多大危险,而且能早期明确损伤的严重程度,对处理做出比较正确的对策,主张 24~28 h,甚至在 3 h 内就可行纤维食管镜检查。

三、病史

吞服强酸、强碱后,食管黏膜出现广泛充血、水肿,继之脱落坏死,腐蚀严重区域出现溃疡、肉芽组织形成、成纤维细胞沉积。此时患者疼痛甚重,不能进食,时间为 3~4 周。由于食管组织反复脱落、感染及肉芽组织增生,成纤维细胞变为纤维细胞,食管组织逐渐被纤维结缔组织所替代,管腔变窄,但患者疼痛减轻,可进流质或半流质饮食,此时为食管灼伤后 5~6 周。随着食管组织的进一步修复,肉芽组织增生,瘢痕形成,管腔失去扩张功能,而变得挛缩、僵硬,严重狭窄,患者出现严重吞咽困难,有的连唾液都难以咽下,因而引起严重营养缺乏及脱水、酸中毒。食管狭窄的程度和范围需 5~6 个月才能稳定。因此,为维持患者的营养,应及早行空肠或胃造瘘术,以防营养缺乏。

四、早期处理

此病一旦确诊,就应给予积极的早期处理,因早期处理的好坏可直接影响患者的预后。在食管化学灼伤的早期,首先应确定患者有无酸中毒、脱水、电解质紊乱及休克,是否合并胃或食管穿孔及纵隔炎。此时应保证正常血容量,维持体内酸碱平衡。如患者无食管及胃穿孔,应行食管灌洗,并吞服与腐蚀剂酸碱性相反的药液以中和、稀释吞服的腐蚀剂,减少其对组织的损害。对服用强酸者,可用肥皂水、氧化镁等弱碱性液体冲洗;对服用强碱者,可给予稀醋酸或枸橼酸等弱酸中和。对服用的药液性质不定者,可给予生理盐水冲洗。对能吞咽者,可给予蛋白水、色拉油,令其口服,以保护食管及胃黏膜,减轻灼伤程度。同时,静脉除给予胶体及晶体液外,还应给予高效抗生素,以减轻食管黏膜组织的坏死及感染,减轻食管腔瘢痕狭窄程度。能进食者应口服氢氧化铝凝胶,以保护食管及胃黏膜。同时给予高热量、高蛋白饮食,让患者口服抗生素盐水及 0.5% 的丁卡因溶液,以减轻食管黏膜的刺激性疼痛。妥善的早期处理可显著减轻食管灼伤后的并发症,如食管胃穿孔、纵隔炎、败血症,减轻食管腔瘢痕狭窄,使一些患者避免食管重建术。

五、手术适应证

(1)广泛性食管狭窄,广泛而坚硬的瘢痕狭窄,考虑扩张治疗危险较大而效果不好。

(2)食管化学灼伤后出现短而硬的狭窄,经反复扩张治疗效果不佳。

（3）有的学者认为，食管化学灼伤后2～4周即可行手术治疗，因此时患者消耗轻微，食管已开始瘢痕狭窄，是手术的最佳时机。而大多数学者认为，化学灼伤后2～4周其瘢痕范围尚未完全确定，瘢痕狭窄程度尚不稳定，术后残余食管有再狭窄的可能，并有术后再狭窄的经验教训，故认为灼伤后5～6个月是手术的最佳时机，此时病变已较稳定，便于判定切除和吻合的部位。

六、手术方法

除对个别非常短的食管狭窄可采取纵切横缝的食管成形术外，绝大多数的患者需要进行食管重建。胃、结肠、空肠甚至肌皮瓣均可用于食管重建。常用食管良性狭窄的手术方法有胃代食管术及结肠代食管术，但必须注意，行胃代食管术要求胃基本正常，如胃长度受限，就应行结肠代食管术。

（张林强）

第二节　先天性胸壁畸形

由于先天性发育异常，胸壁的外形及解剖结构发生变化，形成胸壁各种畸形。肋骨的单根缺如、分叉、融合、发育不全等，因无临床意义而不需要手术治疗。但有些胸壁畸形如漏斗胸、鸡胸、扁平胸、胸骨裂、心脏异位、胸大肌缺损-短指-并指综合征以及非对称性先天性肋骨畸形所致右胸塌陷等，均对呼吸、循环功能有不同程度的影响，且因胸廓畸形而致体形异常，造成患者的精神、心理负担，因此均应及时采取矫治手术。

一、漏斗胸

漏斗胸又称胸骨凹陷畸形，为小儿最常见的一种先天性胸壁畸形，其发病率为新生儿的1/400～1/300。亚洲国家漏斗胸的发病率高于欧美国家，男、女发病比例为（4～5）∶1。主要病变为以胸骨体下端及剑突为中心，胸骨和相连的肋软骨向内凹陷形成前胸壁漏斗状畸形。该病最常累及第3～7肋软骨，有时胸骨偏向一侧，故可形成对称性或非对称性畸形。该畸形虽在出生时已存在，少数病例可于青春期发生，但多数病例随年龄的增长，病变呈进行性发展，可由轻度发展到重度。青春期开始累及脊柱，形成脊柱侧弯畸形，其发病率约为20%。

（一）病因

病因不明，可能与胸骨和肋软骨发育障碍、结缔组织异常、膈肌发育异常、呼吸道梗阻、骨碱性磷酸酶异常及微量元素异常等有关。近年来研究表明遗传因素是重要的病因之一。虽然佝偻病可以引起漏斗胸，但绝大多数漏斗胸是先天性发育异常所致。子宫内发育障碍学说认为在胎儿期胸骨体发育畸形，膈肌纤维发育不良，中央腱短缩，出生后随着呼吸运动反方向牵引抵止点，以致胸骨下端逐渐形成漏斗状凹陷。这也解释了漏斗胸在患者出生后早期不明显，约90%在1年后才被发现的现象。内分泌因素而致骨与软骨生成障碍学说认为雌二醇对骨的生长和成熟起重要作用，肋软骨过度生长，形成凹陷并引起胸骨下压而致畸形。

（二）病理生理

由于胸骨凹陷畸形，胸廓的前后径缩小，造成纵隔和胸腔内脏器受压，影响心肺功能。影响心功能的主要原因为心脏受压和推移,不能充分舒张,心排血量减少;又因心脏紧贴前胸壁,压迫造成心肌局部缺血,可致束支传导阻滞、心律失常和心肌损害等。手术矫正后心脏舒张末容量较术前明显增加,回心血量增多,每搏量增加,可显著改善心功能。影响肺功能的研究和术后长期随访的结论为肺活量、用力肺活量、第 1 s 用力呼气容积和用力呼出 25% 肺活量的呼气流量均比术前明显改善,术后呼吸道感染明显减少,提示肺淤血消失,也是心脏功能改善的佐证。肺功能提示,术前限制性通气障碍消失与临床症状的改善和消失相符。

(三)临床表现、诊断及评估

漏斗胸表现为胸骨和下肋软骨(通常是第 3 肋～第 7 肋)由前到后向脊柱方向的下陷,形成向前开口的漏斗状畸形(图 8-1)。86% 左右的漏斗胸患者在 1 岁内即可被发现,仅不到 5% 的患者到青春期后才被发现。随着畸形程度的进展,患者可出现易疲劳、轻度活动后呼吸困难、持久力下降、前胸疼痛、心动过速等。临床症状在儿童早期少见,但在青春期加剧。临床资料表明50% 左右的漏斗胸患者除胸廓外形改变外并无任何临床症状,常因胸廓畸形影响美观而就诊,漏斗胸畸形对患者心理的影响逐渐引起了重视。

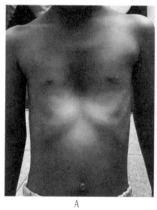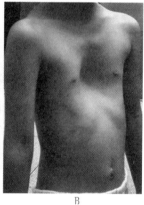

A   B

图 8-1　漏斗胸患者的外形

胸片或胸部 CT、肺功能、心电图、超声心动图可协助术前评估,并把其严重程度作为是否进行手术的指征。一项大样本临床资料显示,62.9% 的漏斗胸患者心电图显示心轴右偏或异常复极,59.0% 的漏斗胸患者超声心动图显示二尖瓣脱垂,38.6% 的漏斗胸患者肺功能检查显示限制性肺功能障碍。由于 CT 不仅可以用来精确地计算胸廓畸形程度,将其作为手术指征之一,还可以观察评估肺及心脏受压和移位程度,并及时发现胸腔潜在的问题(如肺膨胀不全),已逐渐成为漏斗胸术前的常规检查之一。

(四)手术适应证

凡有明显的胸骨凹陷畸形的小儿及成人,尤其是凹陷畸形有进行性发展者均应手术矫治。手术不但可矫正畸形,改善体形,更重要的是恢复正常的呼吸和循环功能,并可达到消除其病态心理的目的。手术时间取决于就诊年龄,部分 1 岁小儿在深呼吸时前胸可呈现不同程度的下陷,多在 3 岁以前自行好转,为"假性漏斗胸",因此漏斗胸手术应在 3 岁以后施行。常规手术年龄为5～12 岁。由于非对称性漏斗胸随病情加重可能继发脊柱侧弯畸形,故获得最佳效果的手术年龄为 6～8 岁,因为该时期畸形通常局限于肋软骨,肋骨受累少,且导致继发性脊椎侧突的胸源性应力尚未发生。3 岁以内的重度漏斗胸畸形是否应该手术尚有争论,因小年龄儿童在术后成长过程中有发生再凹陷的可能,故要慎重。

(五)手术方法

最近一个世纪,漏斗胸的手术发展经历了几个重要的阶段。1911—1920 年,Sauerbruch 首先将畸形的肋骨和胸骨整块切除以治疗漏斗胸;1920—1940 年,外部牵引联合肋软骨切除和胸骨截骨术被采用;1944 年,Nissen 开始了胸骨翻转法治疗的尝试,其改良术式也得到了较长时间的应用;1949 年,Ravitch 提出胸骨抬举术以及各种改良术式,得到了广泛的应用,胸骨抬举术一度成为漏斗胸的"金标准"术式;1998 年,Nuss 等报道了一种不需要切开或切除肋软骨的微创矫正术,该术式成为近年来漏斗胸手术治疗的主流及首选术式。

1.肋骨成形+胸骨抬举术

做前胸正中切口或沿乳房下做弧形切口,将胸大肌自中线切开,游离并推向两侧,暴露畸形肋骨,在骨膜下切除两侧畸形的肋软骨段 2~4 cm,一般切除第 4~6 根,常扩大至第 3~7 根,同时切除剑突。在胸骨柄下楔形截骨,将凹陷的胸骨抬举,以粗线缝合胸骨截骨端和肋软骨断端,在胸骨后放置引流管。术后用胸带包扎固定胸部,可预防术后反常呼吸。也有同时应用克氏钢针或接骨板支架做胸骨体内固定手术的。

2.胸骨翻转术

切口与前文所述相同,暴露畸形胸廓,沿畸形外侧缘自下而上在骨膜下切断肋软骨,完全横断胸骨,使整块胸骨软组织游离。取下胸肋复合体,翻转后,削平胸骨特别凸出的部分,将胸骨柄与翻转胸肋复合体用粗线或钢丝固定。切除肋软骨过长段后与相对应的肋骨缘缝合固定,间断缝合骨膜,对胸壁分层缝合,在胸骨后放置引流管。

带腹直肌蒂胸骨翻转术是在游离的胸肋复合体下端将腹直肌蒂适当游离,注意保护腹壁上动脉和胸廓内动脉,保证胸肌翻转,腹直肌旋转 180°后无血供受阻,其余操作与前文所述相同。术后对这种手术患者做血管造影检查,见造影剂自腹壁下动脉经腹壁上动脉进入胸廓内动脉,证实即使腹直肌蒂 180°交叉扭转,此术式也不造成血供受阻。

3.Nuss 术

Nuss 首先报道了在胸腔镜辅助下的微创漏斗胸矫正术,由于该术式不游离胸大肌皮瓣,不切除肋软骨和不做胸骨截骨,切口小而隐蔽,手术时间短,出血少,恢复快,能长期保持胸部的伸展性、扩张性、柔韧性和弹性,并且操作简单、易于掌握,达到了微创手术矫形,从而迅速地被世界各国医师所接受。

操作方法:根据患儿胸廓的大小选择合适长度的 Nuss 接骨板并调整弧度备用,然后在胸骨凹陷最低点的同一水平处两侧胸壁腋前线和腋中线之间各做 2~3 cm 横切口,皮下潜行至胸廓最高点。并在右侧切口下 1~2 肋间置入胸腔镜,在胸腔镜监视下于右侧胸廓最高点将导引器穿入胸壁,紧贴胸骨后,在心包上方行进,从左侧肋间最高点穿出胸壁。然后在导引器的引导下将 Nuss 接骨板凸面朝下从左往右经过胸骨最低点,到达右侧肋间最高点,穿出肋间隙,将 Nuss 接骨板翻转 180°,顶起凹陷的胸壁呈现出预期的外形,在两侧或单侧(右侧)插入固定片与 Nuss 接骨板固定。Nuss 接骨板固定 2~3 年由原切口手术取出。随着手术经验的积累和手术技术的不断改良,Nuss 手术已经适用于各种类型漏斗胸的矫正,并成为目前漏斗胸矫正的标准术式。

(六)并发症

早期并发症包括心包及心脏损伤、气胸、胸腔积液、切口感染、肺炎等。晚期并发症包括接骨板移位、获得性脊柱侧弯、切口无菌性囊肿、接骨板过敏排斥等。并发症的发生率不高,但是心包及心脏损伤、接骨板移位、获得性脊柱侧弯等严重并发症在一定程度上增加了手术的风险,影响了手术的效果,需要积极预防并及时处理。

二、鸡胸

鸡胸又称胸骨前突畸形,胸骨向前突出,邻近胸骨的部分肋软骨向前隆起,形似鸡胸。鸡胸的发病率明显低于漏斗胸,两者比例为1:(6~10)。临床分为三种类型。①Ⅰ型:对称型,最为常见,胸骨向前突出,两侧肋软骨呈对称性凹陷,胸骨纵断面呈弓形;②Ⅱ型:又称复合型,胸骨柄、胸骨体上部及肋软骨向上向前突出,胸骨体中部向后屈曲,胸骨下部又突向前方,胸骨纵断面呈"Z"形,少见;③Ⅲ型:又称不对称型,胸骨位置正常,一侧肋软骨前突而对侧肋软骨正常或凹陷。

(一)病因学

鸡胸的病因与漏斗胸一样尚不十分清楚,可能是肋软骨过度向前凸及胸骨向前移位所形成。有明显家族史,提示和基因有关。

(二)病理生理

鸡胸与漏斗胸不同,并不影响心肺功能,临床仅见前胸向前隆起畸形,外观不美,患者不能俯卧睡眠。

(三)手术适应证

轻度鸡胸畸形不需要手术矫治,小儿可积极做扩胸锻炼,有望在生长发育过程中有所改善。重度鸡胸畸形可手术矫治,手术年龄与漏斗胸相同,也有主张在青春期或成年期手术。

(四)手术方法

对鸡胸可采用单纯胸骨翻转术或带腹直肌蒂胸骨翻转术,手术切口及操作与漏斗胸基本相同。胸骨翻转后根据胸骨柄、胸骨体、肋软骨的具体畸形情况适当削平,切开修剪,再做胸骨后板横行楔状截骨,剪除过长的肋软骨,再原位缝合固定。带腹直肌蒂胸骨翻转术的操作与漏斗胸相同。

胸骨下降术的手术方法与漏斗胸胸骨抬举术基本相同,利用肋床紧缩及肋软骨拼拢的牵引力,将胸骨下降到正常位置。对不对称型鸡胸仅做一侧局限性突起的肋软骨切除即可。

近年来,国内部分学者利用 Nuss 手术的原理设计了反 Nuss 术,即将弧形接骨板置于鸡胸患者的皮下胸骨前,接骨板两端连接固定片,缝合固定在肋骨上,利用接骨板的下压力量使得鸡胸得以矫正,术后1~2年取出接骨板。该术式微创有效,但是对于特殊外形的鸡胸有一定的局限性,长期疗效仍需观察。

(五)预后

鸡胸、漏斗胸早期矫治的优点是可以尽量减少病理生理损害以及进入青春发育期后胸廓畸形导致的心理影响。缺点是早期矫治(3岁以内)后由于患儿继续生长发育,其肋骨和肋软骨可出现严重畸形,使复发率升高。待到青春期生长发育后尽管手术创伤较大,但效果要好,复发率低。

三、扁平胸

扁平胸多见于大龄儿童及瘦长型青年,因胸骨柄向后平行下陷,整个前胸廓扁平,以致前后径明显缩短,影响外观及肺活量扁平胸有对称性及不对称性,也见与漏斗胸并存。有学者认为扁平胸就是一种特殊类型的漏斗胸。治疗方法是采用 Nuss 术。

四、胸骨裂

（一）病因学

在胚胎发育过程中，胸骨胸大肌起源于同一中胚叶侧板，在胚胎第 6 周时胸骨分离为两侧胸骨索，在第 7～10 周，两侧胸骨索中线自上而下互相融合成骨软骨。出生后该软骨有多个骨化中心，发展成为数块胸骨节，最终融合成胸骨。若胸骨中线融合过程中出现障碍，即形成胸骨裂。

（二）病理生理

病理生理因胸骨裂类型不同而异。胸廓稳定性破坏导致严重的反常呼吸，可导致血氧分压（PaO_2）下降，动脉血二氧化碳分压（$PaCO_2$）上升和酸中毒，产生低氧血症，最终导致呼吸、循环衰竭。胸骨下裂患儿常伴膈疝以致胃肠道疝入胸内，加重呼吸、循环障碍及出现消化道梗阻症状。

（三）诊断

临床少见，胸骨裂可分为三类。

1.胸骨上裂

临床大多数病例属于此种类型。胸骨上部未融合，胸骨裂隙呈 U 形或 V 形，向下延伸到第 4 肋软骨，纵隔前上部无骨覆盖，可见心脏搏动，在患儿哭闹时更为明显，过去曾被误诊为颈部异位心。

2.胸骨全裂

此种类型罕见。一种是胸骨全裂剑突不分离，很少伴发其他畸形，另一种是胸骨与剑突全部裂开，常伴胸肌缺损、心包缺如及脐膨出等多发畸形。

3.胸骨下裂

胸骨下裂常有同时存在的 5 种畸形，故有 Cantrell 五联症之称：①胸骨下部裂或缺损；②膈肌前部缺损；③心包壁层缺失，心包腔与腹腔相通；④脐上腹壁中线缺如伴分开或连续存在的脐膨出；⑤多发心血管畸形。1958 年，Cantrell 首先描述了该病的这些畸形组合。

这是一种罕见的先天性复杂畸形，国内外均少见报道。但是在心脏异位类型中最为常见，患者可以存活到儿童或成年。图 8-2 显示一例 8 岁男孩表现为典型的 Cantrell 五联症：心脏暴露在胸腹部，有胸骨下端缺损、心包部分缺损、小型室间隔缺损、心脏憩室、脐膨出、腹直肌分裂和白线疝等畸形。

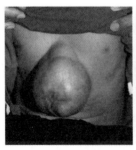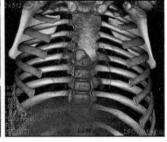

图 8-2　Cantrell 五联症外观及胸骨三维重建示意图

该病病因不明，目前学者认为基本缺陷在于中胚层未能在腹中线牢固融合，致使心脏发育异常，并与心包、横膈、胸骨及上腹壁融合不全并存。

临床表现:于出生后即见在上腹部有圆形肿块,位于薄弱的皮下,有心脏搏动感,常伴胸骨下缘分离、剑突缺如及前腹壁缺如、脐膨出。一旦小儿哭闹、屏气、咳嗽、叫喊或剧烈活动,肿块增大并跳动剧烈。平时患儿在饱食后极易呕吐,反复发生呼吸道感染、肺炎等。生长发育情况明显落后于同龄儿童,因惧怕损伤外露的皮下心脏,故小儿不敢进行户外活动及上学。

(四)治疗

治疗根据各类畸形而定,治疗原则是先将脱出内脏复位,再合拢裂开的胸骨。出生1个月内的婴儿有望将胸骨直接合拢。大于1个月需用自体骨移植或人工材料做胸壁重建。伴有心血管畸形,则施行体外循环心内直视术。胸骨裂的修补方法有肋骨桥重建、大块髂骨移植重建和人工材料替代等方法。手术治疗要达到以下要求:①使心脏复位到胸腔正常位置;②纠正伴发的心血管畸形;③修补胸骨缺损;④修补膈肌缺如;⑤修复腹直肌和修补脐膨出或脐疝。图8-3为胸骨部分缺损的矫治方法。

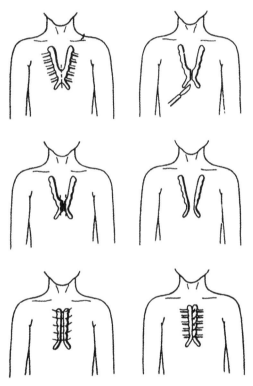

图 8-3　胸骨部分缺损的矫治方法

一例8岁的Cantrell五联症患儿手术:胸腹部正中直切口长约12 cm,分离胸大肌、胸小肌,显露胸骨裂的缺损。缺损长7～8 cm,宽6～7cm,部分心脏外露。将胸大肌向两侧游离,分别达两侧锁骨中线。术中除见胸骨畸形外,肋软骨明显发育不良和两侧发育不对称,肋间肌萎缩。将右侧第3～6肋骨及左侧第4～6肋骨骨膜切开,在肋软骨交界处切断,将分离的胸肋骨片合拢,覆盖在裸露的心脏前面,证实心脏无受压征象,用3根钢丝间断缝合固定。将膈肌折叠修补,以隔开胸膜腔。将大网膜、横结肠回纳腹腔,将两侧分离的腹直肌缝合,修补脐膨出,使重建的胸骨表面覆以胸大肌、软组织、皮肤。在胸骨后放置一根引流管,最后重建脐孔(图8-4)。

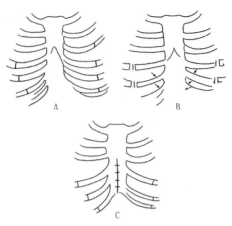

图 8-4　一例 Cantrell 五联症胸骨修复示意图

（五）预后

胸骨上裂不伴发心血管畸形者预后较好。合并存在的心血管畸是影响术后生存率的关键因素。原发心脏畸形的发生率:室间隔缺损 100％,房间隔缺损 53％,法洛四联症 20％,心室憩室20％,右位心 7％。

五、胸大肌缺损-短指-并指综合征

胸大肌缺损-短指-并指综合征又称 Poland 综合征,Alfred Poland 首先发现这种先天性多发畸形。这种疾病由一组症状组成,常伴胸壁、乳房畸形,胸壁畸形有胸大肌、胸小肌、胸骨以及肋骨发育不全,甚至第 2~4 前肋及肋软骨完全缺如;手畸形可见发育不全、短指、并指、融合指,还可见四指融合,仅拇指分开以及爪形手和缺指畸形等。手、胸壁、乳房畸形程度之间无相关性。

（一）病因

病因不明,发病率为 0.05％。其为先天性疾病,非家族遗传病。在胚胎发育第 5 周后,胚体发出 4 对肢芽,相应形成肢体的肌肉,第 7 周时出现手指。故在此发育阶段,若锁骨下动脉供血不足或缺如,即可引起同侧一系列组织、器官的发育障碍,出现肢体多发性畸形。

（二）临床表现及诊断

男性患者多于女性患者。出生后不易发现,随年龄增长出现一侧胸廓塌陷才发现胸大肌、胸小肌缺损,肋间隙增宽或部分肋骨缺如以致局部胸壁随呼吸运动而起伏。患侧乳头、乳晕发育不全。常伴同侧上肢发育不全或畸形,其中,并指畸形最常见,约占 80％。出现短指,手腕发育不全多累及第 3~5 指,拇指一般正常。其他可为缺指骨、掌骨;前臂发育不良,如手短小、前臂短缩、尺桡骨融合;常伴脊柱侧弯、半椎体、高肩胛骨;耳郭畸形,有先天性心脏病,有泌尿系统畸形等多种先天性畸形。但生长发育及智力不受影响。X 线摄片能明确畸形的诊断。

（三）治疗

根据具体畸形情况做矫形重建手术,提高肢体能力,手术纠正其他系统的先天性畸形。

（张林强）

第三节　胸壁软组织损伤

胸壁软组织损伤在临床上非常多见。单纯胸壁软组织损伤主要为外力或用力不当致胸壁肌肉的损伤或撕伤。由于胸壁对疼痛刺激比较敏感且伤后无法完全限制活动,此类损伤的自然病程远较其他部位软组织损伤长,多为 4~6 周。严重胸部外伤均合并胸壁软组织损伤,本节仅涉及单纯胸壁软组织损伤。

一、病因

胸壁软组织受到钝性或锐性暴力损伤时,均可以引起胸壁软组织(包括胸壁皮肤、皮下组织、肌肉、肌膜,其中包含有神经、血管和淋巴组织)的挫伤和/或裂伤,有时损伤很轻微以致患者不能准确叙述受伤的原因及时间。

二、临床表现

损伤部位均有明显压痛,部分患者伴局部组织肿胀、皮下淤血斑或皮肤划伤痕迹,胸部锐器伤可以有伤口。

三、诊断

诊断胸壁软组织伤时,应特别注意以下几点。

(1)注意有无伤口以及伤口的深浅、损伤的轻重,要排除是否穿入胸膜腔,以便决定清创的范围和麻醉方式。通常可在清创时以质地较硬的导尿管顺其自然地反复试探,以了解伤道及其深浅和方向。污染严重时,可注入亚甲蓝,以便彻底清创、预防感染。

(2)有闭合伤时注意皮肤挫伤痕迹或青紫,有无血肿、血肿的深浅和大小。浅层血肿可触及波动感,深部血肿张力较大时难以触摸或可触及"硬块",可做双侧对比检查,必要时可行 B 超定位和血肿穿刺。血肿早期可加压包扎,以防止扩大、促其吸收;对较大血肿尽量以粗针头抽吸,以防血肿继发感染变成胸壁脓肿。一旦深部脓肿形成,可有红、肿、热、痛,应行早期切开引流。

(3)有胸部异物,特别是与纵隔重叠的金属异物,在诊断时应摄 X 线后前位及侧位胸片,或加摄切线位全胸片,以防漏诊。

四、治疗

(一)镇痛

根据受伤的程度可给予止痛、化痰等中西药物治疗,可在皮肤完整者的受伤局部外敷跌打损伤药物。

(二)理疗

外伤后 6 h 内局部肿胀处可用冷敷,6 h 后可用热敷或以音频电疗法或运动创伤治疗机进行方波治疗,有一定效果。

（三）清创

有胸壁伤口,必须常规清创,清除异物及坏死组织,充分止血。术后常规做破伤风抗毒血清(TAT)皮肤试验,如为阴性,则肌内注射,如为阳性,应脱敏分次肌内注射,并根据伤口污染情况给予抗生素治疗。只有深部较大异物(2 cm 以上)或表浅可触及异物,才考虑取出,但术前定位诊断很重要,一种简便的办法是先以针头扎探,在碰到异物后,手术成功率才能提高。

（张林强）

第四节　胸廓出口综合征

胸廓出口综合征是对臂丛神经或锁骨下血管在胸廓出口处受卡压而引起的一组症状的统称。

一、解剖

胸廓出口由 T_1、第 1 肋骨、锁骨和胸骨柄的上缘围成。锁骨下血管和臂丛神经在胸廓上口处经颈腋管进入上肢。颈腋管被第 1 肋分为两部分,近端包括斜角肌三角和肋锁间隙,远端为腋窝部分。近端部分对胸廓出口综合征的成因有重大意义。锁骨下静脉位于前斜角肌的前方与锁骨下肌之间,锁骨下动脉及臂丛神经则位于前斜角肌后方与中斜角肌之间,即斜角肌三角,其前界为前斜角肌、后界为中斜角肌、下界为第 1 肋骨(图 8-5)。斜角肌三角的上角解剖变异可造成臂丛上部 C_5、C_6 神经受压的高位前斜角肌综合征,而底部的抬高可造成锁骨下动脉和 C_7、C_8 和 T_1 神经受压的低位前斜角肌综合征。

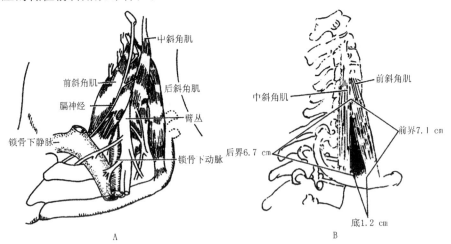

图 8-5　斜角肌与锁骨下动脉、锁骨下静脉和臂丛之间的解剖(已切除锁骨)

注:A 为胸廓出口处的局部解剖;B 为斜角肌三角

二、病因

胸廓出口处神经血管受卡压,基本原因有先天性、创伤性和动脉粥样硬化等。骨骼异常原因占多数,如颈肋和 C₇ 横突过长、第 1 肋或锁骨两叉畸形、外生骨疣、外伤引起的锁骨或第 1 肋骨骨折、肱骨头移位。此外斜角肌痉挛、纤维化、肩带下垂或过度外展及韧带纤维结构的异常均可引起胸廓出口变窄,对锁骨下血管和臂丛神经造成压迫。

三、临床表现

临床表现主要由神经、锁骨下动脉、锁骨下静脉血管受压引起,神经受压症状可见于 90% 以上的患者,也可有神经和血管同时受压的症状。

(一)神经受压症状

神经受压症状表现为疼痛、感觉异常,出现于尺神经支配区域,包括前臂和手的内侧面及第 5 指、第 4 指侧面。疼痛可累及颈、肩,可由强力活动或持续肩外展、颈过伸诱发与加重。另外,检查时可发现前臂和手内侧面感觉减退,可有小鱼际和骨间肌的肌萎缩,形成爪形手。有些患者的疼痛症状不典型,若症状累及前胸壁或肩胛,需与心绞痛区别。

(二)血管受压症状

动脉受压可造成前臂和手变冷、麻木、弥漫性疼痛及无力易疲乏,需与雷诺病区别。当发生锁骨下动脉闭塞时,表现为手指持续发冷、青紫或苍白,甚至发生溃疡和坏疽。静脉受压引起症状较少见,表现为上臂水肿、肤色改变、浅静脉扩张等。如静脉血栓形成,可触及静脉条索状改变。

四、诊断

胸廓出口综合征的诊断依据病史、体检及神经检查、胸部及颈椎摄片、上肢肌电图及尺神经传导速度检查。以下辅助检查对诊断确立较有意义。

(一)上肢外展试验

上肢外展 90°、135° 和 180°,手外旋,颈伸展,上肢疼痛加重,桡动脉搏动减弱,血压下降 2.0 kPa(15 mmHg)为阳性。锁骨下动脉区可能出现收缩期杂音。

(二)Adson 斜角肌试验

Adson 斜角肌试验在扪及桡动脉搏动时进行。患者深呼吸,伸颈,将下颌转向健侧,此试验能减小斜角肌间隙,加重对锁骨下动脉和臂丛压迫。如桡动脉搏动减弱或消失则为阳性。

(三)3 min 举臂试验

患者取坐位,前臂外展 90°,曲肘 90°,缓慢、稳定地张开并握紧拳头 3 min,正常人可有轻度肢体疲劳;而胸廓出口综合征患者则肢体沉重,极度疲劳,上肢疼痛加剧,受试的上肢常在检查的 3 min 内落下。

(四)尺神经传导速度

分别测定胸廓出口、肘部、前臂的尺神经传导速度,正常人的数据分别为 72 m/s、55 m/s、59 m/s,胸廓出口综合征患者的胸廓出口尺神经传导速度常减少至 32～65 m/s。

(五)多普勒超声检查和选择性血管造影

多普勒超声检查和选择性血管造影常用于严重动脉与静脉受压、合并动脉瘤、粥样斑块、栓塞等情况,可明确病变性质和排除其他血管病变。

(六)X 线

胸部和颈椎 X 线摄片常能发现骨性畸形,特别是颈肋和骨性退行性改变,如平片显示有骨赘和椎间隙狭窄,应进一步行颈部 CT 扫描或 MRI 以排除椎管和椎间孔狭窄以及其他骨性压迫。

五、治疗

对于症状较轻者、胸廓出口尺神经传导速度为 60 m/s 以上的患者,可实行局部封闭、理疗以及口服消炎镇痛药物。症状较重或保守治疗无效,胸廓出口尺神经传导速度低于 60 m/s,应采取手术治疗。手术原则是解除对血管神经束的压迫,手术治疗的核心是截除第 1 肋骨,同时解除其他相关压迫因素。手术途径有以下几种。

(一)腋下途径

全麻,取斜卧位,把患肢抬高 45°,在腋下缘第 3 肋骨水平做长 6~7 cm 横向切口,在胸大肌和背阔肌间解剖至胸壁和腋窝顶部,在第 1 肋上缘见到神经血管束。抬举上肢,使血管神经束离开第 1 肋骨,切断前斜角肌,切除第 1 肋骨,前端切至肋软骨,后端切至横突,术毕检查肋骨残端是否压迫臂丛。此术式创伤较小,出血较少,但显露差,易造成第 1 肋骨切除不彻底(图 8-6)。

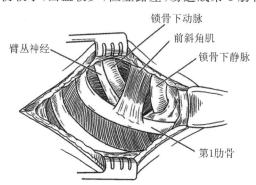

图 8-6　腋下途径手术治疗胸廓出口综合征

(二)肩胛旁途径

全麻,取侧卧位,把患肢上抬 90°。切口上自高位肩胛骨旁,沿肩胛内侧绕至腋窝,切断背阔肌、菱形肌和前锯肌。将肩胛骨向上向外撑开,切断中斜角肌纤维,显露第 1 肋骨,切除第 2 肋骨后段可帮助显露第 1 肋骨。切断前斜角肌和第 1 肋骨全长,对骨性异常(如颈肋、椎体横突过长或异常纤维束带)均予以切除。此术式切口创伤较大,但能满意切除第 1 肋。术中牵拉臂丛可能引起术后一过性臂丛损伤症状。

(三)颈部途径

经颈部锁骨上切口也可切除第 1 肋骨全长,同时切除异常的纤维结构,松解瘢痕组织,创伤较小。

(四)胸腔镜辅助途径

观察孔置于第 5 肋间腋中线,取腋窝底部第 3 肋间操作孔 3~4 cm。可良好地显露第 1 肋全长,创伤小,缺点是对于一些肋骨以外的压迫因素解除不佳。

(张林强)

第五节　自发性气胸

　　胸膜腔为脏层胸膜与壁层胸膜之间不含空气,且呈现负压的密闭腔隙。空气进入胸膜腔造成胸腔积气状态称为气胸。气胸可分为自发性气胸、外伤性气胸和医源性气胸。

　　由诊断或治疗引起的气胸称医源性气胸;由胸壁直接或间接外伤引起的气胸为外伤性气胸;在没有创伤或人为的因素情况下出现的气胸为自发性气胸。自发性气胸可分为原发性和继发性,前者发生于无基础疾病的健康人,后者发生于有基础疾病(如 COPD、肺结核)的患者。现讨论自发性气胸。

一、病因与发病机制

　　原发性气胸多数为脏层胸膜下肺泡先天发育缺陷或炎症瘢痕形成的肺大疱引起肺表面细小气肿疱破裂所致。多见于小于 40 岁的瘦高体型男性、吸烟的青壮年人群。继发性气胸常继发于肺或胸膜疾病,如慢性阻塞性肺疾病、肺结核、肺尘埃沉着症(尘肺)、肺癌、肺脓肿。金黄色葡萄球菌、厌氧菌、革兰氏阴性杆菌等引起的肺化脓性炎症破溃入胸腔,形成脓气胸。

　　有时胸膜上具有异位的子宫内膜,在月经期可以破裂而发生气胸,称为月经性气胸。进行航空、潜水作业而无适当防护措施,从高压环境忽然进入低压环境,或正压机械通气加压过高等,均可发生气胸,气压骤变、剧烈咳嗽、打喷嚏、屏气、高喊、大笑、举手欢呼、抬举重物等常为气胸的诱因。

二、临床类型

　　根据胸膜破口的情况及发生气胸对胸膜腔内压力的影响,将自发性气胸分为以下几种类型。
(一)闭合性(单纯性)气胸
　　随着呼气时肺回缩及浆液渗出物的作用,脏层胸膜破口自行封闭,不再有空气进入胸膜腔。抽气后胸腔压力下降并不再回升,残余气体可自行吸收,肺逐渐完全复张。
(二)交通性(开放性)气胸
　　胸膜破口较大或脏、壁胸膜间因粘连而形成牵拉,使破口持续开放,空气在吸气和呼气时自由进出胸膜腔,使患侧胸腔压保持在零上下。此型气胸在呼吸周期中产生纵隔摆动,严重影响呼吸循环生理。
(三)张力性(高压性)气胸
　　其为内科急症。胸膜破口形成活瓣,吸气时破口开放,呼气时破口关闭,使胸腔内气体越积越多,形成高压。胸腔内高压可使肺明显萎陷、纵隔移位、纵隔气肿、静脉回流受阻等,引起急性心肺衰竭,甚至休克。
　　上述三种类型气胸在病程中可以相互转变。

三、临床表现

(一)症状
自发性气胸与病情的轻重与气胸发生的缓急、肺萎缩程度、肺部基础病变及有无并发症有关。

1.胸痛

其常在持重物、屏气、咳嗽、剧烈运动时发生,呈尖锐、持续性刺痛或刀割样痛,吸气时加剧。

2.呼吸困难

呼吸困难为气胸的典型症状,呼吸困难程度与气胸的类型、肺萎陷程度及气胸发生前基础肺功能有密切关系。如基础肺功能良好,肺萎陷20%,患者可无明显症状;而有张力性气胸或老年患者原有阻塞性肺气肿,即使肺萎陷仅10%,患者亦有明显的呼吸困难。张力性气胸患者表现出烦躁不安,因呼吸困难被迫坐起,有发绀、四肢厥冷、大汗、脉搏细速、心律失常、意识不清等呼吸循环障碍的表现;血气胸患者如失血过多会出现血压下降,甚至休克。出血与发生气胸时脏层胸膜或胸膜粘连中的血管撕裂有关。

3.刺激性干咳

由气体刺激胸膜产生。

(二)体征

呼吸加快、发绀多见于张力性气胸。主要的胸部体征包括气管健侧移位、患侧呼吸运动、语颤减弱、肋间隙饱满、叩诊呈鼓音。左侧气胸可使心脏浊音界消失,右侧气胸时肝浊音界下移,听诊呼吸音明显减弱或消失,有液气胸时可闻胸内振水音。并发纵隔气肿可在左胸骨缘闻及与心跳一致的咔嗒音或高调金属音(Hamman征)。皮下气肿时有皮下握雪感。

气胸常见的并发症为脓气胸、血气胸、纵隔气肿、皮下气肿及呼吸衰竭等。

四、辅助检查

(一)X线检查

X线检查是诊断气胸的重要方法,能显示组织萎陷的程度、肺内病变的情况。气胸部分透亮度增加,无肺纹理,肺脏向肺门收缩,其边缘可见发线状阴影,如并发胸腔积液,可见液平面。根据X线检查还可判断肺压缩面积的大小。

(二)血气分析

血气分析显示PaO_2降低,$PaCO_2$多为正常。呼吸加快可使$PaCO_2$升高或降低。

(三)肺功能检查

急性气胸者肺萎缩>20%时,肺容量和肺活量减小,出现限制性通气功能障碍。慢性气胸主要表现为肺容量和肺活量减低,肺顺应性下降。

五、诊断

(1)突然发生胸痛、呼吸困难和刺激性干咳。

(2)有气胸的体征。

(3)X线检查显示胸腔积气和肺萎陷。

六、治疗

治疗原则在于排除气体、缓解症状、促使肺复张、防止复发。

(一)一般治疗

气胸患者应绝对卧床休息,少讲话,减少肺活动,这有利于破裂口愈合和气体吸收;气急、发绀者可吸氧;支气管痉挛者使用支气管扩张剂;对剧烈咳嗽且痰量少者可给予可待因糖浆。

（二）排气治疗

排气治疗是否抽气及怎样抽气主要取决于气胸的类型和积气的多少。单纯性气胸,少量积气(肺萎陷<20％),可继续观察,不必抽气,一般空气可自行吸收。肺萎陷>20％或症状明显,需进行排气治疗。

1.紧急排气

张力性气胸病情严重,可危及生命,必须尽快排气。对于张力性气胸患者,在没有任何准备的情况下,可用小刀或粗针(以硅胶管与插入胸膜腔的针头连接)刺破胸壁,将胸腔内高压气体排到体外,以挽救生命。也可用50 mL或100 mL注射器进行抽气。胸腔抽气常用的穿刺部位在患侧锁骨中线外侧第2肋间或腋前线第4～5肋间。

2.胸腔闭式引流术或连续负压吸引

胸腔闭式引流术适用于经反复抽气疗效不佳的气胸或张力性气胸。肺复张不满意时采用连续负压吸引。

胸腔置管部位一般与穿刺部位相同。置管应维持至肺完全复张、无气体溢出后24 h,再夹管24 h,若X线检查未发现气胸复发方可拔管。

（三）胸膜粘连术

其适用于反复发作的气胸。将化学粘连剂(如滑石粉、红霉素、四环素粉针剂)、生物刺激剂(如支气管炎菌苗、卡介苗)或50％的葡萄糖溶液等注入或喷洒在胸膜腔,引起无菌性变态反应性胸膜炎症,局部炎症渗出,使脏层和壁层胸膜增厚、粘连,减少其破裂的可能,从而达到防治气胸的目的。

（四）手术治疗

有慢性气胸(病程>3个月)、反复发作的气胸、张力性气胸闭式引流失败、双侧性气胸(尤其是同时发生者)、大量血气胸、胸膜肥厚所致肺膨胀不全、特殊类型气胸(如月经伴随气胸)、支气管胸膜瘘伴胸膜增厚,均应考虑手术治疗。

（五）原发病及并发症的处理

治疗原发病及诱因,积极预防或处理继发的细菌感染(如脓气胸)。对严重血气胸除进行抽气排液和适当输血外,应考虑开胸结扎出血的血管。有严重纵隔气肿,应做胸骨上窝穿刺或切开排气。

（张林强）

第九章

胃十二指肠疾病

第一节　胃食管反流病

上消化道有两种常见的反流性疾病,一种为胃食管反流病(GERD),另一种为十二指肠胃反流病。两种反流都属于消化道动力学障碍,在病理生理及临床上有相似之处。相似之处有:①两种反流均可在生理情况下发生;②食管下端括约肌和幽门的解剖和功能均可被张力低下、手术或病理改变影响,并发生食管、胃及十二指肠的 pH 环境的改变,构成病理性反流;存在一定浓度和数量反流物,及其滞留在上述器官达一定时间,均可导致反流性食管炎及胃炎;故反流性食管炎及碱性反流性胃炎的疼痛症状分别由用酸和碱的灌注所激发。

GERD 是胃、十二指肠内容物反流入食管引起不适症状和/或食管黏膜病理改变的一类临床状态,为常见的消化道疾病。其根据是否导致食管黏膜糜烂溃疡,分为反流性食管炎及非糜烂性反流病。GERD 既为一种生理现象,又是病理表现。两者的区别在于病理性胃食管反流产生症状且有食管组织学改变,生理性食管反流则不是。

GERD 在全球总体人群的发病率达 20%,在我国发病率为 5%～10%,在西方国家发病率较高,在美国每年此病新发患者为 6.4×10^5,约占全部食管疾病的 3/4。2000 年出版的 Adam 所著《实用食管疾病的处理》(*Practical Management of Esophageal Disease*)介绍,西方国家每天体验到胃灼热症状者为 5%～10%,40% 的人每月有过胃灼热症状。我国王其彰对胃食管反流症状的人口调查,根据对 1 727 例的总结,7.05% 的人每天至少受到一次胃灼热症状的困扰,31.9%的人每月至少有一次胃灼热症状。北京协和医院 1986 年对 3 000 名接受胃镜检查患者调查发现,反流性食管炎占 5.8%。上海地区对成人 GERD 流行病学调查显示症状发生率为 7.68%。可见我国胃食管反流症状的发生与西方国家极为相似,但中国人群 GERD 的病情较轻,非糜烂性反流病较多见。近些年来,各地食管功能检查工作的普遍开展,GERD 的发病率不断增加,该病的发病率随年龄上升而增加,50 岁以上多见。男、女患者比例接近;但男性患者发展成反流性食管炎的病例多于女性,比例为(2～3)：1;男性患者更易发展成食管下端黏膜鳞状上皮化生柱状上皮(Barrett 食管),与女性的比例为 10：1。

大多数 GERD 患者的症状轻微,可以通过改变生活方式及药物治疗得到控制,而其中的

10％～30％会出现严重的食管炎等并发症而需要考虑外科治疗。

胃食管反流作为一种病理生理基础涉及多个学科和多类患者，如呼吸科、心血管科、儿科、口腔科、耳鼻喉科、加强病房的危重患者以及需要接受手术治疗的腹/胸外科患者，因此，对 GERD 的研究逐渐成为国际上研究的热点，在国内业已引起密切关注。

一、病因及病理生理

食管抗反流功能的机制主要是：①膈肌脚纤维（右脚为主）环绕下端食管收缩时有钳夹作用；②食管与胃底成锐角（His 角）；③食管进入胃的入口处，其纵向皱襞形成瓣膜作用；④腹腔内段食管受腹内压的挤压作用；⑤食管下端括约肌张力为最重要的食管抗反流因素，食管下端括约肌出现功能障碍时，则出现两种病理现象：贲门失弛缓症和胃食管反流。

GERD 是多种因素造成的以食管下端括约肌功能障碍为主的胃食管动力障碍性疾病，直接损伤因素是胃酸、胃蛋白酶及胆汁（非结合胆盐和胰酶）等反流物。

如胃食管连接部抗反流机制中的一种或数种发生障碍（抗反流屏障结构与功能异常、食管清除作用降低、食管黏膜屏障功能降低）即可发生 GERD。在形成酸性胃内容物反流食管时，患者感觉"胃灼热"。炎症使食管壁变僵硬，导致食管清除酸的时间延长，使食管下端括约肌压力下降。如此恶性循环，其结果是使更多的酸易于进入食管，引起消化性食管炎，使食管应激性增强，造成继发性痉挛，该过程就是刺激，痉挛，产生炎症，逐渐形成瘢痕，狭窄，出血，穿孔，形成假憩室、Barrett 食管，或许发生食管裂孔疝。

胃食管反流患者食管以外可造成损害。过多反流，夜间刺激咽喉黏膜，引起气道吸入，发生哮喘、肺炎，婴儿及儿童则继发呼吸道感染，并发缺铁性贫血及发育障碍。

应该指出，食管的反流液中有胆汁的食管炎症比无胆汁的食管炎症更为严重。Kranendonk 研究十二指肠液对鼠食管的作用，发现单独胃液不产生黏膜损害，单独胆汁或胰液能产生食管溃疡，若两者同时存在，损害更大。胃内胆盐的浓度对胃食管反流和食管炎症状的发生很重要。

二、临床表现

临床上 GERD 表现多样，轻重不一。

(一)胃灼热和反流是该病最常见的典型症状

胃灼热是指胸骨后或剑突下烧灼感。反流是指胃内容物向咽部或口腔方向流动的感觉。胃灼热和反流常在餐后 1 h 出现，扭曲弯腰、咳嗽、妊娠、腹水、用力排便、穿紧身外衣和围腰、取头低位、仰卧等均可诱发或加重姿势性或反流性胃灼热患者的胃灼热。进食过量或摄入茶、酒、咖啡、果汁、阿司匹林等物质可诱发胃灼热和反流。部分患者的胃灼热和反流症状可在夜间入睡时发生。

(二)非典型症状

胸痛、上腹痛、上腹部烧灼感、嗳气等为 GERD 的不典型症状。胸痛由反流物刺激食管引起，发生在胸骨后或心窝部，严重时可为剧烈刺痛，放射到后背、胸部、肩部甚至耳后，如同心绞痛或心肌炎，可伴有或不伴有胃灼热和反流。这种由 GERD 引起的非心源性胸痛占 80％。病程初期由炎症造成食管局限性痉挛，可发生间歇性咽下困难和呕吐；少数患者吞咽困难是由食管狭窄引起的，呈持续或进行性加重。

(三)食管外症状

食管外症状包括咳嗽、咽喉症状、哮喘和牙蚀症等,无论患儿还是成人均可出现吸入性肺炎甚至窒息,即食管外综合征。2006 年,蒙特利尔共识提出,尽管以上症状已确认与 GERD 存在关联,但这些症状的发生为多因素作用的结果,GERD 并不一定是唯一的因素。另外,有 59% 的低通气睡眠呼吸暂停由明显的胃食管反流引起。

(四)早产儿、婴幼儿发育障碍

婴幼儿特别是早产儿的食管下端括约肌发育不成熟,极易发生胃食管反流,临床上常表现为厌食、拒奶、体重不增或消瘦明显、哭闹、呼吸暂停;稍大儿童主要表现为呕吐、甚至可出现反复的喷射性呕吐、生长发育迟缓、营养不良。北京协和医院对 15 例胎龄 29～32 周的早产儿监测24 h 食管 pH,发现 73.3% 的患儿存在病理性 GERD,给予胃动力药西沙比利后患儿的症状迅速缓解,体重增加。天津医科大学第二医院郑军在 1999 年报道 40 例早产儿 GERD 的发生率为 82.5%,80% 为无症状型。

(五)并发症

1.上消化道出血

浅表糜烂性食管炎常表现为少量持久性出血,伴有不同程度的缺铁性贫血,如发生边界性溃疡甚至穿孔或大出血。

2.食管狭窄

长期反复胃食管反流可引起食管炎,食管黏膜充血、水肿、糜烂、溃疡,纤维组织增生,瘢痕形成,食管壁的顺应性降低,食管狭窄,痉挛引起吞咽困难。

3.Barrett 食管

反复的食管炎使食管下段鳞状上皮被化生的柱状上皮替代,称为 Barrett 食管。其腺癌的发生率为正常人的 10～20 倍。

三、诊断

腹部外科医师必须加强对 GERD 的认识。对 GERD 的常用诊断方法包括症状评估、内镜检查和食管 pH 检测等,但主要基于临床症状。典型症状为胃灼热及反流,典型症状者占 88%,有典型症状者,不管其是否存在食管炎症均可用抗酸药物试验治疗,如治疗有效,则可进一步证实该病诊断;对症状不典型或有典型症状而抗酸药物治疗无效者,应做胃镜检查、24 h 食管 pH 监测,综合分析以做出诊断。

(一)质子泵抑制剂(PPI)试验

PPI 试验作为 GERD 的诊断试验方法简便、有效,敏感度可达 78%,但特异度较低。具体方法为对于有胃灼热、反流症状且内镜检查为阴性,疑似 GERD 的患者,可给予标准剂量 PPI,口服,2 次/天,治疗 1～2 周,如症状减轻 50% 以上,则可判断为 PPI 试验阳性。

(二)内镜

与欧美国家建议初诊患者先行 PPI 试验相比,我国共识对内镜检查的推荐更为积极。我国共识建议对具有反流症状的患者在初诊时即行内镜检查。

上消化道内镜(又称食管胃十二指肠镜,EGD 镜)检查时常可发现胆汁带着泡沫自幽门反喷入胃内,将黏液池染黄;内镜刺激可导致胃肠痉挛、恶心、呕吐,并非真正 GERD,故内镜检查有一定假阳性和假阴性。另则胃镜为有刺激检查,症状较轻的患者有时不能耐受,依从性差,影响检查的次数,观察的时间有限,其应用价值有一定局限性,但对食管黏膜已发生病理改变者,则可以判断反流性食管炎的严重程度和有无并发症,结合活检可与其他原因引起的食管炎和其他食管病变做鉴别。胃镜下反流性食管炎分级(Savary-Miller 4 期分级法)如下。Ⅰ期:贲门上方有一处或多处非融合性的黏膜损害,红斑伴/或不伴有渗出或浅表糜烂。Ⅱ期:融合性糜烂,渗出病变,但未完全累及食管环形皱襞。Ⅲ期:融合性糜烂,渗出病变,已完全累及食管环形皱襞,导致食管壁炎性浸润,但未引起狭窄。Ⅳ期:慢性黏膜病变,如溃疡、壁纤维化、狭窄、短缩、瘢痕化、Barrett 食管。

食管黏膜活检诊断反流性食管炎的标准是:①鳞状上皮基底细胞层增厚;②乳突向上皮表面延长,超过正常厚度的 2/3;③固有膜内中性粒细胞浸润。

(三)食管反流监测

食管反流监测是 GERD 的有效检查方法,是 GERD 诊断的客观依据,包括食管 pH 检测、食管阻抗-pH 监测和无线胶囊监测等方法。24 h 食管 pH 监测能记录白天和夜间及 24 h 食管内的 pH<4 的百分比、pH<4 的次数、持续 5 min 以上的次数、最长持续时间等观察指标。这些参数能帮助确定在生理活动状态下有无过多的反流,并有助于阐明胸痛和酸反流的关系。未使用 PPI 的患者可选择单纯 pH 监测;若正在使用 PPI 治疗,则需加阻抗监测以检测所有非酸反流,Meta 分析提示服用 PPI 后行反流监测,弱酸反流是最常见的反流形式,为 PPI 疗效欠佳的重要原因。无线胶囊监测可使监测延长至 48 h 甚至 96 h。

(四)食管 X 线钡餐

传统的食管钡餐检查将胃食管影像学和动力学结合起来,可发现食管下段黏膜皱襞增粗、不光滑,可见龛影、狭窄,食管蠕动减弱;并可显示有无钡剂从胃反流至食管,因此对诊断有互补的作用,但其敏感性较低。2014 年,中国胃食管反流病专家共识提出,如患者不存在吞咽困难等症状,不推荐行食管钡剂造影。

(五)食管测压

食管测压可了解食管动力状态,用于术前评估,但不能作为 GERD 的诊断手段。食管下端括约肌压力低下以及食管蠕动障碍等动力学异常并非 GERD 的特异性表现,因此食管测压诊断 GERD 的价值有限。但通过食管测压可对食管下端括约肌进行定位,有利于放置食管反流监测导管;而且在行抗反流手术前可排除其他食管动力障碍性疾病,如贲门失弛缓症、硬皮病引起的严重食管动力低下。因此,食管测压在临床上有利于评估食管功能。

(六)核素胃食管反流检查

用同位素标记液体,显示在平卧位及腹部加压时有过多的核素胃食管反流。如肺内显示核素增强,表明有过多的反流,常是肺部病变的原因。由于操作烦琐,且有放射性污染,目前临床已很少使用。

四、治疗

治疗的目的在于控制症状、治愈食管炎、减少复发和防治并发症。

(一)改变生活方式

改变生活方式是 GERD 治疗的一部分,可以减轻症状、防止复发、无须花钱。体位方法包括餐后保持直立位,避免用力提物、弯腰低头;避免睡前小吃或饱餐,少进水,应用促动力药;睡觉时垫高上半身 15~20 cm。采取防止食管下括约肌基础压力降低的措施,包括尽量减少饮食中脂肪,减少巧克力、酒精和咖啡的摄入以减少反流和加重胃灼热症状。吸烟增加胃食管反流和促使十二指肠胃反流,因此需戒烟。减少引起腹压增高的因素,肥胖者需减肥,有证据证明体重下降 4.5～6.8 kg 可明显减轻症状;不穿紧身衣服。避免服促进反流药物,抗胆碱能药物、钙通道阻断剂及硝酸甘油等使食管收缩力减弱及引起胃排空延迟。

(二)药物治疗

目的是减低胃内容物的酸度,减少胃食管反流,保护食管黏膜。常用药物有抗分泌剂、抗酸剂、促动力药、黏膜覆盖药,临床上常联合用药。

抗分泌剂包括 PPI 和 H_2 受体拮抗剂。多项 meta 分析显示,PPI 对食管炎愈合率、愈合速度和反流症状的缓解率均优于 H_2 受体拮抗剂,是治疗 GERD 的首选药物,70%～80% 的反流性食管炎患者和 60% 的非糜烂性反流病患者经 8 周 PPI 治疗后可获得完全缓解。2014 年,中国胃食管反流病专家共识建议,如单剂量 PPI 治疗无效可换用双倍剂量;如一种 PPI 治疗无效,可选用其他 PPI 进行治疗。研究显示,GERD 治疗中最优胃酸抑制需要在 24 h 中使胃内 pH>4 的时间达到 16 h,在疗程方面,共识认为 PPI 治疗 GERD 的疗程至少为 8 周。与治疗 4 周相比,治疗 8 周可将症状缓解率和食管炎愈合率提高 10% 以上。对合并食管裂孔疝的 GERD 患者以及 Savary-Miller 分级Ⅲ期、Ⅳ期的患者,PPI 剂量应加倍。PPI 包括埃索美拉唑、奥美拉唑、泮托拉唑、兰索拉唑等。H_2 受体拮抗剂有西咪替丁、雷尼替丁、法莫替丁、尼沙替丁等。

促动力药包括多潘立酮(吗丁啉)、莫沙必利、依托比利等,这类药物可能通过改变食管下端括约肌压力、改善食管蠕动功能、促进胃排空,从而达到减少胃内容物向食管反流及减少其在食管的滞留时间。但此类药物疗效不确定,因此只适用于轻症患者,或作为联合用药。

抗酸剂包括氢氧化铝、氧化镁、三硅酸镁、碳酸钙等。目前学者认为,长期服用含铝、镁的抗酸剂应慎重,短期应用是安全的。

黏膜覆盖有硫糖铝、藻酸盐制剂、枸橼酸铋钾、蒙脱石散(思密达)等,起到一定的黏膜保护作用,可作为辅助用药。

(三)维持治疗

GERD 具有慢性复发倾向,为减少症状复发,防止食管炎复发引起的并发症,可给予维持治疗。

维持治疗方法主要包括以下几种。①持续维持:指症状缓解后维持原剂量或半量 PPI,每天 1 次,长期使用。②间歇治疗:指保持 PPI 的剂量不变,但延长用药周期,最常应用的是隔天疗法;在维持治疗中,若症状反复出现,应增至足量 PPI 并维持。③按需治疗:是指经初始治疗成功后停药观察,一旦出现胃灼热、反流症状,随即再用药至症状消失。2014 年,中国胃食管反流病专家共识指出,对非糜烂性反流病和轻度食管炎(Savary-Miller 分级Ⅰ期和Ⅱ期)患者可采用按需治疗和间歇治疗,PPI 为首选药物,抗酸剂是可选药物;重度食管炎(Savary-Miller 分级Ⅲ期、Ⅳ期)及 Barrett 食管患者通常需要 PPI 持续维持。但西方国家认为长期使用 PPI 有造成难辨梭状芽孢杆菌感染的可能,我国尚无此类研究证实。

(四)手术治疗

大多数患者的症状轻微,可以通过改变生活方式及药物治疗得到控制,其中 10%～30% 的患者会出现严重的食管炎及其并发症而需要接受手术治疗。治疗病例数目虽然明显低于保守治疗,然而手术治疗是胃食管反流治疗方法中最重要的一部分。过去学者认为重度反流性食管炎、出血、狭窄及部分 Barrett 食管病例,均是外科治疗的适应证。《胃食管反流病诊治指南》指出"对

PPI 治疗有效但需长期服药的患者,抗反流手术是另一种治疗选择"。

外科手术方法有数十种,但不外把食管末端的一部分缝合到胃上,以便在腹内压力升高时,经胃传导压力,使缝合部起一抗反流活瓣作用,另一种作用是提高食管末端压力。抗反流手术的术式基本上有三大类:全胃底折叠术、部分胃底折叠术和贲门固定术。

1956 年,Nissen 报道了他设计的全胃底折叠术(360°胃底折叠术),以后屡经改进,1977 年发表了最后一篇报道。"Nissen 胃底折叠术"实际泛指传统和改良的 Nissen 手术许多术式。其目的是明显减少咽下困难和胃膨胀综合征(即气顶综合征,gas bloat syndrome,GBS)的发生。短松 Nissen 手术(short floppy Nissen)这种手术被认为是应用最广、疗效最佳的手术方式。

河北医科大学第四医院王其彰自 20 世纪 80 年代就开始研究 GERD,根据胃食管结合部的解剖结构设计了贲门斜行套叠术,临床应用已有上百例,全部病例术后反流症状消失,经食管 pH 监测未见食管异常反流,食管下括约肌压力亦显回升。此手术有效地建立了抗反流屏障,效果确实,易于掌握,有推广价值。

近年随着微创外科蓬勃发展,腹腔镜抗反流手术(食管裂孔疝修补和/或胃底折叠术)以其只需重建(不需要切除且无须取标本)、图像放大、光照良好、可在狭小间隙内操作的突出优势而迅速成为 GERD 的首选手术方式。用腹腔镜治疗 GERD 首先由加拿大医师 Gegeal 于 1991 年实施,不久 Dallemagne 等于同年在比利时开会报道 12 例治疗效果。腹腔镜下施行的手术以 Nissen 手术为主,此项技术有创伤小、恢复快、近远期疗效与开放式 Nissen 手术相当等优点,因此,临床上愿意接受此项手术的患者数量急剧上升,在美国等国家,每年施行此项手术的患者有 5 万~7 万例。其已迅速成为治疗食管裂孔疝的首选术式,在欧美国家已成为除腹腔镜胆囊切除术以外的另一标准手术。国内也已开展了此项技术。微创技术的发展,使手术治疗更为安全、简便、有效。中国对于 GERD 诊治的专家共识演变过程是 2007 年,多数医师倾向于手术治疗应综合考虑,由有经验的外科医师慎重决定;2009 年,认为抗反流手术效果与药物治疗相当,但手术并发症和病死率与外科医师经验相关;2014 年,趋于一致的意见是抗反流手术在缓解症状和愈合食管炎方面的疗效在一定程度上优于药物治疗,应得到更多的认可和推广。

(五)内镜治疗

目前 GERD 内镜下治疗手段主要分为射频治疗、注射或植入技术和内镜腔内胃食管成形术。其中射频治疗和经口不切开胃底折叠术是近年研究的热点。

射频治疗技术是近几年才出现的治疗 GERD 的新方法。该技术具有操作简单、微创、安全、有效、不良反应少、恢复快等特点,易于被患者接受,为临床上药物疗效不理想的患者提供了新的微创治疗方法。患者在术后 2 h 即可进流质,活动无限制,术后 2 d 内可出院。关于射频治疗目前已有 4 项随机对照试验(RCT),随访 3~6 个月,结果显示手术组症状改善和生活质量评分均优于假手术组,但上述研究均缺乏长期随访的结果。此外,虽然术后大部分患者的症状改善,但仍有反流症状,术后仍需使用 PPI,而 pH 监测参数和食管炎愈合率等客观指标改善不明显。因此,射频治疗的长期有效性仍需进一步研究证实。

经口无切口胃底折叠术(TIF)是近年新兴的内镜下抗反流手术,近期一项随机多中心交叉对照研究纳入了 63 例 GERD 患者,结果显示术后 6 个月手术组的症状缓解率和食管炎愈合率均优于高剂量 PPI 组。但其长期疗效仍需进一步研究证实。

（六）并发症的治疗

1.食管狭窄

食管慢性溃疡性炎性反应改变可导致瘢痕形成和食管狭窄,临床上尤以食管下段多见。GERD 相关食管狭窄的主要治疗方法为气囊扩张,但术后复发率较高,故合并食管狭窄的患者经扩张后需以 PPI 维持治疗,以改善吞咽困难的症状和减少再次扩张的需要,对年轻患者亦可考虑抗反流手术。

2.Barrett 食管

Barrett 食管是常见的 GERD 相关并发症,也是与食管腺癌发病密切相关的癌前病变之一,有 64% 的食管腺癌患者伴有 Barrett 食管,故应使用 PPI 及长程维持治疗。定期随访是目前预防 Barrett 食管癌变的唯一方法。对早期不典型增生或早期食管癌应及时手术切除。

（李玉新）

第二节　胃十二指肠溃疡

一、概述

（一）定义

胃十二指肠溃疡是一种圆形或椭圆形的局限性黏膜缺损,累及黏膜、黏膜下层和肌层,治愈后不留瘢痕。因溃疡的形成与胃酸-蛋白酶的消化作用有关,也称为消化性溃疡。胃十二指肠是好发部位,近年来学者认为病因是多样的,该病是全身疾病的局部表现。

（二）流行病学

消化性溃疡是常见的消化系慢性疾病。据估计一般人群中,5%～10% 的人在其一生中某一时期患过胃或十二指肠溃疡。近 40 年来,欧美及亚洲等地区的消化性溃疡发病率、病死率、住院率和外科手术率均有下降趋势。而溃疡并发症的患病率却相对稳定,甚至有上升趋势。老年人消化性溃疡(尤其是老年妇女消化性溃疡)的病死率和住院率都有升高的趋势。这可能与人口老龄化、非甾体抗炎药(NSAID)的广泛应用有关。十二指肠溃疡的发病率明显高于胃溃疡,但在一些西方国家这种差异有逐渐减小的倾向。十二指肠溃疡的发病年龄多为 35～45 岁,胃溃疡发病年龄则多为 50～60 岁,男性的发病率高于女性。

（三）好发部位

胃溃疡好发于胃小弯,尤其是胃角处,其中 90% 发生在胃窦部(属于Ⅰ型胃溃疡,约占胃溃疡的 57%)。一般溃疡的直径<2.5 cm,但直径>2.5 cm 的巨大溃疡并非少见。溃疡底部常超越黏膜下层,深达肌层甚至浆膜,溃疡下层可完全被肉芽组织及瘢痕组织所代替。

胃溃疡根据部位和胃酸分泌量可分为四型。①Ⅰ型最为常见,占 50%～60%,低胃酸,溃疡位于胃小弯角切迹附近;②Ⅱ型约占 20%,高胃酸,胃溃疡合并十二指肠溃疡;③Ⅲ型约占 20%,高胃酸,溃疡位于幽门管或幽门前,与长期应用 NSAID 有关;④Ⅳ型约占 5%,低胃酸,溃疡位于胃上部 1/3,胃小弯高位接近贲门处,常为穿透性溃疡,易发生出血或穿孔,相对多见于老年患者。距离食管胃连接处 2 cm 以内者则称为近贲门溃疡。

约 95％的十二指肠溃疡发生于球部,直径一般小于 1 cm。发生于球部以下者称为球后溃疡(约占 5％)。当球部前、后壁或胃大弯、胃小弯侧同时存在溃疡时,称对吻溃疡。胃十二指肠均有溃疡者,称复合性溃疡(属Ⅱ型胃溃疡)。

二、病因及发病机制

20 世纪 80 年代以来医师对消化性溃疡的认识有了新突破。消化性溃疡主要由幽门螺杆菌(*helicobacter pylori*,Hp)感染和服用 NSAID 引起。按病因将消化性溃疡分为 Hp 相关性溃疡、NSAID 相关性溃疡以及非 Hp、非 NSAID 相关性溃疡。

(一)幽门螺杆菌感染

在 Warren 和 Marshall 于 1982 年发现 Hp 之前,外界的压力和不良的生活习惯被认为是导致消化性溃疡的主要原因。Schwartz 在 1910 年提出"消化性溃疡是一种自身消化的产物,是胃液的消化能力超过胃十二指肠黏膜防御能力的结果",即经典的"无酸则无溃疡",此学说一直被视为消化性溃疡的理论基础。20 世纪 80 年代中期,质子泵抑制剂(如奥美拉唑)强力抑酸剂的出现增强了溃疡的治疗效果,溃疡的治愈已不困难,但溃疡愈合后复发率居高不下,即使用药物长期治疗,一旦停药仍可能复发。

Warren 和 Marshall 发现,当致病细菌被清除,慢性胃溃疡类疾病是可以完全治愈的。基于他们的这一突破性发现,胃溃疡不再是一个慢性而且经常复发的顽症,"无 Hp 无溃疡复发"已成为学者们接受的事实。国外研究发现,40 岁以下正常人群 Hp 的检出率为 20％左右,而 60 岁以上人群 Hp 的检出率为 50％左右。在感染 Hp 的患者中 15％～20％一生中会发生溃疡。2007 年,国内调查了 26 个省市的 2 395 例十二指肠溃疡患者,其中,Hp 阳性 1 206 例(50.4％)、阴性 461 例(19.2％),未接受 Hp 检测 728 例;1 603 例胃溃疡患者中,Hp 阳性 833 例(52.0％)、阴性 287 例(17.9％),未接受 Hp 检测 483 例,在上述病例中,十二指肠溃疡患者的 Hp 感染率与胃溃疡患者的 Hp 感染率相仿。研究表明,Hp 感染者发生消化性溃疡的危险性是未感染者的 20 倍。

Hp 为革兰氏阴性杆菌,呈弧形或 S 形,胃黏膜是 Hp 的自然定植部位。Hp 可分泌尿素酶、蛋白酶、磷脂酶及过氧化物酶等多种酶。尿素酶能分解尿素生成氨,除保护 Hp 在酸性环境中得以生存外,还破坏胃黏膜、损伤组织细胞。蛋白酶与磷脂酶可降解胃黏液层的脂质结构及黏蛋白,损坏胃黏液层的屏障功能。过氧化物酶能抑制中性粒细胞的杀菌功能。Hp 菌株能够生成毒素相关蛋白、刺激白介素-8 与肿瘤坏死因子的分泌,引起严重的炎症反应。Hp 生成的细胞空泡毒素可使细胞发生变性反应,导致细胞损伤。另外,目前学者一致认为 Hp 感染是已被证实的人类非贲门部胃癌最常见的危险因素。Hp 感染是慢性胃炎的主要病因,可启动一系列致病事件,从而导致萎缩性胃炎、化生、异型增生,最终发生胃癌。

(二)胃酸分泌

大量临床试验和研究证明胃酸的病理性升高是溃疡发病的重要因素之一。胃液酸度过高,激活胃蛋白酶原,使十二指肠黏膜自身消化,可能是溃疡形成的重要原因。十二指肠溃疡患者的基础酸分泌和最大胃酸分泌量均高于健康人,除与迷走神经的张力及兴奋性过度增高有关外,也与壁细胞数量的增加有关。正常人胃壁细胞总数约为 10 亿,而十二指肠溃疡患者胃壁细胞数高达 19 亿。此外壁细胞对促胃液素、组胺、迷走神经刺激敏的感性亦增强。在溃疡患者胃窦酸化的情况下,正常的抑制胃泌酸机制受到影响,促胃液素异常释放,而组织中生长抑素水平低,黏膜前列腺素合成减少,削弱了对胃黏膜的保护作用,使得黏膜易受胃酸损害。而胃溃疡患者的基础酸分泌和最大胃酸分泌量均同正常人相似,甚至低于正常人。

(三)胃黏膜屏障的破坏和药物因素

医师注意到胃溃疡患者的胃酸和胃蛋白酶水平并不高于正常人,甚至低于正常人,说明存在胃黏膜抵抗力的下降。胃黏膜屏障由 3 部分组成:①黏液-碳酸氢盐屏障的存在,使胃内 pH 保持在 2.0,而黏液与上皮细胞之间 pH 保持在 7.0;②胃黏膜上皮细胞的紧密连接,能防止 H^+ 逆向弥散和 Na^+ 向胃腔弥散,③丰富的胃黏膜血流,可迅速除去对黏膜屏障有害的物质(如 H^+),并分泌 HCO_3^- 以缓冲 H^+。黏膜屏障损害是溃疡产生的重要环节。上皮细胞再生功能强、更新快也是重要的黏膜屏障功能。NSAID、肾上腺皮质激素、胆汁酸盐、酒精、氟尿嘧啶等均可破坏胃黏膜屏障,造成 H^+ 逆流入黏膜上皮细胞,引起胃黏膜水肿、出血、糜烂,甚至溃疡。长期使用 NSAID 使胃溃疡的发生率显著增加,但并未使十二指肠溃疡的发病率增大。

(四)胃十二指肠运动功能异常

一些十二指肠溃疡患者的胃排空速度较正常人快。液体排空过快使十二指肠球部与胃酸接触的时间较长,黏膜易于发生损伤。研究发现,对部分胃溃疡患者,胃运动异常主要表现在胃排空延迟和十二指肠的反流,前者使胃窦部张力增大,刺激胃窦黏膜中的 G 细胞,使之分泌的促胃液素增加,刺激胃酸分泌。幽门括约肌功能不良,导致反流中的胆汁、十二指肠液及胰液对胃黏膜发挥损伤作用。

(五)遗传因素

研究发现消化性溃疡具有遗传因素,并且胃溃疡和十二指肠溃疡病系单独遗传,互不相干。胃溃疡患者的家族中,胃溃疡的发病率比正常人高;遗传因素在十二指肠溃疡的发病中起一定作用,单卵双胎患相同溃疡病者占 50%,双卵双胎患相同溃疡病者仅占 14%。O 型血者患十二指肠溃疡的病例比其他血型者多。另外,高胃蛋白酶血症 Ⅰ 型(常染色体显性遗传)在十二指肠溃疡患者中比较常见,但具体机制不清。

(六)其他因素

临床研究表明,长期精神高度紧张、焦虑或者情绪波动者容易发生消化性溃疡,现已证明十二指肠溃疡在愈合后再遭受到精神应激时容易复发。此外,吸烟与溃疡的发生有一定的关系。吸烟可能减慢溃疡愈合的时间,原因可能是吸烟导致前列腺素合成减少,增加了胃酸的分泌,抑制或者减少了十二指肠和胰源性的碳酸氢盐的分泌。戒烟是治疗溃疡的一个关键因素。某些特定的疾病也会增加溃疡的发病概率,如慢性阻塞性肺疾病、酒精肝和慢性肾衰竭。另外,胃肠肽和过度饮酒也可能在溃疡的发病过程中起一定作用,但具体机制还未完全清楚。

从胃溃疡和十二指肠溃疡的发病机制来看,两者是有区别的。其共同的致病因素主要有 Hp 感染和 NSAID 的应用。但就十二指肠溃疡而言,过量的胃酸分泌、胃排空速度过快及十二指肠的酸中和能力减弱是引发溃疡的主要原因。胃溃疡除了上述与十二指肠溃疡共同的致病因素外,主要是十二指肠液的反流和胃黏膜的破坏。

三、临床表现及并发症

长期性、周期性和节律性上腹疼痛为胃十二指肠溃疡共有的特点。但两者又有不同的表现。

(一)胃溃疡

胃溃疡的高峰年龄是 50～60 岁,男性患者多于女性患者。重要的症状为上腹痛,规律性腹痛不如十二指肠溃疡明显,进食并不能使腹痛减轻。疼痛多发生于餐后半个小时到 1 h,也可持续 1～2 h。其他表现为恶心、食欲缺乏,常因进食后饱胀感影响饮食而导致体重减轻。抑酸药物多难以发挥作用。体格检查常发现疼痛在上腹部、剑突和脐正中间或偏左。

(二)十二指肠溃疡

十二指肠溃疡可见于任何年龄,发病年龄比胃溃疡小 10 岁,多见于 35～45 岁的患者,男性患者为女性患者的 4 倍。典型的十二指肠溃疡引起的疼痛常常发生在餐后数小时,疼痛主要位于上腹部,有明显的节律性,且因进食而有所缓解。饥饿痛和夜间痛与基础胃酸分泌过度有关,腹痛可因服用抑酸药物而缓解。疼痛多为烧灼样,可以放射到背部,体检时可以发现右上腹有压痛。十二指肠溃疡引起的腹痛常呈周期性,秋、冬季易发作。

(三)并发症

胃、十二指肠溃疡均可并发出血、穿孔和幽门梗阻。胃溃疡可发生恶变,而十二指肠溃疡一般不会恶变。

四、诊断

(一)胃镜检查

随着内镜技术的发展和普及,纤维胃镜检查已成为胃十二指肠病变的首选诊断方法,胃镜下可以直接观察胃十二指肠内黏膜的各种病理改变,对溃疡进行分期(活动期、愈合期和瘢痕期),根据不同分期决定不同治疗策略,并可进行活组织病理检查,这对良性、恶性溃疡的鉴别很有价值。对于良性溃疡在内镜下可观察到大而圆形的溃疡,底部平坦,呈白色或灰白色。

(二)X 线检查

X 线钡餐检查对发生在胃十二指肠的病变也是一种主要诊断方法,90% 以上的胃十二指肠病变可以通过 X 线气钡双重对比造影检查得到明确的诊断。十二指肠溃疡多发生在球部,龛影是十二指肠溃疡典型的 X 线表现。正面观,溃疡的龛影多为圆形、椭圆形或线形,边缘光滑,周围可见水肿组织形成的透光圈。在溃疡愈合过程中,纤维组织增生可呈纤细的黏膜皱襞向龛影集中。胃溃疡多发生于胃小弯,X 线气钡双重造影可发现小弯龛影,溃疡周围有黏膜水肿时可有环形透明区,龛影是诊断胃溃疡的直接证据。溃疡周围组织的炎症使局部痉挛,可导致做钡餐检查时局部疼痛和激惹现象。

应当指出,龛影虽然是诊断消化性溃疡的直接证据,但在一些情况下难以发现,此时内镜检查显得更为重要。据统计有 3%～7% 的患者在胃发生恶性溃疡时,钡餐检查仅表现为良性病变的征象。

(三)实验室检查

胃溃疡患者的胃酸浓度和量与正常人无明显区别。十二指肠溃疡患者的胃液量及酸浓度明显增加。血清促胃液素的测定仅在疑有胃泌素瘤时用于鉴别。

五、治疗原则

(一)手术适应证

对于消化性溃疡,外科治疗的目的主要是修复胃肠壁、手术止血或者两者兼有。而对于预防复发,主要做内科药物治疗(根除幽门螺杆菌和抑制胃酸分泌)。

当胃、十二指肠溃疡发生并发症而不再是单纯的溃疡时,即需要手术治疗。两者的适应证相似:①临床上有多年的溃疡病史。症状逐年加重,发作频繁,每次发作时间延长。疼痛剧烈,影响正常生活和工作。②既往接受过至少一次正规严格的内科治疗,治疗 3 个月以上仍不愈合或者经内科治愈后又复发。③内镜或 X 线钡餐检查提示溃疡较大,溃疡直径超过 2.5 cm,或有穿透胃十二指肠以外的征象。④并发大出血、急性穿孔或者瘢痕性幽门梗阻,其中瘢痕性幽门梗阻是外科手术的绝对适应证。⑤怀疑有溃疡恶变。⑥有一些特殊性质的溃疡:胰源性溃疡、胃空肠吻合口溃疡、应激性溃疡等。

鉴于下列原因,胃溃疡的手术指征可适当放宽:①多数胃溃疡对内科抑酸药物治疗的效果不满意,有效率仅为 35%~40%,而且复发率较高;②部分胃溃疡有可能癌变(<5%);③合理的手术治疗效果好,目前手术治疗已相当安全;④胃溃疡患者的年龄偏大,一旦发生并发症,手术的病死率和病残率都明显升高。因此,目前大多数外科医师都主张对于胃溃疡诊断明确,经过短期(8~12 周)严格的药物治疗后仍未治愈者,应该尽早手术。

(二)手术方式

常用的手术方式为胃大部切除术和迷走神经切断术。其中胃大部切除术适用于胃十二指肠溃疡,而迷走神经切断术更适用于十二指肠溃疡。各种术式的溃疡复发率和并发症发生率不尽相同。高选择性迷走神经切断术的危险性小于胃大部切除手术;选择性迷走神经切断加胃窦切除术的溃疡复发率最低,高选择性迷走神经切除术的溃疡复发率最高,胃大部切除术的后遗症最多,高选择性迷走神经切断术的后遗症最少。尚无单一的术式能适合所有的患者,故应根据患者的具体情况制订个体化的方案。

六、并发症

随着各种新型治疗溃疡病药物的问世,消化性溃疡的内科疗效明显提高。临床上需要外科治疗的溃疡病越来越少。尽管如此,溃疡病出血并发症的发病率却相对稳定,尤其在老年患者中,这可能与 NSAID 广泛应用有关。因此,从某种意义上讲,胃十二指肠溃疡的外科治疗,主要是针对其并发症(大出血、急性穿孔、瘢痕性幽门梗阻和胃溃疡恶变)。

(一)大出血

胃十二指肠溃疡大出血是指引起明显出血症状(出血量>1 000 mL),并有失血性休克表现的大出血,有大量呕血、便血并伴有皮肤苍白、尿少等低血容量休克表现。有 5%~10% 的胃十二指肠溃疡大出血需要外科手术。胃十二指肠溃疡出血是溃疡常见并发症,也是上消化道出血最为常见的原因,占上消化道出血的 40%~50%。有资料表明,在需要手术治疗的溃疡患者中,大出血患者占 10%~20%。因十二指肠溃疡死亡的患者中,大约 40% 的患者死于急性出血。大量研究表明,曾有溃疡大出血的患者,再发出血的比例约为 50%。

1.病因和病理

溃疡大出血是溃疡基底血管被侵蚀破裂所致,大多数为动脉出血,溃疡基底充血的小血管破裂,也可引起大量失血。大出血的溃疡一般位于胃小弯或十二指肠后壁。胃溃疡出血常来源于胃右动脉、胃左动脉的分支或肝胃韧带内的较大血管。十二指肠溃疡出血多来自胰十二指肠上动脉或胃十二指肠动脉等附近的血管,多数为间歇性出血。大出血可引起循环血量明显减少,血压下降。出血 50~80 mL 即可引起黑便。

2.临床表现

呕血和排柏油样黑便是胃十二指肠溃疡大出血的主要表现。呕血为鲜红色或咖啡样。多数患者的表现只有黑便而无呕血。如出血迅速可呈色泽较鲜红的血便。失血量在 1 000 mL 以上可出现心悸、恶心、冷汗、口渴。出血量超过 1 500 mL，可发生低血压，患者可有眩晕、无力、口干、腹胀或腹痛，肠蠕动增强，并有苍白、冷汗、脉搏细速、血压下降等失血现象，甚至突然晕倒。腹部检查常无阳性发现，对出现腹痛的患者应注意有无溃疡出血伴发急性穿孔。实验室检查可以发现血红蛋白水平进行性下降。红细胞计数和血细胞比容低于正常值。但在急性失血初期，血液循环量已减少而血液尚未被组织液稀释，此时检查结果并不能准确地反映出失血量的多少，所以有必要多次重复检查。

3.诊断和鉴别诊断

根据典型的溃疡病病史、呕血、黑便以及纤维胃镜检查，多可做出正确诊断。但在确诊前必须考虑到：①出血是否来自上消化道；②是否属于胃十二指肠溃疡出血，必须与食管静脉曲张破裂、食管裂孔疝、Mallory-Weiss 综合征、胃癌、胆管病变等引起的出血区别；③患者有无合并症，特别是胃十二指肠溃疡合并门静脉高压食管静脉曲张者。

4.治疗原则

(1)止血、抑酸等药物应用：经静脉或肌内注射巴曲酶；静脉给予 H_2 受体拮抗剂（西咪替丁等）或质子泵抑制剂（奥美拉唑等）；静脉应用生长抑素奥曲肽（善宁），将 0.3～0.5 mg 该药加入 500 mL 生理盐水中缓慢滴注，维持 24 h，或皮下注射，0.1 mg，每 6～8 h 一次。

(2)留置鼻胃管：用生理盐水冲洗胃腔，清除凝血块，直至胃液变清，持续低负压吸引，动态观察出血情况。可经胃管注入 200 mL 含 8 mg 去甲肾上腺素的生理盐水溶液，每 4～6 h 一次。

(3)急诊胃镜治疗：内镜止血相对于保守疗法可减少出血复发率及病死率，并且可明确出血病灶，尤其是对于动脉性出血和可视血管的出血较为有效。采取内镜下夹闭、电凝、激光灼凝、注射或喷洒药物等局部止血措施。检查前必须纠正患者的低血容量状态。

内镜治疗分 4 种：①注射疗法；②热疗法；③联合疗法（注射疗法联合热疗法）；④机械疗法。内镜注射肾上腺素治疗溃疡出血，由于安全、成本低和有易用性，是较为普遍的内镜疗法。有资料表明，对于伴有严重、高风险的出血患者，内镜联合疗法（药物注射联合热疗法或者联合其他机械疗法）优于单一内镜疗法，其中肾上腺素注射结合热凝固疗法是不错的选择。肾上腺素注射疗法有较高的初次止血率，而热凝固疗法可降低出血复发率。另外，可用乙醇局部注射治疗溃疡出血患者，在出血灶周围选择 3～4 个点，给每点注射乙醇 0.1～0.2 mL，可在其浅层再注射 0.05～0.10 mL，总量为 1.5～2.0 mL。

(4)补充血容量：建立可靠、畅通的静脉通道，快速滴注平衡盐液，做输血配型试验。同时严密观察血压、脉搏、尿量和周围循环状况，判断失血量，指导补液。失血量达全身总血量的 20％时，应输注羟乙基淀粉、右旋糖酐或其他血浆代用品，用量在 1 000 mL 左右。出血量较大时可输注浓缩红细胞，也可输全血，并维持血细胞比容<30％。输入液体中晶体与胶体之比以 3：1 为宜。

(5)急症手术止血：多数胃十二指肠溃疡大出血可经非手术治疗止血，约 10％的患者需要急症手术止血。手术指征为：①出血速度快，短期内发生休克，或较短时间内（6～8 h）需要输入较大量血液（>800 mL）方能维持血压和血细胞比容；②年龄在 60 岁以上并伴动脉硬化症者自行止血的机会较小，对再出血耐受性差，应及早手术；③近期发生过类似的大出血或合并穿孔或幽门梗阻；④正在进行药物治疗的胃十二指肠溃疡患者发生大出血，表明溃疡侵蚀性大，非手术治疗难以止血；⑤胃溃疡较十二指肠溃疡再出血的概率大，应争取及早手术；⑥纤维胃镜检查发现动脉搏动性出血，或溃疡底部血管裸露，再出血危险很大；⑦有长久和屡次复发的溃疡史，出血前曾经检查证明溃疡位于十二指肠后壁或胃小弯，表明出血可能来自较大的动脉，溃疡基底部瘢痕组织多,出血不易自止。应争取在出血 48 h 内进行急诊手术,反复止血无效,时间拖延越久,危险越大。

采取积极的复苏措施,力争在血流动力学稳定的情况下手术止血。手术方法有:①行包括溃疡在内的胃大部切除术。如术前未经内镜定位,术中可切开胃前壁,明确出血溃疡的部位,以非吸收缝线缝扎止血,同时检查是否有其他出血性病灶;②对十二指肠后壁穿透性溃疡出血,先切开十二指肠前壁,贯穿缝扎溃疡底的出血动脉,再行选择性迷走神经切断加胃窦切除或加幽门成形术,或做旷置溃疡的 Billroth Ⅱ 式胃大部切除术加胃十二指肠动脉、胰十二指肠上动脉结扎;③对难以耐受较长时间手术的重症患者,可采用非吸收缝线在溃疡底部贯穿缝扎止血。

(二)急性穿孔

1.概述

溃疡穿透浆膜层达游离腹腔即可致急性穿孔,是胃十二指肠溃疡的严重并发症,也是外科常见的急腹症。急性穿孔的发生率为消化性溃疡病的 5%～10%,其中男性患者占 90%。通常十二指肠溃疡急性穿孔比胃溃疡多见。一旦溃疡穿孔,就有致命危险。十二指肠溃疡穿孔的病死率为 5%～13%,胃溃疡穿孔的病死率为 10%～40%,并且随着年龄的增加和穿孔时间的延长,病死率也相应增大。

2.病因与病理

吸烟是小于 75 岁患者穿孔最常见的病因。有文献报道吸烟与溃疡穿孔之间存在相关性,吸烟可显著增加各个年龄组的穿孔发生率。另外一个重要原因是 NSAID 的使用。约 1/4 的穿孔患者是由于使用 NSAID,在老年人中这个比例更高。胃十二指肠溃疡穿孔可分为游离穿孔与包裹性穿孔。游离穿孔发生时,胃与十二指肠的内容物进入腹膜腔引起弥漫性腹膜炎;包裹性穿孔同样形成侵蚀胃或十二指肠壁全层的溃疡孔洞,但被邻近脏器或大网膜封闭包裹,阻止了消化道内容物进入腹膜腔。如十二指肠后壁溃疡穿入胰腺,为胰组织所包裹,即所谓慢性穿透性溃疡。

90% 的十二指肠溃疡穿孔发生在球部前壁,而 60% 的胃溃疡穿孔发生在胃小弯,40% 发生于胃窦及其他部位。急性穿孔后,强烈刺激性的胃酸、胆汁、胰液等消化液和食物溢入腹腔,引起化学性腹膜炎,导致剧烈的腹痛和大量腹腔渗出液,6～8 h 细菌开始繁殖,逐渐转变为化脓性腹膜炎。病原菌以大肠埃希菌、链球菌为多见。由于强烈的化学刺激、细胞外液的丢失以及细菌毒素吸收等因素,患者可出现休克。

3.临床表现

多数急性胃十二指肠溃疡穿孔患者有较长的溃疡病史,近期症状逐渐加重,约有 10% 的患者没有溃疡病史而突然发生急性穿孔。部分患者有暴饮暴食、过度疲劳、情绪激动等诱因。

急性穿孔典型的症状是突然发生的剧烈的腹痛,呈刀割样,难以忍受,并迅速波及全腹部。有时强烈刺激性的消化液沿升结肠外侧沟流至右下腹,引起右下腹疼痛,要与急性阑尾炎区别。剧烈的腹痛使患者多有面色苍白、出冷汗、肢体发冷等休克表现。患者可以清楚地回忆起剧痛发作的时间。部分患者表现为恶心与呕吐。体检时,患者多为被动体位,表现为屈膝、不敢翻动及深吸气,全腹呈板样硬,压痛、反跳痛及肌紧张明显,疼痛主要在上腹。75% 的患者的肝浊音界缩小或消失,肠鸣音消失。80% 的患者直立位腹部 X 线检查显示膈下有半月形游离气体。穿孔发生后,继发细菌性腹膜炎可引起患者发热、腹胀、血白细胞计数显著升高。穿孔后期或穿孔较大,可出现腹胀、肠麻痹。腹水超过 500 mL 时,可叩到移动性浊音。部分老年患者或体质较虚弱者的临床穿孔表现不典型,往往以脓毒血症和感染中毒性休克为主要表现。

4.诊断和鉴别诊断

(1)急性胰腺炎:胃十二指肠溃疡穿孔和急性胰腺炎均属于急腹症,两者在临床表现上有许多相似之处。严重的溃疡穿孔或溃疡穿透累及胰腺时,虽然血淀粉酶水平可升高,但是一般不超过正常值的5倍。急性胰腺炎起病也较急骤,患者多有暴饮暴食史,突然上腹疼痛,疼痛剧烈并且向腰背部放射,患者常有"束带"感。早期腹膜炎不明显,检查无气腹征,血清淀粉酶超过500索氏单位。

(2)急性阑尾炎:因穿孔后胃肠内容物可经升结肠旁沟或小肠系膜根部流到右下腹,引起右下腹膜炎症状和体征,易误诊为急性阑尾炎穿孔。后者常有明显的转移性右下腹疼痛,临床症状和腹部体征较轻,多不伴休克征象,也多无气腹征表现。

(3)急性胆囊炎和胆囊结石:腹痛和腹膜炎体征较轻并且局限于右上腹,有时疼痛放射至右肩胛部或腰背部。腹部超声、X线和CT检查有助于鉴别诊断。

(4)肝破裂出血:常有明显的外伤史,出血性休克是其主要症状,可有腹痛和腹膜炎体征,腹腔穿刺可能抽出不凝血。腹部超声和CT检查提示有肝破裂及腹水。

5.治疗原则

(1)非手术治疗的适应证:一般情况良好,症状体征较轻的空腹小穿孔;穿孔超过24 h,腹膜炎已局限者;患者全身情况差,年老体弱,或合并有严重的心肺疾病;经水溶性造影剂行胃十二指肠造影检查证实穿孔已封闭;患者为终末期脓毒症患者,患者因手术风险而拒绝手术。非手术治疗不适用于伴有出血、幽门梗阻、疑有癌变等情况的穿孔患者。

非手术治疗的措施主要包括:①持续胃肠减压,减少胃肠内容物继续外漏,以利于穿孔的闭合和腹膜炎消退;②输液以维持水、电解质平衡并给予营养支持;③全身应用抗生素以控制感染;④经静脉给予H_2受体阻滞剂或质子泵拮抗剂等抑酸药物。非手术治疗期间需严密观察病情变化,如治疗6~8 h病情继续加重,应立即手术治疗。非手术治疗的少数患者可出现膈下或腹腔脓肿。对痊愈的患者应做胃镜检查以排除胃癌,根治Hp感染并采用抑酸剂治疗。

(2)手术治疗:仍为胃十二指肠溃疡急性穿孔的主要疗法,根据患者的情况结合手术条件选择单纯穿孔修补术或彻底性溃疡手术。

穿孔修补术:穿孔修补术是治疗溃疡穿孔的主要手段,方法简单,创伤轻,危险性小,疗效确切。封闭穿孔终止胃肠内容物继续外漏,术中冲洗腹腔可较彻底地清除腹腔内的污染物和渗出液,有效地防止和减少术后并发症。穿孔修补术后给予正规的内科治疗,约30%的患者溃疡可愈合,症状消失。在胃溃疡急性穿孔单纯修补术后的患者中,7%~11%在随访过程中确诊为胃癌。因此,胃溃疡患者术中应尽可能地取活检做病理检查,术后应定期做胃镜检查。

适应证:①穿孔时间超过8 h,合并有严重的腹膜炎体征;②术中发现腹腔污染严重,胃十二指肠明显水肿;③患者的全身情况差,难以耐受较大或较长时间的手术;④以往无溃疡病史或有溃疡病史未经正规内科治疗,无出血、梗阻等并发症。

手术方法:经上腹正中切口,探查腹腔内污染情况,暴露胃幽门和十二指肠,检查穿孔所在,常可发现穿孔处已被邻近组织覆盖。如为胃溃疡穿孔,并疑有胃癌可能,应取穿孔边缘组织做病理检查。闭合穿孔时,沿横行方向以丝线间隔缝合,第一层为对拢缝合,第二层为内翻缝合。但常由于穿孔周围组织水肿及瘢痕,无法行第二层缝合或由于穿孔靠近幽门,内翻缝合后有可能造成幽门狭窄,可只做一层对拢缝合,再以网膜覆盖。如穿孔大、瘢痕多,难以将孔洞缝闭,可将带蒂大网膜塞入孔内后固定于肠或胃壁。穿孔缝合前及缝合后,应尽量吸除腹腔(特别是膈下及盆腔内)的渗液。术后在穿孔修补附近及盆腔内可酌情放置引流管。对于较大的溃疡穿孔,网膜填塞法是比较安全的,尤其对于高危患者是不错的选择。

腹腔镜溃疡穿孔修补术的适应证:急性穿孔;腹腔内渗液不多,术前患者的腹膜炎症状不重,仅上腹疼痛、压痛;患者年轻,全身情况较好,能耐受人工气腹;排除溃疡恶变或胃癌穿孔。如果入院时有休克症状,穿孔时间大于 24 h,年龄>75 岁,合并其他重症基础疾病(如心衰、肝硬化),则不适合此种手术方式。

手术方法:目前腹腔镜穿孔修补的方法有以下三种。①单纯缝合修补术:用 0 号、1-0、2-0 可吸收线沿胃肠长轴方向间断全层缝合或连锁缝合。这种方法适用于大多数穿孔较小的患者,修补可靠,但溃疡边缘已瘢痕化或十二指肠溃疡边缘处已有变形,尤其溃疡较大时,缝合有时较困难。②网膜片修补法:用可吸收缝线穿过穿孔的两侧,缝合 3～4 针,将大网膜提到穿孔的表面,收紧缝线打结,使网膜片起到生理性封闭物作用。该手术操作简单,手术效果好,但固定网膜片须牢固。③蛋白胶粘堵法:给吸收性明胶海绵或网膜组织涂上生物蛋白胶或 ZT 胶后,将其直接插入穿孔内,使吸收性明胶海绵或网膜组织与胃十二指肠壁粘在一起,封闭穿孔,该方法适用于较小的穿孔。粘堵法操作比较简单,所用黏合剂为生物制剂,但价格较昂贵。

腹内灌洗也是手术的重要环节,包括灌洗腹膜腔、肝上间隙、肝下间隙、盆腔等,一般推荐用 6～8 L 的温热生理盐水。术后即开始应用质子泵抑制剂或 H_2 受体阻滞剂,并且要保留鼻胃管 48 h 以上,应用抗生素至少 5 d 或直至发热消退。

术后并发症:术后修补处漏是最常见的并发症,发生率为 1.5%～16%,主要发生于腹腔镜纤维蛋白胶修复患者;肺炎可能与气腹有关,此外还有腹内脓肿、肠梗阻、外瘘、出血等。

急诊根治性手术:有资料表明穿孔修补术后,约 2/3 的患者仍有轻度或重度慢性溃疡病症状,其中部分患者需要再次行根治性手术。在急诊手术治疗溃疡病穿孔时是否行急诊根治性手术,应根据根治性手术的必要性以及患者是否耐受手术决定。应使根治性手术的死亡率不高于穿孔修补术或非手术治疗。通常有下列情况时应争取做根治性手术:①有多年溃疡病病史,症状较重,反复发作;②曾有穿孔或出血史;③急性穿孔并发出血;④有胼胝状溃疡;⑤有瘢痕性幽门狭窄;⑥疑有癌变的胃溃疡穿孔;⑦多发性溃疡;⑧患者全身情况良好,无严重的合并病。此外,还应根据穿孔的大小和时间、腹腔内污染情况以及腹腔探查结果,进行综合判断。常用的术式是胃大部切除或迷走神经切断附加胃窦切除或幽门成形术。

(三)瘢痕性幽门梗阻

幽门管、幽门溃疡或十二指肠球部溃疡反复发作,形成瘢痕狭窄,合并幽门痉挛水肿可以造成幽门梗阻。

1.病因和病理

溃疡引起的幽门梗阻有三种。①幽门括约肌痉挛引起梗阻:这类梗阻属于功能性,间歇性发作;②水肿性幽门梗阻:幽门部溃疡炎症使幽门狭窄,炎症水肿消退或减轻后梗阻即缓解;③瘢痕性幽门梗阻:位于幽门附近的溃疡在愈合过程中,形成瘢痕并挛缩产生狭窄,引起梗阻。前两种情况是暂时的、可逆性的,在炎症消退、痉挛缓解后幽门恢复通畅,瘢痕造成的梗阻是永久性的,需要手术方能解除。瘢痕性幽门梗阻是由溃疡愈合过程中瘢痕收缩所致,最初是部分性梗阻,由于同时存在痉挛或水肿,部分性梗阻逐渐趋于完全性。初期,为克服幽门狭窄,胃蠕动增强,胃壁肌层肥厚。后期,胃代偿功能减退,失去张力,胃明显扩大,蠕动消失。胃内容物滞留,使促胃液素分泌增加,使胃酸分泌亢进,胃黏膜糜烂、充血、水肿和溃疡。由于胃内容物不能进入十二指肠,患者吸收不良,有贫血、营养障碍;呕吐引起水、电解质丢失,导致脱水、低钾低氯性碱中毒。

2.临床表现

大多数患者有慢性溃疡症状和反复发作史。当并发幽门梗阻时,症状的性质和节律也逐渐改变,一般抑酸药物逐渐无效。由于幽门梗阻、胃潴留,患者常感到上腹部饱胀不适,时有阵发性疼痛,餐后加重。呕吐为幽门梗阻的主要症状,每隔 $1 \sim 2$ d 发作一次,常发生于餐后 $30 \sim 60$ min。呕吐量大,可超过 $1\,000$ mL,内含发酵酸臭的宿食,无胆汁。

多次反复大量呕吐,可引起 H^+、K^+ 和氯化物严重丢失,导致代谢性低氯低钾性碱中毒。患者可出现呼吸短促、四肢乏力、烦躁不安。碱中毒使循环中游离 Ca^{2+} 减少,长期呕吐、禁食和 Mg^{2+} 缺乏,可发生手足抽搐。患者临床表现为消瘦,倦怠,皮肤干燥,丧失弹性,腹部检查可见上腹隆起,可有蠕动波,可闻及振水音。当有碱中毒低钙血症时,耳前叩指试验和上臂压迫试验均可为阳性。

3.实验室检查

(1)血液生化:血清 K^+、Cl^-、Ca^{2+} 和血浆蛋白浓度均低于正常值,非蛋白氮浓度升高。

(2)血气分析:代谢性碱中毒。

(3)X 线:清晨空腹透视可见胃内有较大的液平。

(4)钡餐:钡餐检查可发现幽门变细或钡剂不能通过,胃呈高度扩张,明显潴留,6 h 后仍有 1/4 以上的钡剂存留于胃,甚至 24 h 后胃内仍残留大量钡剂。

(5)纤维胃镜:纤维胃镜可发现胃内有大量宿食残渣,幽门部明显狭窄,有时可见溃疡。

4.诊断及鉴别诊断

(1)诊断:①有慢性溃疡病病史和典型的胃潴留症状;②清晨空腹置入胃管,可抽出大量酸臭的宿食,注水试验为阳性(空腹时经胃管注入 750 mL 生理盐水,半小时后抽出量>350 mL);③X 线钡餐和纤维胃镜检查证明有幽门狭窄、胃潴留。

(2)应鉴别幽门梗阻与下列情况:①痉挛水肿性幽门梗阻系活动溃疡所致,有溃疡疼痛症状,梗阻症状为间歇性,经胃肠减压和应用解痉抑酸药,疼痛和梗阻症状可缓解。②十二指肠球部以下的梗阻性病变(如十二指肠肿瘤、胰头癌、肠系膜上动脉压迫综合征、十二指肠淤滞症、肠淋巴结结核)也可以引起上消化道梗阻,呕吐物含胆汁,X 线、胃镜、钡餐检查可帮助鉴别。③胃窦部与幽门的肿瘤病程较短,胃扩张程度轻,钡餐与胃镜活检可明确诊断。④成人幽门肌肥厚症极为少见,病因尚不清楚,部分病例可能同先天性因素有关。临床上很难鉴别成人幽门肌肥厚症与瘢痕性幽门梗阻和胃幽门部硬癌。

5.治疗

瘢痕性幽门梗阻是外科治疗的绝对适应证。手术目的是恢复胃肠连续性,解除梗阻。可采用胃大部切除术或迷走神经切断加胃窦切除术。对难以切除的十二指肠溃疡,可行溃疡旷置胃大部切除术。对于胃酸分泌高,临床症状明显的年轻患者可考虑做胃大部切除术加迷走神经切断术。对老年患者、全身情况较差者,宜采用胃空肠吻合术。用双侧躯干迷走神经切断术加内镜下幽门扩张术(内镜气囊扩张)来解除梗阻,但是复发率较高。此外,腹腔镜双侧躯干迷走神经切断术结合胃空肠吻合术也是可以考虑的手术方式。

术前准备包括持续胃管减压和用温盐水洗胃,以清除胃内潴留的食物,减轻胃黏膜水肿。同时给予 H_2 受体拮抗剂以减少胃酸分泌,纠正水、电解质和酸碱平衡紊乱,加强营养支持疗法,改善贫血和低蛋白血症。

(四)胃溃疡恶变

有研究表明其发生率<5％。临床上诊断为胃溃疡的患者中,约10％切除后的病理检查证实是癌,因此,凡是中年以上的胃溃疡患者若出现下列情况应予以重视:①长期典型的溃疡症状发生改变;②经严格的内科治疗4～6周,病情无明显改善;③食欲减退,进行性消瘦;④粪便隐血试验持续阳性,贫血症状加重;⑤X线和胃镜检查提示溃疡直径>2.5 cm,并且不能排除恶变。对有癌变的胃溃疡应按胃癌进行根治性胃切除术治疗,其远期疗效比原发性胃癌的远期疗效好。

七、治疗方法

胃十二指肠溃疡主要是由胃酸增加和胃黏膜屏障受到破坏造成的,因此,外科治疗胃十二指肠溃疡的目的是控制和减少胃酸分泌,消除症状,防止复发。不同部位的溃疡的发病机制也有不同,所选择的手术方式也不尽相同。目前比较常用的手术方法大致分两类:胃大部切除术和迷走神经切断术。对胃溃疡和十二指肠溃疡均可选择胃大部切除术。迷走神经切断术多用于十二指肠溃疡的患者。

(一)胃大部切除术

胃大部切除术在我国开展得比较普遍。学者一般认为十二指肠球部溃疡患者的胃切除范围应大于胃溃疡患者。

1.胃大部切除术治疗溃疡的理论基础

用胃大部切除术治疗十二指肠溃疡,需要切除的范围应该包括胃远侧的2/3～3/4,即胃体部的大部分、整个胃窦部、幽门和十二指肠第一部。其治疗溃疡的理论基础为:①根据胃酸分泌的生理,经过上述范围的胃切除后,由于胃窦部已不存在,促胃液素的来源已大部分消除,体液性胃酸分泌明显减少;②切除大部分胃体,分泌胃酸的壁细胞和主细胞数量明显减少,使得胃酸和胃蛋白酶分泌大为减少;③切除了溃疡的常发部位(邻近幽门的十二指肠第一部、幽门管和胃窦部小弯);④切除了溃疡本身,消除了病灶;⑤行胃部分切除术后,幽门的作用不复存在,胃内容物在胃内停留的时间缩短,碱性十二指肠液反流入胃的机会增多,可以中和残胃分泌的胃酸。这种情况也有助于防止胃酸过高、溃疡复发。因此,胃大部切除术既可减少胃酸的分泌,又可以除去溃疡病灶,还可以防止溃疡复发,治疗效果很好,治愈率达85％～90％,而且手术死亡率在1％以下。

2.切除范围

胃切除范围决定胃酸降低的程度,影响手术疗效。50％的胃切除,是从胃大弯左、右胃网膜动脉交界处到贲门下2～3 cm处画一条直线;60％的胃切除为大弯处再向左,在胃网膜左动脉第一个垂直分支处,到贲门下2 cm处的连线;75％的胃切除为贲门下至胃网膜左动脉弓在大弯的起点处。胃大部切除术的切除范围是胃远侧的2/3～3/4,包括胃体的远侧部分、整个胃窦部、幽门和十二指肠第一部。高泌酸的十二指肠溃疡与Ⅱ、Ⅲ型胃溃疡的切除范围应不少于胃的60％,低泌酸的Ⅰ型胃溃疡则可略小(50％左右)。对少数胃酸分泌量很大的胰源性溃疡应做全胃切除。

3.溃疡的切除

用胃大部切除术治疗胃十二指肠溃疡的作用之一是切除溃疡,达到消除溃疡的目的。绝大多数溃疡发生在邻近幽门的十二指肠球部、胃窦部。由于消除了胃酸,溃疡多数可以自愈,故临床上十二指肠球后溃疡等形成严重瘢痕,不宜切除时,可在幽门前胃窦部3～4 cm处切断,但必须将残留的胃窦部黏膜全部剥离掉,消除胃酸后,溃疡可以治愈。因此对溃疡切除困难或位于球后的低位溃疡,可采用旷置溃疡的手术,即溃疡旷置术。

4.吻合口大小

胃肠吻合口的尺度对术后胃肠功能的恢复至关重要。过小的吻合口会使食物通过困难,太大的吻合口使食物过快进入空肠,易发生倾倒综合征。胃十二指肠吻合一般为 2.0~2.5 cm。胃空肠吻合口的大小以 3~4 cm(2 横指)为宜。

5.胃肠道重建

常用的消化道重建有两种基本方法:胃-十二指肠吻合(Billroth Ⅰ式)和胃-空肠吻合(Billroth Ⅱ式)。这两种方法哪一种更好,意见仍不统一。多数学者认为胃十二指肠吻合较好,因为比较接近正常解剖生理,术后并发症和后遗症较少。但也有人认为胃空肠吻合更适于十二指肠溃疡的手术治疗,因为如果强调胃十二指肠吻合,则有可能因担心吻合口张力过大而致胃切除的范围不足,这样胃酸分泌高的患者溃疡复发的可能性较大。视溃疡情况而定具体术式。

此外,尚有胃空肠 Roux-en-Y 吻合,即远端胃大部切除后,缝合关闭十二指肠残端,在距离十二指肠悬韧带 10~15 cm 处切断空肠,吻合残胃和远端空肠,吻合距离此吻合口以下 45~60 cm 的空肠与空肠近侧断端。其优点有:①有效预防和治疗碱性反流性胃炎;②无输入襻并发症;③易掌握吻合口宽度,防止溃疡或减少吻合口狭窄或倾倒综合征;④对防止残胃癌具有一定意义。

6.吻合口与结肠的关系

吻合口与结肠的关系通常有结肠前、结肠后之分。结肠前吻合是把空肠襻在结肠前侧直接上提至胃断端进行吻合,操作上比较简单,但这种吻合方法中空肠襻较长(10~20 cm),并发症较多。结肠后吻合是在横结肠系膜上打孔,然后将空肠襻穿过系膜孔,在结肠后方与胃进行吻合。此种吻合法中空肠襻较短,一般为 4~5 cm。通常结肠前、后术式的选择取决于操作医师的熟练程度、经验和个人习惯,只要操作正确,两者并无差别。

7.近端空肠的长度与方向

近端空肠越靠近十二指肠,黏膜抗酸能力越强,日后发生吻合口溃疡的可能性越小。在无张力和不成锐角的前提下,吻合口近端空肠段宜短。结肠后术式要求从十二指肠悬韧带至吻合口的近端空肠长度为 6~8 cm,结肠前术式以 8~10 cm 为宜。近端空肠与胃大弯、胃小弯之间的关系并无固定格式,但要求近端空肠位置应高于远端空肠,以利于排空;如果近端空肠与胃大弯吻合,应将远端空肠置于近端空肠前以防内疝。

(二)胃迷走神经切断

1.迷走神经解剖

迷走神经属于混合神经。其中 80% 为传入纤维,20% 为传出纤维。左、右迷走神经与食管平行下行,在气管分叉及膈肌水平之间形成食管丛,该丛再形成左、右迷走神经干,沿食管两侧下行并共同穿过膈食管裂孔。当胃发生向右 90° 角的旋转后,左、右干迷走神经在贲门及胃小弯便成为前干、后干。前干分为肝支和胃前支,肝支经小网膜右行,入肝前又分出一支,下降分布至幽门括约肌及幽门窦和十二指肠球部。胃前支沿胃小弯走行,其外观像是前干的延续,称胃前 Latarjet 神经,并分出 3~5 支至胃底、体部,随血管穿入胃小弯壁。末端一般为 3 小支(称"鸦爪"),在近小弯角切迹处分布至胃窦前壁。后干较前干粗,在胃左动脉进入胃壁处的平面分出腹腔支至腹腔丛,其胃后支(即胃后 Latarjet 神经)与胃前 Latarjet 神经相似。此外,后干在食管裂孔稍下或少数在食管裂孔稍上,发出 1~2 细支斜向外下分布至胃底后壁,走行隐蔽,切断迷走神经时,即使是熟练的外科医师有时也易漏切,以致术后溃疡复发,因而被称为"罪恶神经"。

2.迷走神经切断术后的病理生理改变

(1)对胃酸分泌的影响:胃壁细胞具有乙酰胆碱、促胃液素及组胺受体,切断三种迷走神经可有效地消除乙酰胆碱受体的功能,对一个受体功能的阻断将抑制另两个受体的功能,明显抑制胃酸的分泌。基础胃酸分泌量可减少80%～90%。

(2)对胃蛋白酶分泌的影响:高选择性迷走神经切除作用于胃黏膜的主细胞,抑制胃蛋白酶的释放,与降酸作用共同减轻对胃十二指肠黏膜的不良作用,使溃疡得以愈合。

(3)对促胃液素分泌的影响:迷走神经兴奋和食物刺激均能刺激胃窦和十二指肠黏膜释放促胃液素,促胃液素能刺激胃酸分泌,而胃酸分泌增多反过来抑制促胃液素分泌,这一负反馈系统起到调节循环中促胃液素水平的作用。低胃酸、胃窦黏膜碱化、胃膨胀等因素均使促胃液素分泌增加。所以,行迷走神经切断术后,血清促胃液素水平升高。

(4)对胃碳酸氢盐分泌的影响:迷走神经兴奋时可刺激胃窦产生 HCO_3^-,高选择性迷走神经切断术保留胃窦迷走神经支配,因此,手术对胃分泌碳酸氢盐没有影响。

(5)对胃运动功能的影响:切断迷走神经干,选择性迷走神经切断术和高选择性迷走神经切除术均破坏了胃体、胃底部胃壁的张力,并加速流体食物的排出,因此有些患者可能出现进食后饱胀感,并且可在进流体食物后出现倾倒综合征。对固体食物的排空在高选择性迷走神经切断术后仍正常,反映该手术保留了胃窦和幽门对固体食物的研磨和控制胃排空的作用。

3.迷走神经切断术的类型

根据迷走神经兴奋刺激胃酸分泌的原理以及没有胃酸就没有溃疡的理论,20世纪40年代以后,用迷走神经切断术治疗溃疡病在临床上得到应用和推广。目前迷走神经切断术有三种类型:迷走神经干切断术、选择性迷走神经切断术、高选择性迷走神经切断术(又称壁细胞迷走神经切断术)。迷走神经切断术主要是通过切断迷走神经,去除神经性胃酸分泌,消除了十二指肠溃疡发生的主要原因,同时也去除迷走神经对促胃液素分泌的刺激作用,减少了体液性胃酸分泌,达到使溃疡愈合的目的。

(1)迷走神经干切断术:是在膈下切断迷走神经前、后干,去除了全部脏器的迷走神经支配,也称全腹迷走神经切断术。该术式不但切断了胃全部迷走神经支配,使基础胃酸量和胃蛋白酶下降78%和60%,而且切断了支配腹部其他脏器的迷走神经,从而使这些脏器功能发生紊乱。由于胃迷走神经被切断,胃张力与蠕动减退,胃排空延迟,胃内容物滞留,可以刺激胃窦部黏膜释放促胃液素,促进体液性胃酸分泌,容易导致溃疡复发。此外,支配肠道的迷走神经被切断,可引起小肠功能紊乱,导致顽固性腹泻。迷走神经干切断后,胃壁张力减弱,导致排空延迟,因此必须加做引流术。一般多选择幽门成形术或胃空肠吻合术。

(2)选择性胃迷走神经切断术:在迷走神经干切断术基础上进行了改进,即保留迷走神经肝支和腹腔支,切断供应胃壁和腹腔食管段的所有迷走神经分支,避免了其他内脏功能紊乱的可能性。上述两种迷走神经切断术均造成胃窦部迷走神经支配缺失,导致胃潴留。为了解决胃潴留问题,必须附加胃引流手术。常用的引流术如下。①幽门成形术:往幽门处做一个纵切口,然后横行缝合,或在幽门处沿胃大弯到十二指肠做一个倒"U"字形切口,切除后行胃十二指肠吻合。②胃空肠吻合术:吻合口应在靠近幽门的胃窦最低点,以利于排空。③胃窦或半胃切除术:胃十二指肠或胃空肠吻合术。近年来的资料表明,选择性迷走神经切断术总的临床效果并不比迷走神经干切断术好。选择性迷走神经切断术加各种引流术在我国许多地方广泛应用。在有些地方已经作为治疗十二指肠溃疡的首选方法。此方法也有一些问题,例如,迷走神经解剖变异,切断神经纤维常不够完整,神经也可能再生,且有复发可能。此外,还有幽门括约肌丧失导致胆汁反流,部分患者还有倾倒综合征和腹泻等并发症。具体方法是找到迷走神经前干肝支和后干腹腔支,再往远侧分别找到前、后干的胃支,分别于肝支、腹腔支远侧切断前、后胃支。并注意切断前、后干分布至胃底的各小分支及后干的"罪恶神经"。采用此手术,需加做幽门成形术或胃-空肠吻合等引流手术。

(3)高选择性迷走神经切断术:随着医师对十二指肠溃疡发生机制的进一步认识,近年来高选择性迷走神经切断术越来越受到重视。该术式仅切断胃前、后 Latarjet 神经分支,保留了迷走神经肝支、腹腔支和"鸦爪"支神经,降低了胃肠功能的紊乱,尤其是倾倒综合征、腹泻和胆汁反流等。术后胃肠道并发症少,死亡率仅为 0.3%,但其不消除 Hp 主要的繁殖场所。由于保留了胃窦幽门部的神经支配和功能,故术后不需要加做引流手术。但应注意切断可能存在的罪恶神经,以防止术后溃疡复发。

高选择性迷走神经切断术有效地减少了胃酸和胃蛋白酶的分泌;保留了胃窦幽门部及肠道的生理功能,手术安全、恢复快、术后并发症少,适用于腹腔镜手术,因此被认为是治疗十二指肠溃疡的首选方法。其适用于以下情况:①治疗内科治疗无效的十二指肠溃疡;②十二指肠溃疡急性穿孔 8～12 h,腹腔内无严重污染,患者全身情况允许,可采用高选择性迷走神经切断术加穿孔修补术;③十二指肠溃疡出血,可采用壁细胞迷走神经切断术加出血溃疡缝扎术。随着内镜微创外科的发展,一些应用腹腔镜和胸腔镜切断迷走神经的手术也有报道。

4.迷走神经切除术后并发症

(1)胃潴留:主要是迷走神经切断后胃张力减退、胃窦幽门部功能失调所致,常发生在术后 5～7 d。表现为上腹部饱胀不适,呕吐食物和胆汁。X 线钡餐和核素扫描均提示有胃排空延迟和潴留。多数患者的症状在 2 周内可自行缓解或通过禁食、持续胃肠减压、应用胃肠动力促进剂等治疗而缓解。对该类患者应注意排除机械性梗阻,慎用手术治疗。

(2)胃小弯坏死穿孔:在行高选择性迷走神经切断术时,分离胃小弯时过于贴近胃壁或过多地损伤血管,造成胃小弯缺血、坏死和穿孔。避免手术时分离小弯血管过深、过广,在切断神经后行胃小弯侧浆膜层完整而严密的缝合,是预防胃小弯坏死穿孔的主要方法。

(3)吞咽困难:通常迷走神经前干在贲门上 2～3 cm 处发出支配食管下段和贲门的分支,若手术切断,则可引起食管下段和贲门的持续性痉挛。对长期痉挛、狭窄者,可通过食管气囊扩张而缓解。

(4)腹泻:发生率为 5%～20%,原因不明,可能由切除迷走神经干后小肠神经调节功能紊乱、食糜转运加快所致。临床上可表现为轻型、发作型和暴发型。通常经调节饮食、应用止泻收敛剂等症状可缓解。若经上述处理无效,症状严重,病程持续达 18 个月,可考虑行 Henle 手术(间置逆蠕动空肠)。

(三)治疗结果及评价

胃迷走神经切断术疗效的判断:如果基础胃酸分泌量较术前减少 80% 以上,增量组胺试验最大胃酸分泌量较术前减少 60%～70%,夜间高胃酸现象消失,基础胃酸中无游离酸,提示疗效良好。胰岛素试验也可判断迷走神经是否被完全切断,方法是皮下注射胰岛素 0.2 U/kg,使血糖水平减至 2.8 mmol/L 以下,刺激迷走神经引发胃酸分泌。如刺激胃酸分泌的反应消失,基础胃酸分泌量<2 mmol/h,注射后胃酸分泌量上升小于 1 mmol/h,表示迷走神经被完全切断;如

胃酸分泌量上升为 1~5 mmol/h,表示切断不全,但仍足够;如胃酸分泌量上升超过 5 mmol/h,表示迷走神经切断不够。

各种胃切除术与迷走神经切断术的疗效评定可参照 Visick 标准,从优到差分为四级。①Ⅰ级:术后恢复良好,无明显症状;②Ⅱ级:偶有不适及上腹饱胀、腹泻等轻微症状,饮食调整即可控制,不影响日常生活;③Ⅲ级:有轻度到中度倾倒综合征、反流性胃炎症状,需要药物治疗,可坚持工作,能正常生活;④Ⅳ级:有中度、重度症状,有明显并发症或溃疡复发,无法正常工作与生活。

(郭蕾蕾)

第三节　肥厚性幽门狭窄

肥厚性幽门狭窄是常见疾病,占消化道畸形的第三位。早在 1888 年,丹麦医师 Hirchsprung 首先描述该病的病理特点和临床表现,但未找到有效治疗方法。1912 年,Ramstedt 在前人研究的基础上用幽门肌切开术,从而使病死率明显降低,该术式成为标准术式,被推行至今。目前手术死亡率已降至 1% 以下。

依据地理、时令和种族,有不同的发病率。欧美国家该病的发病率较高,在美国每 400 个活产儿中有 1 例患此病,非洲、亚洲地区该病的发病率较低,我国该病的发病率为 0.03%。男性患者居多,占 90%,男、女患者之比为(4~5):1。患病新生儿多为足月产正常婴儿,未成熟儿较少见;第一胎多见,占总病例数的 40%~60%。有家族聚集倾向,母亲患病,则子女患病的可能性增加。

一、病理解剖

主要病理改变是幽门肌层显著增厚和水肿,尤以环肌为著,纤维肥厚但数量没有增加。幽门部呈橄榄形,质硬,有弹性,当肌肉痉挛时则更为坚硬。幽门肌肿块长 2~2.5 cm,直径为 0.5~1 cm,肌层厚 0.4~0.6 cm,在年长儿肿块还要大些。但肿块大小与症状严重程度和病程长短无关。肿块表面覆有腹膜且甚光滑,由于血供受压力影响,显得苍白。肥厚的肌层挤压黏膜,呈纵形皱襞,使管腔狭小,加上黏膜水肿,以后出现炎症,使管腔更显细小,在尸解标本上幽门仅能通过 1 mm 的探针。细窄的幽门管向胃窦部移行时腔隙呈锥形逐渐变宽,肥厚的肌层逐渐变薄,二者之间无精确的分界。但在十二指肠侧则界限明显,胃壁肌层与十二指肠肌层不相连续,肥厚的幽门肿块类似子宫颈样突入十二指肠。组织学检查见肌层肥厚,肌纤维排列紊乱,黏膜水肿、充血。由于幽门梗阻,近侧胃扩张,胃壁增厚,黏膜皱襞增多且水肿,并因胃内容物滞留,常有黏膜炎症和糜烂,甚至有溃疡。

肥厚性幽门狭窄病例合并先天畸形相当少见,占 7% 左右。食管裂孔疝、胃食管反流和腹股沟疝是常见的畸形,但未见有大量的病例报道。

二、病因

对幽门狭窄的病因和发病机制至今尚无定论,学者多年来进行大量研究,主要有以下几种观点。

(一)遗传因素

遗传因素在病因学上起着很重要的作用。发病有明显的家族性,甚至一家中母亲和 7 个儿子都患病,且在单卵双胎中比在双卵双胎中多见。双亲中有一人患此病,子女的发病率可高达 6.9%。若母亲患病,其子的发病率为 19%,其女的发病率为 7%;如父亲患病,则其子的发病率与其女的发病率分别为 5.5% 和 2.4%。研究指出幽门狭窄的遗传机制是多基因性的,既非隐性遗传亦非伴性遗传,而是由一个显性基因和一个性修饰多因子构成的定向遗传基因。这种遗传倾向受一定环境因素的影响而起作用,如社会阶层、饮食种类、季节。春、秋季发病率高,但其相关因素不明。该病常见于高体重的男婴,但与胎龄的长短无关。

(二)神经功能

从事幽门肠肌层神经丛研究的学者发现,神经节细胞直至出生后 2～4 周才发育成熟。因此,许多学者认为神经节细胞发育不良是引起幽门肌肉肥厚的机制,否定了过去幽门神经节细胞变性导致病变的学说。但也有持不同意见者,其观察到幽门狭窄的神经节细胞数目减少不明显,但有神经节细胞分离、空化等改变,这些改变可能造成幽门肌肥厚。如神经节细胞发育不良是原因,则早产儿发病应多于足月儿,然而二者并无差异。近年研究认为肽能神经的结构改变和功能不全可能是主要病因之一,通过免疫荧光技术观察到环肌中含脑啡肽和血管活性肠肽神经纤维数量明显减少,应用放射免疫法测定组织中 P 物质含量减少,由此推测这些肽类神经的变化与发病有关。

(三)胃肠激素

幽门狭窄患儿术前血清促胃液素水平升高曾被认为是发病原因之一,经反复实验,目前并不能推断是幽门狭窄的原因还是后果。近年研究发现血清和胃液中前列腺素浓度升高,由此提示发病机制是幽门肌层局部激素浓度升高,使肌肉处于持续紧张状态,而致发病。亦有人对血清缩胆囊素进行研究,结果无异常变化。近年来研究认为一氧化氮合成酶的减少也与其病因相关。幽门环肌中还原性辅酶Ⅱ阳性纤维消失或减少,一氧化氮合酶明显减少,致一氧化氮产生减少,使幽门括约肌失松弛,导致胃输出道梗阻。

(四)肌肉功能性肥厚

有学者通过细致观察,发现有些出生 7～10 d 的婴儿将凝乳块强行通过狭窄幽门管的征象。由此认为这种机械性刺激可造成黏膜水肿增厚,另一方面导致大脑皮层对内脏的功能失调,使幽门发生痉挛。两种因素促使幽门狭窄,形成严重梗阻而出现症状。但亦有学者持否定意见,认为幽门痉挛首先应引起某些先期症状,如呕吐,而在某些呕吐发作,很早进行手术的病例中却发现肿块已经形成,且肥厚的肌肉主要是环肌,这与痉挛引起幽门肌肉的功能性肥厚是不相符的。

(五)环境因素

发病率有明显的季节性高峰,以春、秋季为主。医师在活检组织切片中发现神经节细胞周围有白细胞浸润,推测该病可能与病毒感染有关,但检测患儿及其母亲的血、粪和咽部,均未能分离出柯萨奇病毒,血清抗体亦无变化,用柯萨奇病毒感染动物亦未见相关病理改变。

三、临床表现

症状出现于出生后 3～6 周,亦有更早的,极少数发生在 4 个月之后。呕吐是主要症状,最初仅是回奶,接着为喷射性呕吐。开始时偶有呕吐,随着梗阻加重,几乎每次喂奶后都要呕吐。呕吐物为黏液或乳汁,在胃内滞留时间较长则吐出凝乳,不含胆汁。少数病例有刺激性胃炎,呕吐物含有新鲜或变性的血液。有报道幽门狭窄病例在新生儿高胃酸期发生胃溃疡及大量呕血者，亦有报道发生十二指肠溃疡者。在呕吐之后婴儿仍有很强的觅食欲，如再喂奶仍能用力吸吮。未成熟儿的症状常不典型，喷射性呕吐并不显著。

随呕吐加剧，由于奶和水的摄入量不足，体重起初不增，继之迅速下降，尿量明显减少，数天排便 1 次，量少且质硬，偶尔排出棕绿色便，被称为饥饿性粪便。由于营养不良、脱水，婴儿明显消瘦，皮肤松弛，有皱纹，皮下脂肪减少，精神抑郁，呈苦恼面容。发病初期呕吐，丧失大量胃酸，可引起碱中毒，呼吸得变浅而慢，并可有喉痉挛及手足抽搐等症状，以后脱水严重，肾功能低下，酸性代谢产物滞留体内，部分碱性物质被中和，故很少有严重碱中毒者。如今，因就诊及时，严重营养不良的晚期病例已难以见到。

幽门狭窄伴有黄疸的发生率约为 2％。多数以非结合胆红素升高为主。一旦外科手术解除幽门梗阻，黄疸就很快消退。因此，这种黄疸最初被认为是幽门肿块压迫肝外胆管引起的，现代研究认为是因为肝酶不足。高位胃肠梗阻伴黄疸婴儿的肝葡糖醛酸转移酶活性降低，但其不足的确切原因尚不明确。有人认为酶的抑制与碱中毒有关，但失水和碱中毒在幽门梗阻伴黄疸的病例中并不很严重。热能供给不足亦是一种可能原因，与 Gilbert 综合征的黄疸病例相似，在供给足够热量后患儿的胆红素能很快降至正常水平。一般术后 5～7 d 黄疸自然消退，无需特殊治疗。

腹部检查时将患儿置于舒适体位，使腹部充分暴露，在明亮光线下，喂糖水时进行观察，可见胃型及蠕动波。检查者位于婴儿的左侧，手法必须温柔，左手置于右肋缘下腹直肌外缘处，以示指和环指按压腹直肌，用中指指端轻轻地向深部按摸，可触到橄榄形、光滑质硬的幽门肿块，为 1～2 cm 大小。在呕吐之后胃空瘪且腹肌暂时松弛时易于扪及。当腹肌不松弛或胃扩张明显时可能扪不到肿块，可先置胃管，排空胃，再喂糖水，在婴儿吸吮时检查，要耐心地反复检查，根据经验，多数病例均可扪到肿块。

实验室检查发现临床上失水的婴儿均有不同程度的低氯性碱中毒，血液 PCO_2 升高，pH 升高和产生低氯血症。必须认识到代谢性碱中毒时常伴有低钾现象，其机制尚不清楚。

四、诊断

依据典型的临床表现，见到胃蠕动波、扪及幽门肿块和喷射性呕吐，诊断即可确定。其中最可靠的诊断依据是触及幽门肿块。可进行超声检查或钡餐检查以帮助明确诊断。

（一）超声检查

诊断标准包括反映幽门肿块的三项指标：幽门肌层厚度≥4 mm，幽门管长度≥18 mm，幽门管直径≥15 mm。有人提出以狭窄指数（幽门厚度×2÷幽门管直径×100％）＞50％作为诊断标准。超声检查时可注意观察幽门管的开闭和食物通过情况。

（二）钡餐检查

诊断的主要依据是幽门管腔增长（＞1 cm）和管径狭窄（＜0.2 cm），有"线样征"。另外可见胃扩张、胃蠕动增强、幽门口关闭呈"鸟喙状"、胃排空延迟等征象。有报道随访复查幽门环肌切开术后的病例，发现这种征象尚可持续数天，以后幽门管逐渐变得短而宽，然而有部分病例不能恢复至正常状态。术前患儿钡餐检查后须经胃管洗出钡剂，用温盐水洗胃以免呕吐而发生吸入性肺炎。

五、鉴别诊断

婴儿呕吐有各种病因，应与下列各种疾病区别，包括喂养不当、全身性或局部性感染、肺炎和先天性心脏病、颅内压增加的中枢神经系统疾病、进展性肾脏疾病、感染性胃肠炎、各种肠梗阻、内分泌疾病、胃食管反流和食管裂孔疝等。

六、外科治疗

幽门环肌切开术是最好的治疗方法,疗程短,效果好。术前必须经过 24～48 h 的准备,纠正脱水和电解质紊乱,补充钾盐。对营养不良者给静脉营养,改善全身情况。手术是在幽门前上方无血管区切开浆膜及部分肌层,切口远端不超过十二指肠端,以免切破黏膜,近端则应超过胃端以确保疗效,然后以钝器向深层划开肌层,暴露黏膜,撑开切口至 5 mm 以上宽度,使黏膜自由膨出,局部压迫止血即可。患儿术后进食在次日早晨开始,先进糖水,由少到多,24 h 渐进奶,2～3 d 加至足量。术后呕吐大多是饮食增加太快的结果,应减量后再逐渐增加。

长期随访报道患儿术后胃肠功能正常,溃疡病的发病率并不增加;而 X 线复查见成功的幽门肌切开术后有时显示狭窄幽门存在 7～10 年。

七、内科治疗

内科疗法包括细心喂养的饮食疗法,每隔 2～3 h1 次饮食,定时用温盐水洗胃,每次进食前 15～30 min 服用阿托品类解痉剂等。这种疗法需要长期护理,住院 2～3 个月,很易遭受感染,效果进展甚慢且不可靠。目前美国、日本有少数学者主张采用内科治疗,尤其对不能耐受手术的特殊患儿,保守治疗相对安全。近年学者提倡硫酸阿托品静脉注射疗法,对部分病例有效。

(张志国)

第四节　溃疡性幽门梗阻

一、概述

溃疡发生于幽门部或十二指肠球部,容易造成幽门梗阻,分暂时性和永久性,两种类型同时存在。约 10％的溃疡患者并发幽门梗阻。梗阻初期,胃内容物排出发生困难,引起反射性胃蠕动增强,到了晚期,代偿功能不足,肌肉萎缩,蠕动极度微弱,胃形成扩张状态。

二、病理分型及病理生理

(一)溃疡病并发幽门梗阻分型

1.痉挛性梗阻

幽门附近溃疡,刺激幽门括约肌反射性痉挛。

2.炎症水肿性梗阻

幽门区溃疡本身有炎症水肿。

3.瘢痕性梗阻

瘢痕胼胝硬结,溃疡愈后瘢痕挛缩。

4.粘连性梗阻

溃疡炎症或穿孔后引起粘连或牵拉。

前两种梗阻是暂时性的或反复发作,后两种梗阻是永久性的,必须实施手术治疗。

(二)病理生理

梗阻初期,为了克服梗阻,胃蠕动加强,胃壁肌肉相对地肥厚,胃轻度扩张。到梗阻晚期代偿功能减退,胃蠕动减弱,胃壁松弛,因而胃扩张明显。长期潴留大量胃内容物,黏膜受到刺激,而发生慢性炎症,又将加重梗阻,因而形成恶性循环。由于长期不能进食,反而经常发生呕吐,造成水、电解质失调和严重的营养不良。大量 H^+ 和 Cl^- 随胃液吐出,血液中 Cl^- 浓度降低,HCO_3^- 增多,造成代谢性碱中毒。K^+ 除呕吐丢失外,随尿大量排出,可以出现低血钾。因此,低钾低氯性碱中毒在幽门梗阻患者中较为多见。

三、临床表现

(一)呕吐

呕吐是幽门梗阻的突出症状,其特点是呕吐多发生在下午或晚上,呕吐量大,一次可达 1 L 以上,呕吐物为积存的食物,伴有酸臭味,不含胆汁。患者呕吐后感觉腹部舒服,因此常自己诱发呕吐,以缓解症状。

(二)胃蠕动波

腹部可隆起的胃型,有时见到胃蠕动波,蠕动起自左肋弓下,行向右腹,甚至向相反方向蠕动。

(三)振水音

扩张内容物多,用手叩击上腹时,可闻及振水音。

(四)其他

患者尿少,便秘,脱水,消瘦,严重时呈现恶病质。口服钡剂后,钡剂难以通过幽门。胃扩张,蠕动弱,有大量空腹潴留液,钡剂下沉,出现气、液、钡三层现象。

四、诊断

有长期溃疡病史的患者和典型的胃潴留及呕吐症状,必要时进行 X 线或胃镜检查,诊断不困难。需要与下列疾病区别。

(1)活动期溃疡所致幽门痉挛和水肿有溃疡病疼痛症状,梗阻为间歇性,呕吐虽然很剧烈,但胃无扩张现象,呕吐物不含宿食。经内科治疗梗阻和疼痛症状可缓解或减轻。

(2)胃癌所致的幽门梗阻病程较短,胃扩张程度较轻,胃蠕动波少见。晚期上腹可触及包块。X 线钡剂检查可见胃窦部充盈缺损,胃镜取活检能确诊。

(3)十二指肠球部以下的梗阻性病变(如十二指肠肿瘤、环状胰腺、十二指肠淤滞症)可引起十二指肠梗阻,伴呕吐、胃扩张和潴留,但呕吐物多含有胆汁。X 线钡剂或内镜检查可确定梗阻性质和部位。

五、治疗

(一)非手术疗法

对幽门痉挛或炎症水肿所致梗阻,应做非手术治疗。方法是胃肠减压,保持水、电解质平衡及全身支持治疗。

(二)手术疗法

幽门梗阻和非手术治疗无效的幽门梗阻应视为手术适应证。手术的目的是解除梗阻,使食物和胃液能进入小肠,从而改善全身状况。常用的手术方法如下。

1.胃空肠吻合术

方法简单,近期效果好,病死率低,但由于术后吻合溃疡的发生率很高,故现在很少采用。对于老年体弱、低胃酸及全身情况极差的患者仍可考虑选用。

2.胃大部切除术

患者一般情况好,此术式在我国为最常用的术式。

3.迷走神经切断术

迷走神经切断加胃窦部切除术或迷走神经切断加胃引流术,对青年患者较适宜。

4.高选择性迷走神经切断术

近年有报道称高选择性迷走神经切除及幽门扩张术取得了满意效果。

幽门梗阻患者术前要做好充分准备。术前 2～3 d 行胃肠减压,每天用温盐水洗胃,减少胃组织水肿。输血、输液及改善营养,纠正水、电解质紊乱。

(张志国)

第五节　胃　轻　瘫

胃轻瘫不是一种独立的疾病,而是各种原因引起的胃运动功能低下。主要表现为胃排空障碍,这种排空障碍是功能性的。诊断主要基于临床症状、无胃出口梗阻或溃疡及胃排空延迟证据。按病因学可分为两类:原发性胃轻瘫及继发性胃轻瘫。前者又称特发性胃轻瘫,二者的发病机制尚不十分清楚。

一、流行病学

胃轻瘫目前的确切患病率尚不清楚,因为部分胃排空障碍患者并不存在临床症状。我国亦缺乏流行病学调查数据。在美国超过 4% 的成年人口存在胃轻瘫相关的临床症状。美国明尼苏达州的大规模调查显示,1996—2006 年,年龄校正的胃轻瘫确诊病例发病率:女性为 9.8/10 万,男性为 2.5/10 万。患病率:女性为 37.8/10 万,男性为 9.6/10 万。女性患病率与男性患病率之比接近 4:1,且随着年龄增长,发病率显著升高。超过 65 岁人群达到 10.5/10 万。在上述调查的确诊病例中,原发性胃轻瘫占 49.4%,继发性因素中,糖尿病占 25.3%,药物性占 22.9%,结缔组织病占10.8%,恶性肿瘤占 8.4%,胃切除术后占 7.2%,终末期肾病占 4.8%,甲状腺功能减退占 1.2%。

二、病因学

胃轻瘫的病因繁杂,可分为急性和慢性病因。

(一)急性病因

急性病因多由药物、病毒感染及电解质代谢紊乱引起。常见导致胃轻瘫的药物有麻醉镇静剂、抗胆碱能药物、胰高血糖素样肽-1(GLP-1)和糊精类似物。此外,β受体阻滞剂、钙通道阻断剂、左旋多巴、生长抑素类药物也可引起胃轻瘫的临床症状。需要注意的是,在进行胃排空检查时需停用类似药物,避免影响检查结果。

前期病毒感染可以导致胃轻瘫,称为病毒感染后胃轻瘫。常见可导致胃轻瘫的病毒包括轮状病毒、诺如病毒、EB病毒、巨细胞病毒等。沙门菌、肠贾第鞭毛虫等其他病原体可能也参与了胃轻瘫的发病。部分病毒感染后胃轻瘫的临床症状可随时间推移得到改善。

(二)慢性病因

慢性病因多,包括糖尿病、胃食管反流病、胃部手术/减肥手术/迷走神经切断手术史、贲门失弛缓症、结缔组织病、甲状腺功能减退、慢性肝衰竭或肾衰竭、假性肠梗阻、神经肌肉病变、肿瘤和神经性厌食等。

糖尿病性胃轻瘫在近年受到最多的关注。临床实验表明,血糖水平控制不佳(血糖水平>11.10 mmol/L)会明显加重胃轻瘫的临床症状,延迟胃排空。对糖尿病性胃轻瘫而言,控制合适的血糖水平作为治疗的目标,合适血糖水平下胃排空可明显改善,且临床症状可得到缓解。除糖尿病之外,垂体功能减退症、Addison病、甲状腺功能异常、甲状旁腺功能减退等多种内分泌代谢疾病也可引起胃轻瘫。

胃食管反流病和胃轻瘫的发病相关,且胃轻瘫可能加重胃食管反流病的临床症状。因而对抑酸治疗存在抵抗的GERD患者,有必要评估是否存在胃轻瘫。

三、病理生理学

胃动力障碍是胃轻瘫病理生理的最关键因素。胃肠运动不协调、胃顺应性降低以及胃电节律异常均与胃轻瘫的发病关系密切。胃动力障碍可有以下表现:近端胃张力性收缩减弱,容受性舒张功能下降;胃窦收缩幅度减小,频率减少;胃推进性蠕动减慢或消失;胃固相和液相排空延迟;移行性运动复合波Ⅲ相(MMCⅢ)缺如或幅度明显低;幽门功能失调,紧张性和时相性收缩频率增加;胃电节律紊乱;胃扩张感觉阈值降低。

此外,能够影响胃动力及感觉功能的激素分泌异常均可能导致胃轻瘫的发病,包括胃肠动素、生长抑素、生长素、食欲素-A和食欲素-B、黑色素聚集激素、缩胆囊素、酪氨酰酪氨酸肽、胰高血糖素样肽-1、胰多肽、胃泌素、瘦素、肠肽、载脂蛋白AIV、淀粉素等。

而目前研究较为深入的是糖尿病性胃轻瘫。病理生理改变主要与副交感神经功能失调、高血糖、神经元型一氧化氮合酶的表达缺失、肠神经元的表达缺失、平滑肌异常、Cajal肠间质细胞病变、激素、微血管病变等因素有关。

四、临床表现

胃轻瘫的临床表现多样,主要为上腹部饱胀与恶心呕吐。多数患者有早饱、食欲减退表现,晨起明显。部分患者伴上腹部胀痛,少数患者可有腹泻或便秘表现。发作性干呕常见,可伴反复呃逆,进餐时或进餐后加重。也有部分患者空腹存在恶心表现。严重的胃轻瘫可出现呕吐,呕吐物多为4 h内进食的胃内容物,也可出现隔夜食物。部分患者呕吐后腹胀可稍减轻,但通常无法完全缓解。

若患者长期食欲减退或反复恶心、呕吐,可出现明显消瘦、体重减轻、疲乏无力等临床症状,严重者出现营养不良、贫血。

部分患者伴有神经精神临床症状。

五、辅助检查

(一)推荐检查

1.核素扫描技术

其是通过核素标记的固体或液体食物从胃中的排空速率来反映胃排空功能的一种检测方法。目前核素扫描的闪烁法固体胃排空是评估胃排空和诊断胃轻瘫的"金标准"技术。诊断胃轻瘫最可靠的方法即是 4 h 闪烁法固体胃潴留评估。固体试餐用^{99m}Tc 标记,由 λ-闪烁仪扫描计数,测定不同时间的胃排空率及胃半排空时间。实验持续时间短或基于液体的排空实验可能会降低诊断的敏感性。液体试餐一般由^{111}Mo 标记,其敏感性略差,受倾倒综合征等因素影响。本实验为"金标准",但费用高且有放射暴露,所以广泛开展受一定限制。

2.无线胶囊动力检测

患者吞服内置微型传感器的胶囊。当胶囊在消化道运动时可检测 pH、压力、温度。根据胃内酸性环境到十二指肠碱性环境的 pH 骤变来判断胃排空。胶囊也可检测小肠和结肠的数据。该检查历史较短,目前受到临床极大重视,但用其替代闪烁显像法还需要进一步确证。

3.^{13}C 呼吸试验

应用^{13}C 标记的八碳饱和脂肪酸、辛酸、青绿藻或者螺旋藻试餐。^{13}C 进入小肠后迅速被吸收,并在肝脏中氧化分解,从呼气中排出$^{13}CO_2$。通过质谱分析仪检测^{13}C 含量从而间接检测胃排空功能。该检查同样在临床迅速推广,但用其替代闪烁显像法同样需要确证。

(二)其他检查

1.X 线检测

通过让患者服用不透 X 线标志物装置(如钡条),可以了解胃排空情况。此法简便易行、敏感性高,但其为半定量检查,测定的准确性受到一定限制。

2.超声检查

经腹部超声是一种相对简单、无创、经济的检查技术。它可以评价胃结构功能异常,被用于研究胃扩张和胃潴留、胃窦收缩力、机械性受损、反流、胃排空等。二维超声通过测量试餐后不同时间胃窦部胃容积的变化反映胃排空,其局限性在于仅能测定对液体的排空。三维超声能够对胃内食物的分布、胃窦部容积以及近端胃容积和总容积的比率进行检测,但该技术耗时,测量结果的准确性与操作者的技术水平密切相关,且操作设备昂贵。

3.磁共振成像(MRI)

近年来 MRI 发展迅速,已成为临床评价胃肠功能较普及的检测工具。它可以提供精确的解剖扫描图像,并实时收集相关胃排空信息。有更好的时间及空间分辨率,可辨别胃内是气体还是液体,从而同步评估胃排空和胃分泌功能。该检查依从性高、无创、安全,可以获得动态参数。但数据处理缺乏标准化,且费用高。

4.单光子发射 CT(SPECT)

此技术是向静脉内注射^{99m}Tc,使其在胃壁积聚来构建胃的三维成像,测量实时胃容积,评价胃底潴留和胃内分布情况。缺点是存在射线暴露。

5.上消化道压力及阻抗测定

测定胃内压的方法有导管法、无线电遥测法等。通过导管测压最常用,需将测压导管插至胃、十二指肠,通过多导联压力测定进行评估。该方法可区分肌源性和神经源性小肠运动功能障碍。但因其是有创性的,技术操作要求高,主要用于难治性胃轻瘫的评估。

6.胃电监测

其包括体表胃电监测和黏膜下胃电监测。临床常采用体表胃电图(EGG)间接反映胃肌电活动,可作为胃轻瘫的筛查试验。

此外,需要注意的是,在诊断试验前至少停用影响胃排空的药物 48 h,具体停用时间主要根据药物的药代动力学。对糖尿病患者在进行胃排空实验前检测血糖,血糖控制在 15.26 mmol/L 以下时才推荐进行胃排空测定,避免血糖过高影响试验结果的准确性。

六、诊断与鉴别诊断

胃轻瘫的诊断基于临床症状及以上胃排空的测定的结果,同时需排除胃出口梗阻或溃疡等器质性疾病。急性胃轻瘫的诊断需结合患者近期较明确的感染史、电解质代谢紊乱的病史或用药史。慢性胃轻瘫中的继发性胃轻瘫的诊断主要依据患者明确的糖尿病史、系统性硬化等病史,若患者无此类疾病病史,可考虑原发性胃轻瘫。

鉴别诊断需重点考虑反刍综合征和进食障碍类疾病,如厌食症和贪食症。这些疾病可能与胃排空异常有关。也应考虑周期性呕吐综合征,其有反复周期性发作的恶心和呕吐表现。长期慢性使用大麻素的患者可能会出现类似周期性呕吐综合征的表现。对以上患者的治疗策略与对胃轻瘫的治疗策略并不相同,如建议患者停用大麻素、替代治疗,在诊断时需重点鉴别以上疾病。

七、治疗

胃轻瘫的治疗包括饮食及营养支持治疗、糖尿病患者的血糖控制、药物治疗、内镜治疗、胃电刺激、手术治疗、其他补充替代治疗、前瞻性治疗。胃轻瘫患者一线治疗包括液体和电解质恢复、营养支持、糖尿病患者优化血糖控制。

(一)饮食及营养支持治疗

营养和水的补充最好经口摄入。患者胃窦的研磨能力下降,脂肪排空速度减慢,因而应当接受营养师的建议,少量多次进餐,进食低脂肪、可溶性纤维营养餐。建议患者充分咀嚼食物,饭后保持直立和行走,以缓解临床症状。

如果不能耐受固体食物,推荐使用匀浆或液体营养餐。如果口服摄入不够,需考虑肠内营养支持,因有胃传输功能障碍,幽门下营养优于胃内营养。首先需考虑经鼻空肠管进行肠内营养,此后可能需要考虑经空肠造瘘管进行肠内营养。肠内营养的指征包括 3~6 个月内体重下降 10% 和/或临床症状顽固,反复住院。肠内营养优于肠外营养。

(二)糖尿病胃轻瘫患者的血糖控制

良好的血糖控制是目标,急性血糖升高可能影响胃排空,可以控制血糖可能会改善胃排空和减轻临床症状。糖尿病患者应用普兰林肽和 GLP-1 类似物可能会延迟胃排空,在开始胃轻瘫治疗前应考虑停止应用以上药物,并选择其他替代治疗。

(三)药物治疗

在开始饮食治疗后,充分考虑治疗的利弊,可应用促动力药物以改善胃轻瘫的临床症状及胃排空。

1.甲氧氯普胺

甲氧氯普胺是中枢及外周神经多巴胺受体拮抗剂,具有促进胃动力和止吐作用。通过拮抗多巴胺受体增加肠肌神经丛释放乙酸胆碱,发挥促进胃动力的作用,止吐效应作用于延脑催吐化学感应区。甲氧氯普胺的中枢神经系统不良反应(如嗜睡、头晕及锥体外系反应)相对常见。其为一线促动力药物,推荐以最低剂量液体形式给药,最大剂量不应超过 0.5 mg/(kg · d)。出现锥体外系不良反应后需要停药。

2.多潘立酮

多潘立酮为周围神经多巴胺受体拮抗剂,也具有促进胃动力和止吐作用,能增进胃窦部蠕动、十二指肠收缩力。此药不影响胃酸的分泌,不透过血-脑屏障,不良反应相对较少。对不能使用甲氧氯普胺的患者推荐使用多潘立酮。考虑到多潘立酮可能会延长心电图矫正的 QT 间期,故推荐做基线心电图。若存在 QT 间期延长表现,则不建议应用该药物。应用多潘立酮的同时随诊心电图变化。

3.红霉素

红霉素除作为抗生素外,还作用于胃及十二指肠的胆碱能神经元和平滑肌,激动胃动素受体,是最有效的静脉促进胃动力药物。主要不良反应是胃肠道反应,长期应用易致菌群失调,偶尔见转氨酶水平轻度升高。口服红霉素也可以改善胃排空,但长期疗效会因快速抗药反应而受限。

4.米坦西诺

米坦西诺是一种新的大环内酯类胃动素激动剂,具有促进胃动力作用而没有抗生素活性。

5.莫沙必利

莫沙必利为苯甲酸胺的衍生物,是新一代选择性 5-HT4 受体激动剂,主要作用于胃肠肌间神经丛末梢的 5-羟色胺受体,促进节后神经纤维释放乙酰胆碱,从而促进胃排空。

6.止吐药

止吐药可以改善伴随的恶心、呕吐的临床症状,但不能改善胃排空。

7.三环类抗抑郁药

可用于胃轻瘫伴顽固恶心、呕吐的患者,但药物本身不能促进胃排空,同时有潜在的延迟胃排空的风险。

(四)内镜治疗

曾有通过幽门内注射肉毒杆菌毒素以及幽门扩张治疗以缓解幽门痉挛,促进胃排空的方法。但目前基于随机对照研究,不推荐该治疗。

(五)胃电起搏治疗

基本原理是在腹壁埋藏胃电起搏装置,利用外源性电流驱动胃体起搏点的电活动,使其恢复正常的节律和波幅,从而改善胃动力。其临床疗效已在临床试验中得到肯定,可考虑将其用于顽固性恶心、呕吐的患者。与特发性胃轻瘫和术后胃轻瘫患者相比,糖尿病胃轻瘫患者从胃电起搏治疗获益的可能性更大。

(六)手术治疗

对保守治疗无效的严重病例可考虑手术治疗。可行胃造口术、空肠造口术、幽门成形术、胃切除术。胃造口术主要为了引流胃内潴留物,空肠造口术主要为了行肠内营养,二者均为减轻临床症状的方案。对术后胃轻瘫临床症状严重持续存在、药物治疗失败的患者可考虑行全胃切除。外科幽门成形术或胃空肠造口术已经用于顽固性胃轻瘫的治疗,但需要进一步研究证实手术效果。胃部分切除术和幽门成形术在临床上很少应用,需慎重评估。

(七)其他补充替代治疗

针灸作为胃轻瘫的替代治疗方案,与胃排空的改善和临床症状减轻有关。许多中医的理气药或方剂具有促进胃排空作用。部分胃轻瘫患者存在焦虑、抑郁等心理障碍,应进行必要的心理支持治疗。

(八)前瞻性治疗

前瞻性治疗如肠神经和 ICCs 的干细胞移植。已有研究显示,在神经元型一氧化氮合成酶被敲除的大鼠的幽门壁进行神经干细胞移植,可以改善胃排空。目前仅限于动物实验阶段,其治疗前景值得期待。

八、预防与预后

该疾病属于胃肠动力障碍相关的疾病,容易反复发作、迁延不愈。大部分患者需要长期应用药物治疗。目前大部分患者可以通过现有的治疗方式取得较满意的效果,但对于重度胃轻瘫的患者,尚缺乏有效的治疗方法。

(张志国)

第六节　急性胃扩张

急性胃扩张是指短期内由于大量气体和液体积聚,胃和十二指肠上段高度扩张而导致的一种综合征,由 Von Rokitansky 于 1982 年首次报道。其发病原因可能是胃运动功能失调或机械性梗阻。该病通常为某些内外科疾病或麻醉手术的严重并发症,国内报道多由暴饮暴食所致。任何年龄均可发病,但多见于 21～40 岁男性。

一、病因学

急性胃扩张通常发生于外科手术后,也可见于非手术疾病(包括暴饮暴食、延髓型脊髓灰质炎、慢性消耗性疾病、伤寒、机械性梗阻等)。常见的病因可以归纳为两大类。

(一)胃及肠壁神经肌肉麻痹

引起胃及肠壁神经肌肉麻痹的主要原因:①创伤、麻醉和外科手术(尤其是腹腔、盆腔手术及迷走神经切断术),均可直接刺激躯体或内脏神经,引起胃的自主神经功能失调,胃壁的反射性抑制,造成胃平滑肌弛缓,进而形成扩张。麻醉时气管插管,术后给氧和胃管鼻饲,亦可使大量气体进入胃内,形成扩张。②有中枢神经损伤。③有腹腔及腹膜后的严重感染。④慢性肺源性心脏病、尿毒症、肝性脑病是毒血症及缺钾为主的电解质紊乱。⑤情绪紧张、精神抑郁、营养不良所致的自主神经功能紊乱,使胃的张力减小和排空延迟。⑥糖尿病神经病变、抗胆碱药物的应用均可影响胃的张力和胃排空。⑦暴饮暴食可导致胃壁肌肉突然受到过度牵拉而引起反射性麻痹,也可产生胃扩张。⑧各种外伤产生的应激状态,尤其是上腹部挫伤或严重复合伤,其发生与腹腔神经丛受强烈刺激有关。

(二)机械性梗阻

正常解剖中腹主动脉与肠系膜上动脉之间成一个锐角,十二指肠横部位于其中。Treitz 韧带将十二指肠空肠曲固定,使其不易活动。胃扭转以及其他原因所致的十二指肠壅积症、十二指肠肿瘤、异物等均可引起胃潴留和急性胃扩张;幽门附近的病变(如脊柱畸形、环状胰腺、胰腺癌)偶尔可压迫胃的输出道,引起急性胃扩张;躯体部上石膏套后 1～2 d 引起的所谓"石膏套综合征",可引起脊柱伸展过度,十二指肠受肠系膜上动脉压迫引起急性胃扩张。

有人认为神经肌肉麻痹和机械性梗阻可能同时存在,而胃壁肌肉麻痹可能占主导作用。

除了吞气症外,其他疾病所致的急性胃扩张的发病机制均不明确。术后急性胃扩张的发病机制与麻醉性肠梗阻相似。糖尿病酮症酸中毒时,代谢及电解质紊乱可能参与急性胃扩张的发病。外源性中枢去神经支配及平滑肌变性在神经源性胃扩张中起重要作用。

急性胃扩张的发生、发展是一个连续性的过程。胃及十二指肠受到各种病因的刺激,其自主神经反射性抑制,平滑肌张力减小,运动减弱,排空延缓。胃内气体增加,胃内压升高。当胃扩张到一定程度时,胃壁肌肉张力减小,使食管与贲门、胃与十二指肠交界处形成锐角,阻碍胃内容物排出。膨大的胃可压迫十二指肠,并将肠系膜及小肠挤向盆腔,导致肠系膜及肠系膜上动脉受牵拉,压迫十二指肠,造成幽门远端梗阻。胃液、胆汁、胰液及十二指肠液分泌增多并积存于胃及十二指肠却不被重吸收,加上吞咽及发酵产生的气体,胃、十二指肠进一步扩张。扩张进一步引起肠系膜被牵拉而刺激腹腔神经丛,加重胃肠麻痹,形成恶性循环。

二、病理解剖和病理生理学

病理解剖发现胃及十二指肠高度扩张,可以占据几乎整个腹腔。早期胃壁因过度扩展而变薄,黏膜变平,表面血管扩张、充血,胃壁黏膜层至浆膜层均可见出血,少数血管可见血栓形成。由于炎症和潴留胃液的刺激,胃壁逐渐水肿、变厚。后期胃高度扩张而处于麻痹状态,血液循环障碍,在早期胃黏膜炎症的基础上可发生胃壁全层充血、水肿、微血栓形成、坏死和穿孔。

病程中由于大量胃液、胆汁、胰液及十二指肠液积存于胃及十二指肠却不被重吸收,胃内液体可达 6 000～7 000 mL;大量呕吐、禁食和胃肠减压引流,可引起不同程度的水和电解质紊乱。扩张的胃还可以机械地压迫门静脉,使血液淤滞于腹腔内脏,亦可压迫下腔静脉,使回心血量减少,最后可导致严重的周围循环衰竭。扩张的胃还可以使膈肌抬高,使呼吸受限而变得浅快,过度通气导致呼吸性碱中毒。

三、临床表现

大多数起病慢,手术后的急性胃扩张可发生于手术期或术后任何时间,行迷走神经切断手术者常于术后第 2 周开始进流质饮食后发病。

主要临床症状有上腹部饱胀或不适,上腹部或脐周胀痛,可阵发性加重,但多不剧烈。由于上腹部膨胀,患者常有恶心、频繁呕吐甚至持续性呕吐,为溢出性,呕吐物初为胃液和食物,以后混有胆汁,并逐渐变为黑褐色或咖啡样液体,呕吐后腹胀、腹痛的临床症状并不减轻。随着病情的加重,全身情况进行性恶化,严重时可出现脱水、碱中毒,并表现为烦躁不安、呼吸急促、手足抽搐、血压下降和休克。

突出的体征为上腹膨胀,呈不对称性,可见毫无蠕动的胃轮廓,局部有压痛,叩诊过度回响,胃鼓音区扩大,有振水音,肠鸣音多减弱或消失。膈肌高位,心脏可被推向上方。典型病例于脐右侧偏上出现局限性包块,外观隆起,触之光滑有弹性、轻压痛,其右下边界较清,此为极度扩张的胃窦,称"巨胃窦症",乃是急性胃扩张特有的重要体征,可作为临床诊断的有力佐证。该病可因胃壁坏死发生急性胃穿孔和急性腹膜炎。

四、辅助检查

潜血试验常为强阳性,并含有胆汁。因周围循环障碍、肾脏缺血,可出现尿少、蛋白尿及管型,尿比重增大。可出现血液浓缩、血红蛋白、红细胞计数升高,白细胞总数常不高,但胃穿孔后白细胞总数及中性粒细胞比例可明显升高。血液生化分析可发现低血钾、低血钠、低血氯和二氧化碳结合力升高,严重者的尿素氮水平可升高。

立位腹部 X 线片可见左上腹巨大液平面和充满腹腔的特大胃影及左膈肌抬高。腹部 B 超可见胃高度扩张,胃壁变薄,若胃内为大量潴留液,可测出其量和在体表的投影,若为大量气体,与肠胀气不易区分。

五、诊断与鉴别诊断

根据病史、体征,结合实验室检查和腹部 X 线征象及腹部 B 超,诊断一般不难。手术后发生的胃扩张常因临床症状不典型而与术后一般胃肠病临床症状相混淆,造成误诊。胃肠减压引流出大量液体(3~4 L)需鉴别可协助诊断。需鉴别该病与以下疾病。

(一)高位机械性肠梗阻

常有急性发作性腹部绞痛,可出现高亢的肠鸣音,腹胀早期不显著,呕吐物为肠内容物,有臭味。除绞窄性肠梗阻外,周围循环衰竭一般出现得较晚。腹部立位 X 线片可见多数扩大的呈梯形的液平面。

(二)弥漫型腹膜炎

该病常有原发病灶,全身感染中毒临床症状较重,体温升高。腹部可普遍膨隆,胃肠减压后并不消失,有腹膜炎体征及移动性浊音。腹部诊断性穿刺往往可抽出脓性腹水。应注意鉴别其与急性胃扩张并发穿孔。

(三)胃扭转

起病急,上腹膨胀呈球状,脐下平坦,下胸部及背部有牵扯感,呕吐频繁,呕吐物量少,并不含胆汁,胃管不能插入胃内。腹部立位 X 线平片可见胃显著扩大,其内出现一个或两个宽大的液平面,钡餐检查显示钡剂在食管下段受阻,不能进入胃内,梗阻端呈尖削影。

(四)急性胃炎

胃扩张好发于饱餐之后,因有频繁呕吐及上腹痛而易与急性胃炎相混淆,但急性胃炎时腹胀并不显著,呕吐后腹部疼痛可缓解,急诊内镜可确诊。

(五)幽门梗阻

有消化性溃疡病史,多为渐进性,以恶心、呕吐和上腹痛临床症状为主,呕吐物为隔天或隔顿食物。体检可见胃型和自左向右的胃蠕动波,X 线检查可发现幽门梗阻。

(六)胃轻瘫

胃轻瘫多由于胃动力缺乏所致,一般病史较长,反复发生,患者可有糖尿病、系统性红斑狼疮、系统性硬化症等病史。以呕吐为主要表现,呕吐物为数小时前的食物或宿食,伴上腹胀痛,性质以钝痛、绞痛、烧灼痛为主。上腹部膨隆,无蠕动波,表明胃张力缺乏。上消化道造影提示 4 h 胃内钡剂残留 50%,6 h 后仍见钡剂残留。

六、治疗

该病以预防为主。例如,上腹部手术后即采用胃肠减压,避免暴饮暴食,对于预防急性胃扩张很重要。

(一)内科治疗

暂时禁食,放置胃管,持续胃肠减压,经常变换卧位姿势,以解除十二指肠横部的压迫,促进胃内容物的引流。纠正脱水、电解质紊乱和酸碱代谢平衡失调。低钾血症常因血液浓缩而被掩盖,应注意。病情好转 24 h 后,可于胃管内注入少量液体,如无潴留,即可开始少量进食。

(二)外科治疗

以简单、有效为原则,可采取的术式有胃壁切开术、胃壁内翻缝合术、胃部分切除术手术、十二指肠-空肠吻合术。以下情况为外科手术指征:①饱餐后极度胃扩张,无法吸出胃内容物;②内科治疗 8 h 后,临床症状改善不明显;③十二指肠机械性梗阻因素存在,无法解除;④合并胃穿孔或大量胃出血;⑤胃功能长期不能恢复,静脉高营养不能长期维持。

术后处理与其他胃部手术相同,进食不宜过早,逐渐增加食量。若经胃肠减压后胃功能仍长期不恢复而无法进食,可行空肠造瘘术以维持营养。

七、预后

伴有休克、胃穿孔、胃大出血等严重并发症者的预后较差,病死率高达 60%。近代外科在腹部大手术后多放置胃管,并多变换体位。注意水、电解质及酸碱平衡,急性胃扩张的发生率及病死率已大大降低。

（杨小丁）

第七节　胃　扭　转

胃扭转是由于胃固定机制发生障碍,或因胃本身及其周围系膜(器官)异常,胃沿不同轴向发生部分或完全的扭转。胃扭转最早于 1866 年由 Berti 在尸检中发现。

该病可发生于任何年龄,多见于 30～60 岁,在性别上无差异。15%～20% 的胃扭转发生于儿童,多见于 1 岁以前,常同先天性膈缺损有关。2/3 的胃扭转病例为继发性,最常见的是食管旁疝的并发症,也可能同其他先天性或获得性腹部异常有关。

一、分类

(一)按病因分类

1.原发性胃扭转

主要致病因素是胃的支持韧带有先天性松弛或过长,再加上胃运动功能异常,如饱餐后胃的重量增加,容易导致胃扭转。除解剖学因素外,急性胃扩张、剧烈呕吐、横结肠胀气等亦是胃扭转的诱因。

2.继发性胃扭转

为胃本身或周围脏器的病变造成,如食管裂孔疝、先天及后天性膈肌缺损、胃穿透性溃疡、胃肿瘤、脾大。胆囊炎、肝脓肿等亦可造成胃粘连牵拉,引起胃扭转。

(二)以胃扭转的轴心分类

1.器官轴(纵轴)型胃扭转

此类型较少见。胃以贲门至幽门的连线为轴心向上旋转。这造成胃大弯向上、向左移位,位于胃小弯上方,贲门和胃底的位置基本无变化,幽门则指向下。横结肠也可随胃大弯向上移位。这种类型的旋转可以在胃的前方或胃的后方,但以前方多见。

2.系膜轴型(横轴)胃扭转

此类型最常见。胃沿着胃大弯、胃小弯中点的连线发生旋转。又可分为两个亚型:一个亚型是幽门由右向上向左旋转,胃窦转至胃体之前,有时幽门可达到贲门水平,右侧横结肠也可随胃幽门窦部移至左上腹;另一个亚型是胃底由左向下向右旋转,胃体移至胃窦之前。系膜轴型扭转造成胃前后对折,使胃形成两个小腔。这类扭转中膈肌异常不常见,多为胃部手术并发症或为特发性,典型的为慢性不完全扭转,食管胃连接部并无梗阻,胃管或内镜多可通过。

3.混合型胃扭转

混合型胃扭转较常见,兼有器官轴型扭转及系膜轴型扭转的特点。

(三)按扭转范围分为完全型和部分型胃扭转

1.完全型扭转

整个胃除与横膈相附着的部分以外都发生扭转。

2.部分型扭转

仅胃的一部分发生扭转,通常是胃幽门终末部发生扭转。

(四)按扭转的性质分为急性胃扭转和慢性胃扭转

1.急性胃扭转

发病急,呈急腹症表现,常与胃解剖学异常有密切关系,在不同的诱因激发下起病,如食管裂孔疝、膈疝、胃下垂、胃的韧带松弛或过长。剧烈呕吐、急性胃扩张、胃巨大肿瘤、横结肠显著胀气等可成为胃的位置突然改变而发生扭转的诱因。

2.慢性胃扭转

有上腹部不适,偶有呕吐等临床表现,可以反复发作。多为继发性,除膈肌的病变外,胃本身或上腹部邻近器官的疾病(如穿透性溃疡、肝脓肿、胆道感染、膈创伤)亦可成为慢性胃扭转的诱因。

二、临床表现

胃扭转的临床表现与扭转范围、程度及发病的快慢有关。

(一)急性胃扭转

表现为上腹部突然剧烈疼痛,可放射至背部及左胸部。有时甚至放射到肩部、颈部并伴随呼吸困难,有时可有心电图改变,有可能被误诊为心肌梗死。急性胃扭转常伴有持续性呕吐,呕吐物量不多,不含胆汁,以后有难以消除的干呕,进食后可立即呕出,这是因为胃扭转使贲门口完全闭塞。上腹部进行性膨胀,下腹部平坦、柔软。大多数患者不能经食管插入胃管。急性胃扭转晚期可发生血管闭塞和胃壁缺血坏死,以致发生休克。

查体可发现上腹膨隆及局限性压痛,下腹平坦,全身情况无大变化,若伴有全身情况改变,提示胃部有血液循环障碍。反复干呕、上腹局限压痛、胃管不能插入胃内是急性胃扭转的三大特征,称为"急性胃扭转三联症"(Borchardt 三联症)。但这种三联症在扭转程度较轻时,不一定存在。

(二)慢性胃扭转

慢性胃扭转较急性胃扭转多见,临床表现不典型,多为间断性胃灼热感、嗳气、腹胀、腹鸣、腹痛,进食后尤甚。主要临床症状是间断发作的上腹部疼痛,有的病史可长达数年。亦可无临床症状,仅在钡餐检查时才被发现。对于食管旁疝患者发生间断性上腹痛,特别是伴有呕吐或干呕者应考虑慢性间断性胃扭转。

三、辅助检查

(一)X 线检查

1.立位胸腹部 X 线平片

可见两个液气平面,若出现气腹,则提示并发胃穿孔。

2.上消化道钡餐

上消化道 X 线钡餐不仅能明确有无扭转,还能了解扭转的轴向、范围和方向,有时还可了解扭转的病因。器官轴型表现为胃大弯、胃底向前,从左侧转向右侧,胃大弯朝向膈面,胃小弯向下,后壁向前,呈倒置胃,食管远端梗阻呈尖削影,腹食管段延长,胃底与膈分离,食管与胃黏膜呈十字形交叉。系膜轴型表现为食管与胃连接处位于膈下的异常低位,而远端位于头侧,胃体、胃窦重叠,贲门和幽门可在同一水平面上。

(二)内镜检查

内镜检查有一定难度,进镜时需慎重。胃镜进入贲门口时可见到齿状线扭曲现象,贲门充血、水肿,胃腔正常解剖位置改变,胃前后壁或胃大弯、胃小弯位置改变,有些患者可发现食管炎、肿瘤或溃疡。

四、诊断与鉴别诊断

(一)诊断

诊断标准:①临床表现以间歇性腹胀、间断发作的上腹痛、恶心、轻度呕吐为主要临床症状,病程短者数天,病程长者数年,进食可诱发。②胃镜检查时,内镜通过贲门后,盘滞于胃底或胃体腔,并见远端黏膜皱襞呈螺旋或折叠状,镜端难通过,见不到幽门。③胃镜下复位后,患者即感临床症状减轻,尤以腹胀减轻为主。④上消化道 X 线钡剂检查显示:胃囊部有两个液平;胃倒转,胃大弯在胃小弯之上;贲门幽门在同一水平面,幽门和十二指肠面向下;胃黏膜皱襞可见扭曲或交叉,腹腔段食管比正常增长等。符合上述 1～3 或 1～4 条可诊断胃扭转。

(二)鉴别诊断

1.食管裂孔疝

主要临床症状为胸骨后灼痛或烧灼感,伴有嗳气或呃逆。常于餐后 1 h 内出现,可产生压迫临床症状,如气促、心悸、咳嗽。有时胃扭转可合并疝,X 线钡餐检查有助于鉴别。

2.急性胃扩张

该病腹痛不严重,以上腹胀为主,有频繁的呕吐,呕吐量大且常含有胆汁。可插入胃管,抽出大量气体及胃液。患者常有脱水及碱中毒征象。

3.粘连性肠梗阻

常有腹部手术史,表现为突然阵发性腹痛,排气、排便停止,呕吐物有粪臭味,X线检查可见肠腔呈梯形的液平面。

4.胃癌

胃癌多见于中老年,腹部疼痛较轻,查体于上腹部可触及结节形包块,多伴有消瘦、贫血等慢性消耗性表现。通过X线征象或内镜检查可鉴别胃癌与胃扭转。

5.幽门梗阻

幽门梗阻患者与胃扭转患者都有消化性溃疡病史,可呕吐宿食,呕吐物量较多。X线检查发现幽门梗阻,内镜检查可见溃疡及幽门梗阻。

6.慢性胆囊炎

非急性发作时,表现为上腹部隐痛及消化不良的临床症状,进油腻食物诱发该病。可向右肩部放射,Murphy征阳性,但无剧烈腹痛、干呕。可以顺利插入胃管,胆囊B超、胆囊造影、十二指肠引流可有阳性发现。

7.心肌梗死

心肌梗死多发生于中老年患者。患者常有基础病史,发作前有心悸、心绞痛等先兆,伴有严重的心律失常,特征性心电图、心肌酶学检查可协助鉴别。

五、治疗

急性胃扭转患者多以急腹症入外科治疗,手术通常是必需的。术前可先试行放置胃管行胃肠减压,可提高手术的成功率。在插入胃管时也有损伤食管下段的危险,操作时应注意。急性绞窄性胃扭转致胃缺血、坏疽或胃肠减压失败时需要尽早应用广谱抗生素和补液。如胃管不能插入,应尽早手术。在解除胃扭转后根据患者的情况可进一步行胃固定或胃造瘘术,必要时须行胃大部切除术。术后需持续胃肠减压直至胃肠道功能恢复正常。近年来有人报道内镜下胃造瘘术,但主要适用于无须纠正解剖异常的系膜扭转型患者或少数手术指征不明显的慢性器官轴型扭转。

对于慢性胃扭转,医师和患者应权衡手术利弊。如果患者不愿意接受手术,应使患者清楚病情有发展为急性胃扭转及其并发症的可能性。如果全胃位于胸腔或存在于食管旁疝,应施行手术,预防急性发作。目前手术治疗慢性复发性胃扭转,建议行胃扭转的复位术、胃固定术。对膈向腹腔突出造成的胃扭转行膈下结肠移位术。对合并有食管裂孔疝或膈疝者应行胃固定术及膈疝修补术。对有胸腹裂孔疝的儿童,应经腹关闭缺陷。对伴有胃溃疡或胃肿瘤者可做胃大部切除。

另有一些急性和慢性胃扭转患者可通过内镜扭转复位。对可耐受手术的患者,行内镜减压可作为暂时性的处理,但不推荐用于治疗急性胃扭转。

六、预后

由于诊断和治疗措施不断改进,急性胃扭转的死亡率已下降至15%～20%,急性胃扭转的急症手术死亡率约为 40%，若发生绞窄，则死亡率可达 60%。已明确诊断的慢性胃扭转患者的死亡率为 0~13%。

（徐胜利）

第八节　十二指肠内瘘

十二指肠内瘘是指在十二指肠与腹腔内的其他空腔脏器之间形成的病理性通道开口分别位于十二指肠及相应空腔脏器。十二指肠仅与单一脏器相沟通称"单纯性十二指肠内瘘"，与 2 个或以上的脏器相沟通则称为"复杂性十二指肠内瘘"。前者临床上多见，后者较少发生。发生内瘘时十二指肠及相应空腔脏器的内容物可通过该异常通道相互交通，由此引起感染、出血、体液丧失（腹泻、呕吐）、水、电解质紊乱、器官功能受损以及营养不良等一系列改变。

先天性十二指肠内瘘极为罕见，仅少数个案报道十二指肠可与任何相邻的空腔脏器相沟通，形成内瘘，但十二指肠胆囊瘘是最常见的一种类型，据统计其发生率占十二指肠内瘘的 44%~83%，十二指肠胆总管瘘占胃肠道内瘘的 5%~25%。韦靖江报道胆内瘘 72 例，其中十二指肠胆总管瘘占 8.3%（6/72）。其次为十二指肠结肠瘘，十二指肠胰腺瘘发生罕见。

一、病因

十二指肠内瘘形成的原因较多，如先天发育缺陷医源性损伤、创伤、疾病。十二指肠内瘘可由十二指肠病变所导致，如十二指肠憩室炎，亦可能是十二指肠毗邻器官的病变所造成的，如慢性结肠炎胆结石。一组资料报道，最常见的十二指肠内瘘的病因是医源性损伤，其次是结石、开放性和闭合性损伤。肿瘤、结核、溃疡病、克罗恩病及放射性肠炎等病理因素低于 10%。

（一）先天因素

真正的先天性十二指肠内瘘极为罕见，仅见少数个案报道。许敏华等报道 1 例先天性胆囊十二指肠内瘘，术中见十二指肠与胆囊间存在异常通道，移行处黏膜均光滑，无瘢痕。

（二）医源性损伤

医源性损伤引起的十二指肠内瘘一般存在于十二指肠与胆总管之间，多为胆管手术中使用硬质胆管探条探查胆总管下端所致，因解剖上胆总管下端较狭小，探查时用力过大，穿破胆总管和十二指肠壁，形成胆总管十二指肠乳头旁瘘。薛兆祥等报道 8 例胆管术后发生胆总管十二指肠内瘘，均是胆总管炎性狭窄，胆管探条引入困难，强行探查所致，这提示对胆总管炎性狭窄行胆总管探查术，使用探条应慎重，不可暴力探查以减少医源性损伤。再者胆总管 T 形管引流时，T 形管放置位置过低、置管时间过长、T 形管压迫十二指肠壁致缺血坏死穿孔，引起胆总管十二指肠内瘘，亦属于医源性损伤。樊献军等报道 2 例胆管术后 T 形管压迫十二指肠穿孔胆总管 T 形管引流口与十二指肠穿孔处形成十二指肠内瘘，由此提示：胆总管 T 形管引流时位置不宜过低，或者在 T 形管与十二指肠之间放置小块大网膜并固定、隔断，以免压迫十二指肠，造成继发性损伤。

（三）结石

十二指肠内瘘常发生于十二指肠与胆管系统间，大多数是被胆石穿破的结果。90% 以上的胆囊十二指肠瘘、胆总管十二指肠瘘、胆囊十二指肠结肠瘘，来自慢性胆囊炎、胆石症内瘘，多在

223

胆、胰、十二指肠汇合区,与胆管、胰腺疾病有着更多关系,胆囊炎、胆石症反复发作导致胆囊或胆管与其周围某一器官之间的粘连,是后来形成内瘘的基础。在粘连的基础上,胆囊内的结石压迫胆囊壁引起胆囊壁缺血、坏死、穿孔并与另一个器官相通,形成内瘘。胆囊颈部是穿孔形成内瘘最常见部位之一,这与胆囊管比较细小、胆囊受炎症或结石刺激后强烈收缩、颈部承受压力较大有关。胆囊炎反复发作常累及的器官是十二指肠、结肠和胃。当胆管系统因炎症与十二指肠粘连,胆石即可压迫十二指肠,造成肠壁的坏死、穿孔、自行减压引流,胆石被排到十二指肠从而形成胆囊十二指肠瘘、胆总管十二指肠瘘、胆囊十二指肠结肠瘘。这种结石嵌顿、梗阻、感染导致十二指肠穿孔自行减压形成的内瘘,常常是机体自行排石的一种特殊过程或被视为胆结石的一种并发症,有时可引起胆石性肠梗阻。

(四)消化性溃疡

十二指肠的慢性穿透性溃疡,常因慢性炎症向邻近脏器穿孔而形成内瘘,如溃疡位于十二指肠的前壁或侧壁,可穿入胆囊,形成胆囊十二指肠瘘。而溃疡位于十二指肠后壁,穿入胆总管,引起胆总管十二指肠瘘,十二指肠溃疡亦可向下穿入结肠,引起十二指肠结肠瘘或胆囊十二指肠结肠瘘。也有穿透性幽门旁溃疡所形成的胃、十二指肠瘘,肝门部动脉瘤与十二指肠降部紧密粘连,向十二指肠内破溃而导致大出血的报道,这亦是一种特殊的十二指肠内瘘。因抗分泌药对十二指肠溃疡的早期治疗作用,由十二指肠溃疡引起的十二指肠内瘘目前临床上已十分少见。

(五)恶性肿瘤

恶性肿瘤引起的十二指肠内瘘亦称为恶性十二指肠内瘘,主要是十二指肠癌浸润结肠肝曲或横结肠,或结肠肝区肿瘤向十二指肠的第3、4段浸润穿孔所致。Hersheson 收集 37 例十二指肠-结肠瘘,其中 19 例起源于结肠癌。近年国内有报道称十二指肠结肠瘘是结肠癌的少见并发症,另外十二指肠或结肠的霍奇金病,或胆囊的肿瘤也可引起十二指肠内瘘。随着肿瘤发病率升高,由恶性肿瘤引起十二指肠内瘘的报道日益增多。

(六)炎性疾病

因慢性炎症向邻近脏器浸润穿孔可形成内瘘。炎性疾病包括十二指肠憩室炎、克罗恩病溃疡性结肠炎、放射性肠炎及肠道特异性感染,可引起十二指肠结肠瘘或胆囊十二指肠结肠瘘。

二、发病机制

先天性十二指肠内瘘的病理改变:异常通道底部为胆囊黏膜,颈部为十二指肠腺体,上方 0.5 cm 处可见胆囊腺体与十二指肠腺体相移行,证实为先天性异常。王元和谭卫林报道 2 例手术证实的先天性十二指肠结肠瘘患者均为成年女性。内瘘瘘管都发生在十二指肠第三部与横结肠之间。鉴于消化系统发生的胚胎学研究,十二指肠后 1/3 与横结肠前 2/3 都从中肠演化而来。因此,从胚胎发生学的角度来分析,如果中肠在胚胎发育过程中发生异常,则可能形成这类内瘘。

三、检查

(一)实验室检查

选择做血、尿、便、常规生化及电解质检查。

(二)其他辅助检查

1.X 线检查

X 线检查包括腹部透视、腹部平片和消化道钡剂造影。

（1）腹部透视和腹部平片：有时可见胆囊内积气，是诊断十二指肠内瘘的间接依据，但要鉴别十二指肠内瘘与产气杆菌引起的急性胆囊炎。发生十二指肠肾盂（输尿管）瘘时，腹部平片可见肾区有空气阴影和不透 X 线的结石（占 25%～50%）。

（2）消化道钡剂造影：消化道钡剂造影能提供内瘘存在的直接依据，可显示十二指肠内瘘瘘管的大小、走行方向、有无岔道及多发瘘。

上消化道钡剂造影：可见影像有以下几种。①胃、十二指肠瘘：胃幽门管畸形，有与其平行的幽门管瘘管。②十二指肠胆囊瘘：胆囊或胆管有钡剂和/或气体，瘘管口有黏膜征象。以前者更具有诊断意义。胆囊造瘘时不显影也为间接证据之一。③十二指肠结肠瘘：结肠有钡剂充盈。④十二指肠胰腺瘘：钡剂进入胰腺区域。

下消化道钡剂灌肠：可发现钡剂自结肠直接进入十二指肠或胆管系统，对十二指肠结肠瘘的正确诊断率可达 90% 以上。做结肠气钡双重造影，可清楚地显示瘘管的位置，结合显示的黏膜纹，有助于鉴别十二指肠结肠瘘、空肠结肠瘘、结肠胰腺瘘和结肠肾盂瘘。

（3）静脉肾盂造影：对十二指肠肾盂（输尿管）瘘患者行此检查时，因病肾的功能遭到破坏，常不能显示瘘的位置，但病肾的病变可提供瘘的诊断线索；并且治疗也需要通过造影来了解健肾的功能，所以仍有造影的意义。

2.超声、CT、MRI 检查

可从不同角度、不同部位显示肝内、外胆管结石及消化道病变的部位、范围及胆管的形态学变化，而对十二指肠内瘘的诊断只能提供间接的诊断依据。

3.ERCP 检查

内镜可直接观察到十二指肠内瘘的瘘口，同时注入造影剂，可显示瘘管的走行、大小等，确诊率可达 100%，是十二指肠内瘘最可靠的诊断方法。

4.内镜检查

（1）肠镜检查：可发现胃肠道异常通道的开口，并做鉴别诊断。十二指肠镜进入十二指肠后见黏膜呈环形皱襞，柔软、光滑，乳头位于十二指肠降段内侧纵向隆起的皱襞上，一般瘘口位于乳头开口的上方，多呈不规则的星形，无正常乳头形态及开口特征。当瘘口被黏膜覆盖时不易被发现，但从乳头开口插管，导管可从瘘口折回至肠腔，改从乳头上方瘘口插管，异常通道显影而被确诊，此时将镜面靠近瘘口，可见胆汁或其他液体溢出。应注意鉴别内镜下十二指肠内瘘与十二指肠憩室。憩室也可在十二指肠乳头附近有洞口，但边缘较整齐，开口多呈圆形，洞内常有食物残渣，拨开残渣后能见到憩室底部导管向洞内插入即折回肠腔，注入造影剂可全部溢出，同时肠道内可见到造影剂，而无异常通道显影。一组资料报道 47 例胆总管十二指肠内瘘同时合并十二指肠憩室 5 例，有 1 例乳头及瘘口均位于大憩室的腔内，内镜检查后立即让患者服钡剂检查，证实为十二指肠降段内侧大憩室。纤维结肠镜检查对十二指肠结肠瘘可明确定位，并可观察瘘口大小，活组织检查以确定原发病灶的性质，为选择手术方式提供依据。

（2）腹腔镜检查：亦可作为十二指肠内瘘诊断及治疗的手段，可广泛应用。

（3）膀胱镜检查：疑有十二指肠肾盂（输尿管）瘘时，此检查除可发现膀胱炎征象外，尚可在病侧输尿管开口处看到气泡或脓性碎屑排出；或者经病侧输尿管的插管推注造影剂后摄片，可发现十二指肠内有造影剂。目前诊断主要依靠逆行肾盂造影，将近 2/3 的患者是阳性。

5.骨炭粉试验

患者口服骨炭粉，15～40 min 后有黑色炭末自尿中排出。此项检查仅能肯定消化道与泌尿道之间的内瘘存在,但不能确定瘘的位置。

四、临床表现

十二指肠瘘发生以后,患者是否出现症状与和十二指肠相通的不同的空腔脏器有关。与十二指肠相交通的器官不同,内瘘给机体带来的后果亦不同,由此产生的症状差异较大,例如,十二指肠胆管瘘以胆管感染为主要病变,故临床上以肝脏损害症状为主;而十二指肠结肠瘘则以腹泻、呕吐、营养不良等消化道症状为主。

(一)胃、十二指肠瘘

胃、十二指肠瘘可发生于胃与十二指肠球部横部及升部之间,几乎都是由于良性胃溃疡继发感染、粘连,继而穿孔破入与之粘连的十二指肠球部,或因胃穿孔后形成局部脓肿,继而破入十二指肠横部或升部。胃、十二指肠瘘形成后,对机体的生理功能干扰不大,一般多无明显症状。绝大部分患者长期严重的溃疡症状掩盖了瘘的临床表现。少数患者偶尔发生胃输出道梗阻。

(二)十二指肠胆囊瘘

十二指肠胆囊瘘的症状与胆囊炎的症状相颇似,如嗳气、恶心呕吐、厌食油类、消化不良。有时有寒战高热、腹痛,出现黄疸而酷似胆管炎、胆石症的表现。有时表现为十二指肠梗阻,也有因胆石下行到肠腔狭窄的末端回肠或回盲瓣处而发生梗阻的,表现为急性机械性肠梗阻症状,如为癌症引起,则多属于晚期,其症状较重,且很快出现恶病质。

(三)十二指肠胆总管瘘

患者通常只出现溃疡病的症状,少数患者可发生急性化脓性胆管炎而急诊入院。

(四)十二指肠胰腺瘘

十二指肠胰腺瘘发生之前常先有胰腺脓肿或胰腺囊肿的症状,故可能追问出有上腹部肿块的病史。多数患者有严重的消化道出血症状。手术前不易明确诊断。Berne 和 Edmondson 认为消化道胰腺瘘具有 3 个相关的临床经过,即胰腺炎后出现腹内肿块及突然出现严重的胃肠道出血,应警惕内瘘的发生;腹内肿块消失之时,常为内瘘形成之日,这个经验可供诊断时参考。

(五)十二指肠结肠瘘

良性十二指肠结肠瘘常有上腹部疼痛、体重减轻、乏力、胃纳增大,大便含有未消化的食物或严重的水泻。有的患者伴有呕吐,可闻到呕吐物中的粪臭,结合既往病史有诊断意义。内瘘发生的时间从 1 周到 32 周,多数(70%以上)患者至少在内瘘发生 3 个月才被确诊而手术。内瘘存在时间越长,症状出现就越突然,后果也越严重。先天性十二指肠结肠瘘最突出的症状是腹泻,往往自出生即出现,病史中查不到腹膜炎、肿瘤和腹部手术的有关资料。由于先天性内瘘在十二指肠一侧开口位置较低而且内瘘远端不存在梗阻,故很少发生粪性呕吐与腹胀。如无并发症,则不产生腹痛。要注意与非先天性良性十二指肠结肠瘘的区别。若为恶性肿瘤浸润穿破所造成的十二指肠结肠瘘,除了基本具备上述症状外,病情较重,恶化较快,常同时有恶性肿瘤的相应症状。

(六)十二指肠肾盂(输尿管)瘘

对于十二指肠肾盂(输尿管)瘘患者,临床上可先发现有肾周围脓肿,即病侧腰痛,局部有肿块,疼痛向大腿或睾丸放射,腰大肌刺激征阳性。以后尿液可有气泡,或者尿液混浊,或有食物残渣,有尿频、尿急、尿痛等膀胱刺激症状。如果突然发生水样、脓性腹泻,同时伴有腰部肿块消失,往往提示内瘘的发生。此时腰痛减轻,也常有脱水及血尿。此外尚有比较突出的消化道症状,如恶心、呕吐和厌食。肾结石自肛门排出甚为罕见,未能得到及时治疗者呈慢性病容乏力和贫血,有时可以引起明显的脓毒血症,患者始终有泌尿道的感染症状,有的患者有高氯血症的酸中毒。宁天枢等曾报道 1 例先天性输尿管十二指肠瘘并发尿路蛔虫病,患者自 4 岁起发病到 18 岁就诊止,估计自尿道排出的蛔虫达 400 条左右,该例经手术证实且治愈。原武汉医学院附属第一医院泌尿外科报道 1 例 5 岁男性右输尿管十二指肠瘘的患者,患者有排蛔虫史。由于排蛔虫,首先想到的是膀胱低位肠瘘,很容易造成误诊。该例手术发现不仅右输尿管上段与十二指肠间有一根瘘管,右肾下极 1 cm 处还有一根与十二指肠降部相通的交叉瘘管,实为特殊。故对尿路蛔虫病的分析不能只局限于膀胱低位肠瘘的诊断。

五、并发症

(1)感染是最常见的并发症,严重者可发生败血症。

(2)合并水、电解质紊乱。

(3)出血、贫血亦是常见并发症。

六、诊断

术前诊断十二指肠内瘘较为困难,因为大部分十二指肠内瘘缺乏特征性表现,漏诊率极高。有学者报道 10 例胆囊十二指肠内瘘,术前诊断 7 例为胆囊炎胆囊结石,3 例为肠梗阻。提高十二指肠内瘘的正确诊断率,应注意以下几个方面。

(一)病史

正确、详细的既往史、现病史是临床诊断的可靠信息来源,对有下列病史者应考虑存在十二指肠内瘘的可能。

(1)既往有反复发作的胆管疾病史,尤其是曾有胆绞痛黄疸后来又突然消失。

(2)既往彩超或 B 超提示胆囊内有较大结石,近期复查显示结石已消失,或移位在肠腔内。

(3)长期腹痛、腹泻、消瘦、乏力伴程度不等的营养不良。

(二)辅助检查

十二指肠内瘘诊断的确定常需要借助影像学检查,如 X 线检查、彩超或 B 超、CT、MRI、ERCP。影像学检查能提供直接的或间接的影像学诊断依据,或内镜检查发现胃肠道异常通道的开口等即可明确诊断。

七、治疗

十二指肠内瘘的治疗分为手术治疗和非手术治疗,如何选择争议较大。

(一)非手术治疗

鉴于部分十二指肠内瘘可以自行痊愈,加之部分十二指肠内瘘可以长期存在而不发生症状,目前多数学者认为只对有临床症状的十二指肠内瘘行手术治疗合理。一组资料报道 13 年行胆管手术 186 例,术后发生 8 例胆总管十二指肠内瘘(4.3%),经消炎、营养支持治疗,6 例内瘘治愈(75%)仅有 2 例经非手术治疗不好转而改行手术治疗而治愈。非手术治疗包括纠正水和电解质紊乱,选用有效、足量的抗生素控制感染,积极地静脉营养支持,必要时可加用生长激素。严密观察生命体征及腹部情况,如临床表现不好转,应转为手术治疗。

(二)手术治疗

在输液(建立两条输液通道)、输血、抗感染等积极抗休克与监护下施行剖腹探查术。

1.胃、十二指肠瘘

根据胃溃疡的部位和大小,做胃大部分切除术及妥善地缝闭十二指肠瘘口,疗效均较满意。若瘘口位于横部及升部,往往炎症粘连较重,手术时解剖、显露瘘口要特别小心,避免损伤肠系膜上动脉或下腔静脉。Webster推荐在解剖、显露十二指肠瘘口之前,先游离、控制肠系膜上动脉和静脉,这样既可避免术中误伤血管,又可减轻十二指肠瘘口的修补张力。

2.十二指肠胆囊瘘

术中解剖时应注意十二指肠胆囊瘘管位置有瘘口短而较大的直接内瘘,也有瘘管长而狭小的间接内瘘。由于粘连多,不易辨认解剖关系,故宜先切开胆囊,探明瘘口的位置与走向,细致地游离,才不致误伤十二指肠及其他脏器,待解剖完毕,切除十二指肠瘘口边缘的瘢痕组织,再横行缝合十二指肠壁。若顾虑缝合不牢固,可加用空肠浆膜或浆肌片覆盖,然后探查胆总管是否通畅,放置T形管引流,最后切除胆囊。对瘘口较大或炎性水肿较重者,应行相应的十二指肠或胃造口术,进行十二指肠减压引流,以利于瘘口愈合,术毕须放置腹腔引流管。

3.十二指肠胆总管瘘

单纯性的由十二指肠溃疡并发症引起的十二指肠胆总管瘘可经非手术治疗而痊愈。对经常发生胆管炎的病例或顽固的十二指肠溃疡须行手术治疗,否则内瘘不能自愈。较好的手术方法是迷走神经切断胃次全切除的胃空肠吻合术。十二指肠残端的缝闭可采用Bancroft法。无须对十二指肠胆总管另做处理,胃内容物改道后瘘管可以自行闭合。如有胆管结石、胆总管积脓,则不宜用上述手术方法。应先探查胆总管。胆管内结石、积脓、食物残渣等均须清除,放置T形管引流;或者待十二指肠与胆总管分离后分别修补十二指肠和胆总管的瘘孔,放置T形管引流,另外做十二指肠造口减压。切除胆囊,然后于腹腔内放置引流管。

4.十二指肠胰腺瘘

胰腺脓肿或囊肿得到早期妥善的引流,及时解除十二指肠远端的梗阻和营养支持,则十二指肠胰腺瘘均能获得自愈。胰液侵蚀肠壁血管,造成严重的消化道出血。如非手术治疗无效,应及时进行手术,切开十二指肠壁,用不吸收缝线缝扎出血点。

5.十二指肠结肠瘘

有学者曾报道1例溃疡穿孔形成膈下脓肿所致的十二指肠结肠瘘,经引流膈下脓肿后,瘘获得自愈。也有应用抗结核治疗后而痊愈的报道。但大多数十二指肠结肠瘘内瘘(包括先天性),均需施行手术治疗。由于涉及结肠,术前须注意充分的肠道准备与患者全身状况的改善。对良性的,可做单纯瘘管切除,分别做十二指肠和结肠修补,缝闭瘘口。倘若瘘口周围肠管瘢痕较重或粘连较多,要行瘘口周围肠切除和肠吻合术。切除位于十二指肠第三部的内瘘后,有时十二指肠壁缺损较大,则修补时应注意松解屈氏韧带以及右侧系膜上血管在腹膜后的附着处,保证修补处无张力。必要时应用近段空肠襻的浆膜或浆肌覆盖修补十二指肠壁的缺损。对由十二指肠溃疡引起者,只要患者情况允许宜同时做胃次全切除术。先天性者有多发性瘘的可能,因此手术时要认真而仔细地探查,防止遗漏。对因结肠癌浸润十二指肠而引起恶性内瘘者,视具体情况选择根治性手术或姑息性手术。

(1)根治性手术:Callagher曾介绍以扩大的右半结肠切除术治疗位于结肠肝曲恶性肿瘤所致的十二指肠结肠瘘。所谓的扩大右半结肠切除,即标准右半结肠切除加部分胰十二指肠切除然后改建消化道,即行胆总管(或胆囊)-空肠吻合、胰腺-空肠吻合(均须分别用橡皮管或塑料管插管引流)、胃-空肠吻合、回肠-横结肠吻合术。

(2)姑息性手术:对于无法切除者,可做姑息性手术,即分别切断胃幽门窦横结肠、末端回肠,再分别闭锁胃与回肠的远端,然后行胃-空肠吻合、回肠-横结肠吻合、空肠输出襻同近侧横结肠吻合。无论是根治性手术还是姑息性手术,术中均需放置腹腔引流管。

6.十二指肠肾盂(输尿管)瘘

(1)引流脓肿:对伴有肾周围脓肿或腹膜后脓肿者,须及时引流。

(2)排除泌尿道梗阻:如病肾或输尿管有梗阻,应设法引流,可选择病侧输尿管逆行插管或暂时性肾造口术。经上述治疗,少数瘘管可闭合自愈。

(3)肾切除和瘘修补术:病肾如已丧失功能或者有无法控制的感染,而健肾功能良好,可考虑病肾的切除,以利于内瘘的根治。采用经腹切口,以便同时做肠瘘修补。因慢性炎症使肾周围粘连,较多解剖关系不清,故对术中可能遇到的困难有充分的估计并做好相应准备,包括严格的肠道准备。十二指肠侧瘘切除后做缝合修补,并做十二指肠减压、腹腔内和腹膜外的引流。

(4)对多数十二指肠输尿管瘘,需将病肾和输尿管全切除。如仅在内瘘的上方切除肾和输尿管,而未切除其远侧输尿管,则瘘可持续存在。少数输尿管的病变十分局限,肾未遭到严重破坏,则可考虑做病侧输尿管局部切除后行端端吻合术。术后须严密观察病情,继续应用有效的抗生素,给予十二指肠减压。

(徐胜利)

第九节　十二指肠憩室

十二指肠憩室并不少见,但由于多数憩室无临床症状,不易及时发现,其确切的发病率难以统计。憩室的发现与诊断方法及检查者的重视程度有直接关系。文献报道,尸检中十二指肠憩室的发现率高达22%,内镜检查的发现率为10%～20%,胃肠钡餐检查的发现率约为2%。该病多见于50岁以上人群,发病率随年龄增长而升高,30岁以下发病较少见。

一、病因

憩室形成的基该病因是十二指肠肠壁的局限性薄弱和肠腔内压力升高。肠壁局限性薄弱可能与肠壁先天性肌层发育不良或退行性变有关。十二指肠憩室好发于十二指肠降部内侧,接近十二指肠乳头处。该部位是胚胎前肠与中肠的结合部,又有胆胰管通过,因此缺乏结缔组织支持,为一个先天性薄弱区。随着年龄的增长,十二指肠腔内长期的压力冲击,使薄弱区肠壁向外膨出,形成憩室。胆道口括约肌收缩牵拉十二指肠,也是促进憩室形成的因素之一。

二、病理

十二指肠憩室有多种不同的分类方法。依据憩室壁组织结构的不同可将十二指肠憩室分为原发性和继发性,前者憩室壁是由黏膜、黏膜下层及稀疏的平滑肌组成,又称假性憩室,其发生与局部肠壁的先天性薄弱有关。继发性憩室常由十二指肠溃疡瘢痕牵拉所致,憩室壁为肠壁全层,又称真性憩室,偶见于十二指肠球部溃疡。

根据憩室与十二指肠腔的不同关系,可分为腔外型憩室和腔内型憩室。绝大部分的十二指肠憩室凸向肠腔外,属于腔外型憩室。腔内型憩室极其罕见,迄今全世界文献报道不足百例。腔内型憩室完全位于十二指肠腔内,其外表面和内表面均被覆十二指肠黏膜。此型憩室是十二指肠先天性发育异常所致,约40%的病例可伴有消化道其他部位的发育异常或先天性心脏病等先天性畸形。腔内型憩室虽极罕见,却易引起胆道、胰腺疾病和十二指肠梗阻。

目前临床上又根据憩室所在部位对十二指肠憩室进行分类,按憩室与十二指肠乳头的关系,可将降部憩室分为距离乳头 2.5 cm 以内的乳头旁憩室(juxta-papillary diverticula,JPD)和远离十二指肠乳头的非乳头旁憩室。JPD 与胆总管、胰管以及肝胰壶腹在解剖上关系密切。偶尔可有十二指肠乳头直接开口于憩室内者,称为憩室内乳头。JPD 是十二指肠憩室的主要类型,占70%以上。其他部位的十二指肠憩室相对少见。十二指肠憩室多为单个,约占90%,多发性憩室约占 10%,可同时伴有胃肠道其他部位憩室形成。

约 10%的十二指肠憩室可继发一系列病理变化,从而导致相应的并发症。由于憩室颈部狭小,食物残渣进入憩室后不易排出而潴留在腔内,可发生急性、慢性憩室炎和憩室周围炎,并可发生憩室内溃疡、出血、穿孔、十二指肠梗阻和胆胰疾病等并发症。由于 JPD 与胆胰管及十二指肠乳头在解剖上关系密切,可能对胆胰管产生机械性压迫,而且憩室炎症伴发的水肿和瘢痕形成可直接影响乳头功能,使胆汁、胰液排泄受阻。憩室内细菌过度繁殖和乳头功能不良引起的上行性胆道感染可导致反复发作的胆管结石、胆管炎和胰腺炎。

三、临床表现

绝大多数的十二指肠憩室并无临床症状,可能在 X 线钡餐检查、十二指肠镜检查、手术或尸检时被偶然发现。当憩室出现并发症时则可有相应的临床表现,其主要临床表现大致可分为以下五类。

(一)憩室炎表现

憩室炎表现主要是由食物的潴留和继发性感染炎症所致,常见的有上腹部疼痛、饱胀、嗳气、呕吐、腹泻、黑便等。腹泻可能与憩室内食物潴留、细菌过度繁殖有关。部分患者可因腹泻而致严重营养不良,或因反复出血黑便而致贫血。

(二)胆胰疾病表现

胆胰疾病表现多见于 JPD 患者,主要表现为胆囊结石、反复发作的胆管结石、胆管炎或胰腺炎。症状的出现与 JPD 对胆总管和胰管的机械性压迫导致胆胰液引流不畅,憩室内细菌过度繁殖和乳头功能不良引起的上行性胆道感染有关。对此类患者,如仅行胆囊切除和/或胆总管探查,而未做憩室的相应处理,则术后胆总管结石、复发性胆管炎或胰腺炎的发生率很高。

(三)急性大出血

虽然急性大出血较少见,但是出血量可以很大,严重时可致失血性休克。数字减影血管造影检查偶尔可显示出血部位,其他现代检查手段对确定出血部位鲜有帮助。多数患者需经手术探查后方可确诊。

(四)十二指肠梗阻

腔内型憩室易引起十二指肠梗阻。有较大的腔外形憩室,可因内容物潴留,压迫十二指肠致肠梗阻。

(五)急性穿孔

临床罕见,但后果严重,病死率高达50%。表现为急腹症,腹痛表现与急性胰腺炎相似,且伴有血清淀粉酶水平升高,因而常常与急性胰腺炎相混淆。腹部X线片检查可显示右上腹部气体聚积,若同时口服泛影葡胺则可显示十二指肠穿孔,并可见造影剂被局限于腹膜后。CT检查有助于进一步确诊。然而,大多数憩室穿孔的术前诊断困难,甚至剖腹探查时仍会误诊。若术中发现胰十二指肠附近腹膜后蜂窝织炎或脓肿内含有胆汁样液体,则应考虑到十二指肠憩室穿孔的可能。

四、诊断

十二指肠憩室无特异性临床表现,症状性憩室的诊断率与临床医师的重视程度和所采用的检查方法直接相关。50岁以上的患者若出现反复发作的上腹部疼痛、饱胀、嗳气、呕吐、腹泻、黑便等消化道症状,经多项检查排除了消化道炎症、结石、肿瘤等常见病变,应想到症状性十二指肠憩室存在的可能,并做相关检查予以确定或排除。

JPD与某些胆胰疾病的发病有关,胆胰疾病伴JPD者临床上并不少见,但屡次漏诊。主要是因为临床医师对JPD与胆胰疾病发病之间的关系认识不足,往往满足于胆胰疾病的诊断,忽视了作为病因的JPD的存在。因此,充分认识JPD与胆胰疾病之间的关系,对疑有JPD的患者积极采用十二指肠镜和低张十二指肠造影检查是提高此类疾病诊断率的关键。尤其是遇到下列情况时应考虑到JPD存在的可能:①胆囊切除术后症状仍存在,或反复发作胆管炎而无胆道残留结石;②胆总管探查术后反复发作胆总管结石、胆管炎;③反复发作原因不明的胆道感染;④有反复发作的胰腺炎。

十二指肠憩室的诊断可分为两步进行,首先确定憩室的存在,然后明确憩室与临床症状的关系。为确定憩室的诊断,目前主要采用以下几种检查方法。

(一)上消化道钡剂造影

常规钡剂造影能显示大部分十二指肠憩室,但对较小或颈部狭窄的憩室诊断较难。低张十二指肠造影能显示小而隐蔽的憩室,是目前首选的检查方法。

(二)电子十二指肠镜

十二指肠镜检查的憩室检出率高于钡剂造影,且能同时排除胃十二指肠的其他疾病,并可直接观察憩室与乳头的关系。若同时做内镜逆行胰胆管造影检查,则能显示憩室与胆胰管的关系,了解是否同时存在胆胰管病变。该检查尤其适用于JPD伴有胆胰疾病拟行手术治疗的患者。

(三)CT

较小的憩室不易显示,对突入胰腺实质内的较大憩室CT检查常能显示。

通过上述检查绝大多数十二指肠憩室可被检出。但要准确判定临床症状是否由憩室引起常有一定困难。若十二指肠造影显示憩室内钡剂滞留6h以上,憩室相应部位有深在压痛,则憩室炎的诊断基本明确。必须强调的是,十二指肠憩室在临床上非常常见,但出现临床症状者仅约10%,约1/3的十二指肠憩室患者可伴有溃疡病、空肠憩室、结肠憩室等疾病,十二指肠憩室的症状与此类疾病的症状常难以区别。因此,在确定症状性憩室诊断之前,必须进行系统而详细的检查,排除消化道其他病变,警惕把检查中无意发现的十二指肠憩室作为"替罪羊"而遗漏引起症状的真正原因。

五、治疗

(一)治疗原则

无症状的十二指肠憩室不需要治疗。对未合并大出血或穿孔的已确诊为急慢性憩室炎者,应首先采用非手术疗法,包括饮食调节,应用抑酸剂、解痉剂,调整体位,促进憩室排空,酌情应用抗生素等。应从严把握手术指征,对内科治疗无效并屡发憩室炎、出血、压迫邻近器官或穿孔者可考虑手术治疗。

(二)手术治疗

1.手术指征

(1)十二指肠憩室诊断明确,有长期的上腹痛、呕吐或反复出血,憩室相应部位有压痛,经各种检查排除了其他腹部疾病,内科治疗无效者。

(2)憩室合并胆道结石、梗阻或胰腺炎。

(3)憩室并发大出血。

(4)憩室穿孔,出现腹膜炎或腹膜后蜂窝织炎,脓肿形成。

(5)憩室并发十二指肠梗阻,非手术治疗无效。

2.术前准备

充分的术前准备是手术成功的关键。术前憩室的准确定位有利于术中探查和术式选择。手术者必须观看正位和左、右前斜位钡剂十二指肠造影片,以明确憩室的部位、大小和数目。对JPD患者应争取行十二指肠镜检查,观察憩室开口的大小、位置及与乳头开口的关系。对伴有胆总管扩张、胆管结石、波动性黄疸及有胆管炎病史者应行内镜逆行胰胆管造影或磁共振胰胆管成像检查,尽可能了解憩室与胆胰管之间的关系。憩室炎患者若伴有严重的营养不良,应在术前加以纠正。

3.手术方法

十二指肠憩室的手术方法分为两类,一类是直接针对憩室的手术方法,包括憩室切除术和憩室内翻缝合术;另一类是不直接处理憩室而采用各种转流(十二指肠憩室化)或内引流手术。术式的选择应根据憩室本身的解剖情况、伴发疾病的类型和严重程度以及手术者的经验。

原则上单纯憩室切除术最为理想,其优点在于:①直接纠正异常病理解剖,保留正常的解剖和生理功能,消除了憩室炎引起的消化道症状及出血、穿孔等并发症;②避免了转流手术后胃动力障碍、反流性胃炎、吻合口溃疡以及残胃癌等远期并发症;③消除了憩室对胆胰管的机械性压迫,减少了逆行性胆道感染,有利于伴发胆胰疾病的彻底治疗。

剖腹后应首先探查有无胃十二指肠溃疡、胆道结石、胆总管扩张及慢性胰腺炎,同时核实憩室的大小、部位、解剖关系以确定手术方式。继发性憩室无须切除,仅需处理原发病。大多数十二指肠憩室的显露和游离并无困难。升部和水平部憩室的显露需横行切开横结肠系膜,解剖水平部憩室的过程中应避免损伤肠系膜上血管和结肠中血管。降部憩室的显露需做 Kocher 切口,切开十二指肠旁沟侧腹膜,充分游离十二指肠和胰头,直至肠系膜上血管右侧,并将胰头和十二指肠向左侧掀起。大多数 JPD 位于十二指肠降部后内侧,伸向胰头背侧或实质内,做 Kocher 切口后即可显露。伸向胰头腹侧,凸向乳头前方的 JPD 较少,但显露较难,需仔细分离胰头和十二指肠附着部,此处为胰十二指肠上、下血管弓的汇合部,血供丰富,极易出血,解剖操作应力求精细。个别憩室体积较小,定位困难,则可用肠钳阻断十二指肠球部和升部,用细针穿刺肠管,并以注射器向肠腔内注入空气,使憩室膨胀,以利于寻找。

游离憩室时应紧贴憩室壁解剖,钝性分离与锐性分离结合,自憩室底部向体部分离,直至憩室颈部,显露憩室颈部四周肠壁肌层,然后依据憩室部位以及憩室与乳头关系的密切程度选择不同的切除方法。

对颈部直径<5 mm 的非乳头旁憩室,可结扎憩室颈部,切除憩室,荷包缝合憩室颈部四周肠壁肌层。对颈部直径>5 mm 者,可于颈部横行切开憩室壁,边切开边以 3-0 可吸收线间断缝合十二指肠黏膜,然后再间断缝合肌层。

乳头旁憩室的切除难度较大,常会遇到一些困难,且有损伤胆胰管的潜在危险,早期报道憩室切除的并发症发生率和死亡率均较高。复旦大学附属中山医院外科过去 25 年来共施行 JPD 切除术 33 例,除 1 例并发术后胆瘘外,无其他严重并发症,无手术死亡。有学者认为,如能熟悉局部解剖,仔细操作,多数 JPD 是可以安全切除的。切除 JPD 时应仔细辨别憩室与十二指肠乳头及胆胰管的关系。对颈部距离乳头>1 cm 的 JPD 多可采用前文所述的非乳头旁憩室切除法切除之。对颈部距离乳头 0.5～1 cm 的 JPD,宜先切开憩室底部和体部,打开憩室,找到乳头开口,在不损及乳头的前提下,采用边切边缝法切除憩室。若颈部距离乳头<0.5 cm,则宜在乳头对侧纵行切开十二指肠,将憩室内翻,在乳头内插入细导管做导引后切除憩室。乳头分辨不清或插管困难,则应做胆总管探查,将导尿管或软探条自上而下地插入直至乳头部。切除憩室后双层内翻缝合十二指肠切口。

JPD 的切除术中尚需注意以下几点:①分离切除憩室时应注意辨认憩室与毗邻的关系,以免损伤胆总管、胰管和胰腺实质。若发现乳头开口于憩室内或憩室深入胰腺实质,与周围严重粘连,应放弃切除憩室,改行转流手术。②无论采用何种切除方法,憩室颈部的切开和肠壁的缝合原则上均采用横切横缝;做憩室内翻切除时,对十二指肠切口应纵切纵缝,一般会导致肠腔狭窄,相反,如采用纵切横缝,则缝合后多有张力而影响愈合,易致术后肠漏。③对乳头旁憩室伴胆总管下端瘢痕性狭窄者,在憩室切除的同时应加做胆道口括约肌切开成形术。④术中要尽量减少对胰腺组织的损伤,若因粘连较重在分离时损伤了部分胰腺组织,则应在局部妥善放置引流管,并在术后应用生长抑素以减少胰腺炎和胰漏的发生。⑤无论采用何种切除方法,术中均应将鼻胃管放置于十二指肠内,以利于术后引流减压。

憩室内翻缝合术操作较简单,游离憩室后将其内翻入肠腔,荷包缝合或间断缝合憩室颈部肠壁肌层,适用于直径<2 cm 的小憩室。其优点是保持了十二指肠黏膜的完整性,不易发生十二指肠漏。但对较大憩室因有产生术后肠梗阻的可能性,不宜采用。此外,若憩室内存在异位胃黏膜或胰腺组织,憩室内翻则可能导致术后出血。

对有难以切除的憩室、多发性憩室且合并的胆胰疾病症状较轻、憩室穿孔伴腹膜后严重感染者可施行十二指肠憩室化手术,包括 Billroth Ⅱ 式胃切除术和十二指肠空肠 Roux-en-Y 吻合术等。若同时伴有胆总管显著扩张、胆道口括约肌明显狭窄,可选择胆总管空肠 Roux-en-Y 吻合术。

(徐胜利)

第十节 胃平滑肌瘤

胃平滑肌瘤是最常见的良性胃间叶组织肿瘤,约占胃良性肿瘤的 1/4。

一、组织发生与病理

胃平滑肌瘤来源于胃壁平滑肌,好发于胃体及胃窦部,肿瘤位于黏膜下,常为单发,直径为 2～4 cm,呈球形、半球形或分叶状,质地坚韧,界限清楚但无真正包膜,肿瘤表面被覆黏膜一般正常,但也可发生顶部溃疡。小的肿瘤局限于胃壁内,长大后可向胃腔内突出,亦可向胃壁外生长。按肿瘤的生长部位和形态,可将其分为黏膜下型、浆膜下型及哑铃型,黏膜下型最常见。镜下肿瘤组织由分化良好、相互交织的平滑肌束构成,瘤细胞呈梭形,大小一致,束状或漩涡状排列,无核分裂或极少核分裂。胃平滑肌瘤具有潜在恶性倾向,有时病理形态虽属于良性,但生物学行为却呈低度恶性,容易导致局部复发。

二、临床表现

可发生于任何年龄,多见于 50 岁以上,好发年龄较胃癌小。大多数无症状,肿瘤增大到一定程度可出现上腹部隐痛或胀痛、消化不良、胃出血、腹部包块、幽门梗阻、发热等。出血是常见症状,为肿瘤表面黏膜坏死、溃疡形成所致,可表现为间歇性呕血或黑便、贫血。约有 2% 可恶变为平滑肌肉瘤。

三、诊断

(一)X 线钡餐检查

黏膜下型可见圆形或椭圆形边界清楚的充盈缺损,表面黏膜完整,肿瘤顶部黏膜有溃疡形成时可见龛影,周围黏膜有时可见"桥状"皱襞,胃壁柔软,蠕动正常;浆膜下型仅见胃受压或推移现象。

(二)纤维胃镜检查

可见基底较宽、质地柔软的胃黏膜局限性隆起,呈球形或半球形,钳触肿瘤可在黏膜下滚动,有时可见肿瘤将黏膜顶起形成"桥状"皱襞。胃平滑肌瘤经胃镜检查常可与胃癌相区别,但难以决定其属于平滑肌瘤还是平滑肌肉瘤。一般平滑肌瘤瘤体表面的黏膜常完整无损,当瘤体巨大,呈不对称结节状或分叶状隆起,表面黏膜有破损、溃疡时,常提示有肉瘤变之可能。

(三)B 超检查

可发现位置表浅、腔外生长的平滑肌瘤,肿瘤多呈圆形,直径＜5 cm,内部呈低回声或等回声,少有液化坏死无回声区。

(四)CT 检查

(1)见圆形或卵圆形、均匀或不均匀的高密度肿块,强化扫描均匀或不均匀增强。

(2)有时可见中央部低密度区,平滑肌肉瘤因中心坏死较多,中央低密度区更常见。

(3)肿瘤边缘光滑,胃壁受压,呈弧形内凹,胃内壁光滑。

（4）胃小弯或贲门区外生性肿瘤可占据小网膜囊并挤压肝左叶内凹，但分界清楚，胃体大弯侧肿瘤常使脾受压外移。

应鉴别胃平滑肌瘤与胃平滑肌肉瘤。如肿瘤＞5 cm，侵犯邻近器官，有肝转移或腹腔转移提示恶性，有转移，可肯定为恶性。

四、治疗

采用局部切除，做瘤体连同周围 1～2 cm 正常胃壁楔形切除。也可由胃镜协助定位，经腹腔镜切除。

（杨小丁）

第十一节　胃平滑肌肉瘤

胃是消化道平滑肌肿瘤最常发生的部位，50％以上的胃肠间质细胞肿瘤发生在胃。胃平滑肌肉瘤占胃恶性肿瘤的 0.25％～3％，胃肉瘤的 20％。多数为原发恶性，少数由良性平滑肌瘤恶变而致。

一、组织发生与病理

胃平滑肌肉瘤是来源于胃壁平滑肌的恶性间质性肿瘤，可单发或多发，好发于胃的中上部，多见于胃体部，其次是胃底。肿瘤位于黏膜下，基底宽，生长迅速，瘤体直径常在 10 cm 以上，呈球形或半球形，质地坚韧，表面呈结节状或分叶状，无包膜。肿瘤表面被覆黏膜，常可发生溃疡出血，由于瘤体巨大，其中央部常血供不足而形成坏死、液化、囊性变，并可能有与胃腔相通的窦道甚至破入腹膜腔。肿瘤生长方式有 3 种类型。①胃内型（黏膜下型）：肿瘤突入胃腔内；②胃外型（浆膜下型）：肿瘤向胃外生长；③胃壁型（哑铃型）：肿瘤同时向胃内、胃外生长。剖面呈灰白色，质地柔软，呈鱼肉状，常发生坏死、出血和囊性变。镜下瘤细胞呈梭形，胞质为嗜酸性，呈束状或漩涡状排列。

区分良、恶性平滑肌肿瘤的组织病理学指标包括肿瘤大小、细胞致密度、核的多形性及核深染、核分裂情况，肿瘤＞5 cm 及每 10 个高倍镜视野有丝分裂数＞5 个者为恶性平滑肌肿瘤。有丝分裂情况是重要的指标，并与转移播散的早晚直接相关。但最重要的区分良、恶性的指标是肿瘤的生物学行为，有转移或胃内或胃外的浸润性生长可肯定为恶性。

二、临床表现

该病多见于中老年人，好发年龄较胃癌小。症状无特异性，其出现时间和程度取决于肿瘤的部位、大小、生长速度以及有无溃疡。主要临床表现为上消化道出血、上腹部疼痛不适、恶心呕吐、食欲减退、体重减轻、发热。上消化道出血是最常见的症状，可表现为急性大出血，也可表现为慢性少量出血，临床上有呕血、黑便、贫血。腹痛性质与消化性溃疡相似。由于多数患者的瘤体巨大而可在上腹部扪及肿块，局部有压痛。如肿瘤位于胃远端，可出现胃出口梗阻。

三、转移途径

除局部浸润转移外,主要是血行转移,转移至肝者为多,占 15%～20%,转移至肺者次之。淋巴结转移少见。

四、诊断

胃平滑肌肉瘤的临床表现没有特异性,常与胃癌和消化性溃疡相混淆,胃外型平滑肌肉瘤甚至在瘤体相当大的情况下仍然没有胃肠道症状。

(一)X 线钡餐检查

于胃腔内可见黏膜下型胃平滑肌肉瘤边缘整齐的球形或半球形充盈缺损,其中央常有典型的黏膜溃疡"脐样"龛影;浆膜下型仅可见胃壁受压及推移征象,胃壁黏膜完整,皱襞有拉平现象。在胃泡内空气的对比下,可见胃底平滑肌肉瘤的半弧形软组织块影。通常将大小 5 cm 以上、外形不规整、表面溃疡较大视为平滑肌肉瘤的特征。

(二)纤维胃镜检查

黏膜下型胃平滑肌肉瘤突向胃腔,呈半球形或结节状,边界较清楚,表面黏膜呈半透明状,中央有"脐凹"或溃疡,其周围黏膜可见"桥形"皱襞。肿瘤向胃壁浸润时,其边界不清,可见溃疡及粗大的黏膜皱襞,胃壁僵硬。活检往往不易取得肿瘤组织,应在溃疡边缘深层次取材或同一次活检多次采取标本。纤维胃镜检查往往不能区别肿瘤的良性、恶性,其作用是排除胃癌,以做出胃平滑肌肿瘤的诊断。

(三)B 超检查

B 超主要用于检查位置表浅的胃外型平滑肌肉瘤。肿瘤团块大,呈球形或分叶状,内部回声出现点片状强反射。

(四)CT 检查

CT 检查具有很高的诊断价值,可清楚地显示肿瘤的位置、大小及与周围组织、器官的相互关系。

五、治疗

胃平滑肌肉瘤对化疗、放疗均不敏感,手术切除是唯一的治愈手段,手术的方式取决于肿瘤的大小和位置。总的原则是完全切除肿瘤,尽可能保留胃的容量。

(一)局部切除术

对瘤体较小者,做瘤体连同肿瘤边缘 2～3 cm 正常胃壁的楔形切除。对胃体部的肿瘤可做袖形切除。对局部切除标本应做冰冻切片病理检查,以确定是否为平滑肌肿瘤,排除腺癌或淋巴瘤,并了解切缘有无残留病变。

(二)胃部分切除或全胃切除

对瘤体较大(尤其是邻近幽门或贲门)者行楔形切除易导致切除边缘不足或术后狭窄、梗阻,需做远端或近端胃部分切除。对多发性肿瘤(尤其是同时侵及胃窦和胃底的)或胃切除后复发者,需行全胃切除。

(三)扩大的胃切除术

肿瘤侵及邻近器官时应连同肿瘤和部分胃一并切除,这类患者一般预后不佳。转移至胃周或区域性淋巴结者少见,在胃切除时可同时切除胃周淋巴结,扩大的淋巴清除术没有必要。

对肝转移和复发病例,亦应积极手术,切除转移和复发灶,有时仍可获得较长期生存。

六、预后

胃平滑肌肉瘤的预后远较胃癌好,肿瘤完全切除后的 5 年生存率超过 50%,有邻近脏器受累者亦可达 17% 左右,生存期的长短与核分裂情况成反比。

(杨小丁)

第十二节　胃 淋 巴 瘤

胃淋巴瘤是最常见的胃非上皮性恶性肿瘤,占胃恶性肿瘤的 4.5%~8%、胃肉瘤的 60%~70%,但近年来在胃恶性肿瘤中所占比例有逐渐上升趋势。

一、组织发生与病理

原发性胃淋巴瘤是淋巴结外最常见的淋巴瘤,好发于胃窦、幽门前区及胃小弯。病变源于胃黏膜下层淋巴组织,可向周围浸润扩展而累及胃壁全层,病灶部浆膜或黏膜常完整。病灶浸润黏膜时,40%~80% 的患者发生大小不等、深浅不一的溃疡。

胃淋巴瘤可单发或弥漫浸润性生长,大体形态可分为以下几种类型。①肿块型:肿块扁平、突入胃腔,黏膜多完整;②溃疡型:溃疡可大可小,也可为大小不等、深浅不一的多发性溃疡;③浸润型:局限浸润型黏膜皱襞隆起、增厚、折叠,呈脑回状,弥漫浸润型与皮革样胃癌相似;④结节型:黏膜表面呈多发性息肉样结节隆起,可伴有黏膜浅表糜烂;⑤混合型:临床上以混合出现的类型更为多见。

绝大多数原发性胃淋巴瘤为非 Hodgkin 淋巴瘤,Hodgkin 病罕见。多数为 B 细胞来源,呈高分化或低分化,瘤细胞排列呈弥漫型或结节型,以前者多见。目前学者认为它们属于结外黏膜相关淋巴组织型淋巴瘤,组织学上可分为低度恶性 MALT 型淋巴瘤和高度恶性 MALT 型淋巴瘤。低度恶性 MALT 型淋巴瘤占胃淋巴瘤的 40% 以上,大体上常呈弥漫浸润,致胃黏膜增厚,呈脑回状,少数病例呈多中心性生长。组织学特点是瘤细胞弥漫性生长,以小或中等大细胞为主,出现淋巴上皮性病变是特征性改变之一,部分病例瘤细胞呈滤泡型生长。病变常限于黏膜和黏膜下层,但可穿破肌层,常累及周围淋巴结。幽门螺杆菌感染与胃低度恶性 MALT 型淋巴瘤的发生密切相关。高度恶性 MALT 型淋巴瘤的发病年龄与低度恶性型相近,大体上以结节型为主,伴有浅或深溃疡,与胃癌难以区别。组织学特点是瘤细胞较大。部分病例由低度恶性瘤细胞转化而来,瘤体内常可见低度恶性型区。

二、临床表现

男性患者多于女性患者,平均发病年龄较胃癌小。缺乏特征性临床表现,早期症状常不明显或类似溃疡病,病程进展时可出现上腹部疼痛不适、厌食、恶心呕吐、黑便和呕血,晚期出现不规则低热、肝大、脾大、血行转移等。上腹部疼痛、饱胀是常见的症状,见于 80% 以上的患者,疼

痛能为 H_2 受体拮抗剂缓解,乙醇常可诱发胃淋巴瘤患者的腹痛。食欲减退、体重减轻也较常见,但较少出现恶病质。50%以上的患者有黑便,但胃肠明显出血少见。上腹压痛、肿块和贫血是主要体征,约 50%的病例表现为上腹部包块。病程进展时与进展期胃癌不易区别,但总的说来,胃淋巴瘤的发病年龄较胃癌小,病程较长,但全身情况相对较好;腹部肿块较多见,但因胃淋巴瘤多呈弥漫浸润生长,发生梗阻机会较少;由于肿瘤纤维组织较少,发生穿孔机会较多,为 10%左右。

三、转移途径

胃淋巴瘤可直接浸润邻近脏器,也常发生胃周局部淋巴结转移,少数患者的胃淋巴瘤可经血行播散。

四、诊断

胃淋巴瘤的临床表现无特异性,主要病变不在胃黏膜表面而影响各项检查的阳性率,术前诊断常较困难。

(一)X 线钡餐检查

X 线气钡双重造影病灶的发现率可达 93%～100%,但能确诊为胃淋巴瘤者仅占 10%左右。具有特征性的 X 线改变有:①胃壁受肿块广泛浸润,但仍有蠕动,不引起胃腔狭窄;②弥漫性胃黏膜皱襞不规则增厚,呈脑回样改变;③不规则多发性浅表溃疡,溃疡边缘黏膜隆起、增厚,形成粗大皱襞;④由多发性不规则息肉样结节构成充盈缺损,呈"鹅卵石样"改变。

(二)CT 检查

主要表现为胃壁弥漫性增厚及胃周淋巴结肿大。CT 检查发现胃壁厚度超过 2 cm,提示有胃淋巴瘤的可能,并有助于估计病变范围、浸润深度、有无腹部及纵隔淋巴结转移、邻近脏器受侵以及临床分期。其与胃癌 CT 表现的比较见表 9-1。

表 9-1　胃癌与胃淋巴瘤 CT 表现的比较

种类	胃癌的 CT 表现	胃淋巴瘤的 CT 表现
胃壁	胃壁增厚不及淋巴瘤,但胃壁僵硬,胃腔的形态固定不变(全胃癌);胃壁局限性僵硬(肿块型及溃疡型胃癌)	胃壁明显增厚,但尚有一定柔软度(弥漫性胃淋巴瘤);局部胃壁有一定柔软度(结节性胃淋巴瘤)
溃疡	溃疡较深	溃疡浅而大,范围较广
黏膜	局部黏膜破坏中断	未形成溃疡者的病变区胃黏膜粗大、扭曲或被撑开
侵犯情况	中晚期胃癌多伴壁外侵犯征象	胃外壁轮廓清晰,很少侵犯胃周脂肪及脏器
淋巴结	胃周淋巴结转移有一定规律性	弥漫性腹膜后淋巴结肿大,尤其是肾静脉以下的腹膜后淋巴结肿大及肝大、脾大

(三)纤维胃镜检查

纤维胃镜检查是目前最主要的诊断方法。早期肿瘤位于黏膜下,黏膜完整,可与胃癌鉴别,但易漏诊。如病变已向黏膜溃破,则肉眼所见和胃癌难以鉴别。如胃镜检查见如下征象,应首先考虑为胃淋巴瘤,但只有活检组织学检查才能明确诊断:①单发或多发息肉样结节伴肿瘤表面黏膜有糜烂或溃疡;②单发或多发不规则溃疡,呈地图状或放射状,边缘呈结节状或堤样隆起;③胃黏膜皱襞粗大。由于病变在黏膜下层,常规内镜活检难以做出诊断,应做多点、深层次取材。

(四)胃镜超声检查

胃镜超声检查不仅可以判断原发性胃淋巴瘤的浸润深度,还可了解胃周淋巴结的转移情况,并有助于同其他胃肿瘤相鉴别。

原发性胃淋巴瘤患者的病灶局限或原发于胃,临床症状单一或主要表现在胃肠道,临床上无全身性淋巴系统病变,通过适当检查(如胸片、腹部 CT、骨髓检查和淋巴造影)排除继发于全身恶性淋巴瘤的可能性。与继发性胃淋巴瘤的鉴别标准如下:①早期没有可触及的浅表淋巴结肿大;②胸部 X 线检查无纵隔淋巴结肿大,纵隔 CT 扫描正常;③血白细胞计数及分类正常;④剖腹探查发现以胃病变为主,或仅有直接相关的区域淋巴结病变;⑤肝、脾无明显肿瘤;⑥骨髓常规正常。

五、治疗

应根据个体的不同情况(如肿瘤的组织学类型、分期、全身和局部条件),有计划地安排手术、化疗、放疗等综合治疗。

外科手术是首选的治疗方法。对临床确诊为胃淋巴瘤或不能排除胃恶性肿瘤者,只要全身情况允许、无远处转移,均应积极进行手术探查,以明确诊断和了解病变范围。手术原则基本上和胃癌类似,争取做包括原发病灶、区域淋巴结和邻近受侵脏器的根治性切除。对胃窦的淋巴瘤可做根治性远端胃次全切除,对胃体部、近端的淋巴瘤宜行全胃切除。做脾常规切除、肝穿刺活检、腹主动脉旁淋巴结切除活检。由于胃淋巴瘤常在黏膜下沿其长轴浸润扩散,周围界限不如胃癌明显,多中心病变多见,术中应打开胃腔检查有无多发病变,两端切线距离肿瘤边缘应不少于5 cm。对于多中心病变及弥漫性胃淋巴瘤,应在切缘做冰冻切片检查以免肿瘤残留。精细的淋巴清扫是手术的重要组成部分,提供胃周淋巴结转移的组织病理学资料,手术本身也是一种良好的分期方法,能正确地区分ⅠE和ⅡE期。未行胃切除手术的患者进行化疗、放疗可以并发出血或穿孔率高,因此对无法根治者应尽可能行原发病灶的姑息切除,以减少化疗、放疗有关并发症和提高生存率。

术后均应进行辅助治疗。部分学者认为所有病例都应接受放疗,不论肿瘤是否残留或胃区域淋巴结是否转移,但多数学者认为对有区域淋巴结转移者行术后放疗可改善最大生存率。因此,放疗常用作切除术后切缘有肿瘤残留、区域淋巴结转移或邻近器官受侵犯者的辅助治疗,或用于晚期不能切除以及复发的淋巴瘤,可以改善肿瘤的局部控制,提高生存率,剂量为 5～6 周40～50 Gy。术前是否进行放疗目前仍有争论。

联合化疗已被有效地应用于胃淋巴瘤手术切除后的辅助治疗或复发病变的治疗。联合化疗可选择以下方案。①MOPP 方案:氮芥(HN$_2$)6 mg/m^2,静脉注射,第 1、8 d;长春新碱(VCR)1.4 mg/m^2,静脉注射,第 1、8 d;丙卡巴肼(PCB)100 mg/m^2,口服,第 1～14 d;泼尼松(PRED)40 mg/m^2,口服,第 1～14 d;4 周为 1 周期,至少 6 个周期;②COP 方案:CTX 750 mg/m^2,静脉注射,第 1 d;VCR 1.4 mg/m^2,静脉注射,第 1 d;PRED 100 mg/m^2,口服,第 1～5 d;3 周为 1 个周期,至少 6 个周期;③CHOP 方案:在 COP 方案的基础上加入 ADM 50 mg/m^2,静脉注射,第 1 d。

胃低度恶性 MALT 型淋巴瘤的发生与幽门螺杆菌(Hp)感染密切相关,文献报道在正规抗 Hp 治疗后,有 50%～70% 的患者的肿瘤可完全消退,可将其作为综合治疗的手段之一。

六、预后

胃淋巴瘤的早期发现率和手术切除率较胃癌高。该病对放疗、化疗有一定敏感性,治疗效果及预后较胃癌好,切除后 5 年生存率可达 50%,如切除后合并化疗或放疗则 5 年生存率在 60% 以上。无论采用单一手术治疗,还是将手术作为综合治疗的一部分,生存率均高于非手术治疗者。胃淋巴瘤的预后与肿瘤的病理类型、临床分期、浸润深度、淋巴结转移、患者年龄、肿瘤大小与部位和治疗方式等因素有关。病理及免疫组化分型是较关键因素,浸润深度和淋巴结转移也为重要的预后因素。

(杨小丁)

第十三节　胃　　癌

胃癌是来源于胃黏膜上皮的恶性肿瘤,占胃恶性肿瘤的 90%～95%。我国是胃癌的高发地,发病率居全身各种恶性肿瘤的第 2 位,消化道肿瘤的首位,年死亡率居各种恶性肿瘤的首位,而且目前胃癌的发病仍呈上升趋势。

一、病因

(一)癌前期疾病与病变

胃癌的发生与胃的良性慢性疾病和胃黏膜上皮异型增生有关。

1.慢性萎缩性胃炎

慢性萎缩性胃炎患者的胃酸过少或缺乏,有利于胃内细菌的繁殖,增加了胃内致癌物质的浓度。常伴有肠上皮化生,并可出现非典型增生,继而发生癌变。

2.胃息肉

腺瘤性息肉的癌变率为 9%～59%,特别是直径超过 2 cm 者。增生性息肉是以胃黏膜上皮增生为主的炎性病变,很少恶变。

3.胃溃疡

虽可癌变,但恶变率并不高。以往不少被诊断为胃溃疡癌变的病例其实是癌性溃疡,经药物治疗后症状暂时消失,甚至溃疡也能缩小、愈合,以致于被误认为良性胃溃疡。

4.胃大部切除术后残胃

因良性病变行胃切除 15～20 年后残胃发生胃癌的危险性增加;间隔时间越长,发病率越高。大多数病例发生在 Billroth Ⅱ式吻合术后。

5.胃巨皱襞症

癌变率约为 10%。

6.恶性贫血

有恶性贫血者发生胃癌的风险较正常人高。

7.胃黏膜上皮异型增生

胃黏膜上皮异型增生是主要的癌前病变,分轻度、中度和重度。重度异型增生易与高分化腺癌混淆。70%～80%的重度异型增生者可能发展成胃癌。

(二)流行病学因素

1.幽门螺杆菌(*Helicobacter pylori*,Hp)感染

Hp是慢性活动性胃炎的病原菌和消化性溃疡的重要致病因子,还可能是胃癌的协同致癌因子,胃癌发病率与Hp感染率有平行关系。目前学者认为Hp感染是胃癌发病危险增加的标志,尤与肠型胃癌发病关系密切。Hp感染－慢性浅表性胃炎－慢性萎缩性胃炎－肠上皮化生及异型增生－肠型胃癌的演变过程已经明确。

2.化学致癌物质

亚硝胺类化合物(N-亚硝基化合物)及多环芳香烃类化合物是强烈的致癌物质。

3.遗传因素

胃癌有家族集聚性。

4.饮食和环境因素

饮食习惯在胃癌发生过程中有重要影响。高盐饮食可损伤胃黏膜,对胃癌的发生与发展起促进作用。新鲜水果、蔬菜富含维生素C和β胡萝卜素,可抑制胃内致癌物质形成、保护胃黏膜。外界环境因素主要通过食物链进入人体,对胃癌的发生产生影响。

5.微量元素

饮食中镍、铅含量升高与胃癌的发病率呈正相关;硒则能抑制某些致癌物质的致癌作用,血清硒含量的降低与胃癌的发病率呈正相关。

6.社会经济状况

流行病学调查发现,胃癌的发生和发展与社会经济状况有关,社会经济状况不好的人群胃癌的发病率高,死亡率高。

(三)癌基因与抑癌基因

胃癌的发生和发展是化学、物理和生物等因素参与的多阶段、多步骤的演变过程,涉及多种癌基因与抑癌基因的异常改变,是多基因变异积累的结果。癌基因的激活和/或抑癌基因的失活使细胞生长发育失控,功能紊乱,最终导致细胞增殖和分化的失衡而形成肿瘤。

二、病理

(一)大体类型

1.早期胃癌

癌变局限于黏膜或黏膜下层,不论病灶大小、有无淋巴结转移均为早期胃癌,近年又称为Borrmann 0型。早期胃癌主要见于胃的远端,肉眼形态分3型。①Ⅰ型:隆起型,癌灶隆起高度大于正常黏膜高度的2倍,突出胃黏膜表面5 mm以上。②Ⅱ型:浅表型,癌灶微隆起与低陷在5 mm以内。有3个亚型:Ⅱa型为浅表隆起型,癌灶隆起高度小于正常黏膜高度的2倍,Ⅱb型为浅表平坦型,Ⅱc浅表凹陷型,其中Ⅱc型最为常见。③Ⅲ型:凹陷型,病变从胃黏膜表面凹陷深度超过5mm。此外还有混合型,即单个癌灶有1个以上的基本类型,如Ⅱa＋Ⅱc、Ⅱa＋Ⅱc＋Ⅲ。癌灶直径为0.6～1.0 cm和小于0.5 cm的早期胃癌分别称为小胃癌和微小胃癌。早期胃癌多中心性病灶不少见,占早期胃癌的6%～10%,这些病灶常是小胃癌或微小胃癌。早期胃癌的5年生存率为70%～95%,主要影响因素是淋巴结是否转移。

2.进展期胃癌

癌变超过黏膜下层,浸润达肌层或浆膜,又称中、晚期胃癌。一般把癌组织浸润肌层称为中期胃癌,超出肌层称为晚期胃癌。依据肿瘤在黏膜面的形态和胃壁内浸润方式,Borrmann分型法将其分为4型。①Borrmann Ⅰ型(结节蕈伞型):肿瘤呈结节、息肉状,表面可有浅溃疡,主要向胃腔内生长,切面边界清楚,生长慢,向深部组织浸润和转移较晚,此型最少见,预后佳;②Borrmann Ⅱ型(溃疡局限型):溃疡较深,边缘略隆起,呈环堤样改变,肿块较局限,周围浸润不明显,切面边界清楚,易发生穿孔、出血,也易侵入淋巴管,此型最常见;③Borrmann Ⅲ型(溃疡浸润型):溃疡底较大,边缘不整齐,癌组织向周围及深部浸润明显,切面边界不清楚,此型较常见;④Borrmann Ⅳ型(弥漫浸润型):癌组织沿胃壁各层弥漫性浸润生长,胃壁增厚变硬,黏膜皱襞消失,有时伴浅溃疡,累及全胃时整个胃壁僵硬,胃腔狭窄,如皮革样,称皮革胃;恶性程度最高,发生淋巴转移早。全国胃癌协作组提出分为9型:结节蕈伞型、盘状蕈伞型、局部溃疡型、浸润溃疡型、局部浸润型、弥漫浸润型、表面扩散型、混合型和多发癌。进展期胃癌常有淋巴、远处转移或邻近组织器官的播散。

(二)组织学类型

1.WHO分型法

依据肿瘤的组织结构、细胞性状和分化程度分为如下类型。①乳头状腺癌:癌细胞常呈高柱状,形成大型腺管,表面有明显的乳头状突起,多数为早期癌;②管状腺癌:癌细胞呈低柱状或立方状,形成小型或较大腺管;③低分化腺癌:可呈髓样癌、单纯癌、硬癌和索状癌等结构,癌细胞以立方形为主,呈单层或多层排列,有形成不规则腺管或腺泡的倾向;④黏液细胞(印戒细胞)癌:癌细胞呈圆形,胞质内含不等量黏液,有的黏液量较多,将核挤压于一侧,形成新月状或印戒状;⑤黏液腺癌:癌细胞产生大量黏液,排到细胞外,在间质中聚集成黏液池,癌细胞可漂浮于大片黏液之中;⑥未分化癌:癌细胞呈卵圆形或多边形,弥漫成片,与恶性淋巴瘤相似,但有呈索状排列的倾向;⑦特殊型癌:包括腺鳞癌、鳞状细胞癌、类癌、小细胞癌(神经内分泌癌)等。

2.芬兰Lauren分型法

该分型法将胃癌分为肠型和弥漫型。这种分类法具有流行病学特点,有助于判断预后。①肠型胃癌:为胃癌高发地区主要的组织形态,多见于老年患者,往往有较长期的癌前病变过程,多长于胃窦和贲门,局限生长,边界清楚,分化好,恶性程度较低,预后较好;②弥漫型胃癌:为胃癌低发病率地区主要的组织形态,多见于青年、中年患者,多长于胃体,浸润生长,边界不清,分化差,恶性程度较高,淋巴结侵犯和腹腔内转移更常见,预后不良。

3.Ming生长方式分型

(1)膨胀型:癌细胞聚集成团块状,膨胀式生长,与周围组织界限比较清楚,多为分化高的腺癌。

(2)浸润型:癌细胞散在生长或呈条索状向周围浸润,与周围组织分界不清,以分化差的癌多见。

(3)中间型:难以划分为膨胀型或浸润型,或两种类型并存于同一个肿瘤。膨胀型预后最佳,中间型次之,浸润型预后最差。

(三)肿瘤部位

胃癌好发于胃窦和幽门部,约占50%。发生在贲门部和胃食管连接部者近年来呈明显上升趋势。10%~15%的胃癌呈弥漫型(皮革胃),生长于小弯部的较生长于大弯部的常见。

三、临床表现

（一）症状

早期胃癌多无明显症状，随病情发展可出现一些非特异性上消化道症状，类似胃炎或胃溃疡，包括上腹部饱胀不适或隐痛、消化不良、反酸、嗳气、恶心，偶有呕吐、黑便等。进展期胃癌除上述症状外，还可发生梗阻及上消化道出血。病灶位于贲门部可发生进行性吞咽困难。病灶位于幽门部可出现幽门梗阻症状，表现为进食后上腹部饱胀、呕吐宿食。上消化道出血的发生率约为 30%，表现为黑便或呕血，多数为慢性小量出血，可自行停止，但多有反复出血，大出血的发生率为 7%～9%，但有大出血并不意味着肿瘤已属于晚期。胃癌常伴有胃酸少或缺乏，约 10% 的患者出现腹泻，粪便多为稀便，每天 2～4 次。多数进展期胃癌有厌食、消瘦、乏力等全身症状，严重者常伴有贫血、下肢水肿、发热、恶病质等。上腹部疼痛和体重下降是常见的症状，发生率可分别达 95% 和 62%。肿瘤侵及胰腺或后腹壁腹腔神经丛时出现上腹部持续性剧痛并可放射至腰背部，贲门或食管胃连接部肿瘤可有胸骨后或心前区疼痛。约 10% 的患者就诊时已有转移性症状，包括锁骨上或盆腔淋巴结肿大、腹水、黄疸或肝大。

（二）体征

早期胃癌多无明显体征，大多数体征是中、晚期胃癌的表现。部分患者上腹部有轻度压痛，位于幽门窦或胃体的进展期胃癌有时可扪及肿块，常呈结节状，质地硬。肿瘤浸润邻近脏器或组织时，肿块常固定，不能推动，提示手术切除的可能性小。女性患者于中下腹部扪及可推动的肿块常提示为 Krukenberg 瘤的可能。发生肝转移时，有时能在大的肝脏中触及结节状肿块。肝十二指肠韧带、胰十二指肠后淋巴结转移或原发灶直接浸润压迫胆总管时，可出现梗阻性黄疸。有幽门梗阻者上腹部可见胃蠕动波并可闻及振水音。胃癌经肝圆韧带转移至脐部时在脐孔处可触及质硬结节，经胸导管转移可出现左锁骨上淋巴结肿大。晚期胃癌有盆腔种植时直肠指检于膀胱直肠陷凹内可触及结节，有腹膜转移时出现腹水。小肠或系膜转移使肠腔缩窄、胃癌腹膜腔播散造成肠道粘连可导致部分或完全性肠梗阻，溃疡型癌穿孔可导致弥漫性腹膜炎，亦可浸润邻近空腔脏器，形成内瘘。以上各种体征大多提示肿瘤已属于晚期，往往已丧失治愈机会。

（三）发展与转归

胃癌一旦发生，癌细胞即不断增殖并向周围组织浸润扩展或向远处播散转移，引起全身组织器官的衰竭而导致死亡。进展期胃癌的自然病程为 3～6 年，其发展的快慢主要取决于肿瘤的生物学行为及患者的免疫状态。一般来说，肿瘤呈团块状浸润或膨胀性生长，淋巴结转移率较低，机体的免疫功能较强；而肿瘤呈浸润性生长，淋巴结转移率较高，癌周免疫活性细胞反应不明显。因此，胃癌的转归与其类型、生物学行为、机体的免疫功能以及治疗方法等因素密切相关。

四、转移途径

（一）直接浸润

直接浸润指肿瘤细胞沿组织间隙向四周的扩散，是胃癌扩散的主要方式之一。

（1）癌细胞最初局限于黏膜层，逐渐向纵深浸润发展，穿破浆膜后，直接侵犯大网膜、小网膜、肝、胰、横结肠、脾、腹壁等邻近组织、脏器，是肿瘤切除困难和不能切除的主要原因。胃癌的浸润深度与预后关系密切。

（2）癌组织突破黏膜肌层侵入黏膜下层后，可沿黏膜下淋巴网和组织间隙向周围直接蔓延，直接蔓延部位与胃癌部位有关。由于胃贲门和食管的黏膜下淋巴管相通,贲门胃底癌常向上侵及食管,引起吞咽困难,浸润距离可达 6 cm。胃窦部癌向十二指肠蔓延主要是经由肌肉层直接浸润或经由浆膜下层淋巴管,因此胃癌浸润至十二指肠的病例较少见,而且大多不超过幽门下 3 cm。

(3)胃癌细胞向胃壁浸润时,可侵入血管、淋巴管,形成癌栓。淋巴管内癌栓形成,易有淋巴结转移,血管内癌栓形成,易引起器官转移。

(二)淋巴转移

淋巴转移是指肿瘤细胞通过淋巴管向外播散的过程,是胃癌的主要转移途径。胃癌的浸润深度与淋巴结转移频度有明显的正相关关系。早期胃癌的淋巴结转移率为 3.3%～34%,多为 10% 左右;进展期胃癌的淋巴结转移率达 48%～89%,其中第 1 站淋巴结转移占 74%～88%,有第 2 站以上淋巴结转移的为 10%～20%。淋巴结转移的部位和程度与胃癌的部位、大小及组织学类别都有关系。

胃癌的淋巴结转移以淋巴引流方向、动脉分支次序为分站的原则,在此基础上根据原发肿瘤的不同部位,从胃壁开始由近及远将胃的区域淋巴结进行分组分站。胃癌细胞一般由原发部位经淋巴管网向紧贴胃壁的局部第 1 站淋巴结转移;进一步可伴随支配胃的血管,沿血管周围淋巴结向心性转移,为第 2 站转移;然后再向更远的第 3 站、第 4 站转移。转移率由近至远依次递减,最后胃癌细胞汇集至腹主动脉周围。习惯上用 N_1、N_2、N_3、N_4 表示第 1、2、3、4 站。淋巴转移既可以是如上述的逐步转移,亦可有跳跃式转移,即第 1 站无转移而第 2 站有转移或未经过第 2 站就直接转移到了第 3、4 站。恶性程度较高或较晚期的胃癌可经胸导管转移到左锁骨上淋巴结(Virchow 淋巴结),或经肝圆韧带转移到脐周淋巴结(Sister MaryJoseph 淋巴结)。进展期胃癌的胃周淋巴结转移与预后显著相关。

将胃大弯、胃小弯各 3 等分,连接其相应点,可将胃分成 3 区,即上区(胃底贲门,C 或 U)、中区(胃体,M)和下区(胃窦,A 或 L),食管和十二指肠分别以 E、D 表示。胃癌浸润仅限于 1 区者分别以 C、M、A 表示,如癌浸润 2 个分区或 2 个分区以上则以主要部位在前,次要部位在后表示,如 AM、MC 或 MAC;贲门癌累及食管下端时以 CE 表示,胃窦癌累及十二指肠则以 AD 表示。

(三)血行转移

血行转移是指癌组织浸润破坏局部血管,癌细胞进入血流向远处播散形成新的肿瘤病灶的过程。胃癌晚期常发生血行转移。以肝转移最多见,主要是通过门静脉转移。其他依次为肺、胰、肾上腺、骨、肾、脑、脾、皮肤、甲状腺、扁桃体及乳腺转移。

(四)腹膜种植性转移

癌细胞穿破浆膜后,游离的癌细胞可脱落、种植于腹膜及其他脏器的浆膜面,形成种植性转移,广泛播散可形成血性腹水。累及组织、器官依次为卵巢、膈肌、肠、腹膜壁层、胆道,盆腔种植为 8.6%。癌细胞腹膜种植或血行转移至卵巢称为 Krukenberg 瘤,可发展为黏液细胞癌、低分化腺癌或管状腺癌,往往为双侧性。癌细胞脱落至直肠前窝(Douglas 窝),直肠指检可触及肿块。

五、诊断

早期发现、早期诊断、早期治疗是提高胃癌治疗效果的关键。但胃癌的早期诊断困难,85%～90% 的病例一经确诊即属中、晚期胃癌。

(一)X线钡餐检查

X线钡餐检查是胃癌早期诊断的主要手段之一,具有重要的定位和定性诊断价值,可以确定病灶的位置、形态、浸润范围,有助于术前评估手术切除的范围和术式。

1.早期胃癌

X线气钡双重对比造影可观察胃黏膜微细改变,包括局限性隆起、胃小区和胃小凹的破坏消失、浅在龛影、周围黏膜中断和纠集等。早期胃癌的X线表现可分4型。①隆起型(Ⅰ型):肿瘤向腔内凸起,形成充盈缺损,外形不整齐;②浅表型(Ⅱ型):X线表现为不规则的轻微隆起或凹陷,包括浅表隆起型(Ⅱa)、浅表平坦型(Ⅱb)、浅表凹陷型(Ⅱc)亚型;③凹陷型(Ⅲ型):肿瘤呈浅溃疡改变,X线表现为大小不等的不规则龛影,边缘呈锯齿状;④混合型。

2.进展期胃癌

可表现为不规则充盈缺损或腔内龛影、黏膜中断、破坏、胃腔狭窄、胃壁僵硬、蠕动消失。进展期胃癌的X线表现与大体病理分型有密切关系,大致可分为4种类型。①增生型:肿瘤呈巨块状,向腔内生长为主,X线表现为不规则充盈缺损,病灶边缘多清楚,胃壁僵硬、蠕动差;②浸润型:肿瘤沿胃壁浸润生长,X线表现为黏膜紊乱、破坏,胃腔狭窄,胃壁僵硬、蠕动消失,严重者呈皮革胃改变;③溃疡型:肿瘤向胃壁生长,中心坏死形成溃疡,X线表现为不规则腔内龛影;④混合型。

(二)纤维胃镜检查

纤维胃镜检查是目前胃癌的定性诊断最准确、有效的方法,可直接观察黏膜色泽的改变,局部黏膜隆起、凹陷和糜烂,肿块或溃疡的部位、范围和大体形态,胃的扩张度等。联合应用多点取材与组织学检查,可使诊断准确率达95%。对病变的定位不如X线钡餐精确。

(三)超声诊断

1.腹部B超

随着饮水充盈胃腔方法及胃超声显像液的应用,B超用于胃癌的诊断日益受到重视。B超将胃壁结构分为5层,可显示胃壁增厚、隆起、蠕动减缓甚至消失,肿瘤低回声或等回声,局部黏膜中断,并判断肿瘤对胃壁浸润的深度和广度;对胃外肿块可在其表面见到增厚的胃壁,在黏膜下肿块的表面见到1~3层胃壁结构,可鉴别胃平滑肌肿瘤;可判断胃癌的胃外侵犯及肝、淋巴结的转移情况。

2.胃镜超声检查

在观察内镜原有图像的同时,又能观察到胃壁各层次和胃邻近脏器的超声图像,判断胃壁浸润的深度以及邻近器官受侵和淋巴结转移情况。同时也能在超声引导下通过胃镜进行深层组织和胃外脏器穿刺,达到组织细胞学诊断及明确胃周围肿大淋巴结有无转移的目的,有助于胃癌的术前临床分期(cTNM)。胃镜超声对胃癌T分期的准确率为80%~90%,对N分期的准确率为65%~70%,与分子生物学、免疫组化、胃癌组织血管计数等技术相结合,对胃癌的分期诊断及恶性度可进行综合判断。

(四)CT检查

CT诊断胃癌的最常见征象是胃壁增厚、有肿块,并可显示肿瘤累及胃壁的范围和浸润深度、邻近组织、器官侵犯情况以及有无转移等。胃壁增厚的范围从0.5~4 cm不等,超过2 cm可确定为恶性。CT检查能准确分辨直径为1cm的淋巴结、直径为1~2 cm的肝脏病变和受侵的邻近组织、器官。几乎所有的胃癌患者都可以进行此项检查,对术前判断肿瘤能否切除有重要价值。根据 CT 所见可将胃癌分为 4 期：Ⅰ期，腔内有肿块，无胃壁增厚；Ⅱ期，胃壁增厚超过 1 cm，无直接扩散和转移征象；Ⅲ期，胃壁增厚，伴有直接扩散至胃周围脂肪层或邻近脏器，局部有或无淋巴结肿大，无远处转移；Ⅳ期，有远处转移。CT 所见胃癌淋巴结可分为 3 组。1 组：在贲门旁、胃大弯、胃小弯、幽门上下。2 组：在脾门、脾动脉、肝总动脉、胃左动脉。3 组：在腹腔动脉旁、腹主动脉和肠系膜血管根部。第 3 组淋巴结累及时，手术不能根治。

六、治疗

治疗原则：①根治性手术切除是目前唯一有可能治愈胃癌的方法，诊断一旦确立，只要患者全身及局部解剖条件许可，应争取及早手术治疗；②中晚期胃癌由于存在亚临床转移灶而有较高的复发及转移率，必须积极地辅以术前、术后的化疗、放疗及生物治疗等综合治疗以提高疗效；应根据病期、肿瘤的生物学特性以及患者的全身状况综合考虑治疗方法，选择应用；③如病期较晚或心、肺、肾等主要脏器有严重合并症而不能根治性切除，应视具体情况争取做原发灶的姑息性切除，以利于进行综合治疗；④对无法切除的晚期胃癌，应积极采用综合治疗，多能取得改善症状、延长生命的效果；⑤应根据局部病灶特点及全身状况，按照胃癌的分期及个体化原则制订治疗方案。

综合治疗方案的选择原则。①早期胃癌：早期胃癌（Ⅰa 期）无淋巴结转移，切除原发病灶后一般不需要辅助治疗；有淋巴结转移者须行辅助化疗；②进展期胃癌：争取做根治性切除手术；对临床估计为Ⅲ期的胃癌（尤其肿瘤较大、细胞分化较差者）可行术前化疗或放疗，以提高手术切除率和术后疗效；应对所有进展期胃癌（尤其是浆膜面有明显浸润者）行术中腹腔内化疗；对所有进展期胃癌，无论行根治性切除还是姑息性切除，术后均应进行辅助化疗；有条件者可对已做根治切除的Ⅱ、Ⅲ期胃癌行术中放疗；行姑息性切除者可于残留癌灶处以银夹标记定位，术后局部放疗。

(一)外科治疗

外科手术是治疗胃癌的主要手段，根据切除肿瘤的程度分为根治性手术和姑息性手术。根据病灶的位置、大小、大体形态选择合理的手术方式，施行彻底的淋巴结清除是提高疗效的重要环节。手术包括整块切除原发肿瘤和超越已有转移站别的淋巴结清除，根治程度取决于胃及其周围淋巴结的切除范围。胃切除和淋巴结清除范围以 D(dissection) 表示，可分为 $D_0 \sim D_4$（共 5 级）：D_0 指姑息性手术，未能完全切除胃周淋巴结；D_1 表示完全切除胃周第 1 站淋巴结；D_2 表示完全切除第 2 站淋巴结；D_3 表示完全切除第 3 站淋巴结；D_4 是在 D_3 的基础上切除腹主动脉旁淋巴结；D_n 切除表示根据原发肿瘤的部位切除相应站别的淋巴结。

1.手术指征、术式选择

(1)手术指征：凡临床检查无明显转移征象，各重要脏器无明显器质性病变，估计全身营养状态、免疫功能能耐受麻醉和手术者，均应考虑根治性手术。即使有远处转移，但患者伴有梗阻、出血、穿孔等严重并发症而一般情况尚能耐受手术者，亦应进行姑息性切除，以缓解症状、减轻痛苦。但对于无梗阻、出血而有锁骨上和腹股沟淋巴结肿大、有广泛的肝转移、脐周淋巴结肿大、有盆腔包块等患者不应手术探查。

(2)早期胃癌的术式选择如下。①胃切除范围：早期胃癌手术治疗的复发率为 2.7%～9%，切缘有癌残留为失败原因之一。在开腹探查时早期胃癌患者的胃浆膜面无病灶，而且病灶微小或浅表，手术者常无法摸清楚病灶的部位及范围，因此需手术前用胃镜行色素涂布或于胃壁内注射色素加以标记,或胃镜检查仔细描述病灶大小以及病灶上、下缘距贲门、幽门的距离,以供手术者作为确定切除线的依据。一般对分化型癌要求切缘距离病灶至少 3 cm,对未分化癌切缘距离病灶至少 5 cm。如疑有多发癌或可能有浅表扩散型早期胃癌,应做冰冻切片检查,以确保切缘无癌残留。②淋巴结清除范围:由于术时较难确定有无局部淋巴结转移,多数学者认为对早期胃癌应做 D_2 根治术,但亦可根据病灶情况做恰当的改良,对仅浸润黏膜层早期胃窦部癌,做以胃左动脉干淋巴结清除为中心的选择性 D_2 根治术已足够。

(3)进展期胃癌的术式选择如下。①胃切除范围:对贲门癌行近端胃次全切除时,下切缘距离肿瘤边缘至少 5 cm,在此处切断胃,于上切缘切除 4~5 cm 食管下段,如癌累及食管下端,则应在肿瘤上缘 5 cm 处切断食管。对幽门部癌行远端胃次全切除时,上切缘距离肿瘤上方至少 5 cm,在此处切断胃,于下切缘应切除 3~4 cm 十二指肠。病灶浸润范围超过 2 个分区、有皮革胃、贲门癌累及胃体或有远隔部位淋巴结转移者,如贲门癌有幽门上淋巴结转移、幽门部癌有贲门旁淋巴结转移,均为全胃切除指征。②淋巴结清除范围:进展期胃癌至少应做 D_2 根治术。凡有 N_3 转移者应做 D_3 以上根治术,包括结扎切断腹腔动脉以彻底清除其周围淋巴结的 Appleby 式手术。

2.根治性手术

根治性手术是指将原发肿瘤连同转移淋巴结及受浸润的周围组织一并切除,从而有可能治愈的切除手术。根治的标准包括 3 个方面:远、近切缘无肿瘤残留,淋巴结清除超越已有转移的淋巴结站($D>N$),邻近组织器官无肿瘤残留。

(1)远端胃次全切除术:胃下区及部分病灶较小的胃体远端癌适于做远端胃次全切除术。于上腹正中切口,进入腹腔后先探查肝脏、盆腔有无转移或种植灶,最后探查原发灶及区域淋巴结情况。手术步骤:自横结肠缘分离大网膜、结肠系膜前叶及胰腺包膜至胰腺上缘,探查、清除第15、14 组淋巴结;根部切断结扎胃网膜右动脉、胃网膜右静脉,清除第 6 组幽门下淋巴结、第 4 d 组胃大弯淋巴结;分离结肠肝曲,以 Kocher 切口切开十二指肠降部外侧腹膜,将十二指肠、胰头内翻,显露下腔静脉,清除第 13 组胰头后淋巴结;切开脾结肠韧带,切断结扎胃网膜左动脉、胃网膜左静脉,分离脾胃韧带,切断结扎最后 2~3 支胃短动脉,清除第 4s 组胃大弯淋巴结;显露脾门,沿胰尾上缘探查脾动脉周围,如有第 10 组脾门淋巴结、第 11 组脾动脉干淋巴结肿大,则一并清除;于幽门下 3~4 cm 切断十二指肠,以近肝缘切开肝十二指肠韧带前叶及小网膜,清除肝固有动脉及胆总管旁脂肪、第 12 组淋巴结,从根部切断结扎胃右动脉、胃右静脉、胃左静脉,清除第5组幽门上淋巴结,沿肝固有动脉表面显露肝总动脉,清除第 8 组肝总动脉旁淋巴结,向左直达腹腔动脉周围;自贲门右侧向下沿胃小弯清除脂肪及第 1 组、第 3 组淋巴结至肿瘤上方 5 cm处;根部结扎切断胃左动脉、胃左静脉,清除第 7 组胃左动脉干淋巴结、第 9 组腹腔干周围淋巴结;于肿瘤上方 5 cm 处切断胃,以 28 mm 管状吻合器做胃十二指肠端侧吻合,如肿瘤巨大,胃切除范围广,做 Billroth I 式手术有困难,则宜行 Roux-en-Y 吻合。

(2)近端胃次全切除术:胃底贲门部癌病灶大小未超过 1 个分区、小弯侧上 1/3 癌适于做近端胃次全切除术。一般以胸腹联合切口为首选手术径路,优点:①先在腹部做小切口探查腹部情况,如腹腔内已有广泛转移而不适于手术,可免除开胸;②手术野暴露良好,有利于病灶及淋巴结的彻底清除;③可切除足够的食管下段,减少切缘阳性的危险性。对病灶较小、未累及食管下段或因年迈伴有心肺功能不全者可考虑经腹手术,暴露不满意时可切除剑突甚或劈开胸骨。手术步骤:切开膈肌,游离食管下段,切断迷走神经前、后干,清除第 110 组食管旁淋巴结;分离大网膜及结肠系膜前叶,探查、清除第 15 组、第 14 组淋巴结,显露胃网膜右动脉、胃网膜右静脉,沿大弯向左切开大网膜至肿瘤下缘 5 cm 处;从近肝缘切开小网膜、右胃膈韧带及部分膈脚,清除第 1 组贲门右淋巴结及第 3 组胃小弯淋巴结,胃右动脉旁如无肿大淋巴结可予保留,沿小弯远端向近端分离小网膜至肿瘤下缘 5 cm 处;提起食管下段,切开左侧胃膈韧带、部分膈脚及脾胃韧带,切断、结扎胃短动脉、胃网膜左动脉、胃网膜左静脉,游离胃上部大弯侧,清除第 2 组贲门左淋巴结及第 4 组胃大弯淋巴结;将已游离的胃、大网膜及结肠系膜前叶上翻,分离胰包膜至胰腺上缘,结扎切断胃后动脉,清除第 10 组脾门淋巴结、第 11 组脾动脉周围淋巴结;于肿瘤上方 5 cm 切断食管,将近端胃向下翻,从根部结扎、切断胃左动脉、胃左静脉,清除第 7 组胃左动脉干淋巴结、第 8 组肝总动脉旁淋巴结及第 9 组腹腔干周围淋巴结;于肿瘤下方 5 cm 切断胃,以 28 mm 管状吻合器做食管胃端侧吻合。近端胃大部切除的操作程序基本上与远端胃大部切除术相同,但保留远端胃及胃网膜右动脉、胃网膜右静脉,清除贲门左、脾门及脾动脉旁淋巴结。由于贲门癌浸润食管下端远远超过幽门部癌浸润至十二指肠,故宜于肿瘤上方 5 cm 处切断食管,行胃食管端侧吻合术。

(3)全胃切除术:胃体部癌侵及两个分区、有皮革胃或下区癌有贲门旁淋巴结转移、上区癌有幽门上下淋巴结转移者均适于做全胃切除术。手术径路以胸腹联合切口暴露较好,操作方便。手术步骤:胃中、下部游离与淋巴结清除的步骤及方法与远端胃次全切除术相同,对十二指肠于幽门下 3～4 cm 切断、关闭;游离食管下段、贲门小弯侧、胃上部大弯侧及清除淋巴结的方法与近端胃次全切除术相同;食管空肠端侧吻合完成消化道重建。当病灶直接侵及脾、胰实质或胰上淋巴结,脾动脉干淋巴结与胰实质融合成团而无法彻底清除时,则做全胃合并脾、胰体尾切除。

全胃切除后消化道重建的种类繁多,理想的消化道重建方式应达到以下功能:①代胃有较好的储存功能,使食糜不过早地排入空肠;②重建消化道尽量接近正常的生理通道;③防止十二指肠液的返流,减少返流性食管炎的发生;④保持较好的营养状况和生活质量;⑤手术安全、简便,手术死亡率低。各种重建的术式各有利弊。Roux-en-Y 吻合减少了十二指肠液返流,但储存功能较差;食管空肠襻式吻合操作简单,但十二指肠液返流发生率较高;双腔、三腔肠管代替胃改善了食物的储存功能,但操作复杂,手术时间长。手术者宜根据患者的具体情况,在手术时选择合适的重建方法。

(4)Appleby 手术:是将腹腔动脉根部结扎后清除全部第 2 站淋巴结,连同全胃、脾、胰体尾部整块切除的根治性手术。手术操作与全胃切除合并脾、胰体尾切除术相似,所不同的是根部切断结扎腹腔动脉后可更彻底地清除腹腔动脉周围的淋巴结,并连同原发灶做整块切除。切断腹腔动脉后肝脏的血供全靠来自肠系膜上动脉的胰十二指肠前下动脉和后上动脉与胃十二指肠动脉吻合后的动脉弓,因此在手术时必须确认胃十二指肠动脉并仔细保护免受损伤,必须在胃十二指肠动脉的左侧切断、结扎肝总动脉。上述侧支循环的供血量常低于肝总动脉,术后易导致胆囊坏死,故行此术时常规做胆囊切除。切除后的消化道重建与全胃切除术相同。肝硬化肝功能明显不全者不宜做此手术。

(5)胃癌合并受累脏器联合切除术:适用于肿瘤直接浸润邻近脏器或为了彻底清除转移淋巴结而需将邻近脏器合并切除者。60％以上是为清除脾动脉周围及脾门淋巴结而合并胰体、尾及脾切除的扩大根治术。由于脾的免疫功能丧失,对无明确脾门淋巴结转移者,做合并胰体、尾及脾切除的扩大根治术应持慎重态度。对胃癌直接浸润食管下端、横结肠、肝、胰等邻近脏器但无远处转移征者,一般均主张积极将受累脏器合并切除。

(6)腹主动脉旁淋巴结清除术:肿瘤已浸润至浆膜外或浸润至周围脏器伴第 2、3 站淋巴结明显转移者适于做此手术。手术步骤:切除大网膜及结肠系膜前叶至胰腺下缘,清除第15组结肠中动脉周围淋巴结、第14组肠系膜上动静脉根部淋巴结;切断结扎胃网膜右动脉、胃网膜右静脉,清除第4d组胃大弯淋巴结、第6组幽门下淋巴结;在十二指肠降部外侧做Kocher切口,将十二指肠、胰头内翻,清除第13组胰头后淋巴结,显露下腔静脉、腹主动脉,将结肠肝曲牵向左下,显露肠系膜下动脉,向上清除第16b$_1$组淋巴结;切除小网膜,清除第12、5、7、8、9、1、3组淋巴结;游离食管下段,切开左侧胃膈韧带,切断腹段食管,清除第2组贲门左淋巴结,切开脾胃韧带,切断结扎胃短动脉及胃网膜左动脉、胃网膜左静脉,清除第4s、19、20组和第16a$_1$组淋巴结;将结肠系膜前叶及胰包膜分离至胰腺上缘,显露脾动脉,由脾门向右沿脾动脉清除第10组、第11组淋巴结至腹腔动脉根部;沿脾动脉根部下缘向右分离显露肝总动脉根部下缘,游离胰腺背侧,自脾动脉及肝总动脉根部下缘沿腹主动脉前向下分离至肠系膜上动脉及左肾静脉上缘,清除第16a$_2$组淋巴结;切断十二指肠,将全胃及4站淋巴结全部切除,消化道重建与全胃切除术相同。本术式为D$_4$手术,日本学者报道伴有腹主动脉周围淋巴结转移者行D$_4$手术后的5年生存率可达10%～20%。但D$_4$手术创伤大,手术时间长,术后并发症多,而且临床实践证明第4站淋巴结转移者的5年生存率难以达到20%,因此对选择D$_4$手术应持慎重态度。

3.姑息性手术

其主要指姑息性切除,是仅切除原发病灶和部分转移病灶,尚有肿瘤残留的切除手术。

胃癌可因局部浸润、腹膜播散、远处淋巴结转移或血道播散而失去根治性手术的机会,只能做姑息性切除手术以缓解症状,防止或减少出血、穿孔、梗阻等严重并发症的发生。姑息性切除能减轻机体的肿瘤负荷,有利于提高术后化疗、生物治疗等综合治疗的疗效,有助于改善生活质量、延长生存时间。因此,除患者一般情况差不能耐受手术探查外,只要原发病灶局部解剖条件许可,应尽量做姑息性切除术。姑息性切除的原则:对患者的手术创伤愈小愈好;胃切除线不强求距离肿瘤边缘5 cm以上,但也不可在切缘有明显的癌残留;一般只清除胃周的N$_1$淋巴结,对明显肿大而切除又无困难的N$_2$淋巴结亦可予以摘除;切除后的消化道重建尽量采取简便易行的吻合方法,切忌手术时间冗长、复杂的重建方法;对姑息性全胃切除术应持慎重态度。对癌灶位于幽门部引起幽门梗阻者,如不能姑息性切除,可行胃-空肠吻合术以缓解梗阻症状,可适当延长患者的生存时间。对梗阻性胃上部癌伴有转移者,可采用放置食管内支架或内镜激光治疗,也可采用空肠造瘘术,食管-空肠短路手术很少采用。

4.内镜手术

其主要适用于无淋巴结转移的早期胃癌。手术方式包括内镜高频电切术、内镜剥离活检术、内镜双套息肉样切除术、局部注射加高频电切术等。由于难以估计癌组织的浸润深度和有无局部淋巴结转移,必须严格掌握指征:①隆起型、浅表隆起型、浅表平坦型,病灶未侵及黏膜肌层,直径<2 cm的高分化黏膜内早期胃癌;②浅表凹陷型,病灶未侵及黏膜肌层,直径<1 cm的中分化黏膜内早期胃癌;③浅表凹陷型,病灶未侵及黏膜肌层,直径<0.5 cm的低分化早期胃癌;④因年老体弱不愿意接受手术或伴有心、肺、肝、肾严重的器质性疾病不能耐受手术者。

5.腹腔镜手术

(1)腹腔镜胃局部切除术:适用于位于胃前壁<2 cm的早期胃癌。经胃镜将癌灶部胃悬吊后,插入腹腔镜自动切割缝合器,切除病灶及其周围部分正常胃壁。优点为手术创伤小、失血少、恢复快、并发症少、术后生活质量高,但其远期疗效有待进一步证实。

(2)腹腔镜胃癌根治术:腹腔镜消化道肿瘤根治是目前腹腔镜技术领域中的热点问题,许多外科学者进行了以腹腔镜手术治疗恶性胃肠道肿瘤的探索。腹腔镜胃癌根治术操作复杂,无论是游离胃体、清扫淋巴结、切除标本还是消化道重建,操作步骤及操作平面都较多,整个手术操作没有单一的间隙,需要多层面跳跃进行,使手术难度增加。而且目前有关腹腔镜胃癌根治术的研究均为小样本、非随机的短期试验,有待开展大宗病例的随机临床试验。

(二)化学治疗

化疗作为综合治疗的重要组成部分,是胃癌治疗的重要手段之一。

1.术前化疗(新辅助化疗)

对病期较晚的进展期胃癌,术前化疗可使肿瘤缩小,癌灶局限,消灭亚临床转移灶,增加手术切除率,减少术中播散和术后复发,提高手术治疗效果,延长生存期。

2.术中化疗

手术操作可能使癌细胞逸入血液循环而导致血道播散,浸润至浆膜或浆膜外的癌细胞易脱落而引起种植性播散,手术过程中被切断的脉管内的癌栓随淋巴液和血液溢入腹腔内可造成腹膜种植,术中化疗为防止医源性播散的重要措施之一。常用药物为丝裂霉素(MMC)20 mg,静脉注射,次日再静脉注射 10 mg MMC。

消灭腹腔内脱落的癌细胞已成为进展期胃癌外科治疗的重要环节,为达此目的术中应进行腹腔内化疗。术中持续高温腹腔灌注化疗(CHPP)是近 10 余年来开展的新方法,利用腹腔灌洗、热效应及化疗药物作用杀灭腹腔内残存癌细胞,以预防或减少腹膜转移,具有控制腹水、减少局部复发和延长生存期的作用。

CHPP 的主要作用机制为:①与正常细胞相比,肿瘤细胞的热耐受性差;②腹腔化疗造成腹腔及门静脉药物浓度高,药物浓度越高,抗癌作用越强;③热疗与化疗药物有协同作用,可以增加肿瘤细胞对化疗药物的敏感性;④腹腔灌洗对腹腔内游离癌细胞具有机械性清除作用。

CHPP 的适应证:肿瘤浸润至浆膜或浆膜外和/或伴有腹膜播散;术后腹膜复发,或伴有癌性腹水。

CHPP 的灌洗液温度:输入温度 44 ℃～45 ℃,腹腔内温度 42 ℃～43 ℃,输出温度 40 ℃～42 ℃。持续灌洗时间为 60～90 min。

常用化疗药物:MMC 20 mg/m²,顺铂(DDP)200 mg/m²。

3.术后化疗

术后辅助化疗是胃癌最常采用的综合治疗方法,有淋巴结转移的早期胃癌和所有进展期胃癌术后均应做辅助化疗。一般于手术后 4 周开始,1～2 年给予 3～4 个疗程化疗。术后化疗多采用联合化疗,联合化疗方案的种类繁多,常用的有 FAM、EAP 及 FLP 方案。FAM 方案:5-FU 500 mg/m²,静脉滴注,第 1、8、29、36 d;阿霉素(ADM)30 mg/m²,静脉注射,第 1、29 d;MMC 10 mg/m²,静脉注射,第 1 d;6 周为 1 个疗程,ADM 总量不超过 550 mg。EAP 方案:ADM 20 mg/m²,静脉注射,第 1、7 d;依托泊苷(VP-16)100 mg/m²,静脉滴注,第 4～6 d;DDP 40 mg/m² 水化,静脉滴注,第 2、8 d;3 周为 1 周期,3 周期为 1 个疗程;EPA 方案疗效较好,但毒性反应明显。FLP 方案:亚叶酸钙(CF)200 mg/m²,静脉注射,第 1～5 d;5-FU 500 mg/m²,静脉滴注,第 1～5 d;DDP 30 mg/m²,水化,静脉滴注,第 3～5 d;3 周为 1 周期,3 周期为 1 个疗程。联合化疗既可用于术后辅助治疗,亦可用于不能切除及术后复发转移胃癌的姑息性化疗。

4.晚期胃癌化疗

对无法切除的晚期胃癌采用以化疗为主的综合治疗,可以缓解或减轻症状、改善生活质量、延长生存期。

（三）放疗

放疗是进展期胃癌的治疗手段之一,目的在于减少术后局部复发。

1.适应证及禁忌证

未分化癌、低分化癌、管状腺癌、乳头状腺癌均对放疗有一定敏感性;癌灶小而浅在、无溃疡者效果最好,可使肿瘤完全消退;有溃疡者亦可放疗,但肿瘤完全消退者少见。黏液腺癌及印戒细胞癌对放疗耐受,为放疗禁忌证。

2.术前放疗

进展期胃癌病灶直径<6 cm者适宜术前放疗,病灶直径>10 cm者则不宜放疗。术前放疗剂量以 40 Gy/4 周为宜,可使 60% 以上患者的原发肿瘤有不同程度的缩小,手术切除率、生存率提高,局部复发率降低。术前放疗与手术的间隔以 2 周为宜,最迟不超过 3 周。

3.术中放疗

术中放疗的适应证:①Ⅱ、Ⅲ期胃癌原发灶已切除;②无腹膜及肝转移;③淋巴结转移在 2 站以内;④原发灶侵及浆膜面或累及胰腺。剂量以一次性照射 20～30 Gy 为宜,能减少术后局部复发和远处转移,提高生存率。

4.术后放疗

术后放疗一般不作为胃癌的常规辅助治疗手段,但对姑息性切除者,应在癌残留处以银夹标记定位,术后经病理证实其组织学类型非黏液腺癌或印戒细胞癌者可行局部补充放疗。剂量一般为 50 Gy/5 周,因应用较少,疗效无法肯定。

（四）生物治疗

生物治疗的适应证:①胃癌根治术后适合全身应用免疫刺激剂;②对不能切除或姑息切除的病例可在残留癌内直接注射免疫刺激剂;③向晚期伴有腹水者的腹腔内注射免疫增强药物。目前主要有 2 类。

1.过继性免疫治疗

主要原理是给患者输注大量具有抗肿瘤效应的免疫活性细胞,以淋巴因子激活的杀伤细胞(LAK 细胞)和肿瘤浸润淋巴细胞为代表。

2.非特异性生物反应调节剂

通过增强机体总体免疫功能达到治疗目的。目前可能有疗效的有卡介苗(BCG)、溶血性链球菌制剂(OK-432)、云芝多糖(PS-K)、香菇多糖、奴卡菌壁架(N-CWS)。

七、预后

胃癌是威胁生命健康最严重的恶性肿瘤之一,由于病情发展较快,如出现症状后不进行手术治疗,90% 以上的患者在 1 年内死亡。近年来随着早期胃癌发现率的提高、手术方法的改进和综合治疗的应用,胃癌的治愈率有所提高,但总的 5 年生存率仍徘徊于 20%～30%。

在影响预后的诸多因素中,病灶的浸润深度与淋巴结转移情况是最重要的因素。淋巴结转移与否对预后的影响极大,淋巴结转移的数量与预后的关系尤为密切,淋巴结转移数越多,预后越差。治疗方法(包括手术类型、淋巴结清除范围、综合治疗措施等),肿瘤的病理类型及生物学行为、患者的年龄与性别等对预后亦有一定影响。

提高早期胃癌的诊断率和早期胃癌在治疗患者中的构成比,是改善胃癌预后有效的措施。

合理选择手术方式及淋巴结清除范围,加强手术、化疗、放疗及生物治疗的综合治疗措施,亦是改善预后的方法。

（李玉新）

第十四节　十二指肠良性肿瘤

十二指肠良性肿瘤少见,良性、恶性比例为 1∶2.6～1∶6.8。据国内 1 747 例与国外 2 469 例十二指肠良性、恶性肿瘤综合统计,十二指肠良性肿瘤分别占 21% 与 33%。十二指肠良性肿瘤虽属于良性,但部分肿瘤有较高的恶变倾向,有的本身就介于良性、恶性之间,甚至在镜下难于鉴别。肿瘤生长的位置常与胆、胰引流系统有密切关系,位置固定,十二指肠的肠腔又相对较窄,因此常常引起各种症状,甚至发生严重并发症而危及生命。由于十二指肠位置特殊,十二指肠良性肿瘤的手术处理十分棘手。

一、十二指肠腺瘤

十二指肠腺瘤是常见的十二指肠良性肿瘤,约占小肠良性肿瘤的 25%。从其发源可分为 Brunner 腺瘤和息肉样腺瘤。

（一）Brunner 腺瘤

Brunner 腺瘤由十二指肠黏液腺(Brunner 腺)腺体增生所致,故有学者认为它并非真正的肿瘤。该腺体位于十二指肠黏膜下层,可延伸至黏膜固有层,其导管通过 Lieberkuhn 腺陷窝开口于十二指肠腔,分泌含黏蛋白的黏液和碳酸氢盐。此腺体绝大多数位于十二指肠球部,降部和水平部依次减少。

Brunner 腺瘤有三种类型:①腺瘤样增生最多见,为单个瘤样物突出肠腔内,有蒂或无蒂,质较硬,呈分叶状。国外报道其直径多不超过 1 cm,国内报道肿瘤均较大,最大达 8 cm。②局限性增生,表面呈结节状,多位于十二指肠乳头上部。③弥漫性结节增生:呈不规则的多发性小结节,分布于十二指肠的大部分。

显微镜下观察,Brunner 腺瘤无明显包膜,由纤维组织、平滑肌分隔成大小不等的小叶结构,可见腺泡、腺管和潘氏细胞,故被认为其属于错构瘤,极少恶变。

1.临床表现

十二指肠 Brunner 腺瘤常无明显临床症状,当肿瘤生长到一定程度可出现上腹部不适、饱胀、疼痛或梗阻,约 45% 的病例有上消化道出血,以黑便为主,伴贫血,少有呕血。

2.诊断

十二指肠 Brunner 腺瘤常由上消化道辅助检查发现十二指肠黏膜下隆起性病变,而获得临床诊断,最后确诊常依赖病理组织检查。

常用辅助检查手段为钡餐或气钡双重造影和十二指肠镜。前者可见球后有圆形充盈缺损或呈光滑的"空泡征",若为弥漫性结节样增生,则呈多个小充盈缺损,如鹅卵石样改变。十二指肠镜则可见肿瘤位于黏膜下,向肠腔内突出,质较硬,黏膜表面有炎症、糜烂,偶见溃疡,行活体组织病理检查时必须取材较深,方能诊断。

3.治疗

理论上 Brunner 腺瘤属于错构瘤性质,很少恶变,加之有学者认为 Brunner 腺瘤是胃酸分泌过多的反应,因而学者认为其可经药物治疗消退,或长期追踪。但于术前很难对 Brunner 腺病定性,而且腺瘤发展到一定大小常致出血、贫血等,因此绝大多数学者认为仍应手术治疗,特别是对单个或乳头旁局限性增生的腺瘤应切除。处理方法如下。

(1)肿瘤小且蒂细长者可经内镜切除。

(2)肿瘤较大,基底较宽,应经十二指肠切除。

(3)球部肿瘤直径＞3 cm,基底宽,切除后十二指肠壁难以修复者,可行胃大部切除。

(4)肿瘤位于乳头周围,引起胆、胰管梗阻或疑有恶变,经快速病理检查证实者,应做胰头十二指肠切除。

(二)十二指肠腺瘤性息肉

十二指肠腺瘤多属于此类。十二指肠腺瘤性息肉源于十二指肠黏膜腺上皮,有别于 Brunner 腺瘤。由于腺瘤的结构形态不同,表现各异,预后亦有较大的差异。目前按腺瘤的不同结构和形态将其分为 3 类。①绒毛状腺瘤:腺瘤内有大量上皮从管腔黏膜表面突起,呈绒毛状或乳头状,表面如菜花样,基底部、质软、易出血,恶变率高达 63%,临床较少见。②管状腺瘤:较多见,肿瘤多数较小、有蒂,质较硬,肿瘤内以管腔为主,少见绒毛状上皮,恶变率较低,约为 14%。③管状绒毛状腺瘤:其形状结构和恶变率居前两者之间。

1.临床表现

早期多无症状,肿瘤发展到一定大小则可有上腹部不适、隐痛等胃十二指肠炎表现。病史较长者可出现贫血,大便隐血阳性,尤以绒毛状腺瘤表现突出。位于乳头部的腺瘤可因阻塞胆总管而致黄疸或诱发胰腺炎。较大的肿瘤可致十二指肠梗阻,但较罕见。

2.诊断

同其他十二指肠肿瘤的诊断方法一样,依赖于十二指肠低张造影和十二指肠镜检查,前者表现为充盈缺损;后者则可见向肠腔突起的肿块,呈息肉样或乳头状,病理学检查常可明确诊断。

B 超及 CT 等检查对诊断较大的腺瘤也有一定参考价值。

值得注意的是十二指肠腺瘤可伴发于家族性息肉、Gardner 综合征等,因而对十二指肠腺瘤做出诊断的同时,应了解结肠等其他消化道有无腺瘤。

3.治疗

十二指肠腺瘤被认为是十二指肠腺癌的癌前期病变,恶变率高。因此,一旦确定诊断,应争取手术治疗。具体方法如下。

(1)经内镜切除:适用于单发、较小、蒂细长、无恶变可能的腺瘤。蒂较宽、肿瘤较大,则不宜采用经内镜切除。应注意电灼或圈套切除易发生出血和穿孔。切除后复发率为 28%～43%,故应每隔半年行内镜复查,1～2 年后每年复查 1 次。

(2)经十二指肠切除:适用于基底较宽、肿瘤较大经内镜切除困难者。乳头附近的肿瘤亦可采用此法。切除后同样有较高的复发率,要求术后内镜定期随访。

手术方法是切开十二指肠侧腹膜(Kocher 切口),游离十二指肠,用双合诊方法判断肿瘤的部位和大小,选定十二指肠切开的部位,纵向切开相应部位侧壁至少 4 cm,显露肿瘤并切取部分肿瘤,行术中快速病理切片检查。如肿瘤位于乳头附近,则经乳头逆行插管以判断肿瘤与乳头和胆管的关系,如有黄疸,则应切开胆总管,经胆管内置管以显露十二指肠乳头。注意切除肿瘤时距离瘤体外周 0.3～0.5 cm 切开黏膜,于肌层表面游离肿瘤。乳头附近肿瘤常要求连同瘤和乳头一并切除,因而应同时重做胆胰管开口。其方法是在胆管开口前壁切断奥迪括约肌,用两把蚊式钳夹住胆管和胰管开口相邻处,在两钳之间切开约 0.5 cm,分别结扎缝合,使胆、胰管出口形成一个共同通道,以细丝线间断缝合十二指肠黏膜缘与胆、胰管共同开口处的管壁,分别于胆管和胰管内插入相应大小的导管,以保证胆汁、胰液引流通畅,亦可切开胆总管,内置 T 形管,下壁穿过胆管十二指肠吻合口达十二指肠,胰管内置管经 T 形管引出体外,缝合十二指肠切口,肝下置放引流管,将胃肠减压管前端置入十二指肠。本法虽然术后胆胰管开口狭窄、术后胰腺炎、十二指肠瘘等并发症较少,但切除范围有限。

(3)胃大部切除:适用于球部腺瘤,蒂较宽,周围有炎症,局部切除后肠壁难以修复者。

(4)胰头十二指肠切除:适用于十二指肠乳头周围单个或多发腺瘤,或疑有恶变者。对十二指肠良性肿瘤是否应行胰头十二指肠切除术尚有争议。

二、其他十二指肠良性肿瘤

有的十二指肠良性肿瘤前面已经提到(如平滑肌瘤、脂肪瘤),有的十分罕见(如神经源性肿瘤、错构瘤、纤维瘤、内分泌肿瘤),还有一些组织的异位等,在本节中不再阐述。

(一)十二指肠血管瘤(肉瘤)

血管瘤(hemangioma)90%以上见于空肠与回肠,在十二指肠少见,通常来自黏膜下血管丛。多数为很小的息肉状肿瘤,呈红色或紫红色,向肠腔内突出,可单发,也可多发,可呈局限性生长,也可弥漫性分布。可分为三型。①毛细血管瘤:无包膜,呈浸润性生长,在肠黏膜内呈蕈状突起的鲜红色斑或仅呈暗红色或紫红色斑。②海绵状血管瘤:由扩张的血窦构成,肿瘤切面呈海绵状。③混合型血管瘤:常并发出血,在诊断与治疗上均棘手。极少数血管瘤可恶变为血管肉瘤。

血管肉瘤亦来自十二指肠的血管组织,除了能转移外,临床表现与血管瘤相似,但血管肉瘤的血管丰富,易向黏膜生长而形成溃疡与出血。

(二)十二指肠纤维瘤(肉瘤)

纤维瘤(fibroma)好发于回肠黏膜,十二指肠纤维瘤很少见,常为单发,也可多发。由肠黏膜纤维组织发生的良性肿瘤,也可发生在黏膜下、肌层、浆膜下。外观呈结节状,有包膜、界限清楚的肿瘤的切面呈灰白色,可见编织状的条纹,质地韧。镜下由胶原纤维和纤维细胞构成,其间是血管和其周围少量疏松的结缔组织。瘤组织内纤维排列成索状,纤维间含有血管的细胞,一般不见核分裂象。纤维肉瘤镜下瘤细胞大小不一,呈梭形或圆形,分化程度差异很大,瘤细胞核大,深染,核分裂象多见,生长快,预后不佳。术后易复发。

临床表现:主要症状为腹痛、恶心、呕吐、食欲缺乏、消瘦等,偶尔可发生梗阻与出血。

十二指肠肿瘤可引起严重并发症,少数可发生恶变,故一旦确诊,应以手术治疗为主。切除率一般可达 98% 以上,切除方案应根据病灶所在十二指肠的部位、大小、形态、肿瘤的类型而定,一般肿瘤较小,且与十二指肠乳头有一定的距离时,可行局部肠壁楔形切除或局部摘除,有学者主张经十二指肠将肿瘤行黏膜下切除;肿瘤较大或为多发性,可行部分肠段切除术;肿瘤累及壶腹部或有恶变倾向时,应行部分十二指肠切除术。术中一定要注意将切除的肿瘤标本送冰冻切片检查,才能根据病理结果确定切除的范围。对十二指肠小的、单发的、带蒂的良性肿瘤可在内镜下用圈套器切除,或用微波、激光凝固摘除。

(张志国)

第十五节　十二指肠恶性肿瘤

本节主要讨论的十二指肠恶性肿瘤指原发于十二指肠组织结构的恶性肿瘤,即原发性十二指肠恶性肿瘤。该病较少见,国外报道尸检发现率为 $0.02\%\sim0.05\%$。该病约占胃肠道恶性肿瘤的 0.35%,但在小肠肿瘤中以该病的发生率最高,约占全部小肠肿瘤的 41%。其中恶性肿瘤多于良性肿瘤,两者的比例约为 $6.8:1$。

一、十二指肠腺癌

十二指肠腺癌是指起源于十二指肠黏膜的腺癌。国外文献报道其占十二指肠恶性肿瘤的 80%,占全消化道恶性肿瘤的 1%。国内报道其占十二指肠恶性肿瘤的 65% 左右,占全消化道肿瘤的 0.3%,占小肠恶性肿瘤的 $25\%\sim45\%$。该病好发于 $50\sim70$ 岁,男性患者稍多于女性患者。学者查阅中南大学湘雅二医院的病历资料,近 10 年来仅发现十二指肠腺癌 18 例,占同期内十二指肠恶性肿瘤的 70% 左右。

(一)病因病理

目前对十二指肠腺癌的病因不甚清楚。胆汁和胰腺中分泌出来的可能是致癌原的一些物质(如石胆酸)对肿瘤的形成起促进作用。十二指肠腺癌与下列疾病有关:家族性息肉病、Gardner 和 Turcot 综合征、Lynch 综合征、良性上皮肿瘤(如绒毛状腺瘤)。另有报道称该病与溃疡或憩室的恶变以及遗传等因素也有一定关系。

根据肿瘤发生的部位可将十二指肠腺癌分为壶腹上段、壶腹段(不包括发生于胰头、壶腹本身及胆总管下段的癌)及壶腹下段十二指肠腺癌。以发生于壶腹周围者最多,约占 50%。其次为发生于壶腹下段的,发生于壶腹上段的最少。

十二指肠癌大体形态分为息肉型、溃疡型、环状溃疡型和弥漫浸润型,以息肉型多见,约占 60%,溃疡型次之。镜下所见多属于乳头状腺癌或管状腺癌,位于十二指肠乳头附近的以息肉型乳头状腺癌居多,其他部位多为管状腺癌,呈溃疡型或环状溃疡型,溃疡病灶横向扩展可致十二指肠环形狭窄。

(二)分期

国内对十二指肠腺癌尚未进行详细分期,其分期方法多沿用美国癌症联合会制定的分期法。

第 Ⅰ 期,肿瘤局限于十二指肠壁;第 Ⅱ 期,肿瘤已穿透十二指肠壁;第 Ⅲ 期,肿瘤有区域淋巴结转移;第 Ⅳ 期,肿瘤有远处转移。

TNM 分期如下。

T:原发肿瘤。

T_0:没有原发肿瘤证据。

T_{is}:原位癌。

T_1:肿瘤侵犯固有层或黏膜下层。

T_2:肿瘤侵犯肌层。

T_3:肿瘤穿破肌层浸润浆膜或穿过无腹膜覆盖的肌层处(如系膜或后腹膜处)并向外浸润 $\leqslant2\ cm$。

T_4:肿瘤侵犯毗邻器官和结构,包括胰腺。

N:局部淋巴结。

N_0:无局部淋巴结转移。

N_1:局部淋巴结有转移。

M:远处转移。

M_0:无远处转移。

M_1:有远处转移。

（三）临床表现

早期症状一般不明显,或仅有上腹不适、疼痛、无力、贫血等。其症状、体征与病程的早晚及肿瘤部位有关。根据文献统计现将常见症状、体征分别如下。

1.疼痛

疼痛多类似于溃疡病,表现为上腹不适或钝痛,进食后疼痛并不缓解,有时疼痛可向背部放射。

2.厌食、恶心、呕吐

此类消化道非特异性症状在十二指肠腺癌的发生率为$30\%\sim40\%$,如呕吐频繁,呕吐内容物多,大多是由肿瘤逐渐增大堵塞肠腔,引起十二指肠部分或完全梗阻所致。根据呕吐内容物是否含有胆汁可判断梗阻部位。

3.贫血、出血

贫血、出血为常见症状,其出血主要表现为慢性失血,如大便隐血、黑便;大量失血则可呕血。

4.黄疸

黄疸由肿瘤阻塞壶腹所致,此种肿瘤引起黄疸常因肿瘤的坏死、脱落而使黄疸波动,常见于大便隐血阳性后黄疸也随之减轻;另外黄疸常伴有腹痛。以上两点有别于胰头癌常见的进行性加重的无痛性黄疸。

5.体重减轻

此种症状亦较常见,但进行性体重下降常预示治疗效果不佳。

6.腹部包块

肿瘤增长较大或侵犯周围组织时,部分病例可扪及右上腹包块。

（四）诊断、鉴别诊断

由于该病早期无特殊症状、体征,故诊断主要依赖于临床辅助检查。十二指肠低张造影和纤维十二指肠镜是术前确诊十二指肠肿瘤的主要手段。

十二指肠低张造影是首选的检查方法,如行气钡双重造影可提高诊断率。因肿瘤的形态不同,其X线影像有不同特征,一般可见部分黏膜粗、紊乱或皱襞消失,肠壁僵硬。亦可见息肉样充盈缺损、龛影、十二指肠腔狭窄。壶腹部腺癌与溃疡引起的壶腹部变形相似,易误诊。十二指肠纤维内镜检查因难窥视第3、4段,故可能遗漏诊断。临床可采用超长内镜或钡餐弥补其不足。镜下见病变部位黏膜破溃,表面附有坏死组织。如见腺瘤顶部黏膜粗糙、糜烂,应考虑癌变,对可疑部位需取多块组织行病理检查,以免漏诊。

B超、超声内镜和CT检查可见局部肠壁增厚,并可了解肿瘤的浸润范围、深度,周围区域淋巴结有无转移,还可了解肝脏等腹内脏器情况。

对上述检查仍未能确诊者,行选择性腹腔动脉和肠系膜上动脉造影,有助于诊断。

发生在壶腹部癌可原发于十二指肠壁黏膜、胰管或胆管,而来源部位不同,其预后可能不同,因此,Dauson 和 Connolly 对肿瘤产生的黏蛋白进行分析来提示肿瘤组织来源,唾液黏蛋白来自真正的壶腹的肿瘤是胆管上皮和十二指肠黏膜的特征,中性黏蛋白是 Bruner 腺特征性分泌蛋白;硫酸黏蛋白则主要由胰管产生。

需与十二指肠腺癌区别的疾病繁多,但可以根据主要临床征象来鉴别:①对于表现为梗阻性黄疸者,需与其鉴别的常见疾病有胰头癌、胆管癌、胆管结石、十二指肠降部憩室等。②对于表现为呕吐或梗阻者,则需与十二指肠结核、溃疡病幽门梗阻、环状胰腺、肠系膜上动脉综合征相鉴别。③对于消化道出血者,需与胃、肝胆系、结肠、胰腺、右肾和腹膜后等肿瘤相鉴别。④对于上腹隐痛者,需与溃疡病、胆石症等相鉴别。

(五)治疗

对十二指肠腺癌原则上应行根治切除术,可根据肿瘤的部位和病期选用十二指肠节段切除或胰头十二指肠切除等术式。对于不能切除的肿瘤可采用姑息性胆肠引流或胃肠引流等术式。据文献报道,20 世纪 90 年代以后,行胰头十二指肠切除的比例上升至 62%～90%,使术后 5 年生存率达到 25%～60%。由于胰头十二指肠切除符合肿瘤手术治疗、整块切除和达到淋巴清除的原则,同时有良好的治疗效果,目前已基本被公认为治疗十二指肠癌的标准术式。现对几种常用术式及注意事项介绍如下。

1.胰头十二指肠切除术

十二指肠腺癌手术时,淋巴结转移率为 50%～65%,尽管很多医师认为淋巴结阳性并不影响术后生存率,但胰头十二指肠切除因其能广泛清除区域淋巴结而倍受推崇。随着手术技巧的提高和围术期管理的加强,胰头十二指肠切除术后死亡率降至 10% 以下。胰头十二指肠切除术包括保留幽门和不保留幽门的基本术式,应根据肿瘤所在部位和生长情况加以选择。但应注意的是对十二指肠腺癌行胰头十二指肠切除,术后比对胰腺或胆管病变行胰头十二指肠切除有更高的并发症(如胰漏)发生率,其机制可能与软胰结构(soft texture)有关。学者一般认为,对原发十二指肠癌行胰头十二指肠切除术应注意以下几点:①采用套入式(Child)法的胰空肠端端吻合为佳,特别是对胰管不扩张者更为适宜。②十二指肠肿瘤侵及胰腺钩突部的机会较少。因此,处理钩突部时在不影响根治的原则下,可残留薄片胰腺组织,将其贴附于门静脉,较有利于手术操作;另外,分离其与门静脉和肠系膜上静脉间细小血管支时,不可过度牵拉,避免撕破血管或将肠系膜上动脉拉入术野,将其损伤。需将门静脉保留侧的血管支结扎牢固,采用缝合结扎更加妥善。③不伴梗阻性黄疸者的胆胰管常不扩张。因此,经胆管放置细 T 形管引流,可将其横臂一端经胆肠吻合口放入旷置的空肠襻内,将另一端放在近侧胆管,有助于减少胆肠、胰肠吻合口瘘。④伴有营养不良、贫血、低蛋白血症者,除考虑短期 TPN 治疗外,术中宜于空肠内放置饲食管(经鼻或行空肠造瘘置管)以备术后行肠内营养,灌注营养液和/或回收的消化液,颇有助于术后患者的恢复。⑤对高龄或伴呼吸系统疾病者,应行胃造瘘术。⑥术后应加强防治呼吸系统并发症(尤其是肺炎、肺不张等)采用有效的抗生素,鼓励咳嗽和床上活动等。

2.节段性十二指肠管切除术

本术式选择适当,能达到根治性切除的目的。其 5 年生存率不低于胰头十二指肠切除术的 5 年生存率,且创面小,并发症少,手术死亡率低。此术式主要适用于水平部、升部早期癌,术前及术中仔细探查,必须确定肠壁浆膜无浸润,未累及胰腺,区域淋巴结无转移。充分游离十二指肠外侧缘,切断十二指肠悬韧带,游离十二指肠水平部和升部,切除包括肿瘤在内的十二指肠段及淋巴引流区域组织,在肠系膜上血管后方将空肠远侧端拉至右侧,与十二指肠降部行端端吻合。若切除范围较广泛,不可能将十二指肠行端端吻合,也可行 Roux-en-Y,即空肠、十二指肠和空肠、空肠吻合术。

3.乳头部肿瘤局部切除术

对肿瘤位于乳头部的高龄患者或全身情况欠佳,不宜行胰头十二指肠切除手术者,可行乳头部肿瘤局部切除术。手术要点为:①纵向切开胆总管下段,探查并明确乳头及肿瘤的部位。通过胆总管切口送入乳头部的探条,顶向十二指肠前壁做标志,在其上方 1 cm 处切开一个长 5 cm 的纵向切口,也可做横向切口,在肠腔内进一步辨认乳头和肿瘤的关系。②在十二指肠后壁乳头肿瘤上方,可见到胆总管的位置,在牵引线支持下,距离肿瘤约 1 cm 处切开十二指肠后壁和胆总管前壁,并用细纯丝线将两者的近侧切端缝合,对其远侧切端亦予以缝合,牵引乳头部肿瘤。用相同的方法,在距离肿瘤 1 cm 的周边边切开边缝合十二指肠后壁和胆总管,直至将肿瘤完整切除。大约在 12 点至 3 点方向可见胰管开口,分别将其与胆总管和十二指肠后壁缝合,在切除肿瘤的过程中,对小出血点可缝扎或用电凝止血。切除肿瘤后,创面需彻底止血。③经胰管十二指肠吻合口放置一根口径适宜、4～5 cm 长的细硅胶管,纳入胰管内支撑吻合口,并用可吸收缝线将其与胰管缝合一针固定。经胆总管切口放置 T 形管,其横壁一端置入近侧肝管,另一端伸向并通过胆总管十二指肠吻合口,入十二指肠腔内,起支撑作用。横行缝合十二指肠前壁切口和胆总管切口,T 形管从后者引出。④切除胆囊,放置腹腔引流管,关腹。⑤乳头部肿瘤局部切除,不但要求完整切除肿瘤,而且边缘不残留肿瘤组织,应行冰冻切片检查协助诊断。⑥在完成胆总管、胰管与十二指肠后壁吻合之后,如果已放置 T 形管,可不必再行胆总管十二指肠侧侧吻合术。但应保留 T 形管 3～6 个月。⑦术后应预防胰瘘、胆瘘、胰腺炎和出血等并发症。使用生长抑素、H_2 受体阻滞药等。编者曾有一例十二指肠乳头部腺癌经局部切除后 3 年复发,再次手术局部切除后共生存近 5 年。

4.胃大部分切除术

对十二指肠球部的早期癌,病灶靠近幽门可采用本术式。注意切缘必须距离肿瘤 2 cm 以上,不要误伤周围重要结构。

放疗、化疗对十二指肠腺癌无显著疗效,个别报道称化疗能延长存活时间,可在术中或术后配合使用。

(六)预后

十二指肠腺癌总的预后较胰头癌与胆总管下段癌等好。其手术切除率达 70% 以上,根治性切除后 5 年生存率为 25%～60%。但不能切除的十二指肠癌预后差,生存时间一般为 4～6 个月,几乎无长期生存病例。而十二指肠癌根据发生的部位不同,其预后亦有差异,学者一般认为发生于十二指肠第 3、4 段的腺癌预后比发生于第 1、2 段者预后好。其原因有如下 3 点:①生物学特征不同,第 3、4 段肿瘤的生物学特征表现为中肠特性而第 1、2 段表现为前肠特性。②第 3、4 段肿瘤在临床上常能被较早地发现,即使肿瘤虽已突破固有肌层,但常不侵犯周围器官而仅侵及周围脂肪组织。③第 3、4 段腺癌可行肠段切除,而手术死亡率低。很多资料显示,十二指肠腺癌预后与淋巴结阳性与否、肿瘤浸润的深度、组织学分化程度及性别等无关。但肿瘤侵犯胰腺等,被认为是局部复发和致死的原因。

二、十二指肠类癌

类癌是消化道低发性肿瘤,仅占消化道肿瘤的 0.4%~1.8%,而十二指肠类癌的发病率更低,仅占全胃肠类癌的 1.3%,占小肠类癌的 5%。类癌多见于十二指肠第 2 段,其次见于第 1 段。

(一)病理

十二指肠类癌起源于肠道 Kultschitzsky 细胞(肠嗜铬细胞),能产生多种胺类激素肽,是胺前体摄取和脱羧肿瘤(APUD 肿瘤),属于神经内分泌肿瘤范畴。肿瘤一般较小,单发或多发。随肿瘤增长可出现恶性肿瘤浸润生长的特征,如浸润和破坏黏膜、肌层,继而侵及浆膜和周围脂肪结缔组织、淋巴管和血管。十二指肠类癌一般属于低度恶性肿瘤,生长缓慢。转移较少,最常见的转移部位是肝脏,其次是肺。类癌的良性、恶性不全取决于细胞形态,主要取决于有无转移。学者一般认为肿瘤的转移与其大小有关,肿瘤<1 cm 者的转移率为 2%,肿瘤为 1~2 cm 者的转移率为 50%,超过 2 cm 者 80%~90%有转移。

十二指肠类癌多发生于降部黏膜下,质硬,表面平滑,易发生黏膜浅表溃疡。肿瘤切面呈灰白色,置于甲醛溶液固定后转为鲜黄色。如肿瘤呈环形浸润,可引起十二指肠肠腔狭窄;位于十二指肠乳头附近者可压迫胆管,出现黄疸;若向浆膜外生长,则可浸润周围脏器。

(二)临床表现

十二指肠类癌一方面有十二指肠肿瘤的共同表现,如黑便、贫血、消瘦、黄疸或十二指肠梗阻症状;另一方面由于类癌细胞分泌,多种具有生物活性的物质,如 5-HT、血管舒张素、组胺、前列腺素、生长抑素、胰高血糖素、胃泌素,当这些生物活性物质进入血液循环时,可出现类癌综合征,表现为发作性面、颈、上肢和躯干上部皮肤潮红和腹泻等。腹泻严重时有脱水、营养不良、哮喘,甚至出现水肿、右心衰竭等。

应注意的是个别绒毛管状腺瘤患者也可分泌 5-羟色胺,使其浓度升高,从而产生中肠(midgut)型类癌症。

(三)诊断

胃肠钡剂造影和纤维十二指肠镜检查有助于诊断,但 X 线和镜检所见有时难以与腺癌鉴别,需行活体组织病理检查。

测定 24 h 尿 5-羟基吲哚乙酸(5-HIAA)排出量是目前诊断类癌和判定术后复发的重要依据之一。类癌患者的 5-HIAA 排出量为正常值的 1~2 倍,类癌综合征患者的 5-HIAA 排出量更高。

B 超和 CT 检查主要用于诊断有无肝脏或腹腔淋巴转移灶。

(四)治疗

以手术治疗为主。局部切除适用于小于 1 cm、远离十二指肠乳头的肿瘤,如肿瘤较大呈浸润性发生,或位于十二指肠乳头周围,应行胰头十二指肠切除术。

对类癌肝转移,可在切除原发灶的同时切除转移灶。对肝内广泛转移者可行肝动脉结扎或栓塞治疗。

对类癌综合征病例可用二甲麦角新碱和磷酸可待因控制症状,前者易引起腹膜后纤维化。腹泻难以控制可用对氯苯丙氨酸,每天 4.0 g,但可能引起肌肉痛和情绪低落。

对广泛转移病例可用多柔比星、5-FU、长春碱、甲氨蝶呤、环磷酰胺等,可有一定疗效。最近研究结果表明表面链佐星疗效最好,单独用赛庚啶亦有疗效。放疗可缓解骨转移所引起的疼痛,但不能使肿瘤消退。

三、十二指肠恶性淋巴瘤

原发性十二指肠恶性淋巴瘤,是指原发于十二指肠肠壁淋巴组织的恶性肿瘤,这有别于全身恶性淋巴瘤侵及肠道的继发性病变。Dawson 提出原发性小肠恶性淋巴瘤的 5 项诊断标准:①未发现体表淋巴结肿大。②白细胞计数及分类正常。③X 线胸片无纵隔淋巴结肿大。④手术时未发现受累小肠及肠系膜区域淋巴结以外的病灶。⑤肝、脾无侵犯。

原发性小肠恶性淋巴瘤发病率的地区差异很大,中东国家的发生率甚高,但在美国该病仅占小肠恶性肿瘤的 1%,而我国的小肠恶性淋巴瘤占小肠恶性肿瘤的 20%～30%。据国内对 1 389 例小肠恶性淋巴瘤的统计,发生于十二指肠者有 218 例,占 15.7%,国外 908 例中有 102 例,占 11.2%。虽然恶性淋巴瘤占全部小肠恶性肿瘤的一半以上,但其主要发生于回肠,约占 47%,其次发生于空肠,发生于十二指肠的少见。

(一)病理

原发性十二指肠恶性淋巴瘤起源于十二指肠黏膜下淋巴组织,可向黏膜层和肌层侵犯,表现为息肉状或为黏膜下肿块或小肠管纵轴在黏膜下弥漫性浸润,常伴有溃疡。肿瘤常为单发,少数多发。按组织学形态可分为淋巴细胞型、淋巴母细胞型、网织细胞型、巨滤泡型以及 Hodgkin病。按大体病理形态可分为肿块型或息肉型、溃疡型、浸润型、结节型。按组织学类型可分为霍奇金病与非霍奇金淋巴瘤,以后者最多见。可经淋巴道、血运转移以及直接蔓延,淋巴结转移较腺癌早。

(二)临床表现

原发性十二指肠恶性淋巴瘤好发于 40 岁左右,比其他恶性肿瘤的发病年龄小,男、女患者的发病率比例为 1∶1～3∶1。该病在临床上表现无特异性,可因肿瘤的类型和部位而异。Noqvi(1969)提出临床病理分期标准:Ⅰ期,病灶局限,未侵犯淋巴结;Ⅱ期,病灶局限,已侵犯淋巴结;Ⅲ期,邻近器官组织受累;Ⅳ期,有远处转移。

1.腹痛

腹痛大多由肠梗阻,肿瘤的膨胀、牵拉,肠管蠕动失调,肿瘤本身坏死而继发感染,溃疡、穿孔等因素所致。腹痛为该病的最常见症状,据国内资料统计,发生率为 65% 以上。腹痛出现得较早,轻重不一,隐匿,无规律,呈慢性过程。初起为隐痛或钝痛,随病情的发展逐渐加重,转为阵发性痉挛性绞痛,晚期疼痛呈持续性,药物不能缓解。腹痛多数位于中腹部、脐周及下腹部,有时可出现在左上腹或剑突下。一旦肿瘤穿孔而引起急性腹膜炎,可出现全腹剧痛。

2.肠梗阻

肿瘤阻塞肠腔或肠壁浸润狭窄均可引起肠梗阻。肠梗阻为临床常见的症状,出现得较早,多为慢性、部分性梗阻,恶心、呕吐反复发作,进餐后加重。乳头部以上梗阻者的呕吐物中不含胆汁;乳头部以下梗阻者的呕吐物中含大量胆汁。腹胀不明显。

3.腹部肿块

因有 60%～70% 的肿瘤直径超过 5 cm,大者有 10 cm 以上,故临床上据国内资料统计约 25.5% 的患者可扪及腹部包块,有的以该病为主诉。

4.黄疸

因恶性肿瘤侵犯或阻塞胆总管开口部或因转移淋巴结压迫胆总管而引起梗阻性黄疸。黄疸的发生率远远低于腺癌,大约为 2%。

5.肠穿孔与腹膜炎

因肿瘤侵犯肠壁发生溃疡,坏死、感染而致穿孔,急性穿孔引起弥漫性腹膜炎,慢性穿孔可以引起炎性包块、脓肿、肠瘘。在十二指肠恶性淋巴瘤中其发生率为 15%~20%。北京协和医院统计其发生率为19.4%,比其他恶性肿瘤发生率高。

6.其他

十二指肠恶性淋巴瘤尚可出现上消化道出血、消瘦、贫血、腹泻、乏力、食欲下降、发热等一些非特异性临床表现。

(三)诊断与鉴别诊断

该病的早期诊断十分困难,往往被误诊为胃十二指肠炎、消化性溃疡、慢性胰腺炎、胆管疾病等。经常延误诊断数月。误诊率可高达 70%~90%。具体原因分析:①缺乏特异性临床表现。②医师对该病的认识不足,甚至缺乏这方面的知识,故警惕性不高。③该病往往以急症就诊,常被急腹症的临床表现所掩盖。④在基层医院常常没有有效的诊断手段。出现未能查明原因的发热、恶心、呕吐、食欲下降、消瘦、贫血、肠道出血、上腹部疼痛、慢性肠梗阻等临床表现时,应警惕有该病的可能性,而进行各项检查。

1.实验室检查

缺乏特异性,可能出现红细胞数与血红蛋白量下降,呕吐物与大便隐血试验阳性。

2.X 线检查

X 线平片可能显示十二指肠梗阻的 X 线表现,或软组织块影。胃肠道钡餐双重对比造影对十二指肠肿瘤的诊断准确率达 42%~75%,主要表现为十二指肠黏膜皱襞变形、破坏、消失,肠壁僵硬,充盈缺损,有龛影或环状狭窄。十二指肠恶性淋巴瘤 X 线表现更具有一定特征。因该病破坏肌层中肠肌神经丛,故肠管可能出现局限性囊样扩张,呈动脉瘤样改变,肠壁增厚,肠管变小,呈多发性结节状狭窄。十二指肠低张造影,更有利于观察黏膜皱襞的细微改变,使其诊断准确率提高到 93%左右。

3.内腔镜检查

十二指肠镜可以直接观察病灶的大小、部位、范围、形态等,同时可进行摄像、照相、刷检脱落细胞和活检以获得病理确诊。

4.其他

B 超、CT 和 DSA 等对该病的诊断有一定作用,但价值不大。

(四)治疗

该病应以手术治疗为主,手术有诊断与治疗的双重作用。国内报道原发性十二指肠恶性肿瘤的手术率约为 60%。手术方案根据该肿瘤所在部位、病变的范围而决定。可以考虑局部切除,但应行胰十二指肠根治性切除为妥。

该病对化疗和放疗有不同程度的敏感性。故术前和术后可以配合进行。疗效优于单纯手术治疗。一般放疗的剂量为 40 Gy(4 000 rad)左右。一般采用 CTX、VCR、ADM、MTX、PCB 及泼尼松等药组成的各种联合化疗方案。

四、十二指肠平滑肌肉瘤

十二指肠平滑肌肉瘤是起源于十二指肠黏膜肌层或固有肌层或肠壁血管壁的肌层肿瘤,根据其组织学特征,分为平滑肌瘤、平滑肌肉瘤和上皮样平滑肌瘤(或称平滑肌母细胞肌瘤),后者罕见。平滑肌瘤和平滑肌肉瘤分别居十二指肠良、恶性肿瘤发病率的第二位,但也有学者认为淋巴瘤的发生率稍高于平滑肌肉瘤。由于临床上平滑肌瘤和平滑肌肉瘤表现无明显差异,大体观难以区别其性质,因而一并讨论。

(一)病理

根据十二指肠平滑肌肉瘤的生长方式可分为腔外型、腔内型、腔内外型和壁间型。平滑肌肉瘤主要见于腔外型、腔内外型。平滑肌肉瘤的特点是肿瘤较大,瘤内易发生出血、坏死、囊变,形成多个内含黄色液体的囊腔,若囊内继发感染,破溃后与肠腔相通,形成假性憩室,若向腹腔破溃、穿孔则形成局限性脓肿。区分良性、恶性肿瘤缺乏统一标准。学者一般认为肿瘤直径>10 cm或已有转移,可诊断为肉瘤;直径>8 cm,质脆,血供丰富,肉瘤可能性大。

术中快速切片病理检查有时难以正确判定其良性、恶性,应以石蜡切片观察核分裂象的数目,将其作为诊断的主要依据,判定标准有如下几种:①每个高倍镜视野下核分裂象多于2个则为恶性。②每10个高倍镜视野下核分裂象超过5个为肉瘤。③每25个高倍镜视野下核分裂象为1~5个为低度恶性,多于5个为肉瘤。④镜下有不典型核分裂象,核的多形性和染色深是肉瘤的基本特征。⑤每25个高倍镜视野下核分裂象数≥4个,圆形核超过20%为肉瘤。平滑肌瘤能否恶变尚不清楚。上皮样平滑肌瘤的大多数瘤细胞呈圆形或多边形,胞质内有空泡或核周有透明区,以此可与平滑肌瘤和平滑肌肉瘤鉴别。以往学者认为上皮样平滑肌瘤属于良性肿瘤,有恶性趋向,现在认为此型肿瘤存在良性和恶性,恶性较少,多向肝转移或腹膜种植。平滑肌肉瘤多向肝转移或腹腔瘤床种植。少有淋巴转移。

(二)临床表现

十二指肠平滑肌肿瘤所产生的症状、体征与其他十二指肠良性、恶性肿瘤相似,但以出血、腹部肿块较为突出。有统计肉瘤的出血发生率约为80%,肌瘤约为50%,可为少量、持续或间歇大出血,出血与否和出血程度与肿瘤大小无直接关系。肿块多在右上腹,表面较光滑,有囊性感,活动度差,个别肿块可在右下腹触及。

(三)诊断

十二指肠平滑肌肿瘤首选的检查方法:①胃肠道钡剂造影,其X线特征视肿瘤生长方式和大小而异。腔内型肿瘤可表现为表面光滑、边界清楚的充盈缺损,如形成溃疡,则于充盈缺损部有龛影;腔外型肿瘤见十二指肠受压,黏膜皱襞紊乱;如肿瘤破溃,与肠腔相通,有巨大憩室征。②十二指肠内镜检查可见肠壁外压性改变或黏膜下隆起病变,黏膜糜烂。十二指肠降部以下病变易被漏诊,活检亦因取材受限,难以明确诊断。③CT检查在十二指肠部位有边界限清楚的实质性肿块影,若肿瘤内有对比造影剂和气体,更有助于诊断。增强扫描为中等血供或血供较丰富的肿瘤,应与胰头部肿瘤鉴别。

(四)治疗

该病一旦确诊,即使肿瘤局部复发,或转移病灶,均应积极手术探查,不应轻易放弃手术机会。力争根治性切除,对于晚期的或复发的病例,只要全身情况和局部解剖条件许可,即积极做姑息性切除或其他手术,这样可以延长生存期,有时甚至可以达到意想不到的效果。应根据肿瘤大小、生长部位和生长方式决定其手术方案。局部切除仅适用于十二指肠外侧壁腔外型肌瘤。肉瘤术后复发主要是瘤床和腹腔内肿瘤种植,因此,术中避免瘤体包膜破裂是预防复发的关键之一。术毕于瘤床部位可用蒸馏水浸泡和冲洗。胰头十二指肠切除术适用于较大或位于十二指肠乳头周围的肿瘤。

平滑肌肉瘤肝转移病灶的边界较清楚,可沿肿块边缘切除。若有多个转移灶局限于一叶,宜于肝叶切除。对不能切除的肝转移灶,可行肝动脉插管和门静脉插管化疗。学者遇到 1 例 46 岁的男性患者,因有十二指肠平滑肌肉瘤(约 4 cm 直径),同时右肝后叶有一个直径 5 cm 的转移灶,而行肉瘤所在十二指肠段的切除以及不规则的右肝后叶切除,术后 3 年因肿瘤复发,再次行肝肿瘤切除,痊愈出院。

五、十二指肠脂肪瘤和脂肪内瘤

临床上十二指肠脂肪瘤与脂肪肉瘤表现无明显差异,大体观乃至镜下均难以区别其性质,因而一并讨论。脂肪肉瘤(瘤)来自原始间叶组织,多发生于腹膜后。小肠脂肪瘤占整个消化道脂肪瘤的 50％以上,占小肠良性肿瘤的 20％,发病率次于平滑肌瘤,60％发生于回肠,十二指肠与空肠各占 20％左右,多见于老年人,男性患者略多于女性患者。

脂肪瘤外观呈黄色,质软,有一层极薄的外膜,有油脂样光泽,瘤组织分叶规则,并有纤维组织间隔。其镜下结构与正常脂肪组织基本一样,有包膜。脂肪肉瘤极少数由脂肪瘤恶变而来,而且一开始即具有恶性特征。肉眼观大体标本差异较大,有的似一般脂肪瘤,有的呈鱼肉样外观或黏液样外观。镜下组织学分类有分化良好型、黏液样型、圆形细胞型、多形性脂肪瘤。

十二指肠脂肪肉瘤早期无特异性临床表现,根据肿瘤的大小、部位、范围而异,有肠梗阻、腹痛、黄疸、呕吐、食欲下降,乏力、消瘦等不同表现,肠套叠与出血较少发生。绝大多数患者是通过消化道钡餐检查或十二指肠镜发现肿瘤的。学者曾遇到 1 例十二指肠脂肪瘤患者,其曾在当地施行局部切除,8 个月后又因肿瘤复发而出现十二指肠梗阻并出现黄疸,故行胰十二指肠切除,病理诊断为十二指肠脂肪肉瘤。术后恢复良好。现已生存 4 年多,尚未见复发与转移。

(张志国)

第十章

小 肠 疾 病

第一节 先天性肠旋转异常

先天性肠旋转异常是指在胚胎期中肠发育过程中,以肠系膜上动脉为轴心的肠旋转运动不完全或异常,使肠道位置发生变异和肠系膜附着不全,从而引起肠梗阻或肠扭转。大概在6 000个出生婴儿中有1例。30%在生后1周内发病,大于50%在生后1月内发病,少数在婴儿或儿童期发病,亦可终身无临床症状,偶在X线检查或其他手术时发现。男性的发病率高于女性的发病率。诊断延迟和不恰当的处理肠旋转异常会引起病死率上升和终身疾病。

一、胚胎学

在胚胎发育第4周,体长5 mm时,原肠位于胚腔矢状面的正中位,肠管中部的原基向前方凸出,此即为中肠部分,受肠系膜上动脉的供应,将发育成十二指肠Vater乳头部至横结肠中部的肠管。第6~10周,发育迅速的中肠不能容纳在发育较慢的腹腔内,且被迅速增大的肝脏推挤,大部分中肠经脐环突入卵黄囊内,形成一个生理性脐疝。至胚胎第10~11周,体长40 mm时,腹腔的发育加快,容积增大,中肠又回纳到腹腔,并以肠系膜上动脉为轴心,按反时针方向逐渐旋转270°,使十二指肠空肠曲从右到左在肠系膜上动脉的后方转至左侧,形成十二指肠悬韧带;使回肠结肠连接部从左向右在肠系膜上动脉的前方转至右上腹。以后再逐渐降至右髂窝。正常旋转完成后,横结肠位于肠系膜上动脉的前方,升结肠和降结肠由结肠系膜附着于腹后壁,小肠系膜从左上腹斜向右下腹,并附着于腹后壁。

二、病理

如果在肠管的正常旋转过程中的任何阶段发生障碍或反常,就可发生肠道解剖位置的异常,并可产生各种不同类型的肠梗阻、肠扭转等复杂的病理情况。肠道位置异常的病理机制是:①胚胎期肠管旋转障碍或旋转异常,包括脐环过大、中肠不发生旋转、旋转不完全、反向旋转;②肠管发育不良;③结肠系膜未附着,呈背侧总肠系膜;④由于肠管发育障碍或肠系膜固定不全,近端结肠或小肠襻继续旋转而形成肠扭转。

胚胎期肠旋转异常的类型如下。

(一)中肠未旋转

中肠在退回腹腔时未发生旋转,仍保持着原始的位置,小肠与结肠均悬挂于共同的肠系膜上,肠系膜根部在脊柱前方呈矢状面排列,常伴发脐膨出及腹裂畸形。

(二)肠旋转不完全

肠襻旋转 90°后停止,小肠悬挂于腹腔右侧,盲肠和近端结肠居于腹腔左侧,阑尾位于左下腹,为常见的旋转异常。十二指肠下部不与肠系膜上动脉交叉,而位于肠系膜根部右侧,不存在十二指肠空肠曲,末端回肠自右侧向左进入盲肠。升结肠在脊柱前方或左侧,十二指肠、小肠及结肠悬垂于共同的游离肠系膜上。结肠本身的发育使横结肠为横位,近端结肠肝曲呈锐角向右侧伸展,十二指肠与近端结肠有盘绕。

(三)肠旋转异常Ⅰ型

肠襻旋转 180°后停止,十二指肠下部在肠系膜根部后方,盲肠和升结肠位于腹部中线,并有片状腹膜粘连带或索带,跨越于十二指肠第二部的前方,附着于右侧腹后壁。当近端结肠发育停顿时,盲肠在十二指肠前方的脊柱右侧,压迫十二指肠。

(四)肠旋转异常Ⅱ型

这种类型如反向旋转或混合旋转。

(1)中肠反时针方向旋转 90°后,又按顺时针方向再旋转 90°～180°,使十二指肠降部位于肠系膜上动脉的前方。

(2)结肠近端向右移行,全部或部分居于十二指肠和肠系膜前方。

(3)近端结肠及其系膜向右移位时,将小肠及肠系膜血管均包裹在结肠系膜内,形成结肠系膜疝,升结肠系膜构成疝囊壁,囊内小肠可发生梗阻。

(4)中肠在顺时针方向旋转 180°后,横结肠走行于腹膜后,小肠与升结肠位置正常,横结肠在其后方交叉,十二指肠下部位于前方,如中肠继续按顺时针方向旋转 180°,则形成以肠系膜根部为轴心的肠扭转,盲肠移位左侧,十二指肠位于右侧。

(五)总肠系膜

升结肠系膜未附着于腹后壁是中肠旋转不良的合并异常,它也可以是正常肠旋转的单独异常。此时,肠十二指肠下部位于肠系膜上动脉后方,十二指肠曲位于腹部左侧。呈总肠系膜时肠系膜根部形成细柄状,自胰腺下方伸出呈扇形散开,升结肠靠近右侧腹壁,但无粘连。若升结肠系膜部分黏着于后腹壁,则盲肠与相邻的升结肠游离。

合并畸形:文献报道高达 30%～62%。半数为十二指肠闭锁,其他有空肠闭锁、先天性巨结肠、肠系膜囊肿等。

三、临床表现

最常见的症状是呕吐(95%),呕吐物最初为胃内容物,但是很快就变为胆汁性。发生肠坏死时,呕吐物为血性,1/3 的患儿有肉眼血便,1/2 的患儿有腹胀。

婴儿出生后排出正常胎便,一般常在第 3～5 d 出现症状,主要表现为呕吐等高位肠梗阻症状。间歇性呕吐,呕吐的乳汁中含有胆汁,腹部并不饱胀,无阳性体征。完全梗阻时,呕吐持续而频繁,伴有脱水、消瘦及便秘。若并发肠扭转,则症状更为严重,呕吐咖啡样液,出现血便、发热及休克,腹部膨胀,有腹膜刺激征。必须早期做出诊断,及时救治。

婴幼儿病例多表现为十二指肠慢性梗阻,症状呈间歇性发作,常能缓解,表现为消瘦、营养发育不良。亦可发生急性肠梗阻,而需要紧急治疗。约20%的病例伴有高胆红素血症,原因尚不清楚,可能是由胃和十二指肠扩张,压迫胆总管所致;也可能因门静脉受压和肠系膜静脉受压,其血流量减少,肝动脉血流代偿性增加,使未经处理的非结合胆红素重回循环;同时由于门静脉血流量减少,肝细胞缺氧,肝葡糖醛酸转移酶不足。

四、诊断

新生儿有高位肠梗阻症状,呕吐物含大量胆汁,曾排出正常胎便,应考虑肠旋转异常的诊断,可做X线检查加以证实。腹部平片可显示胃及十二指肠扩大,有液平面,而小肠仅有少量气体充盈。上消化道钡餐检查、钡剂灌肠为主要诊断依据。前者见十二指肠框消失,小肠不超过脊柱左侧,呈螺旋形分布于右侧腹;后者主要观察盲肠位置,位于上腹部或左侧腹部可确诊。但盲肠游离或钡剂充盈肠腔可使盲肠位置下移,因而盲肠位置正常时,亦不能排除肠旋转异常。肠旋转不良、十二指肠闭锁或狭窄和环状膜腺均有高位肠梗阻表现而鉴别困难,上消化道钡餐检查可帮助诊断。但对不能耐受术前检查或有腹膜炎体征的患儿,或为防止严重反流等特殊情况下,不宜进行更多复杂检查,应早期手术探查。

较大婴儿和儿童病例在发生不完全性十二指肠梗阻时,可吞服少量稀钡或碘油进行检查,造影剂滞留于十二指肠,仅少量进入空肠,偶尔见十二指肠空肠襻不按照正常的弯曲行径而呈垂直状态。如显示复杂的肠管走行图像,提示合并存在中肠扭转。

五、治疗

对无症状者不手术,留待观察。有梗阻症状或急性腹痛发作是手术指征,均应早期手术治疗。有肠道出血或腹膜炎体征,提示发生扭转,必须急症处理。

手术做上腹部横切口,充分显露肠管。手术者必须对此类畸形有充分认识,才能理解术中所显露的异常情况,而给予正确的处理,否则会不知所措而错误处理,以致症状依旧。在判断肠管的情况时,应注意十二指肠下部与肠系膜根部的关系,了解近端结肠局部解剖位置,整个肠管常需移置腹腔之外,将扭转的肠管按逆时针方向复位之后,能辨明肠旋转异常的类型。

肠管位置正常,但有总肠系膜时,应将盲肠及升结肠固定于右外侧的腹膜壁层。为了防止结构的异常活动,使小肠不至于嵌入结肠系膜和后侧的腹膜壁层间引起梗阻,可将升结肠系膜从回盲部至十二指肠空肠曲斜行固定于背侧的腹膜壁层。

对肠旋转异常Ⅰ型及Ⅱ型,松解膜状索带和粘连,彻底解剖十二指肠,游离盲肠,整复扭转的肠管,使十二指肠沿着右侧腹直下,将小肠置于腹腔右侧,将盲肠和结肠置于腹腔左侧部(Ladd术)。常规切除阑尾,以免今后发生误诊。

横结肠在肠系膜上动脉后方时,多有反向旋转,整复要求将扭转的肠管按反时针方向旋转360°,使盲肠与升结肠固定于右侧腹膜壁层,将肠系膜血管前方的十二指肠下部移位到腹部右侧,防止受压,解除反向旋转所致的肠系膜静脉淤滞,使恢复通畅。

随访的结果证明手术疗效良好,虽然小肠系膜仍属于游离,按理有可能复发肠扭转,但临床经验证明少有复发者。有时遗留间歇性腹痛,有顽固的消化吸收障碍,引起贫血、低蛋白血症。切除坏死肠管后的营养吸收障碍与残存肠管的长度和功能有关。死亡病例多数合并有其他畸形。

(张志国)

第二节 先天性肠闭锁与肠狭窄

先天性肠闭锁与肠狭窄是常见的先天性消化道发育畸形，是新生儿时期的主要急腹症之一。发病率为1/(4 000～5 000)个活产儿。该病可发生在肠道任何部位，多见于空肠、回肠，十二指肠次之，结肠少见。无显著性别差异，未成熟儿的发病率较高。

一、十二指肠闭锁与狭窄

该病多见于低出生体重儿。十二指肠部位在胚胎发育过程中发生障碍，形成十二指肠部的闭锁或狭窄，发生率为出生婴儿的1/(7 000～10 000)。闭锁与狭窄的比例约为3：2或1：1。该病在全部小肠闭锁中占37%～49%。其合并畸形的发生率较高。

(一)病因

胚胎第5周，原肠管腔内上皮细胞过度增殖使肠腔闭塞，出现暂时性的充实期。第9～11周，上皮细胞发生空化，形成许多空泡，以后空泡相互融合即为腔化期，使肠腔再度贯通。至第12周时形成正常的肠管。如空泡形成受阻，停留在充实期，或空泡未完全融合，肠管重新腔化发生障碍，即可形成肠闭锁或狭窄。此为十二指肠闭锁的主要病因(Tandler学说)。有学者认为胚胎期肠管有血液供应障碍，缺血、坏死、吸收、修复异常，亦可形成十二指肠闭锁或狭窄。30%～50%的病例同时伴发其他畸形，如先天愚型(30%)、肠旋转不良(20%)、环状胰腺、食管闭锁以及肛门、直肠、心血管和泌尿系统畸形。多系统畸形的存在，提示其与胚胎初期全身发育缺陷有关，而非单纯十二指肠局部发育不良所致。

(二)病理

病变多在十二指肠第二段，梗阻多发生于壶腹部远端，少数在近端。常见的类型如下。

1.隔膜型

肠管外形保持连续性，肠腔内有未穿破的隔膜，常为单一，亦可多处同时存在；隔膜可薄而松弛，向梗阻部位的远端脱垂，形成风袋状；隔膜中央可有针尖样小孔，食物通过困难。壶腹部常位于隔膜的后内侧。

2.盲段型

肠管的连续中断，两盲端完全分离，或仅有纤维索带连接，肠系膜亦有 V 型缺损。临床上此型少见。

3.十二指肠狭窄

肠腔黏膜有一处环状增生，该处肠管无扩张的功能；也有表现为在壶腹部附近有一处缩窄段。

梗阻近端的十二指肠和胃明显扩张，肌层肥厚，肠肌间神经丛变性，蠕动功能差。肠闭锁远端肠管萎瘪细小，肠壁菲薄，肠腔内无气。肠狭窄的远端肠腔内存在空气。

(三)临床表现

妊娠妇女妊娠早期可能有病毒感染、阴道流血等现象，半数以上有羊水过多史。婴儿出生后数小时即发生频繁呕吐，呕吐物量多、含胆汁，如梗阻在壶腹部近端，则呕吐物不含胆汁。没有正常胎粪排出,或仅排出少量白色黏液或油灰样物,梗阻发生较晚者有时亦可有1~2次少量灰绿色粪便。轻度狭窄者的间歇性呕吐在生后数周或数月出现,甚至在几年后出现。因梗阻属于高位梗阻,一般均无腹胀,或仅有轻度上腹部膨隆,可见胃蠕动波。剧烈或长期呕吐,有明显的脱水、酸碱失衡及电解质紊乱、消瘦和营养不良。

(四)诊断

生后出现持续性胆汁性呕吐,无正常胎粪,应考虑十二指肠梗阻。X线正立位平片见左上腹一个宽大液平面,为扩张的胃;右上腹亦有一个液平面,为扩张的十二指肠近段,整个腹部其他部位无气体,为"双气泡征",是十二指肠闭锁的典型X线征象。十二指肠狭窄的平片与闭锁相似,但十二指肠近端扩张,液平面略小,余腹可见少量气体。新生儿肠梗阻时,禁忌做钡餐检查,其可引起致死性钡剂吸入性肺炎。为与肠旋转不良鉴别,可行钡剂灌肠,观察盲肠、升结肠的位置。病史不典型的年长儿、有十二指肠部分梗阻症状者,需做吞钡检查,检查后应洗胃,吸出钡剂。

产前超声诊断上消化道梗阻的准确性>90%。如发现母亲羊水过多,同时胎儿腹腔内显示1~2个典型的液性区或扩张的胃泡,应高度怀疑该病。超声诊断可为出生后早期诊断、早期手术提供依据。

(五)治疗

术前放置鼻胃管减压,纠正脱水与电解质失衡,适量补充血容量,保暖,给予维生素K和抗生素。

术时必须仔细探查有无其他先天性畸形,如肠旋转不良或环状胰腺,闭锁远端需注入生理盐水使之扩张,按顺序检查全部小肠,注意有无多发闭锁与狭窄。根据畸形情况选择术式,对隔膜型闭锁采用隔膜切除术,做切除时须慎防损伤胆总管入口处。十二指肠近、远两端相当接近,或同时有环状胰腺,可行十二指肠侧-侧吻合术。十二指肠远端(水平部)闭锁与狭窄,可选十二指肠空肠吻合术,但术后可产生盲端综合征。亦可将扩张段肠管裁剪整形后吻合,可以促进十二指肠有效蠕动的恢复,缩短禁食时间,减少并发症。

近年学者主张在给十二指肠闭锁患儿手术恢复肠道连续性的同时,做胃造瘘并放置空肠喂养管。胃造瘘可保证胃排空,防止误吸;空肠喂养管术后立即灌输营养液,早日进行肠内营养,同时可减少长期胃肠外营养的并发症。

目前随着新生儿呼吸管理、静脉营养、肠内营养技术及各种监测技术的不断改进,十二指肠闭锁的病死率已大大降低。影响其预后的因素包括:①患儿为早产儿或低体重儿;②伴发严重畸形;③确诊时间;④病变及肠管发育程度。近端十二指肠瘀滞、功能性肠梗阻是影响患儿存活的关键。研究发现闭锁近端肠壁的环纵肌肥厚增生且比例失调,肠壁内肌间神经丛和神经节细胞减少,产生巨十二指肠伴盲端综合征、胆汁反流性胃炎、胆汁淤积性黄疸、胃食管反流及排空延迟等并发症,是影响术后肠道功能恢复的因素。

二、空肠、回肠闭锁与狭窄

空肠、回肠闭锁与十二指肠闭锁的发生率之比为2:1。近年报道空肠、回肠闭锁的发生率较高,达1/1 500~1/4 000,男、女患者数相等,1/2的多发性闭锁患者为低出生体重者。肠闭锁可发生于同一个家庭或孪生子女中。

(一)病因

与十二指肠闭锁的病因不同,空肠、回肠在胚胎发育过程中无暂时性充实期,其并非由管腔再通化异常造成闭锁,而是肠道血液循环障碍所致。胎儿期肠管形成后,肠道再发生某种异常的病理变化,如肠扭转、肠套叠、炎症、穿孔、索带粘连及血管分支畸形,造成肠系膜血液循环发生障碍,以致影响某段小肠血液供应,导致肠管无菌性坏死和/或穿孔,吸收、修复,出现相应部位的肠管闭锁或狭窄,有时受累肠管消失,出现不同程度的小肠缩短。学者认为多发性肠闭锁为隐性遗传。回肠近端闭锁伴肠系膜缺损和远端肠管围绕肠系膜血管旋转,也属于隐性遗传。

(二)病理

闭锁或狭窄可发生于空肠、回肠的任何部位,在空肠比在回肠略多见。闭锁于近段空肠的病例占 31%,远段空肠的病例 20%,近段回肠的病例为 13%,远段回肠的病例为 36%。多于 90% 的病例为单一闭锁,6%～10% 的病例为多发闭锁。可分为以下 5 种类型。

1.隔膜型

近端扩张肠段与远端萎瘪肠段外形连贯,其相应的肠系膜完整无损,隔膜为黏膜及纤维化的黏膜下层构成。有时隔膜中央有一个小孔,少量气体和液体可进入梗阻以下肠腔。

2.盲端Ⅰ型

两盲端间有索带相连,近侧盲端肠腔膨大,肠壁增厚。远侧肠段萎瘪细小,直径仅为 0.3～0.6 cm,相应的肠系膜呈"V"型缺损或无缺损。

3.盲端Ⅱ型

两盲端间无索带粘连,相应的肠系膜呈"V"型缺损,有时肠系膜广泛缺损,远端肠系膜完全游离,呈一条索带,血液供应仅来自回结肠、右结肠或结肠中动脉,远侧细小的小肠以肠系膜为轴,围绕旋转,形成一种特殊类型,称为"苹果皮样闭锁",此型约占 10%,多发生于空肠。整个小肠长度可缩短,因缺乏肠系膜固定,容易发生小肠扭转。

4.多节段型

闭锁远端肠段与近侧完全分离,肠系膜缺损,远端肠段有多处闭锁,其间有索带相连,状如一串香肠。但亦有远侧肠段内多处闭锁而外观完全正常者。

5.狭窄型

病变部有一段狭窄区域或呈瓣膜样狭窄,仅能通过探针;有时表现为僵硬肠段,而其内腔细小,远侧肠腔内有少量气体。

成熟儿正常小肠的全长为 250～300 cm,未成熟儿正常小肠的全长为 160～240 cm,肠闭锁者较正常儿明显缩短,仅 100～150 cm,甚至更短。闭锁近端肠腔因内容物积聚而高度扩张,直径可达 30～40 mm,肠壁肥厚,蠕动功能差,血运不良,甚至坏死、穿孔。闭锁远端肠管细小萎陷,直径不足 4 mm,腔内无气,仅有少量黏液和脱落细胞。有时合并胎粪性腹膜炎。伴发畸形有肠旋转不良、肠扭转、腹裂、肛门直肠闭锁、先天性心脏病和先天愚型等。

(三)临床表现

主要为肠梗阻症状,其出现早晚和轻重取决于梗阻的部位和程度。呕吐为早期症状,梗阻部位愈高,出现呕吐愈早,空肠闭锁多在生后 24 h 以内出现呕吐,而回肠闭锁可于生后 2～3 d 才出现,呕吐进行性加重,频繁呕吐胆汁或粪便样液体。高位闭锁时腹胀仅限于上腹部,多不严重,在大量呕吐或放置胃管抽出胃内容物后,腹胀可明显减轻或消失。回肠闭锁时全腹呈一致性腹胀,可见肠型。如腹壁水肿发红,则为肠穿孔腹膜炎征象。肠闭锁者无正常胎便排出,有时可排出少量灰白色或青灰色黏液样物,此为闭锁远段肠管的分泌物和脱落细胞。可因呕吐频繁很快出现脱水、酸中毒、电解质紊乱及中毒症状,体温不升,并常伴吸入性肺炎,呼吸急促。

(四)诊断

15.8%～45.0%的胎儿小肠闭锁伴有母亲羊水过多,尤以空肠闭锁多见。胎儿超声检查可发现腹腔多个液性暗区,提示扩张肠管的可能。出生后持续性呕吐、进行性腹胀、无胎粪排出,应怀疑肠闭锁。肛指或灌肠后观察胎粪情况,有助于区别闭锁、胎粪黏滞性便秘或巨结肠。

腹部平片对诊断有很大价值。新生儿吞咽空气 1 h 内到达小肠,12 h 内到达直肠。高位闭锁可见一个大液平面(胃)及 3～4 个小液平(扩张的小肠),或"三泡征",下腹部完全无气体影。低位闭锁显示较多的扩张肠段及液平面,最远的肠襻极度扩张。侧位片显示结肠及直肠内无气体。对临床不典型者,少量稀钡做灌肠检查,可显示细小结肠(胎儿型结肠);并可发现合并的肠旋转不良或结肠闭锁,以及排除先天性巨结肠。

(五)治疗

按新生儿肠梗阻的要求进行充分的术前准备。根据病变类型及部位,选择合适的术式。凡条件许可者,应常规做肠切除、小肠端-端吻合术,取 3-0～5-0 可吸收线全层间断内翻单层缝合,组织内翻不宜过多。对隔膜型可做隔膜切除术,对肠壁纵切横缝。高位空肠闭锁,切除扩张肠段有困难时,为改善日后功能,可以用裁剪法整形吻合。亦可选择近、远端做端-侧吻合及远端造瘘术(Bishop-koop 法)或近、远端作侧端吻合及近端造瘘术(Santulli 法),后者可使近侧肠管充分减压。病变部位在回肠远端,合并肠穿孔、胎粪性腹膜炎和其他严重畸形,可选择双腔造瘘术(Mikulicz 法)。对肠狭窄患儿应将狭窄肠管切除后行肠吻合术。

闭锁近端肠管扩张、肠壁功能障碍为术后肠道通行受阻的主要原因。因此术中应彻底切除盲端及扩张肥厚的近端肠段 10～20 cm。远端肠管切除 2～3 cm。小肠切除的长度不应超过其全长的 50%,全部小肠最好能保留 100 cm 以上,使营养代谢不致发生严重紊乱。吻合前应在闭锁远端肠管注入生理盐水,对整条肠管全面、仔细地检查,以免遗漏多发闭锁。肠吻合时两断端管腔直径不等,可将远端肠管斜行 45°切开或沿肠系膜对侧缘纵行切开,进行端-端吻合。用手术放大镜进行操作,能提高吻合质量。术后肠道功能恢复较慢,一般需 10～14 d,甚至更久。因此在恢复前需较长时间持续胃肠减压,通过静脉营养,补充足够的水、热量和氨基酸,维持氮平衡或正氮平衡。

(六)预后

小肠闭锁的治疗效果随着目前诊疗技术的提高,特别是胃肠外营养的成功应用,已有明显改善。在专业新生儿外科治疗中心其治愈率为 90%,但高位空肠闭锁的治愈率略低,为 60%～70%。高位空肠闭锁,仍有较高术后并发症和病死率,近端空肠裁剪术虽可缩小盲端,但其增加吻合口瘘和破坏肠壁肌层的连续性。对高位空肠闭锁,建议术中放置经吻合口下方的小肠喂养管,早期肠内营养可减少静脉营养的并发症。常见致死原因为肺炎、腹膜炎及败血症,未成熟儿、短肠综合征、吻合口瘘与肠功能不良。术后小肠长度>50%者大多可得到正常生长发育。远侧小肠广泛切除者多有脂肪、胆盐、维生素 B_{12}、钙、镁吸收不良,腹泻及肠道细菌过度繁殖。应用静脉营养与要素饮食,使余下小肠>35 cm,有回盲瓣者大多能存活,以后可借小肠绒毛的肥大、肠黏膜细胞的增生及肠壁增厚增粗而逐渐适应营养吸收。

(张志国)

第三节 肠 结 核

肠结核是结核分枝杆菌侵犯肠道引起的一种慢性特异性感染。过去在我国比较常见,随着防痨工作的推广以及人民生活水平的提高,现在发病率已大为降低。近年来结核病又呈现死灰复燃的趋势,耐药性结核菌株不断增加,肠结核的发病率也呈上升趋势,已提出大力防治。

一、病因

肠结核多为继发性,最常见于活动性肺结核患者吞入含有大量结核菌的痰液;肠结核也可经血源感染,多见于粟粒性肺结核;或由邻近器官(如女性生殖器官)结核直接蔓延而致。原发性肠结核少见,一般由饮用了被牛结核分枝杆菌污染的牛奶引起。

二、病理

90%以上的肠结核患者的病变位于回盲部和回肠,这是由于回盲部具有丰富的淋巴组织,而结核分枝杆菌多侵犯淋巴组织,并且食物在回盲部停留较久,增加回盲部感染的机会。肠结核也可发生于肠道其他部位,大致趋向为离回盲部越远,发生的概率越低。

该病的病理改变因机体对结核分枝杆菌的免疫力和变态反应而异。机体变态反应强,病变以渗出为主,并可有干酪样坏死及溃疡,为溃疡型肠结核;机体免疫力好,则表现为肉芽组织增生,并可有纤维化,为增生型肠结核。溃疡型和增生型的分类不是绝对的,这两类病理变化常可不同程度地同时存在。

(一)溃疡型

此型肠结核多见。肠壁的淋巴组织呈充血、水肿等渗出性改变,进而发生干酪样坏死,肠黏膜逐渐脱落而形成溃疡,常绕肠周径扩展,大小、深浅不一。溃疡边缘和基底多有闭塞性动脉内膜炎,因此少有出血。受累部位常有腹膜粘连,故很少急性穿孔。晚期可有慢性穿孔,形成包裹性脓肿,并可穿透形成肠瘘。在修复过程中产生肠管的环形狭窄,并使肠段收缩变形,回肠与盲肠失去正常解剖关系。

(二)增生型

病变多局限于回盲部。虽可同时累及邻近的盲肠和升结肠,但多数患者仅一处受累。其病理特征是肠黏膜下纤维组织和结核肉芽肿高度增生,有时可见小而浅的溃疡和息肉样肿物。肠壁增厚和病变周围粘连,常导致肠腔狭窄和梗阻,但穿孔少见。

三、临床表现

肠结核多见于青少年,女性患者多于男性患者。溃疡型肠结核常有结核毒血症,表现为午后低热、盗汗、消瘦、食欲减退等,此外可同时有肠外结核的临床表现;增生型肠结核少有结核毒血症及肠外结核的临床表现。肠结核的并发症多见于晚期患者,常有肠梗阻,肠出血、穿孔、肠瘘、局限性脓肿等少见。

（一）腹痛

腹痛多位于右下腹，反映肠结核多位于回盲部，并可有上腹和脐周的牵涉痛。腹痛性质为隐痛或钝痛，餐后加重，排便后减轻。增生型肠结核并发肠梗阻时，还可有绞痛，伴有腹胀、肠鸣音亢进等。

（二）腹泻和便秘

腹泻是溃疡型肠结核的主要临床表现之一，多为水泻或稀便，少有黏液、脓血便及里急后重感。后期病变广泛，粪便可含有少量黏液和脓液，便血少见，间或有便秘。腹泻和便秘交替曾被认为是肠结核的临床特征，其实是胃肠功能紊乱的一种表现，也可见于其他肠道疾病。增生型肠结核以便秘为主。

（三）腹部肿块

其主要见于增生型肠结核。当溃疡型肠结核合并有局限性腹膜炎，病变肠段与周围组织粘连，也可出现腹部肿块。肿块多位于右下腹，固定，质地中等，可有轻度压痛。

四、诊断

肠结核的临床表现及体征均无特异性，确诊不易。有医院统计过肠结核患者中，有82.1％的病例同时伴有慢性腹痛和发热，因此对于有以上两个临床表现的患者，应考虑有肠结核的可能。X线检查（包括X线胃肠钡餐造影和钡剂灌肠造影）具有特异性：溃疡性肠结核多表现为钡影跳跃现象、病变肠段黏膜紊乱、回肠盲肠正常夹角消失等；增生型肠结核则多表现为钡剂充盈缺损。用纤维结肠镜可直接观察到肠结核病灶，并可做活组织检查，有很大的诊断价值。血清抗结核抗体T-spot的检测具有较高的敏感性及特异性；肠镜病理若能发现病灶并进行活检可明确诊断；聚合酶联反应技术对肠结核组织中的结核分枝杆菌DNA进行检测，可提高诊断准确性。化验室检查（如在粪便中找抗酸杆菌、结核菌素试验以及血沉化验）对诊断有一定帮助。对一些疑及肠结核的患者，可试行2～3周抗结核的治疗性诊断方法，观察疗效。对于增生型肠结核有时需要剖腹探查才能明确。

五、治疗

对肠结核应早期采用敏感药物治疗，联合用药抗结核治疗持续半年以上，有时可长达一年半。常用的化疗药物有异烟肼、利福平、乙胺丁醇、链霉素、吡嗪酰胺等。有时患者中毒，毒性症状过于严重，可在有效抗结核药物治疗下加用糖皮质激素，待症状改善后逐步减量，至6～8周应停药。

手术仅限于完全性肠梗阻、慢性肠穿孔形成肠瘘或周围脓肿、急性肠穿孔或肠道大量出血经积极抢救无效等伴发并发症者，对有右下腹块，难以与恶性肿瘤鉴别时也可剖腹探查以明确。根据病情而定手术方式，原则上应彻底切除病变肠段后行肠吻合术，曾有肠结核穿孔行修补术后并发肠瘘而导致再次手术的惨重教训。如病变炎症浸润广泛而固定，可先行末端回肠横结肠端-侧吻合术，Ⅱ期切除病变肠段。手术患者术后均需接受抗结核药物治疗。

（张志国）

第四节 急性坏死性肠炎

急性坏死性肠炎是一种发生于肠管的急性炎症病变,因可有充血、水肿、出血、坏死、穿孔等不同的病理变化,故又有急性出血性肠炎或急性出血坏死性肠炎之称。该病主要发生于回肠末段及升结肠的起始部位,国际上将此病称为坏死性小肠结肠炎。既往认为该病多见于年长儿,在我国 20 世纪 60~70 年代有大量病例报道,该病可能与不洁饮食史和肠道蛔虫感染有关。以后随着生活水平和卫生状况的改善而锐减。目前,该病多发于早产儿以及人工喂养的婴儿,多在出生后2周内发病,也可于 2~3 个月迟发,有时足月儿也可发生。体重低于 1 500 g 的婴儿的发病率可高达 10% 左右,且有较高的病死率。随着早产儿存活率的升高,急性坏死性肠炎已经成为新生儿监护病房中较常见的疾病之一,对早产儿的预后具有非常重要的影响。

一、病因及发病机制

该病的确切病因和发病机制尚未完全明确。大量的动物模型研究显示,肠道致病菌感染、肠道缺血再灌注损伤以及肠黏膜发育不成熟,并由此引起的肠道内致病菌群移位在疾病的发生、发展中起了关键的作用。

(一)病原微生物感染

正常机体肠道内菌群主要为双歧杆菌,而患者肠道内通常出现其他致病菌,其中常见的是大肠埃希菌及肺炎克雷伯杆菌,其他细菌包括葡萄球菌、肠球菌以及铜绿假单胞菌。有时也可出现真菌、病毒机会性感染。一些散发病例出现后,短时间内可出现该病的暴发流行,而对其采取传染病控制手段,可明显降低发病率,这表明病原微生物的感染在该病的发病中具有重要作用。

(二)肠道缺血

妊娠妇女产前出现重度妊娠期高血压疾病或吸食可卡因等可破坏胎盘血流量,产后新生儿出现先天性心脏病、动脉导管未闭等可导致系统血流量减少。这些因素均可引起患儿肠道缺血,并且引发炎症级联反应及再灌注损伤,导致肠坏死并破坏肠黏膜屏障功能,使致病菌及其内毒素发生移位。

(三)肠黏膜发育不成熟

早产儿存在许多生理以及免疫缺陷,影响了肠道的完整性。在早产儿出生后一个月内,肠道蠕动不协调,各种消化酶(包括胃蛋白酶及胰蛋白酶等)分泌不足,早产儿肠道杯状细胞发育不成熟,导致黏液分泌不足。此外,不成熟的肠黏膜不能大量产生分泌型 IgA,如无母乳喂养,肠道内缺乏分泌型 IgA,对细菌及其毒素的防御能力下降。

此外,许多药物被认为有增加急性坏死性肠炎发病的风险。黄嘌呤衍生物(如茶碱及氨茶碱)可减少肠蠕动,在代谢成为尿酸的过程中产生氧自由基。吲哚美辛既往被用于治疗动脉导管未闭,能引起内脏血管收缩,导致肠黏膜缺血。维生素 E 可损害淋巴细胞的功能,与急性坏死性肠炎的发生有关。近期多项研究显示,胃酸抑制药物(如雷尼替丁)可增加婴儿罹患急性坏死性肠炎的风险,其可能原因是引起肠道内的菌群失调。

二、病理

该病的典型病理变化为坏死性炎症改变。该病多发生于回结肠区,也可累及空肠,且病变多位于系膜对侧肠壁。一般呈散在性、节段性分布,也可连接成片状,病变肠段和正常肠段间分界清楚。病变肠段失去光泽,有扩张、充血、水肿及溃疡形成,甚至穿孔。穿孔部位多发生在正常与坏死肠段的交界处。肠壁内可见气泡形成。黏膜有肿胀、出血,浆膜表面附有黄色纤维素性渗出或脓苔。可有肠系膜淋巴结肿大,腹腔内伴有脓性或血性渗出。

镜下改变为黏膜水肿伴炎性细胞浸润,有散在出血和溃疡。肌层出血,肌纤维断裂伴玻璃样变性和坏死。血管壁呈纤维素样坏死,腔内也可形成血栓。肠壁肌神经丛细胞可有营养不良性改变。黏膜和黏膜下层病变范围往往超过浆膜病变范围。

(一)临床表现

该病一般起病急骤,但有时也可缓慢发病,且仅有轻微临床表现。消化道症状主要为腹痛,腹泻及血便。腹痛位于脐周或全腹,呈阵发性绞痛或持续性腹痛伴阵发性加剧。粪便初为黄色稀便,继而为暗红色血便,无里急后重感。腹胀是值得重视的症状,其轻重往往反映了病情的轻重,有时也是诊断的唯一依据。由于腹胀,胃肠潴留,所以呕吐也为常见表现。腹泻可以不出现,或出现得较晚。粪便含血量少,不加注意观察不易发现,或仅为潜血阳性。烦躁、哭闹可能与腹痛有关,易被忽视。重症病例可见肉眼血便,呈果酱样或洗肉水样。该病全身中毒症状明显,起病即有寒战高热,体温可高达 40 ℃以上。同时伴有精神萎靡、嗜睡等精神症状。重症者在病后1～2 d即出现中毒性休克,呼吸循环衰竭以及弥散性血管内凝血,如此时还缺乏腹痛、腹泻等消化道表现,易发生误诊。

主要腹部体征包括腹部膨隆,有时可见肠型。出血坏死明显者可出现腹壁红斑及阴囊颜色改变。肠鸣音减弱或消失。腹部可有轻微压痛,如压痛明显,同时伴有肌紧张及反跳痛等腹膜炎表现,多提示存在肠穿孔可能。

(二)诊断

儿童或青少年有不洁饮食或蛔虫感染的病史,早产儿或低体重儿有缺血、缺氧病史,突发腹痛、腹泻、血便及呕吐,伴发热,或突然腹痛后出现休克症状,均应考虑该病的可能。血常规检查可发现周围血白细胞和多核粒细胞计数增多,常有核左移,伴红细胞计数和血红蛋白含量降低。多核粒细胞计数减少或血小板计数进行性降低常提示预后不良。患者可出现代谢性酸中毒、血糖水平升高、C反应蛋白含量升高等实验室检查异常。粪便中可见大量红细胞或潜血试验阳性。粪便及血液培养阴性并不能排除此病。X线腹部摄片检查可见局限性小肠积气及液平面,肠管扩张,肠壁增厚,肠间隙增宽,肠管狭窄。肠穿孔者可见气腹征象。有时可见门静脉内气栓,其为预后不良的表现。超声介入下腹部穿刺可吸出血性或脓性液体。重症患者有肠壁内线样或囊肿样积气,积气是细菌侵入后产生的。虽然肠壁内气体的阳性率较低,但是对诊断该病具有较高的特异性。

Bell首次在1978年提出急性坏死性肠炎的临床分期,后结合疾病的胃肠道表现,全身状况以及影像学征象进行改良。该系统有利于对疾病严重程度分类及指导治疗(表 10-1)。

表 10-1 急性坏死性肠炎改良的 Bell 分期

分期		系统表现	腹部表现	影像学表现
Ⅰ期(疑似病例)	Ⅰ A 期	体温不稳定,呼吸暂停,心动过缓	轻微腹胀,大便潜血阳性	肠道正常或扩展,轻度肠麻痹
	Ⅰ B 期	体温不稳定,呼吸暂停,心动过缓	有肉眼血便	肠道正常或扩展,轻度肠麻痹
Ⅱ期(确诊病例)	Ⅱ A 期	体温不稳定,呼吸暂停,心动过缓	有肉眼血便,肠鸣音消失,可有压痛	肠麻痹,肠腔积气
	Ⅱ B 期	体温不稳定,呼吸暂停,心动过缓,伴有轻微酸中毒及血小板计数减少	压痛明显,有腹膜炎,可有蜂窝织炎,右下腹有包块	肠麻痹,肠腔积气,可有门静脉气体
Ⅲ期(进展病例)	Ⅲ A 期	体温不稳定,呼吸暂停,心动过缓,伴有轻微酸中毒及血小板计数减少,同时伴有低血压,严重窒息,呼吸及代谢性酸中毒,中性粒细胞计数缺乏,弥散性血管内凝血	有肉眼血便,伴有明显压痛及腹胀	肠麻痹,肠腔积气,可有门静脉气体,伴有腹水
	Ⅲ B 期	体温不稳定,呼吸暂停,心动过缓,伴有轻微酸中毒及血小板计数减少,同时伴有低血压,严重窒息,呼吸及代谢性酸中毒,中性粒细胞计数缺乏,弥散性血管内凝血	有肉眼血便,同时伴有明显压痛及腹胀	气腹

三、治疗

(一)非手术治疗

目的是减轻症状,防止肠道的进一步损伤。对于 Bell Ⅰ 期的患者,治疗主要包括禁食、胃肠减压;肠外营养支持(TPN);纠正水、电解质及酸碱失衡;应用针对革兰氏阴性杆菌及厌氧菌的广谱抗生素,控制感染。对 Bell Ⅱ 期患者除上述治疗措施外,还需给予必要的呼吸、循环支持以及液体复苏,必要时反复输少浆血,以免发生呼吸循环衰竭。同时应密切观察病情,评估是否存在手术指征。

(二)手术治疗

手术指征:急性坏死性肠炎并发肠坏死及穿孔是最主要的手术指征。出现下列情况可考虑手术探查:①有明显的腹膜刺激征;②顽固性中毒性休克经积极抗休克治疗病情仍无好转;③经内科治疗后仍反复大量肠道出血;④肠梗阻进行性加重无法缓解;⑤腹部 X 线片出现气腹征;⑥腹腔穿刺有阳性发现;⑦新生儿急性坏死性肠炎出现腹壁红斑及门静脉气栓,多提示肠穿孔的可能,为相对手术指征;⑧不能排除其他急腹症。

手术要点:手术前应尽量改善患者的一般情况,给予有效的复苏,纠正贫血及凝血功能障碍等。由于患者的肠腔明显扩张,进腹时需注意防止损伤肠管。对腹水需常规进行有氧菌、厌氧菌以及真菌培养,同时注意腹水的颜色和性状,如为棕色混浊的液体,表明已出现肠穿孔。进腹后需全面而系统地进行腹腔探查。由于末端回肠及升结肠最常受累,需特别注意右下腹。

手术切除范围仅限于已发生穿孔或明确坏死的肠管,尽可能保留回盲瓣的功能。因黏膜、黏膜下层及肌层病变范围往往超过浆膜病变范围,故行坏死肠段切除时,要注意切缘应在正常肠管处,但绝不可因肠管广泛水肿或点状出血而贸然行广泛的小肠切除,否则会导致短肠综合征。

手术方式的选择主要依据病变肠管的情况、患者的全身状况以及外科医师的个人经验。

1.坏死或穿孔肠段切除,远近端肠管造口

坏死或穿孔肠段切除,远近端肠管造口是急性坏死性肠炎的标准术式,待患者病情好转后再进行造口回纳。与肠切除后一期吻合相比,造口术避免了发生吻合口瘘的风险,是一种较为安全的术式。造口回纳一般在首次手术后8周进行,过早进行,因腹腔粘连及炎症反应较重致手术较为困难。然而,造口术后有接近1/3的患者存在造口相关的并发症,包括造口周围皮肤损伤、造瘘口狭窄及回缩、造口旁疝以及切口感染等。此外,高位小肠造口流量较大,易导致大量的营养物质及电解质丢失,且明显延长了TPN的时间。

2.肠切除后一期吻合

可避免造口相关的并发症的发生,并且逐渐被成为坏死穿孔局限、其余肠管非常健康、同时一般情况良好的患者的首选术式。回顾性研究显示,其与造口术相比,可改善患者的预后,但尚无RCT研究支持。

3.腹腔引流术

可在床边局麻条件下进行,创伤较小,且RCT研究结果显示近期效果与肠造口术无差异。然而,初步研究显示,与肠造口相比,该术式可能影响胎儿神经发育。且仅有不超过11%的患者将来无须进行肠造口而能治愈。因此,腹腔引流术目前仅用于病情不稳定、无法进行肠造口的患者。

(张志国)

第五节 克 罗 恩 病

克罗恩病是一种病因尚不明确的胃肠道慢性非特异性炎症。1932年,Crohn等介绍了一种好发于末段回肠的炎症病变,为将该病与其他慢性远段小肠炎性病变相区别,因此称为克罗恩病。该病多见于年轻人,常导致肠狭窄和多发瘘。其临床特点为:病变呈节段性或跳跃式分布,病情进展缓慢,临床表现呈多样化,易出现梗阻或穿孔等各种并发症以及手术后高复发率等。内科、外科治疗都可以缓解病情,如手术能切除病变肠段则可以较长时间缓解症状。

一、流行病学

该病见于世界各地,但以北欧、北美为高发区。我国的确切发病率尚不清楚,但国内该病的发病率逐年升高,该病可见于各种年龄,多见于青壮年,发病年龄多为20~40岁,男性与女性的发生率无明显差别。

二、病因

克罗恩病的发病机制尚未完全明了,有环境、遗传、免疫、炎症细胞因子和介质等参与发病,构成肠黏膜炎症和肠动力紊乱。肠道存在黏膜上皮的机械性屏障和免疫性屏障,正常状态下肠道免疫细胞持续地监控着肠道菌群并维持内环境的稳态,但上述多种因素可能影响炎症反应的启动,并存在免疫负性调节障碍,B 细胞,以 Th1、Th2、Th17 为主的效应性 T 细胞以及调节性 T 细胞(Treg)等免疫细胞被过度激活,导致组织损伤过程持续增强,难以终止其进行性组织损害。

三、病理

克罗恩病可累及从口腔到肛门的胃肠道任何部位,常见于末段回肠和右半结肠处,80%的病例可同时累及回肠和结肠,典型的好发部位是距离回盲瓣 15～25 cm 的末段回肠,病变偶尔仅累及结肠。

(一)大体病理

病变的肠段界限清晰,呈多个病灶时可被正常肠段分隔开,形成跳跃式病灶。

1.急性期

急性期少见,其病变属于早期病变,肠壁明显充血、水肿、增厚,浆膜面有纤维蛋白性渗出物,肠系膜对侧的黏膜面形成浅溃疡。

2.慢性期

慢性期多见,其病变病变肠段壁增厚、变硬,呈圆管状,浆膜面呈颗粒状,增生的脂肪组织覆盖于肠表面。光镜下见肠壁各层均增厚,黏膜下层为最显著。肠黏膜呈不同程度的溃疡,线状溃疡可深入肠壁,亦可融合成较大的溃疡。由于病变部位的黏膜下层高度充血、水肿、淋巴组织增生,黏膜呈结节样隆起,再加上掺杂深在的溃疡,致黏膜外观呈鹅卵石样。由于慢性炎症使肠壁增厚,管腔狭窄,肠管呈短的环状狭窄或长管状狭窄,肠黏膜面可布满大小不等的炎性息肉。肠系膜增厚,近端肠腔常扩张。

(二)镜下形态

1.早期

整个肠壁明显水肿,尤其是黏膜下层。黏膜层基本正常,无干酪样坏死或肉芽肿。

2.中期

出现不越过黏膜肌层的小溃疡,肠壁增厚主要由于黏膜下纤维化伴大单核细胞广泛浸润及淋巴滤泡的增生。有 70%～80%的病例可见到由上皮样细胞和巨细胞组成的类肉瘤样肉芽肿,分布在黏膜下层、浆膜下层和区域淋巴结中,中心无干酪样坏死。

3.晚期

以慢性炎性细胞浸润和纤维化为主要特征。广泛区域黏膜剥脱,存留黏膜处绒毛变钝或消失,腺体萎缩,溃疡形成,黏膜下和浆膜有重度纤维化。常可见深溃疡,周围为局灶性化脓,可穿透肠壁全层形成瘘管。约 40%的病例缺乏肉芽肿病变。

四、临床表现

该病的临床表现多样化,根据其起病急缓、病变范围、程度及有无并发症而异,可分为初发型和慢性复发型。病程常为慢性、反复发作性,逐渐进展,缺乏特异性。有些病例是在出现并发症(如肠梗阻、肠穿孔、肠瘘)时才做出诊断。有 10%～25%的病例起病较急,表现为脐周或右下腹痛伴有压痛,并可有发热、恶心、腹泻、血白细胞计数升高等,在临床上酷似急性阑尾炎,医师一般在术前很难做出诊断,往往在手术时才发现阑尾正常而见到末端回肠局限性充血、水肿、肠系膜增厚、系膜淋巴结肿大,这时才确诊。

该病的常见症状如下。

（一）腹痛

临床常见脐周或上腹部间歇性腹痛，它是由一段肠管的肠壁增厚，使肠腔环形狭窄引起部分性肠梗阻所致。近端肠襻剧烈的蠕动刺激传入神经产生中腹部反射性阵发性疼痛。当炎症波及壁腹膜时可产生局部腹壁持续性疼痛伴触痛。如病变累及肠系膜，可出现腰背部酸痛，易被误诊为骨骼或肾脏病变。

（二）腹泻

80％～90％的病例主诉大便次数增多，大便每天 2～5 次，一般为水样便，不含脓血或黏液。腹泻是由于小肠广泛的炎症影响正常的营养吸收；滞留的肠内容物中细菌滋生能加重腹泻；末段病变的回肠不能正常地吸收胆盐，胆盐进入结肠后抑制水和盐的吸收也促进水泻。

（三）腹块

多数腹块是病变的肠段与增厚的肠系膜与邻近器官粘连形成的炎性肿块或脓肿。

（四）全身症状

有活动性肠道炎症时可出现中等程度的间歇性发热，如伴有腹腔脓肿，可出现高热及毒血症状。因慢性腹泻和肠吸收功能减弱，加上进食后腹痛加重造成畏食等，可引起营养不良、贫血、体重减轻、低蛋白血症、电解质紊乱。

五、并发症

克罗恩病晚期常伴随一些并发症，可以帮助诊断。

（一）肠瘘

容易形成瘘管是该病的一个特点，发病率为 20％～40％。病变肠管溃疡直接穿透邻近器官，或先形成脓肿再破溃到邻近脏器而形成内瘘，常见的有回肠乙状结肠瘘、回肠瘘及小肠膀胱瘘。肠内瘘一般很少有症状，除了胃结肠、十二指肠结肠瘘可以引起严重腹泻。肠膀胱瘘的典型表现为尿痛、气尿、尿脓（粪）。肠外瘘常发生于手术瘢痕处，可在术后数周或数年后自发性发生，术后近期瘘多为吻合口瘘，晚期瘘则可能为病变复发。

（二）腹腔脓肿

腹腔脓肿也是该病一种较多见的并发症，发生率为 15％～20％。脓肿多形成于肠管之间，或肠管与肠系膜或腹膜之间，少见于实质器官内。好发部位多在相当于末段回肠处，其次是肝、脾曲处以及盆腔处。临床表现为发热和腹痛，可出现具有压痛的腹块，伴有白细胞计数升高；腹部 CT 或 B 超检查有助于诊断；脓液培养多为大肠埃希菌、肠球菌等革兰氏阴性菌。

（三）肠穿孔

并发肠道游离穿孔者少见，大多数肠穿孔发生在小肠。多数患者有长期病史，但也有以穿孔为首发症状者。

（四）消化道大量出血

其发生率低，为 1％～2％，一般为深的溃疡蚀破血管后引起。

（五）肛周病变

克罗恩病并发肛周病变者为 22％～36％，主要表现为肛周脓肿、肛瘘、肛裂等，肛周、腹股沟、外阴或阴囊处可见多发性瘘口。

（六）肠道外表现

其少见，但有很多种，如游走性关节炎、口疮性溃疡、皮肤结节性红斑、坏疽性脓皮症、炎症性眼病、硬化性胆管炎、肝病及血栓性脉管炎。

六、辅助检查

（一）实验室检查

无特异性试验，约 70% 的患者有不同程度的贫血，活动期血白细胞计数升高。尚可有血沉加快、免疫球蛋白增多、低蛋白血症、大便潜血试验阳性等。

（二）放射学诊断

肠道钡餐检查（尤其是气钡双重造影）在克罗恩病的诊断上极为重要，而 CT 等扫描检查的帮助不大。早期的改变为黏膜和黏膜下炎症水肿和增厚，在放射学检查时表现为黏膜面变粗钝、扁平，并有黏膜轮廓不规则且常不对称；肠壁有全层炎症、水肿和痉挛可造成肠腔狭窄，即 Kantor 线状征，是该病的一种典型 X 线表现。黏膜病变发展成纵向或横向线状溃疡或裂隙时，可形成条纹状钡影，这些不规则的纵/横线状溃疡网状交织，结合黏膜下水肿，产生典型的"鹅卵石"征。病变后期黏膜可完全剥脱，X 线表现为一个无扩张性的僵硬管道；肠管纤维化狭窄且可产生线状征；病变肠段可单发或多发，长短不一，多发时出现典型的跳跃式病灶；并发肠瘘时可见钡剂分流现象。结肠病变时可做钡剂灌肠，X 线改变与小肠相同。

（三）内镜检查和活组织检查

乙状结肠镜或纤维结肠镜检查可了解结肠是否有节段性病变，包括裂隙样溃疡、卵石样改变、肠管狭窄、瘘管等，如黏膜活检见到非干酪性肉芽肿则有助于诊断。

（四）B 超和 CT 扫描

其对观察肠壁厚度以及鉴别脓肿有参考价值。

七、诊断

目前尚无统一的"金标准"，需结合临床表现、内镜检查、影像学表现及病理结果进行综合判断。临床出现下列表现需考虑克罗恩病的可能：①有上述炎性肠病的临床症状。②X 线表现有胃肠道的炎性病变，如裂隙状溃疡、鹅卵石征、假息肉、多发性狭窄、瘘管形成，病变呈节段性分布。CT 扫描可显示肠壁增厚的肠襻、盆腔或腹腔的脓肿。③内镜下见到跳跃式分布的纵型或匍行型溃疡，周围黏膜正常或增生呈鹅卵石样；或病变活检有非干酪样坏死性肉芽肿或大量淋巴细胞聚集。

八、治疗

该病无根治的疗法，手术后复发率高，所以除非发生严重并发症，一般宜内科治疗，主要为对症治疗，包括营养支持、抗炎、免疫抑制剂治疗等。此外，要安慰患者，稳定情绪也颇为重要。

（一）内科治疗

1.支持疗法

纠正水、电解质紊乱，改善贫血、低蛋白血症状态，病变活动期进食高热量、高蛋白、低脂肪、低渣饮食。近年来应用的要素饮食能提供一种高热卡、高蛋白、无脂肪、无残渣的食物，可在小肠上段被吸收，适用于几乎所有病例，包括急性发作者。患者常可因此避免手术或术前准备，呈现最佳状态。

2.抑制炎症药物

此类药物适用于慢性期和轻度、中度急性期患者,不用于预防该病的复发。①水杨酸柳氮磺吡啶:发作期用量为 $4\sim6$ g/d,病情缓解后维持量为 0.5 g,每天 4 次,应注意消化道反应、白细胞计数减少等磺胺类不良反应;5-氨基水杨酸是柳氮磺吡啶的分解产物及有效成分,如美沙拉秦、奥沙拉秦,正代替柳氮磺吡啶成为治疗克罗恩病的有效药物,美沙拉秦的用法为 $3\sim4$ g/d;②甲硝唑:对肠道厌氧菌有抑制作用,临床研究其对克罗恩病的治疗有效,往往用在水杨酸制剂治疗无效后。

3.糖皮质激素

类固醇皮质激素仍然是目前控制病情活动最有效的药物,为病情炎症急性期的首选药物,适用于中度、重度或爆发型患者。成年人的一般起始用量为泼尼松 $30\sim60$ mg/d。常用的给药途径有口服和静脉注射(氢化可的松琥珀酸钠),偶尔也用保留灌肠。用药原则为:①初始剂量要足;②待症状控制后采取逐渐减量维持的办法,在数周至数月将剂量逐渐递减到 $5\sim15$ mg/d,其维持剂量因人而异。目前布地奈德是一种新型皮质激素,不良反应少,可以灌肠及口服。

4.免疫调节药物

如 6-硫基嘌呤、甲氨蝶呤对慢性活动性克罗恩病有效。环孢素宜用于重症克罗恩病,每天 4 mg/kg,起效快,但由于价格昂贵,不能普遍应用。近年来有人应用生物治疗,如针对 CD4 及 TNF-α 的单克隆抗体、重组 IL-10 和黏附分子抑制剂,取得一定的疗效。

5.生物制剂

生物制剂包括肿瘤坏死因子阻断剂(如英利昔抗、阿达木单抗)、抑制 T 细胞激活药物(如嵌合型扩大 CD40 单体)、抑制炎症细胞迁移和黏附药物(如那他珠单抗)、作用于其他细胞因子的药物(如 Fontolizumab、IL-6R 单克隆抗体)。

(二)外科治疗

该病大多为慢性,病程长,易反复发作,所以很多患者最终需要手术治疗。手术虽然不能改变基该病变进程,但多数并发症可经外科治疗获得缓解。

手术指征:经内科治疗无效或有并发症(如梗阻、穿孔、内瘘、腹腔脓肿、肠道出血和肛周疾病),其中尤以肠梗阻为最常见的手术指征,梗阻通常多为不完全性,并不需要急症手术。术后需消化内科进一步治疗控制病情。

1.肠段切除术

肠段切除术适用于肠管局限性病变。关于切除病变肠管周围多少正常肠管,在过去 50 年来争论很多:1958 年,Crohn 等主张切除 $30\sim45$ cm,其后英国和瑞典的报道认为切除 $10\sim25$ cm,现在不少学者提议少切除正常肠管,为 $2\sim5$ cm,认为复发与切缘有无病变并无密切关系。该病病变常呈多发性,多处的肠切除可导致短肠综合征和营养不良,近年来有人以狭窄段成形术治疗炎症性狭窄。肿大的淋巴结也不需要全部清除,因为这并不能改变复发率,易损伤系膜血管。手术最困难的步骤是切断肠系膜,对增厚、水肿、发硬的系膜,在结扎血管时需加小心。

2.捷径手术

捷径手术适用于老年、高危、全身一般情况较差、严重营养不良、病变广泛者。为缓解梗阻症状可先行肠捷径吻合,3 个月后如情况好转再行二期切除吻合术。目前除了对胃十二指肠克罗恩病做胃空肠吻合比切除好外,一般不主张捷径手术。因病变虽可以静止,但旷置的病变肠腔内细菌易滋生,出现滞留综合征,并容易发生穿孔和癌变。

3.内瘘的手术

对于无明显症状的内瘘患者,一般不需要手术。当因内瘘造成严重腹泻、营养障碍时需及早手术。手术根据两端肠管有无病变而定,原则上切除瘘口处病变肠段,修补被穿透的脏器。外瘘患者同样需切除病变肠管及瘘管。

4.十二指肠克罗恩病

发生率为 $2\%\sim4\%$,一般伴回肠炎或空肠炎。主要表现为溃疡病症状即出血、疼痛、狭窄,临床上很难与溃疡病(尤其是球后溃疡)区别。手术指征为大出血、梗阻,宜做胃空肠吻合加迷走神经切断,以减少吻合口溃疡的发生,但要注意保留迷走神经后支(即腹腔支),以免使已存在的回肠炎所致的腹泻加重。

九、预后

克罗恩病是一种自限性疾病,在一次急性发作经治疗缓解后,可出现反复的发作和缓解相交替,很难治愈。少数重症病例可因穿孔、腹膜炎、休克、大出血、严重水和电解质紊乱及各种并发症而死亡。多数患者在接受适当的内科、外科治疗后都有临床症状的缓解效果。该病的复发率很高,文献报道远期复发率可达 50% 以上,以往医师认为复发原因为病变肠段的切除不够彻底,现在认识到该病是一种全身性的胃肠道疾病,术后复发大多数是产生了新的病灶。手术病死率为 4% ,远期病死率为 $10\%\sim15\%$,原因在于感染或衰竭。克罗恩病可发生癌变,尤其是在旷置的肠段。

(杨小丁)

第六节　肠易激综合征

肠易激综合征(IBS)是一种常见的功能性肠病,以反复发作的腹痛或腹部不适为主要症状,排便后可改善,经常伴有排便习惯改变,但又缺乏形态学、组织学、细菌学及生化代谢方面的异常。该病最早于 1820 年由 Powell 报道,其特征是肠道功能的易激惹性。该病多见于中青年,其世界范围患病人数占普通人群的 $5\%\sim25\%$,中国人群患病率为 $5\%\sim8\%$ 。该病严重影响患者的生活质量和正常的工作。所以,受到国内外学者的广泛重视。

根据功能性胃肠病罗马Ⅲ诊断标准,IBS 可分为腹泻型、便秘型、混合型和不定型。

一、病因及发病机制

IBS 的病因和发病机制尚未完全阐明。学者普遍认为可能存在多种因素。目前受到广泛重视的有精神(心理)应激因素、内脏感觉异常、肠道动力异常、免疫内分泌系统紊乱、脑-肠轴功能紊乱、肠道微生态改变等因素。

(一)精神(心理)应激因素

各种应激对胃肠道运动功能都具有广泛的影响,其中以结肠的功能紊乱持续的最久,在解除应激后很长时间里仍难以恢复。这不仅存在于 IBS 患者,还见于正常人。不过 IBS 患者的阈值更低,表现得更敏感,更突出,更持久。大量资料表明,很多IBS患者有心理障碍或精神的异常表现。症状出现和加重之前常有遭受应激事件的经历。因症状而求医者与有症状不求医者相比,多有从小养成的赖医倾向和更多地有心理障碍,并对应激的反应更为敏感和激烈。所以,很多学者认为IBS是一种心身疾病。在IBS发病时可能有两种机制。一种是机体对各种应激事件的超常反应,另一种是精神因素并非直接病因,但可诱发或加重症状,促使患者就医。

支持精神因素与IBS发病有关证据有:①到医院就诊的IBS患者中,伴有焦虑、抑郁、恐惧等精神因素,甚至有神经质、癔症、妄想、对抗等精神病学异常者明显多于有IBS症状但未就诊者及无IBS症状的对照组;②精神状态的改变能诱发IBS症状或使IBS复发,约65%的IBS患者的精神症状出现于肠道症状之前;③实验研究发现,当IBS患者受到某些精神因素刺激时,可发生胃肠电活动、胃肠运动等胃肠运动功能紊乱;④抗抑郁等精神治疗可缓解部分IBS患者的临床症状。

但是,也有一些证据否认精神因素与IBS的发病有关。①非IBS胃肠功能紊乱性疾病(如非溃疡性消化不良、慢性便秘)、乳糖不耐受症患者伴有精神因素或精神病学异常的发生率与IBS患者相似;②没有一种特定的精神因素及某一种人格(个性)类型见于全部或大部分IBS患者;③有些IBS患者的精神状态完全正常。

(二)内脏感觉异常

内脏感觉异常是IBS最主要的发病机制。主要表现在以下方面。

(1)IBS患者对胃肠道充盈扩张、肠肌收缩的疼痛阈值明显降低。

(2)黏膜及黏膜下的传入神经末梢兴奋性降低。

(3)高级中枢对外周传入信息的感知异常。

(三)免疫内分泌系统紊乱

很多病症的发生和胃肠道激素的分泌状态密切相关。已有研究证实,IBS患者餐后腹痛可能与缩胆囊素(CCK)有关。临床发现,CCK阻滞剂能缓解餐后腹痛。此外学者还发现,给IBS患者静脉注射CCK,其直肠、乙状结肠电节律改变为以每分钟3次的节律为主。IBS患者餐后CCK分泌的高峰延迟至餐后40~80 min,与餐后胃肠反射推迟的时间一致。还有研究发现IBS患者晨起时的皮质醇水平升高,应激后呈现低水平反应状态,患者对外界刺激的易感性增强,说明IBS患者的排便情况可能与晨起时的血清皮质醇水平相关。研究还发现,IBS患者的结肠黏膜内分泌细胞的分布密度减少,有可能是导致肠神经系统活化受限,从而产生各种IBS症状的病理生理机制。

(四)脑-肠轴功能紊乱

肠道的神经支配与调节是通过肠神经系统、自主神经系统和中枢神经系统三者在不同层次相互联系、相互协调实现的,这个复杂的神经-内分泌网络被称为脑-肠轴。以脑-肠轴为物质基础的脑肠间的交互作用关系称为脑-肠互动。视觉、嗅觉等外源性输入信息或情感、思维等内感性信息通过中枢神经系统传出神经冲动影响肠道感觉、运动及分泌功能,而内脏感应也可以通过肠神经系统影响中枢神经系统的感知和情绪。自主神经系统在脑-肠轴中起桥梁作用,研究发现不同亚型的IBS患者存在自主神经功能异常,可能是导致IBS患者出现不同症状的主要病理机制。胃肠道和中枢神经系统双重分布的多种小分子肽类物质,称为脑-肠肽,主要包括舒血管活性肽、P物质、神经肽γ、神经降压素、降钙素基因相关肽等,它们在外周和中枢广泛参与胃肠道生理功能的调节。

(五)肠道微生态改变

医师在临床实践中观察到,一些具有 IBS 症状的患者发病前曾患有细菌性痢疾,经针对细菌性痢疾的治疗后,痢疾症状缓解,细菌学检查转为阴性,但逐渐出现 IBS 症状。此外,阿米巴肠病、肠血吸虫病、肠蛔虫症等感染性肠病患者常在原发病治愈后出现 IBS 症状,可能是由于肠道感染改变了肠道菌群及肠道对各种刺激的反应能力。感染后 IBS(post-infectious IBS,PI-IBS)是近年研究热点,由于 PI-IBS 患者的肠道菌群存在差异,结肠黏膜存在低度炎症,进而诱发肠道免疫系统活化,导致 IBS 相关症状出现。

二、病理生理

IBS 曾被认为是生物心理疾病,是心理因素、胃肠动力和食物传导异常共同作用的结果。研究发现 IBS 常伴有胃肠敏感性增加和肛门直肠功能的异常,调整这些异常也是我们治疗的目的。

有人认为,功能性肠病患者内脏输入神经和传入神经信息在中枢的识别能力的改变对自体内脏感觉和运动功能都是重要的。在便秘型和腹泻型 IBS 患者中,分别表现为迷走神经功能异常和交感、肾上腺素能神经功能异常。

最近,很多学者的研究重点集中在感染性胃肠炎后可能存在的神经免疫的反应上。这种反应可导致胃肠感觉和运动功能异常。他们认为微细的炎性反应(如肠神经系统的浸润)有助于IBS 的发生。

某些 IBS 患者还有对碳水化合物不耐受的表现,这种表现也加重了 IBS 的症状。糖类的不耐受性现象往往由患者的种属决定。例如,在葡萄牙人和黑人中乳糖不耐受的发生率最高,而果糖和山梨醇的不耐受有在有北欧血统的人中常见。

IBS 患者的回肠对胆汁酸特别敏感。此外,应激和情绪的变化对 IBS 患者的胃肠道功能有明显的影响,往往加重 IBS 的临床症状。

综上所述,IBS 是一种较复杂的疾病,其病理生理学改变并非一致,呈多样性,有些机制还没有被揭示。目前学者认为其病理生理学的特征是对多种生理性和非生理性刺激的反应性增强。主要表现如下。

(一)胃肠动力学异常

1.食管和胃

食管下端括约肌的压力降低,三相收缩增加,食管下段扩张耐受性差。胃食管反流,胃排空延缓多见。

2.小肠

腹泻型患者白天移行性综合运动(MMCs)出现的次数增多,空肠段出现较多簇状波,回肠推进性收缩增多;腹泻型患者小肠转运加快,而便秘型减慢。

回盲部:转运速度异常,腹泻型患者的转运速度加快,腹胀明显者的转运速度减慢。

3.结肠

结肠异常包括以下方面。①肌电:正常人进食后结肠平滑肌的峰电位立即增加,30 min 达到高峰,50 min 后静息下来。而 IBS 患者的肌电在前 30 min 内增长缓慢,70～90 min 才达到高峰;②动力学:腹泻型患者乙状结肠腔内压力降低,而便秘型患者乙状结肠腔内压力升高;③胃结肠反射:进食后结肠运动增强的持续时间明显延长;④对胆汁酸、新斯的明、CCK 刺激的动力学反应增强;⑤腹泻型患者的近端结肠通过时间缩短,而便秘型患者的近端结肠通过时间延长。

4.直肠和肛门

直肠对气囊扩张的耐受性差,易引起过强收缩和腹痛。便秘型患者的肛管直肠压力升高,肛门括约肌对直肠扩张的反应迟钝,排便时外括约肌异常收缩。

5.胆囊

静脉注射 CCK 后,便秘型患者胆囊收缩较正常人增强,较腹泻型患者减弱。

(二)其他

(1)结肠黏膜黏液分泌增多。

(2)由于小肠转运增快,胆汁酸和短链脂肪酸等物质吸收不充分。

(3)小肠黏膜对刺激性物质的分泌性反应增强。

三、临床表现

IBS 并无特异性的临床表现。所有的症状均可见于器质性胃肠病。其主要的症状为大便习惯改变和腹痛。

(一)大便习惯改变

大便习惯改变是 IBS 的一个重要的症状。IBS 引起的肠道功能的异常往往在青年时期出现。仅有一小部分患者从小就出现肠道功能紊乱。这种肠道功能异常往往逐渐加重,最终出现典型的便秘、腹泻和便秘与腹泻交替。

1.便秘

便秘是很难定义的一个症状,包括主观的症状和客观的指标。客观指标是每周排便次数为3次或少于3次。主观症状为排便困难和排便疼痛。大便的软硬也是一个很难评价的指标。一般来说,大便习惯的改变包括3个方面:大便次数、大便的质地和排便的难易程度。

便秘可发生在 IBS 早期,呈进行性加重。患者常常依赖于泻药和灌肠来维持大便的排出。大便在结肠内存留的时间过长、水分吸收过多而引起大便干硬。结肠、直肠痉挛,引起便块的直径变小,大便往往为铅笔杆或束带样。另外,结肠袋强烈收缩,形成块状大便、球状大便、羊粪球样大便。随着便秘症状加重,腹痛也越来越显著。排便后可能有腹痛的缓解,但常常有排便不尽的感觉,迫使患者进行反复的排便动作,有时排便持续数小时。

2.腹泻

客观上,腹泻比便秘更难定义。一般来讲腹泻的含义包括大便次数的增多(每天超过3次)及大便性状的改变(稀便、糊状或水样便)。对每天大便3次,并无不适者很难做出腹泻的诊断。每天1次大量稀水便不能排除在腹泻之外。测定肠道运动功能的状态往往有助于腹泻的诊断。

IBS 的腹泻类型主要是少量多次的稀便,排便前患者往往有窘迫感和里急后重的感觉。便后这些症状消失,也有部分患者不伴腹痛,极少有患者在睡眠中因腹痛、腹泻而醒。少数患者的粪便中含有少量未被消化的食物残渣。最典型者的腹泻常发生在清晨和进食后。最开始排出的是正常大便,接着是软便,最后是大量稀便。除乳糖不耐受的患者外,进食后腹泻的程度和进食的量有关,而同进食的种类关系不大。腹泻可持续数十年,但极少因腹泻而发生消化不良、脱水、水和电解质紊乱和酸碱平衡失调。小儿和青春期患者也不会因腹泻而影响生长发育。

3.便秘与腹泻交替

引起便秘与腹泻交替出现的主要原因是消化道运动功能紊乱的程度不稳定,或在病程中受到的刺激各异,肠道的反应不同。有的原因可能是医源性的。腹泻患者乱用止泻药可导致便秘,而便秘患者使用泻药不当可引起腹泻。部分患者经过一段时间便秘与腹泻交替后转变为持续性腹泻或持续性便秘。

(二)腹痛

腹痛是 IBS 最常见的症状。腹痛的性质多种多样,有隐痛、胀痛、痉挛痛、烧灼痛、钝痛、刀刺样痛、刺痛,以胀痛、钝痛为常见。有的患者在腹部钝痛的基础上出现刺痛、刀割样痛。腹痛可很轻,也可很重,可局限在腹部的一个象限,也可在全腹部。但常见的是在左下象限和整个下腹部痛。一般无放射痛,严重时伴有腰背痛。结肠扩张能诱发 IBS 患者腹痛。

疼痛常发生在进食后,排便后缓解。疼痛一般不在夜间发作,凭借这一点可鉴别 IBS 同肠器质性病变和炎症性病变。

(三)腹胀、嗳气和排气增多

腹胀是 IBS 患者常见的症状。有些患者有大量嗳气和肛门排气。有时腹胀是患者最主要的症状。很多患者清晨时即觉腹胀,到下午和晚上越来越重。虽然某些 IBS 患者诉说排出大量的气体,但实际测量发现其气体排出的总量仍在正常范围之内。还有研究显示,即使 IBS 患者肠腔内的气体很少,患者还有腹胀的感觉。这些都说明这类患者腹胀感的产生是因肠道对气体的耐受性下降,并非是肠腔内的气体明显增多所致。但也有研究表明通过 CT 的连续观察发现某些 IBS 的患者 1 d 中的腹围可有 3～4 cm 的改变。所以,IBS 患者腹胀的原因可能有肠腔内气体增多和肠管对气体的耐受性降低。

(四)其他消化道系统症状

有 25％～50％的 IBS 患者有消化不良、胃灼热、恶心和呕吐等症状,44％～51％的患者有食管病变的症状。食管下括约肌静息压力下降,食管体部收缩功能异常可能是这些症状产生的原因。研究还发现 IBS 患者胃、小肠和胆囊的运动功能异常。

(五)全身症状

IBS 患者症状的出现和加重常与精神因素或遭遇应激状态有关。部分患者可伴有自主神经功能紊乱以及心理精神异常的表现,如失眠、焦虑、心悸、手心潮热、抑郁、紧张、多疑、有敌意。

四、诊断与鉴别诊断

因为 IBS 没有特异性的临床表现,没有特异性的实验室指标,也没有大体形态学、组织学和细菌学及生化代谢的异常,常不易与一些品质性、炎性疾病区别。IBS 的诊断首先是强调详细采集病史,分析和把握其临床特征,有步骤地进行检查,谨慎地排除可能的品质性疾病。做出诊断后还要注意随访,一般至少 2 年,以确保诊断的准确性。

(一)诊断线索

诊断 IBS 的主要线索是病史。详细地询问病史,凡缓慢起病,反复发作或慢性迁延,临床表现为腹痛、便秘或腹泻,无特异性指征,即应考虑 IBS 诊断。

(二)诊断标准

尚无严格、确切、实用、特异性的诊断标准。

(1)Manning 等 1978 年提出的标准,至今仍被广泛应用。Manning 的诊断标准是:①便后腹痛减轻;②腹痛时伴大便次数增多;③腹痛时排泄稀便;④明显腹胀。

(2)1988 年罗马会议提出了诊断 IBS 的罗马标准。该标准也是根据症状判定的,具体为:①腹痛,可在便后缓解,或伴有大便次数和性状的改变。②具有以下 2 项或 2 项以上排便方面的异常:大便次数改变,大便性状改变(干、稀、水样),排便过程改变(便急、窘迫、排便不尽感),有黏液便。③腹胀。

(3)1986 年我国学者根据自己的临床经验和我国国情,拟定了 IBS 临床诊断标准和科研病例选择标准,为我国的 IBS 研究奠定了基础。

(三)诊断程序

应主张以下的诊断程序。

(1)首先根据病史和临床特征做出初步诊断,可行 B 型超声波检查及消化道 X 线钡餐或钡灌肠造影检查,有条件者行纤维结肠镜检查。诊断较明确者可试行诊断性治疗并进一步观察。不提倡一开始就做拉网式的详查。

(2)对于诊断可疑和症状顽固、治疗无效的患者,应选择以下方法进一步检查,一方面可进一步明确诊断,另一方面可发现症状产生的可能机制,有利于进行针对性更强的治疗。这些检查包括:①甲状腺功能测定;②乳糖氢呼吸试验;③粪便培养;④72 h 粪便脂肪定量;⑤上消化道内镜检查和抽取胃十二指肠液镜检、培养,排除小肠菌污染征和某些寄生虫感染;⑥小肠造影;⑦胃肠通过时间测定;⑧肛门直肠压力测定;⑨排粪造影;⑩食管、胃十二指肠压力测定;⑪腹部 CT、MR、MRCP;⑫ERCP;⑬^{75}Se-类胆碱牛磺酸试验(用于观察有无胆汁酸吸收不良);⑭肠腔放置气囊扩张试验。

(四)鉴别诊断

在鉴别诊断方面,腹痛位于上腹部或右上腹,应鉴别 IBS 与胆囊、胰腺及十二指肠疾病。肝胆胰超声波检查无创伤并可多次复查,值得提倡。上消化道钡餐造影及胃镜检查可排除胃十二指肠病变,必要时可行上腹部 CT、MRCP 或逆行胆胰管造影排除肝、胆、胰疾病。如腹痛位于下腹部,伴有排尿异常或月经异常,应鉴别 IBS 与泌尿系统疾病及妇科疾病。腹痛位于脐周,需鉴别 IBS 与肠道蛔虫症。

以腹泻为主要症状,应鉴别 IBS 与感染性腹泻和吸收不良综合征。如便常规检查发现大量白细胞、红细胞、脓细胞、大量黏液,提示感染性腹泻。应进一步做细菌培养及寄生虫学检查,明确感染原因。与吸收不良的鉴别需做吸收不良试验和粪脂检查。IBS 与乳糖不耐受症的鉴别应选用乳糖吸收试验及氢呼气试验。

应鉴别以便秘为主的 IBS 与药物不良反应所致的便秘、慢性便秘及结肠器质性疾病。通过详细询问病史,充分了解药物作用及不良反应。停药后便秘改善有助于药物所致便秘的诊断。结直肠器质性疾病所致的便秘主要见于肿瘤和各种炎症所致的肠腔狭窄。除特有的临床表现外,X 线钡灌肠及纤维结肠镜检查是确诊的主要手段。

五、治疗

因 IBS 的病因和发病机制还不十分清楚,迄今尚无根治的方法。IBS 无器质性病变,治疗的主要目的是纠正病理生理改变,缓解症状,减少复发。IBS 的病因、病理、自然病程及临床表现存在异质性,单一治疗难以奏效。现今治疗基本只限于对症处理。药物应用在于特异性地减轻某些症状,不作为首选,且避免长期使用。处理这类患者时首先应耐心解释,消除疑虑,取得患者的高度信任和充分合作。这是取得良好疗效的重要前提。治疗上应对每个患者进行认真的分析,确定发病因素和可能出现的主要病理反应,选择个体化和分级化的治疗方法。并在治疗过程中严格观察患者对治疗的反应,谨慎地把握尺度,避免矫枉过正。

治疗的措施大致有以下几方面:①以对症处理为主;②寻找并消除促发因素,包括饮食治疗和精神、行为治疗;③矫正与症状相关的病理生理基础,如改善胃肠运动功能,解除肠管痉挛,减少肠内产气积气。

(一)饮食治疗

目前尚无适用于所有IBS患者的一种特定的食谱及摄食规律。饮食疗法的原则是减少对消化道的不良刺激,避免食物变态反应和少摄入能在消化道内产气的食品,如奶制品、大豆、扁豆、卷心菜、洋葱、葡萄干。应避免过分辛辣、甘、酸、凉、粗糙等刺激性食物。多食易消化、营养丰富的食物。便秘患者多摄入富含纤维素的食物。过敏的IBS患者应避免摄入海鱼、海蟹等可能引起过敏的食品。对疑有乳糖不耐受症者,应避免大量饮牛奶及摄入大量的牛奶制品。细嚼慢咽,少嚼或不嚼口香糖,戒烟或减少吸烟量可减少吞入消化道内的气体。少饮碳酸饮料和少吃富含乳糖的食品、豆类,可减少食物在消化过程中或在肠道中被细菌分解而产生的大量气体。高脂肪食物抑制胃排空、增加胃肠管反应、加强餐后结肠运动。苹果汁、梨汁、葡萄汁可能引起腹泻。高纤维素食物(如麸糠)可刺激结肠转运,对改善便秘有明显效果。通过饮食疗法可减少消化道气体,对减轻腹胀和腹痛有一定作用。

(二)心理治疗

精神因素在IBS发病过程中占有重要的地位中,所以,心理治疗特别重要。首先医师要取得患者的信任,建立友善的关系。每次和患者接触时都应耐心,向患者耐心讲解该病的发病原因、病理过程和良性愈后,打消患者的顾虑,提高其对治疗的信心,以便积极配合治疗。

对于抑郁、精神高度紧张、焦虑的患者,可给予三环类抑郁药,例如,阿米替林 10~25 mg,3 次/天或每晚 1 次;多塞平 25 mg,2~3 次/天,或每晚 1 次;脱甲丙米嗪 50 mg,1~3 次/天或每晚 1 次。也可选用镇静药,例如,地西泮 2.5~10 mg,3 次/天,苯巴比妥 15~30 mg,2~3 次/天,氯丙嗪 10~25 mg,2~3 次/天。使用这些药物可缓解精神症状和腹部症状。

(三)抗痉挛和抗胆碱药物

抗胆碱药可阻断肠平滑肌细胞乙酰胆碱调节下的去极化反应,临床上常常用来治疗 IBS 的腹痛和餐后腹痛,也用于腹泻的治疗。对于便秘为主的患者,精神因素明显及某些女性患者疗效较差。国内临床常用的药物有颠茄、阿托品、山莨菪碱和丙胺太林等。其不良反应有尿潴留、心率加快、口干、青光眼等。

(四)钙通道阻滞剂

钙通道阻滞剂可以松弛痉挛的胃肠平滑肌。这类药物(如硝苯地平)常用于治疗 IBS 患者的腹痛。最近研究发现,有些钙通道阻滞剂(如匹维溴铵、奥替溴胺)可选择性地作用于消化道平滑肌,特别是小肠和结肠,被称为选择性消化道钙通道阻滞剂。如匹维溴铵仅作用于胃肠道平滑肌,对心肌、血管平滑肌无明显作用。匹维溴铵阻滞平滑肌细胞表面电位依赖性钙离子通道,能使 IBS 患者胃肠平滑肌峰电位数量减少,解除平滑肌痉挛,抵制餐后结肠运动反应,减轻无益的肠道痉挛性收缩,增强生理性蠕动,对很多药物引起的胃肠平滑肌收缩也有抑制作用。匹维溴铵的用法是 50 mg/次,3 次/天,疗程为 2~4 周。

(五)胃肠动力相关药物

洛哌丁胺又名易蒙停,2~4 mg,4 次/天,可抑制肠蠕动,止泻效果良好。多潘立酮是一种多巴胺受体阻滞剂,可促进胃十二指肠排空和减弱胃结肠反射,每次 10 mg,3 次/天。西沙必利通过对 5-HT$_3$ 受体的拮抗和 5-HT$_4$ 受体的激动来增加肌间神经丛节后纤维的乙酰胆碱的释放,对全胃肠动力有刺激作用。用法是每次 10 mg,2～4 次/天。红霉素可作用于胃动素受体,刺激胃、小肠和结肠运动,并已开发出其强效衍生物 Motilide,可能有类似西沙必利的作用。β-受体阻断剂(如普萘洛尔)可增强直肠、乙状结肠的收缩,使肠腔内压力升高,可试用于腹泻型患者。

(六)激素和胃肠肽制剂

这方面的研究工作刚刚起步。生长抑素的类似物善宁可抑制大多数胃肠激素的释放,从而减少胃肠运动过程中的某些刺激因素。近来研究发现它可以提高 IBS 患者的痛阈。阿片肽阻滞剂纳洛酮和 nalmefen glucoronide 及 CCK 阻滞剂 loxiglumide 对减轻腹痛和改善排便有一定作用,但目前尚处于试用阶段。Leupromide 是一种促性腺激素类药物,可影响女性的排卵周期,对伴随于女性月经周期出现或加重的症状(如恶心、胃排空减慢、大便紊乱、腹痛)有一定疗效。

综上所述,IBS 的治疗多为对症疗法,目前尚无根治的措施。因 IBS 的临床表现多样,也很难用一种方法治疗所有患者。最近 Camilleri 提出了治疗 IBS 的方案,可以借鉴。

(李玉新)

第七节 肠 套 叠

一段肠管套入与其相连的肠管腔内称为肠套叠。肠套叠多见于幼儿,成年人肠套叠在我国较为少见。大多数小儿肠套叠属于急性、原发性,肠管并无器质性病变,而成人肠套叠多由肠壁器质性病变引发,多为慢性反复发作,常见原因有出现憩室、息肉或肿瘤等,临床表现多不典型,且缺少特异性诊断技术,故术前较难确诊。随着微创外科的发展,腹腔镜探查和手术的应用日益广泛,在明确肠套叠诊断的同时,还可进行治疗性手术,或为开腹手术设计切口,减小创伤,具有明显的微创优势。

一、成人肠套叠

(一)病因

成人肠套叠临床上较少见,多为继发性。其中 90% 的病因是良性肿瘤、恶性肿瘤、炎性损伤或 Meckel 憩室。小肠发生肠套叠多于结肠,这可能与小肠较长、活动度较大、蠕动较频繁、蠕动方式改变机会较大有关。原因不明的肠套叠可能与饮食习惯改变、精神刺激、肠蠕动增强、药物或肠系膜过长有关。腹部外伤和手术后亦可发生不明原因的肠套叠。

肠套叠按套叠类型分为回肠-结肠型、回肠盲肠-结肠型、小肠-小肠型、结肠-结肠型(图 10-1)。套叠肠管可分为头部、鞘部、套入部和颈部(图 10-2)。

(二)病理生理

肠管套入相邻肠管腔将导致肠腔狭窄,可引起机械性梗阻。当肠管套入部肠段系膜亦套入时,将出现肠管血运障碍,使肠黏膜发生溃疡和坏死,如果没得到及时处理,肠壁会因缺血而坏死,最终肠管破裂。由于有急性腹膜炎,水、电解质严重丢失,感染和毒素吸收,将产生败血症和多器官功能障碍综合征(MODS)。

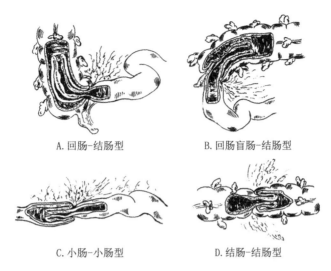

A.回肠-结肠型　　　　B.回肠盲肠-结肠型

C.小肠-小肠型　　　　D.结肠-结肠型

图 10-1　肠套叠类型

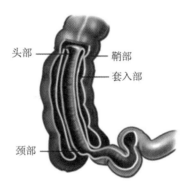

图 10-2　套叠肠管分部

(三)辅助检查

1.超声检查

超声显示为中央套入部多层肠壁,造成多层次界面的高回声区,两侧为只有一层肠壁构成的低回声或不均质回声环,可表现为"假肾征"或"靶环征",套入部进入套鞘处呈舌状表现,远端呈低或不均质回声肿块。超声检查的缺点是在肠梗阻情况下,肠腔内气体较多,无法获得满意图像。

2.X 线检查

(1)单纯立位腹部平片:可见不全性或完全性肠梗阻表现。

(2)钡灌肠检查:在有结肠套入的成人肠套叠中典型表现为杯口征,对单纯小肠套叠无确诊价值,且必须行肠道准备,在急性完全性肠梗阻时无法行该检查,该检查已逐渐被 B 超所取代。

3.CT 检查

CT 检查对成人肠套叠的诊断有较高应用价值。肠套叠部位与 CT 扫描线垂直时,表现为圆形或类似环形,称为"靶征",是肠套叠常见的特征性 CT 表现之一。套叠部位与 CT 扫描线平行时,则肿块呈椭圆形或圆柱形,附以线状的血管影,描述为"腊肠样"肿块。肠系膜血管及脂肪卷入套入部,也是较特异性的 CT 征象之一。

（四）诊断

1.临床表现

腹痛、腹部包块、呕吐、血便为肠套叠常见四大症状。成人肠套叠的临床表现不典型,早期诊断困难,在急诊情况下更容易误诊。出现下列情况者应高度怀疑:①病程较长,亚急性起病,腹痛反复发作,症状可自行缓解或经保守治疗后好转,呈不完全性肠梗阻。②腹痛伴腹部包块,包块大小可随腹痛变化,位置不固定,常游走,可消失,消失后腹痛也随之消失。③有腹部包块的急腹症和腹痛伴血便。④有不明原因肠梗阻。

2.辅助检查

影像学检查特别是 B 超可作为首选。CT 检查在成人肠套叠的诊断上有重要价值。

3.腹腔镜探查

术前诊断困难时,剖腹探查或腹腔镜探查是主要的确诊手段,按微创原则,患者条件允许时首选腹腔镜探查。

（五）治疗

成人肠套叠大多数原发病为肿瘤,通常应手术治疗。

1.不应手法复位的肠套叠

（1）术前或术中探查明确为恶性肿瘤引起肠套叠,应行包括肿瘤及区域淋巴结在内的根治性切除术,试图将肠管复位很可能造成恶性肿瘤细胞播散或血行转移,且在复位过程中,缺血肠段易发生穿孔,而在水肿肠壁处切除吻合易致术后吻合口并发症。

（2）结肠套叠原发于恶性肿瘤的占 50％～67％,因此对结肠套叠不应手法复位,而应行规范肠切除并清扫淋巴结。

（3）套叠肠段有缺血坏死情况可直接手术切除。

（4）老年患者的肠套叠恶性肿瘤和缺血坏死发生率高,不应复位,可直接行肠段切除术。

2.可以手法复位的肠套叠

（1）肠管易复位且血供良好,可先行手法复位,再根据探查情况决定是否行肠切除手术。对于回肠-结肠型套叠,如肠管复位后未发现其他病变,以切除阑尾为宜,对盲肠过长者应做盲肠固定术。

（2）小肠套叠多由良性病变引起,术中可考虑先将肠管手法复位,再行手术治疗。

（六）手术步骤

（1）探查:根据术前影像学评估,一般能明确套叠肠段位置。如梗阻不明显,有足够腹腔空间,可行腹腔镜探查。如腹胀明显、肿物巨大或有其他腹腔镜手术禁忌证应行剖腹探查。

（2）手法复位:小肠-小肠型套叠较易复位,方法是通过缓慢轻柔挤压、牵拉两端小肠将套叠肠段拖出。回肠-结肠型套叠更容易出现回肠肠壁水肿、缺血、坏死,在复位时容易将肠壁撕裂或损伤,故在手法复位回肠-结肠型套叠时应格外小心。

（3）对恶性肿瘤引起的肠套叠以不同部位的肿瘤根治原则行肿瘤根治术。

（4）对小肠良性疾病引起的套叠,在肠管复位后,酌情行单纯病变切除或套叠肠段切除。

（七）术后处理

术后根据不同肠段的手术和术式决定禁饮食时间,预防性应用抗生素。未恢复饮食前应给予肠外营养支持。鼓励患者尽早下床活动,促进胃肠道功能恢复。肛门排气后可酌情拔除胃管及腹腔引流管,循序渐进恢复经口进食。

二、小儿肠套叠

小儿肠套叠是指各种原因引起的部分肠管及其附近的肠系膜套入邻近肠腔内,导致肠梗阻,是一种婴幼儿常见急腹症。肠套叠的发病率为1.5‰～4‰,不同民族和地区的发病率有差异,该病在我国远较欧美国家多见,男孩中患者多于女孩,两者的比例为(1.5～3):1。肠套叠偶尔可见于成人或新生儿,而主要见于1岁以内的婴儿,这类患者占60%以上,尤其多见于4～10个月婴儿,该年龄段是发病高峰。2岁以后发病逐年减少,5岁以后发病罕见。

(一)病因

肠套叠分为原发性和继发性。

1.原发性肠套叠

90%的肠套叠属于原发性,套入肠段及周围组织无显著器质性病变。病因至今尚不清楚,可能与下列因素有关。

(1)饮食改变:婴儿的肠道不能立即适应所改变食物的刺激,发生肠道功能紊乱而引起肠套叠。

(2)回盲部解剖因素:婴儿期回盲部游动性大,小肠系膜相对较长,回肠、盲肠的发育速度不同,成人回肠直径与盲肠直径之比为1:2.5,而新生儿的这项数据为1:1.43,可能导致蠕动功能失调。婴儿回盲瓣过度肥厚且呈唇样凸入盲肠,加上该区淋巴组织丰富,受炎症或食物刺激易引起充血、水肿、肥厚,肠蠕动易将回盲瓣向前推移,并牵拉肠管,形成套叠。

(3)病毒感染:系列研究报道急性肠套叠与肠道内腺病毒、轮状病毒感染有关。病毒感染可能引起肠系膜淋巴结肿大和回肠末端集合淋巴结增殖肥厚,从而诱发肠套叠。

(4)肠痉挛及自主神经失调:各种原因的刺激,如食物、炎症、腹泻、细菌和寄生虫毒素,使肠道发生痉挛,蠕动功能节律紊乱或逆蠕动而引起肠套叠。也有人提出由于婴幼儿交感神经发育迟缓,自主神经系统功能失调而引起肠套叠。

(5)遗传因素:近年来有报道称,部分肠套叠患者有家族发病史。这种家族发病率高的原因尚不清楚,可能与遗传、体质、解剖学特点及对肠套叠诱因的易感性增强等有关。

2.继发性肠套叠

其由肠道器质性病变引起,以Meckel憩室占首位,其次为息肉及肠重复畸形,此外还包括肿瘤、异物、结核、阑尾残端内翻、盲肠袋内翻及紫癜血肿等。患儿的发病年龄越大,存在继发性肠套叠的可能性越大。

(二)病理生理

肠套叠在纵形切面上由三层肠壁组成,称为单套,外层为肠套叠鞘部或外筒,套入部为内筒和中筒。肠套叠套入最远处为头部或顶端,肠管从外面卷入处为颈部。外筒与中筒以黏膜面相接触,中筒与内筒以浆膜面相接触。绝大多数肠套叠病例是单套。少数病例的小肠肠套叠再套入远端结肠肠管内,称为复套,断面上有5层肠壁。肠套叠多为顺行性套叠,与肠蠕动方向一致,逆行套叠极少见。肠套叠一旦形成,很少自动复位,套入部进入鞘部,并受到肠蠕动的推动向远端逐渐深入,同时其肠系膜也被牵入鞘内,颈部紧束,使之不能自动退出。由于鞘部肠管持续痉挛紧缩而压迫套入部,致使套入部肠管发生循环障碍,初期静脉回流受阻,组织淤血水肿,套入部肠壁静脉怒张,破裂出血,黏膜细胞分泌大量黏液,黏液进入肠腔后与血液、粪质混合,呈果酱样胶冻状而排出。肠壁水肿不断加重,静脉回流障碍加剧,致使动脉受压,供血不足,最终发生肠壁坏死。肠坏死根据发生的病理机制分为动脉性和静脉性坏死。动脉性坏死多发生于鞘部,因鞘部肠管长时间持续性痉挛,肠壁动脉痉挛,血供阻断,部分肠壁出现散在的斑点状坏死,又称缺血性坏死(白色坏死)。静脉性坏死多发生于套入部,是由于系膜血管受压,静脉回流受阻,造成淤血,最终肠管坏死(黑色坏死)。

(三)类型

根据套入部最近端和鞘部最远端肠段部位将肠套叠分为以下类型。

1.小肠型

该型包括空肠套入空肠型、回肠套入回肠型和空肠套入回肠型。

2.回盲型

该型以回盲瓣为起套点。

3.回结型

该型以回肠末端为起套点,阑尾不套入鞘内,此型最多,占70%~80%。

4.结肠型

结肠套入结肠。

5.复杂型或复套型

该型常见为回回结型,占肠套叠的10%~15%。

6.多发型

在肠管不同区域内有分开的2个、3个或更多肠套叠。

(四)临床表现

小儿肠套叠分为婴儿肠套叠(2岁以内者)和儿童肠套叠,临床以前者多见。

1.婴儿肠套叠

多为原发性肠套叠,临床特点如下。

(1)腹痛:为最早症状,常常突然发作,婴儿表现为哭闹不安,伴有拒食出汗、面色苍白、手足乱动等异常痛苦表现。腹痛为阵发性,每次持续数分钟。每次发作后,患儿全身松弛、安静,甚至可以入睡,但间歇十余分钟后又重复发作,如此反复。这种腹痛与肠蠕动间期相一致,是由于肠蠕动将套入肠段向前推进,牵拉肠系膜,肠套叠鞘部产生强烈痉挛而引起的剧烈疼痛,当蠕动波过后,患儿即转为安静。肠套叠晚期合并肠坏死和腹膜炎后,患儿表现萎靡不振,反应低下。部分患儿体质较弱,或并发肠炎、痢疾等疾病时,哭闹不明显,而表现为烦躁不安。

(2)呕吐:呕吐是婴儿肠套叠的早期症状之一,在阵发性哭闹开始不久,即出现呕吐,呕吐物初为奶汁及乳块或其他食物,以后转为胆汁样物,1~2 d转为带臭味的肠内容物,提示病情严重。

(3)血便:多在发病后6~12 h排血便,便血早者可在发病后3~4 h出现,为稀薄黏液或胶冻样果酱色血便,数小时后可重复排出。便血是由于肠套叠时套叠肠管的系膜嵌入肠壁间,发生血液循环障碍而引起黏膜渗血,与肠黏液混合形成暗红色胶冻样液体。有些来诊较早患儿无血便,但通过肛门指诊可见手套染血,这对诊断肠套叠极有价值。

(4)腹部包块:在患儿安静时进行触诊,多数可在右上腹肝下触及腊肠样、稍活动、伴有轻压痛的肿块,肿块可沿结肠走行移动,右下腹一般有空虚感,严重者可在肛门指诊时,触到直肠内子宫颈样肿物,其为套叠头部。

(5)全身状况:依就诊早晚而异,早期面色苍白,烦躁不安,但营养状况良好。晚期患儿可有脱水、电解质紊乱、精神萎靡不振、嗜睡、反应迟钝。发生肠坏死时,有腹膜炎表现,可出现全身中毒症状,脉搏细速,高热昏迷,休克,衰竭以至死亡。

2.儿童肠套叠

儿童肠套叠与婴儿肠套叠相比较,症状不典型。起病较为缓慢,多表现为不完全性肠梗阻,肠坏死发生时间相对较晚。患儿也有阵发性腹痛,但发作间歇期较婴儿长,呕吐、血便较少见。据统计,儿童肠套叠患儿中发生便血者只有约40%,而且便血往往在套叠后几天才出现,或者仅在肛门指诊时指套上有少许血迹。儿童较合作时,腹部查体多能触及腊肠形包块,很少有严重脱水及休克表现。

(五)诊断

1.临床表现

临床表现为阵发性腹痛或哭闹不安、呕吐、便血和有腹部包块。

2.腹部查体

可触到腊肠样包块,右下腹有空虚感,肛门指诊可见指套血染。

3.腹部超声

腹部超声为首选检查方法,可通过肠套叠特征性影像协助确诊。超声图像在肠套叠横切面上显示为"同心圆"或"靶环"征,纵切面表现为"套筒"征或"假肾"征。

4.腹部 X 线平片或透视

可观察肠气分布、肠梗阻及腹腔渗液情况。

(六)鉴别诊断

小儿肠套叠的临床症状和体征不典型时,易与下列疾病混淆:①细菌性痢疾。②消化不良及婴儿肠炎。③腹型过敏性紫癜。④Meckel 憩室出血。⑤蛔虫性肠梗阻。⑥直肠脱垂。⑦其他:结肠息肉脱落出血、肠内外肿瘤等引起的出血或肠梗阻。

(七)治疗

1.非手术疗法

(1)适应证:适用于病程不超过 48 h,全身情况良好,生命体征平稳,无明显脱水及电解质紊乱,无明显腹胀和腹膜炎表现者。

(2)禁忌证:①病程超过 48 h,全身情况不良,有高热、脱水、精神萎靡、休克等症状。②高度腹胀,透视下可见肠腔内多个大液平面。③已有腹膜刺激征或疑有肠坏死。④多次复发性肠套叠而疑似有器质性病变。⑤有小肠型肠套叠。

(3)空气灌肠:在空气灌肠前先做腹部正侧位全面透视检查,观察肠内充气及分布情况,注意膈下有无游离气体。采用自动控制压力的结肠注气机,向肛门内插入有气囊的注气管,注气后见气体阴影由直肠顺结肠上行,达降结肠及横结肠,遇到套叠头端则阴影受阻,出现柱状、杯口状、螺旋状影像。继续注气时可见空气影向前推进,套头部逐渐向回盲部退缩,直至完全消失,此时可见大量气体进入右下腹小肠,然后迅速扩展到腹中部和左腹部,同时可闻及气过水声。透视下回盲部肿块影消失和小肠内进入大量气体,说明肠套叠已复位。

(4)B超下生理盐水加压灌肠:可在观察到肠套叠影像后,于 B 超实时监视下行水压灌肠复位,随着水压缓慢增加,B 超下可见套入部与鞘部之间无回声区加宽,纵切面上套叠头部由"靶环"样声像逐渐转变成典型的"宫颈"征,将套叠肠管缓慢后退,当退至回盲瓣时,套头部表现为"半岛"征,此时肠管后退较困难,需缓慢加大水压,随水压增大,"半岛"逐渐变小,最后通过回盲瓣而突然消失。此时可见回盲瓣呈"蟹爪样"运动,同时注水阻力消失,证明肠套叠已复位。

(5)钡剂灌肠:将流筒悬挂在高出检查台 100 cm 处,将钡剂徐徐灌入直肠内,在荧光屏上观察钡剂,在见到肠套叠阴影后增加水柱压力,直至套叠影完全消失。

(6)复位成功的判定及观察:①拔出气囊肛管后患儿排出大量带有臭味的黏液血便和黄色粪水。②患儿很快入睡,无阵发性哭闹及呕吐。③腹部平软,已触不到原有包块。④口服活性炭 0.5～1 g,如经 6～8 h 由肛门排出黑色炭末,证明复位成功。

2.手术疗法

(1)手术适应证:①对非手术疗法有禁忌证者。②应用非手术疗法复位失败或穿孔者。③小肠套叠。④继发性肠套叠。

(2)肠套叠手术复位。

术前准备:首先应纠正脱水和电解质紊乱,禁食、水,胃肠减压,抗感染;必要时采用退热、吸氧、备血等措施。体温降至 38.5 ℃以下可以手术,否则易引起术后高热抽搐,导致死亡。多采用气管插管全身麻醉。

切口选择:依据套叠肿块部位,选择右上腹横切口、麦氏切口或右侧经腹直肌切口。对较小婴儿多采用上腹部横切口,若经过灌肠得知肠套叠已达回盲部,也可采用麦氏切口。

手法整复:开腹后,手术者以右手顺结肠走向探查套叠肿块,常可在右上腹、横结肠肝曲或中部触到。由于肠系膜固定较松,多可将小肿块提出切口。如肿块较大,宜将手伸入腹腔,在套叠部远端用右手示指、中指先将肿块逆行推挤,当肿块退至升结肠或盲肠时即可将其托出切口。套叠肿块显露后,检查有无肠坏死。如无肠坏死,则于明视下用两手的拇指及示指缓慢交替挤压直至完全复位。复位过程中切忌牵拉套入的近端肠段,以免造成套入肠壁撕裂。复位困难时,可用温盐水纱布热敷后,再复位。复位后要仔细检查肠管有无坏死,肠壁有无破裂,肠管本身有无器质性病变等,如无上述征象,将肠管纳入腹腔后逐层关腹。如为回盲型肠套叠,复位后,阑尾挤压严重,应将阑尾切除。

肠切除术:对不能复位及肠坏死者、手法整复时肠破裂者、肠管有器质性病变者、疑似有继发性坏死者,在病情允许时可做肠切除一期吻合术。如病情严重,患儿不能耐受肠切除术,可暂行肠造瘘或肠外置术,病情好转后再关闭肠瘘。

腹腔镜下肠套叠复位术:腹腔镜手术探查和治疗肠套叠因其显著的优点而得到肯定。①腹腔镜手术创伤小,恢复快,并发症少;②某些空气灌肠提示复位失败或复位不确切者,麻醉后肠套叠可自行复位,腹腔镜手术探查可以发现上述情况而避免开腹手术的创伤;③对腹腔内脏器探查全面,可及时发现因器质性病变导致的继发性肠套叠;④术中可与空气灌肠相结合,提高复位率,由于腹腔内 CO_2 气腹压力和空气灌肠压力叠加作用于肠套叠头部,同时配合器械在腹腔内的牵拉作用,用较低的空气灌肠压力即能顺利将套叠肠管复位,安全性明显提高。

(李玉新)

第八节　短肠综合征

短肠综合征是指行广泛小肠切除、手术造成小肠短路或误将胃与回肠吻合后,小肠消化吸收面积不足,无法维持生理需要,而导致进行性营养不良、水和电解质紊乱,继而出现器官功能衰退、代谢障碍、免疫功能下降的临床综合征。

一、病因

导致短肠综合征的原因有很多,成人短肠综合征多见于小肠扭转或肠系膜血管栓塞或血栓形成,导致大部小肠坏死,被迫行大部分小肠切除后;也见于因 Crohn 病、放射性肠损伤、反复肠梗阻、肠外瘘而多次切除小肠,致剩余肠道过短;或因严重外伤致大面积小肠毁损或肠系膜上血管损伤,而被迫切除大量小肠;胃肠手术中误将胃与回肠吻合,或高位与低位小肠间短路术后亦造成短肠综合征。儿童短肠综合征多为先天性因素引起,肠闭锁、坏死性小肠结肠炎等导致小肠长度不足或切除大量肠襻,无法维持足够营养吸收。

二、病理生理

短肠综合征的严重程度取决于切除肠管的范围及部位,是否保留回盲瓣,残留肠管及其他消化器官(如胰和肝)的功能状态,剩余小肠的代偿适应能力等。医师通常认为满足正常成人所需的小肠长度最低限度,在没有回盲瓣时为 1 m,而有回盲瓣时为至少 75 cm。大量小肠吸收面积丢失将导致进行性营养不良、水和电解质紊乱、代谢障碍等。另外,大量肠道激素(如缩胆囊素、促胰液素、肠抑胃素)丢失,将导致肠道动力、转运能力等发生改变,幽门部胃泌素细胞增生(40%~50%的短肠综合征患者有胃酸分泌亢进)。回肠是吸收结合型胆盐及内因子结合性维生素 B_{12} 的部位,切除或短路后造成的代谢紊乱明显重于空肠。因胆盐吸收减少,未吸收的胆盐进入结肠将导致胆盐性腹泻,胆盐-肝循环减少将导致严重的胆盐代谢紊乱,因肝代偿合成胆盐的能力有限,将造成严重脂肪泻。切除较短回肠(<50 cm)时,患者通常能够吸收足够的内因子结合性维生素 B_{12},而当切除回肠直径>50 cm 时,将导致明显的吸收障碍,引起巨幼红细胞贫血及外周神经炎,并最终导致亚急性脊髓退行性改变。

发生短肠综合征(图 10-3)时剩余小肠会发生代偿性改变,食物刺激及胃肠激素的改变使小肠绒毛变长,肥大,肠腺陷凹加深,黏膜细胞 DNA 量增加,肠管增粗、延长,黏膜皱襞变多。随黏膜高度增生,酶和代谢也发生相应变化,钠-钾泵依赖的三磷酸腺苷、水解酶、肠激酶、DNA 酶、嘧啶合成酶的活性均增加,而细胞二糖酶活性降低,增生黏膜内经磷酸戊糖途径的葡萄糖代谢增加。研究显示广泛肠切除后残余肠道可逐渐改善对脂肪、内因子和碳水化合物(特别是葡萄糖)的吸收。

三、临床表现

主要表现为早期的腹泻和后期的严重营养障碍。短肠综合征的症状一般可分为失代偿期、代偿期、代偿后期。失代偿期(急性期)为第 1 阶段,是指发生短肠状况后早期,残留的肠道仅能少量吸收三大营养素和水、电解质,患者可出现不同程度的腹泻,与保留肠管的长度相关,多数患者的腹泻并不十分严重,少数患者的每天腹泻量可高达 2 L,重者可达 5~10 L,因此出现脱水、血容量不足、电解质紊乱及酸碱平衡失调。因胃泌素增多,胃酸分泌亢进,不仅使腹泻加重,消化功能进一步恶化,还可出现吻合口溃疡,甚至导致上消化道出血。数天后腹泻次数逐渐减少,生命体征逐渐稳定,胃肠动力恢复。这一阶段多需 2 个月。代偿期(适应期)为第 2 阶段,经治疗后机体内稳态得以稳定,腹泻次数减少,小肠功能亦开始代偿,吸收功能有所增强,肠液丧失逐渐减少,肠黏膜出现增生。代偿期时间长短由残留小肠长度、有无回盲部和肠代偿能力而定,最长可达2年,一般为6个月左右。代偿后期(维持期)为第3阶段,肠功能经代偿后具有一定的消化吸收能力,此时营养支持的方式与量已定型,需要长期维持,并预防并发症。

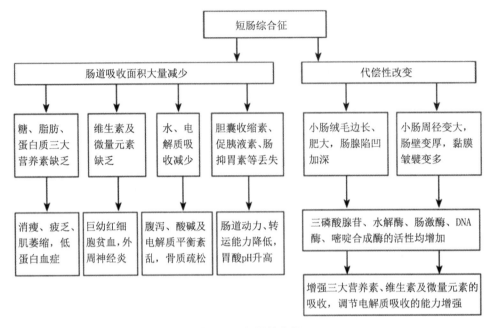

图 10-3　短肠综合征

短肠综合征患者若无合理的营养支持治疗,会逐渐出现营养不良,包括体重减轻、疲乏,肌萎缩、低蛋白血症、皮肤角化过度、肌肉痉挛、凝血功能差及骨痛等。由于存在胆盐吸收障碍,胆汁中胆盐浓度下降,加上肠激素分泌减少,使胆囊收缩变弱,易发生胆囊结石。钙、镁缺乏可使神经、肌肉兴奋性增强,发生手足搐搦,长期缺钙还可引起骨质疏松。由于肠道吸收草酸盐的量增加,尿中草酸盐过多而易形成泌尿系统结石。长期营养不良可最终导致多器官功能衰竭。

四、治疗

根据病因及不同病程阶段采取相应治疗措施。对手术误行吻合造成的短肠状态需急诊再次手术,改正吻合。肠切除术后短肠综合征急性期以肠外营养支持,以维持水、电解质和酸碱平衡为主,适应期将肠外营养与逐步增加肠内营养相结合,维持期使患者逐步过渡到以肠内营养为主。

因短肠综合征早期治疗需大量补液,后期需长期肠外营养支持,应选择中心静脉补液。可采用隧道式锁骨下静脉穿刺置管、皮下埋藏植入注射盒的中心静脉置管或经外周静脉穿刺中心静脉置管(PICC)。根据部分学者的经验,隧道式锁骨下静脉穿刺置管的并发症发生率(尤其是感染率)明显小于另外两种置管,护理亦较方便,一般可保持2~3年不需换管。

(一)急性期治疗

应仔细记录24 h出入量,监测生命体征,定时复查血电解质、清蛋白、血糖、动脉血气分析,监测体重。术后24~48 h补充的液体应以生理盐水、葡萄糖溶液为主,亦可给予一定量氨基酸及水溶性维生素。原则上氮源的供给应从小量开始,逐步增加氨基酸输入量,使负氮平衡状态逐步得到纠正。每天补充 6～8 L 液体,随监测结果酌情调整电解质补充量。此期因肠道不能适应吸收面积骤然减少,患者可出现严重腹泻,大量体液丧失,高胃酸分泌,营养状况迅速恶化,易出现水和电解质紊乱、感染和血糖水平波动。此阶段应以肠外营养支持为主,进食甚至饮水均可加重腹泻。由于多数短肠综合征患者需接受长期肠外营养支持,不合理肠外营养配方或反复中心静脉导管感染可在短时间内诱发肝功能损害,使肠外营养无法实施。因此在设计肠外营养配方时应避免过度使用高糖,因过量葡萄糖会转化为脂肪沉积在肝脏,会损害肝功能;选择具有护肝作用的氨基酸;脂肪乳剂的使用量不宜过大,一般不超过总热量的 30%～40%,并采用中链、长链脂肪乳;还应补充电解质、复合脂溶性维生素及水溶性维生素、微量元素等;所需热量和蛋白质要根据患者的实际情况进行个体化计算,热量主要由葡萄糖及脂肪提供。

由于长期肠外营养不仅费用昂贵,易出现并发症,还不利于残留肠道的代偿。因此如有可能,即使在急性期也应尽早过渡到肠内营养和正常进食。研究表明,肠内营养实施得越早,越能促进肠功能代偿。但短肠综合征患者能否从肠外营养过渡到肠内营养主要取决于残留肠管的长度和代偿程度,过早进食只会加重腹泻、脱水和电解质紊乱,因此从肠外营养过渡到肠内营养时应十分谨慎。开始肠内营养时先以单纯的盐溶液或糖溶液尝试,逐步增量,随肠代偿的过程,逐步过渡到高蛋白、低脂、适量碳水化合物的少渣饮食,少食多餐,也可选用专用于短肠综合征患者的短肽型肠内营养制剂。

(二)肠康复治疗

急性期后期应进行肠康复治疗,即联合应用生长激素(重组人生长激素)、谷氨酰胺与膳食纤维。生长激素能促进肠黏膜细胞增殖,谷氨酰胺是肠黏膜细胞等生长迅速细胞的主要能量物质,而膳食纤维经肠内细菌酵解后,能产生乙酸、丙酸和丁酸等短链脂肪酸,丁酸不仅可提供能量,还能促进肠黏膜细胞生长。使用方法为皮下注射重组人生长激素,0.05 mg/(kg·d),静脉滴注谷氨酰胺,0.6 g/(kg·d),口服含膳食纤维素丰富的食物或营养液,持续 3 周或更久。

(三)防治感染

当患者持续发热时,应及时行各项检查以排查感染原因并早期治疗。针对肠源性感染的可能性,无细菌培养和药敏试验结果时,经验性用药应选择覆盖厌氧菌和需氧菌的抗生素。

(四)控制腹泻

禁食及肠外营养可抑制胃肠道蠕动和分泌,延缓胃肠道排空,从而减轻腹泻。可酌情应用肠动力抑制药,如口服洛哌丁胺、阿片酊。对腹泻严重难以控制者应用生长抑素或奥曲肽可明显抑制胃肠道分泌,减轻腹泻。生长抑素的首次剂量为 300 μg,静脉注射,以后每小时静脉滴注 300 μg;或用奥曲肽,首次剂量为 50 μg,静脉注射,以后每小时静脉滴注 25 μg,连用 3～5 d,腹泻次数明显减少后停用。

(五)抑制胃酸过多

术后胃酸分泌过多可应用质子泵抑制剂,目前抑酸效果最强的为埃索美拉唑,静脉注射 40 mg,每天 2 次。

(六)手术治疗

一些探索用手术方法治疗短肠综合征的方法(如肠管倒置术)并未形成治疗常规,效果仍待定论。

小肠移植目前已成为治疗短肠综合征的理想方式。随着外科技术和免疫抑制方案的进步,经过 20 余年的发展,目前小肠移植在美国已被纳入联邦医疗保险范畴,在一些先进的移植中心,

1年生存率和5年生存率分别高达91%和75%。我国于1994年成功完成国内首例成人单独小肠移植,目前南京、西安、广州等多家移植中心共完成数十例单独或与其他脏器联合小肠移植,但是小肠移植在中国仍是极富挑战的领域。

五、预防

外科医师应认识到短肠综合征的严重性,在手术中尽量避免过多地切除小肠。对于小肠缺血病变范围广的病例,不应草率决定大面积切除,而应经扩血管措施后观察小肠活力,或暂行肠外置术观察,尽量抢救和保留肠管。

（杨小丁）

第九节　肠系膜上静脉血栓形成

肠系膜上静脉(SMV)血栓形成于1935年由Warren等首先描述,是一种少见急腹症,占急性肠缺血的3%～7%,可导致范围不等的肠管坏死,是一种危重的急腹症。该病多为急性病程,临床表现复杂多变,特别是在肠管坏死前并无特异性症状和体征,使早期诊断颇有难度。在急诊病例较少的单位,缺乏对该病的诊治经验,使该病容易被误诊和延误。对该病的早期发现和及时治疗非常重要,可以避免进展至肠管坏死或尽量减少坏死范围,从而避免危及生命的重症状态和短肠综合征等严重并发症。

一、病因

80%以上发生SMV血栓的患者有可能成为诱因的既往病史,多为引起凝血机制异常的疾病,主要包括AT-Ⅲ缺乏症、血小板增多症、真性红细胞增多症、恶性肿瘤、高血压、糖尿病、肝硬化、门静脉高压、脾切除后。长期吸烟,口服避孕药及剖宫产术后也可为该病诱因。少于20%的患者没有明确的既往史或诱因,当然这也可能与急诊病史采集不够翔实有关。而以上诱因若有叠加,则更增加该病的危险因素。部分患者既往就有多次其他部位血栓形成病史,常见反复下肢深静脉血栓形成脑梗死等。

二、病理生理

肠系膜静脉血栓形成常开始于SMV的分支,由于肠管静脉回流受阻,出现逐渐加重的肠壁水肿、充血和黏膜下出血,肠腔内血性液体渗出,肠系膜水肿,腹腔内淡红血性液体渗出。严重的静脉回流障碍最终导致动脉供血不足,动脉痉挛、闭塞,血栓形成,最后发展至肠管坏死。其病变过程比肠系膜动脉栓塞慢,多区域性累及肠系膜及其所属肠管节段。肠系膜静脉血栓形成可随病程逐渐蔓延,累及肠系膜及肠管的范围不断扩大,直至SMV主干,造成大部或全部空回肠坏死,甚至延及升结肠,病情呈危重状态,围术期死亡率很高,或可能已失去手术机会。并非所有SMV血栓形成都发展至肠坏死阶段,在部分患者中,可能因血栓栓塞不完全或再通而使病情缓解。

三、临床表现

在发生肠坏死、出现腹膜炎之前诊断 SMV 血栓形成较困难,临床表现多样且缺乏特异性。部分患者可能在本次发病前数月内,有 1 至数次腹痛发作又自行缓解的过程,程度轻重不等,为定位不明确的腹部绞痛或钝痛。这可能由患者存在的基础疾病状态导致,例如,高血压、糖尿病引起的小动脉硬化、狭窄和闭塞,造成慢性肠系膜动脉供血不足。而这些疾病也造成血栓形成倾向,属于 SMV 血栓形成的诱因。

该病起病缓急不等,多见在发生肠坏死前腹痛持续 2 d 至 2 周。腹痛初为定位不清的隐痛和钝痛,持续加重或呈阵发性加重,多伴有发热、呕吐、腹胀、腹泻、便血。腹部可有广泛压痛,而压痛最剧处可能不甚明确或不固定,肠鸣音多减弱。当发生肠坏死时,多有心率加快,腹痛、腹胀加重,腹部出现固定区域的压痛、反跳痛和肌紧张,病变范围广的患者的坏死肠管所在区域,出现弥漫性腹膜炎体征,或全腹高度膨隆,腹壁张力高并有广泛压痛,肠鸣音消失。

四、诊断

(一)实验室检查

有凝血功能障碍的患者可发现红细胞及血红蛋白增多,血小板增多,AT-Ⅲ 水平低,血黏度增大等。而血浆凝血酶原时间(PT)和活化部分凝血活酶时间(APTT)多在正常范围内,部分患者的国际标准化比值(INR)<1。患者多有白细胞增多,中性粒细胞比例升高,电解质平衡紊乱。发生肠坏死后肌酸激酶(CK)和乳酸脱氢酶(LD)水平可有轻度升高。血浆纤维蛋白降解产物(FDP)对观察 SMV 血栓形成的病情进展有一定参考作用,因该病急诊入院的患者的 FDP 水平多升高至大于 4 000 ng/mL,随病情进展可继续升高,而经手术和抗凝治疗,病情好转时,FDP 水平多逐渐下降,若再次发生 SMV 血栓,病情反复时,FDP 水平可再次升高。

(二)影像学检查

在未发生肠管坏死前 X 线腹平片无特殊征象,仅可发现肠道积气,发生肠坏死后可见有气液平面的扩张肠管。B 超和多普勒超声可发现腹水、静脉血栓、肝硬化、脾肿大、门静脉海绵样变等。CT 和 CTA 可提供有价值的信息,目前在该病诊断中常用。该病中肠管病变的 CT 征象主要包括腹水,肠管扩张积气、积液,肠管壁增厚水肿,系膜密度增大、水肿,腹膜增厚、腹膜炎。CTA 则可显示静脉血栓形成征象。间断复查 CT 和 CTA,其结果可作为监测病情进展的指标。

该病的诊断难点在于,肠坏死和腹膜炎发生之前,其临床症状变化较多,又无特征性的症状和体征。对于有危险诱发因素的腹痛患者,鉴别诊断时应想到该病,利用血液学检查、B 超、CT 和 CTA 可发现相关异常。诊断中最重要的是及时判断手术适应证,而不一定要在术前完全明确原发病。SMV 血栓形成发展至肠坏死阶段后诊断较明确,依据腹膜炎的体征,肠鸣音消失,已可确定手术探查适应证。诊断性腹腔穿刺抽出淡红血性液,可带有粪臭味,这是已发生肠坏死的征象。需注意个别年老体弱患者由于对疼痛的反应迟钝,腹肌薄弱,机体防御能力低下,即使发生肠坏死后,其症状主诉、体征及实验室检查仍可能并无明显征象,而患者将很快出现神志淡漠甚至昏迷,病情转为危重状态。此时腹腔穿刺、B 超和 CT 可提供重要依据。

五、治疗

(一)非手术治疗

诊断为 SMV 血栓形成的患者若无腹膜炎体征,腹腔穿刺为阴性,影像学检查未发现肠管坏死征象,可以与血液科协同进行溶栓抗凝治疗,部分患者的病情可缓解。同时严密观察病情,包括心率、体温、腹痛转归、腹部压痛变化等,间断复查血细胞计数、凝血功能、FDP 和 CT,一旦出现肠管坏死、腹膜炎征象,应尽快手术探查。

(二)手术治疗

因肠系膜静脉血栓形成病变累及范围会逐渐扩大,肠管坏死病情危重,故对此类患者一旦明确手术适应证,就应尽快完善准备,手术探查,以最大限度地减少受累肠管范围,避免短肠综合征。选择经腹正中线切口或经右腹直肌探查切口。切口应足够长以获得良好暴露。手术应选择最简单、快速的方式,切除坏死肠管及其所属的肠系膜。术中肉眼可见肠系膜静脉内的血栓,切除范围应略超过坏死肠段,两端各超出 3~5 cm 为宜。术毕前应用蒸馏水或生理盐水冲洗腹腔,吸尽积液,留置腹腔引流管。因此类患者的病情重,且有肠坏死和腹腔污染,最好采用全层减张缝合。

SMV 血栓形成后,若肠管病变进展至较严重的淤血,表面有少量渗出,即可引起腹膜炎体征。开腹后可能见肠管呈暗红色明显淤血状,比正常肠管肿胀、变硬,但尚未完全坏死,此时可在术中与血液内科协同处理,使用抗凝药物和扩血管措施,观察肠管血运是否有改善,至少应观察 30 min,若肠管血运及活力有明显改善,可留置腹腔引流管后关腹,术后继续抗凝治疗,并密切观察腹部体征,监测凝血功能,间断复查 CT、B 超,直至病情稳定。若肠管状况不能改善或继续恶化,则应果断切除。在手术中使用溶栓治疗风险很大,可能引起小栓子脱落,阻塞重要血管,导致心、肺、脑梗死等严重问题,亦可能造成难以控制的出血,此时可在多专业科室协同和严密监测下试用尿激酶或阿替普酶等。在肠管病变范围大,切除后可能引起短肠综合征的情况下,若有可能应尽量抢救肠管。

小肠吻合口较少出现术后吻合口漏,但若患者的病情危重,吻合口血运不佳,可先将吻合口外置,或暂不吻合而将双侧断端外置,结束手术,术后在重症监护室(ICU)进行治疗,待患者全身情况好转,观察吻合口愈合良好,则将其回纳腹腔,肠管断端血运良好,则行肠吻合术。若吻合口或肠管断端继续坏死,则需再次切除坏死肠管,患者的病情将危重且棘手。

(三)血管介入治疗

对尚未发生肠坏死的 SMV 血栓形成,可以进行血管介入治疗。该病的 DSA 检查表现为肠系膜上动脉及其分支痉挛,动脉变细,动脉时相延长超过 40 s,SMV 显影超过 40 s,肠壁增厚,肠管内可见造影剂渗漏。明确诊断后可进行超选择插管,注入肝素或尿激酶、血管扩张剂,以期改善肠管血运,阻止肠管病变向坏死发展。介入治疗后应严密监护病情,观察重点是出血和各系统血栓栓塞征象。应继续使用抗凝治疗,从皮下注射低分子肝素逐渐过渡至口服华法林,需根据复查凝血功能的结果调整剂量,维持 INR 在 2.0~3.0。

六、术后处理

(一)切口换药

肠坏死切除术的切口属于Ⅲ类切口,发生切口感染的风险很高,宜选择全层减张缝合,可避免分层缝合形成的层间无效腔。此时即使发生切口感染,脓性渗出物也不会存留于切口内,每天酒精湿敷换药即可,直至切口红肿渗出消失,最终愈合。对发生感染的全层减张缝合切口应酌情延长拆线时间,为 1 个月或以上。若分层缝合的切口发生感染,则必须拆除表层缝线,敞开引流,每天换药至切口内坏死组织排尽,再行二期缝合,或用胶带拉拢切口,待其愈合。

(二)抗凝治疗

对于 SMV 血栓形成导致肠坏死行切除术后的抗凝治疗非常重要,否则可能血栓再发,继续引起肠坏死,被迫再次手术,导致病情危重甚至死亡。术后 18 h 即可开始抗凝治疗,常用低分子右旋糖酐,静脉输注,每天不超过 500 mL,低分子肝素钠 0.4 mL,皮下注射,2 次/天。恢复饮食后改为口服华法林,用量个体差异较大,应依据凝血功能监测结果调整剂量,使 INR 维持于 2.0～3.0。患者出院后应定期到血液科门诊复诊,调整抗凝治疗方案。

(三)短肠综合征

SMV 血栓形成累及肠管范围大时,经肠切除术可能造成短肠综合征。小肠的代偿能力很强,经大范围肠切除后,在无回盲部存在时,应剩余 110～150 cm 小肠,才能通过肠内营养满足基本营养需求,若存在回盲部,则应保留 50～70 cm 小肠。而这仅为达到生存需求,并不能达到与正常人一样的营养状况和生活质量。

短肠综合征患者在术后需经 3 个阶段的小肠代偿期,以达到稳定的小肠代偿功能,第 1 阶段为术后 2 个月内,患者每天大量腹泻,腹泻量可达 2 L/d,此期以静脉肠外营养支持和补液来调整水、电解质平衡为主,逐渐恢复口服少量等渗液体,或进行近似等渗的肠内营养支持,并用药物控制胃酸分泌和腹泻。第 2 阶段为术后 2 个月至 1～2 年,患者的饮食量逐渐增加,营养不足部分由肠外营养补充。第 3 阶段为完全代偿期,即达到完全由饮食满足营养需求。但部分患者无法达到肠道完全代偿,仍需长期肠外营养支持。肠内营养对肠道有营养和促进再生的作用,故应坚持肠内营养以最大限度地获得小肠功能代偿。

长期肠外营养支持价格昂贵,且可引起多种并发症,如导管感染、胆结石、肝功能障碍、骨质病变。现已有方便使用的 all-inone 肠外营养支持输液袋。除补充足够能量和每天所需电解质外,还需补充复合维生素和微量元素。对长期肠外营养支持需根据每个患者的情况调整,制订个体化方案。

Byrne 和 Wilmore 在 1995 年提出联合经肠道应用生长激素、谷氨酰胺、谷物纤维等治疗短肠综合征的方法,此方法可促进肠道功能代谢,在国内经南京军区总医院临床研究证实有效,可改善短肠综合征的疗效。此外还有一些效果仍待定论的手术治疗方法,包括倒置部分肠管,或将肠管做成环形吻合等,但并未形成治疗常规。

(杨小丁)

第十节 小肠良性肿瘤

小肠良性肿瘤可发生于任何部位,其中 49％位于回肠,30％位于空肠,位于十二指肠者仅占 21％。有来源于上皮的腺瘤和来源于平滑肌的平滑肌瘤,其他有脂肪瘤、纤维瘤、血管瘤等。发病年龄以 30～60 岁为主,平均为 42.8 岁,男性患者占 60％,女性患者占 40％。常见的有腺瘤、平滑肌瘤、脂肪瘤、血管瘤,少见的有神经源性肿瘤、错构瘤、纤维瘤、假性淋巴瘤等。

一、临床表现

(一)腺瘤

腺瘤最常见,大约占小肠良性肿瘤的 14%,属于癌前期疾病,与小肠癌的发生密切相关。腺瘤的恶变与其大小有关,直径<1 cm 者的恶变率为 8.3%(包括壶腹部腺瘤在内),直径>1 cm 时恶变率增加至 32.7%。按组织学形态,腺瘤可分为管状腺瘤、绒毛状腺瘤或是两者混合型;绒毛状腺瘤的恶变率最高。

绒毛状腺瘤在十二指肠部位的发病率最高,恶变率为 25%～63%。其多位于十二指肠降段的内侧壁,环绕 Vater 壶腹部,可以是家族性腺瘤样息肉病的一种症状。最常见的临床表现是梗阻性黄疸,行上消化道内镜检查即可确诊。

小的腺瘤多无明显症状,有症状者多出血。长期慢性出血可导致贫血。部分患者的肠套叠引起间歇发作性肠梗阻。

(二)平滑肌瘤

此类瘤占小肠良性肿瘤的 20%左右,可发生于任何年龄,但多见于中年以后,男、女的发病率相似。其好发于空肠和回肠,在十二指肠少见。约 65%的患者有腹痛、乏力、体重减轻,31%的患者有间歇发作性肠梗阻症状,15%的患者可发生肠套叠,25%的患者腹部可扪及肿块。约50%的患者大便潜血试验为阳性。约 15%的平滑肌瘤可恶变为平滑肌肉瘤。

(三)脂肪瘤

脂肪瘤占整个消化道脂肪瘤的 50%以上,占小肠良性肿瘤的 20%左右。脂肪瘤多见于老年人,男性患者略多于女性患者。脂肪瘤好发于远端小肠,发生于回肠者占 60%,发生于空肠、十二指肠者各占 20%。约 35%的患者毫无症状,少数可发生肠套叠、肠扭转,出血罕见。

(四)血管瘤

血管瘤占小肠良性肿瘤的 5%,其中 60%为多发性血管瘤。至少一半血管瘤是海绵状血管瘤,其他是毛细血管瘤或混合性血管瘤。这些良性的血管瘤常常位于黏膜下,它们可能是全身性血管病变的一部分,主要症状为肠道出血,偶尔有腹部剧痛或肠套叠、肠梗阻。

二、诊断

小肠肿瘤的诊断主要依靠临床表现和 X 线钡餐检查。

(一)X 线检查

因肠梗阻入院者如有不完全性肠梗阻,X 线立位或卧位平片可帮助诊断出小肠高位或低位肠梗阻,可推断但不能确诊肠肿瘤。以钡剂全消化道检查为主要确诊方法,但仅 20%的患者可能获得阳性结果。

(二)纤维十二指肠镜

该检查对诊断十二指肠肿瘤有帮助,并可钳取活检。纤维小肠镜检查虽可帮助诊断,但在国内开展尚不普及。

(三)选择性腹腔或肠系膜动脉造影术

该检查对肿瘤出血部位诊断有价值。在急性出血期造影,对每分钟出血量 0.5～3.0 mL 者,可显示出血部位外溢造影剂,确诊率为 77%～95%。

(四)B超及CT检查

其有助于了解肿块的大小、部位以及肿块与周围组织的关系,但临床不能触及的小于2 cm的肿块,也难以诊断。

三、治疗

治疗原则:以早期手术切除为主要治疗方法。

由于小肠良性肿瘤可导致肠套叠、肠梗阻、出血、穿孔等严重并发症,且部分肿瘤(如平滑肌瘤、绒毛状腺瘤)有恶变的危险性,故一旦明确诊断,应积极予以切除。切除的方式随病灶的部位、大小、形态而异,例如,对较小的浆膜下脂肪瘤或神经鞘瘤可将肿瘤完整切除;对带蒂腺瘤可行局部切除;对十二指肠腺瘤有人主张经十二指肠将腺瘤做黏膜下切除,但有一定的复发率;对体积较大的腺瘤,应行小肠局部切除、小肠对端吻合术。

四、预后

小肠良性肿瘤切除后可恢复正常。

(任　旺)

第十一节　小肠恶性肿瘤

一、小肠腺癌

腺癌是小肠中最常见的恶性肿瘤,多发生于60～70岁。男性患者比女性患者稍多。病因尚不清楚,和食物中脂肪摄入有显著相关性。作为癌前期病变的小肠腺瘤、Crohn病、遗传性家族性息肉病、Gardner综合征、PeutzJegher综合征以及VonRecklinghausen病等可能与小肠肿瘤的发生有关。

(一)组织发生与病理

小肠腺癌多发生在小肠的近段。其中50%位于十二指肠,40%位于空肠,只有10%位于回肠。其大体形态可分为息肉型、浸润溃疡型、缩窄型和弥漫型。组织学类型可分为腺癌、黏液腺癌和未分化癌。

(二)临床表现

1.腹痛

腹痛是最常见的症状。65.2%～66.9%的患者有腹痛,腹痛可为隐痛、胀痛乃至剧烈绞痛,多位于腹中部或下部。当并发肠梗阻时,疼痛尤为剧烈并可伴有腹泻、食欲缺乏等。

2.梗阻

息肉型癌和缩窄型癌易致肠腔狭窄或堵塞,造成小肠完全或部分肠梗阻。症状包括上腹饱胀、恶心、呕吐等。腹胀的严重程度和肿瘤的部位高低有关。十二指肠癌以恶心、呕吐为主,腹胀和肠型并不明显;而回肠癌的腹胀和肠型明显,恶心、呕吐出现较晚。

3.腹部肿块

十二指肠癌患者中出现肿块的占 10％～25％,肿块位置固定。20％～25％的空肠癌、回肠癌患者以腹部肿块就诊,肿块质地较硬,活动度较大,位置多不固定;当病情发展,肿瘤侵及邻近组织、器官时,腹部肿块常固定而不能推动,并常伴有压痛。

4.出血

60％～80％的十二指肠癌患者大便潜血试验呈阳性,出血明显者可有黑便,大出血时可有呕血,其发生率约为 6％。空肠癌、回肠癌患者中约有 95％大便潜血试验呈阳性,肉眼可见的出血或黑便占 20％左右,大出血少见。

5.黄疸

75％～80％的壶腹周围癌患者发生黄疸。黄疸开始可有波动,随病情进展而进行性加重。

6.其他

有食欲减退、贫血、消瘦、发热等。病灶浸润邻近器官可引起一系列压迫症状,压迫输尿管导致肾盂积水,压迫髂部血管引起下肢或会阴部水肿,压迫膀胱或直肠时引起排尿或排便困难,晚期患者发生肝、肺等转移时可出现相应的症状和体征。

(三)转移途径

小肠腺癌的主要播散途径有直接浸润、淋巴和血行转移及种植性播散。肿瘤穿透肠壁后可直接浸润至邻近组织器官,如十二指肠癌累及胰腺、肝脏、结肠及腹膜后组织等;当肿瘤累及黏膜下淋巴网时可转移至肠旁淋巴结、肠系膜淋巴结、肠系膜上淋巴结及腹主动脉旁淋巴结。血行转移的常见部位是肝脏,其他常见部位是肺、骨、脑等。当肿瘤穿透肠壁浆膜层后,脱落的癌细胞可直接植入腹膜及盆腔,形成膀胱直肠陷凹内种植性肿块。

(四)诊断

小肠腺癌的诊断主要依靠临床表现和 X 线钡餐检查,由于小肠肿瘤临床表现较少且不典型,又缺少早期体征和有效的诊断方法,小肠腺癌常被延误诊断。对具有上述一种或数种表现者,应考虑小肠腺癌的可能,需做进一步的检查。

1.实验室检查

(1)十二指肠液细胞学检查:对十二指肠腺癌可获得阳性结果,但因十二指肠引流成功率不高,患者难以合作,此法目前很少应用。

(2)潜血试验:肿瘤糜烂出血,潜血试验阳性。

2.X 线检查

因肠梗阻入院者的梗阻如为不完全性肠梗阻,X 线立位或卧位平片可帮助诊断出小肠高位或低位肠梗阻,可推断但不能确诊。十二指肠低张气钡造影可以帮助诊断十二指肠腺癌。以钡剂全消化道检查为小肠腺癌的主要确诊方法,但仅 20％的患者可能获得阳性结果。

3.纤维十二指肠镜

其对诊断十二指肠肿瘤有帮助,并可钳取活检。纤维小肠镜检查虽可帮助诊断,但在国内开展尚不普及。

4.选择性腹腔或肠系膜动脉造影术

对肿瘤出血部位诊断有价值。在急性出血期造影,对每分钟出血量 0.5～3.0 mL 者可显示出血部位外溢造影剂,确诊率为 77％～95％。

5.B 超和 CT 检查

其有助于了解肿块的大小、部位以及肿块与周围组织的关系;但临床不能触及的小于 2 cm 的肿块,也难以诊断。

6.其他

必要时可行剖腹探查。

(五)鉴别诊断

小肠增殖性结核常可触及肿块,且常伴有乏力、食欲减退、恶心、呕吐、贫血、发热等,临床症状酷似小肠腺癌,手术探查时常见多个小肠襻黏着于小肠之上,常伴有腹水,且腹膜腔内有弥漫性粟粒样播散。临床上很难鉴别该病小肠晚期癌,直至腹膜结节活检做切片观察后才明确诊断。

小肠腺癌应与小肠良性肿瘤区别,小肠良性肿瘤一般病程长,生长缓慢,与周围组织界限清楚,无粘连,无全身症状,但发生肠套叠时可出现肠梗阻症状。

(六)治疗

以早期手术切除为主要治疗方法,切除原则是在距离病灶两端各 10 cm 处做肠段切除,并清除相应的系膜淋巴结直至肠系膜上动脉分支根部。

十二指肠腺癌:行胰、十二指肠切除术(Whipple 术)。有资料显示,扩大淋巴结清扫术的存活率与标准的胰十二指肠切除术的存活率相比无显著性提高。

回肠末端腺癌:为了完成广泛的淋巴结清扫,应该切除右半结肠。

对小肠腺癌晚期,肿瘤已固定、不能切除者,行肿瘤远近端小肠旁路手术,可延长生命,改善梗阻症状。

辅助治疗的作用仍不明确,小肠腺癌被认为是抗放疗和抗化疗的。因此,手术切除后,通常不主张放疗、化疗。

(七)预后

患者预后取决于肿瘤的分期。无淋巴结转移的患者切除后的 5 年存活率为 70%。伴有淋巴结转移的患者在进行治疗性切除后的 5 年存活率为 20%~50%,平均约为 25%。患十二指肠癌的患者的存活率稍高于患空肠腺癌或回肠腺癌的患者。

二、小肠平滑肌肉瘤

小肠平滑肌肉瘤占小肠恶性肿瘤的第 3 位,占小肠恶性肿瘤的 10%~20%。男、女发病率几乎相等。在空肠和回肠多见。

(一)组织发生与病理

平滑肌肉瘤是平滑肌起源的恶性肿瘤,多为圆形或分叶状,肿瘤直径通常大于 5 cm。平滑肌肉瘤常侵及周围组织,可分为腔内型、壁内型、腔外型或腔内腔外型。腔内型突出于肠腔内,呈半球形或球形肿块,其表面黏膜常带有溃疡形成,易发生肠套叠,X 线钡餐检查也较容易显示。腔外型多较大,中央可变形、坏死、出血及囊性变。

(二)临床表现和诊断

小肠平滑肌肉瘤早期无特异性临床表现,大多数在有消化道出血而有血便、休克、小肠梗阻、腹部触及包块时才引起注意,腹痛多不明显,易被误诊为其他肠道疾病。Starr 提出腹块、黑便、腹痛为小肠平滑肌肉瘤的三大特征。对十二指肠的平滑肌肉瘤,X 线钡餐造影和纤维十二指肠镜检查多可确诊。在消化道出血的病例中,肠系膜动脉造影有助于诊断。但空肠、回肠的平滑肌肉瘤大多数是在剖腹探查中确诊的。肿瘤种植或转移的常见部位是肝和腹膜。由于平滑肌瘤多为圆形或分叶状,质地较肉瘤硬,且恶变的发生率高达15%左右,肉眼很难鉴别,术中都应做冰冻切片,术后也应长期观察。对于瘤体大于5 cm、年龄大于40岁者,应多考虑为肉瘤。

(三)治疗

以手术治疗为主,对小肠平滑肌肉瘤应做肿瘤小肠段及其系膜的根治性切除术。对于瘤体巨大、向腔外生长而侵及邻近器官者,常需行受累脏器联合切除术。在进一步手术治疗转移性病变后,伴单独肝或肺转移的高选择性肿瘤患者的存活率可明显提高。

辅助化疗药异环磷酰胺和阿霉素等敏感,仅对少数患者有益,但不能明显延长存活率。

(四)预后

小肠平滑肌肉瘤的病程发展较慢,预后较好,手术后平均5年生存率为50%左右。

三、小肠淋巴瘤

原发性小肠恶性淋巴瘤(肠淋巴瘤)是指原发于小肠壁淋巴组织的恶性肿瘤,这有别于全身性恶性淋巴瘤侵及肠道的继发性病变,故又称其为结外淋巴瘤。其占小肠恶性肿瘤的20%~30%,而占整个胃肠道恶性肿瘤的1%~3%。其好发于40岁以下,男、女患者之比(1~3)∶1。有人认为免疫缺陷及病毒感染与小肠恶性淋巴瘤的发病有关。发病部位以回肠最多,其次为空肠,十二指肠最少。常为单发。多发性小肠淋巴瘤约占20%,表现为分布在不同部位的病灶之间有正常肠段,彼此互不相连,故常被误诊为Crohn病。Contreaty提出原发性小肠恶性淋巴瘤的5项诊断标准为:①未发现体表淋巴结肿大;②末梢血无幼稚细胞或异常细胞;③胸部X线照片显示无纵隔淋巴结肿大;④手术时未发现受累小肠及肠系膜区域淋巴结以外的病灶;⑤肝、脾无侵犯(邻近病变的直接扩散除外)。

(一)病理

小肠恶性淋巴瘤的组织形态可分为淋巴细胞型、淋巴母细胞型、网织细胞型、巨滤泡型及Hodgkin病,其中以淋巴细胞型和网织细胞型多见,成人中以网织细胞型多见,儿童多为淋巴细胞型。Hodgkin病常为多发性。按大体形态可分为息肉型、溃疡型、缩窄型及动脉瘤型,动脉瘤型为受累肠段的肠壁肌层及神经丛被肿瘤破坏,肠腔扩张,其两端狭窄呈动脉瘤样改变。

按肿瘤进展程度,Noqvi提出临床病理分期标准,具体如下。

Ⅰ期:病灶局限,未侵犯淋巴结。

Ⅱ期:病灶局限,但已侵犯淋巴结。

Ⅲ期:相邻组织器官受累。

Ⅳ期:有远处转移。

(二)临床表现和诊断

(1)小肠恶性淋巴瘤的临床表现主要为腹痛、腹部肿块、腹泻和消瘦。腹痛多在下腹和中腹部,大多数患者(60%~70%)可触及腹部肿块,约40%的患者出现不完全性肠梗阻,15%~20%的患者可出现肠穿孔,肠套叠的发生率为8%左右。

(2)实验室检查:约60%有贫血,40%~50%有粪便潜血阳性。

(3)X线钡餐检查有以下几种征象。①弥漫性小息肉样充盈缺损,有绿豆大小至豌豆大小。②多发性结节充盈缺损,病变边缘清楚,黏膜纹紊乱、破坏或消失。③肠腔狭窄,狭窄段黏膜纹破坏,狭窄近端多有肠襻扩张。④肠腔动脉样扩张。⑤肠套叠,多为小肠型套叠或回结肠型套叠。

（4）B超及CT：对腹部触及肿块者，B超或CT对帮助了解肿块的部位、大小和与周围组织的关系有参考意义，但较难发现肿块不大的早期病变。

（三）治疗

应以根治性切除术为主，术后加放疗、化疗或放疗加化疗。

根治性切除是将病变小肠连同肠系膜区域淋巴结一并切除。如肿瘤直径＞5 cm，侵及肠道外器官，也应做病变小肠及邻近器官联合脏器切除。对术后加用化疗，不能根治切除者争取做姑息性切除加术后化疗。

（四）预后

根治性切除术后 5 年生存率为 $50\%\sim95\%$。姑息性切除者的 5 年生存率为 $10\%\sim30\%$。

（任　旺）

第十一章

肝 脏 疾 病

第一节　肝硬化门静脉高压症

一、病因及分类

按门静脉血流受阻部位不同,门静脉高压症可分为肝前型、肝内型和肝后型。肝内型在我国最常见,占95%以上。肝内型按病理形态的不同又可分为窦前阻塞、肝窦和窦后阻塞。窦前型及窦后型梗阻可以发生在肝内或肝外。这种分类方法的实用价值在于将非肝硬化性门脉高压症(窦前型)与肝细胞损害造成的门脉高压症(窦型和窦后型)区别开来。

(一)肝前型

肝前型的主要病因是门静脉主干的血栓形成(或同时脾静脉血栓形成),在儿童中该型约占50%,这种肝前阻塞同样使门静脉系的血流受阻,门静脉压升高。

1.腹腔内的感染

阑尾炎、胆囊炎等或门静脉、脾静脉附近的创伤都可引起门静脉主干的血栓形成。门静脉血栓形成后,在肝门区形成大量侧支循环血管丛,加之门静脉主干内的血栓机化、再通,状如海绵,因而称为门静脉海绵样变。

2.先天性畸形

先天性畸形如门静脉主干的闭锁、狭窄或海绵窦样病变,也是肝前型门静脉高压症的常见原因。

3.单纯脾静脉血栓形成

其常继发于胰腺炎症或肿瘤,结果是胃脾区的静脉压力升高,而此时肠系膜上静脉和门静脉压力正常,左侧胃网膜静脉成为主要侧支血管,胃底静脉曲张较食管下段静脉曲张更为显著,单纯脾切除即可消除门静脉高压,这是一种特殊类型的门静脉高压症,称为左侧门静脉高压症。

这种肝外门静脉阻塞的患者的肝功能多正常或轻度损害,预后较肝内型好。在成年人中,最常见的原因是恶性肿瘤引起的门静脉内血栓形成,其他引起门静脉内血栓形成的原因有红细胞增多症、胰腺炎、门脉周围淋巴结病。这种患者直接门静脉压升高,而肝静脉楔压正常,肝实质无损害。另外由于凝血机制未受损害,这种患者如发生食管静脉曲张破裂出血,往往可以通过非手术治疗得到控制。

(二)肝后型

肝后型是由肝静脉和/或其开口及肝后段下腔静脉阻塞性病变引起的,其典型代表就是巴德-吉利亚综合征,这是由肝静脉、下腔静脉直至下腔静脉汇入右心房处任何水平的梗阻引起的一组综合征。其病因不明,但往往与肾上腺和肾肿瘤、创伤、妊娠、口服避孕药、肝细胞瘤、静脉阻塞性疾病、急性酒精性肝炎及肝静脉内膜网状组织形成有关。临床上首先表现为腹水,伴有轻度肝功能异常。由于肝尾叶静脉多独立于肝内其他静脉汇入下腔静脉,病变往往不累及此静脉,所以肝扫描仅见肝尾叶放射性密集。血管造影可以发现肝静脉或下腔静脉内血栓。肝活检表现为特征性的中央静脉扩张伴小叶中心性坏死。

(三)肝内型

肝内型包括窦前、肝窦和窦后阻塞。

1.肝内窦前型梗阻

(1)最主要的病因是血吸虫病(世界范围内门脉高压症最常见的病因)。血吸虫病患者的血吸虫卵沉积在肝内门静脉,引起门静脉壁肉芽肿性炎症反应,进而发生纤维化及瘢痕化,最终导致终末门静脉梗阻。而患有骨髓增生性疾病时,原始细胞物质在门静脉区的沉积也可以造成窦前型门脉高压症。也表现为直接门静脉压升高,肝静脉楔压正常,肝实质无损害。食管静脉曲张破裂出血,也往往可以通过非手术治疗得到控制。

(2)造成窦前型门脉高压症的另一个常见原因是先天性肝纤维化,这是由广泛浓密的纤维索条包绕、压迫门静脉,导致其梗阻造成的。

(3)慢性的氯乙烯和砷化物中毒也可以引起肝内门静脉纤维化、肉芽肿形成,压迫门静脉,导致窦前型梗阻。

(4)原发性胆汁性肝硬化在形成再生结节以前,也是由肝内门静脉纤维化造成的窦前型梗阻。

2.肝内窦型梗阻

肝内窦型梗阻往往是由乙型、丙型病毒性肝炎和急性酒精中毒引起的肝硬化发展而来,一般不仅仅是窦型梗阻,多表现为窦前型、窦型、窦后型的复合型梗阻,只是为区别于单独的窦前型梗阻和窦后型梗阻而称为窦型梗阻。主要病变是肝小叶内纤维组织增生和肝细胞再生。由于增生纤维索和再生肝细胞结节(假小叶)挤压,肝小叶内肝窦变或闭塞,以致门静脉血不易流入肝小叶的中央静脉或小叶下静脉,血流淤滞,门静脉压就升高。又由于很多肝小叶内的肝窦变窄或闭塞,部分压力高的肝动脉血流经肝小叶间汇管区的动静脉交通支而直接反注入压力低的门静脉小分支,使门静脉压升高。由于患者往往表现为不同程度的肝损害及凝血机制障碍,食管静脉曲张破裂出血,故一般较难通过非手术治疗控制。

3.肝内窦后型梗阻

肝内窦后型梗阻往往不是一个独立的现象,其处理也往往很困难。其病因包括酒精性和坏死后性肝硬化及血红蛋白沉着症。主要病理表现是酒精性肝炎引起中心玻璃样硬化及再生结节压迫肝实质导致小叶内肝小静脉消失。

另外,肝内淋巴管网可被增生纤维索和再生肝细胞结节压迫而扭曲、狭窄,导致肝内淋巴回流受阻。肝内淋巴管网的压力显著升高,这对门静脉压的升高也有影响。

二、病理

门静脉高压症形成后,可以发生下列病理变化。

(一)脾大、脾功能亢进

门静脉系压力升高,加之其本身无静脉瓣,血流淤滞,可出现充血性脾大。长期的脾窦充血引起脾内纤维组织增生和脾组织再生继而发生不同程度的脾功能亢进。长期的充血还可引起脾周围炎,发生脾与膈肌间的广泛粘连和侧支血管形成。

(二)交通支扩张

由于正常的肝内门静脉通路受阻,门静脉又无瓣膜,为了疏通淤滞的门静脉,使门静脉血到体循环,门静脉系和腔静脉之间存在的上述 4 个交通支(胃底、食管下段交通支,直肠下端、肛管交通支,前腹壁交通支,腹膜后交通支)大量开放,并扩张、扭曲形成静脉曲张。临床上特别重要的是胃冠状静脉、胃短静脉与奇静脉分支间的交通支(也就是食管胃底静脉丛)的曲张。它离门静脉和腔静脉主干最近,压力差最大,因而受门静脉高压的影响也最早、最显著。由于静脉曲张导致黏膜变薄,所以黏膜易被粗糙食物所损伤;又由于胃液反流入食管,腐蚀已变薄的黏膜,特别是在恶心、呕吐、咳嗽等使腹腔内压突然升高,门静脉压也随之突然升高时,就有可能引起曲张静脉的突然破裂,导致急性大出血。其他交通支也可以发生扩张,例如,直肠上静脉丛、直肠下静脉丛的扩张可以引起继发性痔;脐旁静脉与腹上深静脉、腹下深静脉交通支的扩张,可以引起腹壁脐周静脉曲张,即所谓"海蛇头";腹膜后静脉丛也明显扩张、充血。

(三)腹水

门静脉压力升高,使门静脉系统毛细血管床的滤过压增加,组织液吸收减少并漏入腹腔而形成腹水。特别是在肝窦和窦后阻塞时,肝内淋巴液产生增多,而输出不畅,因而促使大量肝内淋巴自肝包膜表面漏入腹腔,这是形成腹水的另一个原因。但造成腹水的主要原因还是肝损害,血浆清蛋白的合成减少,引起血浆胶体渗透压降低,而促使血浆外渗。肝损害时,肾上腺皮质的醛固酮和垂体后叶的抗利尿激素在肝内分解减少,促进肾小管对钠和水的再吸收,因而引起钠和水的潴留。以上多种因素综合,就会形成腹水。

(四)门静脉高压性胃病

约 20% 的门静脉高压症患者并发门静脉高压性胃病,这种情况占门静脉高压症上消化道出血的 5%。在产生门静脉高压时,胃壁淤血、水肿,胃黏膜下层的动-静脉交通支广泛开放,胃黏膜微循环发生障碍,导致胃黏膜防御屏障破坏,形成门静脉高压性胃病。

(五)肝性脑病

门静脉高压症患者自身门体血流短路或手术分流,造成大量门静脉血流绕过肝细胞或肝实质细胞功能严重受损,导致有毒物质(如氨、硫醇和 γ-氨基丁酸)不能代谢与解毒而直接进入人体循环,从而对脑产生毒性作用并出现精神神经综合征,称为肝性脑病,或称门体性脑病。门静脉高压症自然发展成为肝性脑病的不到 10%,常由胃肠道出血、感染、过量摄入蛋白质、镇静药、利尿药而诱发。

三、临床表现

门静脉高压症多见于中年男子,病情发展缓慢。症状因病因不同而有所差异,但主要是脾大和脾功能亢进、呕血或黑便、腹水。

(一)脾大和脾功能亢进

所有患者都有不同程度的脾大,大者可达盆腔。巨型脾大在血吸虫病性肝硬化中尤为多见。在早期,脾质软、活动;在晚期,由于纤维组织增生而脾的质地变硬,如脾周围发生粘连可使其活动度减少。脾大常伴有脾功能亢进,白细胞计数降至 $3×10^9/L$ 以下,血小板计数减少至$(70\sim80)×10^9/L$,逐渐出现贫血。

(二)食管静脉曲张、破裂出血

半数患者有呕血或黑便史,出血量大且急。肝损害使凝血酶原合成发生障碍,而且脾功能亢进使血小板减少,以致出血不易自止。患者耐受出血能力远较正常人差,约 25% 的患者在第 1 次大出血时可直接因失血引起严重休克或因肝组织严重缺氧引起肝急性衰竭而死亡。由于大出血引起肝组织严重缺氧,容易导致肝性脑病。部分患者出血虽然自止,但常复发,约半数患者在第 1 次出血后 1～2 年可再次大出血,约半数患者可再次大出血。

(三)腹水

约 1/3 的患者有腹水,腹水是肝损害的表现。大出血后,往往因缺氧而加重肝组织损害,常引起或加剧腹水的形成。有些"顽固性腹水"很难消退。此外,部分患者还有黄疸、肝大等症状。

体检时如能触及脾,就提示可能有门静脉高压。如有黄疸、腹水和前腹壁静脉曲张等体征,表示门静脉高压严重。如果能触到质地较硬、边缘较钝而不规整的肝脏,肝硬化的诊断即能成立,但有时肝硬化缩小而难以触到。还可有慢性肝病的其他征象,如蜘蛛痣、肝掌、男性乳房发育、睾丸萎缩。

四、诊断及鉴别诊断

根据病史(肝炎或血吸虫)和 3 个主要临床表现(脾大和脾功能亢进、呕血或黑便及腹水),一般诊断并不困难。但由于个体反应的差异和病程的不同,实验室检查和其他辅助检查有助于确定诊断。下列辅助检查有助于诊断。

(一)血液学检查

脾功能亢进时,血细胞计数减少,以白细胞和血小板计数减少最为明显。出血、营养不良、溶血或骨髓抑制都可以引起贫血。

(二)肝功能检查

该病常反映在血浆清蛋白水平降低而球蛋白增多,清蛋白、球蛋白比例倒置。由于许多凝血因子在肝合成,加上慢性肝病患者有原发性纤维蛋白溶解,所以凝血酶原时间可以延长。谷草转氨酶和谷丙转氨酶水平超过正常值的 3 倍,表示有明显肝细胞坏死。碱性磷酸酶和 γ-谷氨酸转肽酶水平显著升高,表示有淤胆。在没有输血因素影响的情况下,血清总胆红素水平＞51 μmol/L(3 mg/dL),血浆清蛋白水平＜30 g/L,说明肝功能严重失代偿。

进行肝功能检查并进行分级,可评价肝硬化的程度和肝储备功能,还应做乙型肝炎病原免疫学和甲胎蛋白检查。肝炎后肝硬化患者的 HBV 或 HCV 常为阳性。

(三)B 超和多普勒超声

B 超和多普勒超声可以帮助了解肝硬化的程度、脾是否增大、有无腹水及门静脉内有无血栓等。有门静脉高压时,通常门静脉内径≥1.3 cm,半数以上患者肠系膜上静脉和脾静脉内径不小于 1 cm。通过彩色多普勒超声测定门静脉血流量是向肝血流还是逆肝血流,对确定手术方案有重要参考价值。

(四)食管钡剂 X 线造影检查

在食管为钡剂充盈时,曲张的静脉使食管的轮廓呈虫蚀状改变;排空时,曲张的静脉表现为蚯蚓样或串珠状负影,阳性发现率为 70%~80%。

(五)腹腔动脉造影的静脉相或直接肝静脉造影

腹腔动脉造影的静脉相或直接肝静脉造影可以使门静脉系统和肝静脉显影,确定静脉受阻部位及侧支回流情况,对于预备和选择分流手术术式等有参考价值。

(六)胃镜检查

胃镜检查能直接观察到曲张静脉情况及是否有胃黏膜病变或溃疡等,并可拍照或录影。

(七)CT、MRI 和门静脉造影

如病情需要,患者的经济情况许可,可选择 CT、MRI 和门静脉造影检查。

1.螺旋 CT

螺旋 CT 可用于测定肝的体积,肝硬化时肝体积明显缩小,如肝体积<750 cm^3,分流术后肝性脑病的发生率比肝体积>750 cm^3 者高。

2.MRI

MRI 不仅可以重建门静脉,准确测定门静脉血流方向及血流量,还可将门静脉高压患者的脑生化成分做出曲线并进行分析,为制订手术方案提供依据。

3.门静脉造影及压力测定

经皮肝穿刺门静脉造影,可以确切地了解门静脉及其分支情况,特别是胃冠状静脉的形态学变化,并可直接测定门静脉压。经颈内静脉或股静脉穿刺,将导管置入肝静脉,测定肝静脉楔入压(WHVP),同时测定下腔静脉压(IVP),计算肝静脉压力梯度(HVPG)。肝窦和门静脉均无瓣膜,因此肝静脉WHVP可以较准确地反映门静脉压,而 HVPG 则反映门静脉灌注压。

当急性大出血时,应与胃十二指肠溃疡大出血等区别。

五、治疗

治疗门静脉高压症,主要是针对门静脉高压症的并发症进行治疗。

(一)非外科治疗

肝硬化患者中仅有 40% 出现食管胃底静脉曲张,而有食管胃底静脉曲张的患者中有 50%~60%并发大出血。这说明有食管胃底静脉曲张的患者不一定发生大出血。临床上还看到,本来不出血的患者,在经过预防性手术后反而大出血。鉴于肝炎后肝硬化患者的肝损害多较严重,任何一种手术对患者来说都有伤害,甚至引起肝功能衰竭。因此,对有食管胃底静脉曲张但并没有出血的患者,不宜做预防性手术,重点是内科的护肝治疗。外科治疗的主要目的在于紧急制止食管胃底静脉曲张破裂所致的大出血,而决定食管胃底曲张静脉破裂出血的治疗方案,要依据门静脉高压症的病因、肝功能储备、门静脉系统主要血管的可利用情况和医师的操作技能及经验。评价肝功能储备,可预测手术的后果和非手术患者的长期预后。目前常用 Child 肝功能分级来评价肝功能储备。Child A 级、B 级和 C 级患者的手术死亡率分别为0~5%、10%~15%和超过 25%。

1.非手术治疗的禁忌证和适应证

(1)对于有黄疸、大量腹水、肝严重受损发生大出血的患者,如果进行外科手术,死亡率可为60%~70%。对这类患者应尽量采用非手术疗法。

(2)对上消化道大出血,一时不能明确诊断者,要一边进行积极抢救,一边进行必要的检查,以明确诊断。

(3)对食管胃底静脉曲张破裂出血,尤其是对肝功能储备 Child C 级的患者,尽可能采用非手术治疗。

2.初步处理

(1)输血、输液、防止休克:严密观测血压、脉搏变化。如果收缩压<10.7 kPa(80 mmHg),估计失血量达 800 mL 以上,应立即快速输血。适当地输血是必要的,但切忌过量输血,更不能出血多少就输血多少,绝不能认为输血越多越好,因为过多、过快地输血,使血压迅速恢复到出血前水平,常可使因低血压已暂时停止出血的曲张静脉再次出血。必要时可输入新鲜冷冻血浆、血小板,但应避免使用盐溶液,这是因为肝硬化患者多表现为高醛固酮血症,水盐代谢紊乱,盐溶液的输入可以促进腹水产生。如将患者安置在加强重症监护室监护及处理,必要时放置 Swan-Ganz 管,以监测患者的循环状态,指导输液。

(2)血管升压素:可使内脏小动脉收缩,血流量减少,从而减少了门静脉血的回流量,短暂降低门静脉压,使曲张静脉破裂处形成血栓,达到止血作用。常用剂量:每分钟 0.2~0.4 U,持续静脉滴注,出血停止后减至每分钟 0.1 U,维持 24 h。使门静脉压力下降约 35%,一半以上的患者可控制出血。对有高血压和冠状血管供血不足的患者不适用。如必要,可联合应用硝酸甘油以减轻血管升压素的不良反应。特利加压素的不良反应较轻,近年来被较多地采用。生长抑素能选择性地减少内脏血流量(尤其是门静脉系的血流量),从而降低门静脉压力,有效地控制食管胃底曲张静脉破裂大出血,而对心排血量及血压则无明显影响。首次剂量为 250 μg,静脉冲击注射,以后每小时 250 μg,持续滴注,可连续用药 3~5 d。生长抑素的止血率(80%~90%)远高于血管升压素(40%~50%),不良反应较少,是目前治疗食管胃底静脉破裂出血的首选药物。

(3)三腔管压迫止血:原理是利用充气的气囊分别压迫胃底和食管下段的曲张静脉,以达到止血目的。其通常用于对血管升压素或内镜治疗食管胃底曲张静脉出血无效的患者。该管有三腔,一腔通圆形气囊,充气 150~200 mL 后压迫胃底;一腔通椭圆形气囊,充气 100~150 mL 后压迫食管下段;一腔通胃腔,经此腔可行吸引、冲洗和注入止血药。Minnesota 管还有第 4 个腔,用以吸引充气气囊以上口咽部的分泌物。

三腔管压迫止血法:先将 2 个气囊各充气约 150 mL,气囊充盈后,应膨胀均匀,弹性良好。将气囊置于水下,证实无漏气后,即抽空气囊,涂上液状石蜡,从患者的鼻孔缓慢地把管送入胃内;边插边让患者做吞咽动作,直至管已插入 50~60 cm,抽到胃内容物。先向胃气囊充气150~200 mL,再将管向外提拉,感到管子不能再被拉出并有轻度弹力时予以固定,或利用滑车装置,在管端悬以重量约 0.5 kg 的物品,做牵引压迫。接着观察止血效果,如仍有出血,再向食管气囊注气 100~150 mL,压力为 1.3~5.3 kPa(10~40 mmHg)。放置三腔管后,应抽除胃内容物,并用生理盐水反复灌洗,观察是否从胃内吸出鲜血。如能清除胃内积血及血凝块,则可利于早期的内镜检查和采取进一步的止血治疗。如无鲜血,同时脉搏、血压渐渐趋于稳定,说明出血已基本控制。有人认为洗胃时应加用冰水或血管收缩药,但近来学者普遍认为这并不能起到止血作用。

三腔管压迫可使 80% 的食管胃底曲张静脉出血得到控制,但约一半的患者排空气囊后又立即再次出血。再者,即使技术熟练的医师使用气囊压迫装置,其并发症的发生率也有 10%~20%,并发症包括吸入性肺炎、食管破裂及窒息。故应将应用三腔管压迫止血的患者放在监护室里监护,要注意下列事项:患者应侧卧或头部侧转,便于吐出唾液,吸尽患者咽喉部的分泌物,以防发生吸入性肺炎;要严密观察,谨防气囊上滑堵塞咽喉而引起窒息;一般放置三腔管 24 h,如出血停止,可先排空食管气囊,后排空胃气囊,再观察12~24 h,如已止血,再将管慢慢拉出。放置三腔管的时间不宜持续超过 5 d,否则,可使食管或胃底黏膜因受压迫太久而发生溃烂、坏死、还可以使食管破裂。因此,每隔 12 h 应将气囊放空 10~20 min;如有出血,就再充气压迫。

3.内镜治疗

经纤维内镜将硬化剂(国内多选用鱼肝油酸钠)直接注射到曲张静脉腔内,使曲张静脉闭塞,其黏膜下组织硬化,以治疗食管静脉曲张出血和预防再出血。纤维内镜检查时可以见到不同程度的食管静脉曲张。曲张静脉表面黏膜极薄、有多个糜烂点处极易发生破裂大出血。硬化剂的注射可在急性出血期或在出血停止后 2~3 d 进行。注射后如出血未止,24 h 内可再次注射。注射疗法只有短暂的止血效果,近期效果虽较满意,但再出血率较高,可高达 45%,且多发生在治疗后 2 个月内。注射疗法对急性出血的疗效与药物治疗相似,长期疗效优于血管升压素和生长抑素。主要并发症是食管溃疡、狭窄或穿孔。食管穿孔是最严重的并发症,虽然发生率仅为 1%,但病死率却高达 50%。比硬化剂注射疗法操作相对简单和安全的是经内镜食管曲张静脉套扎术。方法是经内镜将要结扎的曲张静脉吸入结扎器中,把橡皮圈套扎在曲张静脉基底部。最近学者发现,此法治疗后近期再出血率也较高。硬化剂注射疗法和套扎术对胃底曲张静脉破裂出血无效。

4.经颈静脉肝内门体分流术

经颈静脉肝内门体分流术(TIPS)是采用介入放射方法,经颈静脉途径在肝内肝静脉与门静脉主要分支间建立通道,置入支架以实现门体分流,展开后的支架口径通常为 7~10 mm。TIPS 实际上与门静脉-下腔静脉侧侧吻合术相似,只是操作较后者更容易、更安全,能显著地降低门静脉压,控制出血,特别对顽固性腹水的消失有较好的效果。TIPS 适用于食管胃底曲张静脉破裂出血经药物和内镜治疗无效,肝功能失代偿(Child C 级)不宜行急诊门体分流手术的患者。TIPS 最早用于控制食管胃底曲张静脉破裂出血和防止复发出血,特别适用于出血等待肝移植的患者。

TIPS 的绝对禁忌证包括右心衰竭中心静脉压升高、严重的肝功能衰竭、没有控制的肝性脑病、全身细菌或真菌感染及多囊肝。TIPS 的相对禁忌证包括肝肿瘤和门静脉血栓。

对于经内镜硬化或结扎治疗效果不满意,肝功能储备较差(Child B 级或 C 级)或不能耐受手术治疗的患者,可采用 TIPS 治疗。TIPS 治疗的目的是控制出血和作为将来肝移植的过渡治疗。

TIPS 用于控制出血的主要目的是改善患者的生存质量,对于延长生存期并没有帮助。其存在的主要问题是再出血率较高,主要原因是支架管堵塞或严重的狭窄。TIPS 后 1 年内支架狭窄和闭塞发生率高达 50%。为什么有些患者的支架管可长期保持通畅,而有些患者的支架管很快堵塞? 针对这些问题,主要研究方向是改进支架管及放置技术,保证其长期通畅。

对于适合进行肝移植的患者,作为过渡性治疗方法,TIPS 可以使患者有机会等待供体,同时由于降低了门脉压力,可减少肝移植术中出血。但为这部分患者进行 TIPS,技术要求更高,应当保证支架管位于肝实质内,避免其游走,进入肝上下腔静脉、门静脉甚至肠系膜上静脉内,否则将给日后的肝移植带来很大的困难。

(二)手术疗法

对于没有黄疸和明显腹水,但发生大出血的患者(Child A、B 级),应争取及时手术;或经非手术治疗24～48 h无效,即手术。因为,食管胃底曲张静脉一旦破裂引起出血,就会反复出血,而每次出血必将给肝带来损害。积极采取手术止血,不但可以防止再出血,而且是预防肝性脑病的有效措施。可在食管胃底曲张静脉破裂出血时急诊施行,也可为预防再出血择期手术。手术治疗可分为分流术和断流术,目前两者仍是国内治疗门静脉高压症常用和经典的手术方法。通过各种不同的分流手术,以降低门静脉压力;通过阻断门奇静脉间的反常血流,从而达到止血目的。

1.门体分流术

门体分流术可分为非选择性分流、选择性分流和限制性分流。

(1)非选择性门体分流术:是将入肝的门静脉血完全转流入体循环,代表术式是门静脉与下腔静脉端侧分流术,将门静脉肝端结扎,防止发生离肝门静脉血流;门静脉与下腔静脉侧-侧分流术使离肝门静脉血流一并转流入下腔静脉,减低肝窦压力,有利于控制腹水形成。

非选择性门体分流术治疗食管胃底曲张静脉破裂出血的效果好,但肝性脑病的发生率为30％～50％,易形成肝功能衰竭。由于其破坏了第一肝门的结构,为日后肝移植造成了困难。

非选择性门体分流术还包括肠系膜上静脉与下腔静脉"桥式"(H形)分流术和中心性脾-肾静脉分流术(切除脾,将脾静脉近端与左肾静脉端侧吻合)等,但术后血栓形成的发生率高。上述任何一种分流术,虽然降低了门静脉的压力,但是也会影响门静脉血向肝的灌注,术后肝性脑病的发生率仍达10％左右。现在学者已明确,肝性脑病与血液中氨、硫醇和 γ-氨基丁酸等毒性物质含量升高有关。例如,分流术后肠道内的氨(蛋白质的代谢产物)被吸收后部分或全部不再通过肝进行解毒,转化为尿素,而直接进入血液循环,影响大脑的能量代谢,从而引起肝性脑病,且病死率高。

(2)选择性分流术:选择性门体分流术旨在保存门静脉的入肝血流,同时降低食管胃底曲张静脉的压力,以预防或治疗出血。

以远端脾-肾静脉分流术为代表,即将脾静脉远端与左肾静脉进行端侧吻合,同时离断门-奇静脉侧支,包括胃冠状静脉和胃网膜静脉。但国内外大量临床应用结果表明这种术式的良好效果难以被重复,故已极少应用。对有大量腹水及脾静脉口径较小的患者,一般不选择这种术式。

(3)限制性门体分流术:目的是充分降低门静脉压力,制止食管胃底曲张静脉出血,同时保证部分入肝血流。代表术式是限制性门-腔静脉分流(侧侧吻合口控制在 10 mm)和门-腔静脉"桥式"(H形)分流(桥式人造血管口径为8～10 mm)。前者随着时间的延长,吻合口径可扩大,如同非选择性门体分流术;后者近期可能形成血栓,需要取出血栓或溶栓治疗。

附加限制环、肝动脉强化灌注的限制性门腔静脉侧-侧分流术是限制性门体分流术的改进与发展,有保持向肝血流、防止吻合口扩大、降低门静脉压、保肝作用和肝性脑病的发生率均较低等多种效果。

2.断流术

手术阻断门奇静脉间的反常血流,同时切除脾,以达到止血的目的。手术的方式也很多,阻断部位和范围也各不相同,如食管下端横断术、胃底横断术、食管下端胃底切除术及贲门周围血管离断术。在这些断流术中,食管下端横断术、胃底横断术阻断门奇静脉间的反常血流不够完全,效果也不够确切;而食管下端胃底切除术的手术范围大,并发症多,死亡率较高。贲门周围血管离断术开展得较为普遍,近期效果不错。这一术式还适合门静脉循环中没有可供与体静脉吻合的通畅静脉,肝功能差(Child C 级),既往分流手术和其他非手术疗法失败而又不适合分流手术的患者。

在施行此类手术时，了解贲门周围血管的局部解剖十分重要。贲门周围血管可分为4组。

（1）冠状静脉：包括胃支、食管支及高位食管支。胃支较细，沿着胃小弯行走，伴行着胃右动脉。食管支较粗，伴行着胃左动脉，在腹膜后注入脾静脉；其另一端在贲门下方和胃支汇合而进入胃底和食管下段。高位食管支源自冠状静脉食管支的凸起部，距离贲门右侧3～4 cm处，沿食管下段右后侧行走，于贲门上方3～4 cm或更高处进入食管肌层。特别需要提出的是，有时还出现"异位高位食管支"，它与高位食管支同时存在，起源于冠状静脉主干，也可直接起源于门静脉左干，距离贲门右侧更远，在贲门以上5 cm或更高处才进入食管肌层。

（2）胃短静脉：一般有3或4支，伴行着胃短动脉，分布于胃底的前、后壁，注入脾静脉。

（3）胃后静脉：起始于胃底后壁，伴着同名动脉下行，注入脾静脉。

（4）左膈下静脉：可单支或分支进入胃底或食管下段左侧肌层。

有门静脉高压症时，上述静脉都显著扩张，高位食管支的直径常为0.6～1 cm，彻底切断上述静脉，包括高位食管支或同时存在的异位高位食管支，同时结扎、切断与静脉伴行的同名动脉，才能彻底阻断门奇静脉间的反常血流，达到即刻而确切的止血，这种断流术称为"贲门周围血管离断术"。

贲门周围血管离断术后再出血的发生率较高，主要原因：首先是由出血性胃黏膜糜烂引起的，这种患者大多有门静脉高压性胃病。手术后患者处于应激状态，导致胃黏膜的缺血、缺氧、屏障破坏，门静脉高压性胃病加重，发生大出血。对于这一类的出血，原则上采用非手术疗法止血。其次是第1次手术不彻底，遗漏了高位食管支或异位高位食管支，又引起了食管胃底静脉的曲张破裂。对于这种情况要争取早期手术，重新离断遗漏了的高位食管支或异位高位食管支。最重要的是断流后门静脉高压仍存在，但交通支出路已断，没有出路，这就必然发生离断后的再粘连、交通血管再生。另外需要指出的是，在选择手术方式时还要考虑到每个患者的具体情况及手术医师的经验和习惯。

3.分流加断流的联合术

由于分流术和断流术各有特点，治疗效果因人而异，难以判断孰优孰劣。不同学者各有偏好，也存在着争议。近年来，分流加断流的联合术式引起了学者的浓厚兴趣。初步的实验研究和临床观察显示，联合术式既能保持一定的门静脉压力及门静脉向肝的血供，又能疏通门静脉系统的高血流状态，是一种较理想的治疗门静脉高压症的手术方法。

既往对于术式的改进一直囿于在确切止血的基础上尽可能地保留门静脉向肝血流方面，未能取得突破性的进展。近年来，有学者基于"门脉高压症的本在于肝硬化"的认识，并提出应注意增加肝动脉血流，提高肝供氧量以达到保护肝的目的，为门脉高压症术后肝功能保护提供了一种新的思路。而单纯的分流术或断流术很难满足上述要求，故有关单一术式的研究报道已相对减少，而分流加断流的联合术式引起了学者的浓厚兴趣。常见的术式有贲门周围血管离断加肠腔静脉侧-侧分流术、脾次全切除腹膜后移位加断流术、门腔静脉侧分流加肝动脉强化灌注术等。

附加限制环、肝动脉强化灌注的门腔静脉侧-侧分流术就是一个很好的开端。通过附加限制环的门腔静脉侧分流，取得理想的门脉减压效果并可防止吻合口扩大；而通过结扎胃左动脉、胃左静脉、胃右动脉、胃右静脉、胃十二指肠动脉和脾动脉（脾切除），使腹腔动脉的全部血流都集中供给肝动脉。这就增加了肝血供给、氧供给而起到了保肝作用。因此，它在一定程度上弥补了传统门腔分流术的不足。它在集分流术和断流术优点的同时，使其对于肝血流动力学的改变趋于合理。通过强化肝动脉血流灌注改善肝血供，益于术后恢复，又不影响肠系膜静脉区向肝血流，相对增加了来自胰腺和胃肠道的营养物质对肝的供给;对肝功能起到一定的维护作用,能明显改善术后肝纤维化的程度。另外,本术式在分流术基础上,结扎胃左动脉、胃左静脉、胃右动脉、胃右静脉、胃十二指肠动脉,没有增加手术难度。

4.肝移植

上述的治疗方法均是针对门静脉高压症食管胃底曲张静脉破裂出血的措施,对导致门静脉高压症的根本原因——肝硬化则无能为力,甚至可能导致进一步的肝损害。肝移植手术无疑是治疗门静脉高压症最为彻底的方法,既替换了病肝,又使门静脉系统血流动力学恢复到正常状态。在过去的 20 年,肝移植已经极大地改变了门静脉高压症患者的治疗选择。目前影响肝移植发展的主要障碍是供肝严重不足,尽管劈离式肝移植技术可以部分缓解肝供需间的矛盾,但仍难以彻底解决供肝紧张的问题。活体肝移植虽然也有较大发展,仅我国 1995 年 1 月至 2008 年 8 月,活体肝移植已达 925 例,但也只是杯水车薪。亲属部分肝移植由于存在危及供者健康和生命的危险,病例选择不得不慎之又慎。利用转基因动物进行异种肝移植的研究虽有希望彻底解决供肝来源的问题,但由于涉及技术和伦理学方面的问题,短时间内难以应用于临床。

影响肝移植术对肝硬化门静脉高压症治疗效果的另一个因素是移植肝病毒性肝炎复发。尽管近年来抗病毒药物研究的进展已使病毒性肝炎的复发率明显降低,但其仍是每一个从事肝移植工作的外科医师必须认真对待的问题。

肝移植手术高昂的治疗费用也是影响其广泛应用的因素之一。即使在一些发达国家,肝移植手术的费用亦非普通患者个人所能轻易负担。在我国目前的经济发展水平下,这一个因素甚至已成为影响肝移植手术临床应用的首要因素。肝移植手术无疑是治疗门脉高压症最为彻底的方法,是今后发展的方向。但在目前的情况下,是否将我们有限的医疗卫生资源用于肝硬化的预防上,值得认真思考。

综上所述,我们不难发现,门静脉高压症的外科治疗取得了很大进展,但仍存在诸多不足之处。肝功能的保护、微创外科的应用及肝移植的研究将是门静脉高压症外科在今后相当长一个时期内研究的难点和重点。必须指出的是,我国人口众多,肝炎患者多,肝硬化、门静脉高压症、食管静脉曲张破裂出血的患者也相应地多。相比之下肝源极少,因此今后在相当长的时期内,非肝移植的治疗诸法仍然是主要治疗的手段。

5.严重脾大,合并明显的脾功能亢进的外科治疗

严重脾大,合并明显的肝功能亢进最多见于晚期血吸虫病,也见于脾静脉栓塞引起的左侧门静脉高压症。对于这类患者单纯行脾切除术的效果良好。

6.肝硬化引起的顽固性腹水的外科治疗

有效的治疗方法是肝移植。其他疗法包括 TIPS 和腹腔-静脉转流术。放置腹腔-静脉转流管,将有窗孔的一端插入腹腔,通过一个单向瓣膜,使腹腔内的液体向静脉循环单一方向流动,将管的另一端插入上腔静脉。尽管放置腹腔静脉转流管的方法并不复杂,然而有报道称手术后的死亡率高达 20%。放置腹腔-静脉转流管后腹水再度出现说明分流闭塞。如果出现弥散性血管内凝血、曲张静脉破裂出血或肝功能衰竭,就应停止转流。

(三)食管胃底静脉曲张破裂大出血非手术治疗失败后的治疗原则

食管胃底静脉曲张破裂大出血非手术治疗包括狭义的内科药物治疗、物理方法治疗等;广义上还包括内镜下套扎、注射,经动脉、颈静脉置管介入等治疗。

食管胃底静脉曲张破裂大出血非手术治疗失败,也就是又发生了无法控制的大出血时就必

须实施紧急止血手术或于静止期择期手术。

急诊手术的死亡率是择期手术的死亡率的数倍,我国在 20 世纪 80 年代经统计发现急诊的手术死亡率是择期手术的死亡率的 10 倍。因此,还是尽可能地选择择期手术治疗。

主要手术方式有分流手术、断流术和肝移植。

1.分流手术

分流手术是采用门静脉系统主干及其主要分支与下腔静脉及其主要分支血管吻合,使压力较高的门静脉血液分流入下腔静脉。由于分流手术能有效地降低门静脉压力,是防治大出血的较为理想的方法。

分流的方式很多,如较为经典的门腔静脉吻合术、脾肾静脉吻合术、肠系膜上静脉下腔静脉吻合术。目前止血效果好,又有一定保肝作用的附加限制环及肝动脉强化灌注的门腔静脉侧侧吻合术的效果最为满意。

2.断流术

断流术一般包括腔内食管胃底静脉结扎术、贲门周围血管离断术、冠状静脉结扎术。因一般只要外科医师能够掌握胃大部切除术,就能实施贲门周围血管离断术,故目前此种手术的开展最为普及。

3.肝移植

这是治疗终末期肝病(不包括晚期肿瘤)的好办法,在西方已被普遍采用。但在我国,因乙型、丙型肝炎后肝硬化、门静脉高压症、食管胃底静脉曲张破裂出血的患者较多,而供肝者少,故不能广泛开展,仍以分流术及断流术为主。

内镜下套扎、注射,经股动脉、颈静脉置管等治疗属于非手术治疗范畴,这里不再赘述。

(邹仁超)

第二节 肝 囊 肿

一、病因与病理

肝囊肿在临床上较为常见,分先天性与后天性肝囊肿,后天性肝囊肿多为创伤、炎症或肿瘤性因素所致,以寄生虫(如肝棘球蚴感染)所致最多见。先天性肝囊肿又称真性囊肿,最为多见,其发生原因不明,可由先天性因素所致,可能与肝内迷走胆管与淋巴管在胚胎期的发育障碍,或局部淋巴管因炎性上皮增生阻塞,导致管腔内分泌物滞留有关。肝囊肿可单发,亦可多发。女性患者多于男性患者。从统计学资料来看,多发性肝囊肿多有家族遗传因素。

对肝囊肿多根据形态学或病因学进行分类。Debakey 根据病因将肝囊肿分为先天性和后天性肝囊肿,其中先天性肝囊肿又可分为原发性肝实质肝囊肿和原发性胆管性肝囊肿,前者又可分为孤立性肝囊肿和多发性肝囊肿;后者则可分为局限性肝内主要胆管扩张和 Caroli 病。后天性肝囊肿可分为外伤性、炎症性和肿瘤性,炎症性肝囊肿可由胆管炎性或结石滞留引起,也可与肝包囊病有关。肿瘤性肝囊肿则可分为皮样囊肿、囊腺瘤或恶性肿瘤引起的继发性囊肿。

孤立性肝囊肿多发生于肝右叶,囊肿直径一般从数毫米至 30 mm 不等,囊内容物多为清晰、水样黄色液体,呈中性或碱性反应,含液量一般在 500 mL 以上,囊液含有清蛋白、黏蛋白、胆固醇、白细胞、酪氨酸等,少数与胆管相通者可含有胆汁,若囊内出血可呈咖啡样。囊壁表面平滑、反光,呈乳白色或灰蓝色,部分菲薄透明,可见血管走行。囊肿包膜通常较完整,囊壁组织学可分 3 层:①内层为纤维结缔组织,往往衬以柱状或立方上皮细胞。②中层为致密结缔组织。以致密结缔组织成分为主,细胞少。③外层为中等致密的结缔组织,内有大量的血管、胆管通过,并有肝细胞,偶可见肌肉组织成分。

多发性肝囊肿分两种情况,一种为散在的肝实质内很小的囊肿,另一种为多囊肝,累及整个肝脏,肝脏被无数大小不等的囊肿占据。显微镜下囊肿上皮可变性扁平或缺如;外层为胶原组织,囊壁之间可见较多的小胆管和肝细胞。多数情况下合并多囊肾、多囊脾,有的还可能同时合并其他脏器的先天性畸形。

二、临床表现

由于肝囊肿生长缓慢,多数囊肿较小且囊内压低,临床上可无任何症状。但随着病变的持续发展,囊肿逐渐增大,可出现邻近脏器压迫症状,如上腹饱胀不适,甚至隐痛、恶心、呕吐等,少数患者因囊肿破裂或囊内出血而出现急性腹痛。晚期可引起肝功能损害而出现腹水、黄疸、肝大及食管静脉曲张等表现,囊肿伴有继发感染时可出现畏寒、发热等症状。体检可发现上腹部包块、肝大,可随呼吸上下移动、表面光滑的囊性肿物及脾大、腹水及黄疸等相应体征。

肝囊肿巨大时 X 线平片可有膈肌抬高、胃肠受压移位等征象。

B 超检查见肝内一个或多个圆形、椭圆形无回声暗区,大小不等,囊壁菲薄,边缘光滑、整齐,后方有增强效应。囊肿内如合并出血、感染,则液性暗区内可见细小点状回声漂浮,可见部分多房性囊肿的分隔状光带。

CT 表现为外形光滑、境界清楚、密度均匀一致。平扫 CT 值为 0～20 HU,增强扫描注射造影剂后囊肿的 CT 值不变,周围正常肝组织强化后使对比更清楚。

MRI 图像 T_1 加权呈极低信号,强度均匀,边界清楚;质子加权多数呈等信号,少数可呈略低信号;T_2 加权均呈高信号,边界清楚;增强后呈 T_1 加权的囊肿不强化。

三、诊断

肝囊肿诊断多不困难,结合患者体征及 B 超、CT 等影像学检查资料多可做出明确诊断,但如要对囊肿的病因做出明确判断,需密切结合病史,应注意鉴别该病与下列疾病。①肝棘球蚴囊肿:患者有疫区居住史,嗜伊红细胞增多,Casoni 试验为阳性,超声检查可在囊内显示少数漂浮移动点或多房性、较小囊状集合体图像。②肝脓肿:患者有炎症史,肝区有明显压痛、叩击痛,B 超检查在未液化的声像图上,多呈密集的点状、线状回声,脓肿液化时无回声区,与肝囊肿相似,但肝脓肿呈不规则的透声区,无回声区内见杂乱强回声,长期慢性的肝脓肿内层常有肉芽增生,回声极不规则,壁厚,有时可见伴声影的钙化强回声。③巨大肝癌中心液化:患者有肝硬化史及进行性恶病质,B 超、CT 均可见肿瘤轮廓,病灶内为不规则液性占位。

四、治疗

对体检偶尔发现的小而无症状的肝囊肿可定期观察,无须特殊治疗,但需警惕其发生恶变。对于囊肿近期生长迅速,疑有恶变倾向者,宜及早手术治疗。

（一）孤立性肝囊肿的治疗

1.B 超引导下囊肿穿刺抽液术

B 超引导下囊肿穿刺抽液术适用于浅表的肝囊肿，或体质差，不能耐受手术，囊肿巨大、有压迫症状者。抽液可缓解症状，但穿刺抽液后往往复发，需反复抽液，有继发出血和细菌感染的可能。近年来学者报道了经穿刺抽液后向囊内注入无水乙醇或其他硬化剂的治疗方法，但远期效果尚不肯定，有待进一步观察。

2.囊肿开窗术或次全切除术

囊肿开窗术或次全切除术适用于巨大的肝表面孤立性囊肿，在囊壁最菲薄、浅表的地方切除1/3 左右的囊壁，充分引流囊液。

3.囊肿或肝叶切除术

对囊肿在肝脏的周边部位或大部分突出肝外或带蒂悬垂者，可行囊肿切除。若术中发现肝囊肿较大或多个囊肿集中于某叶或囊肿合并感染及出血，可行肝叶切除。此外，对疑有恶变的囊性病变（如肿瘤囊液为血性或黏液性或囊壁厚薄不一，有乳头状赘生物），可即时送病理活检，一旦明确，则行完整肝叶切除。

4.囊肿内引流

术中探查发现有胆汁成分，则提示囊肿与肝内胆管相通，可行囊肿-空肠 Roux-en-Y 吻合术。

（二）多发性肝囊肿的治疗

对多发性肝囊肿一般不宜手术治疗，若某个大囊肿或几处较大囊肿引起症状，可考虑行一处或多处开窗术，晚期合并肝功能损害，有多囊肾、多囊膜等，可行肝移植或肝、肾多脏器联合移植。

（邹仁超）

第三节 肝 脓 肿

一、细菌性肝脓肿

（一）流行病学

细菌性肝脓肿通常指由化脓性细菌引起的感染，故亦称化脓性肝脓肿。该病的病原菌可来自胆管疾病（占 16%～40%）、门静脉血行感染（占 8%～24%）、经肝动脉血行感染，直接感染者少见，隐匿感染占 10%～15%。致病菌以革兰氏阴性菌最多见，其中 2/3 为大肠埃希菌，粪链球菌和变形杆菌次之；革兰氏阳性球菌以金黄色葡萄球菌最常见。临床常见多种细菌的混合感染。70%～83%的细菌性肝脓肿发生于肝右叶，这与门静脉分支走行有关。左叶感染者占 10%～16%；左、右叶均感染者占6%～14%。脓肿多为单发且大，多发者较少且脓肿小。少数细菌性肝脓肿患者的肺、肾、脑及脾等亦可有小脓肿。尽管目前对该病的认识、诊断和治疗方法都有所改进，但病死率仍为 30%～65%，其中多发性肝脓肿的病死率为 50%～88%，而孤立性肝脓肿的病死率为 12.5%～31%。该病多见于男性，男、女患者的比例约为2：1。但目前的许多报道指出，该病的性别差异已不明显，这可能与女性胆管疾病的发生率较高，而胆源性肝脓肿在化脓性肝脓肿发生过程中占主导地位有关。该病可发生于任何年龄，但中年以上者约占 70%。

(二)病因

由于肝接受肝动脉和门静脉双重血液供应,并通过胆管与肠道相通,发生感染的机会很多。但是在正常情况下由于肝的血液循环丰富和单核吞噬细胞系统的强大吞噬作用,可以杀伤入侵的细菌并且阻止其生长,不易形成肝脓肿。但是当机体抵抗力下降时,或当某些原因造成胆管梗阻时,入侵的细菌便可以在肝内重新生长,引起感染,进一步发展形成脓肿。化脓性肝脓肿是一种继发性病变,病原菌可由下列途径进入肝。

1.胆管系统

这是目前最主要的侵入途径,也是细菌性肝脓肿最常见的原因。当各种原因导致急性梗阻性化脓性胆管炎,细菌可沿胆管逆行上行至肝,形成脓肿。胆管疾病引起的肝脓肿占肝脓肿发病率的21.6%～51.5%,其中肝胆管结石并发肝脓肿更多见。胆管疾病引起的肝脓肿常为多发性,多见于肝左叶。

2.门静脉系统

腹腔内的感染性疾病(如坏疽性阑尾炎、内痔感染、胰腺脓肿、溃疡性结肠炎及化脓性盆腔炎)可引起门静脉属支的化脓性门静脉炎,脱落的脓毒性栓子进入肝而形成肝脓肿。近年来由于应用抗生素,这种途径的感染已大为减少。

3.肝动脉

体内任何部位的化脓性疾病(如急性上呼吸道感染、亚急性细菌性心内膜炎、骨髓炎和痈)发生,病原菌由体循环经肝动脉侵入肝。当机体抵抗力低下时,细菌可在肝内繁殖,形成多发性肝脓肿,多见于小儿败血症。

4.淋巴系统

与肝相邻部位感染(如化脓性胆囊炎、膈下脓肿、肾周围脓肿、胃及十二指肠穿孔),病原菌可经淋巴系统进入肝,亦可直接侵及肝。

5.肝外伤后继发感染

有开放性肝外伤时,细菌从创口进入肝或随异物直接从外界带入肝,引发脓肿。有闭合性肝外伤(特别是中心型肝损伤)时,可在肝内形成血肿,易导致内源性细菌感染。合并肝内小胆管损伤,则感染的机会更高。

6.医源性感染

近年来,临床上开展了许多肝脏手术及侵入性诊疗技术,如肝穿刺活检术、经皮肝穿刺胆管造影术(PTC)、内镜逆行胰胆管造影术(ERCP),操作过程中有可能将病原菌带入肝,形成肝的化脓性感染。肝脏手术时由于局部止血不彻底或术后引流不畅,形成肝内积血积液时可引起肝脓肿。

7.其他

一些原因不明的肝脓肿(如隐源性肝脓肿)患者肝内可能存在隐匿性病变。当机体抵抗力减弱时,隐匿病灶"复燃",病菌在肝内繁殖,导致肝的炎症和脓肿。Ranson 指出,25%的隐源性肝脓肿患者伴有糖尿病。

(三)临床表现

细菌性肝脓肿并无典型的临床表现,急性期常被原发性疾病的症状所掩盖,一般起病较急,全身脓毒性反应显著。

1.寒战和高热

寒战和高热多为最早也是常见的症状。患者在发病初期骤感寒战,继而高热,热型呈弛张型,体温一般在38℃～40℃,最高可达41℃,伴有大量出汗,脉率增快,1 d数次,反复发作。

2.肝区疼痛

由于肝增大和肝被膜急性膨胀,肝区出现持续性钝痛;出现的时间可在其他症状之前或之后,亦可与其他症状同时出现,疼痛剧烈者常提示单发性脓肿;疼痛早期为持续性钝痛,后期可呈剧烈锐痛,随呼吸加重者提示脓肿位于肝膈顶部;疼痛可向右肩部放射,左肝脓肿也可向左肩部放射。

3.乏力、食欲缺乏、恶心和呕吐

由于伴有全身毒性反应及持续消耗,患者可出现乏力、食欲缺乏、恶心、呕吐等消化道症状。少数患者还出现腹泻、腹胀及顽固性呃逆等症状。

4.体征

肝区压痛和肝增大最常见。右下胸部和肝区叩击痛;若脓肿移行于肝表面,则其相应部位的皮肤红肿,且可触及波动性肿块。右上腹肌紧张,右季肋部饱满,肋间水肿并有触痛。左肝脓肿时上述症状出现于剑突下。并发于胆管梗阻的肝脓肿患者常出现黄疸。其他原因的肝脓肿患者一旦出现黄疸,表示病情严重,预后不良。少数患者可出现右侧反应性胸膜炎和胸腔积液,可查及肺底呼吸音减弱、啰音和叩诊浊音等。晚期患者可出现腹水,这可能是门静脉炎及周围脓肿的压迫影响门静脉循环及肝受损,长期消耗导致营养性低蛋白血症引起的。

(四)诊断

1.病史及体征

在急性肠道或胆管感染的患者中,突然发生寒战、高热、肝区疼痛、压痛和叩击痛等,应高度怀疑该病的可能,做进一步详细检查。

2.实验室检查

白细胞计数明显升高,总数达$(1～2)×10^{10}$/L或以上,中性粒细胞在90%以上,并可出现核左移或中毒颗粒,谷丙转氨酶、碱性磷酸酶水平升高,其他肝功能检查也可出现异常。

3.B超检查

B超检查是诊断肝脓肿最方便、简单又无痛苦的方法,可显示肝内液性暗区,区内有"絮状回声"并可显示脓肿部位、大小及距离体表深度,并用以确定脓腔部位,将其作为穿刺点和进针方向,或为手术引流提供进路。此外,还可供术后动态观察及追踪随访。能分辨肝内直径2 cm以上的脓肿病灶,可作为首选检查方法,其诊断阳性率可达96%以上。

4.X线片和CT检查

X线片检查可见肝阴影增大、右侧膈肌升高和活动受限,肋膈角模糊或胸腔少量积液,右下肺不张或有浸润,膈下有液气面等。肝脓肿在CT图像上均表现为密度减小区,吸收系数介于肝囊肿和肝肿瘤的吸收系数之间。CT可直接显示肝脓肿的大小、范围、数目和位置,但费用高。

5.其他

其他检查放射性核素肝扫描(包括ECT)、选择性腹腔动脉造影,对肝脓肿的诊断有一定价值。但这些检查复杂、费时,因此在急性期最好选用操作简便、安全、无创伤性的B超检查。

(五)鉴别诊断

1.阿米巴性肝脓肿

阿米巴性肝脓肿的临床症状和体征与细菌性肝脓肿有许多相似之处,但两者的治疗原则有本质上的差别,前者以抗阿米巴病和穿刺抽脓为主,后者以控制感染和手术治疗为主,故在治疗前应明确诊断。阿米巴性肝脓肿患者常有阿米巴肠炎和脓血便的病史,发生肝脓肿后病程较长,全身情况尚可,但贫血较明显。肝显著增大,肋间水肿,局部隆起和压痛较明显。若粪便中找到阿米巴原虫或滋养体,则更有助于诊断。此外,诊断性肝脓肿穿刺液为"巧克力"样,可找到阿米巴滋养体。

2.胆囊炎、胆石症

此类病患者有典型的右上腹绞痛和反复发作的病史,疼痛放射至右肩或肩胛部,右上腹肌紧张,胆囊区压痛明显或触及增大的胆囊,X线检查无膈肌抬高,运动正常。B超检查有助于鉴别诊断。

3.肝囊肿合并感染

这些患者多数在未合并感染前已明确诊断。对既往未明确诊断的患者合并感染时,需详细询问病史和仔细检查,亦能加以鉴别。

4.膈下脓肿

膈下脓肿患者往往有腹膜炎或上腹部手术后感染史,脓毒血症和局部症状比化脓性肝脓肿的症状轻,主要表现为胸痛,深呼吸时疼痛加重。X线检查见膈肌抬高、僵硬、运动受限明显,或膈下出现气液平。B超可发现膈下有液性暗区。但当肝脓肿穿破合并膈下感染,鉴别诊断就比较困难。

5.原发性肝癌

巨块型肝癌中心区液化坏死而继发感染时易与肝脓肿相混淆。但肝癌患者的病史、发病过程及体征等均与肝脓肿不同,如能结合病史、B超和AFP检测,一般不难鉴别。

6.胰腺脓肿

患者有急性胰腺炎病史,脓肿症状之外尚有胰腺功能不良的表现;肝无增大,无触痛;B超及CT等影像学检查可辅助诊断并定位。

(六)并发症

细菌性肝脓肿患者如得不到及时、有效的治疗,脓肿破溃,向各个脏器穿破可引起严重并发症。右肝脓肿可向膈下间隙穿破,形成膈下脓肿;亦可再穿破膈肌而形成脓肿;甚至能穿破肺组织至支气管,脓液从气管排出,形成支气管胸膜瘘;如脓肿同时穿破胆管,则形成支气管胆瘘。左肝脓肿可穿破入心包,发生心包积脓,严重者可发生心脏压塞。脓肿可向下穿破,进入腹腔引起腹膜炎。少数病例的脓肿穿破胃、大肠,甚至门脉、下腔静脉等;若同时穿破门静脉或胆管,大量血液由胆管排出十二指肠,可表现为上消化道大出血。细菌性肝脓肿一旦出现并发症,病死率成倍增加。

(七)治疗

细菌性肝脓肿是一种继发疾病,如能及早重视治疗原发病灶,可起到预防的作用。即便在肝脏感染的早期,如能及时给予大剂量抗生素,加强全身支持疗法,也可防止病情进展。

1.药物治疗

对急性期,已形成而未局限的肝脓肿或多发性小脓肿,宜采用此法。即在治疗原发病灶的同时,使用大剂量有效抗生素和全身支持治疗,以控制炎症,促使脓肿吸收自愈。全身支持疗法很重要,由于该病患者的中毒症状严重,全身状况较差,故在应用大剂量抗生素的同时应积极补液,纠正水、电解质紊乱,给予B族维生素、维生素C、维生素K,反复、多次输入少量新鲜血液和血浆以纠正低蛋白血症,改善肝功能和输注免疫球蛋白。目前医师多主张有计划地联合应用抗生素,如先选用对需氧菌和厌氧菌均有效的药物,待细菌培养和药敏结果明确再选用敏感抗生素。多数患者可望治愈,部分脓肿可局限化,为进一步治疗提供良好的基础。多发性小脓肿经全身抗生素治疗不能控制时,可考虑在肝动脉或门静脉内置,然后滴注抗生素。

2.B超引导下经皮穿刺抽脓或置管引流术

该术式适用于单个较大的脓肿。在B超引导下以粗针穿刺脓腔,抽吸脓液后反复注入生理盐水以冲洗,直至抽出的液体清亮,拔出穿刺针。亦可在反复冲洗,吸净脓液后,置入引流管,以备术后冲洗引流,至脓腔直径<1.5 cm时拔除。这种方法简便,创伤小,疗效亦满意,特别适用于年老体虚及危重患者。操作时应注意:①选择脓肿距离体表最近点穿刺,同时避开胆囊、胸腔或大血管。②穿刺的方向对准脓腔的最大径。③多发性脓肿应分别定位穿刺。但是这种方法并不能完全替代手术,因为脓液黏稠,会造成引流不畅,引流管过粗易导致组织或脓腔壁出血,对多分隔脓腔引流不彻底,不能同时处理原发病灶,经抽脓或引流后,厚壁脓肿的脓壁不易塌陷。

3.手术疗法

(1)脓肿切开引流术:适用于脓肿较大或经非手术疗法治疗后全身中毒症状仍然较重或出现并发症(如脓肿穿入腹腔引起腹膜炎或穿入胆管)者。常用的手术途径有以下几种。①经腹腔切开引流术:取右肋缘下斜切口,进入腹腔后,明确脓肿部位,用湿盐水垫保护手术野四周以免脓液污染腹腔。先试穿刺抽得脓液后,沿针头方向将直血管钳插入脓腔,排出脓液,再把手指伸进脓腔,轻轻分离腔内间隔组织,用生理盐水反复冲洗脓腔。吸净后,在脓腔内放置双套管,负压吸引。用大网膜覆盖脓腔内及引流管周围,将引流管自腹壁戳口引出。将脓液送细菌培养。这种入路的优点是病灶定位准确,引流充分,可同时探查并处理原发病灶,是目前临床最常用的手术方式。②腹膜外脓肿切开引流术:位于肝右前叶和左外叶的肝脓肿与前腹膜已发生紧密粘连,可采用前侧腹膜外入路引流脓液。方法是做右肋缘下斜切口或右腹直肌切口,在腹膜外间隙,用手指推开肌层直达脓肿部位。此处腹膜有明显的水肿,穿刺抽出脓液后处理方法与前文所述相同。③后侧脓肿切开引流术:适用于肝右叶膈顶部或后侧脓肿。患者取左侧卧位,在左侧腰部垫一个沙袋。沿右侧第12肋稍偏外侧做一个切口,切除一段肋骨,在第1腰椎棘突水平的肋骨床区做一个横切口,显露膈肌,有时需将膈肌切开到肾后脂肪囊区。用手指沿肾后脂肪囊向上分离,显露肾上缘与肝下面的腹膜后间隙直达脓肿。将穿刺针沿手指方向刺入脓腔,抽得脓液后,用长弯血管钳顺穿刺方向插入脓腔,排出脓液。用手指扩大引流口,冲洗脓液后,置入双套管或多孔乳胶管引流,缝合切口部分。

(2)肝叶切除术适用于:①病期长的慢性厚壁脓肿,切开引流后脓肿壁不塌陷,长期留有无效腔,伤口经久不愈合者。②肝脓肿切开引流后,留有窦道,长期不愈者。③合并某肝段胆管结石,因肝内反复感染、组织破坏、萎缩,失去正常生理功能者。④肝左外叶内多发脓肿致使肝组织严重破坏者。以肝叶切除治疗肝脓肿,应注意术中避免炎性感染扩散到术野或腹腔,特别是对肝断面的处理要细致、妥善,术野的引流要通畅,一旦局部感染,将导致肝断面的胆瘘、出血等并发症。急诊切除肝脓肿患者的肝叶,有使炎症扩散的危险,应严格掌握手术指征。

(八)预后

该病的预后与年龄、身体素质、原发病、脓肿数目、治疗及有无并发症等密切相关。有人报道多发性肝脓肿的病死率明显高于单发性肝脓肿的病死率。年龄超过50岁者的病死率为79%,而50岁以下者的病死率则为53%。手术死亡率为10%～33%。全身情况较差,肝功能损伤明显及合并严重并发症者预后较差。

二、阿米巴性肝脓肿

(一)流行病学

阿米巴性肝脓肿是肠阿米巴病的主要并发症。该病常见于热带与亚热带地区,好发于 20～50 岁的中青年男性,男、女患者的比例约为 10∶1。脓肿最多见于肝右后叶,占 90% 以上,脓肿见于左叶不到 10%,左、右叶并发者亦不罕见。脓肿单发者多。国内临床资料统计,肠阿米巴病并发肝脓肿者占 1.8%～20%。国内外报道 4 819 例中,男性患者为 90.1%,女性患者为 9.9%。农村的发病率高于城市的发病率。

(二)病因

阿米巴性肝脓肿是由溶组织阿米巴原虫所引起的,有的在阿米巴痢疾期间形成,有的发生于痢疾之后数周或数月。据统计,60% 的阿米巴性肝脓肿发生在阿米巴痢疾后 4～12 周,但也有在 20～30 年或之后发病者。溶组织阿米巴是人体唯一的致病型阿米巴,在其生活史中主要有滋养体型和虫卵型。前者为溶组织阿米巴的致病型,寄生于肠壁组织和肠腔内,通常可在急性阿米巴痢疾的粪便中查到,在体外自然环境中极易破坏死亡,不易引起传染;虫卵仅在肠腔内形成,可随粪便排出,对外界抵抗力较强,在潮湿低温环境中可存活12 d,在水中可存活 9～30 d,在低温条件下其寿命可为 6～7 周。溶组织阿米巴虽然没有侵袭力,但为重要的传染源。当人吞食阿米巴虫卵污染的食物或饮水后,在小肠下段,由于碱性肠液的作用,阿米巴原虫脱卵而出并大量繁殖,成为滋养体,滋养体侵犯结肠黏膜,形成溃疡,常见于盲肠、升结肠等处,少数侵犯乙状结肠和直肠。寄生于结肠黏膜的阿米巴原虫,分泌溶组织酶,消化溶解肠壁上的小静脉,阿米巴滋养体侵入静脉,随门静脉血流进入肝;也可穿过肠壁直接或经淋巴管到达肝内。大多数进入肝的阿米巴原虫被肝内单核-吞噬细胞消灭;仅当侵入的原虫数目多、毒力强而机体抵抗力降低时,其存活的原虫即可繁殖,引起肝组织充血炎症,继而原虫阻塞门静脉末梢,造成肝组织局部缺血坏死;又因原虫产生溶组织酶,破坏静脉壁,溶解肝组织而形成脓肿。

(三)临床表现

该病的发展过程一般比较缓慢,急性阿米巴肝炎期较短暂,如不能及时治疗,继之为较长时期的慢性期。其发病可在肠阿米巴病数周至数年之后,甚至可长达 30 年后才出现阿米巴性肝脓肿。

1.急性肝炎期

在肠阿米巴病过程中,出现肝区疼痛,肝增大,压痛明显,伴有体温升高(持续在 38 ℃～39 ℃),脉速、大量出汗等症状亦可出现。此期如能及时、有效治疗,炎症可得到控制,避免脓肿形成。

2.肝脓肿期

临床表现取决于脓肿的大小、位置、病程长短及有无并发症等。但大多数患者起病比较缓慢,病程较长,此期间主要表现为发热、肝区疼痛及肝增大等。

(1)发热:大多起病缓慢,持续发热(38 ℃～39 ℃),常以弛张热或间歇热为主;慢性肝脓肿患者的体温可正常或仅为低热;继发细菌感染或其他并发症时,体温可高达 40 ℃以上;常伴有畏寒、寒战或多汗。体温一般在晨起时低,在午后上升,夜间热退时大汗淋漓;患者多有食欲缺乏、腹胀、恶心、呕吐,甚至腹泻、痢疾等症状;体重减轻、虚弱乏力、消瘦、精神不振、贫血等亦常见。

(2)肝区疼痛:常为持续性疼痛,偶有刺痛或剧烈疼痛;疼痛可随深呼吸、咳嗽及体位变化而加剧。疼痛部位因脓肿部位而异,当脓肿位于右膈顶部时,疼痛可放射至右肩胛或右腰背部;也可因压迫或炎症刺激右膈肌及右下肺而导致右下肺肺炎、胸膜炎,产生气急、咳嗽、肺底湿啰音等。如脓肿位于肝的下部,可出现上腹部疼痛症状。

(3)局部水肿和压痛:较大的脓肿可出现右下胸、上腹部膨隆,肋间饱满,局部皮肤水肿发亮,肋间隙因皮肤水肿而消失或增宽,局部压痛或叩痛明显。右上腹部可有压痛、肌紧张,有时可扪及增大的肝脏或肿块。

(4)肝大:肝往往呈弥漫性增大,病变所在部位有明显的局限性压痛及叩击痛。右肋缘下常可扪及增大的肝,下缘钝圆,有充实感,质中坚,触痛明显,且多伴有腹肌紧张。部分患者的肝有局限性波动感,少数患者可出现胸腔积液。

(5)慢性病例:慢性期疾病可迁延数月甚至1～2年。患者呈消瘦、贫血和营养性不良性水肿甚至胸腔积液和腹水;如不继发细菌性感染,发热反应可不明显。上腹部可扪及增大、坚硬的包块。少数患者由于巨大的肝脓肿压迫胆管或肝细胞损害而出现黄疸。

(四)并发症

1.继发细菌感染

继发细菌感染多见于慢性病例,致病菌以金黄色葡萄球菌和大肠埃希菌多见。患者表现为症状明显加重,体温上升至40℃以上,呈弛张热,白细胞计数升高,以中性粒细胞为主,抽出的脓液为黄色或黄绿色,有臭味,光镜下可见大量脓细胞。但用抗生素治疗难以奏效。

2.脓肿穿破

巨大脓肿或表面脓肿易向邻近组织或器官穿破。向上穿破膈下间隙,形成膈下脓肿;穿破膈肌形成脓胸或肺脓肿;也有的穿破支气管,形成肝-支气管瘘,患者常突然咳出大量棕色痰,伴胸痛、气促,胸部X线检查可无异常,脓液自气管咳出后,增大的肝可缩小;肝左叶脓肿可穿破至心包,呈化脓性心包炎表现,严重时引起心脏压塞;穿破胃时,患者可呕吐出血液及褐色物;肝右下叶脓肿可与结肠粘连并穿入结肠,表现为突然排出大量棕褐色黏稠脓液,腹痛轻,无里急后重症状,肝迅速缩小,X线显示肝脓肿区有积气影;穿破至腹腔,引起弥漫性腹膜炎。Warling等报道1 122例阿米巴性肝脓肿,破溃293例,其中穿入胸腔的占29%,穿入肺的占27%,穿入心包的占15.3%,穿入腹腔的占11.9%,穿入胃的占3.0%,穿入结肠的占2.3%,穿入下腔静脉的占2.3%,其他占9.2%。国内资料显示,发生破溃的276例中,破入胸腔的占37.6%,破入肺的占27.5%,破入支气管的占10.5%,破入腹腔的占16.6%,其他占7.8%。

3.阿米巴原虫血行播散

阿米巴原虫经肝静脉、下腔静脉到肺,也可经肠道至静脉或淋巴道入肺,双肺呈多发性小脓肿。在肝或肺脓肿的基础上易经血液循环至脑,形成阿米巴性脑脓肿,其病死率极高。

(五)辅助检查

1.实验室检查

(1)血液常规检查:急性期白细胞总数可达$(10～20)×10^9/L$,中性粒细胞在80%以上,白细胞数明显升高,应怀疑合并有细菌感染。慢性期白细胞计数升高不明显。病程长者贫血较明显,血沉可增快。

(2)肝功能检查:肝功能多在正常范围内,偶见谷丙转氨酶、碱性磷酸酶水平升高,清蛋白水平下降。少数患者的血清胆红素水平可升高。

(3)粪便检查:仅供参考,因为阿米巴包囊或原虫的阳性率不高,仅少数患者的新鲜粪便中可找到阿米巴原虫,国内报道阳性率约为14%。

(4)血清补体结合试验:对诊断阿米巴病有较大价值。有报道称结肠阿米巴期的阳性率为15.5%,阿米巴肝炎期的阳性率为83%,肝脓肿期的阳性率可为92%~98%,且可发现隐匿性阿米巴肝病,治疗后即可转阴。但由于在流行区内无症状的带虫者和非阿米巴感染的患者也可为阳性,故诊断时应结合具体情况进行分析。

2.超声检查

B超检查对肝脓肿的诊断有肯定的价值,准确率在90%以上,能显示肝脓性暗区。同时B超定位有助于确定穿刺或手术引流部位。

3.X线检查

由于阿米巴性肝脓肿多位于肝右叶膈面,故在X线透视下可见到肝阴影增大,右膈肌抬高,运动受限或横膈呈半球形隆起等征象。有时还可见胸膜反应或积液,肺底有云雾状阴影等。此外,如在X线片上见到脓腔内有液气面,则对诊断有重要意义。

4.CT

CT可见脓肿部位呈低密度区,造影强化后脓肿周围呈环形密度增高带影,脓腔内可有气液平面。囊肿的密度与脓肿相似,但边缘光滑,周边无充血带;肝肿瘤的CT值明显高于肝脓肿。

5.放射性核素肝扫描

放射性核素肝扫描可发现肝内有占位性病变,即放射性缺损区,但直径<2 cm的脓肿或多发性小脓肿易被漏诊或误诊,因此该检查仅对定位诊断有帮助。

6.诊断性穿刺抽脓

这是确诊阿米巴性肝脓肿的主要证据,可在B超引导下进行。典型的脓液呈巧克力色或咖啡色,黏稠,无臭味。脓液中滋养体的阳性率很低(为3%~4%),若在每毫升脓液中加入链激酶10 U,在37 ℃条件下孵育30 min后检查,可提高阳性率。从脓肿壁刮下的组织中,几乎都可找到活动的阿米巴原虫。

7.诊断性治疗

如上述检查方法未能确定诊断,可试用抗阿米巴药物治疗。如果治疗后体温下降,肿块缩小,诊断即可确立。

(六)诊断及鉴别诊断

中年男性有长期不规则发热、出汗、食欲缺乏、体质虚弱、贫血、肝区疼痛、肝增大并有压痛或叩击痛,特别是伴有痢疾史,应疑为阿米巴性肝脓肿。但缺乏痢疾史,也不能排除该病的可能性,因为40%的阿米巴肝脓肿患者可无阿米巴痢疾史,应结合各种检查结果进行分析。应鉴别该病与以下疾病。

1.原发性肝癌

阿米巴性肝脓肿与原发性肝癌患者都有发热、右上腹痛和肝大等,但原发性肝癌患者常有传染性肝炎病史,并且合并肝硬化占80%以上,肝质地较坚硬,有结节。结合B超检查、放射性核素肝扫描、CT、肝动脉造影及AFP检查等,不难鉴别。

2.细菌性肝脓肿

细菌性肝脓肿的病程急骤,脓肿以多发性为主,且全身脓毒血症明显,一般不难鉴别(表11-1)。

表 11-1　细菌性肝脓肿与阿米巴性肝脓肿的鉴别

鉴别点	细菌性肝脓肿	阿米巴性肝脓肿
病史	常先有腹内或其他部位化脓性疾病,但近半数患者的病史不明	40%～50%的患者有阿米巴痢疾或"腹泻"史
发病时间	与原发病相连续或隔数天至 10 d	与阿米巴痢疾相隔 1～2 周,数月至数年
病程	发病急并突然,脓毒症状重,衰竭发生得较快	发病较缓,症状较轻,病程较长
肝	肝增大一般不明显,触痛较轻,一般无局部隆起,脓肿多发者多	增大与触痛较明显,脓肿多为单发且大,常有局部隆起
血液检查	白细胞和中性粒细胞计数显著升高,少数血细菌培养呈阳性	血细胞计数升高不明显,血细菌培养呈阴性,血清试验呈阳性
粪便检查	无溶组织阿米巴包囊或滋养体	部分患者可查到溶组织内阿米巴滋养体
胆汁	无阿米巴滋养体	多数可查到阿米巴滋养体
肝穿刺	从黄白色或灰白色脓液中能查到致病菌,肝组织为化脓性病变	在棕褐色脓液中可查到阿米巴滋养体,无细菌,肝组织可有阿米巴滋养体
试验治疗	抗阿米巴药无效	抗阿米巴药有效

3.膈下脓肿

膈下脓肿常继发于腹腔继发性感染,如溃疡病穿孔、阑尾炎穿孔或腹腔手术之后。该病全身症状明显,但腹部体征不严重;X 线检查发现肝向下推移,横膈普遍抬高和活动受限,但无局限性隆起,可在膈下发现液气面;B 超提示有膈下液性暗区而肝内则无液性区;放射性核素肝扫描不显示肝内有缺损区;MRI 检查在冠状切面上能显示膈下与肝间隙内有液性区,而肝内正常。

4.胰腺脓肿

该病早期为急性胰腺炎症状。脓毒症状之外可有胰腺功能不良,如糖尿、粪便中有未分解的脂肪和未消化的肌纤维。肝增大亦甚轻,无触痛。胰腺脓肿时膨胀的胃挡在病变部前面。B 超扫描无异常所见,CT 可帮助定位。

(七)治疗

该病的病程长,患者的全身情况较差,常有贫血和营养不良,故应加强营养和支持疗法,给予高糖类、高蛋白、高维生素和低脂肪饮食,必要时可补充血浆及蛋白,同时给予抗生素治疗,最主要的是应用抗阿米巴药物,并辅以穿刺排脓,必要时采用外科治疗。

1.药物治疗

(1)甲硝唑:为首选治疗药物,视病情可让患者口服或静脉滴注,该药疗效好,毒性小,疗程短,除妊娠早期外均可使用,治愈率为 70%～100%。

(2)依米丁(吐根碱):由于该药毒性大,目前已很少使用。该药对阿米巴滋养体有较强的杀灭作用,可根治肠内阿米巴慢性感染。该药毒性大,可引起心肌损害、血压下降、心律失常等。此外,还有胃肠道反应、肌无力、神经痛、吞咽和呼吸肌麻痹。故在应用期间,每天测量血压。若发现血压下降应停药。

(3)氯喹:该药对阿米巴滋养体有杀灭作用。口服后肝内浓度远远高于血液中的浓度,毒性小,疗效佳,适用于阿米巴性肝炎和肝脓肿。成人口服,第 1 d、第 2 d 每天 0.6 g,以后每天服 0.3 g,3～4 周为 1 个疗程,偶尔有胃肠道反应、头痛和皮肤瘙痒。

2.穿刺抽脓

对经药物治疗症状无明显改善者,或脓腔大或合并细菌感染病情严重者,应在应用抗阿米巴药物的同时,进行穿刺抽脓。穿刺应在 B 超检查定位引导下和局部麻醉后进行,取距离脓腔最近部位进针,严格无菌操作。每次尽量吸尽脓液,每隔 3～5 d 重复穿刺,穿刺术后患者应卧床休息。如合并细菌感染,穿刺抽脓后可于脓腔内注入抗生素。近年来医师在脓腔内放置塑料管引流,收到良好疗效。患者的体温正常,脓腔缩小为 5～10 mL 后,可停止穿刺抽脓。

3.手术治疗

常用术式有两种。

(1)切开引流术:下列情况下可考虑该术式。①经抗阿米巴药物治疗及穿刺抽脓后症状无改善。②脓肿伴有细菌感染,经综合治疗后感染不能控制。③脓肿穿破至胸腔或腹腔,并发脓胸或腹膜炎。④脓肿深在或由于位置不好不宜穿刺排脓治疗者。⑤左外叶肝脓肿,抗阿米巴药物治疗不见效,穿刺易损伤腹腔脏器或污染腹腔。在切开排脓后,在脓腔内放置多孔乳胶引流管或双套管,持续负压吸引。一般在无脓液引出后拔除引流管。

(2)肝叶切除术:对慢性厚壁脓肿,引流后腔壁不易塌陷者,遗留难以愈合的无效腔和窦道者,可考虑做肝叶切除术。手术应与抗阿米巴药物治疗同时进行,术后继续抗阿米巴药物治疗。

(八)预后

该病预后与病变的程度、脓肿大小、有无继发细菌感染或脓肿穿破及治疗方法等密切相关。根据国内报道,抗阿米巴药物治疗加穿刺抽脓,病死率为 7.1％,但在兼有严重并发症时,病死率可为原来的 2 倍多。该病是可以预防的,主要在于防止阿米巴痢疾的感染。只要加强粪便管理,注意卫生,对阿米巴痢疾进行彻底治疗,阿米巴肝脓肿是可以预防的;即使进展到阿米巴肝炎期,如能早期诊断、及时彻底治疗,也可预防肝脓肿的形成。

(宁耀辉)

第四节　肝血管瘤

一、概述

肝血管瘤是肝脏常见的良性肿瘤,肿瘤生长缓慢,病程长达数年。该病可发生于任何年龄,但患者年龄以 30～50 岁居多。该病多见于女性,多为单发,也可多发;左、右肝的发生率大致相等。肿瘤大小不一,大者可达十余千克,小者仅在显微镜下才能确诊。

二、病因

血管瘤的病因学仍然不清楚,大多数学者认为,它们是良性的、先天性的错构瘤。肿瘤的生长是进行性膨胀的结果,而非源于增生或者肥大,血管瘤压迫周围肝脏组织,保持一个可以解剖的平面。在怀孕或者口服避孕药期间肿瘤生长和出现症状,同时血管瘤组织内雌激素受体含量明显高于周围正常肝组织,提示雌激素可能在肿瘤的生长过程中起重要作用。

三、病理及病理生理学

肝血管瘤可分为海绵状血管瘤和毛细血管瘤,前者多有血栓。它在尸检中的检出率为0.4%～20%。肝血管瘤大小不一,最小者需在显微镜下确认,巨大者下界达盆腔。当病变＞4 cm时称为巨大血管瘤。肿瘤可发生于肝脏任何部位,但常位于肝右叶包膜下,多数为单发,多发者约占10%。肉眼观察肿瘤呈紫红色或蓝紫色,为不规则分叶状。质地柔软或有弹性感,亦可较坚硬,与周围肝实质分界清楚,切面呈网状。血管瘤内血栓形成时有炎症改变。多数血管瘤常可见到退行性病理变化,如包膜纤维性硬化、陈旧的血栓机化、玻璃样变伴有胶原增加,甚至钙化。

四、分型

根据纤维组织的多少可将其分为四型。

(一)肝脏海绵状血管瘤

此型最多见。肿瘤切面呈蜂窝状,由充满血液及机化血栓的肝血窦组成。血窦壁内衬以内皮细胞,血窦之间有纤维隔,大的纤维隔内有小血管和残余胆管。纤维隔和管壁可发生钙化或静脉石。瘤体与正常肝组织分界明显,有一层纤维包膜。

(二)硬化性血管瘤

血管塌陷或闭合,间隔纤维组织极丰富,血管瘤呈退行性改变。

(三)肝毛细血管瘤

以血管腔狭窄、纤维间隔组织丰富为其特点,此型少见。

(四)血管内皮细胞瘤

此型罕见,为起源于血管内皮细胞的肝肿瘤。病因未明。女性患者占60%。肿瘤由树枝状细胞和上皮样细胞组成,间质显著硬化,其特征为多源性和广泛的窦样和脉络样浸润。该型通常在患者因腹痛就诊时或剖腹探查时被偶然发现。肿瘤生长缓慢,30%的患者有5年生存期。有专家认为,本型肯定恶变,几乎均伴有肝内蔓延,属于良性血管瘤和肝血管内皮细胞肉瘤的中间型,并将其单列为上皮样血管内皮细胞瘤。

五、临床表现

(一)症状

常无明显的自觉症状,直径＞4 cm的病变中有40%的病例引起症状,而直径＞10 cm的病例中90%引起症状。肿瘤压迫邻近器官时,可出现上腹部不适、腹胀、上腹隐痛、嗳气等症状。由血栓引起的症状也可以是间歇性的。疼痛的可能原因包括梗死和坏死、相邻结构受压、肝包膜膨胀或血液流速过快。

(二)体征

腹部肿块与肝相连,表面光滑,质地柔软,有囊性感及不同程度的压痛感,有时可呈分叶状,但是血管瘤较小且位于肝脏内部时,常不可触及。有时血管瘤内可听见血管杂音。自发性破裂罕见,在巨大血管瘤病例中,可能会出现消耗性凝血病,患者出现弥散性血管内凝血和Kasabaeh-Merrit综合征(血管瘤伴血小板减少综合征)。

六、辅助检查

(一)超声

单用超声检查对于 80％的直径＜6 cm 的病变能够做出明确的诊断。

1.二维灰阶超声检查

显示肝内强回声病变(67％～79％),边界大多清楚,或病变区内强回声伴不规则低回声,病变内可见扩张的血窦,较大血管瘤的异质性更强,需要进一步的影像学检查。

2.彩色多普勒超声

肝血管瘤的血流显示多在边缘出现,且血管走行较为平滑,色彩均匀,无彩色镶嵌图像。频谱多普勒超声多表现为低速中等阻力指数的血流频谱。

3.超声造影

动脉期呈周边环状增强伴附壁结节状突起,门脉期呈缓慢向心性充填,瘤体可完全充填或不完全充填,回声高于周围肝组织,此方式与增强 CT 表现一致,当造影剂充填不完全时,瘤体内可能存在血栓或纤维化改变。少数血管瘤在动脉期、门脉期及延迟期无增强,考虑瘤体内为血栓或纤维化改变。

(二)CT 检查

对于直径＞2 cm 以上病变诊断的敏感性和特异性超过 90％。三相螺旋 CT 能增加良性病变的检出率。

1.平扫

多表现为结节状或者肿块状的低密度影,直径＜4 cm 的肿瘤边界清楚,密度均匀;直径＞4 cm 者的边界可分叶,少数扫描层面瘤内出现不多的密度更低区,肿瘤大而瘤内密度更低,这与肝细胞肝癌多数层面出现多数密度更低区的特征有明显不同。海绵状血管瘤瘤内的密度更低区在病理上是血栓机化,故增强后扫描仍显示低密度。

2.“两快一长”增强扫描

该病的 CT 特征主要表现在“两快一长”增强扫描上。典型表现是快速注射碘造影剂后 1 min,在瘤的周边或者一侧边缘出现数目不等、密度高于同层正常肝的小结节强化。注药后 2 min见上述瘤边的高密度强化向瘤中心扩大,密度仍高于同层正常肝的小结节强化,其后,随着时间的推移,注药后 5～7 min,上述瘤周的强化渐扩大到全瘤范围内。强化密度从高于至渐渐等于正常肝,并保持等密度至注药后 10～15 min 或者 15 min 以上。上述碘造影剂充盈“快进慢出”的特征,与肝细胞肝癌碘造影剂充盈的“快进快出”表现不同,有鉴别诊断意义。

3.常规增强扫描

可出现“两快一长”增强扫描注药后某一段时间内的 CT 特征。具体表现由肿瘤在肝内的部位及扫描速度而定。在肝上部的肿瘤,常规增强扫描时,肿瘤层面多落在手推法注药后1～2 min 的层面。但如果用高压注射器以 3 mL/s 速度注射,则肝上部肿瘤可落在注药后的 1 min 之内的层面,故肿瘤边缘可见多数的小结节强化。因 CT 扫描速度慢,肝下部的肿瘤所在的层面可能落在注药后 5 min 的层面,故肿瘤可表现为全瘤强化。

4.动态增强扫描

常规 CT 的同层动态增强扫描或螺旋 CT 的全肝双期增强扫描结果多表现为动脉期瘤内边缘有少数小点状或小结节状的强化灶,强化密度高于周围正常肝组织,近似同层主动脉的密度。

门脉期瘤内的边缘性强化灶略微增大、变多,密度仍高于周围正常肝组织,近似同层主动脉的密度。如加扫,注药开始后 5 min 或以后的延时扫描中,可出现全瘤强化,并逐渐降为等密度。上述动态增强扫描表现与"两快一长"增强扫描大体相同,不同的是,动态增强扫描的动脉期时间比手推法注药的"两快一长"增强扫描提前 30～60 s,故瘤内的边缘性强化的病灶可能比"两快一长"注完药后第 1 min 内的强化灶要少。

(三)MRI

准确、无创,但价格昂贵,敏感度＞90％。

1.平扫

T_1WI 上病灶直径≤4 cm,多为圆形、卵圆形低密度影,边界清楚。大的病灶可以分叶,信号可不均匀,其中可见更低的信号或者混杂影,为瘤内发生囊变、纤维瘢痕、出血或者血栓等改变所致。T_2WI 多回波技术对于肝海绵状血管瘤的检出和定性有重要作用。随着 TE 的延长,肿瘤信号逐渐增高,在 T_2WI 上,病灶信号最高,边界锐利,称"亮灯征",为肝海绵状血管瘤的特征性表现。

2.增强

多期增强的典型表现为动脉期肿瘤周边环型或一侧边缘小点状或小结节状强化灶,门脉期边缘性强化灶增多、增大,强化区域逐渐向中央扩展,延迟期为高信号或者等信号充填。较小的病灶在动脉期可表现为全瘤的强化,但在门脉期和延迟期始终为高信号。较大的病灶由于有时有纤维瘢痕、出血或者栓塞,中心可始终无强化。

3.少见表现

厚壁型海绵状血管瘤的血管腔隙之间纤维组织多,血管腔隙小,造影剂不易进入或者进入得很慢,在动脉期、门脉期及延迟期上始终无明显强化。加长延时期可见病灶逐渐大部分或者全部充填。

(四)核素显像

肝血管瘤由血窦构成,静脉注入 ^{99m} Tc-红细胞后,需要一定时间,在血窦中原有的未标记的红细胞才能混匀,故有缓慢灌注的特点。小的血管瘤往往在 5～10 min 即达到平衡,之后放射性不再增强。较大的血管瘤有时需要 1～2 h 才能达到平衡,放射性明显增强,接近心血池强度。因此,常规需要早期显像和延迟显像。大的血管瘤由边缘向中心缓慢填充,如瘤内有纤维化,则表现为放射性缺损,但整个病灶区放射性强度高于周边正常肝组织。平衡后血池期如病变显示不清或可疑,加做血池层显像可提高病变检出率。部分肝血管瘤病例表现为血流、血池显像相匹配。即病变在动脉相有充盈,静脉相仍可见,达到平衡后血池相时,逐渐填充增浓。而有些病例变现血流、血池不相匹配,即病变区动脉相不充盈,静脉相也往往有放射性缺损,到平衡后血池相,放射性随时间而逐渐增强。几乎所有病例病变区的放射性活度在平衡后期明显高于肝组织。肝血池显像病变局部过度充盈,对于肝血管瘤的诊断具有相当的特异性,假阳性很少。

(五)血管造影

肝血管瘤血管造影的表现取决于瘤体的组织学类型,薄壁者的血管腔隙宽,进入的造影剂多,形成血管湖。由于腔壁内无肌肉组织,进入腔内的造影剂时间比较长,且可逐渐弥散,甚至充盈整个瘤体。厚壁者的血管腔隙窄,进入的造影剂少。事实上,瘤体内薄壁者和厚壁者并存,所以,图像上见大小不等的血管湖。肝血管瘤血管造影的主要表现有血管瘤的肿瘤血管呈团状或丛状,没有血管包绕、侵及和静脉早期显影,血管瘤内血流停滞缓慢,最多停留 30 s,血管瘤的肝动脉和分支未增粗,仅血管瘤供血动脉增粗。

(六)实验室检查

肝脏血清学指标在没有肝脏基础性病变时常在正常范围,但肿瘤较大压迫引起梗阻性黄疸时,可能会有肝酶水平升高、胆红素含量增加。

七、诊断

该病的诊断主要依靠临床表现及影像学检查。以往对于较小的血管瘤术前诊断比较困难,目前由于影像学诊断技术的发展,临床诊断符合率大大提高。

(一)临床表现上

肿瘤生长缓慢,病程长,较大的肿瘤表面光滑,质地中等,有弹性感,可压缩。

(二)B超检查

可见有血管进入或血管贯通征。巨大肿瘤,扫描中探头压迫肿瘤,可见肿瘤受压变形。

(三)CT检查

平扫表现为境界清楚的低密度区,增强扫描表现为"早出晚归"的特征。

(四)核磁检查

可出现所谓的"灯泡征"。

(五)肝血管造影

可发现肿瘤有较粗的供应血管,具有特征性表现。

八、鉴别诊断

(一)原发性肝癌

有肝炎或肝硬化背景或证据,出现肝痛、上腹肿块、食欲缺乏、乏力、消瘦、不明原因发热、腹泻或右肩痛、肝大、结节感或右膈抬高,少数以癌结节破裂、急腹症、远处转移为首发症状,AFP呈阳性。

(二)继发性肝癌

继发性肝癌可在腹腔脏器恶性肿瘤手术前或手术时被发现,亦可在原发癌术后随访时被发现。超声显像、核素肝扫描、CT、磁共振成像(MRI)或选择性肝动脉造影等显示散在性实质性占位,占位常为大小相仿、多发、散在,CT或血池扫描无填充,^{99m}Tc-PMT扫描阴性,超声示"牛眼征",难以解释的CEA增高等,鉴别并不困难。

(三)肝脓肿

不规则发热,细菌性肝脓肿的不规则发热更显著。肝区持续性疼痛,随深呼吸及体位移动而加剧。体检发现肝脏多有肿大(肝脏触痛与脓肿位置有关),多数在肋间隙(相当于脓肿处)有局限性水肿及明显压痛。白细胞及中性粒细胞计数升高可达$(20\sim30)\times10^9/L$,阿米巴肝脓肿患者的大便中偶尔可找到阿米巴包囊或滋养体,酶联免疫吸附(ELISA)测定血中抗阿米巴抗体可帮助确定脓肿的性质,阳性率为$85\%\sim95\%$。肝穿刺阿米巴肝脓肿可抽出巧克力色脓液;若为细菌性的,可抽出黄绿色或黄白色脓液,培养可获得致病菌。早期脓肿液化不全,增加鉴别该病与肝血管瘤(尤其是低回声型血管瘤)的难度。CT检查可见单个或多个圆形或卵圆形界限清楚、密度不均的低密区,内可见气泡。增强扫描,脓腔密度无变化,腔壁有密度不规则增大的强化,称为"环月征"或"日晕征"。MRI T_1WI脓液为低信号,脓肿壁厚薄不一,脓液壁外侧有低信号的水肿带,T_1WI 脓液为高信号,脓肿壁厚薄不一,呈稍高信号,脓液壁外侧的水肿带也呈高信号。核素显像表现为放射性缺损区。

(四)肝局灶性结节增生(FNH)

FNH一般无症状,与肝血管瘤的鉴别主要靠影像学。超声表现:可以有低、高或混合回声,缺乏特征性,可见纤维分隔。CT平扫表现:肝内低密度或等密度改变,边界清楚。当中心存在纤维性瘢痕时,可见从中心向边缘呈放射状分布的低密度影像。增强CT:可为高密度、等密度或低密度,主要因其供血情况而不同。病变内纤维分隔无增强,动脉晚期病变呈低密度。血管造影:典型病变可表现为血管呈放射状分布,如轮辐样和外围血管的抱球现象。同位素 ^{99m} Tc胶体硫扫描:65%的病变可见有核素浓聚,因该种病变内有肝巨噬细胞,所以能凝聚核素,这点和肝血管瘤不同,因而有较高诊断价值。

九、治疗

肝血管瘤生长缓慢,经长期随访得知仅有大约10%的血管瘤会进行性增大,其余无明显变化,并且不会恶变。因此,需要经手术治疗者仅为少数。对肝血管瘤治疗的原则:对直径<5 cm者不处理,定期观察;对直径≥10 cm者主张手术切除;对直径6～9 cm者依情况而定;有以下情况者可考虑手术:患者年轻,尤其是育龄期妇女,瘤体继续生长机会大;肿瘤靠近大血管,继续生长估计会压迫或包绕大血管,给手术增加难度;患者症状较明显,尤其是精神负担重;合并有其他上腹部良性疾病(如胆囊结石),手术可一并处理;随访中发现瘤体进行性增大。而有以下情况者,则不主张手术,年龄超过60岁的中老年患者;重要脏器有严重病变,不能耐受手术者。

常见治疗方法如下。

(一)肝血管瘤切除术

对较小的血管瘤一般采用沿其假包膜剥离或沿瘤体周边正常肝组织切除等方法,可达到出血少、彻底切除病灶的目的。很少需采用全肝血流阻断术。

(二)肝血管瘤捆扎术

血管瘤捆扎术对较小的瘤体是一种安全、有效、简便的治疗方法。近年来,随着血管瘤切除率的提高,采用捆扎术治疗的患者逐渐减少。目前,该方法常用于多发性血管瘤主瘤切除后较小瘤体的捆扎,或其他疾病行上腹部手术时对较小血管瘤的处理。

(三)肝动脉结扎加放疗术

肝血管瘤主要由肝动脉供血,结扎肝动脉可暂时使瘤体缩小、变软,结合术后放疗可使瘤体机化,减轻症状,但长期效果有限。该方法主要用于无法切除的巨大血管瘤,近年来,由于新技术的采用,以往被认为不能切除的血管瘤已能被顺利切除,故该方法已很少应用。

(四)术中血管瘤微波固化术

该方法主要用于无法切除的巨大血管瘤。该方法的重要步骤之一是必须阻断第一肝门,减少瘤体内血液流动,使微波热能不会被血流带走而能集中于被固化瘤体的周围。术中微波固化术已很少采用。

(五)肝动脉插管栓塞术(TAE)

经过栓塞后部分血管瘤可缩小、机化。一般栓塞剂——碘化油、吸收性明胶海绵等对较大的瘤体效果较差,无水乙醇、鱼肝油酸钠、平阳霉素对管内皮具有强烈刺激性的栓塞剂应用后,可达到使血管瘤内皮细胞变性、坏死,血管内膜增厚,管腔闭塞的目的。治疗后瘤体能不同程度地缩小。但是,由于栓塞剂对血管的强烈刺激性,在对血管瘤起栓塞作用的同时,也常常累及肝门部血管及正常肝内血管,造成一些严重的并发症,常见的有肝细胞梗死、肝脓肿、胆道缺血性狭窄及胆管动脉瘘等。TAE 治疗肝血管瘤仍有争议,其原因有 TAE 对小血管瘤的效果较好,但 5 cm及 5 cm 以下的血管瘤往往不需治疗;大血管瘤的 TAE 治疗长期效果差,难以达到瘤体缩小、机化的目的。TAE 术后瘤体与肝裸区、网膜等建立了广泛的侧支循环,增加了手术难度及出血量;TAE 可造成肝脏坏死、肝脓肿、胆道缺血性狭窄等严重并发症。

目前,真正难处理的是那些多发性、弥漫性或生长在肝实质内的中央型血管瘤,而生长在肝表面、肝脏一叶或半肝以上的巨大血管瘤,均能获得完整切除(包括尾叶血管瘤)。血管瘤极少合并肝硬化,因此,行肝小叶切除术也很少发生肝功能衰竭。对肝血管瘤的处理不能像对肝癌的处理那样积极,虽然许多用于肝癌治疗的方法也可用于血管瘤的治疗,但两种疾病的性质不同,不能认为对血管瘤治疗有效,就认为其治疗合理。如果指征不明确,宁愿观察也不要随意治疗,以免造成严重的后果。

(邹仁超)

第五节　肝脏良性血管淋巴性肿瘤

一、海绵状血管瘤

肝海绵状血管瘤是最常见的肝脏良性肿瘤,发病率为 1%～7%,约占肝脏良性肿瘤的 74%。该病可发生于任何年龄,通常从儿童期开始发病,于成年期得到诊断,多见于女性,男、女患者的比例为1:5。

(一)病因与病理

该病的病因有多种说法,有人认为是先天性病变,可能与血管发育迷路有关;也有人强调该病为后天发生,与服用类固醇激素、避孕药及妇女怀孕有关。最近的研究还发现,肥大细胞与该病的发生有关。

肿瘤多为单发病灶,约 10% 的病例为多发,肝左叶、肝右叶肿瘤的发生率无明显差别。病灶大小不一,最大者重 18 kg,最小者需在显微镜下才能确定。肝海绵状血管瘤呈膨胀性生长,表面为红色、暗红色或紫红色,可分叶,表面包裹纤维包膜,质软,或兼有硬斑区。切面呈海绵状或蜂窝状,组织相对较少,部分患者若有血栓形成,则常有炎症改变,偶尔可见钙化灶,进一步纤维化,海绵状血管瘤可形成纤维硬化结节,称为"硬化性血管瘤"。光镜下肝海绵状血管瘤由众多大小不等、相互交通的血管腔组成,管腔衬以扁平的内皮细胞,腔内充满血液。血管之间有厚度不等的纤维隔,为细长条束状,血管腔中可见新鲜或机化血栓,少数血栓中长入成纤维细胞,瘤体外围常有一层纤维包膜,与正常肝组织形成明显的分界。免疫组化检查 CD_{34} 及 F-Ⅷ呈阳性。

(二)临床表现

大多数肝海绵状血管瘤即使瘤体较大也无临床症状,常在体检或因其他疾病做 B 超、CT 或同位素扫描及剖腹探查时发现。有症状者仅表现出一些非特异性的症状,如腹胀、上腹钝痛、餐后饱胀、恶心、呕吐或长期低热,极少表现为梗阻性黄疸或自发破裂出血。根据临床表现及瘤体大小,临床上可将其归纳为 4 种类型。①无症状型:肿瘤<4 cm,B 超、CT 等影像检查或剖腹手术时发现。②腹块型:肿瘤增长至一定大小,虽未产生自觉症状,但患者无意中发现肿块。③肿瘤压迫型:占 50%～60%,肿瘤生长至相当程度,压迫邻近脏器及组织,出现上腹胀满、疼痛,有时食欲缺乏、恶心、乏力等。值得注意的是疼痛往往并非由肝血管瘤直接引起。④内出血型:肿瘤发生破裂,腹腔内出血,有心悸、出汗、头昏、低血压、休克等症状,同时伴有剧烈腹痛、腹肌紧张,此型的死亡率相当高,偶尔有肿瘤带蒂者,当发生扭转时也可出现急腹症症状。

血管瘤患者体检时可扪及肿大的肝脏,表面光滑,质地柔软,触及肿块时有囊性感,压之能回缩,有时可闻及血管杂音。实验室检查中肝功能试验多正常,对于诊断无明显价值。

1.B 超检查

影像学检查中 B 超是最为常用的方法。典型的小血管瘤,因血管组织较为致密,呈中等回声光团,密度均匀,界线清晰,形状规则。而海绵状血管瘤内部回声强弱不等,可呈条索状或蜂窝状,并有形态不规则、大小不等的无回声区,如有钙化灶,可见强回声伴声影。彩色多普勒检查于病变中间可见散在斑点状彩色血流信号,较大血管瘤可见周围血管受压、移位现象。

2.ECT 检查

其对肝海绵状血管瘤诊断有重要价值,用^{99m}Tc标记红细胞,有血流的地方即可显像,血流丰富或淤积者的同位素浓聚,即肝血流-血池显像,能检出小至 1 cm 的病灶。肝海绵状血管瘤在血池扫描上表现为 5 min 开始在血管瘤部位有放射性浓聚,逐渐增浓充填,1 h 后仍不消散,这种缓慢的放射性过度填充现象是诊断肝海绵状血管瘤的特征性依据,对血管瘤的诊断符合率可达90%,目前医师认为其效率要优于 CT、B 超。

3.CT 扫描

平扫时为低密度病灶,境界清楚,外形光滑或轻度分叶,多数密度均匀,但血管瘤较大时,中心部可见不规则形更低密度区,CT 值为 4.7～10 HU,少数中心有钙化影。增强扫描有以下特点:①增强早期(60 s内),低密度的血管瘤边缘出现分散的、高密度的增强灶,增强灶的密度与同层的主动脉相等。②随着时间的推移,增强灶的范围逐渐扩大,而密度逐渐降低。③延迟期,分散的增强灶逐渐融合,最后整个低密度灶变为等密度。

4.MRI

能检出<1 cm 的肿瘤,T_1 加权像表现为内部均匀的低信号结构,质子加权表现为稍高于肝实质的信号,T_2 加权像呈高密度信号区,称"灯泡征"。

5.肝动脉造影

此项检查对肝血管瘤的敏感性达 96.9%,特异性为 100%,准确性为 97.7%。其特征性表现为显影早,消失慢。即早期注药后 2～3 s 病灶周边即有致密染色,但造影剂清除缓慢,可持续充盈达 30 s,造影剂的这种充盈快而排出慢的现象是血管瘤的典型图像,称为"早出晚归征"。

(三)诊断

肝血管瘤的诊断主要依赖于影像,目前医师认为凡 B 超检查发现肝内有直径约 3 cm 的局灶占位,应以 CT 或 MRI 来验证,必要时可进一步行血池扫描或血管造影检查。

(四)治疗

肝海绵状血管瘤的治疗取决于肿瘤的大小、部位、生长速度、有无临床症状及诊断的准确性。对于巨大的肝海绵状血管瘤,应手术切除。目前医师多认为直径>5 cm 者才能称为巨大血管瘤,但也有不同的观点。黄志强将海绵状血管瘤分为三级:①瘤体直径<4 cm 者称为小海绵状

血管瘤;②瘤体直径在5~10 cm者称为大海绵状血管瘤;③巨大海绵状血管瘤的瘤体直径应在10 cm以上。而对于无临床症状的小血管瘤可暂时不做处理。但若有下列情况应考虑手术治疗:①不能排除恶性病变;②有明显症状;③生长速度较快;④血管瘤位于肝门部。对于肿瘤生长侵犯主要血管或多发性血管瘤,无法手术切除的病例可考虑肝动脉结扎、肝动脉栓塞或放疗。

切除血管瘤的最大困难是控制出血,为了防止术中发生难以控制的大出血,可采用以下三点措施:①在切线处先做大的褥式缝合或手持压迫控制出血;②可考虑全肝或半肝血流阻断;③采用吸刮法断肝,对所遇管道可在直视下一一结扎切断。对于手术中意外发现的肝小血管瘤在不影响其主要治疗的前提下,可一并切除。应视瘤体大小及其所占据的肝脏部位而定肝海绵状血管瘤的切除范围。对局限于肝段、肝叶的血管瘤采取相应肝段、肝叶的切除。病变占据整个肝叶或半肝或近三个主叶而健侧肝叶代偿正常时,可行规则性肝切除术。对不宜手术或不愿手术者可选用肝动脉栓塞、冷冻治疗、微波固化或放疗等。

该病发展较慢,预后良好,但妊娠可促使瘤体迅速增大,如此时遇意外分娩或分娩时腹压上升因素,有增加自发性破裂的机会,但肝海绵状血管瘤自发性破裂的病例极为罕见,在国外多为肝穿刺活检所致。肝海绵状血管瘤切除术后复发较为常见,主要原因是肿瘤为多发性或术中切除未尽。复发后可再手术或选用动脉栓塞、放射或局部注射硬化治疗。

二、婴儿血管内皮瘤

婴儿血管内皮瘤又称毛细胞血管瘤,是婴儿中一种常见的肝良性肿瘤,多发生于1岁以下,有自愈倾向,有严重并发症,经久不愈可发生恶变。

(一)病因与病理

婴儿血管内皮瘤与皮肤的毛细胞血管瘤一样,由毛细血管内皮细胞所组成,若经正常的增生、成熟及退化阶段后发生消退,则不会形成肝脏的占位性病变。此外该病还可与一些疾病相伴出现,如Kasabach-Merritt综合征、一些先天性心脏病、21-三体综合征、肝左位胸腔异位。

55%的肿瘤为单发,多见于右叶,直径为0.5~15 cm,45%的肿瘤为多发,呈弥漫性,散布于肝内。肿瘤切面可见暗红色富含血液的毛细血管腔,发生坏死时为黄白色。肿瘤与周围组织分界不清,局部可有浸润。

病理上可分为二型。Ⅰ型:肿瘤的周边区由密集增生的不规则薄壁毛细血管样腔隙组成,管腔内衬以单层内皮细胞,细胞形态较为一致,肿瘤间质成分少,可含残留的胆管、肝细胞及门管区,肿瘤的中央部分可为大片纤维间质区。肿瘤内可见坏死、出血及钙化。Ⅱ型:大体结构与Ⅰ型相似,肿瘤细胞为多形性内皮细胞,可多层排列,并非整齐一致,细胞异型,胞核不规则,深染,此型侵袭性强。免疫组化检查CD_{34}、CD_{31}、UEA-1及FⅧ呈阳性。

(二)临床表现

小的血管内皮瘤一般无症状,大者可在出生后1周出现上腹部肿块,肝大,腹部膨隆伴腹痛,个别患儿有发热、黄疸、溶血性贫血、血小板减少及肝衰竭等。30%的患儿可同时伴有皮肤、淋巴结、脾、胃肠道、胸膜、前列腺、肺和骨的血管内皮瘤。此外,部分患者还出现高排出量型的心力衰竭。

实验室检查可见AFP水平升高,可高达400 $\mu g/L$。腹部平片可见肝区阴影,膈肌抬高及结肠、胃移位,偶尔见瘤体钙化点。B超见肝大,肝区内有流动缓慢或不规则的液性暗区,多数为边界光滑的低回声占位,较大的瘤体则为均匀的强回声。CT检查肿瘤多为低密度影,多伴有钙化。SPECT扫描可出现病灶的早期充填,对诊断有一定帮助。

(三)诊断

临床上发现新生儿皮肤血管瘤在几周内迅速增大,然后退变,伴有进行加深的黄疸、肝大、肝区震颤及血管杂音、心力衰竭等体征,应考虑该病的存在。拍摄腹部平片,做 B 超、CT、MRI 检查和血管造影可明确诊断。

(四)治疗

5%～10%的肿瘤可能自然消退,但伴有严重并发症者未经及时治疗,多于数月内死亡。因此若已确诊,无论是单发还是多发,均应对患者行手术切除治疗。对于部分不可手术切除的患者,采用冷冻治疗法和放疗也可改善患者预后。

此外,大剂量激素疗法对病程的改善也起到一定的作用。对于心力衰竭患者,最直接、有效的办法是阻断动静脉瘘,方法有肝动脉栓塞或肝动脉结扎,对于极为衰竭或瘤体巨大难以手术切除的患儿,可使瘤体缩小,心力衰竭得以控制,且此项治疗损伤小,可重复进行,可有效阻断新生的侧支循环。

该病预后大多良好,未经治疗的患儿可死于心力衰竭、弥散性血管内凝血、肝衰竭等,还有转变为肝血管肉瘤的报道。

三、淋巴管瘤

淋巴管瘤为含淋巴液的管腔构成的良性肿瘤,多发生于颈部及腋窝,身体其他部位的发生率仅占 5%,淋巴管瘤原发于肝脏更是罕见,多与其他脏器肿瘤合并发病。

(一)病因与病理

淋巴管瘤是淋巴系统先天性畸形及局部淋巴管梗阻所致的淋巴系统良性肿瘤,十分罕见。单独发生于肝脏者称为肝淋巴管瘤。肝淋巴管瘤缺少典型的大体形态学特征,肝脏明显大,肿瘤可弥漫分布,瘤体多呈海绵状或囊状改变,其内充满浆液或乳糜样液体。镜下可见肝实质内出现大量囊性扩张的淋巴管,管腔大小不一,内含淋巴细胞,无红细胞,瘤体囊壁由网状淋巴管组成,腔内衬以扁平内皮细胞。基质多为疏松的黏液样结缔组织。临床上还可见肝淋巴管瘤与血管瘤并存的病例,免疫组化提示 CD_{34}、CD_{31} 及 F-Ⅷ因子呈阳性。

(二)临床表现

该病多见于儿童及青年人,男、女患者的比例为 1:2。临床上缺少特异性表现,与病变累及的器官数量及部位有关。若肿瘤生长过大可引起上腹不适或肝区疼痛,部分患者可有胸腔积液、腹水和受累器官的功能障碍。体检可表现为肝、脾大,外生型可扪及柔软的肿块。影像学检查可出现类似肝囊肿性病变的表现。

(三)诊断

术前不易确诊,主要依赖影像检查,B 超及 CT 扫描可显示肝脏囊性占位病灶,典型的肝淋巴管瘤表现为囊性或多个囊性病灶组合成的中央有分隔的块影。应鉴别肝淋巴管瘤与转移性肝肿瘤伴液化坏死及肝棘球蚴囊肿。肝棘球蚴囊肿与肝淋巴管瘤有时在影像学表现相似,易于混淆,应引起重视,肝穿刺活检可以明确诊断,但仍应慎重进行。

(四)治疗

该病无恶变趋势,预后良好,对已确诊且无明显临床症状的患者,可以不做特殊处理,为防止感染、出血及肿瘤增大,对局限于肝脏的淋巴管瘤,可以手术切除治疗。若淋巴管瘤累及多个组织、器官(尤其是胸膜和肺)时,预后较差。

(邹仁超)

第六节　肝脏良性间叶肿瘤

一、平滑肌瘤

平滑肌瘤是一种极为少见的肝脏良性肿瘤。迄今文献共报道 10 例。

(一)病因与病理

病因迄今不明,有文献报道与 EB 病毒感染有关,但仅限于个案报道。大体上肿瘤为单发病灶,周边有包膜,肿瘤切面呈纵横条束编织状。光镜下肿瘤由大量胶原组织及平滑肌细胞组成,部分细胞可见玻璃样变(WVG 染色),间质少,血管较丰富。免疫组化提示波形蛋白(vimentin)、平滑肌肌动蛋白(SMA)、增生细胞核抗体(PCNA)阳性,其他均为阴性。

(二)临床表现

临床上缺少特异性表现,症状多与肿瘤大小有关。患者可出现上腹不适或肝区疼痛,体检可表现为肝、脾大。影像学检查:B 超有呈类似肝癌的低回声占位,但不会出现癌栓、子灶。CT 有类似肝海绵状血管瘤的增强表现,但无局限化持续显著增强的表现。MRI T_2 加权像显示大片低信号伴中央不规则极高信号。血管造影可显示出异常肿块效应,有供应血管的伸展,瘤体内可见散在血管湖。

(三)诊断

术前不易确诊,主要依靠术后病理进行诊断。医师通常认为肝脏原发性平滑肌瘤的诊断必须符合两个标准:①肿瘤必须由平滑肌细胞组成;②无肝脏以外部位的平滑肌瘤。

(四)治疗

肝脏原发性平滑肌瘤为良性肿瘤,无论瘤体大小,均与正常肝组织分界明显,手术切除的概率大,切除后预后良好。

二、肝脂肪瘤

肝脂肪瘤由 Stretton 于 1951 年报道,是较为罕见的肝良性肿瘤。

(一)病因与病理

该病的病因不明,部分脂肪瘤可伴有髓外造血,称髓脂肪瘤。大体肿瘤呈单发,主要由成熟的脂肪细胞组成,可被纤维组织束分成叶状,为黄色,质软,周围有完整的薄层纤维组织包膜,除肿瘤部位外,肝脏大小、色泽均可正常或仅轻度肝大。光镜下分化成熟的脂肪细胞大小较一致,核无异形,周边包膜无侵犯。免疫组化 S-100 散在阳性,SMA 和 HMB45 呈阴性。

(二)临床表现

肝脂肪瘤可发生于各年龄组,以成人多见,文献报道男女之比为 1:(2.3~2.5),以女性多见。临床上多无症状或仅有轻微右上腹不适,大多数为单个病灶,少数有多个病灶或肝左、右叶均有,文献报道最小有 0.3 cm,最大直径有 36 cm,但大多为 5 cm 左右。影像学检查 B 超呈极强回声,光点特别细小、致密,内有血管通过,边缘锐利,略有分叶感,但瘤体后部回声强度明显低于前部,衰减明显。CT 呈极低密度,达 95 HU 至水样密度。

（三）诊断

患者的临床症状多无特异性，一般无嗜酒及肝炎史，经化验，肝功能及 AFP 多正常，但凭借影像的特殊表现可与其他肝占位性病变区别。

（四）治疗

最有效的治疗方法是手术切除，尤其是不能与含脂肪较多的肝细胞癌区别时，应首先考虑手术治疗。

（邹仁超）

第七节　原发性肝癌

一、原发性肝癌的病因学

目前学者认为肝炎病毒有甲型（HAV）、乙型（HBV）、丙型（HCV）、丁型（HDV）、戊型（HDV）、庚型（HGV）和输血传播病毒（TTV）。已经有大量的研究证明，与肝癌有关的肝炎病毒为乙、丙型肝炎病毒。HBV 与 HCV 慢性感染是肝癌的主要危险因素。

（一）乙型肝炎病毒与肝癌发病密切相关

HBV 与肝癌发病间的紧密联系已得到公认，国际癌症研究中心已经确认了乙型肝炎在肝癌发生中的病因学作用。据估计，全球有 3.5 亿慢性 HBV 携带者。世界范围的乙型肝炎表面抗原（HBsAg）与肝癌关系的生态学研究发现，HBsAg 的分布与肝癌的地理分布较为一致，即亚洲、非洲为高流行区。当然在局部地区，HBsAg 的分布与肝癌的地理分布不一致，例如，格陵兰 HBsAg 的流行率很高，但肝癌的发病率却很低。病例研究发现，80％以上的肝癌患者都有 HBV 感染史。分子生物学研究发现，与 HBV 有关的肝细胞癌（HCC）中，绝大多数的病例可在其肿瘤细胞 DNA 中检出 HBV DNA 的整合。研究发现，慢性 HBV 感染对肝癌既是启动因素，也是促进因素。

（二）丙型肝炎病毒（HCV）与肝癌发病的关系

据估计全球有 1.7 亿人感染 HCV。丙型肝炎在肝癌发生过程中的重要性首先是由日本学者提出的。国际癌症研究机构（IARC）的进一步研究也显示了肝癌与丙型肝炎的强烈的联系。

但有研究发现，HCV 在启东 HCC 及正常人群中的感染率并不高，因此 HCV 可能不是启东肝癌的主要病因。最近启东的病例对照研究显示，HCV 在启东 HBsAg 携带者中的流行率也不高（2.02％），HBsAg 携带者中肝癌病例与对照的 HCV 阳性率并无显著差别。

二、诊断和分期

（一）肝癌的分期

原发性肝癌的临床表现因不同的病期而不同，其病理基础、对各种治疗的反应及预后相差较大，故多年来许多学者都曾致力于制订出一个统一的分型分期方案，以利于选择治疗、评价结果和估计预后。与其他恶性肿瘤一样，对肝癌进行分期的目的是：①指导临床制订合理的治疗计划。②根据分期判断预后。③评价治疗效果并在较大范围内进行比较。因此，理想的分期方案应满足以下两个要求:①分期中各期相应的最终临床结局差别明显。②同一分期中临床结局差别很小。

1.Okuda 分期标准

日本是肝癌高发病率国家。Okuda 等根据 20 世纪 80 年代肝癌研究和治疗的进展,回顾总结了850 例肝细胞肝癌病史与预后的关系,认为肝癌是否已占全肝的 50％、有无腹水、清蛋白水平是否高于 30 g/L 及胆红素水平是否少于 30 mg/L 是决定生存期长短的重要因素,并以此提出三期分期方案(表 11-2)。

表 11-2　Okuda 肝癌分期标准

分期	肿瘤大小		腹水		清蛋白		胆红素	
	>50% (+)	<50% (—)	(+)	(—)	<0.3 g/L (3 g/dL)(+)	>0.3 g/L (3 g/dL)(—)	>0.175 μmol/L (3 mg/dL)(+)	<0.175 μmol/L (3 mg/dL)(—)
Ⅰ	(—)		(—)		(—)		(—)	
Ⅱ	1 或 2 项(+)							
Ⅲ	3 或 4 项(+)							

与非洲南部的肝癌患者情况不同,日本肝癌患者在确诊前大多已经合并了肝硬化,并有相应的症状。而且随着 20 世纪 80 年代诊断技术的提高,小肝癌已可被诊断和手术切除。因此 Okuda 等认为以清蛋白指标替代 Primack 分期中的门脉高压和体重减轻来进行分期的方案更适用于日本的肝癌患者。Okuda 称 Ⅰ 期为非进展期,Ⅱ 期为中度进展期,Ⅲ 期为进展期。对850 例肝癌患者的分析表明,Ⅰ、Ⅱ、Ⅲ 期患者中位生存期分别为 11.5 个月、3.0 个月和 0.9 个月,较好地反映了肝癌患者的预后。

2.国际抗癌联盟制定的 TNM 分期

根据国际抗癌联盟(UICC)20 世纪 80 年代中期制定并颁布的常见肿瘤的 TNM 分期,肝癌的 TNM 分期如表 11-3 所示。

表 11-3　UICC 肝癌 TNM 分期

分期	T	N	M
Ⅰ	T_1	N_0	M_0
Ⅱ	T_2	N_0	M_0
Ⅲ A	T_3	N_0	M_0
Ⅲ B	$T_1 \sim T_3$	N_1	M_0
Ⅳ A	T_4	N_0, N_1	M_0
Ⅳ B	$T_1 \sim T_4$	N_0, N_1	M_1

表中,T——原发肿瘤,适用于肝细胞癌或胆管(肝内胆管)细胞癌。

T_x:原发肿瘤不明。

T_0:无原发病证据。

T_1:孤立肿瘤,最大直径在 2 cm 或以下,无血管侵犯。

T_2:孤立肿瘤,最大直径在 2 cm 或以下,有血管侵犯;或孤立肿瘤,最大直径超过 2 cm,无血管侵犯;或多发肿瘤,局限于一叶,最大的肿瘤直径在 2 cm 或以下,无血管侵犯。

T_3:孤立肿瘤,最大直径超过 2 cm,有血管侵犯;或多发肿瘤,局限于一叶,最大的肿瘤直径在 2 cm或以下,有血管侵犯;或多发肿瘤,局限于一叶,最大的肿瘤直径超过 2 cm,有或无血管侵犯。

T_4:多发肿瘤分布超过一叶,或肿瘤侵犯门静脉或肝静脉的一级分支,或肿瘤侵犯除胆囊外的周围脏器,或穿透腹膜。

注:依胆囊床与下腔静脉的投影划分肝脏之两叶。

N——区域淋巴结,指肝十二指肠韧带淋巴结。

N_x:区域淋巴结不明。

N_0:区域淋巴结无转移。

N_1:区域淋巴结有转移。

M——远处转移。

M_x:远处转移不明。

M_0:无远处转移。

M_1:有远处转移。

3.我国通用的肝癌分型分期方案

根据肝癌的临床表现,1977年,全国肝癌防治研究协作会议上通过了一个将肝癌分为3期的方案。该方案如下。

Ⅰ期:无明确的肝癌症状与体征。

Ⅱ期:介于Ⅰ期与Ⅲ期之间。

Ⅲ期:有黄疸、腹水、远处转移或恶病质之一。

此项方案简单明了,便于掌握,在国内相当长的时间内被广泛采用。

4.1999年成都会议方案

1977年的3个分期的标准虽简便、易记,但Ⅰ～Ⅲ期跨度过大,大多数患者集中在Ⅱ期,同期中病情有较大出入。因此中国抗癌协会肝癌专业委员会于1999年在成都第四届全国肝癌学术会议上提出了新的肝癌分期标准(表11-4),并认为该标准大致与1977年标准及国际TNM分期相对应。

表11-4　成都第四届全国肝癌学术会议原发性肝癌的分期标准

分期	癌结节	门静脉癌栓 (下腔静脉、胆管癌栓)	肝门、腹腔 淋巴结肿大	远处 转移	肝功能 Child 分级
Ⅰ	1或2个,小于5 cm,在1叶	无	无	无	A
Ⅱa	1或2个,5～10 cm,在1叶;或小于5 cm,在2叶	无	无	无	A 或 B
Ⅱb	1或2个,大于10 cm;或3个,小于10 cm,在1叶;或1或2个,5～10 cm,在2叶	无或分支有	无	无	A 或 B
Ⅲ	癌结节多于3个,或大于10 cm,或在2叶,或为1个,或为2个,大于10 cm,在2叶	门静脉主干	有	有	C

此分期的特点是:①未采用国际TNM分期中关于T的划分,认为小血管有无侵犯是一个病理学分期标准,诊断肝癌时多数不能取得病理学检查,难以使用此项标准。②肝功能的好坏明显影响肝癌的治疗选择与预后估计,因而肝功能分级被列入并作为肝癌分期的一个重要指标。严律南等分析504例肝切除患者的资料,认为此分期与国际TNM分期在选择治疗方法、估计预后方面的作用相同,且应用简便,值得推广。

5.2001年广州会议方案

在1999年成都会议肝癌分期标准基础上,中国抗癌协会于2001年年底广州全国肝癌学术会议提出了新的分期标准,建议全国各肝癌治疗中心推广使用。分期方案如下。

Ⅰa:单个肿瘤直径<3 cm,无癌栓、腹腔淋巴结及远处转移;Child A 级。

Ⅰb:单个或两个肿瘤直径之和<5 cm,在半肝,无癌栓、腹腔淋巴结及远处转移;Child A 级。

Ⅱa:单个或两个肿瘤直径之和<10 cm,在半肝或两个肿瘤直径之和<5 cm,在左、右半肝,无癌栓、腹腔淋巴结及远处转移;Child A 级。

Ⅱb:单个或多个肿瘤直径之和>10 cm,在半肝或多个肿瘤直径之和>5 cm,在左、右半肝,无癌栓、腹腔淋巴结及远处转移;Child A 级。

有门静脉分支、肝静脉或胆管癌栓和/或 Child B 级。

Ⅲa:肿瘤情况不论,有门脉主干或下腔静脉癌栓、腹腔淋巴结或远处转移之一;Child 级 A 或 B 级。

Ⅲb:肿瘤情况不论,癌栓、转移情况不论;Child C 级。

(二)肝癌的临床表现

1.首发症状

原发性肝癌患者首先出现的症状多为肝区疼痛,其次为食欲缺乏、上腹肿块、腹胀、乏力、消瘦、发热、腹泻、急腹症等。也有个别患者以转移灶症状为首发症状,如肺转移出现咯血,胸膜转移出现胸痛,脑转移出现癫痫、偏瘫,骨转移出现局部疼痛,腹腔淋巴结或胰腺转移出现腰背疼痛。肝区疼痛对该病诊断具有一定的特征性,而其他症状缺乏特征性,常易与腹部其他脏器病变相混淆而延误诊断。

2.常见症状

(1)肝区疼痛:最为常见的症状,主要为肿物不断增长,造成肝被膜张力增大所致。肿瘤侵及肝被膜或腹壁、膈肌是造成疼痛的直接原因。肝区疼痛与原发性肝癌分期早晚有关,早期多表现为肝区隐痛或活动时疼痛,中、晚期疼痛多为持续性胀痛、钝痛或剧痛。疼痛与肿瘤生长部位有关,右叶肿瘤多表现为右上腹或右季肋部疼痛,左叶肿瘤可表现为上腹偏左或剑突下疼痛。当肿瘤侵及肝被膜时,常常表现为右肩背疼痛。当肿瘤突然破裂出血时,肝区出现剧痛,迅速波及全腹,表现为急腹症症状,伴有生命体征变化。

(2)消化道症状:可出现食欲减退、腹胀、恶心、呕吐、腹泻等。食欲减退和腹胀较为常见。食欲减退多为增大的肝脏或肿物压迫胃肠道及患者肝功能不良所致。全腹胀往往为肝功能不良伴有腹水所致。腹泻多较为顽固,每天次数可较多,大便为水样便或稀软便,易与慢性肠炎相混淆。大便常规检查常无脓血。

(3)发热:大多为肿瘤坏死后吸收所致的癌热,表现为午后低热,无寒战,小部分患者可有高热伴寒战。吲哚美辛可暂时退热。部分患者发热为合并胆管、腹腔、呼吸道或泌尿道感染所致。经抗生素治疗发热多可控制。

(4)消瘦、乏力、全身衰竭:早期患者可无或仅有乏力,肿瘤组织大量消耗蛋白质及氨基酸,加之患者胃肠道功能失调特别是食欲减退、腹泻等,使部分患者出现进行性消瘦才引起注意。当患者进入肿瘤晚期,可出现明显的乏力,进行性消瘦,直至全身衰竭出现恶病质。

(5)呕血、黑便:较为常见,多与合并肝炎后肝硬化、门静脉高压有关,也可为肿瘤侵入肝内门静脉主干造成门静脉高压所致。食管、胃底静脉曲张破裂出血可引起呕血,量较大。门脉高压所致脾大、脾亢引起血小板减少是产生出血倾向的重要原因。

(6)转移癌症状:肝癌常见的转移部位有肺、骨、淋巴结、胸膜、脑等。肿瘤转移到肺,可出现咯血;转移至胸膜可出现胸痛、血性胸腔积液;骨转移的常见部位为脊柱、肋骨和长骨,可出现局部明显压痛、椎体压缩或神经压迫症状;转移至脑可有神经定位症状和体征。肿瘤压迫下腔静脉的肝静脉开口时可出现 Budd-Chiari 综合征。

3.常见体征

(1)肝大与肿块:肝大与肿块是原发性肝癌最主要、最常见的体征。肿块可以在肝脏局部,也可为全肝大小。肝表面常局部隆起,有大小不等的结节,质硬。当肝癌突出于右肋下或剑突下时,可见上腹局部隆起或饱满。当肿物位于膈顶部时,X 线片可见膈局部隆起,运动受限或固定。少数肿物向后生长,在腰背部即可触及肿物。

(2)肝区压痛:当触及肿大的肝脏或局部性的肿块时,可有明显压痛,压痛的程度与压迫的力量成正比。右叶的压痛有时可向右肩部放射。

(3)脾大:常为合并肝硬化所致。部分为癌栓进入脾静脉,导致脾淤血而肿大。

(4)腹水:多为晚期征象。当肝癌伴有肝硬化或肿瘤侵犯门静脉时,可产生腹水,腹水多为漏出液。当肿瘤侵犯肝被膜或癌结节破裂时,可出现血性腹水。肝癌组织中的肝动脉-门静脉瘘引起的门脉高压症临床表现以腹水为主。

(5)黄疸:多为晚期征象。当肿瘤侵入或压迫大胆管时或肿瘤转移至肝门淋巴结而压迫胆总管或阻塞时,可出现梗阻性黄疸,黄疸常进行性加重,B 超或 CT 可见肝内胆管扩张。当肝癌合并较重的肝硬化或慢性活动性肝炎时,可出现肝细胞性黄疸。

(6)肝区血管杂音:肝区血管杂音是肝癌较特征性体征。肝癌血供丰富,癌结节表面有大量网状小血管,当粗大的动脉突然变细,可听到相应部位连续吹风样血管杂音。

(7)胸腔积液:常与腹水并存,也可为肝肿瘤侵犯膈肌,影响膈肌淋巴回流所致。

(8)Budd-Chiari 综合征:当肿物累及肝静脉时,可形成癌栓,引起肝静脉阻塞,临床上可出现肝大、腹水、下肢肿胀等,符合 Budd-Chiari 综合征。

(9)转移灶体征:肝癌肝外转移以肺、骨、淋巴结、脑、胸膜常见,转移至相应部位可出现相应体征。

4.影像学检查

(1)肝癌的超声诊断:根据回声强弱(与肝实质回声相比)可将肝癌分为如下 4 型。①弱回声型:病灶回声比肝实质为低,常见于无坏死或出血、质地相对均匀的肿瘤,提示癌组织血供丰富,一般生长旺盛。该型较常见,约占 32.1%。②等回声型:病灶回声强度与同样深度的周围肝实质回声强度相等或相似,在其周围有明显包膜或者晕带围绕,或出现邻近结构被推移或变形时,可有助于病灶的确定。该型最少见,约占 5.6%。③强回声型:其内部回声比周围实质高。从组织学上可有两种不同的病理学基础,一种是回声密度不均匀,提示肿瘤有广泛非液化性坏死或出血,或有增生的结缔组织;另一种强回声密度较均匀,是由其内弥漫性脂肪变性或窦状隙扩张所致。强回声型肝癌最常见,约占 42.7%。④混合回声型:瘤体内部为高、低回声混合的不均匀区域,该型常见于体积较大的肝癌,可能是在同一个肿瘤中出现各种组织学改变所致。该型约占 15.5%。

肝癌的特征性图像:①晕征,随着大于 2 cm 的肿瘤增大,周边可见无回声晕带,无回声晕带一般较细而规整,晕带内侧缘清晰是其特征,是发现等回声型肿块的重要指征。声晕产生为肿瘤周围的纤维结缔组织形成假性包膜所致;也可能是肿块膨胀性生长,压迫外周肝组织形成压缩所致;或肿瘤本身结构与正常肝组织之间的声阻差所致。彩超检查显示,有的晕圈内可见红、蓝色动脉、静脉血流频谱,故有的声晕可能由血管构成。声晕对于提示小肝癌的诊断有重要价值。②侧方声影,上述晕征完整时,声束抵达小肝癌球体的侧缘,容易发生折射效应而构成侧方声影。

③镶嵌征,在肿块内出现极细的带状分隔,把肿瘤分成地图状,有时表现为线段状,此特征反映了癌组织向外浸润性生长与纤维结缔组织增生包围反复拮抗的病理过程,多个癌结节也可形成这样的图像。镶嵌征是肝癌声像图的重要特征,转移癌则罕见此征象。④块中块征,肿块内出现回声强度不同、质地不同的似有分界的区域,反映了肝癌生长发育过程中肿块内结节不同的病理组织学表现,如含肿瘤细胞成分、脂肪、血供等不同的结构所形成的不同回声的混合体。

(2)肝癌的 CT 表现:现在从小肝癌和进展期肝癌的 CT 表现及肝癌的 CT 鉴别诊断方面分别讲述。

小肝癌的 CT 表现(图 11-1、图 11-2):在小肝癌的发生过程中,血供可发生明显变化。增生结节、增生不良结节及早期分化好的肝癌以门脉供血为主,而明确的肝癌病灶几乎均仅以肝动脉供血。其中,新生血管是肝癌多血供的基础。因此,肝脏局灶性病变血供方式的不同是 CT 诊断及鉴别诊断的基础。小的明确的肝癌表现为典型的高血供模式:在动脉期出现明显清晰的增强,而在门静脉期造影剂迅速流出。早期分化好的肝癌、再生结节或增生不良结节均无此特征,而表现为与周围肝组织等密度或低密度。

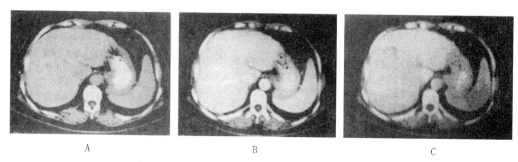

图 11-1 小肝癌(直径约 2 cm)CT 扫描影像(一)

注:A.平扫显示肝脏右叶前上段圆形低密度结节影;B.增强至肝静脉期,病灶为低密度,其周围可见明确的小卫星结节病灶;C.延迟期,病灶仍为低密度。

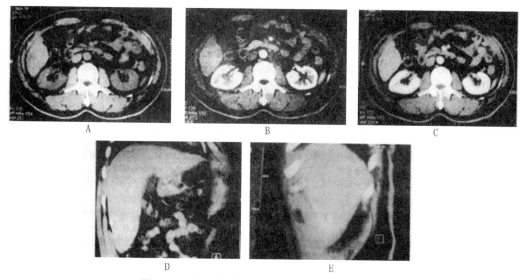

图 11-2 小肝癌(直径约 2 cm)CT 扫描影像(二)

注:A.平扫,可见边缘不清的低密度灶;B.动脉晚期,病变呈中度不规则环形增强;C.门脉期,病变内造影剂流出,病变密度减小;D.冠状位重建影像,可清晰地显示病变;E.矢状位重建影像,病变呈不规则环形增强。

形态学上,小肝癌直径<3 cm,呈结节状,可有假包膜。病理上50%~60%的病例可见假包膜。由于假包膜较薄,其CT检出率较低。CT上假包膜表现为环形低密度影,在延迟的增强影像上表现为高密度影。

进展期肝癌的CT表现:进展期肝癌主要可分为3种类型(巨块型、浸润型和弥漫型)。①巨块型肝癌边界清楚,常形成假包膜。CT可显示70%~80%的含有假包膜的病例表现为病灶周围环形的低密度影,延迟期可见其增强;肿瘤内部密度不均,尤其是分化较好的肿瘤有不同程度的脂肪变性。②浸润型肝癌表现为不规则、边界不清的肿瘤,肿瘤突入周围组织,常侵犯血管(尤其是门静脉分支),形成门脉瘤栓。判断有无门脉瘤栓对于肝癌的分期及预后至关重要。③弥漫型肝癌最为少见,表现为肝脏多发的、弥漫分布的小癌结节,这些结节的大小和分布趋向均匀,彼此并不融合,平扫为低密度灶。

(3)肝癌的MRI表现:肝癌可以是新发生的,也可以由不典型增生的细胞进展而来。在肝硬化的肝脏,肝癌多由增生不良结节发展而来。近年来,一个多中心的研究结果显示,增生不良结节为肝癌的癌前病变。过去肝癌在诊断时多已为进展期病变,但近年来随着对肝硬化及病毒性肝炎患者的密切监测、定期筛查,发现了越来越多的早期肝癌。

组织学上,恶性细胞通常形成不同厚度的梁或板,由蜿蜒的网状动脉血管腔分隔。肝癌多由肝动脉供血,肝静脉和门静脉沿肿瘤旁增生,形成海绵状结构。

小肝癌的MRI表现如图11-3所示。肝硬化的MRI表现如图11-4所示。肝癌的MRI表现可分为3种类型。孤立结节/肿块的肝癌占50%,多发结节/肿块的肝癌占40%,而弥漫性的肝癌占不到10%。肿瘤内部有不同程度的纤维化、脂肪变、坏死及出血等,使肝癌T_1、T_2加权像的信号表现多种多样。肝癌最常见的表现是在T_1加权像上为略低信号,在T_2加权像上为略高信号,有时在T_1加权像上也可表现为等信号或高信号。有文献报道T_1加权像上表现为等信号的多为早期分化好的肝癌,而脂肪变、出血、坏死、细胞内糖原沉积或铜沉积等均可在T_1加权像上表现为高信号。此外,在肝血色病基础上发生的肝癌亦表现为在所有序列上相对的高信号。T_2加权像上高信号的多为中等分化或分化差的肝癌。有文献报道T_2加权像上信号的高低与肝硬化结节的恶性程度相关。肝癌的继发征象有门脉瘤栓或肝静脉瘤栓、腹水等,在MRI上均可清晰地显示。

早期肝癌常在T_1加权像上表现为等/高信号,在T_2加权像上表现为等信号,可能是由其中蛋白含量较高所致。直径<1.5 cm的小肝癌常在T_1加权像和T_2加权像上均为等信号,因此只有在针剂动态增强的早期才能发现均匀增强的病变。肝动脉期对于显示小肝癌最为敏感,该期小肿瘤明显强化。但此征象并不特异,严重的增生不良结节也表现为明显强化。比较特异的征象是增强后2 min肿瘤信号快速降低,低于正常肝脏的信号,并可在晚期显示增强的假包膜。有学者报道,肝硬化的实质中出现结节内结节征象提示早期肝癌,表现为结节外周低信号的铁沉积和等信号的含铁少的中心。

肝癌多血供丰富。造影剂注射早期的影像观察有助于了解肿瘤的血管结构。由于MRI对针剂比CT图像对碘剂更加敏感,所以MRI有助于显示肝癌,尤其是直径<1.5 cm的肿瘤。Oi等比较了多期螺旋CT和动态针剂增强的MRI,结果显示早期针剂增强影像检出140个结节,而早期螺旋CT发现106个结节。在动态增强的MRI检查中,肝细胞特异性造影剂的应用改善了病变的显示情况。如Mn-DPDP的增强程度与肝癌的组织分化程度相关,分化好的比分化差的病变强化明显,良性的再生结节也明显强化。而在运用单核-吞噬细胞系统特异性造影

剂——超顺磁性四氧化三铁(SPIO)时,肝实质的信号强度明显降低,肝癌由于缺乏 Kupffer 细胞,在 T_2 加权像上不出现信号降低,相对表现为高信号。

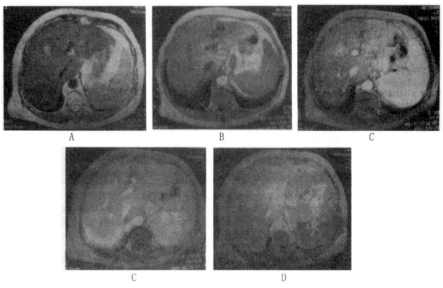

图 11-3　小肝癌(直径约 2 cm)的 MRI 表现

注:A.T_2 加权像,可见边界不光滑的结节影,呈高信号;B.屏气的梯度回波的 T_1 加权像,病灶呈略低于肝脏的信号;C.动脉期,病灶明显均匀强化,边缘不清;D.门脉期病灶内造影剂迅速流出,病变信号强度降低;E.延迟期,未见病灶强化。

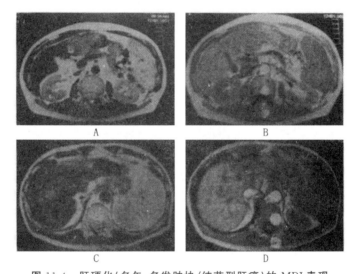

图 11-4　肝硬化(多年,多发肿块/结节型肝癌)的 MRI 表现

注:A、C 为 T_2 加权像,B、D 为 T_1 加权像;A、B 上可见肝左叶较大的不规则肿块影,边缘不光滑,呈略低 T_1 信号,略高 T_2 信号;C、D 上肝右叶前段可见小结节,呈略低 T_1 信号,略高 T_2 信号。

　(4)肝癌的 DSA 表现:我国原发性肝癌多为肝细胞癌(HCC),多数有乙肝病史并合并肝硬化。肝癌大多为富血管性的肿块,少数为乏血管性。全国肝癌病理协作组依据尸检大体病理表现,将肝癌分为三型:①巨块型,为有完整包膜的巨大瘤灶,或是由多个结节融合成的巨块,直径多在 5 cm 以上,占 74%。②结节型,有单个小结节或是多个孤立的大小不等的结节,直径在

3 cm以下者称为小肝癌,约占22%。③弥漫型,病灶占据全肝或某一叶,肝癌常发生门静脉及肝静脉内瘤栓,分别占65%和23%。该型也可长入肝胆管内。

肝脏DSA检查可以确定肿块的形态、大小和分布,显示肝血管的解剖和供血状态,为外科切除或介入治疗提供可靠的资料。由于肝癌的供血主要来自肝动脉,故首选肝动脉DSA,对已疑为小结节病变者可应用慢注射法,疑有门静脉瘤栓者需门静脉造影确诊。

肝癌的主要DSA表现:①异常的肿瘤血管和肿块染色。这是肝癌的特征性表现。肿瘤血管表现为粗细不等、排列紊乱、异常密集的形态,主要分布在肿瘤的周边。造影剂滞留在肿瘤毛细血管内和间质中,则可见肿块"染色",密度明显高于周边的肝组织。肿瘤较大时,由于瘤体中心坏死和中央部分的血流较少,肿瘤中心"染色"程度可降低。②动脉分支推压移位。瘤体较大时可对邻近的肝动脉及其分支造成推移,或形成"握球状"包绕。瘤体巨大时甚至造成胃十二指肠动脉、肝总动脉或腹腔动脉的推移。弥漫型肝癌则见血管僵直、间距拉大。③"血管湖"样改变。其形成与异常小血管内的造影剂充盈有关,显示为肿瘤区域内的点状、斑片状造影剂聚积、排空延迟,多见于弥漫型肝癌。④动静脉瘘形成。主要是肝动脉-门静脉瘘,其次是肝动脉-肝静脉瘘。前者的发生率很高,有学者统计高达50%以上,其发生机制在于肝动脉及分支与门静脉相伴紧邻,而肿瘤导致二者沟通。DSA可检出两种类型。一种为中央型,即动脉期见门脉主干或主枝早期显影;另一种为外周型,即肝动脉分支显影时见与其伴行的门脉分支显影,出现"双轨征"。下腔静脉的早期显影提示肝动静脉瘘形成。⑤门静脉瘤栓:依瘤栓的大小和门静脉阻塞程度出现不同的征象,如腔内局限性的充盈缺损、门脉分支缺如、门脉不显影。

上述造影征象的出现随肿瘤的病理分型而不同。结节型以肿瘤血管和肿瘤染色为主要表现,肿块型则还有动脉的推移,而弥漫型则多可见到血管湖和动静脉瘘等征象。

5.并发症

(1)上消化道出血:原发性肝癌多合并有肝硬化,当肝硬化或门静脉内癌栓引起门静脉高压时,常可导致曲张的食管胃底静脉破裂出血。在手术应激状态下或化疗药物作用下,门静脉高压性胃黏膜病变可表现为大面积的黏膜糜烂及溃疡出血。上消化道出血往往加重患者的肝性脑病,成为肝癌患者死亡的原因之一。经保守治疗一部分上消化道出血患者的症状可缓解,出血得到控制。

(2)肝癌破裂出血:为肿瘤迅速增大或肿瘤坏死所致,部分为外伤或挤压所致肿瘤破裂出血,常出现肝区突发剧痛。肝被膜下破裂可出现肝脏迅速增大、肝区触痛及局部腹膜炎体征,B超或CT可证实。肝脏完全破裂则出现急腹症,可引起休克,出现移动性浊音,腹腔穿刺术结合B超、CT检查可证实。肝癌破裂出血是一种危险的并发症,多数患者可在短时间内死亡。

(3)肝性脑病:常为终末期表现,多由肝硬化或肝癌多发引起门静脉高压、肝功能失代偿所致,也可由上消化道出血、感染或电解质紊乱引起肝功能失代偿所致,常反复发作。

(4)旁癌综合征:原发性肝癌患者的肿瘤本身代谢异常而产生或分泌的激素或生物活性物质引起的一组综合征称为旁癌综合征。了解这些疾病对于肝癌的早期发现有一定现实意义。治疗这些疾病有利于缓解患者的痛苦,延长患者的生存期。当肝癌得到有效治疗后,这些症状可消失或减轻。

低血糖症:原发性肝癌并发低血糖的发生率达8%~30%。按其临床表现和组织学特征大致分为两型。A型为生长快、分化差的原发性肝癌病程的晚期,患者有晚期肝癌的典型临床表现,血糖呈轻、中度下降,低血糖易控制;B型见于生长缓慢、分化良好的原发性肝癌早期,患者无消瘦、全身衰竭等恶病质表现,但有严重的低血糖,而且难以控制,临床上需长期静脉滴注葡萄糖来治疗。发生低血糖的机制尚未完全明确,可能包括:①葡萄糖利用率增加,例如,肿瘤释放一些体液性因素,具有类似胰岛素样作用,或肿瘤摄取过多的葡萄糖。②肝脏葡萄糖的产生率降低,例如,肿瘤置换大部分正常肝组织或肝癌组织葡萄糖代谢改变,并产生抑制正常肝脏代谢活性的物质。

红细胞增多症:原发性肝癌伴红细胞增多症,发生率为 $2\%\sim12\%$,肝硬化患者出现红细胞生成素增多症被认为是发生癌变的较敏感指标。其与真性红细胞增多症的区别在于白细胞与血小板正常,骨髓仅红系增生,动脉血氧饱和度降低。红细胞增多症患者的红细胞水平(男性患者的该数据 $>6.5\times10^{12}/L$,女性患者的该数据 $>6.0\times10^{12}/L$),血红蛋白水平(男性患者的该数据 >175 g/L,女性患者的该数据 >160 g/L),血细胞比容(男性患者的该数据 $>54\%$,女性患者的该数据 $>50\%$)明显高于正常人。少数肝硬化伴晚期肝癌患者的红细胞数不高,但血红蛋白数及血细胞比容相对升高,可能与后期血清红细胞生成素浓度升高,反馈抑制红细胞生成有关,患者预后较差。原发性肝癌产生红细胞增多症机制不明,可能的解释为:①肝癌细胞合成胚源性红细胞或红细胞生成素样活性物质。②肝癌产生促红细胞生成素原增多,并释放某种酶,把促红细胞生成素转变为有生物活性的红细胞生成素。

高钙血症:肝癌伴高血钙时。血钙浓度 >2.75 mmol/L,表现为虚弱、乏力、口渴、多尿、厌食、恶心,血钙浓度 >3.8 mmol/L 时,可出现高血钙危象,造成昏迷或突然死亡。此类高血钙与肿瘤骨转移时的高血钙不同,后者伴有高血磷,临床上有骨转移征象。高血钙症被认为是原发性肝癌伴癌综合征中最为严重的一种。高血钙产生的可能原因为:①肿瘤分泌甲状旁腺激素或甲状旁腺激素样多肽,它通过刺激成骨细胞功能,诱导骨吸收增强,使骨钙进入血流;它能使肾排泄钙减少而尿磷增加,因此出现高血钙与低血磷症。②肿瘤和免疫炎症细胞产生的许多细胞活素具有骨吸收活性。③肿瘤可能制造过多的活性维生素 D 样物质,它们促进肠道钙的吸收而导致血钙水平升高。

高纤维蛋白原血症:高纤维蛋白原血症可能与肝癌有异常蛋白合成有关,约 1/4 可发生在AFP 阴性的肝癌患者中。肿瘤被彻底切除后,纤维蛋白原水平可恢复正常血清水平,故可以作为肿瘤治疗彻底与否的标志。

血小板增多症:血小板增多症的产生机制可能与促血小板生成素增加有关。它和原发性血小板增多症的区别在于血栓栓塞、出血不多见,无脾大,红细胞计数正常。

高脂血症:高脂血症可能与肝癌细胞自主合成胆固醇有关。伴有高脂血症的肝癌患者的血清胆固醇水平与 AFP 水平平行,当肿瘤得到有效治疗后,血清胆固醇水平与 AFP 可平行下降,当肿瘤复发时,血清胆固醇水平与 AFP 水平可再度升高。

降钙素含量升高:肝癌患者的血清及肿瘤中降钙素含量可升高,可能与肿瘤异位合成降钙素有关。肿瘤切除后,血清降钙素可恢复至正常水平。肿瘤分化越差,血清降钙素水平越高。伴高血清降钙素水平的肝癌患者的生存期较短,预后较差。

性激素紊乱综合征:肝癌组织产生的绒毛膜促性腺激素,导致部分患者血清绒毛膜促性腺激素水平升高。原发性肝癌合并的性激素紊乱综合征主要有肿瘤性青春期早熟、男性患者女性化和男性乳房发育。性早熟可见于儿童患者,几乎均发生于男性,其血清及尿中绒毛膜促性腺激素活性增大。癌组织中可检出绒毛膜促性腺激素,血中睾酮达到成人水平,睾丸为正常大小或轻度增大,Leydig 细胞增生,但无精子形成。女性化及乳房发育的男性患者,血中催乳素及雌激素水平可升高,这与垂体反馈调节机制失常有关。当肿瘤彻底切除后,男性患者所有的女性特征均消失,血清中性激素水平恢复正常。

三、治疗

(一)治疗原则

对原发性肝癌采用以手术为主的综合治疗。

(二)具体治疗方法

1.手术切除

手术切除是目前治疗肝癌最有效的方法。

(1)适应证:肝功能无显著异常,肝硬化不严重,病变局限,一般情况尚好,无重要器官严重病变。

(2)禁忌证:黄疸、腹水、明显低蛋白血症和肝门静脉或肝静脉癌栓的晚期肝癌患者。

(3)手术方式:局限于一叶,瘤体直径<5 cm,行超越癌边缘2 cm,非规则的肝切除与解剖性肝切除,可获得同样的治疗效果。伴有肝硬化时,应避免肝三叶的广泛切除术。全肝切除原位肝移植术不能提高生存率。非手术综合治疗后再行二期切除或部分切除,可以获得姑息性效果。

2.肝动脉插管局部化疗和栓塞术

目前多采用单次插管介入性治疗方法。

(1)适应证及禁忌证:癌灶巨大或弥散不能切除;或术后复发的肝癌,肝功能尚可,为最佳适应证,或作为可切除肝癌的术后辅助治疗。对不可切除的肝癌先行局部化疗及栓塞术,肿瘤缩小后再争取二期手术切除。亦可用于肝癌破裂出血的患者。严重黄疸、腹水和肝功能严重不良反应视为禁忌证。

(2)插管方法:经股动脉,选择性肝动脉内置管。

(3)联合用药:顺铂(80 mg/m²)、多柔比星(50 mg/m²)、丝裂霉素(10 mg/m²)、替加氟(500 mg/m²)等。

(4)栓塞剂:采用碘油或吸收性明胶海绵并可携带抗癌药物,或用栓塞微球。

(5)局部效应:治疗后肿瘤可萎缩(50%～70%)。癌细胞坏死,癌灶形成假包膜,瘤体或变为可切除的,术后患者可有全身性反应,伴有低热、肝区隐痛和肝功能轻度异常,1周内均可恢复。

3.放疗

放疗适用于不宜切除、肝功能尚好的病例。有一定姑息疗效,或结合化疗提高疗效,对无转移的局限性肿瘤也有根治的可能。放疗亦可作为转移灶的对症治疗。

4.微波、射频、冷冻及乙醇注射治疗

这些方法适用于肿瘤较小而又不宜手术切除者。在超声引导下进行,优点是安全、简便、创伤小。

5.生物学治疗

生物学治疗主要是免疫治疗。方法很多,疗效均不确定,可作为综合治疗中的一种辅助疗法。

(三)治疗注意事项

(1)肝癌术后是否给予预防性介入治疗,存在争议。

(2)目前手术是公认的治疗肝癌最有效的方法,要积极争取手术机会,可以和其他治疗方法配合应用。

（3）肝癌的治疗要遵循适应患者病情的个体化治疗原则。

（4）各种治疗方法要严格掌握适应证，综合应用以上治疗方法可以取得更好的疗效。

（5）肝癌患者治疗后要坚持随访，定期行 AFP 检测及超声检查，以早期发现复发转移病灶。

（李增志）

第八节　转移性肝癌

肝脏恶性肿瘤可分为原发性肝癌和转移性肝癌。原发性肝癌包括常见的肝细胞肝癌、少见的胆管细胞癌、罕见的肝血管肉瘤等。身体其他部位的肿瘤转移到肝脏，并在肝内继续生长、发展，其组织学特征与原发性癌相同，称为转移性肝癌或继发性肝癌。在西方国家，继发性肝癌的发生率远高于原发性肝癌，造成这种情况的原因是多方面的，而原发性肝癌的发病率低是其中的影响因素之一；我国原发性肝癌的发病率较高，继发性肝癌的发生率相对低于西方国家。国内统计两者之比为(2~4)∶1，西方国家高达 20∶1 以上。在多数情况下，转移性肝癌的发生可被看成原发性肿瘤治疗失败的结果。目前，虽然转移性肝癌的综合治疗已成为共识，但外科治疗依然被看作治疗转移性肝癌最重要、最常见的手段，尤其是对结直肠癌肝转移而言，手术治疗已被认为是一种更积极、更有效的治疗措施，目前其 5 年生存率可达 20%~40%。近年来，随着对转移性肝癌生物学特性认识的加深，肝脏外科手术技巧的改进及围术期支持疗法的改善，转移性肝癌手术切除的安全性和成功率已大大提高，手术死亡率仅为 1.8%，5 年生存率达33.6%。因此，早期发现、早期诊断、早期手术治疗是提高转移性肝癌远期疗效的重要途径，手术切除转移性肝癌灶可使患者获得痊愈或延长生命的机会，因此对转移性肝癌的外科治疗需持积极态度。

一、转移性肝癌的发病机制及临床诊断

（一）转移性肝癌的病理基础及来源

肝脏是全身最大的实质性器官，也是全身各种肿瘤转移的高发区域，这与肝脏本身的解剖结构、血液供应和组织学特点有关。

肝脏的显微结构表现为肝小叶，肝小叶是肝脏结构和功能的基本单位。小叶中央是中央静脉，围绕该静脉为放射状排列的单层细胞索（肝细胞板），肝板之间形成肝窦，肝窦的壁上附有 Kuffer 细胞，它具有吞噬能力。肝窦实际上是肝脏的毛细血管网，它的一端与肝动脉和门静脉的小分支相通，另一端与中央静脉相连接。肝窦直径为 9~13 mm，其内血流缓慢，肝窦内皮细胞无基膜，只有少量网状纤维，不形成连续结构，因此，在血液和肝细胞之间没有严密的屏障结构，有助于癌细胞的滞留、浸润。此外，肝窦的通透性高，许多物质可以自由通过肝窦内皮下间隙（Disse 间隙）。Disse 间隙有富含营养成分的液体，间隙大小不等，肝细胞膜上的微绒毛伸入该间隙，癌细胞进入 Disse 间隙后可逃避 Kuffer 细胞的"捕杀"。这些结构特点有助于癌细胞的滞留、生长与增生。

在血液循环方面，肝脏同时接受肝动脉和门静脉的血液供应，血流极为丰富，机体多个脏器的血液经门静脉回流至此，为转移癌的快速生长提供了较为充足的营养。有关转移癌的血供研

究表明:当瘤体<1 mm时,营养主要来源于周围循环的扩散;瘤体直径达1~3 mm时,由肝动脉、门静脉、混合的毛细血管在肿瘤周围形成新生的血管网;当瘤体进一步增大,直径超过1.5 cm,从血管造影等观察,90%的血液供应主要来自肝动脉,瘤体边缘组织的部分血供可能来自门静脉,少部分肝脏转移癌的血液供应主要来自门静脉。

这些因素都在肝转移性肿瘤的形成中起着决定作用,使肝脏成为肿瘤容易侵犯、转移、生长的高发区域。在全身恶性肿瘤中,除淋巴结转移外,肝转移的发病率最高。据Pickren报道,在9 700例尸体解剖中共发现恶性肿瘤10 912个,其中有肝转移者为4 444例,占41.4%,肝是除淋巴结转移(57%)外转移部位最多的器官。

转移性肝癌的发生与原发肿瘤类型、部位有关,全身各部位的肿瘤以消化道及盆腔部位(如胃、小肠、结肠、胆囊、胰腺、前列腺、子宫和卵巢)的肿瘤转移至肝脏者较为多见,临床统计转移性肝癌中腹腔内脏器肿瘤占50%~70%,有40%~65%的结直肠癌、16%~51%的胃癌、25%~75%的胰腺癌、65%~90%的胆囊癌产生肝转移,临床资料还表明结直肠癌与转移性肝癌同时发现者为16%~25%,大多数是在原发处切除后3年内出现肝转移;其次是造血系统肿瘤,占30%;胸部肿瘤(包括肺、食管肿瘤)占20%;还有少数来自女性生殖系统、乳腺、软组织、泌尿系统的肿瘤等,如52%的卵巢癌、27%的肾癌、25%~74%的支气管癌、56%~65%的乳腺癌、20%的黑色素瘤、10%的霍奇金淋巴瘤出现肝转移。肾上腺、甲状腺、眼和鼻咽部的肿瘤转移至肝脏者亦不少见。中国医学科学院肿瘤医院经病理检查发现,在83例转移性肝癌中,原发灶来源于结直肠癌的占24%,来源于乳腺癌的占16%,来源于胃癌的占13%,来源于肺癌的占8%,其他尚有食管癌、鼻咽癌、淋巴瘤、胸腺瘤、子宫内膜癌等。资料还显示,随着年龄增大,转移性肝癌的发生率降低。按系统划分,转移性肝癌来源依次为消化系统、造血系统、呼吸系统及泌尿生殖系统。

(二)转移途经

人体各部位肿瘤转移至肝脏的途径有门静脉、肝动脉、淋巴转移和直接浸润。

1.门静脉转移

凡血流汇入门静脉系统的脏器(如食管下端、胃、小肠、结肠、直肠、胰腺、胆囊及脾)的恶性肿瘤均可循门静脉转移至肝脏,这是原发癌播散至肝脏的重要途径。有人报道门静脉血流存在分流现象,即脾静脉和肠系膜下静脉的血流主要进入左肝,而肠系膜上静脉的血流主要汇入右肝,这些门静脉所属脏器的肿瘤会因不同的血流方向转移至相应部位的肝脏。但临床上这种肿瘤转移的分流情况并不明显,而以全肝散在性转移多见。其他部位(如子宫、卵巢、前列腺、膀胱和腹膜后组织)的肿瘤,亦可通过体静脉和门静脉的吻合支转移至肝;也可因这些部位的肿瘤增长侵犯门静脉系统的脏器,再转移至肝脏;或先由体静脉至肺,然后再由肺到全身循环而至肝脏。经此途径转移的肿瘤占转移性肝癌的35%~50%。

2.肝动脉转移

任何血行播散的肿瘤均可循肝动脉转移到肝脏,例如,肺、肾、乳腺、肾上腺、甲状腺、睾丸、卵巢、鼻咽、皮肤及眼的恶性肿瘤均可经肝动脉而播散至肝脏。黑色素瘤转移至肝脏者也较常见。

3.淋巴转移

盆腔或腹膜后的肿瘤可经淋巴管至主动脉旁和腹膜后淋巴结,然后倒流至肝脏。消化道肿瘤也可经肝门淋巴结循淋巴管逆行转移到肝脏。乳腺癌或肺癌也可通过纵隔淋巴结而逆行转移到肝脏,但此转移方式较少见。临床上更多见的是胆囊癌沿着胆囊窝的淋巴管转移到肝脏。

4.直接浸润

肝脏邻近器官的肿瘤(如胃癌、横结肠癌、胆囊癌和胰腺癌)可能与肝脏粘连,使癌细胞直接浸润而蔓延至肝脏,右侧肾脏和肾上腺肿瘤可以直接侵犯肝脏。

(三)病理学特点

转移癌的大小、数目和形态多变,少则 1~2 个微小病灶,多则呈多结节甚至弥漫性散在生长,也有形成巨块的,仅有约 5% 的肝转移灶是孤立性结节或局限于单叶。转移灶可发生坏死、囊性变、病灶内出血及钙化等。转移性肝癌组织可位于肝脏表面,也可位于肝脏中央。癌结节外观多呈灰白色,质地硬,与周围肝组织常有明显分界,转移性肝癌灶多有完整包膜,位于肝脏表面者可有凸起或凹陷,癌结节中央可有坏死和出血。多数转移性肝癌为少血供肿瘤,少数转移性肝癌血供可相当丰富,如肾癌肝转移。来自结直肠癌的转移性肝癌可发生钙化,钙化也可见于卵巢、乳腺、肺、肾脏和甲状腺肿瘤的转移。来自卵巢与胰腺癌(特别是腺癌或囊腺癌)的转移灶可发生囊变。肉瘤的肝转移灶常表现为巨大肿块,并伴有坏死、出血等。转移性肝癌的病理组织学变化和原发病变相同,如来源于结直肠的腺癌组织学方面可显示腺状结构,来自恶性黑色素瘤的转移性肝癌组织中含有黑色素。但部分病例由于原发性癌分化较好,使肝脏转移灶表现为间变而无法提示原发病灶。与原发性肝癌不同,转移性肝癌很少合并肝硬化,一般也无门静脉癌栓形成,而已产生肝硬化的肝脏则很少发生转移性肿瘤。Jorres 等报道 6 356 例癌症患者的尸体解剖发现有300 例转移性肝癌,仅有 2 例伴有肝硬化,认为其原因可能是硬化的肝脏血液循环受阻和结缔组织改变限制了肿瘤转移和生长。转移性肝癌切除术后肝内复发率为 5%~28%,低于原发性肝癌切除术后肝内复发率。

临床上根据发现转移性肝癌和原发肿瘤的先后分为同时转移、异时转移及先驱性肝转移。同时转移是指初次诊断或者外科治疗原发性肿瘤时发现转移病灶,发生率为 10%~25%。资料显示,年龄、性别与肝转移无关,但大城市患者发生肝转移少于小城市和农村地区,这与在大城市易得到早期检查、早期发现有关。同时性转移性肝癌的发生率和临床病理分期明显相关,其在晚期患者中发病率较高,且多呈分散性多结节病灶。异时转移是指原发性肿瘤手术切除或局部控制后一段时间在随访中发现肝转移病灶,大多数在原发灶切除后 2~3 年发现,其发生率尚不清楚。同时转移和异时转移可占肝转移的 97%。先驱性肝转移是指肝转移病灶的发现早于原发肿瘤,其发生率较低。

(四)转移性肝癌的分期

判明肿瘤分期对治疗方案的选择、预后判断、疗效考核、资料对比极为重要,近几十年来国内外对转移性肝癌的分期提出了多种分类标准。

Fortner 对术后证实的肝转移进行了以下分级。①Ⅰ级:肿瘤局限在切除标本内,切缘无癌残留。②Ⅱ级:肿瘤已局部扩散,包括肿瘤破溃、直接蔓延至周围邻近器官、镜下切缘癌阳性、直接浸润至大的血管或胆管。③Ⅲ级:伴有肝外转移者,包括肝外淋巴结转移、腹腔内其他器官转移、腹腔外远处转移。

Petlavel 提出转移性肝癌的分期需要兼顾转移灶的大小、肝功能状态和肝大情况,依此将转移性肝癌分为四期。资料表明Ⅰ期预后最好,中位生存期为 21.5 个月,Ⅱ、Ⅲ、Ⅳ期中位生存期分别为 10.4 个月、4.7 个月和 1.4 个月。

Genneri 认为转移性肝癌的预后主要与肝实质受侵犯的程度有关。根据转移灶的数目和肝实质受侵犯程度将转移性肝癌分为三期:Ⅰ期为单发性肝转移,侵犯肝实质的 25% 以下;Ⅱ期为多发性肝转移,侵犯肝实质的25%以下或单发性肝转移累计侵犯肝实质的25%～50%;Ⅲ期为多发性肝转移,侵犯肝实质的25%～50%或侵犯肝实质的50%以上。他认为Ⅰ期最适合手术治疗,对Ⅱ期、Ⅲ期则应侧重于综合治疗。

Petreli进一步肯定了肝实质被侵犯的程度是影响预后最重要的因素。肝实质受侵犯程度可以通过测量肝脏被肿瘤侵犯的百分比、肝脏大小和肝功能试验(包括碱性磷酸酶和胆红素水平)来判断,其他影响预后的因素主要为转移性肝癌结节的数目及分布(单叶或双叶)、大小、能否手术切除、出现时间(与原发灶同时或不同时)、有无肝外转移、肝外侵犯的类型、患者的功能状况、有无症状或并发症等。

(五)转移性肝癌的临床表现

转移性肝癌常以肝外原发性肿瘤所引起的症状为主要表现,但因无肝硬化,病情发展常较后者缓慢,症状也较轻。主要临床表现包括:①原发性肿瘤的临床表现;②肝癌的临床表现;③全身状况的改变。

1.原发性肿瘤的临床表现

早期主要表现为原发肿瘤的症状,肝脏本身的症状并不明显,大多在原发肿瘤术前检查、术中探查或者术后随访时发现。例如,结直肠癌患者出现大便性状改变,黑便、血便等,肺癌患者出现刺激性干咳和咯血等。部分原发性肿瘤临床表现不明显或晚于转移性肝癌,是造成转移性肝癌误诊、延诊的主要因素。继发性肝癌的临床表现常较轻,病程发展较缓慢。诊断的关键在于查清原发癌灶。

2.肝癌的临床表现

随着病情的发展,肝癌转移性肿瘤增大,肝脏转移的病理及体外症状逐渐表现出来,出现了消瘦、乏力、发热、食欲缺乏、肝区疼痛、肝区结节性肿块、腹水、黄疸等中晚期肝癌的常见症状。也有少数患者出现继发性肝癌的症状以后,其原发癌灶仍不易被查出或隐匿不现,因此,有时难以鉴别继发性肝癌与与原发性肝癌。消瘦与恶性肿瘤的代谢消耗、进食少、营养不良有关;发热多是肿瘤组织坏死、合并感染及肿瘤代谢产物引起的,多不伴寒战;肝区疼痛是由肿瘤迅速生长,使肝包膜紧张所致;食欲缺乏是由肝功能损害,肿瘤压迫胃肠道所致;肝区疼痛部位和肿瘤部位有密切关系,如突然发生剧烈腹痛并伴腹膜刺激征和休克,多有转移性肝癌结节破裂的可能;腹部包块表现为左肝的剑突下肿块和/或右肝的肋缘下肿块,也可由转移性肝癌占位导致肝大;黄疸常由肿瘤侵犯肝内主要胆管,或肝门外转移淋巴结压迫肝外胆管所引起,肿瘤广泛破坏肝脏可引起肝细胞性黄疸。

3.全身状况的改变

由于机体消耗增多和摄入减少,患者往往出现体重减轻的症状,严重者出现恶病质。如发生全身多处转移,还可出现相应部位的症状,如肺转移可引起呼吸系统的临床表现。

(六)诊断方法

1.实验室检查

(1)肝功能检查:在肿瘤浸润初期转移性肝癌患者的肝功能检查多属于正常,乙肝、丙型肝炎病毒感染指标往往呈阴性。随肿瘤的发展,患者的血清胆红素、碱性磷酸酶(AKP)、乳酸脱氢酶(LDH)、γ-谷氨酰转肽酶(GGT)、天门冬氨酸转氨酶(AST)水平等升高,但由于转移性肝癌多数不伴肝炎、肝硬化等,所以肝脏的代偿功能较强。在原发性肝癌中常出现的白球比倒置、凝血酶原时间延长等异常,在转移性肝癌中则极少出现。在无黄疸和骨转移时,AKP活性增大对诊断转移性肝癌具有参考价值。

（2）甲胎蛋白（AFP）：转移性肝癌中 AFP 的阳性反应较少，主要见于胃癌伴肝转移。大约 15% 的胃癌患者 AFP 阳性，其中绝大多数患者的 AFP 水平在 100 μg/L 以下，仅 1%～2% 的患者的 AFP 水平超过 200 μg/L。切除原发病灶后即使保留转移癌，AFP 也可以降至正常水平。

（3）癌胚抗原（CEA）：消化道肿瘤（特别是结直肠癌）患者的 CEA 检查，对于转移性肝癌的诊断十分重要。目前多数学者认为 CEA 检查可作为转移性肝癌的辅助诊断指标，尤其是对无肿瘤病史、肝内出现单个肿瘤病灶、无明确肝炎病史、AFP 阴性的患者，必须复查 CEA 等指标，以警惕转移性肝癌的发生。学者一般认为 CEA 水平迅速升高或 CEA 水平超过 20 μg/L 是肝转移的指征，但其变化与肿瘤大小并无正相关。若 CEA 为阳性，需复查 B 超、CT、结肠镜等寻找原发病灶以明确诊断或随访。转移性肝癌术后动态监测 CEA 对于手术切除是否彻底、术后辅助化疗疗效、肿瘤复发具有重要意义。在清除所有癌灶后，CEA 可降至正常水平。原发性结直肠癌术后 2 年应定期监测，可 3 个月监测 1 次，如果 CEA 水平升高，应高度怀疑肿瘤复发，AKP、LDH、CEA 水平同时明显升高提示肝转移。CEA 水平升高时，有时影像学检查并无转移迹象，此时常需通过核素扫描或剖腹探查才能发现。此外，国外文献报道胆汁中的 CEA 敏感性远较血清 CEA 高。Norton 等研究发现，结直肠癌肝转移患者的胆汁 CEA 水平是血清的 29 倍，这对原发病灶在术后肝转移及隐匿性癌灶的发现尤为重要。

（4）其他肿瘤标志物测定：其他部位的肿瘤患者如出现 5'-核苷磷酸二酯酶同工酶 V（5'-NPDV）阳性常提示存在肝内转移的可能，同时它也可以作为转移性肝癌术后疗效和复发监测的指标，但不能区分原发性和转移性肝肿瘤。其他临床常用的肿瘤标志物还有酸性铁蛋白、CA 19-9、CA50、CA242 等，它们在多种肿瘤（特别是消化系统肿瘤）中均可增多，但组织特异性低，可作为转移性肝癌检测的综合判断指标。

2.影像学检查

影像学检查方法与原发性肝癌的影像学检查方法相同。转移性肝癌在影像学上可有某些特征性表现：①病灶常为多发且大小相仿。②由于病灶中央常有液化坏死，在 B 超和 MRI 上可出现"靶征"或"牛眼征"。③CT 扫描上病灶密度较低，有时接近水的密度，对肝内微小转移灶（<1 cm），普通的影像学检查常难以发现而漏诊，可采用 CT＋动脉门静脉造影（CTAP），其准确率可达 96%；对这些微小转移灶的定性诊断，目前以正电子发射断层扫描（PET）的特异性最强，PET 以 [18]F-氟脱氧葡萄糖（[18]F-FDG）作为示踪剂，通过评价细胞的葡萄糖代谢状况确定其良性与恶性。

（七）诊断

转移性肝癌的诊断关键在于确定原发病灶，其特点是：①多数患者有原发性肿瘤病史，以结直肠癌、胃癌、胰腺癌常见。②患者常无慢性肝病病史。HBV、HCV 标记物多为阴性。③由于转移性肝癌很少合并肝硬化，所以体检时癌结节病灶多较硬而肝脏质地较软。④影像学显示肝内多个散在、大小相仿的占位性病变，B 超可见"牛眼"征，且多无肝硬化影像，肝动脉造影肿瘤血管较少见。

临床上诊断的依据：①有原发癌病史或依据；②有肝脏肿瘤的临床表现；③实验室肝脏酶学改变，CEA 水平升高而 AFP 可呈阴性；④影像学发现肝内占位性病变，多为散在、多发；⑤肝脏穿刺活检证实。

对于某些组织学上证实为转移性肝癌，但不能明确或证实原发性肿瘤起源的情况，临床上并不少见，例如，Kansaa 大学医院所记载的 21 000 例癌症患者中，有 686 例（3.3%）未明确原发癌的部位。对于此类病例需要通过更仔细的病史询问、更细致的体格检查及相关的影像学和实验室检查来判断。如原发肿瘤不明,乳腺、甲状腺及肺可能是原发灶;粪便潜血阳性提示胃肠道癌,胃镜、结肠镜、钡餐及钡灌肠检查对诊断有帮助;疑有胰体癌时,应行胰腺扫描及血管造影等。

(八)鉴别诊断

1.原发性肝癌

患者多来自肝癌高发区,有肝癌家族史或肝病病史,多合并肝硬化,肝功能多异常,肝癌的并发症较常见,病情重且发展迅速,AFP等肿瘤标志呈阳性,影像学呈"失结构"占位性病变,孤立性结节型也较多见。转移性肝癌多有原发肿瘤病史和症状,很少合并肝硬化,肝功能多正常,病情发展相对缓慢,AFP水平多正常,CEA水平多升高,影像学发现肝脏多个散在占位结节,可呈"牛眼征"。但AFP阴性的原发性肝癌和原发灶不明确的转移性肝癌之间的鉴别诊断仍有一定困难,有时需依靠肝活检,当组织学检查发现有核居中央的多角形细胞、核内有胞质包涵体、恶性细胞被窦状隙毛细血管分隔、胆汁存留、肿瘤细胞群周围环绕着内皮细胞等表现时,提示为原发性而非继发性肝癌。

2.肝血管瘤

该病一般容易鉴别,多见于女性,病程长,发展慢。临床症状多轻微,实验室酶学检查常属于正常。B超可见包膜完整的与正常肝脏有明显分界的影像,其诊断符合率达85%;CT表现为均匀一致的低密度区,在快速增强扫描中可见特征性增强,其对血管瘤的诊断阳性率近95%;血管造影,整个毛细血管期和静脉期持续染色,可见"早出晚归"征象。

3.肝囊肿

病史较长,一般情况好,囊肿常多发,可伴多囊肾。B超提示肝内液性暗区,可见分隔。血清标志物AFP、CEA呈阴性。

4.肝脓肿

肝脓肿患者多有肝外感染病史,临床可有或曾有发热、肝痛、白细胞计数升高等炎症表现,抗感染治疗有效。超声检查可见液平,穿刺为脓液,细胞培养呈阳性。

5.肝脏肉瘤

该病极少见,患者无肝脏外原发癌病史。该病多经病理证实。

二、治疗

(一)手术切除

与原发性肝癌一样,转移性肝癌的治疗也是以手术切除为首选,这是唯一能使患者获得长期生存的治疗手段,大肠癌肝转移切除术后5年生存率可达25%～58%,而未切除者2年生存率仅为3%,4年生存率为0。

转移性肝癌的手术适应证近年来有逐渐放宽的趋势。早期患者对转移性肝癌的手术价值还存在怀疑,直到1980年Adson和VanHeerdon报道手术切除大肠癌肝脏孤立性转移灶取得良好效果,手术切除才被确定是孤立性转移性肝癌的首选治疗方法。以后有许多研究发现,多发性与孤立性转移性肝癌切除术后在生存率上并无明显差异,因而近年来手术切除对象不仅限于孤立病灶,位于肝脏一侧或双侧的多发转移灶也包括在手术适应证内,至于可切除多发转移灶数目的上限,以往通常定为3～4个,有学者认为以转移灶的数目作为手术适应证的依据没有足够理由,只要保证有足够的残肝量和手术切缘,任何数目的转移灶均为手术切除的适应证。有肝外转移者以往被认为是手术禁忌证,近年来的研究发现,只要肝外转移灶能得到根治性切除,可获得与无肝外转移者一样好的疗效,故也为手术治疗的适应证。目前临床上掌握的转移性肝癌的手术指征为:①原发灶已切除并且无复发,或可切除,或已得到有效控制(如对鼻咽癌行放疗后);②对于单发或多发肝转移灶,估计切除后有足够的残肝量并可保证足够的切缘;③无肝外转移或肝外转移灶可切除;④无其他手术禁忌证。

对转移性肝癌,原则上一经发现应尽早切除。但对原发灶切除后近期内发现的较小转移灶(如<2 cm)是否需要立即手术,有学者认为不必急于手术,否则很可能在手术后不久就出现新的转移灶,对这样的病例可密切观察一段时间(如3个月)或在局部治疗(如PEI)下观察,若无新的转移灶,再做手术切除。在对大肠癌原发灶手术的同时发现肝转移者占8.5%～26%,是同期手术还是分期手术尚有意见分歧,有学者认为只要肝转移灶可切除,估计患者能够耐受,可获得良好的切口显露,应尽可能同期行肝癌切除。

转移性肝癌的手术方式与原发性肝癌相似,但有如下几个特点:①由于转移性肝癌常为多发,术中B超检查就显得尤为重要,可以发现术前难以发现的隐匿于肝实质内的小病灶,并因此改变手术方案;②因很少伴有肝硬化,肝切除范围可适当放宽以确保阴性切缘,一般要求切缘超过1 cm,因为阴性切缘是决定手术远期疗效的关键因素;③由于转移性肝癌很少侵犯门静脉而形成癌栓,采用肝切除术式可不必行规则性肝叶切除,确保阴性切缘的非规则性肝切除已为医师所接受,尤其是对多发转移灶的切除更为适用;④伴肝门淋巴结转移较常见,手术时应做肝门淋巴结清扫。

转移性肝癌术后复发也是一个突出的问题,如大肠癌肝转移切除术后60%～70%复发,其中50%为肝内复发,是原转移灶切除后的复发还是新的转移灶在临床上难以区别。与原发性肝癌术后复发一样,转移性肝癌术后复发的首选治疗也是再切除,其手术指征基本上与第一次手术相同。文献报道再切除率差别较大,为13%～53%,除其他因素外,这与第一次手术肝切除的范围有关,第一次如为局部切除,则复发后再切除的机会较大,而第一次为半肝或半肝以上的切除,则再切除的机会明显减小。

(二)肝动脉灌注化疗

虽然手术切除是转移性肝癌的首选治疗方法,但可切除病例仅占10%～25%,大多数患者因病灶广泛而失去手术机会,肝动脉灌注化疗(HAI)便成为这类患者的主要治疗方法。转移性肝癌的血供来源与原发性肝癌的血供来源基本相同,即主要由肝动脉供血,肿瘤周边有门静脉参与供血。与全身化疗相比,HAI可提高肿瘤局部的化疗药物浓度,同时降低全身循环中的药物浓度,因而与全身化疗相比,可提高疗效而降低药物毒性作用。已有多组前瞻性对照研究证明,HAI对转移性肝癌的有效率显著高于全身化疗。HAI一般经置入性DDS实施,后者可于术中置入;也可采用放射介入的方法置入,化疗药物多选择氟尿嘧啶(5-FU)或氟尿嘧啶脱氧核苷,后者的肝脏清除率高于前者。文献报道HAI治疗转移性肝癌的有效率为40%～60%,部分病例可因肿瘤缩小而获得二期切除,对肿瘤血供较为丰富者加用碘油栓塞可使有效率进一步提高。但转移性肝癌多为相对低血供,这与原发性肝癌有所不同。为了增加化疗药物进入肿瘤的选择性,临床上在HAI给药前给予血管收缩药(如血管紧张素Ⅱ)或可降解性淀粉微球暂时使肝内血流重新分布,以达到相对增加肿瘤血流量、提高化疗药物分布的目的,从而进一步提高HAI的有效率。

前瞻性对照研究表明,与全身化疗相比,HAI虽然显著提高了治疗的有效率,但未能显著提高患者的生存率,究其原因主要是由于 HAI 未能有效控制肝外转移的发生,使得原来可能死于肝内转移的患者死于肝外转移。因此,对转移性肝癌行 HAI 应联合全身化疗(5-FU+四氢叶酸),或加大化疗药物的肝动脉灌注剂量,以使部分化疗药物因超过肝脏的清除率而"溢出"肝脏进入全身循环,联合使用肝脏清除率低的化疗药物,如丝裂霉素(MMC)亦可达到相同作用。

(三)其他

治疗转移性肝癌的方法还有许多,有射频、微波、局部放疗、肝动脉化疗栓塞、瘤体无水乙醇注射、氩氦刀等。

（李增志）

第十二章

胆 道 疾 病

第一节 胆 管 损 伤

胆管损伤主要为手术不慎所致,是一种严重的医源性并发症,90％的胆管损伤发生在胆囊切除术等胆道手术中。综合国内外文献报道,剖腹胆囊切除术(OC)的胆管损伤发生率为0.1％～0.3％,腹腔镜胆囊切除术(LC)的胆管损伤发生率约为OC的2倍。随着胆囊结石发病率上升、腹腔镜胆囊切除术的推广应用以及部分单位采用小切口胆囊切除术,胆管损伤的病例比以前有所增加。一部分胆管损伤病例虽可在手术中被发现而得到及时处理,但处理不够恰当会为后期的处理带来许多不必要的麻烦。尤其不幸的是大部分病例常在手术后才被发现,造成处理上的困难,也影响了治疗的效果。不少患者遭受多次手术痛苦或终身残疾(胆道残废),甚至失去生命。

一、病理

胆管损伤大多位于肝总管(邻近它与胆囊管的汇合处),约有10％位于左右肝管汇合部或更高处。在损伤部位(损伤可为完全断裂、部分缺损或结扎)发生炎症和纤维化,最后引起狭窄和闭塞。狭窄近侧的胆管发生扩张、管壁增厚;远侧胆管的管壁增厚,但管腔缩小,甚至闭塞。近侧胆管内胆汁几乎都有革兰氏阴性肠道细菌的感染,引起反复发作的胆管炎。胆管狭窄的另一个后果是肝脏损害。胆管持续阻塞时间超过10周后,肝细胞即发生不可逆和进行性的损害。胆管狭窄并发反复的胆管炎的结果是肝小叶内出现再生结节,导致肝硬化。Scoble报道457例胆汁性肝硬化患者,有1/3是在胆管梗阻后12个月内即发生肝硬化的。伴有胆外瘘的患者的肝脏损害虽可能较轻,但因经常丧失胆汁,可引起营养和吸收方面的问题。

二、病因

大多数胆管损伤发生在胆囊切除过程中。胆总管探查、肝脏手术、十二指肠憩室手术所致的胆管损伤也偶尔发生。肝门部胆管和胆总管上段的损伤多发生在胆囊切除术中,LC造成的胆管损伤多于OC造成的胆管损伤;胆总管下段的损伤主要发生于胆总管、胃和十二指肠的手术。尚有少数发生于胆总管切开探查术后(如胆总管剥离太多,以致影响管壁的血供,或机械性损伤）。腹部损伤直接造成胆管损伤者甚为少见。

胆囊切除术时造成胆管损伤的原因和类型可大致归纳为以下几种。

（一）解剖因素

文献报道肝外胆管和血管解剖变异的发生率超过 50%，尤以胆道变异多见。

胆道变异主要有两个方面：①右肝管的汇合部位异常，多见于副右肝管；②胆囊管与肝外胆管汇合部位异常。

学者一般认为胆囊管缺乏或直接开口于右肝管、副肝管开口于胆囊管以及肝外胆管管径细小均对手术构成潜在危险，手术者对此应有足够认识和准备。

1.胆囊管解剖变异

胆囊管解剖变异包括胆囊管的数目、长度、汇入肝外胆管部位及汇合形式等变异。

一般胆囊管只有 1 条，个别报道有胆囊管缺如的或有 2～3 条胆囊管者。胆囊管过短或缺如者，特别是在病变情况下胆囊颈与胆总管粘连时，术中误将胆总管作为胆囊管而切断，或在分离胆囊颈和壶腹部时易损伤黏着的肝外胆管前壁或侧壁；在结扎胆囊管时过于靠近胆总管，致使结扎部分胆总管壁而致胆总管狭窄。

绝大多数胆囊管（96%）汇入胆总管，少数（4%）汇入右肝管或副肝管。胆囊管汇入胆总管的部位多在肝外胆管中 1/3 范围内（65% 以上），位于下 1/3 者次之（25% 以上），位于上 1/3 者较少。胆囊管多以锐角汇入胆总管右壁（60% 以上），其他变异型有胆囊管与肝总管并行于右侧一段后汇入胆总管，胆囊管斜经肝总管后方而汇入胆总管左壁，胆囊管潜行并汇入肝总管后方，胆囊管汇入胆总管前方等。

胆囊管本身的种种变异是增加胆囊切除术复杂性的重要解剖学因素，在合并其他病变的情况下此种变异可使情况更为复杂，可能在判断和识别上造成困难而导致错误的处理。例如，对与肝总管并行低位，开口于胆总管下段的胆囊管，未解剖清晰即行钳夹切断会造成胆总管损伤，若胆囊管汇入走行位置低的右肝管，在分离胆囊与肝门部结缔组织时可误将右肝管切断。在胆囊切除术中分离胆囊管时必须追溯至胆囊管汇入胆总管处，认清胆囊管与胆总管及肝总管的关系之后，方可切断。

2.副肝管变异

副肝管是肝内外胆道中复杂而且常见的解剖变异之一，随着磁共振胆道成像（MRCP）的不断普及和腹腔镜胆囊切除术（LC）的广泛开展，副肝管的诊断及其临床意义越来越受到重视。对副肝管的研究为各种胆道手术（特别是 LC）的顺利开展提供了详细的胆道解剖和变异资料，在预防胆管损伤及其他胆道并发症中起了重要作用。副肝管多位于胆囊三角或肝门附近，与胆囊管、胆囊动脉、肝右动脉的毗邻关系密切，在胆囊切除术或肝门区手术时容易受到损伤。根据其汇入肝外胆管的部位不同，分为 3 种类型。

（1）汇接于肝总管或胆总管：副肝管开口越低，越接近胆囊管开口，则在胆囊切除时被损伤的机会越大；低位开口于胆总管右侧的副肝管可能被误认为是胆囊管的延续或粘连带而被切断。

（2）汇接于胆囊管：开口于胆囊管的右侧副肝管，在首先切断胆囊管的逆行法胆囊切除术中，常被认为是胆囊管而被切断，或医师在切断胆囊管后才发现连接于其上的副肝管。

（3）胆囊副肝管：副肝管始于与胆囊邻近的肝组织，直接开口于胆囊，胆囊副肝管在做胆囊切除时必定被切断。

副肝管损伤所致胆瘘在术中常难发现，细小的副肝管损伤后胆瘘，经一段时间引流后漏胆量逐渐减少以致停止,不会遗留严重后果。但若腹腔未放置引流或引流不充分,胆汁聚积于肝下区及胆总管周围,可引起胆汁性腹膜炎、膈下感染,日久可致胆管狭窄。

副肝管虽然常见,但其出现并无一定的规律性,主要依靠手术时的细心解剖,对未辨明的组织,绝不可贸然结扎或切断,以避免损伤副肝管。术中胆道造影对确定副肝管的来源、走向、汇合部位等很有帮助。近年来,国外许多医院在腹腔镜胆囊切除术中常规做胆道造影以发现可能存在的胆管变异。

对不同类型的副肝管损伤,在处理上应分别对待。若副肝管管径较细,其引流肝脏的范围有限,被切断后只需妥善结扎,防止胆汁漏,并无不良后果。多数副肝管可以结扎。切断管径较粗的副肝管后则应做副肝管与肝外胆管端-侧吻合或肝管-空肠吻合。

3.肝管变异

具有临床意义的肝管变异主要是一级肝管在肝门区汇合方式的变异。肝门区胆管的解剖主要受右肝管变异的影响,较少来自左肝管变异。最常见的右肝管变异是肝右叶段肝管分别开口于肝总管而不形成主要的右肝管,在这种分裂型右肝管中可能有一支段肝管开口于左肝管,最多见为右前叶肝管(占 51%),其次为右后叶肝管(占 12%)。由于右肝管有部分收纳变异的前、后叶肝管及右前叶下部胆管,在行左半肝切除术时,应分别在上述异位肝管汇入点左侧结扎并切断肝管。在做右半肝切除时,应在肝切面上妥善处理上述可能出现的肝管。上述肝管变异,事先很难发现,若在开口处切断左肝管,则将切断异位开口的肝管。左肝管在肝门部的解剖较恒定,很少无左肝管,但左内叶段肝管与左肝管汇合的变异较常见。如左内叶肝管汇入左外上段肝管、左外叶上与下段肝管汇入处,其中有一些变异,在做左侧肝段切除时肝切面不当会导致损伤。术中胆道造影有助于判别变异的肝管。

4.血管变异

肝右动脉和胆囊动脉变异,是胆囊切除术术中出血的主要原因之一,盲目止血则易导致胆管损伤。

(二)病理因素

病理因素包括急性、慢性或亚急性炎症、粘连、萎缩性胆囊炎、胆囊内瘘、Mirizzi 综合征、胆囊颈部结石嵌顿及慢性十二指肠溃疡等。

(三)思想因素

对胆管损伤的潜在危险性认识不足、粗心大意,盲目自信,多在胆囊切除手术很顺利时损伤胆管。过分牵拉胆囊使胆总管屈曲成角而被误扎。

(四)技术因素

经验不足,操作粗暴;术中发生大出血,盲目钳夹或大块结扎,损伤或结扎了胆管;胃和十二指肠手术时损伤胆总管。

(五)腹腔镜胆囊切除术胆管损伤的原因

(1)操作粗暴,套管针及分离钳扎破、撕裂胆管。

(2)分断胆囊管及胆囊颈时,电灼误伤或热传导损伤胆管。

(3)误将较细的胆总管切断。

(4)胆道变异,主要是胆囊管与胆管、肝管的关系异常及出现副肝管引起的损伤。

(5)断胆囊管时,过分牵拉胆囊颈引起胆管的部分夹闭而狭窄。

(6)盲目操作,如出血时盲目钳夹,对重度粘连引起分离难度及变异、变形估计不足。

(六)胆管损伤的类型

1.分类

(1)单纯性胆管损伤:占70%以上。

(2)复合性胆管损伤:即右上腹部胃切除等手术,损伤胆管外的同时又损伤了胰管,甚至损伤大血管,病情特别严重,病死率较高。

(3)损伤性质:误扎、钳夹伤、撕裂伤、切割伤、穿通、灼伤和热传导伤以及缺血性损伤等。

(4)损伤程度:胆管壁缺损和横断伤。

2.复杂单管损伤

(1)高位胆管损伤。

(2)复合性胆管损伤:同时损伤其他脏器(如伴有胰腺损伤的胆总管下段损伤),甚至损伤大血管,术中大出血。

(3)伴有严重腹腔感染的胆管损伤等。

(4)因胆汁漏、反复炎症或初次或多次手术修复失败,形成损伤后胆管狭窄。

3.胆管损伤后狭窄的分型(Bismuth分型)

Ⅰ型:低位肝管狭窄,肝管残端>2 cm。

Ⅱ型:中位肝管狭窄,肝管残端<2 cm。

Ⅲ型:高位肝管狭窄,肝总管狭窄累及肝管汇合部,左、右肝管尚可沟通。

Ⅳ型:超高位肝管狭窄,肝管汇合部缺损,左、右肝管尚不能沟通。

三、临床表现和治疗

按照发现胆管损伤的时间,可分为术中、术后早期、术后晚期,其表现和处理有所不同。胆管损伤处理的基本原则:保持胆、肠的正常通路;保持奥迪括约肌的正常功能;避免胆管狭窄,防止反流性胆管炎;根据损伤的时间、部位、范围和程度,制订合理的治疗方案。

(一)术中发现的胆管损伤

胆囊切除术中出现下列情况,应仔细检查是否发生胆管损伤:①手术野中少量胆汁渗出、纱布黄染,多见于肝、胆总管的细小裂口。②胆囊切除后,发现近侧胆管持续流出胆汁,或发现远侧胆管有一个开口,探条能进入胆总管远端。这种情况见于Mirizzi综合征Ⅳ型,尤其是胆囊胆管瘘处还有巨大结石嵌顿时,手术者将胆管壁误认为胆囊壁而做高分离解剖,一旦切下胆囊,胆总管已完全离断。③经胆囊管行术中胆道造影后,胆总管清楚地显示,截断其上端,胆总管和肝内胆管不显影。这种情况见于用逆行法切除胆囊时,胆总管较细,被误认为胆囊管,行插管造影,在等待洗片过程中已将胆囊切下,看X线片才发现胆总管已被横断。

术中发现胆管损伤后,宜请有经验的医师到场指导或上台协助做修复手术。必要时改用全身麻醉,扩大伤口,以利于显露手术野。胆管壁有细小裂口或切除部分管壁,可用3-0丝线或6-0薇乔(Vicryl)线横行缝合,在其近侧或远侧的胆管处切开,放置T形管,支撑引流,也可酌情不放置T形管。如果胆管壁缺损区较大,可在T形管支撑的同时,在脐部稍上处切断肝圆韧带(也可用残留的胆囊壁、胃窦前壁等组织),游离后,以其浆膜面覆盖缺损处,对周围稍加固定,在小网膜孔处放置粗乳胶管来引流。胆管横断伤,经修正断端,剪除结扎过的胆管壁后,胆管缺损长度<2 cm,应争取行胆管对端吻合术。"松肝提肠":先做Kocher切口,充分游离十二指肠和胰头,必要时切断左、右三角韧带和镰状韧带,使肝脏下移。同时可切断胆管周围神经束,但要注意保

护胆管的血供,在胆管上、下断端无张力的情况下,用 5-0 号或 6-0 号单乔线(或 PDS 线)行一层间断外翻缝合,间距不宜过密,并根据胆管的口径和血供、吻合口张力、周围组织有无炎症等情况,决定是否放置 T 形管以支撑引流。如放置 T 形管,通常在吻合口近侧或远侧切开胆管,一般放置3~6个月。定期检查 T 形管固定线是否脱落,观察胆汁是否澄清,有无胆泥和沉积,并做胆道冲洗,拔管前经 T 形管行胆道造影。如果胆管横断缺损超过 2 cm,或虽将十二指肠、肝脏游离,对端吻合仍有张力时,宜施行胆管空肠 Roux-en-Y 吻合术,行一层外翻间断缝合,切忌再发生胆瘘而行二层缝合,也不做胆管十二指肠吻合,不需要放置双套管引流,在小网膜孔处放置 1 根粗乳胶管引流,即使有少量胆瘘也能自行愈合。如果胆瘘引流量大,可将 T 管与肠减压器连接,行负压引流。

对肝门部的胆管损伤需行肝门胆管成形、胆管空肠 Roux-en-Y 吻合术。对胆管下段合并胰腺损伤的贯通伤,可在胆道镜的引导下找到胆管破口处,切开表面胰腺实质,完全显露胆管破口,以 5-0 号或 6-0 号单乔线(或 PDS 线)修补满意后,再修补切开的胰腺实质,同时放置 T 形管支撑。

(二)术后早期发现的胆管损伤

术后数天到 2 周有下列情况出现应高度怀疑胆管损伤:①术后引流口漏大量胆汁,而大便颜色变浅。其可见于副胆管、肝总管、胆总管损伤后胆瘘。②胆囊切除术后未放引流管,或拔除引流物后,患者出现上腹痛、腹胀、低热、胃肠功能不恢复。这是由于胆瘘后胆汁积聚在肝下间隙,形成包裹性积液,进而可扩展到肝脏周围,甚至发生弥漫性胆汁性腹膜炎。这种情况可发生在开腹胆囊切除术后,更多见于腹腔镜胆囊切除术后,在分离 Calot 三角时,电凝、电切产生的热效应会引起胆管壁灼伤,近期内可引起胆管壁的坏死穿孔,远期还可引起胆管纤维性狭窄。在重新观看这种患者手术过程的连续录像时,并不能发现明显的操作错误。③术后梗阻性黄疸。术后2~3 d 巩膜皮肤进行性黄染,大便呈陶土色,小便如浓茶,全身皮肤瘙痒,肝功能检查亦提示梗阻性黄疸。当结扎切断胆总管、门静脉、肝固有动脉后,患者出现腹胀、腹水,黄疸急速加重,转氨酶水平极度升高,病情迅速恶化,犹如急性重症肝炎,患者很快死亡。

当术后发现存在胆瘘时,应立即做超声和CT 检查,了解胆瘘的程度,肝周及腹腔有无积液,同时行 MRCP 检查了解胆道的连续性是否存在。如患者无腹膜炎症状和体征,可在超声引导下置管引流,必要时可行 ERCP 检查,明确损伤部位是狭窄或完全不通,还是结石引起的梗阻,通过注射造影剂可了解胆瘘的部位和程度,并可放置胆管支撑管(ERBD 或 ENBD),起到胆道减压、减少胆瘘的作用。2 周后经窦道注入造影剂摄片检查,观察窦道与胆道的关系,确定有无胆管损伤和损伤的部位、类型,以便做相应的后期处理。

当胆瘘量大,并出现弥漫性腹膜炎的症状和体征时,宜即刻施行剖腹探查术。吸尽原来手术野、肝脏周围和腹腔内的胆汁,用大量生理盐水冲洗。寻找胆管断端,用探条探查其与胆道的关系,由于肝门周围组织水肿、感染,一般需遵守损伤控制的原则,只能施行胆管外引流术,将导管妥善缝扎固定。在其旁边放粗乳胶管引流。等待 3 个月后,再施行胆管空肠 Roux-en-Y 吻合术。但考虑到以后再次手术十分困难且疗效多不佳的实际情况,对少数年轻患者,在生命体征稳定的情况下,也可行 I 期修复手术,但必须用 T 形管支撑,对行胆肠吻合者,用 T 形管支撑吻合口,经肠襻壁穿孔引到体外。

当术后表现为梗阻性黄疸时,应与引起胆管梗阻的其他疾病区别,如胆总管结石、胆管炎性狭窄或胆管肿瘤。在未查清原因之前,切忌仓促手术探查,可稍加等待。先行 B 超检查,了解肝下有无积液,肝内胆管是否扩张,肝总管和胆总管是否连贯,胆总管下端有无结石或新生物。必要时可行 CT 检查。待患者能耐受 ERCP 检查时再做本项检查,损伤的肝、胆总管往往呈截断样改变,有时还可见少量造影剂从断端溢入腹腔,而截断水平以上的胆管大多不能显示,或损伤处呈极度缩窄,有纤细通道与其近侧胆管相通。对决定治疗最有帮助的是 PTC 检查,它能确定胆管损伤的部位、程度,缺点是一小部分患者的检查因肝内胆管扩张不明显而失败。有条件的单位亦可采用磁共振胆道成像(MRCP),MRCP 可起到与 PTC 相似的诊断作用。当确诊为胆管损伤且胆管较粗时,视胆管损伤的类型、长度,可施行胆管整形,对端吻合或胆管空肠 Roux-en-Y 吻合。如胆管较细,可再等待 2～4 周,近端胆管扩张后再施行修复手术。如在修复手术时仍发现近侧胆管较细,且管壁薄,行胆肠吻合亦相当困难,可行肝门空肠 Roux-en-Y 吻合,将胆管断端种植在肠襻内,在胆管内放置导管支撑,日后胆管断端必然会逐渐狭窄,直至完全闭锁。但在这个过程中,由于胆道渐进性高压存在,胆管腔逐渐增厚。为下一步重建胆肠吻合口创造较好的条件。

(三)术后晚期发现的胆管损伤

胆囊切除后数月至数年,患者反复发生胆道感染甚至出现上腹疼痛、寒战高热、黄疸等症状,经过抗生素治疗后,症状可以缓解,但发作间期缩短,症状日益加重。这是由胆管被不完全结扎或缝扎,或电凝灼伤引起胆管炎性损伤、胆管狭窄所致,随着胆管狭窄程度加重,甚至在其近侧胆管内形成色素性结石,症状日趋明显。手术者可能在手术中并未发现胆管损伤,或在术中已加以处理,但对患者隐瞒了胆管损伤这一事实。凭手术过程和术后的临床表现便可推测胆管损伤的存在。通过 B 超、ERCP、PTC、CT 或 MRI 检查,可以确定胆管损伤的部位和程度,并与胆管癌、胆管结石、硬化性胆管炎等疾病区别。

这种患者因反复炎症或多次手术,而形成损伤后胆管狭窄,损伤部位近侧的胆管大多明显扩张,管壁增厚,而损伤部位的纤维化、瘢痕较严重,残留的胆管会愈来愈短,甚至深理在瘢痕组织中。高位胆管损伤性狭窄的修复手术十分困难,最困难的步骤是显露肝门部的近端胆管并整形,应由经验丰富的外科医师执行。常用的方法:①切开肝正中裂途径;②肝方叶切除途径;③左肝管横部途径。技术要点如下:不要在纤维瘢痕部位切割,寻找胆管腔。应在其上方扩张的胆管处用细针穿刺(或超声引导下穿刺置管),抽到胆汁后切开胆管,再向下切开狭窄部,切除瘢痕组织,并向上沿左、右肝管纵行切开至 Ⅱ 级胆管开口,使胆管吻合口足够大,以免术后胆肠吻合口再狭窄。在通常的情况下,不能采用记忆合金胆道内支架解除胆管狭窄,只有对极端特殊的高位胆管损伤患者,可用胆道内支架解除一侧的肝管狭窄,对另一侧肝管仍宜施行胆管空肠 Roux-en-Y 吻合术。

对胆管狭窄而导致胆汁性肝硬化和门脉高压症等的严重病例可先行 PTBD 等给胆道减压、控制感染,必要时先行门-体分流术,再行胆道的修复和重建。

近年来,通过内镜和介入方法治疗胆道良性狭窄取得进展,但仍存在争议。通常在以下情况下可考虑经 PTBD 或 ERCP 球囊扩张临时或永久胆道内支架支撑引流(ERBD、ENBD、网状金属支架、可回收带膜支架等):①患者年老体弱,有心血管疾病,不能耐受手术;②有严重并发症,如门脉高压症、胆汁性肝硬化、有明显出血倾向;③胆肠吻合术后再次出现吻合口狭窄,而肝门部位分离异常困难。

对胆汁性肝硬化,肝功能衰竭的患者,肝移植是最后的"救命稻草",但费用高,肝源少。

四、胆管损伤的预防

（1）思想重视："从来没有一个简单的胆囊切除术"，对手术难度和危险性要有充分的估计。

（2）有良好的胆道手术素养和处理意外情况的能力。

（3）良好的手术视野：满意的麻醉和恰当的切口。

（4）细心解剖胆囊三角区是关键，熟悉胆道的解剖变异。

（5）切忌将大块组织切断结扎，以免误伤副胆管。

（6）结扎胆囊管时应辨清肝总管、胆囊管和胆总管的位置关系，牵拉胆囊和肝十二指肠韧带时，不要使它们形成锐角。

（7）出血时，不要盲目钳夹或缝扎。

（8）采用合适的手术方法：胆囊切除术有顺行法和逆行法，一般先用顺行法，有困难时亦可交叉使用两种方法；切除胆囊有困难，亦可采用胆囊大部切除术，不要勉强切除损伤胆管；胆囊颈部结石嵌顿，结石巨大，可先切开胆囊，取出结石；仔细检查切下的胆囊标本有无胆管损伤；用白纱布压迫手术区，检查腹腔是否渗出胆汁；放置适当的引流物，如有胆瘘，可早期发现。

（9）LC胆管损伤的预防：选用良好的摄成像系统，正确掌握 LC 手术指征及 LC 中转手术指征，正确暴露 Calot 三角，避免电凝电切的热效应损伤胆道，应用术前 MRCP、术中胆道造影及术中超声。

（邹仁超）

第二节　胆胰肠结合部损伤

一、诊断

（一）病因

患者一般有明确的上腹部外伤史或医源性操作经过，后者包括逆行胰胆管造影和/或奥迪括约肌切开等。

（二）症状

多数症状在外伤或操作后 24 h 内出现，早期可有腹痛，常被病因掩盖而被忽视。随着腹膜后感染的加重体温逐步升高，早期可出现感染中毒性休克。

（三）体征

病程早期无典型体征，偶尔可出现局限性腹膜炎；病程晚期腹痛和感染加重，严重者可出现休克、多脏器功能衰竭。

（四）实验室检查

感染早期可有白细胞和中性粒细胞计数升高；发生休克和多器官功能衰竭时，有相应的改变。

（五）辅助检查

逆行胰胆管造影过程中发现造影剂外溢；CT 可发现腹膜后积气、胆总管周围组织水肿或积液,偶尔见非血管结构内造影剂沉积。

二、鉴别诊断

需排除逆行胰胆管造影后产生的胰腺炎和胆管炎,胆红素和淀粉酶水平升高可明确诊断,当同时合并胆胰肠结合部损伤时,不能鉴别。

三、治疗原则

非手术治疗受到严格限制,在严格禁食、胃肠减压、抑酸、生长抑素和抗生素治疗的前提下,密切临床观察 12～24 h;某些逆行胰胆管造影术中发现造影剂外溢或 CT 发现腹膜后积气,经鼻留置胆管引流(ENBD)可增加保守治疗的成功率,但仍然不能替代手术干预。

早期外科干预能显著降低病死率。术中应充分清创引流和旷置十二指肠(包括胃造瘘、胆总管造瘘、空肠造瘘)以控制和降低感染率,增加营养支持。

(邹仁超)

第三节 胆 囊 炎

胆道系统感染是一种常见的急腹症,可分为胆囊炎和胆管炎,按其病程发展又各可分为急性和慢性;胆囊炎又根据胆囊内有无结石,分为结石性胆囊炎和非结石性胆囊炎。

一、急性结石性胆囊炎

(一)病因

急性结石性胆囊炎的起病可能是由于结石阻塞胆囊管,由结石或结石引起的局部黏膜糜烂和严重水肿造成梗阻,引起胆囊急性炎症。急性胆囊炎致病菌以革兰氏阴性杆菌(大肠埃希菌、克雷伯杆菌)为主,少数为革兰氏阳性球菌(粪链球菌)和真菌,大多为混合感染,两种以上的细菌混合感染约占 60%。其他可能的因素为:①潴留在胆囊内的胆汁浓缩,高度浓缩的胆汁酸盐损伤胆囊黏膜致急性胆囊炎;②胰液反流入胆囊,被胆汁激活的胰蛋白酶损伤胆囊黏膜也可致急性胆囊炎。

(二)病理

仅在胆囊黏膜层产生炎症、充血和水肿,称为急性单纯性胆囊炎。如炎症波及胆囊全层,胆囊内充满脓液,浆膜面亦有脓性纤维素性渗出,称为急性化脓性胆囊炎。胆囊因积脓极度膨胀,引起胆囊壁缺血和坏疽,称为急性坏疽性胆囊炎。坏死的胆囊壁可发生穿孔,导致胆汁性腹膜炎。胆囊穿孔部位多发生于胆囊底部或结石嵌顿的胆囊壶腹部或颈部。如胆囊穿孔至邻近脏器(如十二指肠、结肠和胃)中。可造成胆内瘘。此时胆囊内的急性炎症可经内瘘口得到引流,炎症可很快消失,症状得到缓解。胆囊内脓液排入胆总管可引起急性胆管炎,少数人还可发生急性胰腺炎。

(三)临床表现

胆囊炎的临床表现是以胆囊区为主的上腹部持续性疼痛,约 85% 的急性胆囊炎患者在发病初期伴有中上腹和右上腹阵发绞痛,并有右肩胛区的牵涉痛。常伴恶心和呕吐。发热一般在37.5 ℃～38.5 ℃,无寒战。10%～15%的患者可有轻度黄疸。体格检查见右上腹有压痛和肌紧张,墨菲征呈阳性。在约40%的患者的中、右上腹可摸及肿大和触痛的胆囊。白细胞计数常有轻度升高,一般为$(10～15)×10^9/L$。如病变发展为胆囊坏疽、穿孔,并导致胆汁性腹膜炎,全身感染症状可明显加重,并可出现寒战高热,脉搏增快和白细胞计数明显增加(一般高于$20×10^9/L$)。此时,局部体征有右上腹压痛和肌紧张的范围扩大,程度加重。一般的急性胆囊炎较少影响肝功能,或仅有轻度肝功能损害的表现,如血清胆红素和谷丙转氨酶含量略有升高。

(四)诊断

急性结石性胆囊炎的确诊主要依靠临床表现和B超检查。B超检查能显示胆囊体积增大,胆囊壁增厚,厚度常大于3 mm,在85%～90%的患者中能显示结石影。CT检查有助于急性胆囊炎的检出。在不能明确诊断时,可应用^{99m}Tc-IDA做胆系扫描和照相,在造影片上常显示胆管,胆囊因胆囊管阻塞而不显示,从而确定急性胆囊炎的诊断。此法正确率可达95%以上。

(五)治疗

急性胆囊炎的经典治疗是胆囊切除术。但是在起病初期症状较轻微,可考虑先用非手术疗法控制炎症和症状,待病情控制后择期进行手术治疗。对较重的急性化脓性或坏疽性胆囊炎或胆囊穿孔,应及时进行手术治疗,但必须做好术前准备,包括纠正水、电解质和酸碱平衡的失调以及应用抗菌药物等。

1.非手术疗法

非手术疗法对大多数(80%～85%)早期急性胆囊炎的患者有效。此方法包括禁食,解痉镇痛,抗菌药物的应用,纠正水、电解质和酸碱平衡失调以及全身的支持疗法。在以非手术疗法治疗期间,必须密切观察病情的变化,如症状和体征有发展,应及时改为手术治疗。特别是老年人和糖尿病患者的病情变化较快,更应注意。关于应用抗感染药物治疗急性胆囊炎的问题,由于胆囊管已阻塞,抗感染药物不能随胆汁进入胆囊,对胆囊内的感染不能起到预期的控制作用,胆囊炎症的发展和并发症的发生与否,并不受应用抗感染药物的影响。但是抗感染药物可在血中达到一定的治疗浓度,可减少胆囊炎症所造成的全身性感染,能有效地减少手术后感染性并发症。对发热和白细胞计数较高者(特别是一些老年人,或伴有糖尿病和长期应用免疫抑制剂等有高度感染易感性的患者),全身抗感染药物的应用仍非常必要。一般应用抗感染谱较广的药物,如庆大霉素、氨苄西林、氨苄西林-舒巴坦、甲硝唑,对于病情较重、合并败血症者可选用第二代、第三代头孢菌素等,并常联合应用。

2.手术治疗

对于手术时间的选择曾有争论,目前学者认为患者早期手术并不增加手术的死亡率和并发症率,但其住院及恢复工作需要的时间较短。早期手术不等于急诊手术,而是患者在入院后经过一段时期的非手术治疗和术前准备,并同时应用B超和核素等检查进一步确定诊断后,在发病时间不超过72 h的前提下进行手术。对非手术治疗有效的患者可采用延期手术(或称晚期手术)防止再次发作,一般在6周之后进行。手术方法有两种,胆囊切除术是首选的术式,可采用腹腔镜胆囊切除或开腹胆囊切除,腹腔镜胆囊切除手术创伤小,术后恢复快,有其优点,但对患有心脏病、心肺功能欠佳者不宜采用,局部粘连广泛,操作困难,一旦发生胆管损伤,其严重程度一般较剖腹胆囊切除术重。当腹腔镜操作不能安全地完成时可中转开腹胆囊切除术。急性期胆囊周围组织水肿,解剖关系常不清楚,操作必须细心,以免误伤胆管和邻近重要组织。有条件时,应用术中胆管造影以发现胆管结石和可能存在的胆管畸形。另一种手术为胆囊造口术,主要应用于一些老年患者,一般情况较差或伴有严重的心肺疾病,估计不能耐受全身麻醉者,或胆囊与周围组织严重、紧密粘连、解剖不清而致手术操作非常困难者。其目的是采用简单的方法消除胆囊炎症,使患者度过危险期,待其情况稳定后,一般于胆囊造口术后 3 个月,再做胆囊切除以根治病灶。对胆囊炎并发急性胆管炎者,除做胆囊切除术外,还须同时做胆总管切开探查和 T 形管引流。随着老年人群中胆石症的发病率增加,老年胆囊炎患者也不断增多。老年胆囊炎在其发病过程中有特殊性:①临床表现比较模糊,一般化验检查结果常不能确切地反映病变的严重程度,容易发生胆囊坏疽和穿孔,常伴有心血管、肺和肾等的并发症。②全身抗病能力与免疫功能低下,对手术耐受性差,手术后并发症与死亡率均较一般人高,特别是急症手术后的死亡率更高,有时可达 6%～7%,故对老年胆囊炎患者的治疗,应首先考虑非手术治疗,如需手术,则争取感染控制后再做择期性胆囊切除术。但在另一方面,如手术指征明确,仍应积极早期手术,手术内容从简,如在 B 超或 CT 引导下经皮胆囊穿刺置管引流术、胆囊造口术,以暂时缓解急症情况。

二、急性非结石性胆囊炎

急性非结石性胆囊炎非常少见,发病率约占所有外科治疗的胆道疾病的 3%,常发生于手术(腹部或胸部大手术后 2～14 d)、创伤、烧伤、全身感染后和部分腹膜炎患者,也见于肿瘤、糖尿病、腹腔血管炎和充血性心力衰竭患者,与胆汁淤滞、全胃肠外营养的应用、低血压、低灌流和胆囊缺血等因素有关。胆汁淤积是该病形成的重要因素,而脱水和反复输血引起的胆色素代谢异常可增加胆汁的黏滞度也是重要诱因,还有其他发病因素(如胆囊血运障碍)。急性非结石性胆囊炎患者多无慢性胆囊炎的组织学证据,病理学可见多发动脉闭塞和轻度甚或无静脉充盈。急性非结石性胆囊炎无特异性症状,其表现易被原发病所掩盖,常漏诊,确诊比较困难。诊断的关键在于创伤或腹部手术后出现上述急性胆囊炎的临床表现时,要想到该病的可能性,对少数由产气杆菌引起的急性气肿性胆囊炎,胆囊区 X 线片检查可发现胆囊壁和腔内均有气体。超声扫描是对危重患者的主要诊断方法。胆囊壁厚>4.0 mm 有诊断价值。如有胆囊周围积液、腔内存在气体和提示壁内水肿的"晕轮"征象时,更可确诊。急性非结石性胆囊炎易发展成胆囊坏疽、积脓和穿孔,病死率高,应提高警惕。所有急性非结石性胆囊炎患者均应手术治疗,但患者全身情况欠佳往往是经治医师的顾忌,可选择在局部麻醉下行胆囊造口引流术,若情况允许可考虑切除胆囊。

三、慢性胆囊炎

98%的有症状的慢性胆囊炎患者胆囊内存在结石,通常只要存在结石,均被视为慢性胆囊炎。

慢性胆囊炎的病理改变常是急性胆囊炎多次发作的结果或结石长期刺激胆囊黏膜而造成黏膜慢性溃疡、修复、瘢痕挛缩的结果。胆囊壁纤维组织增生,胆囊壁增厚,黏膜有不同程度的萎缩,胆囊也可萎缩变小,并可与周围组织有粘连,称为胆囊萎缩,壶腹部或胆囊管存在结石,影响胆汁流入胆囊,胆囊体积缩小,称为萎缩性胆囊。胆囊管完全阻塞,可造成胆囊积水。胆囊较大结石压迫胆囊壁致囊壁坏死、穿孔入邻近器官,可引起胆囊十二指肠瘘、胆囊结肠瘘、胆囊胆管瘘。

胆囊慢性炎症使黏膜上皮反复损伤,再生修复,上皮异型化,是癌变的重要因素。临床表现和诊断基本与胆囊结石相同。

治疗以择期手术为主,首选腹腔镜胆囊切除术,在遇到胆囊和胆管解剖不清以及遇到出血或胆汁渗漏而不能满意控制时,应及时中转开腹。对有可能增加手术危险性的合并症应及时纠正,如心血管疾病、肝硬化。应对患者定期做 B 超随访,如发现囊壁增厚超过 5 mm,或有局限性不规则隆起,应手术切除胆囊。

慢性非结石性胆囊炎的病因至今尚不完全清楚。

其临床表现与结石性慢性胆囊炎相同,但尚需与下列疾病鉴别。

(一)胆囊管部分梗阻

胆囊管部分梗阻是一种胆囊管的慢性炎症和纤维化病变引起胆囊内胆汁淤滞和排空不畅的疾病,容易促发急性或慢性胆囊炎以及胆结石的生成。

正常人的胆囊及其 Heister 瓣并无控制胆汁流动方向的功能,后者主要是由胆囊和胆总管之间的压力所决定的。胆囊和胆道口括约肌之间也存在协调作用,其中自主神经和缩胆囊素对二者的运动起重要调节作用。如缩胆囊素分泌不足,支配肝外胆道的作用受损,胆囊与其邻近脏器粘连,胆囊管过长而扭曲,均可导致胆汁排空障碍,细菌感染引起胆囊管炎症、纤维性变和管腔狭窄,最终引起该病。

在进食油腻食物或其他因素促使胆囊收缩时,加重胆汁排空不畅,即发生胆绞痛,腹痛位于右上腹或中上腹,可向右肩背部放射,发作突然,持续时间短暂。不伴发热或血白细胞计数升高等感染征象,体征仅有右上腹轻度压痛。如腹痛加重或时间持续长应考虑为慢性胆囊炎急性发作。

一般的胆囊 B 超检查常无异常发现,在口服碘番酸后 36 h 再摄片,仍见胆囊显影,即可确定胆囊排空受阻,有胆囊部分性梗阻的可能。静脉注射缩胆囊素 1.5 μg/kg,若 10 min 内引起类似的症状即为阳性。[99m]Tc-HIDA 胆系扫描检查可见胆囊内核素放射物质的排空时间延长至 5～6 h(正常为 2 h),有助于诊断。对无胆囊结石而有类似胆绞痛病史者可进行上述检查。确诊后应行胆囊切除。

(二)胆心综合征

胆心综合征是指慢性胆囊炎或胆石症与心脏疾病之间存在的联系,如偶尔有胆道炎症、结石疾病者出现类似冠心病心绞痛样不典型表现,或偶尔见胆道疾病的发作加重了原有心脏病的症状。其发病机制与胆汁淤积、胆道压力升高和肝细胞损害导致心肌抑制因子的产生有关,同时伴发的水、电解质和酸碱平衡失调可以引起心脏自动调节缺陷或心肌缺血等情况。患者多为老年患者,均有较长期的胆道疾病史。如经手术解除了胆道病变,心肌缺血等表现在短期内就得到改善,应考虑本综合征的可能性。

(邹仁超)

第四节　胆　石　症

胆石症是最常见的胆道系统疾病,近 20 年来发病率明显上升,成年人胆囊结石的发病率接近 10%,占良性胆囊疾病的 74%,女性患者较男性患者多。我国胆石症患者胆石发生的部位和性质等有很大的区别。胆囊结石大多为胆固醇性结石,胆管结石和肝内胆管结石多数为胆色素钙结石。胆石的类型及其组成:胆石的主要成分有胆固醇、胆色素(结合性或未结合性)和钙(以胆红素钙、碳酸钙和磷酸钙形式存在),还有钠、钾、磷、铜、铁和镁等离子。此外,还有脂肪酸、甘油三酯、磷脂、多糖类和蛋白质等有机成分。按其所含成分的不同,一般将结石分为三种类型。①胆固醇结石:以胆固醇为主,占80%以上,多呈圆形或椭圆形,表面光滑或呈结节状,为淡灰黄色,质硬,切面有放射状结晶条纹。胆固醇结石经常是单发的大结石,亦可为多发的,往往在胆囊内形成。X线片常不显影。②胆色素结石:是由未结合胆红素和不同数量的有机物和少量钙盐组成的,在X线片上不显影,一般胆固醇含量少于25%。寄生虫卵、细菌和脱落的上皮细胞常组成结石的核心。胆色素结石可分为两种,一种是呈块状或泥沙样结石,为棕黄色或棕黑色,质软而脆,大小不一,小如砂粒,大的直径可达5 cm,其多发生在胆总管或肝内胆管内。另一种呈不规则形,质地较硬,呈黑色或暗绿色,或称黑色素结石。这种结石多数发生在胆囊内,X线也能透过。③混合结石:占胆结石的1/3左右,是由胆固醇、胆红素和钙盐等混合组成的,一般胆固醇含量不少于70%。多数发生在胆囊内,常为多发性,呈多面形或圆形,表面光滑或稍粗糙,为淡黄色或棕黄色。直径一般不超过2 cm,切面呈多层环状,由于其所含成分的不同,各层的色泽不同,钙盐呈白色,胆固醇呈淡黄色,胆红素呈棕黄色。如含钙较多,X线片上有时可显影。

一、胆石症的危险因素

我们通常把胆石症的常见危险因素总结为"5F",即Female(女性)、Forty(大于40岁)、Fertile(多产)、Fat(肥胖)和Family(家族史)。具体来讲胆石症的危险因素分三个方面。①环境因素:主要表现在饮食方面,长期食用高脂、高蛋白、高热量食物,生活方式西化,不进食早餐都促进胆石形成。增加可溶性食物纤维的摄入和运动是预防胆石的保护性因素。②自身因素:成年女性、肥胖、多产、体重骤减以及高血脂、肝硬化和糖尿病导致胆石症的发生率明显升高。③遗传因素:目前胆石症是多基因遗传病被学者认可,研究发现胆石症本家系的发生率可超过50%,是普通人群的4~5倍。

二、胆石症的发病机制

胆结石主要分胆固醇结石、胆色素结石和混合结石,其中80%~90%是胆固醇结石。学者经过对胆汁的理化性质和成分的测定和分析,提出胆汁胆固醇的微胶粒学说和胆红素的β-葡糖醛酸酶学说,分别构筑了胆固醇性结石和胆色素性结石形成机制的基石,代表学者分别为Small-Admirand和Maki。胆道动力学改变、胆汁成分改变以及胆道感染是形成胆石的主要因素,胆石形成往往是三者综合作用的结果,不同类型的结石的形成过程中某一种因素常起主导作用。

(一)胆固醇结石

胆汁热力学平衡体系的破坏、胆汁成核动力学稳态的紊乱以及胆道运动功能的异常是胆囊胆固醇结石形成的重要因素,其中胆汁成分的改变(胆汁热力学失衡)是成石的基础,促-抑成核体系的改变是成石的关键,而胆道运动的紊乱则是胆石形成的重要条件。

1.胆汁成分的改变

正常胆汁是一种由胆盐、卵磷脂、胆固醇按一定比例组成的混合微胶粒溶液。胆固醇分子几乎不溶于水,在胆汁中溶解依赖于胆汁酸和磷脂形成的分子聚集物,这些聚集物称为混合脂类微胶粒和胆固醇磷脂泡。Admirand和Small报道用"微胶粒学说"三角坐标图来表示胆汁中胆盐、卵磷脂、胆固醇的关系,并描绘出一条不同浓度的胆盐、磷脂混合液中胆固醇的最大溶解度的极限线。胆汁中的胆固醇超过胆汁酸盐和卵磷脂微胶粒的溶解能力,是胆固醇结石形成的基础。任何因素促使胆汁中胆固醇浓度增加,或胆盐成分减少,均可影响胆汁的微胶粒状态,造成胆固醇呈过饱和结晶而析出。肝脏分泌胆固醇过多是主要因素,目前研究认为其与胆囊黏膜ABCG5/G8 表达上调有关。

正常情况人体内胆汁酸含量是恒定的,储备量为 3～5 g,而胆石症患者的胆汁酸含量只是正常的 1/3～1/2,胆汁酸池的相对稳定性被破坏,易造成胆固醇过饱和。研究证明胆盐/卵磷脂的比例影响胆固醇的溶解度,当胆盐与卵磷脂含量的比例为(2～3)：1 时胆固醇的溶解度达到最大。因此三者保持适当的比例有着非常重要的意义。

2.促成核和抑成核平衡破坏

胆石形成的关键是胆固醇成核。胆汁中胆固醇过饱和,从微胶粒相转至单层泡相,在促成核因子与金属离子配伍产生的能量提供亚稳相跃迁势垒的能量等影响下形成复合泡,此种形式泡不稳定,进而融合,进一步形成胆固醇单水结晶,这个过程称为成核。泡的聚集、融合、结晶及成核是胆石形成的关键步骤。

肝脏分泌的胆汁通常是过饱和的,但胆固醇结石很少在肝胆管内生成,正常人的胆汁中 40%～80% 的过饱和胆汁未形成结石,其原因是胆汁中存在促成核因子、抗成核因子。正常人的胆汁中两种因子处于平衡状态,当两者失平衡时,会诱发结石的形成,这些成核因子大多为糖蛋白。目前发现的促成核蛋白包括黏蛋白、免疫球蛋白、α-酸性糖蛋白、黏蛋白、磷脂酶 C 和泡蛋白等;抑成核蛋白包括 APO-A1、结晶结合蛋白等。

3.胆道运动功能异常

胆囊收缩功能障碍在胆石症胆固醇结石形成过程中起重要作用。其中缩胆囊素受体的改变是胆石症胆囊收缩损害的重要致病环节。除了胆汁的成分改变因素外,胆囊收缩功能障碍在胆固醇结石形成中也起到一定的作用,例如,胃大部切除术后胆石症发生率升高可能与迷走神经切断有关。

4.其他

近年在胆固醇性结石中发现了丰富的细菌 DNA,表明感染也可能成为胆固醇结石的形成原因,肠道菌群的失调影响胆红素代谢的肠肝循环,导致胆结石形成。此外,胆石症是多基因遗传病,HMGCoA 还原酶、高密度脂蛋白、载脂蛋白 E、7α-羟化酶等胆固醇代谢基因的多态性对胆固醇形成有重要影响。

(二)胆色素结石的成因

溶血、慢性细菌感染和寄生虫感染常被认为是胆色素结石的主要危险因素。胆色素结石是胆汁中非结合胆红素含量升高,并与钙离子结合产生胆红素钙颗粒,在黏液物质的凝集作用下形成的。有学者提出的细菌性酶解学说,认为在胆道感染时或蛔虫等寄生虫进入胆道后,胆道中的细菌(主要是大肠埃希菌)在胆汁中大量繁殖,它所产生的 β-葡糖醛酸酶可使结合胆红素双葡萄糖醛酸酯分解出非结合性胆红素,后者的羟基与钙离子结合即形成水溶性胆红素钙,并以蛔虫卵、细菌和脱落上皮等为核心,逐渐沉积成胆色素钙结石。正常情况下,胆汁中有葡萄糖醛酸-1,4-内酯,能抑制 β-葡萄糖醛酸酶的活性,保护结合胆红素不被分解。但当大肠埃希菌释放 β-葡糖醛酸酶超过葡萄糖醛酸-1,4-内酯的抑制能力时,这种保护作用就消失。胆红素钙是由胆红素和多种金属离子形成的螯合型胆红素盐,并以高分子聚合物的形式存在于胆汁中。目前已能确定该产物的钙含量变动在 3%～12%。在胆汁的特定条件下,这种高分子聚合的胆红素钙的胆红素和钙离子浓度的乘积是一个常数(Ksp),若这种乘积高于常数便产生沉淀,这种乘积低于常数,则沉淀部分溶解。直至两者离子浓度的乘积重新达到其 Ksp 值。此外,胆盐的浓度也与胆色素结石的形成有一定的关系。胆汁酸既能与钙离子结合又能与未结合胆红素结合到微胶粒中,使两者离子溶度的乘积降低,而抑制胆红素钙的沉淀及结石的形成。胆汁酸对游离胆红素有助溶作用。因此,胆盐浓度下降时,胆红素就容易沉积。而胆汁中糖蛋白黏液物质能促使沉积的胆红素凝集形成结石。

三、胆囊结石

结石在胆囊内形成后,可刺激胆囊黏膜,不但可引起胆囊的慢性炎症,而且当结石嵌顿在胆囊颈部或胆囊管后,还可以引起继发感染,导致胆囊的急性炎症。结石对胆囊黏膜的慢性刺激,是导致胆囊癌形成的主要因素之一,有报道称此种胆囊癌的发生率可达 1%～2%。

(一)临床表现

每年 2%～4%的胆石症患者出现症状,最常见的症状为右上腹胆绞痛,往往与进食油腻食物有关。急性症状的发作期与间歇期反复交替是胆囊结石患者常见的临床过程。胆囊结石的症状取决于结石的大小和部位以及有无阻塞和炎症等。约 50%的胆囊结石患者终身无症状,即患有无症状性胆囊结石。较大的胆囊结石可引起中上腹或右上腹闷胀不适、嗳气和畏食油腻食物等消化不良症状。较小的结石常于饱餐、进食油腻食物后,或夜间平卧后阻塞胆囊管而引起胆绞痛和急性胆囊炎。由于胆囊收缩,较小的结石由胆囊管进入胆总管而发生梗阻性黄疸,部分结石又可由胆道进入十二指肠,或停留在胆管内成为继发性胆管结石。结石长期阻塞胆囊管或瘢痕粘连致完全阻塞而不发生感染,形成胆囊积液,体检可触及无明显压痛的肿大胆囊。间歇期胆囊结石患者一般无特殊体征或仅有右上腹轻度压痛。当急性感染时,墨菲征常为阳性,进而出现中上腹及右上腹压痛、肌紧张,可扪及肿大而压痛明显的胆囊。

(二)诊断

彩超是诊断胆结石的首选检查,显示胆囊内移动的光团及其后方的声影,阴性结石往往不伴声影,诊断正确率可达 95%。有急性发作史的胆囊结石,一般根据临床表现不难做出诊断。但如无急性发作史,诊断则主要依靠彩超等辅助检查。除彩超外,口服胆囊造影可显示胆囊内结石形成的充盈缺损影;磁共振胰胆管成像可以显示胆囊内充盈缺损和胆道是否扩张等。

(三)治疗

1.胆囊切除术

胆囊切除术是治疗症状性胆囊结石最确切的方法,治疗效果肯定。胆囊切除首选腹腔镜胆囊切除术,它具有住院时间短、痛苦小、康复快和瘢痕小等优点。随着腔镜技术的日趋成熟和广泛应用,在急诊和对萎缩胆囊和肝硬化胆石症也逐步开展胆囊切除术,我们建议术前行磁共振胰胆管成像,了解胆囊三角结构和胆道结构变异,尽量减少胆管损伤等并发症。

我们建议急性发作 3 d 内可以行胆囊切除术。一项随机对照试验研究证实在炎症早期胆囊切除术的手术并发症发生率和中转开腹率并不增加,但是发作 7～45 d 行胆囊切除术的并发症是早期胆囊切除术的 2～3 倍,因而不建议在此期间内进行手术。如果急性胆囊炎保守治疗成功,建议炎症消退后 6 周再行胆囊切除。

胆囊结石有同时存在继发性胆管结石的可能,因此有下列指征时应在术中探查胆总管。探查指征包括:①胆总管已发现结石;②术前有胆管炎和黄疸,有胆源性胰腺炎表现;③术中胆管造影显示有胆管结石;④胆囊内为细小结石,伴有胆总管扩张直径>12 mm。

2.胆囊引流术

对于并发症很多、条件困难、需急症手术的老年患者,胆囊引流术是首选的急救处理措施,最简便是经皮肝胆囊穿刺置管引流术,它具有方便、不需要全麻和可在床旁实施等优点。等待两个月后胆囊炎症消退,患者的身体条件恢复良好,其他基础疾病控制良好以后可择期行胆囊切除术。

3.溶石药物、排石胆酸类药物

熊去氧胆酸、鹅去氧胆酸是国内外公认的溶解胆固醇结石的药物。目前溶石药物治疗的目的是预防胆道结石复发,溶石药物对已经形成结石的溶石效果很差。口服药物溶石或 T 形管灌注溶石对中国人的胆石疗效极差,基本摒弃不用。

中国传统草药、针灸等亦具有利胆排石的功效,但是排石过程可造成急性胆管炎、胰腺炎等并发症,而且疗效不确定,我们不积极推荐。

4.体外震波碎石

体外震波碎石曾作为非手术治疗的典范在临床应用,但结石复发率高,目前临床已经不建议使用。Cesmeli 对经体外冲击波碎石治疗后结石已消失的 322 例平均随访 35 个月,结石复发率为 49.9%。Porticasa 报道 5 年复发率达 50%。

(邓仲鸣)

第五节 胆 道 出 血

一、诊断

(一)症状

感染性胆道出血最多见,常发生在有严重的胆道感染或胆道蛔虫的基础上,突发上腹剧痛,后出现消化道大出血,经治疗可暂时停止,但数天至两周,出血又复发,大量出血可伴有休克。其次是肝外伤后发生的胆道出血,另外,还有医源性的损伤(如肝穿刺组织活检、肝穿刺置管引流、胆道手术及肝手术)引起的胆道出血。

(二)体检

面色苍白,皮肤、巩膜黄染,右上腹可有压痛,肠鸣音亢进,伴休克时,血压明显下降。

(三)实验室检查

血红蛋白和红细胞计数下降,白细胞及中性粒细胞计数升高。

(四)辅助检查

选择性肝动脉造影作为首选的方法可确定出血部位,增强 CT 对出血部位的定位也有帮助。

二、鉴别诊断

胃及十二指肠出血:常有慢性"胃病"史,出血后腹痛常减轻;胆道出血患者常有胆管炎反复发作病史,出血后腹痛常加剧,腹腔动脉造影可明确出血部位。

三、治疗原则

全身支持治疗:补充血容量,应用止血药物,纠正水、电解质平衡紊乱,用抗生素预防胆道感染,解痉止痛。

经皮选择性肝动脉造影及栓塞术是首选的治疗方法,特别是对病情危重、手术后胆道出血的患者,因为此种情况下实施手术的危险性较大,技术上亦较困难。

当不具备肝动脉栓塞的条件,而有大量出血时,需在较短时间的准备之后,积极手术探查,术中清除血凝块,解除胆道梗阻,行胆总管引流,根据不同情况,目前常用的控制出血的方法如下。

(1)结扎出血的肝叶肝动脉支,当定位不够明确时,亦可结扎肝固有动脉。

(2)对于肝外胆管出血,肝部分或肝叶切除术可以查清出血的来源,若出血来自胆囊,应行胆囊切除术;若出血来自肝动脉,则应切除或结扎该破溃的肝动脉支,单纯缝合胆管黏膜上的溃疡,一般不能达到止血的目的,很快又再破溃出血。手术时应同时处理胆道的病变,做充分的胆道引流以控制感染。

(邓仲鸣)

第六节　胆道寄生虫病

一、胆道蛔虫病

(一)概述

胆道蛔虫病是一种常见的胆道寄生虫病,较多见于农村儿童,是原发性胆管结石的原因之一。随着卫生条件的改善和防治工作水平的提高,近年来该病的发生率已明显下降。

(二)病因

肠道蛔虫病是常见的寄生虫病,蛔虫通常寄居在人体小肠的中段。当蛔虫寄生环境变化时而发生窜动,向上游动至十二指肠,便有可能进入胆道。胆道蛔虫病的发生大致有以下原因:①蛔虫有喜碱厌酸的特性,胃酸度降低时蛔虫便可因其寄生环境的变化而向上游动至十二指肠,儿童和孕妇的发病率较高,可能与其胃酸度低有关。②蛔虫有钻孔特性,上行游动至十二指肠时可经十二指肠乳头进入胆道,特别在奥迪括约肌收缩功能失调时,蛔虫更易钻入胆道。③全身或局部环境改变,例如,发热、呕吐、腹泻及饮酒可刺激蛔虫活动,蛔虫上行至十二指肠,进入胆道。④驱蛔虫药应用不当,可刺激蛔虫钻入胆道。

(三)病理

蛔虫进入胆道时由于机械性刺激,引发奥迪括约肌痉挛收缩,产生剧烈的上腹钻顶样绞痛,当虫体完全进入胆总管后,疼痛有所缓解。进入胆道内的蛔虫,可以停留在胆总管内或继续向上至肝内胆管,较常见于左侧肝胆管,蛔虫经过胆囊管进入胆囊则较少见。虫体在胆总管内引起机械性胆道梗阻,胆汁排泄不畅致胆道内压升高,梗阻常为不完全性,较少引起黄疸。蛔虫同时可携带大量肠道内细菌进入胆道,在胆汁淤积的同时,细菌大量繁殖,可引起胆管炎、急性胆囊炎,并可能发生肝实质感染并脓肿形成,也可引发胆道出血、胆道穿孔等并发症,严重时可引发急性梗阻性化脓性胆管炎,危及生命。蛔虫进入胆道内后,仍可继续排卵,蛔虫卵亦可存在于肝组织内,刺激周围组织反应,引起肝脏的蛔虫卵性肉芽肿。当蛔虫退出胆道时,上述病理改变或可消退。当蛔虫未退出胆道时,往往不能长期存活,虫体的尸体碎片或虫卵又可成为结石核心,引发胆石症。

(四)临床表现

1.病史

患者有便、吐蛔虫史,多有不当驱蛔虫史或有消化道功能紊乱病史。

2.症状

虫体刺激可产生奥迪括约肌的强烈收缩或痉挛。这种痉挛可引发剑突下偏右的剧烈阵发性绞痛,并有钻顶的感觉,以致患者坐卧不安,捧腹屈膝,但始终未能找到一个舒适的体位。疼痛开始时可伴有恶心、呕吐。起病初期,一般无发冷、发热等胆道感染症状。患者可呕吐蛔虫,当虫体蠕动停止或括约肌疲劳时,疼痛可完全消失,因此,患者常有突发、突止的上腹部剧烈钻顶样绞痛。虫体带入的细菌大量繁殖并发胆道感染时,临床上可出现寒战、发热和黄疸等,甚至急性梗阻性化脓性胆管炎的临床表现,即 Reynolds 五联征,并发肝脓肿、胰腺炎时出现相应临床表现。

3.体征

腹部体征在缓解期可无明显异常,发作期可有剑突下或偏右方深压痛,无反跳痛和肌紧张,常与症状不符,体征轻微与症状不符是该病的特点,黄疸少见。当伴有不同并发症时,可有相应体征。

(五)辅助检查

1.实验室检查

嗜酸性粒细胞多增多,合并感染时白细胞计数增多。呕吐物、十二指肠引流液、胆汁或粪便中可见蛔虫卵。

2.影像学检查

B 超可见胆道内典型的蛔虫声像图等。ERCP、MRCP 有助于诊断。

(六)诊断

剧烈的腹部绞痛与不相称的轻微腹部体征是该病的特点和诊断要点,结合 B 超和 ERCP 检查可明确诊断。诊断依据如下。

(1)幼虫移行至肝脏时,常引起暂时性肝炎,可表现为发热、荨麻疹和肝区钝痛不适。

(2)成虫移行肝脏时,常有以下特点:①发病初期常有胆道蛔虫的典型症状,如突发性上腹阵发性绞痛和不伴有与此绞痛相应的腹痛体征,患者在疼痛间期宛如常人。②发病过程中可并发急性化脓性胆管炎、肝脓肿和胆道出血以及感染中毒性休克等。③少数患者有吐蛔虫史。④粪便或十二指肠引流液中查到蛔虫卵,对诊断有参考意义。⑤超声检查对肝脓肿可提供重要诊断依据。

(七)鉴别诊断

1.急性胰腺炎

腹痛常为持续性剧痛,位于上腹或偏左,向腰背部放射、无钻顶感,腹部体征明显。血清淀粉酶水平可明显升高。但要注意胆道蛔虫病合并急性胰腺炎。

2.急性胆囊炎、胆囊结石

起病相对缓慢,腹痛多为持续性、阵发性加重,位于右季肋或剑突下,可向腰背部放射,疼痛没有胆道蛔虫病时严重,呕吐相对较少发生,腹部查体时右上腹压痛明显,可有肌紧张和反跳痛,B超可资鉴别。

3.消化性溃疡穿孔

患者多有长年消化道症状,发病也急骤,但上腹剧痛可很快波及全腹,为持续性疼痛,查体时腹膜炎体征显著。X线检查,50%的患者可见膈下游离气体。

4.急性胃肠炎

患者多有不洁饮食史,可有阵发性腹部绞痛,并恶心、呕吐,其疼痛程度没有胆道蛔虫病的疼痛剧烈,位置也多在脐周或偏上,腹部查体时无明显压痛点,肠鸣音亢进。

(八)治疗

1.非手术治疗

解痉镇痛,利胆驱虫,控制感染。早期的胆道蛔虫病一般采用中西医结合非手术治疗,治疗方法如下。

(1)解痉止痛:可针刺足三里、太冲、肝俞、内关等穴位;可用阿托品、山莨菪碱(654-2)等胆碱能阻滞剂,成人每次用 0.5～1.0 mg 阿托品,肌内注射,单用解痉药物止痛效果欠佳时,加用镇痛药物,必要时给予哌替啶50～100 mg,肌内注射,可间隔 8 h 注射 1 次。另外,肌内注射维生素 K 类、黄体酮等亦有作用。

(2)利胆驱蛔:常用 30%的硫酸镁溶液(口服)、中药利胆驱蛔汤(木香、陈皮、郁金、乌梅、使君子肉、生大黄和玄明粉等),也可口服噻嘧啶(驱虫灵)等药物,经胃管注入氧气也可驱虫镇痛。驱虫最好在症状缓解期,如症状缓解后 B 超发现胆道内存在虫体残骸,应继续服用利胆药物至少 2 周,以排除虫体残骸,预防结石形成。

(3)控制感染:应选用杀灭或抑制胆道内需氧菌和厌氧菌的抗生素,同时要求胆汁中浓度较高,常用庆大霉素或头孢菌素,可配合使用甲硝唑。

2.手术治疗

对经过非手术治疗症状不能缓解或出现并发症者,应及时用手术治疗。

(1)手术指征:①胆囊蛔虫病经非手术治疗 3～5 d 症状仍未能缓解。②进入胆道的蛔虫较多,难于用非手术方法治愈或合并胆管结石。③出现严重并发症,如重症胆管炎、急性坏死性胰腺炎、肝脓肿、胆汁性腹膜炎。

(2)手术方式:①内镜下取虫,具有痛苦小、恢复快等优点,在胆道蛔虫急性发作时,若发现蛔虫尚未全部进入胆道内,可将其钳夹取出;当蛔虫已全部进入胆道内时,可将奥迪括约肌切开,并将异物钳伸入至胆总管内,将蛔虫钳夹取出。如果已经并发急性胆管炎,则宜在术后行 ENBD,引流胆汁控制感染。②胆总管探查取虫和引流:手术时切开胆总管后,尽量将肝内、外胆管中的蛔虫取尽,按摩肝脏有助于肝内胆管蛔虫排出,如有条件,可行术中胆道镜或胆道造影,明确胆道内是否残留虫体。手术毕,应放置一根管径较粗的"T"形管,以便于手术后胆道内蛔虫排出。手术后应定期驱蛔治疗,以防肠道内蛔虫在手术后再次进入胆道内。

二、华支睾吸虫

(一)概述

华支睾吸虫病是摄入含活的华支睾吸虫囊蚴的淡水鱼(虾)致华支睾吸虫寄生于人体肝内胆管,引起胆汁淤滞、肝损害的寄生虫病。

（二）流行病学

该病主要分布在东南亚,多见于中国、朝鲜半岛、越南等地。考古学证实远在约 2 100 年前我国已存在该病。我国目前大部分省区均发现该病,但各地感染率不尽相同,广东、东北的感染率较高。

1.传染源

感染了华支睾吸虫的人和哺乳动物(如猫、狗、鼠、猪等)是主要的传染源。

2.传播途径

通过进食未煮熟的含有活的华支睾吸虫囊蚴的淡水鱼虾而从消化道感染。生食鱼肉或虾是主要的感染方式,此外,烤、煎等烹饪时间不够,未完全杀灭囊蚴,或生、熟食的炊具不分也可致感染。

3.人群易感性

人类对该病普遍易感,因此只要进食了含活的华支睾吸虫囊蚴的淡水鱼虾均可被感染。不同地方人群的感染率差异主要与生活习惯、饮食嗜好及淡水鱼类分布的不同有关。

（三）病因病理

寄生在人体胆管的虫体数目多少不一,感染轻者仅有十余条至数十条,可不出现明显的病理损害及临床表现。较严重的感染者肝内胆管中的虫体数目可多达上千条,甚至见于肝外胆道、胆囊、胆总管及胰管。成虫本身的机械刺激及其分泌物的化学刺激作用,使胆管上皮细胞发生脱落继而显著增生,可呈腺瘤样。随着感染时间延长,胆管壁增厚,管腔逐渐变窄而阻塞,导致胆汁淤积。有时阻塞以上之胆管扩张成圆筒形、壶形或憩室。胆管及门静脉周围纤维增生,淋巴细胞与嗜酸性粒细胞浸润,并向肝实质侵入。长期重复感染者可能导致肝纤维化。左肝管与肝外梗阻。继发细菌感染则发生胆管炎、胆囊炎。虫体进入胰管可导致胰管炎或胰腺炎。虫卵在胆道沉积后,可以其为核心形成胆道结石。长期的华支睾吸虫感染与胆管细胞癌的发生密切相关。

（四）临床表现

潜伏期为 1～2 个月。急性感染表现见于部分初次感染者,尤其是 1 次摄入大量囊蚴时。患者于摄入囊蚴 1 个月内可出现寒战、发热、右上腹胀痛、肝大伴压痛、轻度黄疸,部分患者脾大。血中嗜酸性粒细胞增多,肝功能损害。数周后急性表现消失。

轻度感染者多无症状,偶尔在粪便或胆汁中找到虫卵而得到确诊。

普通感染者可有食欲缺乏、上腹隐痛、腹胀、腹泻、乏力等症状,肝轻微肿大,尤以左叶为甚。部分患者尚可出现头痛、头晕、失眠、精神萎靡、记忆力减退等神经衰弱症状。偶有胆绞痛及阻塞性黄疸表现。

严重的慢性感染者除上述普通感染者所具有的症状更重之外,可伴有消瘦、水肿、贫血等营养不良体征,部分可进展至胆汁性或门脉性肝硬化,此时患者可出现黄疸、肝和脾大及腹水等表现。

儿童患者可影响生长发育,严重者甚至可致侏儒症。

（五）辅助检查

1.血常规检查

嗜酸性粒细胞增多,可有轻度贫血。

2.肝功能检查

肝功能多有轻微损害,血清球蛋白可增多。

3.虫卵检查

取粪便查虫卵对于确诊该病有重要意义,宜采用能显著提高阳性检出率的浓集虫卵的方法,如醛醚法、酸醚法或改良加藤法，并可同时做虫卵计数。虫卵计数有助于了解感染程度及治疗效果，取十二指肠引流液检查虫卵，检出率更高。

4.免疫学检查

酶联免疫吸附试验(ELISA)等多种免疫学检查方法可用于检查患者血清中的特异性抗体或该虫的血清循环抗原和粪便抗原，可用于患者的初筛及流行病学调查。

5.物理检查

B超探查肝，肝内光点不均匀，有斑片状回声，肝内胆管可有扩张。

(六)诊断

1.流行病学资料

有进食未煮熟的淡水鱼或虾的病史有助于诊断，但须注意部分患者因并未自觉而可能否认此类病史。

2.临床表现

在该病的疫区如有食欲缺乏等消化道症状、神经衰弱症状、肝区隐痛、肝大或有胆管炎、胆石症，应考虑该病的可能。

3.实验室检查

嗜酸性粒细胞增多、血清特异性抗体阳性或肝B超斑片状回声有助于诊断，但确诊依赖于粪便或十二指肠引流液中发现虫卵。

(七)鉴别诊断

1.病毒性肝炎及肝炎后肝硬化

患者的消化道症状及肝功能损害均较严重，病原学检查可检出相关病毒标志呈阳性。

2.其他肝胆及肠道寄生虫病

根据不同虫卵的检出结果可与其他寄生虫病鉴别。

3.脂肪肝

肝功能损害较多轻微，与该病相似，但患者多较肥胖，血脂水平升高，B超可见肝质地较密，粪便中无虫卵，肝穿刺活检可确诊。

(八)治疗

1.病原治疗

吡喹酮是治疗该病的首选药物，为广谱抗蠕虫药，毒性低、吸收、代谢、排泄快，对华支睾吸虫病有肯定而满意的疗效。无论感染轻重，治疗剂量为 25 mg/kg，可有头痛、头晕、腹痛、腹泻、恶心、乏力等，一般治疗剂量对心、肝、肾均无明显影响，个别患者可有心律失常、期前收缩等，治疗前宜做常规心脏检查(包括心电图)，心功能不良者慎用或酌减剂量。此外，阿苯达唑对该病也有较好的去虫效果，剂量为每次 10 mg/kg，2 次/天，连服 7 d，可获得满意疗效，但疗程较长。短程治疗可选用总剂量 60～84 mg/kg，分 3 d 服用，效果亦佳。该药的不良反应比吡喹酮的不良反应更轻，停药后自行缓解，驱虫更为安全。

2.对症和支持治疗

对重度感染、有较重营养不良者，应加强营养，给予高蛋白、高热量饮食，让患者少食多餐。如患者的消化功能不好，不能接受过多饮食，则考虑静脉注射葡萄糖溶液、复方氨基酸、水解蛋白等以供应热量及补充蛋白质。对肝功能明显损害者，使用护肝降酶药物保护肝，待情况好转后方可驱虫。合并胆道细菌感染时，加用抗菌药物。若合并胆总管狭窄梗阻、胆石症，则手术治疗，术后予以驱虫。

三、胆道姜片虫

（一）概述

姜片虫为长扁圆形，肌肉丰富，因其肌肉收缩，虫体的大小有显著不同。胆道姜片虫病是在胆道口括约肌松弛的情况下姜片虫可进入胆道而引起的。姜片虫在胆道内起着异物阻塞的作用，并可从肠道带入细菌而引起急性胆管炎、胆囊炎，如果其死亡虫体或虫卵遗留在内，则可成为核心而形成胆结石。

（二）临床表现

应同时注意检查有无胆石症和胆道姜片虫病的有关体征。如有无黄疸、腹胀和腹部压痛；有无胆囊或肝脾大，肝区有无叩击痛，肠鸣音是否亢进；有无腹肌紧张，若有，了解其范围和程度。

（三）诊断

（1）须考虑胆石症与寄生虫病的密切关系，病原学检查至关重要。如做大便常规来检查姜片虫虫卵，必要时可进行各项免疫学检查。

（2）合并胆石症的患者，尚须检查血、尿常规、肝功能、血清胆红素、血清碱性磷酸酶、尿三胆、血浆蛋白、凝血酶原活动度以及胆固醇等。十二指肠引流液检查十分重要，因可检查胆汁的清浊、颜色、稠度以及有关虫体、虫卵等；还可进行胆汁细菌培养，显微镜下检查时，应特别注意寄生虫卵及胆固醇、胆红素等结晶体。

（3）其他各项检查：X线、B超检查、CT检查、经皮肝穿刺胆道造影（PTC）、放射性同位素胆道扫描、经"T"形管导光纤维胆道窥镜检查、剖腹探查等对于胆石症和胆道姜片虫的诊断，都具有一定的价值。

（四）治疗

因该病多有严重并发症，患者处于休克状态，一般以手术治疗为原则，手术方法为切开胆总管取虫。术后待一般情况恢复后再行驱虫治疗。

（宁耀辉）

第七节　胆囊息肉样病变

胆囊息肉样病变又称胆囊隆起样病变，是指向胆囊腔内突出的胆囊壁局限性病变，随着B超技术的进步，胆囊隆起样病变的检出率明显增加。

胆囊息肉样病变分为两大类。①真性肿瘤：包括腺瘤、癌等。②假性肿瘤：包括腺肌增生症、胆固醇性息肉、黄色肉芽肿等。

一、胆固醇息肉

（一）诊断

1.症状和体检

大部分患者无症状，可有右上腹或中上腹隐痛不适，合并结石或息肉位于胆囊颈部，有较长蒂时，可有胆绞痛。多无体征。

2.实验室检查

实验室检查多无异常。

3.辅助检查

B超是首选检查。B超表现为高回声或等回声团,无声影,不随体位移动。

(二)鉴别诊断

1.胆囊结石

可有发作性右上腹痛或无症状,B超表现为后方伴声影的强回声光团,有助于鉴别诊断。部分胆囊息肉样病变患者可合并胆囊结石。

2.其他性质的胆囊息肉样病变

B超是主要鉴别手段。多个小息肉多为胆固醇息肉;单发息肉,直径<1 cm,多为炎性息肉或腺瘤。

3.胆囊癌

早期无特异症状,晚期可表现为右上腹包块、黄疸。早期病变不易鉴别,主要依靠 B 超检查。直径>1 cm,无蒂,回声不均应考虑胆囊癌。CT 表现为隆起样病变,基底较宽,或胆囊壁增厚,囊壁不规则,肿物向腔内外生长。

(三)治疗原则

对有症状的胆囊息肉,原则上应行胆囊切除术;对合并胆囊结石的胆囊息肉样病变也应行胆囊切除术;若无症状,病变多发,有蒂,直径<1 cm,可定期复查 B 超随诊;直径>1 cm,基底较宽,边缘不规则,回声不均匀,或随诊中直径增大,形态恶变,应手术治疗。术中应注意检视胆囊标本,肉眼观察有可疑恶性病变,应在术中送冰冻病理检查。病理证实恶性病变,应及时中转开腹,行胆囊癌根治术。

二、胆囊腺肌增生症(GBA)

(一)诊断

GBA 可分为 3 型。①弥漫型:整个胆囊壁呈弥漫性增厚;②节段型:在增厚的胆囊壁中出现环状狭窄,把胆囊分隔成相互连通的腔;③局限型(基底型):又称胆囊腺肌瘤,胆囊底部囊壁呈局限性增生。

1.症状和体检

各型均无特异性症状,常合并胆囊结石及胆囊炎,主要表现为胆囊结石和胆囊炎症状,可有反复发作的右上腹痛,大部分患者可无症状。患者多无体征。

2.实验室检查

实验室检查多无异常。

3.辅助检查

术前诊断主要依赖于影像学检查,诊断的主要依据是胆囊壁增厚及罗-阿窦显影。B 超检查主要表现为明显增厚的胆囊壁内可见点状或小圆形无回声或强回声区,部分可见彗星尾征。CT 及 MRI 比 B 超有更高的诊断准确率。MRI 在显示胆囊壁病变、罗-阿窦显影上均优于 CT。

(二)鉴别诊断

1.胆囊结石及胆囊炎

部分患者可合并存在胆囊结石及胆囊炎。发生胆囊炎时有炎症性改变,结合 B 超及 CT、

MRI 等影像学检查,有助于鉴别诊断。

2.胆囊癌

有时影像学鉴别诊断早期病变较困难。

(三)治疗原则

目前医师认为胆囊腺肌增生症(尤其是节段型 GBA)有恶变的可能,一旦考虑胆囊腺肌增生症诊断,对于合并胆囊结石和胆囊炎者、节段型 GBA、肿物直径超过 1 cm 者以及中老年患者,应积极行手术治疗。单纯胆囊切除术是有效的治疗方法,术后应把标本常规送病理检查。

三、胆囊腺瘤

(一)诊断

1.症状和体检

大部分患者可无症状,合并胆囊结石或胆囊炎时可有反复发作的右上腹痛。患者多无体征。

2.实验室检查

实验室检查多无异常。

3.辅助检查

诊断主要依靠影像学检查,特别是 B 超检查,B 超能显示胆囊腺瘤的大小、形态、内部血流、基底情况、是否随体位变化、是否合并胆囊结石等,可与其他胆囊息肉样病变鉴别,但常较困难。

(二)鉴别诊断

1.胆囊结石及胆囊炎

部分患者可合并胆囊结石,发生胆囊炎时有炎症性改变。

2.胆囊癌

B 超可从大小、形态、基底、血流多方面特征加以鉴别,但对早期病变有时影像学鉴别诊断较困难。

(三)治疗原则

胆囊腺瘤是胆囊腺癌的癌前病变,一经诊断为胆囊腺瘤,应及早手术治疗。手术方式为胆囊切除术。术中应检视胆囊标本,如怀疑恶性病变,应送术中冰冻病理检查。如证实为恶性病变,应根据肿瘤侵犯深度决定是否中转开腹,行胆囊癌根治术。

(李增志)

第八节　胆道良性肿瘤

胆系良性肿瘤多见于胆囊,而在胆管中少见。胆囊中最常见的为胆囊息肉。胆囊息肉或称胆囊息肉样病变、胆囊隆起样病变,是向胆囊腔内突出的局限性息肉样病变的总称。该病的发现率自 B 超检查广泛应用于临床后明显增加,其中以非肿瘤性息肉占绝大多数,如胆固醇息肉、炎性息肉、腺肌瘤样增生。

胆囊息肉可发生在胆囊黏膜上任何部位,大部分为多发,呈蒂状或疣状,向胆囊腔内突出,其基底部与正常胆囊黏膜相连,形态不一,大小不等。但大部分直径<10 mm。

一、病理

(一)胆固醇息肉

胆固醇息肉最为常见,特点为胆囊黏膜上可见众多的小结节、疣状或带小蒂的赘生物,有的聚集,有的分散;为黄色、透明、分叶状;质软易碎,直径一般小于 10 mm。镜检可见表面为柱状上皮细胞,极少有纤维成分。扫描电镜下可见黏膜表面微绒毛上附有胆固醇结晶。

(二)炎性息肉

炎性息肉单发或多发,有蒂或无蒂,呈乳头状,直径<10 mm;外观苍白,呈慢性炎症改变,周围胆囊壁有明显炎症。镜检见表面柱状上皮呈单层或少数呈多层覆盖,部分黏膜呈炎性坏死;黏膜下有淋巴细胞及单核细胞为主的炎性细胞浸润。扫描电镜下提示黏膜表面的绒毛减少、变短或缺损,呈"剥脱"状。

(三)腺瘤样增生

腺瘤样增生也叫增生性息肉,来源于上皮,通常无蒂,表面光滑,直径约 5 mm。单发或多发,多见于胆囊体、底部。组织学的特征为黏膜化生的上皮细胞增生为主,伴有上皮细胞增生,无异型性倾向。

(四)腺肌瘤样增生

腺肌瘤样增生多见于胆囊底部,呈一个狭窄环,局部胆囊壁呈局限性增生、肥厚,直径平均为 10 mm。有的可见息肉样物向腔内突出,也有的仅呈颗粒状,肉眼所见有时很难与胆囊癌鉴别。切面呈蜂窝状结构;镜检胆囊黏膜及平滑肌均明显增厚,腺腔由柱状上皮细胞构成,周围有数量不等的平滑肌增生、环绕。

二、临床表现与诊断

该病一般少有明显症状,部分病例可有上腹部不适或右季肋部疼痛,长蒂息肉位于胆囊颈部或合并结石时可出现疼痛。

由于息肉的类型较多,缺乏特异性临床表现,所以术前确诊困难。B超为首选检查方法,表现为胆囊壁上附着固定的光团而不伴声影,其中胆固醇息肉呈颗粒状或桑葚状不均的高回声,多发常见,直径<5 mm;炎性息肉或腺瘤多呈类圆形或乳头状实质性低回声,无蒂,直径<10 mm;腺肌瘤病的胆囊壁呈局限性增厚,突向腔内,肥厚的胆囊壁中呈小圆形囊泡影像和散在的回声光点;腺癌呈乳头状或结节状肿块向胆囊腔内突出,无蒂,边缘不整齐,回声不均匀的实质性光团,直径多大于 15 mm。CT 检查对胆囊息肉病变的诊断价值不如 B 超检查,内镜超声扫描(EUS)包括经皮肝穿刺胆囊双重造影(PTDCC)和胆囊镜检查(PTDCCS),可以进一步提高胆囊黏膜病变的定性诊断率,其确诊率高达 90%。

三、治疗

对胆囊息肉的治疗方法尚无一致意见。如 B 超检查所见息肉直径<10 mm,以多发为主;B 超图像显示布满强回声光点,表面不光滑,常有细蒂垂于胆囊内;年龄<45 岁;不合并结石,也无明显主诉症状,可暂缓手术,B 超检查,随访观察。因为胆囊息肉(尤其是最多见的胆固醇息肉)迄今尚未见癌变报道,且胆囊切除并非完全没有危险,所以还应从严掌握手术指征。症状明显,影响工作和生活,合并慢性胆囊炎及结石,息肉单发,直径超过 10 mm,基底较大或有蒂,位

于胆囊颈部是胆囊切除的适应证。但目前由于该病的术前确诊困难,患者常有恐癌心理,医师存在防止疾病、以免恶变的想法,从而有使手术扩大化的趋势。

(宁耀辉)

第九节　肝外胆管癌

胆管分为肝内胆管和肝外胆管,通常所谓的胆管癌是指肝外胆管的恶性肿瘤,本节主要讨论肝外胆管癌的有关内容。

1889 年,Musser 首先报道了 18 例原发性肝外胆管癌,之后不少学者对此病的临床和病理特点进行了详细的描述。

一、流行病学

(一)发病率

学者以往认为胆管癌是一种少见的恶性肿瘤,但从近年来各国胆管癌的病例报道看,尽管缺乏具体的数字,其发病率仍显示升高的趋势,这种情况也可能与对此病的认识提高以及影像学诊断技术的进步有关。早在 20 世纪 50 年代国外收集的尸检资料 129 571 例中显示,胆管癌的发现率为 0.012%～0.458%,平均发现率为 0.12%。胆管癌死亡患者在全部恶性肿瘤死亡患者中占 2.88%～4.65%。我国的尸检资料表明肝外胆管癌占 0.07%～0.3%。目前西欧国家胆管癌的发病率约为2/10 万。我国上海市统计 1988－1992 年男性和女性的胆囊癌和胆管癌的发病率分别为 3.2/10 万、5.6/10 万;1993 年和 1994 年男性的胆囊癌和胆管癌的发病率分别为 3.5/10 万和3.9/10 万,女性的胆囊癌和胆管癌的发病率分别为 6.1/10 万和7.1/10 万,呈明显上升趋势。

(二)发病年龄和性别

我国胆管癌的发病年龄为 20～89 岁,平均 59 岁,发病的高峰年龄为 50～60 岁。

男性胆管癌患者多于女性,男性与女性的发病率之比为(1.5～3)∶1。

(三)种族和地理位置分布

胆管癌具有一定的种族及地理分布差异,如美国的发病率为 1.0/10 万,西欧的发病率为2/10 万,以色列的发病率为7.3/10 万,日本的发病率为 5.5/10 万。而同在美国,印第安人的发病率为6.5/10 万。在泰国,肝吸虫病高发区的胆管癌发病率高达 54/10 万。

我国华南和东南沿海地区的发病率高。

二、病因

胆管癌的发病原因尚未明了,据研究可能与下列因素有关。

(一)胆管结石与胆管癌

1.流行病学研究

约 1/3 的胆管癌患者合并胆管结石,而 5%～10%的胆管结石患者将会发生胆管癌。流行病学研究提示了胆管结石是胆管癌的高危因素,肝胆管结石合并胆管癌的发病率为0.36%～10%。

2.病理学研究

病理形态学、组织化学和免疫组织化学等研究已发现,结石处的胆管壁有间变的存在和异型增生等恶变的趋势,胆管壁上皮细胞 DNA 含量增加,增生细胞核抗原表达升高。胆管在结石和长期慢性炎症刺激的基础上可以发生胆管上皮增生、化生,进一步发展成为癌。

在肝内胆管结石基础上发生胆管癌尤其应该引起注意,因为肝内胆管结石起病隐匿,临床表现不明显,诊断明确后医师和患者大多首选非手术治疗,致使结石长期刺激胆管壁,引起胆管反复感染、胆管狭窄和胆汁淤积,从而诱发胆管黏膜上皮的不典型增生,最终导致癌变。

(二)胆总管囊状扩张与胆管癌

先天性胆管囊肿具有癌变倾向。由于该病大多合并胰胆管汇合异常,胰液反流入胆管,胆汁内磷脂酰胆碱被磷脂酶氧化为脱脂酸磷脂酰胆碱,后者被吸收,造成胆管上皮损害。在胰液的作用下,胆管出现慢性炎症、增生及肠上皮化生,导致癌变。囊肿内结石形成、细菌感染也是导致癌变的主要原因。

有报道称 2.8%~28% 的患者可发生癌变,成年患者的癌变率远远高于婴幼儿。

医师过去认为行胆肠内引流术除了反流性胆管炎外无严重并发症,但近年来报道接受胆肠内引流手术的患者中发生胆管癌者逐渐增多。行囊肿小肠内引流术后,含有肠激肽的小肠液进入胆管内,使胰液中的蛋白水解酶激活,加速胆管壁的恶变过程。有调查表明接受胆肠内引流术后发生的胆管癌与胆管炎关系密切,因此,对接受胆肠内引流手术并且胆管炎反复发作的患者,要严密观察以发现术后远期出现的胆管癌。

(三)原发性硬化性胆管炎与胆管癌

原发性硬化性胆管炎的组织学特点是胆管壁的大量纤维组织增生,与硬化型的胆管癌常难区别。医师一般认为原发性硬化性胆管炎是胆管癌的癌前病变。在因原发性硬化性胆管炎而死亡的患者尸解和行肝移植手术的病例中,分别有 40% 和 9%~36% 被证明其疾病为胆管癌。1991 年,Rosen 对 Mayo 医院 70 例诊断为原发性硬化性胆管炎的患者追踪随访 30 个月,其中 15 例死亡,对 12 例尸检,发现 5 例合并胆管癌,发生率占尸检者的 42%。

(四)慢性溃疡性结肠炎胆管癌

有 8% 的胆管癌患者有慢性溃疡性结肠炎;慢性溃疡性结肠炎患者胆管癌的发生率为 0.4%~1.4%,其患胆管癌的危险性远远高于一般人群。慢性溃疡性结肠炎患者发生胆管癌的年龄为 40~50 岁,比一般的胆管癌患者的发病时间提早 10~20 年。

(五)胆管寄生虫病与胆管癌

华支睾吸虫病是日本、朝鲜、韩国和中国等地区常见的胆管寄生虫病,泰国东北地区多见由麝猫后睾吸虫(Opisthorchisviverrini)所引起的胆管寄生虫病。吸虫可长期寄生在肝内外胆管,临床病理学上可见虫体梗阻胆管导致的胆汁淤积和胆管及其周围组织的慢性炎症。有报道称此种病变持续日久可并发胆汁性肝硬化或肝内外胆管癌,因而认为华支睾吸虫可能具有作为胆管细胞癌启动因子的作用。研究发现胆管细胞癌的发生率与肝吸虫抗体效价、粪便中虫卵数量之间呈显著的相关性。可能致癌机制是:①虫体长期寄生在胆管内,其吸盘致胆管上皮反复溃疡和脱落,继发细菌感染,胆管长期受到机械刺激。②华支睾吸虫的代谢产物及成虫死亡降解产物导致化学刺激。③与其他因素协同作用,如致癌物(亚硝基化合物等)以及本身免疫、遗传等因素导致胆管上皮细胞发育不良及基因改变。

(六)其他

过去学者认为,丙型肝炎病毒(HCV)是肝细胞病毒,病毒复制及其引起的细胞损伤局限于肝脏,但近年来研究发现,HCV可以在肝外组织、器官(如肾、胰腺、心肌、胆管上皮细胞)存在或复制,并可能通过免疫反应引起肝外组织损伤。HCV感染可致胆管损伤,胆管上皮细胞肿胀,空泡形成,假复层化,基膜断裂伴淋巴细胞、浆细胞和中性粒细胞浸润。目前学者认为HCV的致癌机制是通过其蛋白产物间接影响细胞增生分化或激活癌基因、灭活抑癌基因而致癌,其中HCV C蛋白在致癌过程中起重要作用。C蛋白可作为一种基因调节蛋白,与癌基因内调节细胞生长分化的一种或多种因子相互作用,使正常细胞生长失去控制,形成肿瘤细胞。

有报道称结肠直肠切除术后,慢性伤寒带菌者均与胆管癌的发病有关。有的放射性核素(如钍)可诱发胆管癌,另外一些化学致癌剂(如石棉、亚硝酸胺)、一些药物(如异烟肼、卡比多巴、避孕药)都可能和胆管癌的发病相关。

三、病理

(一)大体病理特征

根据肿瘤的大体形态可将胆管癌分为乳头状型、硬化型、结节型和弥漫浸润型。胆管癌一般较少形成肿块,而多为管壁浸润、增厚、管腔闭塞;癌组织易向周围组织浸润,常侵犯神经和肝脏;患者常并发肝内和胆管感染而致死。

1.乳头状癌

大体形态呈乳头状的灰白色或粉红色易碎组织,常为管内多发病灶,向表面生长,形成大小不等的乳头状结构,排列整齐,癌细胞间可有正常组织。乳头状癌好发于下段胆管,易引起胆管的不完全阻塞。此型肿瘤主要沿胆管黏膜向上浸润,一般不向胆管周围组织、血管、神经淋巴间隙及肝组织浸润。手术切除的成功率高,预后良好。

2.硬化型癌

硬化型癌表现为灰白色的环状硬结,常沿胆管黏膜下层浸润,使胆管壁增厚、大量纤维组织增生,并向管外浸润,形成纤维性硬块;伴部分胆管完全闭塞,病变胆管伴溃疡、慢性炎症以及不典型增生。该型好发于肝门部胆管,是肝门部胆管癌中最常见的类型。硬化型癌细胞分化良好,常散在分布于大量的纤维结缔组织中,容易与硬化性胆管炎、胆管壁慢性炎症所致的瘢痕化、纤维组织增生相混淆,有时甚至在手术中冷冻组织病理切片检查中难以做出正确诊断。硬化型癌有明显的沿胆管壁向上浸润、向胆管周围组织和肝实质侵犯的倾向,故根治性手术切除时常需切除肝叶。尽管如此,手术切缘还经常残留癌组织,达不到真正的根治性切除,预后较差。

3.结节型癌

肿块形成一个突向胆管远方的结节,结节基底部和胆管壁相连续,其胆管内表面常不规则。瘤体一般较小,基底宽,表面不规则。此型肿瘤常沿胆管黏膜浸润,向胆管周围组织和血管浸润程度较硬化型轻,手术切除率较高,预后较好。

4.弥漫浸润型癌

该型较少见,约占胆管癌的7%。癌组织沿胆管壁广泛浸润肝内胆管、肝外胆管,管壁增厚,管腔狭窄,管周结缔组织明显炎症反应,难以确定癌原始发生的胆管部位,一般无法手术切除,预后差。

(二)病理组织学类型

肝外胆管癌组织学缺乏统一的分类,常用的是按癌细胞类型分化程度和生长方式分为 6 型:①乳头状腺癌;②高分化腺癌;③低分化腺癌;④未分化癌;⑤印戒细胞癌;⑥鳞状细胞癌。以腺癌多见。分型研究报道不尽一致,但常见的组织学类型仍为乳头状腺癌、高分化腺癌,占 90％以上,少数为低分化腺癌与黏液腺癌,也有罕见的胆总管平滑肌肉瘤的报道等。

(三)转移途径

由于胆管周围血管、淋巴管网和神经丛包绕,胆管癌细胞可通过多通道沿胆管周围向肝内或肝外扩散、滞留、生长和繁殖。胆管癌的转移包括淋巴转移、血行转移、神经转移、浸润转移等,通过以上方式可转移至其他许多脏器。肝门部胆管癌细胞可经多通道沿胆管周围淋巴、血管和神经周围间隙,向肝内方向及十二指肠韧带内扩散和蔓延,但较少发生远处转移。

1.淋巴转移

胆管在肝内与门静脉、肝动脉的分支包绕在 Glisson 鞘内,其中尚有丰富的神经纤维和淋巴。Glisson 鞘外延至肝十二指肠韧带,其内存在更丰富的神经纤维、淋巴管、淋巴结及疏松结缔组织,而且胆管本身有丰富的黏膜下血管和淋巴管管网。近年来随着高位胆管癌切除术的发展,肝门的淋巴结引流得到重视。有人在 27 例肝门部淋巴结的解剖中,证明肝横沟后方门静脉之后存在淋巴结,粗大的引流淋巴管伴随着门静脉,在胆囊淋巴结、胆总管淋巴结与肝动脉淋巴结之间有粗大的淋巴管相通。

淋巴转移为胆管癌最常见的转移途径,并且很早期就可能发生。有报道称仅病理检验限于黏膜内的早期胆管癌变发生了区域淋巴结转移。胆管癌的淋巴结分组有:①胆囊管淋巴结;②胆总管周围淋巴结;③小网膜孔淋巴结;④胰十二指肠前、后淋巴结;⑤胰十二指肠后上淋巴结;⑥门静脉后淋巴结;⑦腹腔动脉旁淋巴结;⑧肝固有动脉淋巴结;⑨肝总动脉旁前、后组淋巴结;⑩肠系膜上动脉旁淋巴结,又分为肠系膜上动脉、胰十二指肠下动脉和结肠中动脉根部以及第一支空肠动脉根部淋巴结。总体看来,肝门部胆管癌淋巴结转移以沿肝动脉途径为主;中段胆管癌淋巴结转移广泛,除了侵犯胰后淋巴结外,还可累及肠系膜上动脉和主动脉旁淋巴结;远段胆管癌转移的淋巴结多限于胰头周围。

2.浸润转移

胆管癌细胞沿胆管壁向上、下及周围直接浸润是胆管癌转移的主要特征之一。癌细胞多在胆管壁内弥漫性浸润性生长,且与胆管及周围结缔组织增生并存,使胆管癌的浸润范围难以辨认,为手术中判断切除范围带来困难。此外,直接浸润导致胆管周围重要的毗邻结构(如大血管、肝脏)受侵,使手术切除范围受限而难以达到根治性切除,而癌组织残留是术后很快复发的主要原因之一。

3.血行转移

病理学研究表明,胆管癌标本中及周围发现血管受侵者达 58.3％～77.5％,说明侵犯血管是胆管癌细胞常见的生物学现象。胆管肿瘤瘤血管密度与肿瘤的转移发生率明显相关,且随着肿瘤血管密度的增加,转移发生率也升高,提示肿瘤血管生成在胆管癌浸润和转移过程中发挥重要的作用。临床观察到胆管癌常常发生淋巴系统转移,事实上肿瘤血管生成和血管侵犯与淋巴转移密切相关。因此,在胆管癌浸润和转移发生过程中,肿瘤血管生成和血管侵犯是基本的环节。

4.沿神经蔓延

支配肝外胆管的迷走神经和交感神经在肝十二指肠韧带上组成肝前神经丛和肝后神经丛。

包绕神经纤维有一个外膜完整、连续的间隙,称为神经周围间隙。学者以往多认为,神经周围间隙是淋巴系统的组成部分,但后来许多学者通过光镜和电镜观察证明,神经周围间隙是一个独立的系统,与淋巴系统无任何关系,肿瘤细胞通过神经周围间隙可向近端或远端方向转移。统计表明,神经周围间隙癌细胞浸润与肝及肝十二指肠韧带结缔组织转移明显相关,提示某些病例肝脏、肝十二指肠韧带及周围结缔组织的癌转移可能是通过神经周围间隙癌细胞扩散而实现的。因此,神经周围间隙浸润应当是判断胆管癌预后的重要因素。

四、临床分型和临床表现

(一)胆管癌分类

从胆管外科处理胆管癌的应用角度考虑,肝外胆管癌根据部位的不同又可分为高位胆管癌(又称肝门部胆管癌)、中段胆管癌和下段(低位)胆管癌。不同部位的胆管癌临床表现也不尽相同。肝门部胆管癌又称为 Klatskin 肿瘤,一般是指胆囊管开口水平以上至左肝管、右肝管的肝外部分,包括肝总管、汇合部胆管、左肝管、右肝管的一级分支以及双侧尾叶肝管的开口的胆管癌。中段胆管癌是发生于胆总管十二指肠上段、十二指肠后段的肝外胆管癌。下段胆管癌是指发生于胆总管胰腺段、十二指肠壁内段的肝外胆管癌。其中肝门部胆管癌最常见,占胆管癌的 $1/2 \sim 3/4$,而且其解剖部位特殊,治疗困难。

Bismuth-Corlette 根据病变发生的部位,将肝门部胆管癌分为如下 5 种类型(现为国内外临床广泛使用):Ⅰ型,肿瘤位于肝总管,未侵犯汇合部;Ⅱ型,肿瘤位于左肝管、右肝管汇合部,未侵犯左肝管、右肝管;Ⅲ型,肿瘤位于汇合部胆管并已侵犯右肝管(Ⅲa)或侵犯左肝管(Ⅲb);Ⅳ型,肿瘤已侵犯双侧肝管。在此基础上,国内学者又将Ⅳ型分为Ⅳa 及Ⅳb 型。

(二)症状和体征

早期可无明显表现,或仅有上腹部不适、疼痛、食欲缺乏等不典型症状,随着病变进展,可出现下列症状及体征。

1.黄疸

90％以上的患者可出现黄疸。由于黄疸为梗阻性,大多数是无痛性渐进性黄疸,皮肤瘙痒,大便呈陶土色。

2.腹痛

主要是右上腹或背部隐痛,规律性差,且症状难以控制。

3.胆囊肿大

中下段胆管癌患者有时可触及肿大的胆囊。

4.肝大

各种部位的胆管癌都可能出现,如果胆管梗阻时间长,肝脏损害,在肝功能失代偿期可出现腹水等门静脉高压的表现。肝门部胆管癌如首发于一侧肝管,则可表现为患侧肝脏的缩小和健侧肝脏的增生肿大,即所谓"肝脏萎缩-肥大复合征"。

5.胆管炎表现

合并胆管感染时出现右上腹疼痛、寒战高热、黄疸。

6.晚期表现

可有消瘦、贫血、腹水、大便隐血试验阳性等,甚至呈恶病质。有的患者可触及腹部包块。

五、诊断

可结合临床表现、实验室及影像学检查而做出初步诊断。术前确诊往往需行胆汁脱落细胞学检查,术中可做活检等。肝外胆管癌术前诊断的目的包括:①明确病变性质;②明确病变的部位和范围;③确定肝内、外有无转移灶;④了解肝叶有无萎缩和肥大;⑤了解手术切除的难度。

(一)实验室检查

由于胆管梗阻,患者血中总胆红素(TBIL)、直接胆红素(DBIL)、碱性磷酸酶(ALP)和γ-谷氨酰转移酶(γ-GT)水平均显著升高,而谷丙转氨酶(ALT)和谷草转氨酶(AST)水平一般只出现轻度异常,借此可与肝细胞性黄疸鉴别。另外,维生素 K 吸收障碍,致使肝脏合成凝血因子受阻,凝血酶原时间延长。

(二)影像学检查

1.超声检查

B 超是首选的检查方法,具有无创、简便、价廉的优点。可初步判定:①肝内胆管、肝外胆管是否扩张,胆管有无梗阻。②梗阻部位是否在胆管。③胆管梗阻病变的性质。彩色多普勒超声检查可以明确肿瘤与其邻近的门静脉和肝动脉的关系,利于术前判断胆管癌(尤其是肝门部胆管癌)根治切除的可能性。但常规超声检查易受肥胖、肠道气体和检查者经验的影响,有时对微小病变不能定性,而且对手术切除的可能性判断有较大局限性。近年来发展的超声内镜检查法(EUS)通过内镜将超声探头直接送入胃十二指肠检查胆管,不受肥胖及胃肠道气体等因素干扰,超声探头频率高,成像更清晰,对病灶的观察更细微,能弥补常规超声的不足,但其为侵入性检查,难免发生并发症。

2.计算机断层成像(CT)

CT 是诊断胆管癌最成熟、最常用的影像学检查方法,能显示胆管梗阻的部位、梗阻近端胆管的扩张程度,显示胆管壁的形态、厚度以及肿瘤的大小、形态、边界和外侵程度,可了解腹腔转移的情况。

(1)直接征象:受累部胆管管腔呈偏心性或管腔突然中断。①肿块型:局部可见软组织肿块,直径为2～6 cm,边界不清,密度不均匀。②腔内型:胆管内可见结节状软组织影,凸向腔内的部分 0.5～1.5 cm,密度均匀并可见局限性管壁增厚。③厚壁型:表现为局限性管壁不均匀性增厚,厚度为 0.3～2 cm,内缘凹凸不平,占据管壁周径的 1/2 以上。增强扫描后病灶均匀或不均匀强化,肝门区胆管肿瘤瘤低度强化,胆总管癌强化程度低于正常肝管强化程度,胆总管末端肿瘤强化程度低于胰头的强化程度。值得注意的是胆管癌在 CT 增强扫描中延迟强化的意义,在动态双期扫描中呈低密度者占大多数,但是经过 8～15 min 再扫描,肿瘤无低密度表现,大部分有明显强化。

(2)间接征象。①胆囊的改变:胆总管癌如累及胆囊管或胆囊颈部,可使胆囊壁不规则增厚、胆囊轻度扩张;晚期累及胆囊体部表现为胆囊软组织肿块。胆总管以下的癌呈现明显的胆囊扩大,胆汁淤积。②胰腺的改变:胰段或 Vater 壶腹癌患者的胰头体积往往增大,形态不规则,增强扫描受累部低度强化;常伴有胰管扩张。③十二指肠的改变:Vater 壶腹癌可见十二指肠壁破坏,并可见肿块突入十二指肠腔内。④肝脏的改变:肝门部胆管癌直接侵犯肝脏时表现为肿块与肝脏分界不清,受累的肝脏呈低密度;肝脏转移时表现为肝脏内多发小的类圆形低密度灶。

3.磁共振(MRI)

MRI 与 CT 成像原理不同,但图像相似,胆管癌可表现为腔内型、厚壁型、肿块型等。近年来出现的磁共振胰胆管成像(MRCP),是根据胆汁含有大量水分且有较长的 T_2 弛豫时间,利用 MR 的重 T_2 加权技术效果突出长 T_2 组织信号,使含有水分的胆管、胰管结构显影,产生水造影结果的方法。

(1)肝门部胆管癌表现:①肝内胆管扩张,形态为"软藤样"。②肝总管、左肝管或右肝管起始部狭窄、中断或腔内充盈缺损。③有肝门部软组织肿块,向腔内或腔外生长,直径可达 $2\sim4$ cm。 T_1、T_2 均为等信号,增强后呈轻度或中等强化。④MRCP 表现肝内胆管树"软藤样"扩张及肝门部胆管狭窄、中断或充盈缺损。⑤肝内多发转移可见散在低信号影,淋巴结转移和/或血管受侵有相应的表现。

(2)中下段胆管癌表现:①肝内胆管"软藤样"扩张,呈中度到重度。②软组织肿块,T_1 呈等信号,T_2 呈稍高信号,增强后呈轻度强化。③梗阻处有胆总管狭窄、中断、截断和腔内充盈缺损等征象。④胆囊增大。⑤MRCP 表现肝内胆管和梗阻部位以上胆总管扩张,中度到重度,梗阻段胆总管呈截断状、乳头状或鼠尾状等,胰头受侵时胰管扩张呈"双管征"。

4.经皮肝穿刺胆管造影(PTC)和内镜逆行胆胰管造影(ERCP)

B 超或 CT 检查显示肝内胆管扩张的患者,可行 PTC 检查。PTC 能显示肿瘤部位、病变上缘和侵犯肝管的范围及其与肝管汇合部的关系,诊断正确率可达 90% 以上,是一种可靠、实用的检查方法。但该方法创伤大,且可能引起胆瘘、胆管炎和胆管出血,甚至需要急症手术治疗,因此 PTC 检查要慎重。PTC 亦可与 ERCP 联用,完整地显示整个胆管树,有助于明确病变的部位、病灶的上、下界限及病变性质。单独应用 ERCP 可显示胆总管中下段的情况,尤其适用于有胆管不全性梗阻伴有凝血机制障碍者。肝外胆管癌在 ERCP 上的表现为边缘不整的胆管狭窄、梗阻和非游走性充盈缺损。对胆管完全梗阻的患者单纯行ERCP 检查并不能了解梗阻近侧的肿瘤情况,故同时进行 PTC 可加以弥补。

PTC 对肝外胆管癌引起的梗阻性黄疸具有很高的诊断价值,有助于术前确定肿瘤的确切部位、初步评估能否手术及确定手术切除范围。虽然影像学诊断发展了许多新的方法,但不能完全替代 PTC。行 PTC 时将引流的胆汁离心,做细胞学检查,若找到癌细胞,即可确诊。还可以在 PTC 的基础上,对窦道进行扩张以便行经皮经肝胆管镜检查(PTCS),观察胆管黏膜情况,是否有隆起病变或黏膜破坏等。PTCS 如能成功达到肿瘤部位,有很高价值,确诊率优于胆管造影。

5.选择性血管造影(SCAG)及经肝门静脉造影(PTP)

SCAG 和 PTP 可显示肝门部血管情况及其与肿瘤的关系。胆管部肿瘤一般血供较少,SCAG、PTP 主要显示肝门处血管是否受侵犯。若肝动脉及门静脉主干受侵犯,表示肿瘤有胆管外浸润,根治性切除困难。

(三)定性诊断方法

术前行细胞学检查的途径有 PTCD、ERCP 收集胆汁、B 超引导下经皮肝胆管穿刺抽取胆汁或肿块穿刺抽吸组织细胞活检,还可行 PTCS 钳取组织活检。国外还有人用经十二指肠乳头胆管活检诊断肝外(下段)胆管癌,报道确诊率可达 80%。

胆汁脱落细胞检查、胆汁的肿瘤相关抗原检查、DNA 流式细胞仪分析和 ras 基因检测等方法,可提高定性诊断率,但阳性率不高。故在临床工作中不要过分强调术前定性诊断,应及时手术治疗,术中活检达到定性诊断目的。

(四)肿瘤标志物检测

胆管癌特异性的肿瘤标志物迄今为止仍未发现,故肿瘤标志物检测只能作为诊断参考,要结合临床具体分析。

1.癌胚抗原(CEA)

CEA 在胆管癌患者的血清、胆汁和胆管上皮中均存在。检测血清 CEA 对诊断胆管癌无灵敏度和特异性,但胆管癌患者胆汁的 CEA 水平明显高于胆管良性狭窄患者,测定胆汁 CEA 水平有助于胆管癌的早期诊断。

2.CA19-9 和 CA50

血清 CA19-9 的浓度>100 U/mL 时对胆管癌有一定诊断价值,肿瘤切除患者血清 CA19-9 浓度明显低于肿瘤未切除患者,因此 CA19-9 对诊断胆管癌和监测疗效有一定作用。CA50 诊断胆管癌的灵敏度为94.5%,特异性只有 33.3%。有报道用人胆管癌细胞系 TK 进行体内和体外研究,发现组织培养的上清液和裸鼠胆管癌组织的细胞外液中,有高浓度的 CA50 和 CA19-9。

3.IL-6

在正常情况下其血清值不能测出。研究发现 92.9%的肝细胞癌患者、100%的胆管癌患者、53.8%的结直肠癌肝转移患者和40%的良性胆管疾病患者的血清可测出 IL-6,从平均值、阳性判断值、灵敏度和特异性等方面观察,胆管癌患者的这些指标显著高于其他肿瘤患者的这些指标。IL-6 可能是诊断胆管癌较理想的肿瘤标志物之一。

六、外科治疗

(一)肝门部胆管癌的外科治疗

1.术前准备

由于肝门部胆管癌切除手术范围广,很多情况下需同时施行肝叶切除术,且患者往往有重度黄疸、营养不良、免疫功能低下,加上胆管癌患者的年龄一般偏大,所以良好的术前准备是十分重要的。

(1)一般准备:做系统的实验室和影像学检查,了解全身情况,补充生理需要的水分、电解质等,并在术前和术中使用抗菌药物。术前必须确认心肺功能是否能够耐受手术,术前应纠正轻度心肺功能不良。对凝血功能障碍也应在术前尽量予以纠正。

(2)保肝治疗:对较长时间、严重黄疸的患者,尤其是可能采用大范围肝、胆、胰切除手术的患者,术前评估肝功能及保肝治疗十分重要。有些病变局部情况尚可切除的,因为肝脏储备状态不够而难以承受,丧失了手术机会。有的术前准备充分的患者,虽然手术复杂、时间长、范围大,仍可以平稳渡过围术期。术前准备是保证手术实施的安全、减少并发症、降低死亡率的前提。有下列情况时表明肝功能不良,不宜合并施行肝手术,尤其禁忌半肝以上的肝或胰切除手术:①血清总胆红素浓度在 256 μmol/L 以上;②清蛋白浓度在 35 g/L 以下;③凝血酶原活动度<60%,时间延长>6 s,且注射维生素 K 1 周后仍难以纠正。④吲哚氰绿廓清试验(ICGR)异常。

术前应用 CT 测出全肝体积、拟切除肝体积,计算出保留肝的体积,有助于拟行扩大的肝门胆管癌根治性切除的肝功能评估。另外,糖耐量试验、前蛋白的测定等都有助于对患者肝功能的估计。术前保肝治疗是必需的,但是如果胆管梗阻不能解除,仅依靠药物保肝治疗效果不佳。目前用药的目的是降低转氨酶水平、补充能量、增加营养。常用高渗葡萄糖、清蛋白、支链氨基酸、葡醛内酯、辅酶 Q_{10}、维生素 K、大剂量维生素 C 等。术前保肝治疗还要注意避免使用对肝脏有损害的药物。

（3）营养支持：术前给予合适的营养支持能改善患者的营养状况，使术后并发症减少。研究表明，肠外营养可使淋巴细胞总数增加，改善免疫机制，预防感染，促进伤口愈合。目前公认围术期营养支持对降低并发症发生率和手术死亡率，促进患者康复有肯定的效果。对一般患者，可采用周围静脉输入营养；对重症患者或预计手术较大者，可于手术前 5～7 d 留置深静脉输液管。对肝轻度损害的患者行营养支持时，热量供应为 8 371.7～10 464.6 kJ/d，蛋白质 1～1.5 g/(kg・d)。糖提供的热量占非蛋白质热量的 60%～70%，脂肪提供的热量占30%～40%。血糖高时，可给予外源性胰岛素。肝硬化患者的热量供给为 6 278.8～8 371.7 kJ/d，无肝性脑病时，蛋白质用量为 1～1.5 g/(kg・d)；有肝性脑病时，则需限制蛋白质用量，根据病情限制在30～40 g/d。可给予 37%～50% 的支链氨基酸，以提供能量，提高血液中支链氨基酸与芳香族氨基酸的比例，达到营养支持与治疗肝病的双重目的。支链氨基酸用量为 1 g/(kg・d)，脂肪为 0.5～1 g/(kg・d)。此外，还必须供给足够的维生素和微量元素。对于梗阻性黄疸患者，热量供给应为 104.6～125.6 kJ/(kg・d)，糖量为4～5 g/(kg・d)，蛋白质为 1.5～2 g/(kg・d)，脂肪量限制在 0.5～1 g/(kg・d)。给予的脂肪制剂以中链脂肪和长链脂肪的混合物为宜。必须给予足够的维生素，特别是脂溶性维生素。如果血清胆红素浓度＞256 μmol/L，可行胆汁引流以配合营养支持。

（4）减黄治疗：对术前减黄、引流仍然存在争论。不主张减黄的理由有：①减黄术后死亡率和并发症的发生率并未降低；②术前经内镜鼻胆管引流（ENBD）难以成功；③术前经皮肝穿刺胆管外引流（PTCD）并发症（尤其是嵌闭性胆管感染）的威胁大。

主张减黄的理由是：①扩大根治性切除术需要良好的术前准备，减黄很必要；②术前减压 3 周比术前减压 1 周或2 周好；③内皮系统功能和凝血功能有显著改善；④在细胞水平有利于缓解肝损害；⑤有利于大块肝切除的安全性。国内一般对血清总胆红素浓度＞256 μmol/L 的病例，在计划实施大的根治术或大块肝切除术前多采取减黄、引流。医师普遍认为对于黄疸重、时间长（1 个月以上）、肝功能不良，而且需做大手术处理，先行减黄、引流术是有益和必要的。如果引流、减黄有效，但全身情况没有明显改善，肝功能恢复不理想，拟行大手术的抉择也应慎重。国外有人在减黄成功的同时，用病侧门静脉干介入性栓塞，促使病侧肝萎缩和健侧肝增生，既利于手术，又利于减少术后肝代偿不良的并发症，可做借鉴。

（5）判断病变切除的可能性：是肝门部胆管癌术前准备中的重要环节，有利于制订可行的手术方案，减少盲目性。主要是根据影像学检查来判断，但是在术前要达到准确判断的目的非常困难，有时需要剖腹探查后才能肯定，所以应强调多种检查方式的互相补充。如果影像学检查表明肿瘤累及 4 个或 4 个以上的肝段胆管，则切除的可能性为零；如果侵犯的胆管在 3 个肝段以下，切除约有 50% 的可能性；如仅累及一个肝段胆管，切除率可能达83%。如果发现肝动脉、肠系膜上动脉或门静脉被包裹，切除率仍有 35%，但如血管完全闭塞，则切除率为零。有下列情况者应视为手术切除的禁忌证：①腹膜种植转移；②肝门部广泛性淋巴结转移；③双侧肝内转移；④双侧二级以上肝管受侵犯；⑤肝固有动脉或左、右肝动脉同时受侵犯；⑥双侧门静脉干或门静脉主干为肿瘤直接侵犯包裹。

2.手术方法

根据 Bismuth-Corlette 临床分型，对Ⅰ型肿瘤可采取肿瘤及肝外胆管切除（包括低位切断胆总管、切除胆囊、清除肝门部淋巴结）；对Ⅱ型行肿瘤切除加尾叶切除，为了便于显露可切除肝方叶，其余范围与Ⅰ型相同；对Ⅲa 型应在上述基础上同时切除右半肝，对Ⅲb 型同时切除左半肝；

Ⅳ型肿瘤侵犯范围广,切除难度大,可考虑全肝切除及肝移植术。尾状叶位于第一肝门后,其肝管短,距离肝门胆管汇合部近,左、右二支尾状叶肝管分别汇入左、右肝管或左肝管和左后肝管。肝门部胆管癌的远处转移发生得较晚,但沿胆管及胆管周围组织浸润扩散十分常见。侵犯汇合部肝管以上的胆管癌均有可能侵犯尾叶肝管和肝组织。因而,尾状叶切除应当是肝门区胆管癌根治性切除的主要内容。胆管癌细胞既可直接浸润,也可通过血管、淋巴管或通过神经周围间隙,转移至肝内外胆管及肝十二指肠韧带结缔组织内,因此,手术切除胆管癌时仔细解剖,切除肝门区神经纤维、神经丛,有时甚至包括右侧腹腔神经节,这应当是胆管癌根治性切除的基本要求。同时,尽可能彻底地将肝十二指肠韧带内结缔组织连同脂肪淋巴组织一并清除,实现肝门区血管的"骨骼化"。

(1)切口:多采用右肋缘下斜切口或上腹部屋顶样切口,可获得较好的暴露。

(2)探查:切断肝圆韧带,系统探查腹腔,确定病变范围。如有腹膜种植转移或广泛转移,根治性手术已不可能,不应勉强。必要时对可疑病变取活检,行组织冰冻切片病理检查。肝门部肿瘤的探查可向上拉开肝方叶,分开肝门板,进入肝门横沟并向两侧分离,一般可以发现在横沟深部的硬结,其较固定,常向肝内方向延伸,此时应注意检查左、右肝管的受累情况。继而,手术者将左手示指或中指伸入小网膜孔,拇指在肝十二指肠韧带前,触摸肝外胆管的全程、肝动脉、门静脉主干,了解肿瘤侵犯血管的情况。可结合术中超声、术中造影等,并与术前影像学检查资料进行对比,进一步掌握肿瘤分型和分期。根据探查结果,调整或改变术前拟定的手术方式。

(3)Ⅰ型胆管癌的切除:决定行肿瘤切除后,首先解剖肝十二指肠韧带内组织。沿十二指肠上部剪开肝十二指肠韧带前面的腹膜,分离出位于右前方的肝外胆管,继而解剖分离肝固有动脉及其分支,再解剖分离位于后方的门静脉干。将三种管道分离后均用细硅胶管牵开。然后解剖胆囊三角,切断、结扎胆囊动脉,将胆囊从胆囊床上分离下来,可不切断胆囊管。

在十二指肠上缘或更低部位切断胆总管,远端结扎;以近端胆总管作为牵引,向上将胆总管及肝十二指肠韧带内的淋巴、脂肪、神经、纤维组织整块从门静脉和肝动脉上分离,直至肝门部肿瘤上方。此时肝十二指肠韧带内已达到"骨骼化"。有时需将左、右肝管的汇合部显露并与其后方的门静脉分叉部分开。然后在距离肿瘤上缘约 1 cm 处切断近端胆管。去除标本,送病理检验。如胆管上端切缘残留癌,应扩大切除范围。切缘无癌残留,如果胆管吻合张力不大,可直接行胆管对端吻合;但是通常切断的胆总管很靠下方,直接吻合往往困难,以高位胆管和空肠 Roux-en-Y 吻合术为宜。

(4)Ⅱ型胆管癌的切除:判断肿瘤能够切除后,按Ⅰ型肝门部胆管癌的有关步骤,然后解剖分离肝门板,将胆囊和胆总管向下牵引,用 S 形拉钩拉开肝方叶下缘,切断肝左内、外叶间的肝组织桥,便可显露肝门横沟的上缘。如果胆管癌局限,不需行肝叶切除,则可在肝门的前缘切开肝包膜,沿包膜向下分离,使肝实质与肝门板分开,使肝门板降低。此时左、右肝管汇合部及左、右肝管已经暴露。如汇合部胆管或左、右肝管显露不满意,可在切除胆管肿瘤之前先切除部分肝方叶。

尾状叶切除量的多少和切除部位视肿瘤的浸润范围而定,多数医师强调完整切除。常规于第一肝门和下腔静脉的肝上、下段预置阻断带,以防门静脉和腔静脉凶猛出血。尾叶切除有左、中、右径路,左侧(小网膜)径路是充分离断肝胃韧带,把肝脏向右翻转,显露下腔静脉左缘;右侧径路是充分游离右半肝,向左翻转,全程显露肝后下腔静脉;中央径路是经肝正中裂切开肝实质,直达肝门,然后结合左、右径路完整切除肝尾叶。应充分游离肝脏,把右半肝及尾叶向左翻起,在尾叶和下腔静脉之间分离疏松结缔组织,可见数目不定的肝短静脉,靠近下腔静脉端先予以钳夹或带线结扎,随后断离。少数患者的肝短静脉结扎也可从左侧径路施行。然后,在第一肝门横沟下缘切开肝被膜,暴露和分离通向尾叶的 Glisson 结构,近端结扎,远端烧灼。经中央径路时,在肝短静脉离断之后即可将肝正中裂切开,从上而下直达第一肝门,清楚显露左、右肝蒂,此时即能逐一游离和结扎通向尾叶的 Glisson 系统结构。离断尾状叶与肝左叶、肝右叶的连接处,切除尾叶。

分离出左、右肝管后,在距离肿瘤 1.0 cm 以上处切断。完成肿瘤切除后,左、右肝管的断端成形,可将左侧和右侧相邻的肝胆管开口后壁分别缝合,使之成为较大的开口。分别对左、右肝管与空肠行 Roux-en-Y 吻合术,必要时放置内支撑管引流。

(5)Ⅲ型胆管癌的切除:Ⅲ型胆管癌如果侵犯左、右肝管肝内部分的距离短,不需行半肝切除时,手术方式与Ⅱ型的手术方式相似。但是大多数的Ⅲ型胆管癌侵犯左、右肝管的二级分支,或侵犯肝实质,需要做右半肝(Ⅲa型)或左半肝(Ⅲb型)切除,以保证根治的彻底性。

Ⅲa型胆管癌的处理:①与上述Ⅰ、Ⅱ型的方法相同,游离胆总管及肝门部胆管;②在距离肿瘤 1 cm 以上处切断左肝管;③保留肝动脉左支,在肝右动脉起始部切断、结扎;④分离肿瘤与门静脉前壁,在门静脉右干的起始处结扎、缝闭并切断,保留门静脉左支;⑤离断右侧肝周围韧带,充分游离右肝,分离肝右静脉,并在其根部结扎;⑥向内侧翻转右肝,显露尾状叶至腔静脉间的肝短静脉,并分别结扎、切断;⑦阻断第一肝门,行规则的右三叶切除术。

Ⅲb型胆管癌的处理与Ⅲa型相对应,保留肝动脉和门静脉的右支,在起始部结扎、切断肝左动脉和门静脉左干,在靠近肝左静脉和肝中静脉共干处结扎、切断,游离左半肝,尾叶切除由左侧径路,将肝脏向右侧翻转,结扎、切断肝短静脉各支。然后阻断第一肝门,行左半肝切除术。

半肝切除后余下半肝可能尚存左或右肝管,可将其与空肠吻合。有时余下半肝的一级肝管也已切除,肝断面上可能有数个小胆管开口,可以成形后与空肠吻合。若无法成形,可在两个小胆管之间将肝实质刮除一部分,使两个管口沟通成为一个凹槽,然后与空肠吻合;如果开口较多,难以沟通,而开口又较小,不能一一吻合,则可在其四周刮去部分肝组织,成为一个含有多个肝管开口的凹陷区,将周边与空肠行肝肠吻合。

(6)Ⅳ型胆管癌的姑息性切除。根据肿瘤切除时切缘有无癌细胞残留可将手术方式分为:①R_0切除——切缘无癌细胞;②R_1切除——切缘镜下可见癌细胞;③R_2切除——切缘肉眼见有癌组织。对恶性肿瘤的手术切除应当追求 R_0 切除,但是Ⅳ型肝门部胆管癌的广泛浸润使 R_0 切除变得不现实,以往对此类患者常常只用引流手术。目前医师认为,即使不能达到根治性切除,采用姑息性切除的生存率仍然显著高于单纯引流手术。因此,只要有切除的可能,就应该争取姑息性切除肿瘤。如果连胆管引流都不能完成,则不应该再做切除手术。采取姑息性切除时,往往附加肝方叶切除或第Ⅳ肝段切除术,左、右肝断面上的胆管能与空肠吻合,则行 Roux-en-Y 吻合。如不能吻合或仅为 R_2 切除,应该在肝内胆管插管进行外引流,或将插管的另一端置入空肠而转为胆管空肠间"搭桥"式内引流,但要特别注意胆管逆行感染的防治问题。

(7)相邻血管受累的处理:肝门部胆管癌有时浸润生长至胆管外,可侵犯其后方的肝动脉和门静脉主干。若肿瘤很大、转移面广,应放弃切除手术;若病变不属于特别晚期,仅侵犯部分肝动脉和/或门静脉,血管暴露又比较容易,可以行包括血管部分切除在内的肿瘤切除。

如胆管癌侵犯肝固有动脉,可以切除一段动脉,将肝总动脉、肝固有动脉充分游离,常能行断端吻合。如侵犯肝左动脉或肝右动脉,需行肝叶切除,要切除病变肝叶的供血动脉;不行肝叶切除时,一般说来,切断肝左动脉或肝右动脉,只要能维持门静脉通畅,就不会引起肝的坏死,除非患者有重度黄疸、肝功能失代偿。

如胆管癌侵犯门静脉主干,范围较小,可先将其无癌侵犯处充分游离,用无损伤血管钳控制与肿瘤粘连处的门静脉上、下端,将肿瘤连同小部分门静脉壁切除,用5-0无损伤缝合线修补门静脉。如果门静脉受侵,必须切除一段,应尽量采用对端吻合,成功率高;如切除门静脉长度超过2 cm,应使用去掉静脉瓣的髂外静脉或 Gore Tex 人造血管搭桥吻合,这种方法因为吻合两侧门静脉的压力差较小,闭塞发生率较高,应尽量避免。

(8)肝门部胆管癌的肝移植:肝门部胆管癌的肝移植必须严格选择病例,因为肝移植后癌的复发率相对较高,可达 20%～80%。

影响肝移植后胆管癌复发的因素如下。①周围淋巴结转移状况:肝周围淋巴结有癌浸润的受体仅生存7.25 个月,而无浸润者生存 35 个月;②肿瘤分期:UICC 分期Ⅲ、Ⅳ期者移植后无1 例生存达 3 年,而Ⅰ、Ⅱ期患者移植后约半数人生存 5 年以上;③血管侵犯情况:有血管侵犯组和无血管侵犯组肝移植的平均生存时间分别为 18 个月和 41 个月。

因此,只有在下列情况下才对胆管癌患者考虑行肝移植治疗:①剖腹探查肯定是 UICC Ⅱ期;②术中由于肿瘤浸润,不能完成 R_0 切除只能做 R_1 或 R_2 切除;③肝内局灶性复发。肝移植术后,还必须采用放疗才能取得一定的疗效。

(9)肝门部胆管癌的内引流手术:对无法切除的胆管癌,内引流手术是首选的方案,可在一定时期内改善患者的全身情况,提高生活质量,适用于肝内胆管扩张明显,无急性感染,而且引流的肝叶有功能。根据分型不同手术方式也不同。

左侧肝内胆管空肠吻合术:适用于 BismuthⅢ型和少数Ⅳ型病变。经典的手术是 Longmire 手术,但需要切除肝左外叶,手术创伤大而不适用于肝管分叉部的梗阻。目前常采用的方法是圆韧带径路第Ⅲ段肝管空肠吻合术。此段胆管位于圆韧带和镰状韧带左旁,在门静脉左支的前上方,在肝前缘、脏面切开肝包膜后逐渐分开肝组织,应先遇到该段肝管,操作容易。可沿胆管纵轴切开 0.5～1 cm,然后与空肠做 Roux-en-Y 吻合。此方法创伤小,简便、安全,当肝左叶有一定的代偿时引流效果较好,缺点是不能引流整个肝脏。为达到同时引流右肝叶的目的,可加 U 形管引流,用探子从第Ⅲ段肝管切开处置入,通过汇合部狭窄段进入右肝管梗阻近端,然后引入一根硅胶 U 管,右肝管的胆汁通过 U 管侧孔进入左肝管,再经吻合口进入肠道。

右侧肝内胆管空肠吻合术:右侧肝内胆管的走向不像左侧的走向那样恒定,寻找相对困难。最常用的方法是经胆囊床的肝右前叶胆管下段支切开,与胆囊-十二指肠吻合,或与空肠行 Roux-en-Y 吻合。根据肝门部的解剖,此段的胆管在胆囊床处只有1～2 cm 的深度,当肝内胆管扩张时,很容易在此处切开找到,并扩大切口以供吻合。手术时先游离胆囊,注意保存血供,随后将胆囊与右肝内胆管吻合,再与十二指肠吻合或与空肠行 Roux-en-Y 吻合,这样使操作变得更容易。

双侧胆管空肠吻合:对Ⅲa 或Ⅲb 型以及Ⅵ型胆管癌,半肝引流是不充分的。理论上引流半肝可维持必要的肝功能,但是实际上半肝引流在缓解黄疸、改善营养和提高生活质量方面都是不够的。因此,除Ⅰ、Ⅱ型胆管癌外,对其他类型,如果可能均应行双侧胆管空肠吻合术,暴露和吻合的方法与上述方法相同。

(二)中下段胆管癌的外科治疗

位于中段的胆管癌,如果肿瘤比较局限,可采取肿瘤所在的胆总管部分切除、肝十二指肠韧带淋巴结清扫和肝总管空肠 Roux-en-Y 吻合术;对下段胆管癌一般需行胰头十二指肠切除术

（Whipple 手术）。影响手术效果的关键是能否使肝十二指肠韧带内达到"骨骼化"清扫。然而，有些学者认为，中段和下段胆管癌的恶性程度较高，发展迅速，容易转移至胰腺后和腹腔动脉周围淋巴结，根治性切除应包括胆囊、胆总管、胰头部和十二指肠的广泛切除，加上肝十二指肠韧带内的彻底清扫。对此问题应该根据"个体化"的原则，针对不同的患者而做出相应的处理，不能一概而论。手术前准备及切口、探查等与肝门部胆管癌的相应操作相同。

1.中段胆管癌的切除

对于早期、局限和高分化的肿瘤，特别是向管腔内生长的乳头状腺癌，可以行胆总管切除加肝十二指肠韧带内淋巴、神经等软组织清扫，但上端胆管切除范围至肝总管即可，最好能在距离肿瘤上缘 2 cm 处切除。胆管重建以肝总管空肠 Roux-en-Y 吻合为佳，也可采用肝总管-间置空肠-十二指肠吻合的方式，但后者较为烦琐，疗效也与前者类似，故一般不采用。

2.下段胆管癌的切除

（1）Whipple 手术及其改良术式：1935 年，Whipple 首先应用胰头十二指肠切除术治疗 Vater 壶腹周围肿瘤，取得了良好效果。对胆管癌患者，此手术要求一般情况好，年龄<70 岁，无腹腔内扩散转移或远处转移。标准的 Whipple 手术切除范围对治疗胆总管下段癌、壶腹周围癌是合适及有效的。

胰头十二指肠切除后消化道重建方法主要有以下几种。①Whipple 法：顺序为胆肠、胰肠、胃肠吻合，胰肠吻合方法可采取端侧方法，胰管与空肠黏膜吻合，但在胰管不扩张时，难度较大，并容易发生胰瘘。②Child 法：吻合排列顺序是胰肠、胆肠和胃肠吻合。采用 Child 法胰瘘的发生率明显低于 Whipple 法。采用 Child 法，一旦发生胰瘘，则仅流出胰液，只要引流通畅，尚有愈合的机会。Whipple 与 Child 法均将胃肠吻合口放在胰肠、胆肠吻合口下方，胆汁与胰液经过胃肠吻合口，酸碱得以中和，有助于减少吻合口溃疡的发生。③Cattell 法：按胃肠、胰肠和胆肠吻合顺序。

（2）保留幽门的胰头十二指肠切除术（PPPD）：保留全胃、幽门及十二指肠球部，在幽门以远 2～4 cm 切断十二指肠，断端与空肠起始部吻合，其余范围与 Whipple 术相同。1978 年，Traverso 和 Longmire 首先使用 PPPD，20 世纪 80 年代以来由于对生存质量的重视，PPPD 的应用逐渐增多。该术式的优点在于简化了手术操作，缩短了手术时间，保留了胃的消化贮存功能，可促进消化，预防倾倒综合征以及有利于改善营养，避免了与胃大部分切除相关的并发症。施行此手术的前提是肿瘤的恶性程度不高，幽门上、下组淋巴结无转移。该手术方式治疗胆管下段癌一般不存在是否影响根治性的争论，但是要注意一些并发症的防治，主要是术后胃排空延缓。胃排空延迟是指术后10 d仍不能经口进流质饮食，发生率为 $27\%～30\%$。其可能原因是切断了胃右动脉，影响幽门与十二指肠的血供，迷走神经鸦爪的完整性破坏，切除了十二指肠蠕动起搏点以及胃运动起搏点。胃排空延迟大多可经胃肠减压与营养代谢支持等非手术疗法获得治愈，但有时长期不愈，需要做胃造瘘术。

（3）十二指肠乳头局部切除。①适应证：远端胆管癌局限于 Vater 壶腹部或十二指肠乳头；患者年龄较大或合并全身性疾病，不宜施行胰十二指肠切除术。手术前必须经影像学检查及十二指肠镜检查证明胆管肿瘤局限于末端。②手术方法：应进一步探查，证明本术式的可行性，切开十二指肠外侧腹膜，充分游离十二指肠，用左手拇指和示指在肠壁外可触及乳头肿大。在乳头对侧（十二指肠前外侧壁）纵行切开十二指肠壁，可见突入肠腔、肿大的十二指肠乳头。纵行切开胆总管，并通过胆管切口插入胆管探子，尽量将胆管探子从乳头开口处引出，上下结合探查，明确肿瘤的大小和活动度。确定行该术式后,在乳头上方胆管两侧缝 2 针牵引线,沿牵引线上方 0.5 cm 用高频电刀横行切开十二指肠后壁,直至切开扩张的胆管,可见胆汁流出。轻轻向下牵引乳头,用可吸收线缝合拟留下的十二指肠后壁和远端胆总管;继续绕十二指肠乳头向左侧环行扩大切口,边切边缝合十二指肠与胆管,直至胰管开口处。看清胰管开口后,将其上壁与胆总管缝合成共同开口,将前壁与十二指肠壁缝合。用相同方法切开乳头下方和右侧的十二指肠后壁,边切边缝合,待肿瘤完整切除,整个十二指肠后内壁与远端胆总管和胰管的吻合也同时完成。将一根直径与胰管相适应的硅胶管插入胰管并缝合固定,将硅胶管的另一端置于肠腔内,长约 15 cm。在胆总管内常规放置 T 形管引流。

(4)中下段胆管癌胆汁内引流术:相对于肝门部胆管癌引流较为容易,一般选择梗阻部位以上的胆管与空肠做 Roux-en-Y 吻合。下段胆管梗阻时,行胆囊空肠吻合术更加简单,然而胆囊与肝管汇合部容易受胆管癌侵犯而堵塞,即使不堵塞,临床发现其引流效果也较差,故尽量避免使用。要尽可能选择肝胆管高位为吻合的部位,并切断胆管,远端结扎,近端与空肠吻合。不宜选择胆管十二指肠吻合,因十二指肠上翻太多可增加吻合口的张力,加上胆管肿瘤的存在,可很快侵及吻合口。中下段胆管癌随着肿瘤的生长,可能造成十二指肠梗阻,根据情况可做胃空肠吻合以旷置有可能被肿瘤梗阻的十二指肠。

(宁耀辉)

第十节　胆　囊　癌

胆囊癌为胆系原发性恶性肿瘤中最常见的疾病,占全部胃肠道腺癌中的 20%。其发病率在全部尸检中占 0.5%,在胆囊手术中占 2%。该病主要发生在 50 岁以上的中老年人,发病率为 5%～9%,而 50 岁以下发病率为 0.3%～0.7%。该病多见于女性,男、女患者之比为 1:3。胆囊癌的病因并不清楚,学者一般认为该病与胆囊结石引起的慢性感染所造成的长期刺激有关。该病属于中医学黄疸、胁痛、腹痛、积聚等范畴,其主要病因病机为肝气郁结,疏泄不利,脾气虚弱,水湿不化,致痰湿互结,湿热交蒸,瘀毒内阻,日久而形成。

一、诊断

(一)诊断要点

1.病史

上腹部疼痛不适或有胆囊结石。患者有胆囊炎病史。

2.症状

主要表现为中上腹及右上腹疼痛不适,进行性加重,在后期可见持续性钝痛,腹痛可放射至右肩、背、胸等处。可有乏力、低热、食欲缺乏、嗳气、恶心、腹胀、体重减轻等,晚期可伴有恶病质表现。当肿瘤侵犯十二指肠时可出现幽门梗阻症状。

3.体征

腹胀:50% 以上有右上腹压痛。当胆囊管阻塞或肿瘤转移至肝脏或邻近器官时,有时可在右上腹扪及坚硬肿块。

黄疸:晚期可见巩膜、皮肤黄染等。

4.并发症

急性胆囊炎:肿瘤阻塞胆囊管引起的继发感染。

阻塞性黄疸:约50%的患者的肿瘤侵犯胆总管,可引起阻塞性黄疸。

5.实验室检查

化验检查对早期诊断意义不大。口服胆囊造影剂85%以上不显影,仅1‰～2‰可有阳性征象,个别情况下X线平片发现"瓷胆囊",则有诊断意义。

(1)生化检查。①血常规:可呈白细胞计数升高,中性粒细胞增多,有些病例的红细胞及血红蛋白水平下降。②血沉增快。③血生化计数:部分患者胆红素水平升高,胆固醇水平升高,碱性磷酸酶水平升高。④腹水常规可呈血性。

(2)影像学检查。①胆囊造影:可通过口服法、静脉法或逆行胰胆管造影或经皮肝穿胆管造影法显示胆囊。如胆囊显影,则呈现胆囊阴影不完整,腔内可有充盈缺损,或有结石阴影,对诊断有一定价值。②B超检查:诊断率为50%～90%,可发现胆囊内有实质性光团、无身影,或胆囊壁有增厚和弥漫性不规则低回声区,有时能发现肝脏有转移病灶,B超是早期发现胆囊癌的较好方法。③CT检查:可显示胆囊有无肿大及占位性病变影。诊断准确率为70%～80%。④PET、PET-CT检查:适用于胆囊肿块良性、恶性的鉴别诊断、分期、分级以及全身状况的评估,适用于治疗前后疗效评估,为指导组织学定位诊断及选择正确的治疗方案提供可靠依据。

(3)纤维腹腔镜检查:可见胆囊表面高低不平,或有结石,浆膜失去正常光泽,胆囊肿大或周围粘连,肝门区可有转移淋巴结肿大,但因胆囊区不宜做活检,同时周围粘连,往往观察不够满意。所以此方法有一定局限性。

(4)病理学检查:手术探察中标本经病理切片,或腹腔穿刺活检以进行病理学诊断,证实为胆囊癌。经腹穿胆囊壁取活组织,做细胞学检查,对胆囊癌诊断的正确率为85%左右。

(二)鉴别诊断

需鉴别该病与慢性胆囊炎、胆囊结石。

胆囊癌早期表现不明显或表现为右上隐痛、食欲缺乏等,与慢性胆囊炎和胆囊结石相似,可通过B超、CT检查明确诊断,必要时行腹腔镜检查、PET-CT检查,均有助于诊断。

二、辨证

(一)肝气郁结证

右胁隐痛、钝痛及胃脘胀痛,嗳气,恶心,腹胀,食欲缺乏,或口干苦,或目黄、身黄,小便黄赤,苔薄,脉弦。

(二)痰瘀互结证

右胁胀痛或刺痛,胸闷纳呆,恶心呕吐,腹胀乏力,胁肋下或见积块,或身目俱黄,苔白腻,舌有瘀斑,脉弦滑。

(三)肝胆湿热证

右胁胀痛,或向右肩胛放射痛,胸闷且痛,恶心呕吐,口苦,身目发黄,小便黄赤,大便不畅,苔黄腻,脉弦滑。

(四)肝胆实火证

黄疸胁痛,高热烦躁,口苦口干,胃纳呆滞,腹部胀满,恶心呕吐,大便秘结,小便黄赤,苔黄糙,脉弦滑数。

(五)脾虚湿阻证

身目俱黄,黄色较淡,右胁隐痛或胀痛绵绵,脘闷腹胀,食欲缺乏,肢软,大便溏薄,苔白腻,舌淡体胖,脉沉细或濡细。

三、综合治疗

胆囊癌的治疗方法有手术、化疗、放疗、介入治疗等。对 Nevin Ⅰ、Ⅱ、Ⅲ、Ⅳ 期的胆囊癌患者,手术是主要手段。即使是 Nevin Ⅴ 期患者,只要没有腹水、低蛋白血症、凝血障碍和心、肺、肝、肾的严重器质性病变,也不应放弃手术探查的机会。

(一)手术治疗

1.纯胆囊切除术

纯胆囊切除术仅适用于术后病理显示胆囊壁癌灶局限于黏膜者或虽然累及肌层,但癌灶处于胆囊底、体部游离缘者。对位于胆囊颈、胆囊管的早期胆囊癌,或累及肌层而位于胆囊床部位者,应再次手术,将胆囊床上残留的胆囊壁、纤维脂肪组织清除,同时施行胆囊三角区和肝十二指肠韧带周围淋巴清除术。

2.根治性胆囊切除术

根治性胆囊切除术适用于 Nevin Ⅱ、Ⅲ 期胆囊癌患者,包括完整的胆囊切除,胆囊三角区和肝十二指肠韧带"骨骼化"清除,楔形切除胆囊床深度达 2 cm 的肝组织。

3.胆囊癌扩大根治性切除术

胆囊癌扩大根治性切除术适用于 Nevin Ⅴ 期胆囊癌患者,手术方式视肿瘤累及的脏器不同而异。

4.胆囊癌姑息性手术

为解除梗阻性黄疸,可切开肝外胆管,于左、右肝管内植入记忆合金胆管内支架,或术中穿刺胆管,将引流管置于胆管外引流。为解除十二指肠梗阻,可施行胃空肠吻合术。

(二)放疗

为防止和减少局部复发,一些欧美国家积极主张将放疗作为胆囊癌的辅助治疗。国内已有少数报道,认为术前放疗可略提高手术切除率,且不会增加组织脆性和术中出血,术中放疗具有定位准确,减少或避免正常组织器官受放射损伤的优点,该方法对不能切除的晚期患者有一定的疗效,放疗被认为是最有希望的辅助治疗手段,放疗、化疗结合使用可以控制全身转移,放疗的疗效可因一些放射增敏剂(如 5-FU)的使用而改善。目前国内病例资料尚少,有待于不断地总结和积累经验。

日本学者高桥等对 14 例胆囊癌病例进行了总剂量为 30 Gy 的术前放疗,结果发现接受术前放疗者的手术切除率略高于对照组,且不会增加组织脆性和术中出血。术中放疗的优点是定位准确、减少邻近正常组织不必要的放射损伤。照射范围应包括手术切面、肝十二指肠韧带和可疑有残留癌组织的部位。外照射是对胆囊癌的放疗中最常用的方法,常在术后 13~39 d 进行。仪器包括电子回旋加速器、直线加速器和光子治疗仪。照射范围为肿瘤周围 2~3 cm 的区域,包括胆囊床、肝门至十二指肠乳头胆管、肝十二指肠乳韧带、胰腺后、腹腔干和肠系膜上动脉周围淋巴结。常用总剂量为 40~50 Gy,共 20~25 次,每周 5 次。

Todoroki 等对 85 例 Ⅳ 期患者行扩大切除术(包括肝叶切除和肝脏胰腺十二指肠切除术),

12 例术后无残留(turnor residue,RT_0),47 例镜下残留(RT_1),26 例肉眼残留(RT_2)。所有患者中有 9 例加外照射,1 例行近距放疗,37 例行术中放疗(平均剂量 21 Gy)。术中放疗的 37 例中有 9 例再加外照射。结果辅助性放疗组的局部控制率(59.1%)比单纯手术组的局部控制率(36.1%)明显升高,总的 5 年生存率明显增加(辅助性放疗组的 5 年生存率为 8.9%,单纯手术组的 5 年生存率为 2.9%)。辅助性放疗对镜下残留组效果最好(5 年生存率为 17.2%,而单纯手术组为 0),对无残留组和肉眼残留组无明显效果。

(三)化疗

1.单药化疗

胆囊癌对多种传统的化疗药物均不敏感。氟尿嘧啶(5-FU)、丝裂霉素(MMC)、卡莫司汀(BCNU)和顺铂(DDP)等单药的疗效都比较低,尚无公认的好的化疗药物,而新一代细胞毒性化疗药的相继问世正在改变这一局面。

鉴于吉西他滨(GEM)与胰腺和胆管组织具有亲和性及多篇报道称 GEM 治疗胆囊癌或胆管癌有效,已经开展了多项Ⅱ期临床研究。一般采用常规剂量,即 $800 \sim 1\ 200$ mg/m^2,静脉滴注 30 min,第 1、8、15 d,每 4 周重复;药物耐受性好,Ⅳ度血液学毒性≤5%,非血液学毒性不常见,相当比例的有症状患者的症状减轻和/或体重增加。

临床前研究显示伊立替康(CPT-11)对胆系肿瘤具有活性。因此,Alberts 等设计了一项Ⅱ期临床试验,以评估其临床价值。总共 39 例患者入选,36 例可以评价,均经病理组织学或细胞学检查确诊为局部晚期或转移的胆管癌或胆囊癌。CPT-11 125 mg/m^2,静脉滴注,每周 1 次,连续应用 4 周,间隔 2 周。结果:获得 CR 1 例,PR 2 例,ORR 8%。提示 CPT-11 单药对胆系肿瘤疗效欠佳。毒副反应的发生率高,但无特殊和不可预期的毒副反应发生。

2.联合化疗

Ⅱ期临床试验提示 GEM 单药对于胆系肿瘤安全、有效,已经有报道称 GEM 与 DDP、奥沙利铂(L-OHP)、多西他赛(DCT)、CPT-11、Cap、MMC 或 5-FU(静脉持续滴注)组成联合方案,可以提高疗效,尚需进行随机研究以证实联合化疗在疗效和生存上的优势。常用方案有 GP 方案和 MF 方案。

(四)介入胆道引流术

胆囊癌胆囊切除术后出现的阻塞性黄疸是难以手术治疗的,因为往往已有肝门的侵犯。通过内窥镜括约肌切开术于胆总管的狭窄处放置引流管和金属支架管可缓解胆道阻塞的症状。PTCD 方法也可缓解胆道阻塞的症状。施行肝内扩张胆管或胆总管与空肠吻合及做 U 管引流也是有效的减黄手术方法。

（宁耀辉）

第十三章

胰 腺 疾 病

第一节 急性胰腺炎

急性胰腺炎是外科临床常见的急腹症之一,从轻症急性胰腺炎到重症急性胰腺炎,由于两者的严重度不一,所以预后相差甚远。在急性胰腺炎中,80％左右为轻型胰腺炎,经非手术治疗可以治愈。而另外 20％表现为病情严重,伴有局部和全身并发症,出现一个或多个脏器功能衰竭,甚至导致患者死亡,被称为重症急性胰腺炎。对重症急性胰腺炎患者即使给予及时治疗(包括外科的干预),仍有 30％左右的病死率。

一、病因与发病机制

胆道疾病、酗酒、高脂血症和医源性创伤都可以诱发胰腺炎,其中,最常见的病因是胆道疾病,约占 50％;其次是酗酒及医源性的创伤(包括手术损伤、内镜操作等)。近年来,高脂血症诱发的急性胰腺炎逐渐增多。其他的病因还有外伤、十二指肠病变(如十二指肠憩室)、高钙血症、药物因素(如硫唑嘌呤、氨基水杨酸、磺胺、皮质激素)的诱发等。另外,有部分急性胰腺炎找不到原因,称特发性胰腺炎。

二、病理

急性胰腺炎的基该病理改变包括水肿、出血和坏死。任何类型的急性胰腺炎都具有上述 3 种改变,只是程度有所不同。一般急性胰腺炎在病理上分为间质水肿性胰腺炎和坏死性胰腺炎。

(一)间质水肿性胰腺炎

肉眼可见胰腺呈弥漫性和局限性水肿、肿胀、变硬,外观似玻璃样发亮。镜下可见腺泡和间质水肿、炎性细胞浸润,偶尔有轻度的出血和局灶性坏死,但腺泡和导管基本正常。此型胰腺炎占急性胰腺炎的绝大多数,其预后良好。

(二)坏死性胰腺炎

大体上胰腺肿大,胰腺组织因广泛出血坏死而变软,出血区呈暗红色或蓝黑色,坏死灶呈现灰黄色、灰白色。腹腔伴有血性渗液,内含大量淀粉酶,网膜及肠系膜上有小片状皂化斑。镜检胰腺组织呈大片出血坏死,腺泡和小叶结构模糊不清。胰腺导管呈不同程度扩张,动脉有血栓形成。坏死灶外有炎性区域围绕。当胰腺坏死灶继发感染时,被称为感染性胰腺坏死。肉眼可见胰腺腺体增大、肥厚,呈暗紫色。坏死灶呈现散在或片状分布,后期坏疽时为黑色,全胰坏死较少发生。

三、分类

急性胰腺炎的发病原因众多,病程进展复杂,预后差别极大,因此,分类侧重的方面不同,分类的方法也就有所不同。

(一)病因学分类

1.胆源性胰腺炎

其为由胆管结石梗阻或胆管炎、胆囊炎诱发的急性胰腺炎。患者的首发症状多起自中上腹或右上腹,临床上 50% 以上的急性胰腺炎都是胆道疾病引起的。

2.酒精性胰腺炎

其为酗酒引起的急性胰腺炎,在西方国家约占急性胰腺炎的 25%,国外报道较多。

3.高脂血症性胰腺炎

其为高血脂诱发的急性胰腺炎。近年来逐渐增多,正常人群的血脂水平高于 11 mmol/L,易诱发急性胰腺炎。

4.外伤或手术后胰腺炎

其为胆道或胃的手术、胆道口括约肌切开成形术、ERCP 后诱发的急性胰腺炎。

5.特发性胰腺炎

其为病因不明的急性胰腺炎,多数是微小胆石引起的。

6.其他

其他包括药物性急性胰腺炎、妊娠性急性胰腺炎等。

(二)病理学分类

按病理学可把急性胰腺炎分为间质水肿型胰腺炎、坏死型胰腺炎。

(三)病程和严重程度分类

1.轻症急性胰腺炎

轻症急性胰腺炎占急性胰腺炎的多数,不伴有器官功能衰竭及局部或全身并发症,通常在 1~2 周恢复,病死率极低。

2.中重症急性胰腺炎

伴有一过性(≤48 h)的器官功能障碍。早期病死率低,后期如坏死组织合并感染,病死率升高。

3.重症急性胰腺炎

重症急性胰腺炎占急性胰腺炎的 5%~10%,伴有持续(>48 h)的器官功能衰竭。SAP 早期病死率高,如后期合并感染,则病死率更高。

四、临床表现

(一)症状

急性胰腺炎起病急骤,临床表现的严重程度和胰腺病变的轻重程度相关,轻型胰腺炎或胆源性胰腺炎的初发症状较轻,甚至被胆道疾病症状所掩盖。而重症胰腺炎在剧烈腹痛的临床表现基础上症状逐渐加重,出现多脏器功能障碍,甚至衰竭。

1.腹痛、腹胀

突然出现上腹部剧烈疼痛是急性胰腺炎的主要症状。腹痛前,多有饮食方面的诱因,如暴饮暴食、酗酒和进油腻食物。腹痛常为突然起病,剧烈的上腹部胀痛,呈持续性,位于中上腹偏左,也可以位于中上腹、剑突下。胆源性胰腺炎患者的腹痛常起于右上腹,后转至正中偏左。可有左肩、腰背部放射痛。病情严重的患者的腹痛表现为全上腹痛。腹痛时,患者常不能平卧,呈弯腰屈腿位。

2.恶心、呕吐

伴随腹痛而来,恶心、呕吐频繁,呕吐物大多为胃内容物,呕吐后腹痛、腹胀症状并不能缓解为其特点。

3.发热

多数情况下中重症急性胰腺炎及重症急性胰腺炎早期,体温常在 38 ℃左右,胆源性胰腺炎伴有胆道梗阻、化脓性胆管炎时,可出现寒战、高热。此外,在发生重症急性胰腺炎时由于胰腺坏死伴感染,高热也是主要症状之一,体温可高达 39 ℃以上。

4.休克

在重症急性胰腺炎早期,由于大量的液体渗透到后腹膜间隙、腹腔、肠腔或全身的组织间质中,患者出现面色苍白、脉搏细速、血压下降等低血容量性休克症状,尿量减少。此外,在重症急性胰腺炎的感染期,如果胰腺和胰周坏死感染,组织及化脓性积液不被及时引流,可出现感染性休克。

5.呼吸困难

在重症急性胰腺炎的早期,腹胀加剧使横膈抬高影响呼吸,加上胰源性毒素的作用,使肺间质水肿,影响肺的气体交换,最终导致呼吸困难。患者呼吸急促,呼吸频率常在 30 次/分钟以上,$PaO_2 < 8.0$ kPa(60 mmHg)。少数患者可出现心、肺、肾、脑等器官功能衰竭及弥散性血管内凝血(DIC)。

6.其他

约 25% 的患者会出现不同程度的黄疸,主要是由结石梗阻和胰头水肿压迫胆总管所致,也可因胰腺坏死感染或胰腺脓肿未能被及时引流,引起肝功能不良而产生。此外,随着病情的进展,患者会出现少尿、消化道出血、手足抽搐等症状,严重者可有 DIC 的表现。

(二)体征

1.一般情况检查

患者就诊时呈急腹症痛苦面容,精神烦躁不安或神态迟钝,口唇干燥,心率、呼吸频率较快,心率多在 90 次/分钟以上,呼吸频率在 25 次/分钟以上,一部分患者的巩膜可黄染,血压低于正常值。

腹部检查:轻症水肿性胰腺炎仅有中上腹或左上腹压痛,轻度腹胀,无肌卫,无反跳痛。重症坏死性病例,全腹痛以中上腹为主,上腹部压痛,伴中重度腹胀,上腹部有腹肌紧张、反跳痛等腹膜炎体征。根据胰腺坏死程度和胰外侵犯范围及感染程度,腹膜炎可从上腹部向全腹播散。左侧腰背部也会有饱满感和触痛。有明显的肠胀气,肠鸣音减弱或消失。重症患者可出现腹水,腹腔穿刺常可抽到血性液体,腹水淀粉酶常超过 1 500 U。坏死性胰腺炎进展到感染期时,部分患者有腰部水肿。

一些患者的左侧腰背部皮肤呈青紫色斑块,被称为 Grey-Turner 征。如果青紫色皮肤改变出现在脐周,被称为 Cullen 征。这些皮肤改变是胰液外渗至皮下脂肪组织间隙,溶解皮下脂肪,使毛细血管破裂出血所致,出现这两种体征往往预示病情严重。

2.全身情况

胆源性胰腺炎患者如果有结石嵌顿在壶腹部,会出现黄疸。因为有炎症,少数患者的胰头肿大,肿大的胰头压迫胆总管而产生黄疸,但这种类型的黄疸程度较浅,总胆红素指数很少超过100 mmol/L。

早期或轻型胰腺炎患者的体温无升高或仅有低于 38 ℃的体温。坏死性胰腺炎患者的病程中体温超过 38.5 ℃,预示坏死继发感染。

患者的左侧胸腔常有反应性渗出液,患者可出现呼吸困难。少数严重者可出现精神症状,包括意识障碍、神志恍惚甚至昏迷。

重症坏死性胰腺炎患者在早期急性反应期就易出现循环功能衰竭、呼吸功能和肾衰竭,此时会出现低血压和休克及多脏器功能衰竭的相关表现和体征,如呼吸急促、发绀、心动过速。

五、辅助检查

(一)实验室检查

1.淀粉酶的测定

血、尿淀粉酶的测定是诊断胰腺炎最常用和最重要的手段。血清淀粉酶在急性胰腺炎发病的 2 h 后升高,24 h 后达高峰,4～5 d 恢复正常。尿淀粉酶在发病的 24 h 后上升,下降缓慢,持续 1～2 周。血、尿淀粉酶水平在发病后保持高位不能回落,表明胰腺病变持续存在。很多急腹症都会有血清淀粉酶水平升高,如上消化道穿孔、胆道炎症、绞窄性肠梗阻,故只有血、尿淀粉酶水平升高较明显时才有临床诊断的意义。使用 Somogyi 法,血淀粉酶正常值在 40～110 U,超过500 U,有诊断急性胰腺炎的价值。测得的值越高,诊断的意义越大。

淀粉酶清除率与肌酐清除率的比值:淀粉酶清除率/肌酐清除率(%)=(尿淀粉酶水平/血淀粉酶水平)/(尿肌酐水平/血肌酐水平)×100%,正常人的该比值是 1%～5%,一般小于 4%,大于 6%有诊断意义。发生急性胰腺炎时,肾脏对淀粉酶的清除能力增加,而对肌酐的清除能力不变,因此,淀粉酶清除率与肌酐清除率的比值的测定可以协助鉴别诊断。

2.血清脂肪酶的测定

因为血液中脂肪酶的唯一来源是胰腺,所以具有较高的特异性。血中淀粉酶和脂肪酶水平平行升高,可以增加诊断的准确性。

3.C 反应蛋白、PMN-弹力蛋白酶的测定

C 反应蛋白是急性炎症反应的血清标志物,PMN-弹力蛋白酶为被激活的白细胞释放,也反映了全身炎症反应的程度,因此,这两个指标表明急性胰腺炎的严重程度。48 h 的 C 反应蛋白达到 150 mg/L,预示为重症急性胰腺炎。

4.血钙的测定

由于急性坏死性胰腺炎周围组织脂肪坏死和脂肪内钙皂形成消耗了钙,所以,血钙水平的降

低也代表了胰腺坏死的程度。血钙水平降低往往发生在发病后的第 2～3 d,如果血钙水平持续低于1.87 mmol/L,预后不良。

5.血糖的测定

急性胰腺炎早期,血糖水平会轻度升高,与机体应激反应有关。后期,血糖水平维持在高位不降,超过11.0 mmol/L(200 mg/dL),则是因为胰腺受到广泛破坏,预后不佳。

6.血红蛋白和血细胞比容的测定

急性胰腺炎患者的血红蛋白和血细胞比容的改变常常反映了循环血量的变化。病程早期发现血细胞比容增加>40%,说明血液浓缩,大量液体渗入人体组织间隙,表明胰腺炎病情危重。

7.其他

在胰腺炎的治疗过程中,要随时监测动脉血气分析、肝功能、肾功能、血电解质变化等指标,以便早期发现机体脏器功能的改变。

(二)影像学检查

1.超声检查

彩超由于无创、费用低廉、简便易行而成为目前急腹症的一种普查手段。在急性胆囊炎、胆管炎、胆管结石梗阻等肝胆疾病领域,诊断的准确性甚至超过 CT。但是,彩超检查结果受到操作者的水平、腹腔内脏器气体的干扰等影响。彩超也是急性胰腺炎的首选普查手段,可以鉴别是否有胆管结石或炎症,是否是胆源性胰腺炎。胰腺水肿改变时,彩超显示胰腺外形弥漫肿大,轮廓线膨出,胰腺实质为均匀的低回声分布,有出血坏死病灶时,可出现粗大的强回声。坏死性胰腺炎患者的肠道常常充气,干扰了彩超的诊断,因此彩超对胰腺是否坏死的诊断价值有限。

2.CT 检查

平扫和增强 CT 检查是大多数胰腺疾病的首选影像学检查手段和有效检查方法,对于坏死性胰腺炎病变的程度、胰外侵犯范围及对病变的动态观察,则需要依靠增强 CT 的影像学判断。

单纯水肿型胰腺炎 CT 表现:胰腺弥漫性增大,腺体轮廓不规则,边缘模糊不清。

出血坏死型胰腺炎 CT 表现:肿大的胰腺内出现皂泡状的密度减低区,增强后密度减低区与周围胰腺实质的对比为明显。

在胰周小网膜囊内、脾胰肾间隙、肾前后间隙等部位可见胰外侵犯。目前,CT 的平扫和增强扫描已是胰腺炎诊疗过程中最重要的检查手段,临床已接受将 CT 影像学改变作为病情严重程度分级和预后判别的标准之一。

(三)穿刺检查

1.腹腔穿刺检查

腹腔穿刺检查是一种安全、简便和可靠的检查方法,对有移动性浊音者,将左下腹和右下腹的麦氏点作为穿刺点,穿刺抽出淡黄色或咖啡色腹水,腹水淀粉酶水平升高对诊断有帮助。

2.胰腺穿刺检查

胰腺穿刺检查适用于怀疑坏死性胰腺炎继发感染者。一般在 CT 或 B 超定位引导下进行,将吸出液或坏死组织进行细胞学涂片和细菌或真菌培养,对确定是否存在坏死组织感染、何种细菌感染、采用何种抗生素及是否需要手术引流都有一定帮助。

六、治疗

在非手术治疗的基础上,根据不同的病因、不同的病程分期选择有针对性的治疗方案。

（一）非手术治疗

减少胰腺分泌，防止感染，防止病情进一步发展。单纯水肿型胰腺炎经非手术治疗可基本治愈。

1.禁食、胃肠减压

禁食、胃肠减压主要是防止食糜进入十二指肠，阻止促胰酶素分泌，减少胰腺分泌胰酶，阻断可能加重疾病发展的机制。禁食、胃肠减压也可减轻患者的恶心、呕吐和腹胀症状。

2.抑制胰液分泌

使用药物对抗胰酶的分泌。药物包括间接抑制和直接抑制药物。间接抑制药物有 H_2 受体阻滞剂和质子泵抑制剂（如西咪替丁和奥美拉唑），通过抑制胃酸分泌减少胰液分泌。直接抑制药物主要是生长抑素，它可直接抑制胰酶的分泌。还有人工合成的生长抑素八肽和生物提取物生长抑素 14 肽。

3.镇痛和解痉治疗

明确诊断后，可使用止痛剂，缓解患者的痛苦。要注意的是哌替啶可产生胆道口括约肌痉挛，故同时使用联合解痉药物，如山莨菪碱。

4.营养支持治疗

无论是急性水肿性胰腺炎还是急性坏死性胰腺炎，起病后，为了使胰腺休息，都需要禁食较长的一段时间，因此营养支持尤为重要。起病早期，患者有腹胀、胃肠道功能障碍，故以全胃肠道外的静脉营养支持为主。

5.预防和治疗感染

抗生素的早期预防性使用目前尚有争议。临床研究证实，在感染没有出现时预防性使用抗生素，并未减少胰腺感染的发生率和提高急性胰腺炎的治愈率，长期大剂量使用抗生素加大了真菌感染的机会。我们认为，若急性水肿性胰腺炎患者没有感染的迹象，不建议使用抗生素。而当通过影像学资料判断急性坏死性胰腺炎患者的胰腺坏死范围超过 30%，可以预防性使用抗生素。首选广谱的、能透过血胰屏障的抗生素，如喹诺酮类、第三代或第四代头孢菌素、碳青霉烯类。

（二）手术治疗

对部分重症急性胰腺炎，非手术治疗不能逆转病情的恶化时，就需要手术介入。手术治疗的选择要慎重，何时手术，做何种手术，都要严格掌握指征。

1.手术适应证

（1）胆源性急性胰腺炎：分梗阻型和非梗阻型，对有梗阻症状的病例，要早期手术解除梗阻。对非梗阻的病例，可在胰腺炎缓解后再手术治疗。

（2）重症急性胰腺炎病程中出现坏死感染：有前文所述的坏死感染的临床表现及辅助检查证实感染，应及时手术清创引流。

2.手术方法

（1）坏死病灶清除引流术：是对重症急性胰腺炎最常用的手术方式。该手术主要是清除胰腺坏死病灶和胰外侵犯的坏死脂肪组织及含有毒素的积液，去除坏死感染和炎性毒素产生的基础，并在坏死感染清除区域放置灌洗引流管，保持术后有效地、持续不断地灌洗引流。

（2）胰腺残余脓肿清创引流手术：对于已进入残余感染期，感染残腔无法自行吸收，而有全身炎症反应综合征者，可行残余脓肿清创引流术。操作方法与坏死病灶清除引流术相同，只要把冲洗引流管放在脓腔内即可，也不需要再行"三造瘘"手术。

(3)急性坏死性胰腺炎出血治疗术：出血可以发生在急性坏死性胰腺炎的各个时期。胰腺坏死时一方面胰腺自身消化，胰腺实质坏死，胰腺内血管被消化而出血；另一方面大量含有胰蛋白酶、弹性蛋白酶和脂肪酶的胰液外渗，腐蚀胰腺周围组织和血管，造成继发出血。当进行胰腺坏死组织清创术时和清创术后，出血的概率更高，有活性的胰腺组织被清除时引起创面出血，但主要是已坏死的组织被清除后，新鲜、没有坏死栓塞的血管暴露于高腐蚀性的胰液中，导致血管壁被破坏出血。

（李增志）

第二节　慢性胰腺炎

慢性胰腺炎(CP)是各种病因引起胰腺组织和功能不可逆改变的慢性炎症性疾病，是处理起来比较棘手的疾病，近年来发病率有升高的趋势。CP 的基本病理特征包括胰腺实质慢性炎症损害和间质纤维化，胰腺实质钙化、胰管扩张及胰管结石等改变。临床主要表现为反复发作的上腹部疼痛和胰腺内、外分泌功能不全。目前各种治疗针对慢性胰腺炎的并发症及改善症状。

一、病因

目前公认的观点是环境因素、遗传因素、慢性饮酒及它们之间的相互作用共同参与了 CP 的发病过程，酒精是引起 CP 的主要原因。吸烟是 CP 的另外一个独立危险因子，它能增加 CP 的复发率。

二、临床表现

腹痛是 CP 患者的主要临床症状，其典型表现为发作性上腹部疼痛，常由高脂饮食或饮酒诱发，随着胰腺外分泌功能不断下降，疼痛程度会减轻，甚至消失。外分泌功能不全早期患者无特殊症状，后期可出现脂肪泻、消瘦及营养不良表现。内分泌功能不全早期患者可出现糖耐量异常，后期表现为糖尿病症状。有些患者合并胆道梗阻、十二指肠梗阻、胰腺假性囊肿、胰源性门脉高压及胰源性胸腹水等并发症，会出现相应的临床表现。

（一）腹痛
腹痛是慢性胰腺炎最主要的症状，90％的病例诉腹痛，腹痛可为阵发的隐痛，也可以是持续的无法耐受的剧痛，通常位于中上腹或左上腹并放射至背部。进餐后腹痛加剧。

腹痛的部位与胰腺病变的位置有关，胰头病变引起右上腹痛，胰体尾部病变时腹痛位于中上和左上腹部。背部放射痛提示炎症已扩展至腹膜后。腹痛常为持续性隐痛或剧痛，饮酒和饱餐可引起发作，每次发作持续数天。

（二）体重减轻
体重丧失也是慢性胰腺炎的重要症状之一，约发生于 75％的病例，主要由畏食和惧怕进食引起腹痛所致。其次，严重的胰腺病变可引起胰酶分泌减少，导致消化和吸收不良。

（三）胰腺功能不全
胰腺腺泡丧失 95％以上，脂肪泻是最常见的症状，这时粪便奇臭，量多且呈泡沫状，含大量脂肪颗粒。30%左右的患者并发糖尿病,糖尿病一般早于脂肪泻。

三、影像学检查

(一)CT 检查

CT 检查是 CP 诊断首选检查方法。对中晚期病变诊断的准确性较高,对早期病变诊断价值有限。可见胰腺实质增大或萎缩、胰腺钙化、结石形成、主胰管扩张及假性囊肿形成等征象。

(二)超声与内镜超声(EUS)检查

超声检查通常作为 CP 的初筛检查,可显示胰腺形态改变,胰管狭窄、扩张、结石或钙化及囊肿等征象,但敏感性和特异性较差。EUS 除显示形态特征外,还可以辅助穿刺活检组织学诊断。

(三)X 线检查

胰腺区域可见钙化灶或结石影。

(四)磁共振成像(MRI)和磁共振胆胰管成像(MRCP)检查

MRCP 可以清晰地显示胰管病变的部位、程度和范围。胰泌素增强 MRCP 能间接反映胰腺的外分泌功能,有助于 CP 的早期诊断。

(五)内镜逆行胆胰管造影(ERCP)检查

ERCP 主要显示胰管形态改变,作为有创性检查,目前多被 MRCP 和超声内镜(EUS)替代,仅在诊断困难或需要治疗操作时选用。

(六)胰管镜检查

胰管镜检查可直接观察患者胰管内病变,同时能收集胰液、细胞刷片及组织活检等检查,对 CP 早期诊断及胰腺癌鉴别诊断有意义。

四、诊断

诊断具体如下:①一种及一种以上影像学检查显示 CP 特征性形态改变;②组织病理学检查显示 CP 特征性改变;③患者有典型上腹部疼痛或其他疾病不能解释的腹痛,伴或不伴体重减轻;④血清或尿胰酶水平异常;⑤胰腺外分泌功能异常。有①或②中任何一项典型表现,或者有①或②疑似表现加③、④和⑤中任何两项,可以确诊。对有①或②中任何一项疑似表现,考虑为可疑患者,需要进一步临床观察。

五、治疗

治疗原则:缓解急慢性疼痛,改善生活质量;去除病因和纠正存在的胰管梗阻因素,阻断损伤性的病理过程;预防和治疗并发症及寻找胰腺内、外分泌功能的替代治疗方法;进行并发症治疗和社会心理治疗。

(一)非手术治疗

非手术治疗包括戒烟、戒酒、调整饮食结构、避免高脂饮食、补充脂溶性维生素及微量元素,如果出现营养不良,可给予肠内或肠外营养支持。疼痛治疗主要依靠选择合适的镇痛药物。初始宜选择非甾体抗炎药物,若效果不佳,可选择弱阿片类药物,仍不能缓解甚至加重时选用强阿片类镇痛药物。

患者出现脂肪泻、体重下降及营养不良表现时,需要补充外源性胰酶制剂以减轻消化吸收功能障碍。效果不佳可增加剂量或联合服用质子泵抑制剂。出现胰腺内分泌功能不全,根据糖尿病进展程度及并发症情况,一般首选二甲双胍来控制血糖,必要时加用促胰岛素分泌药物,对于症状性高血糖患者、口服降糖药物疗效不佳者选择胰岛素治疗。CP合并糖尿病患者对胰岛素敏感,需特别注意预防低血糖发作。

(二)内镜治疗

随着微创技术在临床应用的推广,内镜介入治疗在 CP 的治疗中占越来越重要的地位,可作为 CP 非手术治疗失败后的初始方案。内镜治疗的主要适应证包括胰胆管结石和狭窄引起的梗阻及伴随症状的胰腺假性囊肿。其缓解 CP 疼痛的有效率为 60%～70%,假性囊肿的治疗有效率为80%～95%。

（李增志）

第三节　胰　　瘘

胰瘘是急性胰腺炎、慢性胰腺炎、腹部外伤和腹部外科手术,特别是胰腺手术后的严重并发症之一。此时,胰液由非生理途径流出,常导致腹腔内的感染和出血。若处理不当,胰瘘、感染与出血又会相互影响,形成恶性循环,甚至造成死亡。胰瘘分为胰内瘘和胰外瘘。胰液经引流管或切口流到体表则为胰外瘘,其多见于胰腺手术后。2005 年,胰瘘国际协作组(ISGPF)将并发于胰腺手术后的胰瘘正式命名为术后胰瘘,特指胰肠吻合口瘘(如胰十二指肠切除术)或胰腺残端漏(如远端胰腺切除术)。胰内瘘是指漏出的胰液向内通向腹腔、胸腔或各个相邻空腔器官,常见于急性胰腺炎、慢性胰腺炎。若胰液经破裂的胰管漏出后被周围组织包裹,可形成假性囊肿。如果流入游离腹腔则导致胰源性腹水。有时胰液可流向后方,向上进入胸腔而产生胰源性胸腔积液。罕见情况下,胰液腐蚀周围的肠壁可形成胰肠瘘。

一、术后胰瘘

(一)诊断

ISGPF 推荐的术后胰瘘(POPF)的诊断标准为:胰腺手术后 3 d 及 3 d 以上,腹腔引流液淀粉酶浓度大于正常血清淀粉酶上限的 3 倍。此外,2010 年,中华医学会外科学分会胰腺外科学组发布了《胰腺术后外科常见并发症预防及治疗的专家共识(2010)》。在共识中,胰瘘的诊断标准定义为术后第 3 d 或以后吻合口或胰腺残端液体引流量＞10 mL/d,引流液淀粉酶浓度高于正常血清淀粉酶上限的 3 倍,且连续 3 d 以上;或存在临床症状(如发热),超声或 CT 等影像学检查发现吻合口周围液体积聚,穿刺证实液体中淀粉酶浓度高于正常血清淀粉酶上限的 3 倍。同时,依据胰瘘造成的临床后果将术后胰瘘分为 3 级(表 13-1)。①A 级:患者无临床症状,而且胰瘘能自行愈合,病程一般不超过 3 周;②B 级:患者可有腹痛、发热和白细胞计数升高,需要某些临床干预,腹腔引流通畅持续 3 周以上;③C 级:患者出现严重的脓毒症,或伴有多器官功能障碍,需重症监护治疗,必要时需经皮穿刺引流或再次手术。近年来,胰腺外科领域习惯将可自愈的 A 级胰瘘称为生化瘘,B、C 级胰瘘称为临床相关性胰瘘。

Pratt 等依据该标准回顾性地分析了 256 例胰腺手术患者,术后胰瘘的发生率为 32.4%,其中 A 级 41 例,B 级 32 例,C 级 10 例,分别占胰瘘的 49.4%、38.6% 和 12%。复旦大学附属中山医院对 341 例胰腺手术患者研究显示，术后胰瘘的病例为 156 例，发生率为 45.7%，其中 A 级 52 例，B 级 97 例，C 级 7 例，分别占胰瘘的 33.3%、62.2% 和 4.5%。两组资料提示胰腺术后胰瘘的发生率相当高，但严重而需再手术的胰瘘仅占 10% 左右，绝大多数在积极治疗后痊愈。

表 13-1　术后胰瘘分级的主要参数

分级	A	B	C
一般情况	好	一般	差
特殊治疗①	无	有/无	有
B 超/CT	阴性	阴性/阳性	阳性
持续引流(>3 周)	否	通常是	是
再次手术	否	否	是
术后胰瘘相关死亡	无	无	可能有
感染征象	无	有	有
脓毒症	无	无	有
再次入院	否	是/否	是/否

注：①包括肠外营养、抗生素、肠内营养、生长抑素类制剂和/或再引流。

胰腺手术后第一天腹腔引流液中的淀粉酶浓度是术后胰瘘的一项独立危险因素。2007 年，Molinari 等对 137 例接受胰腺手术患者的前瞻性研究报告指出，术后第 1 d 腹腔引流液淀粉酶浓度≥5 000 U/L，应作为预测术后胰瘘的有价值的指标。此外，最近研究发现术后引流液淀粉酶浓度与胰瘘的严重程度有一定相关性。Ceroni 等分析 135 例行胰十二指肠切除术病例发现，B、C 级胰瘘患者引流液淀粉酶的浓度显著高于 A 级胰瘘，当引流液淀粉酶浓度>2 820 U/L 时，发生严重胰瘘的风险显著增大。

B 超、CT 或 MRI 等影像学检查对术后胰瘘的诊断有一定的参考价值。尤其在引流不理想，或出现全身感染症状的情况下，应考虑行 B 超、CT 或 MRI 检查，了解引流管的位置以及有无胰周积液或脓肿形成。

(二)预防

影响术后胰瘘的危险因素除了患者因素(年龄、伴随疾病、黄疸、低蛋白血症等)以及疾病因素(胰腺质地、胰管直径、胰腺外分泌功能等)外，胰腺手术的围术期处理和手术相关因素(术中出血量、吻合方式、手术技巧等)尤为重要。

1.抑制胰腺外分泌

生长抑素类制剂具有抑制胰腺分泌的作用，常被用于术后胰瘘的预防，但其预防作用尚有争议。Montorsi 的前瞻性对照研究显示，预防性应用生长抑素类制剂——奥曲肽能有效降低术后胰瘘的发生率；国内学者的回顾性研究结论也多肯定其预防作用。但 2014 年，McMillan 等对 1 018 例胰十二指肠切除术患者进行了回顾性研究，分析显示奥曲肽不仅不能降低术后胰瘘的发生率，反而可以增加中、高危组患者临床相关性胰瘘的发生率。

2.提高手术技巧

胰腺手术是复杂的高难手术，手术者的技术和经验是发生术后胰瘘的重要影响因素。术中解剖层次不清，操作粗暴，使胰腺损伤严重，或者直接伤及胰管，则增加了术后发生胰瘘的机会。行胰十二指肠切除术时如果未能完全切除钩突，残留的胰腺组织可能在术后发生出血、坏死，导致胰瘘发生。胰腺残端游离过长、肠管开口过小与胰腺断端不匹配导致吻合口张力高、缝合过密、结扎过紧等,造成吻合口血供不良,都会影响吻合口愈合。

胰腺残端的处理是预防术后胰瘘的关键。胰腺与消化道重建大多采用套入式端-端或端-侧胰空肠吻合、胰管对空肠黏膜(即黏膜对黏膜)端-侧胰空肠吻合和捆绑式胰肠吻合术。胰胃吻合也是一种选择术式。根据目前的文献资料,尚难评价某一种吻合方式的优劣。复旦大学附属中山医院的经验是,手术者应选择自己熟悉的吻合方式,依靠精湛的外科技术,提高吻合质量。远端胰腺切除术的残端处理的关键是必须缝扎主胰管及大的胰管分支,如果术中采用直线切割闭合器离断胰腺,需要选择合适的钉仓关闭主胰管。

(三)治疗

A 级胰瘘为胰液的单纯漏,不引起临床症状,通畅引流即可治愈。B 级胰瘘的患者常需要禁食、胃肠减压,给予肠外营养或肠内营养支持。对于伴有腹痛、发热和白细胞计数升高者,需使用抗生素。腹腔引流通常超过 3 周。若 C 级胰瘘患者出现严重的脓毒症,应将其转入重症监护病房并采取积极的治疗干预措施,包括禁食,胃肠减压,维持水、电解质和酸碱平衡,全肠外营养或肠内营养,选用敏感抗生素和生长抑素类制剂。若腹腔感染和脓肿形成且引流不畅,可先考虑在B 超或 CT 引导下经皮穿刺引流。如果引流效果仍不满意,可选择手术放置双套管持续负压吸引。经过及时、恰当的处理,常能取得理想的效果。若患者的全身状况进行性恶化,出现不同程度多器官功能障碍,需考虑再次手术,行胰周坏死组织清除及更充分的引流。

二、胰内瘘

(一)胰源性胸腔积液和胰源性腹水

胰源性胸腔积液、腹水多由酗酒引起胰管破裂所致,临床上常无胰腺炎病史。胰源性胸腔积液患者通常表现为呼吸困难、胸痛、咳嗽等肺部症状。胰源性腹水患者以无痛性大量腹水为首发症状。可采用 B 超检查并做穿刺淀粉酶和白蛋白含量检测,如淀粉酶浓度＞1 000 U/L,白蛋白浓度＞30 g/L,即可明确诊断。对胰源性胸腔积液、腹水患者早期选择非手术治疗,包括禁食、胃肠减压、全肠外营养、使用生长抑素类制剂以及胸、腹腔穿刺引流,以解除浆膜面粘连。非手术治疗常需持续 2～3 周,无效者可考虑外科治疗。根据胰管造影明确胰管破裂部位后决定手术方案。远端胰管破裂或者胰体尾的囊肿破裂可行远端胰腺切除术或胰管空肠 Roux-en-Y 吻合术。近胰头部的胰管破裂或囊肿破裂可行空肠和破裂部位胰管或囊肿的吻合术。

(二)胰肠瘘胰腺假性囊肿或脓肿

向邻近肠腔破溃造成胰肠瘘后大多数患者会出血或感染,此时需要按情况进行手术治疗。

(李增志)

第四节　胰腺囊肿

胰腺囊肿分成真性和假性囊肿:前者较少见,一般囊肿较小,有时不引起临床症状;后者比真性囊肿多见,多发生在急性胰腺炎或外伤之后,常引起症状。

一、病因和病理

（一）真性胰腺囊肿

真性胰腺囊肿指其囊壁完整并有上皮覆衬者，少数囊壁覆衬的上皮细胞可因囊内压力过高或受胰酶的消化作用而逐渐消失，致使不易鉴别真性胰腺囊肿与假性囊肿。

1.先天性

此类是胰腺外分泌腺的先天性畸形病变，较罕见，可分为孤立性胰腺囊肿、多发性胰腺囊肿、肠源性胰腺囊肿、皮样囊肿、胰腺血管瘤样囊肿等类型。

先天性单个真性囊肿多为单发和单房性，大小不一，偶尔为多房性，多见于婴幼儿。囊壁由立方形、柱状或复层鳞状上皮组成，囊内为清晰或混浊液体，呈棕黄色，淀粉酶含量多升高。胰腺多囊性疾病包括胰腺纤维化囊性病、胰腺多囊性疾病伴小脑肿瘤和视网膜血管瘤、胰腺囊肿伴多囊肾（Ⅰ型或Ⅱ型），常与肾、肝、肺以及中枢神经系统囊肿并发。肠源性胰腺囊肿仅见于数例文献报道，其囊壁含有胃壁黏膜上皮和平滑肌纤维。皮样囊肿由胚胎发育异常所致，含有毛发、牙齿、汗腺等，囊壁可有钙化灶。胰腺血管瘤样囊肿极少见，部分囊壁呈海绵样并含有血液，囊壁由内皮细胞组成。

2.后天性

后天性真性胰腺囊肿包括各种因素引起胰管阻塞导致的潴留性囊肿和胰腺囊性肿瘤。

（1）潴留性囊肿：占胰腺囊肿的 10%～20%，多由急性、慢性炎症所致的胰管狭窄或阻塞引起分泌液潴留而成，也可由结石或寄生虫阻塞胰管所致。囊肿多为单发，其内壁常为单层立方或扁平上皮覆盖，囊内为富含胰酶的清亮液体。少数巨大囊肿的内层上皮可由于囊内高压、炎症及胰酶的消化作用而完全失去上皮结构。

（2）胰腺囊性肿瘤：可分成浆液性囊腺瘤、黏液性囊腺瘤和黏液性囊腺癌。囊腺瘤约占所有胰腺良性囊肿的 10%，而囊腺癌仅占胰腺恶性肿瘤的 1%。

浆液性囊腺瘤：为最常见的胰腺囊性肿瘤，为良性肿瘤，不恶变，多由多发性小囊肿集聚而成，囊壁由扁平或立方形上皮细胞组成，囊内液体清亮，含有糖原，很少含有或不含有黏液。可发生在胰腺任何部位，但多见于胰头部。

黏液性囊腺瘤：呈单囊或多囊，2～10 cm 大小，呈不规则圆形分叶状，有明显包膜，好发于胰体尾部。囊壁有时附有小囊腔，其中含有混浊黏液，无糖原，囊壁由高柱上皮组成，或呈乳头状排列，有时可见不典型的上皮细胞。黏液性囊腺瘤组织学检查上具有良性肿瘤特征，但具有潜在恶性，部分囊腺瘤可发展成为囊腺癌。

黏液性囊腺癌：临床表现与黏液性囊腺瘤相似，要注意鉴别。黏液性囊腺癌囊性肿块一般很大，多囊性，内有大量黏液，良性者的囊壁为单层上皮，恶性者的囊壁则为复层上皮，可见核分裂和不典型细胞。其好发于胰体尾部。

（二）假性胰腺囊肿

假性胰腺囊肿多因胰腺急性炎症或外伤所致胰液外溢，导致周围组织纤维增生而形成，囊壁无上皮细胞覆衬，故称为假性囊肿。假性囊肿形成一般在疾病发生后 2 周以上，囊壁成熟需要 4～6 周。假性囊肿多与主胰管或其主要分支相通。囊肿的部分后壁与胰腺相连，囊壁的其他部分由胰腺周围的脏器及有关的韧带和系膜等组成。囊液含蛋白质、坏死组织、炎性细胞和纤维素等，其中淀粉酶含量很高。如囊内含有脓液，需与胰腺脓肿区别。文献上偶尔见原因不明的胰腺假性囊肿的报道。

二、临床表现

(一)真性胰腺囊肿

真性胰腺囊肿比较少见,且一般较小,除赘生性囊肿外多数无症状。先天性囊肿多见于小儿,胰腺纤维性囊肿多因继发的肠梗阻或消化吸收不良而被发现。赘生性囊肿多见于中年以上成人。黏液性囊腺瘤好发于40～59岁妇女,偶尔见于年轻女性,囊腺癌患者的发病年龄高于囊腺瘤,大多在60岁以上。胰腺囊腺瘤和囊腺癌的主要临床表现均为腹痛和腹块,其鉴别靠病理学检查。腹痛通常为隐痛,或仅为有饱胀不适感。腹块可小可大,质地从囊性感到坚硬感不定,一般无触痛。伴发囊内出血时,肿块可骤然增大,腹痛加剧和触痛明显。当肿瘤浸润或压迫胆管时,可出现阻塞性黄疸。

(二)假性胰腺囊肿

患者多数有急性胰腺炎或腹部外伤史,潜伏期十余天至数月不等。其症状有囊肿本身引起的,如中上腹或左上腹疼痛,由间歇性逐渐转为持续性钝痛,并向背部或左肩部放射;亦有囊肿压迫引起的症状,如上腹部不适、恶心、呕吐,压迫胆管可引起胆管扩张和黄疸。出现腹部肿块,呈进行性肿大,位于中上腹,或偏右、偏左,一般呈圆形、光滑,并有紧张感。1%～4%的假性胰腺囊肿患者可能伴发囊内感染,此时可出现发热。个别囊肿可破向胃、十二指肠、胸腔或腹前壁,形成腹内、外胰瘘。如直接穿破入腹膜腔,则出现腹膜炎或胰性腹水。有文献报道约13%的胰腺假性囊肿可合并出血,出血原因一方面是囊肿本身或囊肿内容物侵蚀血管壁,引起血管破裂出血,另一方面可能是囊肿压迫和血管栓塞引起的门脉高压胃底静脉曲张破裂出血。

三、诊断

胰腺囊肿不引起症状者常不易被发现,有时仅在尸解或手术时被证实存在。腹部外伤或急性胰腺炎发作后出现腹部肿块,特别是急性胰腺炎后血清、尿淀粉酶值久未降至正常,应考虑胰腺假性囊肿的可能。为了进一步明确胰腺囊肿的存在及其所在位置,常需要做下列影像学检查。

(一)超声检查

对囊肿直径2 cm以上者做超声探查,在回声图上可见到液平段。超声探测仅能证实肿块的囊性性质及其与胰腺的邻近关系,不能提示囊肿必然源自胰腺,也难以鉴别真性囊肿和假性囊肿。由于操作方便,超声检查常列为常规检查。

(二)CT扫描和MRI检查

CT扫描和MRI检查可显示囊肿与周围的解剖关系,也有助于鉴别囊肿实质肿瘤。CT检查有助于发现胰腺内囊性病变,从囊肿形态、囊壁厚薄、囊腔内赘生物等可区别假性囊肿与囊性肿瘤。钙化多见于囊性肿瘤,黏液囊性肿瘤的囊泡较大,囊内有组织,壁较厚;而浆液性囊腺瘤则呈蜂窝状,囊壁薄而光滑。囊肿位于胰外,较易诊断为假性囊肿,如假性囊肿位于胰腺内,为多房性,囊内有碎屑、出血、偶有钙化,就很难与囊性肿瘤区别。

(三)内镜逆行胆胰管成像(ERCP)

ERCP可见主胰管受压移位或扭曲伴不同程度的扩张,部分患者的胰管表现为狭窄或受压,但囊性肿瘤与胰管一般不相通。

(四)胃十二指肠钡餐检查

胃十二指肠钡餐检查如能发现胃、十二指肠或横结肠受压移位情况符合由小网膜囊长出的囊肿,提示胰腺囊肿的可能。

(五)超声内镜(EUS)检查

EUS 是将内镜和超声相结合的消化道检查技术,可以检测到直径<1 cm 的小囊肿,并能显示囊壁厚度及其与消化道管腔的位置关系,观察囊肿与胰管的关系,还可以了解囊肿周围的血管情况。EUS 可以应用于假性囊肿的内镜下治疗。

(六)其他检查

细针穿刺检查有助于术前诊断并能鉴别各种不同囊性病变,囊液检查有时对囊腺癌的鉴别有些帮助,如浆液性囊腺瘤囊液含有糖原,CEA 值<4 ng/mL;而黏液性囊性肿瘤的囊液黏度较高,不含糖原,穿刺细胞学检查如发现黏液细胞和癌细胞,诊断可明确,但假阴性率较高。黏液性囊腺瘤与黏液性囊腺癌的 CEA 水平均升高(高于 5 ng/mL),CA125、CA15-3、CA72-4 水平升高提示恶变。CA19-9 水平的价值不大,因在假性囊肿也可升高。淀粉酶和脂肪酶水平在产生黏液性囊性肿瘤时多不升高,但在产生假性囊肿时明显升高。

四、治疗

(一)保守治疗

无明显症状的胰腺囊肿,可以先行采取保守治疗。有文献报道,6 cm 及以下的囊肿部分可以自行吸收,故可以定期复查,B 超随访囊肿大小。

(二)外科手术治疗

1.囊肿和胰腺部分切除术

该手术适用于囊腺瘤和某些真性囊肿。对囊腺癌者尚需做胰腺大部切除。

2.囊肿内引流术

该手术适用于囊壁较坚厚的假性囊肿,多在发病后 2~3 个月施行,因这时囊壁已成熟并已纤维化,有利于缝合。一般的假性囊肿很少有完全切除的可能,因其位置深在,囊壁血运丰富,且周围粘连致密,很少有清晰的分界线,技术上切除较为困难。常在囊肿的最低部做横形切开,取空肠与该横切口做 Roux-en-Y 式空肠囊肿吻合术,吻合口应选择低位,保证引流效果。

3.囊肿外引流术

该手术适用于并发感染的囊肿和囊壁脆薄的假性囊肿。假性囊肿大出血和假性囊肿破裂的急症手术也适合采用外引流术。手术简单易行,但其缺点是术后需每天换药,漏出胰液较多,愈合时间较长。术后按胰瘘处理,并补充静脉高价营养,待病情稳定后行内引流术,一般至少等待 3 个月。对胰瘘不能愈合者,约半年后切除瘘,并做胰管与肠道吻合的手术。

4.腹腔镜手术

随着腹腔镜技术的发展,胰体尾切除及囊肿胃肠道吻合术可以在腹腔镜下进行,但临床上尚未广泛开展。

(三)其他方法

其他方法包括内镜下经乳头囊肿引流术(ETCD)、内镜下囊肿胃造瘘术(ECG)、囊肿十二指肠造瘘术、超声引导下经皮穿刺置管引流等。

(李增志)

第十四章

腹　外　疝

第一节　脐　疝

脐疝为少量腹腔内脏器(肠管或网膜)在腹压升高时经脐环疝出。民间习惯称脐疝为"气肚脐"。它是最常见的一种脐部疾病。婴儿的发病率较高,尤其好发于早产儿、低体重儿。随着年龄的增长,发病率逐渐下降。患儿中女孩比男孩多。该病最好发于黑种人,Evans 报道黑种人婴幼儿的发病率是 24.7%,白种人婴幼儿的发病率为 3%。特别要注意的是肝胆系统状态异常时常伴有脐疝。

一、病因及病理

脐疝的发生原因与脐部的解剖特点有关。在胎儿期,脐环下半部通过 2 根脐动脉和脐尿管,脐环上部通过脐静脉。出生后,这些管道随即闭塞而变成纤维索,与脐带脱落后的瘢痕性皮肤相愈合,因此该部位是一个薄弱区。此外,在婴儿期,由于腹壁肌肉和筋膜发育不全,两侧腹直肌及前、后鞘在脐部尚未合拢,当各种引起使腹压升高的因素存在时(如过多哭闹、咳嗽、便秘、腹泻),均能促使脐部外突。脐疝表现为脐环缺损,缺损处覆盖正常皮肤和皮下组织,其下为突出的腹膜憩室形成的疝囊,腹膜与皮肤深层及脂肪组织有粘连。突出的内脏多为大网膜或小肠,囊壁与其内容物间一般无粘连。

二、临床表现

大多数婴儿脐疝在出生后脐带脱落后几周内被发现,几乎所有的患儿在出生后 6 个月内发病。表现为哭闹、咳嗽、排便等使腹压升高时脐部出现圆形或卵圆形突出包块(图 14-1)。包块直径通常为 1.5~2.5 cm,张力通常不高,安静或平卧后包块消失,脐部皮肤松弛。当出现包块时,用手指压迫突出部,膨出脏器很容易还纳腹腔,有时可闻及清晰的气过水声。指端深入即可触及脐环缺损边缘,并可估计其直径。1 岁以下婴儿脐环直径一般为 0.5~1.5 cm。年长儿童由于疝的长期外突,疝囊与皮肤均有扩张,直径可达 3~4 cm。小儿咳嗽或哭闹时指端有明显冲击感。当疝内容物不能回纳腹腔时即发生嵌顿,但这种情况非常少见。

绝大多数婴儿脐疝无症状,也不引起胃肠功能紊乱,少数患儿伴有消化不良、腹泻、易惊等症状。脐疝在唐氏综合征、18-三体综合征、13-三体综合征和黏多糖累积症中较常见。

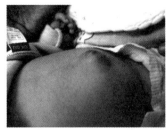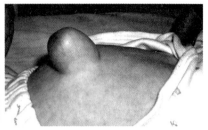

图 14-1　脐疝(脐部圆形或椭圆形突出包块)

三、诊断

通常无须借助其他辅助手段即可明确诊断。注意鉴别脐疝与小型脐膨出,后者膨出中央无正常皮肤。

四、治疗

绝大多数婴儿脐疝可以自愈。随着年龄增长,腹肌发育完善,脐环缺损直径逐渐变小,进而闭合。一般 1～2 岁甚至到 3～4 岁仍可期望其自愈。脐环的大小与自愈的可能性有关系:一般脐环直径为 1 cm 左右,不做任何处理均能自行愈合;但脐环直径在 2 cm 以上者,特别是有增大趋向,自愈可能性较小。

脐疝的治疗常规是患儿 2 岁以下,可暂不做任何处理;患儿 2 岁以上,对小的脐疝可试行保守治疗 3～6 月;如果不闭合,即施行手术治疗;脐环直径＞2 cm,建议早期施行修补手术。

(一)保守治疗

黏膏法应用的原则是必须减少腹壁向两侧的张力,使脐疝得以缩小。粘贴时,疝囊须处于空虚状态,以免疝环中有组织插入。采用两条 5 cm 宽的黏膏,在腹壁先涂上复方苯甲酸酊,以增加黏性和保守皮肤。先在腹壁皮肤的两侧用黏膏黏合,再将这两条膏布的游离端互相向对侧牵引,直到脐孔部皮肤变松而起皱褶。助手可用手指揿压,使疝内陷,同时继续牵引,最后粘牢。每1～2 周必须更换 1 次黏膏。如果连续 6 个月无进步,则应放弃此法。

(二)手术治疗

1.脐疝修补术

可以经脐上或脐下做半圆形切口,切开皮肤、皮下组织及两侧筋膜上脂肪组织,显露疝囊,切开疝囊腔,切除疝囊。最重要的步骤是间断紧密缝合两侧筋膜。脐疝修补术简单,疗效良好,并保留了脐的正常外貌。

2.脐环结扎术

在脐环下方中央切开皮肤 5 mm,轻轻分开皮下组织,暴露脐环处筋膜,于筋膜间穿入动脉瘤针(带线),使其在脐环筋膜内环形潜行一周后靠近进针处,将其引出,上提腹壁,还纳疝出脏器,结扎缝线,使脐环紧缩,确认安全、可靠,未影响腹腔内脏器后,缝合小切口,结束手术。该手术方式的特点是创口小、过程简单、结扎结实可靠、手术时间短、术后恢复快。由于带线的动脉瘤针潜行穿过脐环时有一定的盲目性并可能损伤腹腔内空腔脏器,故要求手术者具备娴熟的手术操作技巧并有麻醉师的密切配合。应用此法者较少。

3.腹腔镜脐环结扎术

近年来随着腹腔镜手术在儿外科领域越来越多的开展,有一些医师采用腹腔镜行脐疝修补术,方法为建立人工气腹后,从脐环上小切口置入套管,放入腹腔镜,在腹腔镜直视下,将第一根缝线于脐环下小切口入腹,由脐环上切口(套管旁)出针,再将针由脐环上切口进入筋膜内,潜行脐环左半圈,于脐环下切口穿出,用相同的方法将第二根缝线于脐下切口入腹,于脐上切口出,再潜行脐环右半圈,将两根缝线同时打结,消除脐环缺损。与脐环结扎术比较腹腔镜直视下更安全。但本腹腔镜手术的应用时间短,需要进一步随访观察效果。

五、预后

术后复发者极少,疗效满意。但部分患者由于原脐部疝出面积较大,局部皮肤扩张严重,术后脐部皮肤松弛,外观稍差,少数患者的外观最终也无法恢复至正常水平,因此在必要时行脐成形重建术以获得满意的外观效果。

(张志国)

第二节　股　　疝

一、概述

腹腔或盆腔内脏器经由股环进入股管或通过股管向股部卵圆窝突出的为股疝。股疝多见于老年妇女,多见于多次妊娠和分娩后。由于股管较窄和股环周围缺乏弹性韧带,疝内容物突出后易被嵌顿和绞窄。确诊后应及早手术。

二、临床表现

(1)腹股沟韧带下卵圆窝处出现一个半球形肿块,多见于老年妇女。肥胖患者的此类表现易被忽视。

(2)肿块突出后局部有胀痛下坠感。

(3)肿块嵌顿后有恶心、呕吐和腹痛等消化道症状。

(4)有一部分嵌顿股疝的病变为肠壁疝。此组患者的局部肿块较小,无典型肠梗阻表现,但多合并腹泻。有时由于被嵌顿的肠壁局部坏死并向皮肤破溃,可在局部流出恶臭液体或粪性液体。

三、诊断要点

(1)腹股沟韧带下卵圆窝处出现一个半球形肿块,应高度怀疑股疝,尤其是患者为老年经产妇。应详细追问病史和有无消化道症状。

(2)腹部 X 线检查确定有无肠梗阻的影像特征。

(3)局部 B 超检查有助于确定在肿块处是否有肠管征象。

(4)需要与腹股沟淋巴结肿大、大隐静脉曲张、腹股沟斜疝和局部脂肪瘤做鉴别诊断。

四、治疗方案及原则

(1)一旦诊断为股疝,应积极手术治疗。对于已嵌顿或绞窄的股疝,除积极准备急症手术外要注意全身情况(如高血糖、心功能不全和水、电解质紊乱)的处理。

(2)做腹股沟上切口时常用斜疝修补切口,按解剖层次在腹横筋膜下寻得进入股管的疝囊。如还纳困难则应切开疝囊,确认疝内容物无血运障碍,并还纳内容物,关闭疝囊。

(3)腹股沟下切口常用股部纵形切口,经卵圆窝处理疝囊,疝囊颈要尽量高位缝合结扎,处理多余疝囊后,缝合腹股沟韧带、阔筋膜镰状缘和耻骨肌筋膜,结扎线结扎时注意勿使股静脉受压。

(4)用人工合成材料修补股疝,仅适用于无嵌顿和无绞窄的股疝。无论对腹股沟上切口还是下切口,处理疝囊后于股管内放置网塞,宜大部分切除网塞内瓣,勿把网塞固定于股静脉,避免股静脉受压。不再置入另一平片。

(张志国)

第三节　腹股沟斜疝

一、普通腹股沟斜疝

腹股沟疝有斜疝和直疝。小儿腹股沟疝几乎均为斜疝,直疝极罕见。小儿腹股沟斜疝为先天性发育异常,是最常见的小儿外科疾病。出生后即可发病,出生后 3 个月内发生率最高。随着经 NICU 救治成活的早产儿增加,其发生腹股沟斜疝的概率更高。当腹腔脏器进入疝囊后不能还纳而停留在疝囊内即发生嵌顿,称为嵌顿性腹股沟斜疝,它是小儿腹股沟斜疝最常见的并发症,新生儿发生嵌顿的危险性特别高。虽然新生儿及早产儿的手术和麻醉风险高,但是对这些患儿提倡尽早手术。

(一)流行病学

足月的新生儿先天性腹股沟斜疝的发病率为 3.5%～5%,早产儿的发病率相当高,为9%～11%,当体重下降至 500～700 g 时发病率可达 60%。腹股沟斜疝在男性中比在女性中更常见。大多数文献报道男性患者与女性患者的比例为 5∶1 甚至 10∶1。60% 的腹股沟斜疝发生在右侧,25%～30%发生在左侧,10%～15%发生在双侧。早产儿中双侧疝更常见,据报道发生率占早产患儿的 44%～55%。一侧疝发生,对侧疝的危险性为7%～10%。腹股沟斜疝有家族发生倾向,患者的兄弟姐妹腹股沟斜疝的发生率增加,现尚未发现区域和种族不同,腹股沟斜疝发生率不同的报道。

(二)病因学

实际上所有的先天性腹股沟斜疝是因为出生后鞘状突未闭合。在胚胎早期,原始睾丸位于腹腔后上方的腹膜后,相当于第 1～2 腰椎平面。随着胚胎的发育,睾丸逐渐下降,第 6 个月达腹股沟管内环附近,第 7 个月沿腹股沟管下降,到第 8～9 个月降至阴囊内。鞘状突是胚胎第 3 个月首次见到的通过腹股沟内环处的腹膜向外突出形成的一个憩室样管状突起。鞘状突的形成伴随着睾丸从腹股沟管到阴囊的下降过程。睾丸下降完成,鞘状突很快从内环部闭合,然后在近睾丸端闭合,最后整个精索部的鞘膜闭塞,萎缩成纤维索。遗留在睾丸部分的鞘状突包绕睾丸形成睾丸固有鞘膜腔,与腹膜腔不再相通(图 14-2)。在女孩体内,鞘状突随着子宫圆韧带一同穿过腹股沟管,进入大阴唇。大多数婴儿生后数月鞘状突仍未闭。文献报道鞘状突新生儿期有$80\%\sim94\%$未闭,4～12 个月 57% 未闭,成人有 20% 未闭。鞘状突未闭不等于腹股沟斜疝,大多数没有临床症状。在腹压升高的情况下,腹腔内脏进入未闭的鞘状突而形成腹股沟斜疝。

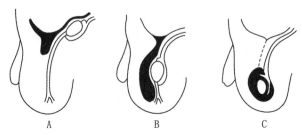

图 14-2 鞘状突下降闭锁过程

注:A.鞘状突开始下降;B.鞘状突随睾丸下降;C.睾丸下降至
阴囊底后鞘状突精索部闭塞,远端形成睾丸固有鞘膜腔。

鞘状突未闭是腹股沟疝形成的病因,而腹压升高则为其诱因。婴儿哭闹、排便、用力、站立、跳动、咳嗽、喘憋等均可使腹压升高,而诱发腹股沟斜疝。

有下列疾病时腹股沟疝的发生率增加:①睾丸下降不全、下尿路梗阻、膀胱外翻;②脑室腹腔分流术后;③腹膜透析后;④囊性纤维性病;⑤胎粪性肠梗阻、坏死性小肠结肠炎、乳糜腹、腹水、腹裂及脐膨出关闭后所致的腹腔压力升高、腹内肿物、病理性便秘、巨结肠;⑥结缔组织疾病,如皮肤松弛症、Ehlers-Anlos 和 Marfan 综合征或 Hurler-Hunter 黏多糖症。

(三)病理解剖

由于鞘状突未闭合程度不同以及疝囊与睾丸的关系不同,小儿腹股沟斜疝可分为两种类型。

1.睾丸疝

整个鞘状突未闭,与睾丸固有鞘膜腔相连通,疝内容物直接疝至阴囊内,与睾丸在一个鞘膜腔内。此类疝称睾丸疝,儿童睾丸疝占 5% 左右(图 14-3)。

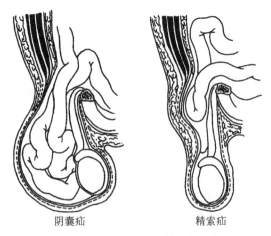

阴囊疝 精索疝

图 14-3 小儿腹股沟斜疝的分类

2.精索疝

鞘状突在腹股沟中段或上段闭塞,随着腹压升高,疝内容物进入残余鞘状突,迫使残余鞘状突沿精索前内方下降,形成一个盲囊,与睾丸固有鞘膜腔不相通。多数的疝早期尚未进入阴囊,常称为精索疝。晚期即使疝内容物降入阴囊,睾丸也仍保持在疝囊以外。此种疝占婴幼儿疝的95％左右(图14-3)。

婴儿疝入疝囊的腹腔脏器最多见的是小肠,有时右侧的疝囊内可见到阑尾和盲肠,女婴的疝囊内可有卵巢、输卵管,少数疝囊较大时腹腔的一些腹膜外脏器可构成疝囊壁的一部分,称为滑动性疝。手术时应特别注意,防止高位结扎疝囊时误伤器官。有时大网膜疝入疝囊内并与之粘连,不能还纳。

小儿腹股沟管短,腹壁发育较薄弱,内、外环均较易被撑大,甚至互相重叠,成为一个大缺损,有如直疝。但腹壁下动脉仍在疝囊颈内侧,可与直疝区别。

(四)临床表现

新生儿的腹股沟包块常常随哭闹而出现并增大,患儿安静、放松时包块可以自行消失,但有时可以持续存在数小时,明显不适,引起哭闹,甚至出现呕吐。腹股沟包块还纳后,由于存在疝囊,通常可以触及增粗的精索结构。绝大多数女孩的腹股沟包块是由卵巢疝入疝囊引起的,因此包块较小,往往不仔细观察不易发现,包块呈卵圆形,有触痛、不易回纳。

虽然可能性非常小,但是有早产儿及足月儿在疝囊内的阑尾感染的报道。

(五)诊断

根据可靠的病史及触及增粗的精索可高度怀疑腹股沟斜疝,检查腹股沟部或阴囊部位出现可复性软包块,即可做出诊断。产前可以通过B超检查发现睾丸疝。

(六)治疗

有极少数腹股沟斜疝可能自愈,只见于内环口较小,临床上偶尔出现腹股沟包块的病例,但这样的患儿发生嵌顿性腹股沟斜疝的危险性同样增大。因此除非有明确禁忌证,均应手术治疗。目前无论是国际还是国内绝大多数儿外科医师的主张是不用疝气带或其他所谓的保守治疗方法,即使对低出生体重儿也不主张使用。

1.手术时间的选择

小儿的年龄越小,嵌顿性腹股沟斜疝的发生率越高,危险性越大。虽然小儿腹壁肌肉不发达,嵌顿疝较易缓解,但是小儿肠管及血管都很薄弱、细小,易受损伤。特别是新生儿嵌顿性腹股沟斜疝易引起睾丸梗死,因此诊断后尽早手术。尽早手术可以防止嵌顿的发生,早产患儿的一般状况在疝囊结扎术后多明显改善,体重增加。一些以前有窒息发作史的早产儿疝囊结扎术后不再发作。

现在大多数腹股沟斜疝手术可以在门诊完成或1 d内在病房完成。虽然早产儿和伴有心脏、呼吸或其他疾病的患儿麻醉并发症的危险性增加,但大多数学者认为对这些患儿施行手术是相对安全的。由于新生儿、早产儿疝修补术对麻醉及手术技术要求高,目前国内多数单位对新生儿手术仍有顾虑,所以多希望年龄>6个月再行手术。一旦对技术有了把握,就应该尽早手术。

2.手术方法

腹股沟斜疝的手术目标是消灭疝囊,修补缺损腹壁。婴幼儿腹股沟斜疝为先天性腹膜鞘状突未闭,腹壁缺损一般不重要,并且随生长而恢复。故手术仅做疝囊高位结扎术,而不需要腹壁修补即可达到治愈目的,这与成人腹股沟斜疝的治疗不同。

(1)经外环口疝囊结扎术:手术包括单纯的疝囊结扎,不打开腹股沟管,国内绝大多数小儿外科医师采用此方法。

麻醉:全麻气管插管对于新生儿及小婴儿是首选。对低出生体重患儿应用脊麻醉术后窒息的发生率低。

手术操作步骤:在患侧腹横纹处做横切口,对年长患儿可在腹横纹下方 1 cm 处做平行腹横纹的切口,以便更接近腹股沟外环口,切口长 1.5 cm。切开皮肤的皮下组织,于外环口发现精索。钝性分离精索外筋膜和提睾肌,在精索前内侧见到疝囊,分离疝囊可采用的方法有两种:①打开疝囊前壁(图 14-4),用止血钳探查疝囊,近端可探入腹腔,远端可探入疝囊底。将疝囊后壁与精索血管及输精管分离后切断(图 14-5)。②不打开疝囊,仔细将完整疝囊与精索血管及输精管分离,然后横断疝囊。提起疝囊近断端,向内环处分离至疝囊颈处(局部有腹膜外脂肪显露后即标志抵达内环)贯穿结扎(图 14-6、图 14-7)。③关闭切口:对皮下组织用 4-0 号可吸收线缝合 2～3 针,对皮肤切口用 5-0 号可吸收线皮下缝合关闭。近年来也可选用氰基丙烯酸盐黏合剂黏合皮肤切口。注意在关闭切口前一定要将手术中上牵的睾丸拉至阴囊,避免医源性睾丸下降不全。女孩的手术更容易,因为没有损伤输精管及血管的危险,疝囊结扎后可以关闭外环口。

(2)经腹股沟管疝囊结扎术:是经典的手术方法。手术中切开腹股沟管,在管内分离疝囊,高位结扎疝囊并切断,再将腹股沟管紧缩修复,将精索置于原位。这是其他疝手术的基础。

(3)腹腔镜疝囊高位结扎术:腹腔镜直视下,内环口高位缝合结扎疝囊。

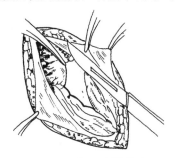

图 14-4　打开疝囊前壁

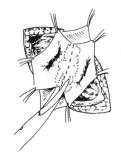

图 14-5　分离并剪断疝囊后壁

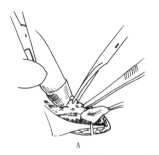

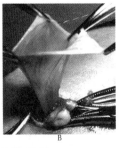

图 14-6　分离近端疝囊

注:A.分离近端疝囊;B.术中近端疝囊分离后。

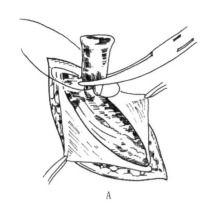
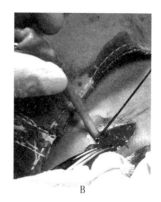

图 14-7　疝囊颈部贯穿结扎

注:A.疝囊颈部贯穿结扎;B.术中结扎疝囊颈部。

麻醉:全麻,气管插管。

手术操作步骤:①常规建立人工气腹。②Trocar(套管针)的放置:首先在脐窝置入一个2.5～5 mm 的 Trocar,放入腹腔镜,探查腹腔,如果为单侧鞘突未闭合,在同侧相当于麦氏点的稍上方置入另外一个 2.5 mm 的 Trocar;如果双侧鞘突未闭合,将第二个 Trocar 置于脐窝与剑突之间。③于内环口体表投影的外上方腹壁穿入一根2-0带针丝线,将针尾留在体外。④以持针器加持针,避开血管、精索及输精管,自内环口外侧开始分3～4次将缝针在腹膜下潜行,环绕内环口鞘一周,收紧缝线,检查无漏洞后,用体内持针器配合体外尾线打结结扎。打结时应挤出疝囊内积气、积液,并下拉睾丸,避免阴囊气肿及医源性下降不全。⑤最后采用穿腹壁途径取出缝针。

手术的优点是:①利用微型腹腔镜(直径 0.35～0.5 mm),以带线的缝针直接缝合疝内口的腹膜,无须解剖腹股沟管。②腹腔镜下放大的精索血管及输精管清晰可见,缝合时可以有效避开,防止损伤。③手术操作简便。④可以同时探查对侧,1 次完成双侧疝囊高位结扎。⑤切口小,不需要缝合,术后无明显瘢痕。

现在应用腹腔镜完成疝囊高位结扎的病例已超过 5 000 例,不同学者报道了各种改良术式,包括经脐部的单孔法、二孔法,应用各种特制的疝缝合针将缝线引出腹腔,在皮下打结等。目的是使手术操作更简单,缩短手术时间,切口更微小、隐蔽。

但对于婴儿腹腔镜疝囊高位结扎术仍有争论。与常规手术相比术后复发率高。由于早产儿双侧腹股沟斜疝的发生率高,学者报道发生率可达 44%～55%,腹腔镜手术可以探查对侧。然而,有学者认为对侧探查是没有必要的,因为这些患儿只有 10%以后出现对侧腹股沟斜疝。

3.术后处理

局部止痛可以用局部麻醉,髂腹股沟和髂腹下神经阻断,其可以在术前或手术结束时应用。婴儿醒后可以喂养。大多数患儿手术当天可以出院。早产儿腹股沟疝术后有发生窒息的危险性,虽然这些患儿窒息多数发生在手术后 4 h 内,但要住院观察 24 h 预防这种并发症。术后窒息与胎龄和孕龄逆相关,但是手术时的体重和以前呼吸功能不全与这种危险性直接有关。

(七)并发症

选择性疝修补术后总的并发症率为 2%左右。并发症包括以下几种。

1.阴囊血肿、水肿

术后阴囊血肿或水肿可使阴囊肿得很大、很硬、发亮,有时有胀痛。这种并发症多由疝囊大,手术时分离面广,止血不完全引起。阴囊水肿和小的血肿均可自然吸收,有时至术后 2～3 个月方完全吸收。如血肿进行性增大,疼痛,阴囊青紫,张力大,应立即打开切口,清除血肿,止血引流,再缝合切口。全身应用抗生素,防止继发感染。通过术中仔细止血,血肿是可以避免的。

2.伤口感染

伤口感染率很低,不超过 1%。

3.医源性睾丸下降不全

其相对罕见,稍多于 1% 的小婴儿疝修补术以后发生睾丸下降不全,需要再行睾丸固定术。原因是术中结扎疝囊后,没有将上提的睾丸拉至阴囊或在重建外环时将精索缝在一起,造成精索短缩,睾丸移至阴囊上方。术中结扎疝囊后,缝合切口前应注意把睾丸拉入阴囊底部,即可避免这种并发症。

4.斜疝复发

似乎疝的复发不可避免,腹股沟疝可接受的复发率应小于 1%,但手术在新生儿期进行时复发率可以达到 8%。患儿手术麻醉清醒后,腹腔内压升高,腹股沟肿块又复现为即刻复发,原因多为错将其他组织误认为疝囊而结扎,而未处理真正的疝囊,应立即手术。术后 1～2 周复发称近期复发。原因是疝囊结扎位置低而没有在疝囊颈部结扎,脆弱的疝囊撕裂,疝囊颈部的结扎线滑落,滑疝被误为一般斜疝以及切口感染等。造成术后易于复发的因素有脑室腹膜分流术、嵌顿疝和结缔组织异常。复发后需再次修补。

二、嵌顿性腹股沟疝

腹股沟斜疝的疝内容物在疝囊颈部阻塞而不能还纳入腹腔即为嵌顿性腹股沟斜疝,简称嵌顿疝。由于颈部持续收缩,疝内容物出现血运障碍时发生绞窄。疝内容物可以由小肠、阑尾、网膜或卵巢和输卵管组成。如果治疗延误,可迅速进展至绞窄而导致肠坏死,甚至死亡。

(一)发病率

嵌顿疝是腹股沟斜疝最常见的并发症,具有较大的危险性,国内统计发病率约为 17%,国外大宗病例统计其发病率为 12%～17%,其中男性的发病率为 12%,女性的发病率为 17%,嵌顿疝约 82% 在右侧,67% 发生于 1 岁以内,新生儿和小婴儿嵌顿疝的发生率为 24%～40%。早产儿与足月儿比较嵌顿疝的发生率明显升高。而嵌顿疝发生年龄越小,生命危险性越大。

(二)病因病理

各种使腹压升高的因素(如剧烈哭闹或阵咳)都可使腹压突然升高,迫使更多的腹腔脏器扩张疝环,进入疝囊。当腹压暂时降低时,疝环弹性回缩,阻止内容物回纳腹腔而发生嵌顿,疝嵌顿后引起局部疼痛。疼痛反射性引起腹壁肌肉痉挛,加重嵌顿。

进入疝囊的肠管嵌顿后,血液循环发生障碍。小儿疝囊颈和疝环较成人富有弹性,腹肌不发达,而且小儿的血管弹性较好,因此,血液循环障碍由静脉回流受阻、淤血、水肿发展到肠坏死的进程较缓慢,较少像成人那样疝嵌顿 4 h 即发生绞窄坏死。但是脏器受压水肿,进而压迫精索,可并发睾丸梗死。年龄 <3 个月的小婴儿嵌顿疝睾丸发生梗死可达 30%,10%～15% 的嵌顿疝急诊手术后出现睾丸萎缩。但有学者报道将婴儿期嵌顿疝通过手法复位,随后择期行疝修补术,对这组患儿的睾丸容积与年龄匹配的对照组的睾丸容积进行比较,结果两组没有明显差异,因而提出睾丸萎缩的危险性被过分强调了。女孩嵌顿疝也可以发生卵巢坏死,并且有子宫嵌顿后出现阴道出血的报道。当卵巢滑疝不能复位时有性腺损伤的危险性,因此大多数外科医师提倡对

患儿要进行及时手术。

(三)临床表现

嵌顿疝的新生儿通常表现为哭闹,易激惹,以后逐渐出现呕吐、腹胀和停止排便等肠梗阻症状。嵌顿性腹股沟斜疝见图 14-8。局部检查可触及有张力、触痛的腹股沟或阴囊包块,包块近端边界不清,同侧的睾丸可以正常或由于血运障碍而肿硬,晚期局部皮肤发红,腹部膨胀,甚至有腹膜刺激征。出现便血多表示肠管已坏死,如不能及时诊断和正确处理,可发生死亡。

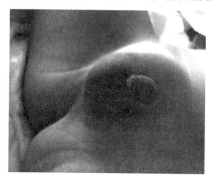

图 14-8　嵌顿性腹股沟斜疝

(四)诊断与鉴别诊断

当腹股沟或阴囊部出现不能自行复位的疼痛性包块时,首先应考虑嵌顿疝。结合既往发生可复性腹股沟斜疝的病史,诊断更为肯定。腹部 X 线片显示腹股沟包块内肠管气影,可以明确诊断。如果出现肠梗阻,腹平片可显示伴有液平面的扩张的肠襻。超声检查可以辅助诊断。

嵌顿疝的临床诊断通常容易,但需要鉴别该病与以下疾病。

1.鞘膜积液

腹股沟或阴囊的包块形态上与腹股沟疝极为相似,但包块无触痛。包块内为液体,有囊性感,透光试验呈阳性,但要注意小婴儿的透光试验不可靠。发生嵌顿性腹股沟斜疝时由于肠壁薄,肠管可以是透光的;当鞘膜积液继发感染或出血时,包块突然增大,疼痛,变硬,透光呈阴性。诊断困难时,可通过直肠指检内环处有无嵌顿的肠管而鉴别,超声检查可以明确诊断。

2.腹股沟淋巴结炎

早期肿块硬,皮肤红肿,境界不太清楚,有触痛,全身有急性化脓性炎症表现,如发热或中毒症状,但无肠梗阻表现,精索及睾丸正常。

3.睾丸扭转或睾丸附件扭转

患儿表现为腹股沟或阴囊出现疼痛性包块,偶尔也有恶心、呕吐等消化道症状,但无肠梗阻表现。当睾丸扭转时,睾丸常位于腹股沟部,同侧的阴囊空虚。在阴囊的睾丸附件扭转时,睾丸有触痛并且位置比对侧稍微提高。

4.睾丸肿瘤

阴囊肿大,阴囊内肿物与疝相似,但肿瘤多为实质性,有沉重感,不能还纳腹腔,易与疝区别。

(五)治疗

1.手法复位

由于小儿嵌顿疝的病理特点,嵌顿疝发生肠绞窄的时间较晚;疝嵌顿后疝囊周围组织水肿,解剖关系不清,小婴儿疝囊菲薄,水肿后更易撕破,急诊手术的并发症高。因此学者一般认为应对嵌顿12 h以内,无明显肠坏死征象的患儿首选手法复位。首先给患儿适当的镇静剂以松弛腹肌,通过这种方法如果在1 h内不能自行复位,即可实施温和的手法复位,手法复位时一定轻柔。因为小儿组织脆弱,疝囊及脏器均因嵌顿而水肿,粗暴的挤压复位可导致疝囊撕裂或肠管浆肌层破裂甚至肠穿孔。绝大多数嵌顿疝可以通过这种方法成功复位。疝复位后,应在24~48 h水肿和肿胀减退后再行疝囊结扎术。

操作方法:给予一定镇静剂使患儿安静入睡,疝内容物巨大,估计复位较为困难时可给予全身或基础麻醉,使患儿取头低足高位仰卧。手术者以左手轻轻固定外环处,轻轻按摩以减轻外环及疝囊颈部水肿,然后以右手轻轻持续压迫疝内容物。若此时患儿稍有哭闹、挣扎,暂不要放松,待患儿安静时再继续轻轻加压,加压时常可感到有少量气液体通过疝囊颈进入腹腔,继之疝块逐渐缩小,常常在听到"咕咕"声后疝内肠管迅速还纳腹腔,此时疝块完全消失,患儿的疼痛及肠梗阻症状缓解,安静入睡。如果肛门有排气、排便,则更说明肠梗阻已解除。据文献报道70%~84%的患儿的手法复位成功。复位后应观察患儿有无腹痛或腹膜刺激症状,以排除疝内容物还纳后肠穿孔或坏死,必要时应紧急做剖腹探查手术。

2.手术治疗

(1)嵌顿疝者有如下情况之一,应停止手法复位,转为紧急手术治疗:①嵌顿时间超过12 h。②全身中毒情况严重或已有便血。③新生儿嵌顿疝,不能明确发病准确时间。④女性嵌顿疝,卵巢及输卵管嵌顿不易复位;最近美国的调查显示,至少半数的外科医师建议急诊手术。⑤手法复位不成功或几经手法复位后患儿出现腹膜刺激征,不能排除肠损伤或穿孔。

(2)术前准备:鼻胃管加压并纠正水、电解质紊乱,应用抗生素,但应尽量缩短术前准备时间。

(3)手术方法:选择腹股沟斜切口或腹横纹切口。患儿麻醉后,如果肠管没有自行复位,不试图复位肠管。打开疝囊,检查疝内容物,如果肠管有活性,再复位肠管,当复位肠管困难时,可扩张内环口或小心地切开内环,使嵌顿完全松解(内、外环已重叠在一起,一次完全切开)。如果肠管的活性可疑,将其提出,用温盐水湿敷,5~10 min再检查肠管(图14-9)。如果肠管的颜色转为正常,血液灌注充足,可见肠蠕动和肠系膜血管搏动,将肠管还纳腹腔,完成疝囊高位结扎术。如果肠管无活性,行肠切除肠吻合术。如果肠管活性不能确定,可暂时外置,24 h后再手术,根据肠管情况选择保留或切除。大网膜已坏死时应予以切除。在术中切开内环,应当将内环修复并紧缩。无论睾丸正常还是缺血,都将其拉至阴囊,只有证实真正的睾丸坏死才能将其切除。若污染严重,应在疝囊内置橡皮片引流。

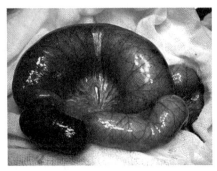

图14-9　术中打开疝囊,见嵌顿的肠管

患儿麻醉后如果疝自行复位,打开疝囊后要仔细检查肠管。如果没有肠管缺血,则行疝囊高位结扎术。如果疝囊内有血性液或打开疝囊后发现腹腔内暗紫色肠管,即怀疑复位肠管坏死,应通过同一切口或右下探查切口检查肠管。

近年来有报道称采用小儿腹腔镜协助治疗嵌顿疝,复位成功后还可检查腹腔肠管的血液运输情况。

3.术后管理

如果进行了肠切除肠吻合,给予胃肠减压和静脉输液直到肠蠕动恢复、可以喂养。应用抗生素 5 d。

(六)并发症

选择性疝修补术后总的并发症率为 2% 左右,而嵌顿疝急诊手术后的并发症率增加到 8%～33%。腹股沟疝修补的并发症包括以下几种。

1.血肿

据报道发生率约 10%,主要原因为嵌顿疝时疝囊广泛出血水肿,局部组织不易辨认,切开疝囊的主要目的是检查及还纳肠管等疝内容物。有些小的出血点易于隐藏在水肿的疝囊中,造成术后渗血不止而出现该并发症,故术中应在还纳疝内容物后仔细检查出血点并止血。

2.睾丸萎缩

其多数为嵌顿疝时间较长,压迫精索血管造成。嵌顿疝术中见很多睾丸外观无活性,但术后睾丸萎缩的发生率低,因而除非睾丸真正坏死,否则不能切除。

3.鞘膜积液

其多为残留在疝囊中的渗液或渗血造成的。因疝囊与腹腔不相通,故可穿刺抽吸。

4.疝复发

急诊手术时,切开的组织较多,疝内容物还纳后又没有很好地修补内环口。另外疝囊水肿,高位结扎时结扎的位置高度不够,疝囊水肿口径较大时单纯采用荷包缝合易造成组织消肿后缝线松弛,导致肠管通过缝隙再次降入疝囊。

5.与肠切除有关的并发症

在不能复位的患儿中需要肠切除者为 3%～7%。肠切除其可以引起与切除本身和术野污染相关的一些并发症,如切口感染、肠吻合口瘘、腹膜炎。

(七)预后

婴幼儿嵌顿性腹股沟斜疝手法复位的成功率在 95% 以上,手术治愈率到达 97.5% 以上,术后患儿的发育不受影响,2.3%～15.0% 的患儿出现患侧睾丸不同程度萎缩,1.2%～2.2% 的患儿疝复发。

（张志国）

第四节　腹壁切口疝

腹壁切口疝是腹内脏器和/或组织经腹壁原手术切口形成的薄弱区向外突出的病症。

一、病因

腹壁切口疝的病因可分为全身因素和局部因素。

(一)全身因素

主要因素包括长期应用类固醇激素或免疫抑制剂治疗及炎症性肠病等。次要因素包括高龄、营养不良、低蛋白血症、贫血、糖尿病、术后肠梗阻、术后胸腔感染、慢性阻塞性肺病和腹水等,这些因素最终都可影响切口的正常愈合,从而导致了腹壁切口疝的发生。另外肥胖和长期吸烟也和切口疝的发生密切相关。肥胖对于切口疝的初发或修复后再发都是重要的危险因素。吸烟使得肺组织中抗蛋白酶活性下降,血清中出现游离的、有活性的蛋白酶和弹力酶复合物,这些复合物可破坏腹直肌鞘和腹横筋膜,导致切口疝的发生率上升。

(二)局部因素

腹部手术伤口的愈合遵循组织愈合的共有机制,愈合过程分为 3 个阶段,首先为炎症阶段,为 4~6 d,此时伤口的完整性完全依靠缝线的强度和缝合力来保持。之后是纤维增生阶段,伤口通过胶原纤维桥接,其抗张强度快速增强,然后进入塑型期。一般而言,在缝合后的 3 周左右腱膜的抗张强度约是原组织的 20%,4 周后是 50%,半年后可达 80%,但很难恢复到原有的强度。

1.切口感染

切口感染是切口疝发生的最重要的因素。术后一年内发生切口疝的患者中,60%曾有严重的切口感染。切口的炎症反应破坏了弹性蛋白、胶原纤维和其他支持组织,使组织不愈合或延迟愈合,愈合后的瘢痕组织抗张强度下降,导致疝的发生。

2.手术切口放置引流管

经切口放置引流管是一个尤为重要的致病因素。Ponka 报道 126 例经肋下缘切口行胆道手术并发切口疝的患者,在初次手术时都曾经切口放置引流管。

3.缝合技术

不良的缝合技术可导致伤口脂肪液化、感染或裂开,从而引发切口疝。缝合时要对合腹壁各层次,切口中不应留有空腔、血块和异物,缝线长度与切口长度比例为 4∶1 时,切口感染和切口疝的发生率最低,这样的缝线长度既可使缝合的切口保持一定的抗张力,又不会因缝合太紧造成切口组织缺血、坏死,引起感染或裂开而增加发生切口疝的危险。至于用连续缝合还是间断缝合可减少切口疝的发生率,目前尚无定论。

4.缝线的选择

不恰当的缝合材料可以导致切口感染及切口裂开等情况,从而增加切口疝发生的危险。多股编织的缝线相对于单股的缝线易导致细菌存留,引起切口感染的机会增大,因此应尽量选择单股线。缝线在切口愈合期间要承受对伤口的支持,因此在一定时间保持缝线的牢固度是很重要的,不可吸收线显然可以使用,降解时间超过半年的可吸收线能够达到同样效果,短时间降解的可吸收线增加了切口疝发生的危险。使用金属丝全层缝合也是一种稳妥的方法。

5.切口的类型

切口疝多见于直切口,腹直肌是纵行走向,其他腹部肌肉纤维、筋膜均横行或接近横行走向。纵向切口无疑切断了这些肌肉纤维和筋膜以及支配这些肌肉的神经,切口缝合后缝线的受力方向与组织纤维方向相同,当腹壁肌肉收缩时,缝线有可能切割纤维组织而造成伤口裂开。横向切口缝合后缝线方向与肌肉组织纤维走向垂直,肌肉收缩时缝线的受力较小,对伤口的影响较小,因而产生切口疝的风险大大降低。

二、临床表现

主要表现为在原手术切口处出现突出的肿物,直立或咳嗽时肿物突出更明显,平卧后肿块常能消失或明显缩小。60%的切口疝患者没有任何症状。如果疝囊较大并有较多肠管或网膜进入其中,则会有坠胀不适及腹部疼痛感,有些患者还因此出现排便不畅。

切口疝的疝环一般较大,因此较少发生疝嵌顿。体检时要求患者平卧,回纳疝内容物后一般可清晰扪及疝环的边缘。

另外,切口疝的自发性破裂不太常见,却是危及生命的并发症。

三、辅助检查

根据临床表现即能明确诊断切口疝,对于少数早期缺损小同时又较肥胖的患者,此时仅有症状,却无腹部体征,辅助检查对明确诊断就较为必要。但更多时候切口疝的辅助检查在于了解缺损的部位、大小、范围,疝内容物的性质及粘连的程度。

(一)CT检查

CT检查是目前较理想的一种辅助检查方式。除了可清楚地显示腹壁缺损的位置、大小、疝内容物及疝被盖与腹腔内器官之间的关系外,还可用于计算疝囊容积和腹腔容积,评价腹壁的强度与弹性,有助于临床治疗。为真实地反映切口疝的大小,在做影像学检查时应注意患者的体位(推荐使用侧卧位),辅助以屏气等动作以帮助显示切口疝的实际状态。相对于其他检查手段,CT具有对患者影响小、操作方便、诊断价值大的优点,推荐作为常规术前检查。

(二)B超检查

其主要影像学表现是肌层的中断,并可找到与腹腔相通的疝内容物,在体位变动或咳嗽时内容物可进出腹腔。B超检查对辨别内容物是否为肠管有一定帮助,也是一种简单、无损伤的检查。

(三)X线检查

X线检查相对于CT和超声检查不具有优势,目前较少应用,其诊断疝的存在主要依赖于在成像时疝囊内有肠管,且肠管内最好有对比物,如钡剂,否则诊断就比较困难。

四、诊断

通过临床表现及辅助检查,切口疝的诊断是不难的,最为重要的是需了解切口疝的部位、疝环的大小及疝内容物与疝囊壁是否有粘连等,以指导手术修补。

五、治疗

手术治疗是目前唯一能够治愈切口疝的方法,对不能耐受麻醉或手术者,可使用弹性腹带来包扎以减轻疝的突出,并可改善患者的症状及延缓病情的发展。术前应进行详细评估,尤其是心肺功能的评估,因为术后疝内容物的回纳(尤其是较大疝囊内容物的回纳)会造成腹腔内压力升高,致使膈肌抬高,加重心肺负担,引起心肺功能的下降,甚至衰竭。因此,术前的戒烟、吸氧、用腹带加压包扎以及适当的肺功能锻炼对肺功能较差、疝囊较大的患者非常必要。也有学者建议,术前定期行腹腔穿刺注入气体,逐次增加注气量,使患者先行适应腹压增加的状态,减轻疝内容物与周围组织的粘连,但有损伤肠管的危险。对于肥胖患者,术前减重也是重要环节。另外,清洁肠道准备是必需的,并建议预防性应用抗生素。修补方法有如下两种。

(一)组织修补术

仅对于疝环缺损<3 cm的切口疝才可考虑直接缝合修补。通常选择原手术切口为手术入路,也有人选择疝囊旁新切口。注意避免损伤疝囊内的肠管,分离粘连,完全回纳疝内容物,明确疝环边界,分层缝合腹壁组织,如有可能,可将筋膜重叠缝合以加固腹壁。这种术式缝合处张力较高,导致高达25%~50%的复发率,术后伤口疼痛明显。如缝合张力较高,可采用腹壁组织结构分离技术,这种方法的关键是在腹直肌外侧1 cm处纵向切开腹外斜肌腱膜,使其每条边能向中线移动10 cm,从而达到减张的目的。

(二)补片修补术

目前临床使用的补片多为不可吸收材料,大体可分为聚酯补片、聚丙烯补片、聚丙烯膨化聚四氟乙烯复合补片等,聚丙烯补片和聚酯网片因会引起严重粘连,故不能直接放入腹腔内使用。根据补片植入腹壁层次的不同,补片修补术可分为以下几种类型。

1.肌筋膜前放置补片修补术

在打开疝囊,回纳疝内容物后,在疝环四周的肌层或肌筋膜前做皮下组织游离,超出疝环3~5 cm,缝合腹膜后,将聚丙烯补片置于肌筋膜前,选择的补片超出疝环3~5 cm,将补片与肌筋膜在补片边缘与疝环边缘缝合,固定两圈。其优点是手术操作简单,手术时间短,较大的切口疝也可修补,缺点是手术创伤大,疼痛明显,由于补片位置表浅,脂肪层较薄的患者修补区域术后有僵硬感。由于补片外缺乏肌层、筋膜的帮助,仅由缝合点来抵抗腹腔内的压力,术后复发率虽较单纯缝合有所下降,但仍较高。

2.肌层后放置补片修补术

回纳疝内容物后,在疝环四周的肌层后或腹膜前做组织游离,在超出疝环3~5 cm处,缝合腹膜后,于肌后置入超出疝环3~5 cm的聚丙烯补片,分别将补片边缘及疝环边缘与肌层缝合,固定两圈,补片前方可放置负压引流管,减轻浆液肿。其优点是有缝合点,可以抵抗张力,而且补片前方有肌筋膜层,可协助抵抗腹内压力,术后复发率低,术区僵硬感减轻。缺点是手术创伤大,疼痛明显,腹膜前游离难度增大,手术时间长,有时分离层次较难。

3.疝环间补片植入修补术

将疝囊回纳腹腔后,选择与疝环大小相当的补片,将其边缘与疝环缝合固定。由于复发率较高,目前已不主张应用该方法。

4.腹腔内放置补片修补术

根据放置补片的方法不同又可分为开放的腹腔内补片修补术和腹腔镜下的补片修补术。开放式腹腔内补片修补术是在回纳疝内容物后,明确疝环的位置,将复合补片置入腹腔,补片防粘连面面向腹腔内组织,补片边缘要大于疝环边缘3~5 cm,在补片边缘和疝环边缘处将补片与疝环周围坚韧组织缝合固定。其优点是补片位置符合力学原理,修补效果理想,复发率较低。缺点是手术需自原切口进入,创伤仍较大,补片的缝合固定较困难,缝合是近乎全层的,因此疼痛也较明显。对于特别巨大的切口疝,可采取组织结构分离技术联合补片修补术。腹腔镜下的补片修补术是目前较理想的切口疝修补方式,在远离疝的区域做3个0.5~1 cm的小切口,置入腹腔镜及操作器械,分离粘连并回纳疝内容物,测量疝环大小后,选择大于疝环3~5 cm的复合补片并将其置入腹腔,覆盖疝环,注意将防粘连面对向腹腔,用螺旋钉或多点全层缝合加螺旋钉固定补片,疝环边缘及补片边缘各一圈。其优点是固定补片较开放手术简单、可靠,不需做较大切口及疝环周围组织游离,手术创伤明显减轻,疝环周围组织强度得以保留,补片位置符合力学原理,因此术后复发率最低,螺旋钉固定补片使得术后疼痛的程度减轻,恢复快,住院时间短,术后并发症率较低。一般来说,如果一个患者是开放式疝修补术的适当人选,那么对其可以考虑使用腹腔镜技术。既往手术史的次数和类型是评估患者是否选用腹腔镜手术的主要因素。另外绞窄疝是腹腔镜修补术的禁忌证。

(三)手术方式的选择

对于较小的切口疝(疝环直径<3 cm)一些学者主张组织修补,但目前对切口疝发生机制的研究认为胶原代谢的异常在切口疝的发生中起着一定的作用,组织修补的复发率较高,建议补片修补作为切口疝的首选修补方式。腹腔镜补片修补术是较理想的手术方法,除非患者有心肺系统或其他疾病不能耐受全身麻醉和气腹。切口疝患者多有腹腔内的粘连,多数的粘连可在腹腔镜下安全分离,但如出现广泛而致密的粘连,致使不能安全地置入穿刺套管及建立气腹,或不能安全分离,应及时中转行开放补片修补术。腹腔镜补片修补过程中如发生肠管损伤,可选择腔镜下修补肠管,待3~6个月再行切口疝修补术,或转为开放手术,修补肠管,并视污染程度决定是否同时行切口疝补片修补术,任何来源的腹腔感染是相对禁忌证。对于腹腔粘连较重的患者,可以先开放,做小切口直视下松解致密粘连,然后关闭筋膜,在腹腔镜下用钉枪钉合固定补片,这称为杂交技术。

(四)切口疝嵌顿的处理

传统的观点主张急诊手术解除嵌顿和梗阻即可,因担心感染的发生,不主张对缺损进行一期修补,更反对使用补片进行修补。然而,手术技术进步,材料学研究深入,补片修补手术广泛应用,营养支持和抗感染水平提高,综合考虑再次手术的创伤及费用,目前熟练开展这种手术的医师及手术条件较好的医院,在未发生肠管坏死的前提下,解除嵌顿后可行缺损的一期修补,可使用聚丙烯网片修补,并在补片与疝囊之间放置负压引流管,待引流量减少后再拔出,并加强支持和抗感染治疗,患者可得到较好的治疗结果。少数有条件的医院,可考虑使用生物补片修补切口疝,暂时关闭缺损的腹壁。其缺点是补片完全吸收后,腹壁膨出可能重新出现。

(五)术后并发症及处理

常见的并发症有以下几种。

1.血清肿(又称浆液肿)

血清肿是补片修补术后常见的并发症,多见于腹腔镜修补手术后。国外文献报道发生率为43%,一般于术后2~3 d就可能出现,疝囊大小、分离的层面不同,血清肿的程度及持续时间亦不同,积极处理可以减轻其程度和缩短持续时间。开放补片修补主张常规于补片表面放置引流管,待引流量少于20 mL后拔出,血清肿的发生可明显减少。腹腔镜下修补术较难在补片和疝囊之间放置引流管,可在严格给皮肤消毒后,穿刺抽去积液并加压包扎,经2~5次处理即可治愈。也可不必处理,待其自行吸收。也有外科医师在腹腔镜下缝合缩小或关闭疝环,术后于疝囊外加压包扎,可减少浆液肿的发生。

2.疼痛

术后修补区域腹壁疼痛较常见,多表现为锐痛,而且在体位变动时明显,疼痛主要与补片的固定有关,全层缝合固定点引起的疼痛比仅用螺旋钉固定引起的疼痛更明显,少数患者的疼痛持续时间较长,国外文献报道疼痛可超过 8 周,腹腔镜下单用螺旋钉固定补片的患者的疼痛一般 1 周后多可缓解。短期内口服非甾体抗炎药对缓解疼痛有帮助,术后 3 个月内使用腹带加压包扎也可在一定程度上缓解疼痛。慢性疼痛较少见,可使用理疗、热敷同时合并使用非甾体抗炎药。

3.呼吸功能障碍

呼吸功能障碍多发生于切口疝较大的患者,术后腹腔容积缩小,腹压明显升高影响呼吸运动。潜在的呼吸系统疾病、手术与麻醉创伤、术后腹壁疼痛等共同作用引发呼吸功能障碍。术前肺功能检查和评估、对较大切口疝患者行腹带加压包扎锻炼、吸氧就显得非常必要。术后严密观察,及时发现,早期干预,可给予无创呼吸机辅助呼吸治疗,多能顺利缓解。

4.血肿或出血

开放修补术与腹腔镜修补术发生的部位及原因有所不同,开放修补的分离面广、创面大导致腹壁间血肿或出血的情况多见。如果血肿较大,则应积极再手术,清除血肿以防感染。预防方法是给创面仔细止血并放置较粗引流管。有学者认为辨别腹腔内粘连的界面非常重要,在正确的界面中分离粘连,血管较少,不易出血。另外,粘连分离后应给创面充分止血,恰当地使用超声刀也是避免术后出血的有效办法。

5.肠管损伤

肠管损伤多为分离粘连及回纳疝内容物时所致,主张分离粘连应仔细辨清粘连界面,轻柔使用抓钳,少使用超声刀及电刀,开放手术时发现肠管损伤,应立即修补肠管,减少污染,行腹膜外或肌筋膜外补片修补。对于腹腔镜修补术,发现肠管损伤可在腔镜下修补肠管,待 3~6 个月再行切口疝修补。或中转开放手术,修补破损肠管并视污染程度决定是否行缺损修补。最为危险的是隐性的肠管损伤,导致急性腹膜炎,最终不得不再次手术取出补片。故遇到粘连广泛、致密,分离应更加耐心、细致,分离过程中少用电刀,可用剪刀锐性分离,分离结束仔细检查分离的肠段。如果分离粘连非常困难,应及时中转开腹手术。另外肠道准备是切口疝手术的常规术前准备,可减少肠损伤引起的污染。

6.补片感染

补片感染的发生率较低但处理非常棘手。补片感染多为手术区消毒、操作不当或距离上次手术时间较短所致。尽管有时补片(尤其是轻质大孔径补片)感染可以通过引流、使用抗生素或适当的换药得以缓解,但通常还是必须将补片取出才能完全清除感染灶。

7.复发

补片修补术后复发率较组织修补后复发率明显降低。文献报道开放补片修补术的复发率为 3%~5%,文献报道腹腔镜修补术后随访 23 个月,复发率是 3.4%。复发多发生于选择的补片过小、固定不牢的较大切口疝。疝环边缘是肋骨或髂骨等特殊部位的切口疝也易复发,原因是在骨骼上固定补片较为困难,一旦钉合点脱落,而组织尚未长成,复发在所难免。此外,术中遗漏隐匿性缺损,也将导致复发。因此,选择大于疝环 3~5 cm 的补片、恰当的固定、避免遗漏是非常重要的。对于较大的缺损(大于 10 cm)腹壁全层缝合加螺旋钉固定是比较合适的。对特殊部位的切口疝更应妥善固定。必须充分暴露所有隐匿性缺损并加以修补。腹腔镜手术还有套管部位疝等一些极少见的并发症,但同开腹切口疝修补术相比,腹腔镜切口疝修补术的优势是恢复工作的时间短。

(张志国)

第十五章

血管外科疾病

第一节　颈动脉狭窄

颈动脉是血液由心脏通向脑和头颅其他部位的主要血管,颈动脉狭窄(carotid artery stenosis,CAS)多是由颈动脉的粥样斑块导致的颈动脉管腔的狭窄性病变甚至可能逐渐发展至完全闭塞性病变。颈动脉狭窄性病变和脑缺血性卒中的关系非常密切。脑卒中目前已经成为继心肌梗死和恶性肿瘤的第三大致死性疾病。近 1/3 的缺血性脑卒中发生与颅外颈动脉病变尤其是颈动脉狭窄有关。颈动脉狭窄(图 15-1)造成的脑卒中包括以下两方面:一是严重的狭窄造成直接脑灌注减少,二是颈动脉粥样斑块脱落或斑块破裂形成的微血栓脱落。

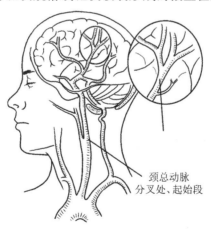

颈总动脉
分叉处、起始段

图 15-1　颈动脉狭窄的好发部位

一、解剖和生理

颈动脉与颈静脉、迷走神经一起被包围在颈动脉鞘内。颈动脉分为颈总动脉、颈外动脉和颈内动脉,颈总动脉是主干,颈内动脉和颈外动脉是其发出的分支。左颈总动脉直接起源于主动脉弓,右颈总动脉与右锁骨下动脉共起源于无名动脉。两侧颈总动脉发出后经过胸锁关节后方,沿气管和喉外侧上升,在甲状软骨上缘分出颈内动脉、颈外动脉。颈内动脉在外后侧继续上行,经颅底颈动脉孔入颅内。颈动脉在颈部的特点为垂直上行,颅外一般没有分支,是目前颈动脉外科治疗中最常涉及的区域。颈外动脉走行于颅内动脉的前内侧,其在颈部发出甲状腺上动脉、舌动脉、面动脉、枕动脉、耳后动脉和咽动脉。颈动脉窦是位于颈内动脉起始处的膨大部分,窦壁有压力感受器,受刺激后可引起反射性心率减慢、血管扩张和血压降低,颈动脉球是颈动脉分叉处后方一个椭圆形小体,属于化学感受器,是血液中CO_2浓度感受器。在颈动脉鞘内,颈动脉位于颈总动脉外侧,迷走神经位于颈总动脉与颈内静脉中间后侧。在颈动脉鞘下缘及深处副神经、舌下神经、交感神经干通过。

二、病因

(1)主要病因:颈动脉狭窄的主要病因有动脉粥样硬化、大动脉炎及纤维肌性发育不良等,其他病因(如外伤、动脉迂曲、先天性动脉闭锁、肿瘤、夹层、动脉炎、放疗后纤维化)较少见。

(2)常见病因:在西方,约90%的颈动脉病变是由动脉粥样硬化所致。在我国,除动脉粥样硬化外,大动脉炎、小动脉炎也是颅外颈动脉狭窄的常见病因。

(3)动脉粥样硬化所致的颅外颈动脉狭窄多见于中、老年人群,常伴有多种心血管危险因素。

(4)动脉粥样硬化狭窄在颈动脉系统最好发的部位为颈总动脉分叉处,其次为颈总动脉起始端,此外还有颈内动脉虹吸部、大脑中动脉及大脑前动脉等部位。

(5)头臂型大动脉炎造成的颈动脉狭窄多见于青少年,尤其是青年女性。

(6)损伤或放射引起的颅外颈动脉狭窄,发病前有相应的损伤或接受放射线照射的病史。

三、发病机制

动脉狭窄理论和微栓塞理论是目前关于颈动脉斑块诱发脑梗死的机制的理论。

(一)动脉狭窄理论

该理论认为,颈动脉硬化狭窄导致了血流动力学改变,颈动脉血流减少,导致大脑相应部位的低灌注。也就是说,颈动脉病变导致的机械性狭窄引起脑血流灌注缺乏、脑组织缺血而发生脑卒中,外科干预的目的就是解除机械性梗阻。

(二)微栓塞理论

有医师观察到,某些患者一侧颈动脉即使完全梗阻,也没有引发神经症状。这是由于人的颅颈部血管的侧支循环非常丰富,只要侧支循环建立及时,依靠完善的自我调节机制,某些颈动脉完全闭塞的患者可以长期处于相对稳定的状态。1955年,Millikan报道来自颈动脉的栓子可以导致短暂性脑缺血发作,当动脉粥样斑块发生溃疡病变时,此处常聚集血小板,形成血栓,血栓脱落可导致脑梗死。斑块下出血引起斑块破裂也可致斑块脱落,导致脑卒中。

目前,关于这两种机制中哪种更占优势的问题尚存在争议,但多数学者认为斑块狭窄度、斑块形态学特征均与脑缺血症状密切相关,两者共同作用诱发神经症状,而狭窄度与症状间的关系可能更为密切。

临床上一般通过测定颈动脉狭窄度和斑块形态学这两个指标对脑卒中的风险进行评价。狭窄度是目前颈动脉狭窄外科干预的主要依据,因其为评价斑块危险程度最主要的指标。国际上常用的测定方法有两种,北美有症状颈动脉内膜切除术试验协作组(North American

Symptomatic Carotid Endarterectomy Trial Collaborators，NASCET）标准为（B－A）/B×100％；欧洲颈动脉外科试验协作组（European Carotid Surgery Trial Collaborators Group，ECST）标准为（C－A）/C×100％，式中 A 为狭窄处残留管腔内径或彩色血流宽度，B 为狭窄远端正常动脉管腔内径或彩色血流宽度，C 为狭窄处原血管内径。推荐采用北美有症状颈动脉内膜切除术试验协作组标准：轻度（0～29％）、中度（30％～69％）、重度（70％～99％）。

斑块形态学：斑块溃疡和斑块下出血是颈动脉斑块重要的形态学特征。低回声斑块易诱发脑梗死症状，有溃疡的斑块也属于危险病变，斑块的钙化程度也是反映局部斑块稳定性的一个标志。

四、临床表现

部分轻至中度颈动脉狭窄患者可无临床症状。临床出现与狭窄相关的症状者称为"症状性颈动脉狭窄"，临床表现主要与血管狭窄导致的脑缺血相关。

（1）颈动脉狭窄引起脑部缺血：可表现为单眼失明或黑蒙、单侧肢体或偏侧肢体无力、麻木、语言障碍、偏盲、霍纳综合征等。

（2）临床最常见的体征是颈动脉区域的血管杂音。

（3）学者一般认为，根据症状持续时间把颈动脉狭窄引出的脑缺血分成 4 种类型。①短暂脑缺血发作（transient ischemic attacks，TIA）：只突然发生了局灶神经功能障碍，症状持续时间小于 24 h，不遗留神经系统症状。②可逆性神经功能缺损（reversible ischemic neurologic deficit，RIND）：类似卒中的神经功能障碍较轻，往往在 3 周内完全恢复。③进展性卒中（stroke in evolution，SIE）：卒中症状逐渐发展、恶化。④完全性卒中（complete stroke，CS）：突然出现卒中症状，快速进展恶化，之后症状持续存在，症状时轻时重。前两型均为可逆性，经积极、及时的治疗预后较好；后两型则为不可逆性脑梗死，预后较差。

（4）短暂性脑缺血发作（TIA）：是脑暂时性的血液供应不足。①表现为突然发生的，持续几分钟至几小时的某一区域脑功能的障碍，可在 24 h 内完全恢复正常。如一侧上、下肢瘫痪，无力，轻度感觉减退或异常，失语，有时因眼动脉缺血而出现一侧视力障碍、眼痛。②发作频率因人而异，可 24 h 发作数十次，也可以几个月发作一次，每次发作的临床表现大多相似。TIA 可能是由同一脑动脉供应区的反复缺血所致，缺血的原因可能和脑小动脉的微栓、血管痉挛有关，栓子被破碎溶解后，缺血症状即得到改善。③部分未经治疗的 TIA 可以发展成为脑梗死，导致严重的功能障碍。TIA 短期内多次发作，是发生严重脑梗死的警报。因此，及时诊断和治疗 TIA 是预防脑梗死的重要手段。

（5）亚临床卒中：从英文名字中我们可以看到对这一类型卒中的定义有一个认知的过程。最早定义为静止性卒中，往往指临床上无症状，只是在其他检查中发现有脑梗死迹象，如"腔隙性脑梗死"。然而，实际上静止性卒中并不是不带来任何临床症状，它可以直接影响到人们的思维、情绪和性格，或称为血管性认知能力障碍。

五、辅助检查

（一）多普勒超声检查

多普勒超声检查是目前首选的无创性颈动脉检查手段，不但可显示颈动脉的解剖图像，进行斑块形态学检查，如区分斑块内出血和斑块溃疡，而且可显示动脉血流量、流速、血流方向及动脉内血栓等。整段颈动脉狭窄程度的准确性在95%以上。多普勒超声检查是重要的筛查手段和干预后随诊评估手段。

(二)经颅多普勒超声检查

经颅多普勒超声检查是另一项无创检查手段。可以检测颅内外动脉的病变,观察血流动力学改变,临床符合率在90%以上。

(三)磁共振血管造影

磁共振血管造影(magnetic resonance angiography,MRA)是一种无创性的血管成像技术,能清晰地显示颈动脉及其分支的三维形态和结构,并且能够重建颅内动脉影像,对诊断确定方案极有帮助。MRA的突出缺点是缓慢或复杂的血流常会造成信号缺失,夸大狭窄度。

(四)CT血管造影

CT血管造影(computer tomography angiography,CTA)是经血管注射造影剂,当循环血中或靶血管内造影剂浓度达到最高峰时进行容积扫描,然后再行处理,获得数字化的立体影像。CTA已广泛应用于诊断颈动脉狭窄,可以作为术前诊断和制订治疗方案的重要依据,在某种程度上已有取代血管造影的趋势。

(五)数字减影血管造影(DSA)

尽管无创伤性影像学检查手段越来越广泛地应用于颈动脉病变的诊断,但DSA仍被认为是整段颈动脉狭窄的"金标准"。颈动脉狭窄的DSA检查应包括主动脉弓造影、双侧颈动脉选择性正侧位造影、颅内段颈动脉选择性正侧位造影。DSA可以详细评价病变的部位、范围、程度以及侧支形成情况(图15-2)。

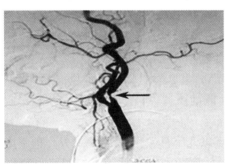

图15-2 DSA显示颈内动脉狭窄

六、诊断要点

(一)颈动脉狭窄的高危因素和高危人群

年龄>60岁的男性,有长期吸烟史、肥胖、高血压、糖尿病、高血脂和高同型胱氨酸血症等多种心脑血管疾病的危险因素是颈动脉硬化狭窄的高危因素。动脉硬化是一种全身性疾病,缺血性脑卒中(特别是TIA)患者、肢体动脉硬化闭塞患者、冠心病患者及体检时发现颈动脉血管杂音的患者均是颈动脉硬化狭窄的高危人群。

(二)颈动脉狭窄的影像学诊断

影像学检查是明确颈动脉狭窄诊断的重要依据,通常情况下,多普勒超声是最好的筛选手段,而CTA则可以用于诊断和治疗策略的选择。通常颈动脉狭窄的影像学诊断包括多普勒超声检查、经颅多普勒超声检查、磁共振血管造影、CT血管造影、数字减影血管造影等。

(三)颈动脉狭窄患者的临床评价

动脉粥样硬化所致的颈动脉狭窄患者的临床评价包括以下内容:①危险因素的评价;②心脏检查;③周围血管检查;④脑功能评价,要有专职神经内科医师参与,应包括系统的神经系统体检和颅脑影像学检查。神经系统体检包括意识状态、脑神经、运动、感觉和协调性试验等。颈动脉狭窄程度分级通常参照 NASCET 或 ECST 标准:轻度(0～29%)、中度(30%～69%)、重度(70%～99%)。颅脑影像学检查包括颅脑 CT 和 MRI。

七、治疗

目前对于颈动脉狭窄的治疗在于改善脑供血,纠正和缓解脑缺血的症状,预防 TIA 和缺血性脑卒中的发生,大致包括非手术治疗、手术治疗和介入治疗。

(一)非手术治疗

非手术治疗是基本的治疗方法,主要采用药物治疗预防控制动脉硬化高危因素,降低缺血性脑血管疾病的发生率。要很好地控制现在所患的疾病,如高血压、糖尿病、高脂血症及冠心病。非手术治疗包括以下几方面。

(1)减轻体重。

(2)戒烟。

(3)限制酒精的摄入。

(4)抗血小板凝聚治疗:大型临床试验证实,抗血小板聚集药物可以显著降低脑缺血性疾病的发生率,临床上常用的药物为阿司匹林、氯吡格雷、西洛他唑等。

(5)改善脑缺血的症状。

(6)抗凝血治疗:低分子量肝素用于预防 TIA 和缺血性脑卒中的研究已有报道。

(7)应用他汀类药物,可起到降低血脂水平、恢复内皮功能和稳定斑块的作用。对无禁忌证患者应给予他汀类药物,无脂质代谢紊乱的患者亦能获得益处。

(8)应常规给予定期的超声检查,动态监测病情的变化。

(二)外科手术治疗

颈动脉狭窄标准的手术方式为颈动脉内膜切除术(carotid endarterectomy,CEA)。CEA 已经被多数临床研究证明是治疗颈动脉狭窄安全、有效的手段,可以有效地预防和降低脑卒中的发生。动脉粥样硬化斑块通常仅局限于颈动脉分叉近端和远端数厘米处,这是适宜手术的部位。手术治疗的目的是预防脑卒中的发生,其次是预防和减缓 TIA 的发作。

欧美关于颈动脉内膜切除术的临床试验结果证实:①CEA 对有症状的颈动脉狭窄的疗效优于内科药物治疗。颈动脉狭窄度为 70%～99% 的患者行 CEA,可明显获益。②狭窄度为 0～29% 的患者 3 年内发生脑卒中的可能性很小。CEA 的危险性远远超过获益,不宜行 CEA。③狭窄度为 30%～69% 的患者不宜行 CEA,但有待进一步验证。

1.颈动脉内膜切除术的适应证

(1)绝对指征:6 个月内一次或多次 TIA,且颈动脉狭窄度≥70%;6 个月内一次或多次轻度非致残性脑卒中发作,症状和体征持续超过 24 h 且颈动脉狭窄度≥70%。

(2)相对指征:无症状性颈动脉狭窄度≥70%,有症状性狭窄度 50%～69%,无症状性颈动脉狭窄度<70%,但血管造影或其他检查提示狭窄病变处于不稳定状态。

2.手术方法

全身麻醉和局部麻醉后,做胸锁乳突肌前缘切口。游离动脉后,颈动脉窦用1%利多卡因浸润封闭以防颈动脉窦反射,注意避免损伤舌下神经、迷走神经、面神经下颌缘支,全身肝素化后,分别阻断颈内动脉、颈外动脉和颈总动脉。纵行切开颈总动脉和颈内动脉,颈内动脉远端切开超过狭窄平面,测颈动脉残端反流压≤4.0 kPa(30 mmHg),应放置颈动脉转流管,剥离并切除内膜斑块,颈内动脉远端切断的内膜可间断固定3～4针,以防术后出现夹层产生内膜活瓣影响血流,用肝素盐水(12 500 U肝素∶500 mL生理盐水)冲洗内腔后,颈动脉偏细者采用颈动脉人工血管补片,术后沙袋压迫切口1 h协助止血,8 h后开始抗凝血治疗。术后控制血压在术前水平范围的10%左右。使用甘露醇、地塞米松减轻脑水肿。

3.手术的并发症

脑卒中、死亡、脑神经损伤、伤口血肿感染、术后高血压、术后高灌注综合征等,心肌梗死、低血压的发生率很低。

(三)介入治疗

颈动脉狭窄血管成形和支架植入术(carotid angioplasty and stenting,CAS)的成功率在80%～90%,使用脑保护装置实施颈动脉血管支架成形术需要经验丰富的手术者,良好的器械设备和正确适当的患者选择。

1.适应证

(1)充血性心力衰竭和/或有各种已知的严重左心功能不全。

(2)有6周内需行开胸心脏手术。

(3)有近期的心肌梗死史(4周以内)。

(4)不稳定型心绞痛。

(5)对侧颈动脉阻塞。

(6)有继发于肌纤维发育不良的颈动脉狭窄。

(7)有特殊情况:①对侧的喉返神经麻痹;②有颈部放疗史和处于颈部根治术后;③CEA术后再狭窄;④有外科手术难以显露的病变,颈动脉分叉位置高/锁骨平面以下的颈动脉狭窄;⑤有严重的肺部疾病;⑥年龄>80岁;⑦患者拒绝行CEA或颈动脉经皮腔内血管成形术。

2.介入治疗方法

术前3～5 d给予抗血小板准备,术中常规监护,视病情采用局部麻醉和全身麻醉,一般情况下采用局部麻醉,右股动脉穿刺成功后植入8F鞘,全身肝素化后行主动脉弓上造影及颈动脉、锁骨下或椎动脉造影,评估造影结果,确认所要治疗的血管是患者有症状的血管,撤出造影管,将导引管放入患侧颈总动脉,在路线图(roadmap)下将过滤伞通过狭窄处到达远端正常血管,至少距离正常血管处4 cm;释放保护伞后,在过滤伞微导丝的同一轨道上将所选定的支架跨过狭窄部位,透视下将支架安放在选定部分;如支架扩张不满意,可选取合适的球囊行后扩张,使支架能充分扩张到和狭窄远端正常需要的血管直径接近(因支架术后还有自膨功能),回收保护伞。术后常规给予低分子量肝素0.4 mL,肌内注射,每12 h一次,疗程为3 d。同时口服氯吡格雷及阿司匹林做抗血小板治疗。术后3个月任选一种抗血小板治疗方法,持续至少6个月,严密随访。还有经肱动脉和经颈动脉途径实施CAS的方法。

3.介入治疗并发症

并发症有穿刺部位血肿、假性动脉瘤、急性脑梗死、过度灌注性损伤、动脉夹层、血管痉挛、心动过缓、高血压或低血压等。

（赵光兵）

第二节　锁骨下动脉狭窄

锁骨下动脉狭窄是指动脉硬化或动脉炎症造成锁骨下动脉管腔变细，影响远端血流，一般最容易发生在双侧锁骨下动脉的起始部位，往往在分出椎动脉之前。锁骨下动脉盗血是指由于锁骨下动脉近端狭窄或闭塞，其远端供血由椎动脉自上而下反向流动，经 Willis 环"盗取"颅内血液供给上肢，导致脑缺血，主要表现为椎-基底动脉供血不足。

一、病因

动脉粥样硬化是头臂动脉疾病最常见的病因，动脉管腔直径狭窄率超过 75％称为重度病变，管腔内深的溃疡型斑块和血栓也被列入重度病变范畴。动脉粥样硬化病变可为单发或多发，可累及单支或多支血管，由于左锁骨下动脉是由主动脉弓直接发出的，所以病变多位于左侧。感染性疾病（梅毒、结核等）可导致头臂动脉的动脉瘤样退行性改变，最常见于锁骨下动脉。多发性大动脉炎常同时累及头臂动脉三分支，好发于各支动脉起始段，其病程可分为急性炎症期和血管损伤硬化期。炎症病程逐渐出现动脉壁的纤维化增厚，当病程进展导致多支血管闭塞时可表现为明显的椎-基底动脉供血不足症状。先天性动脉畸形（主动脉弓狭窄，锁骨下动脉发育不良），外伤以及牵涉到锁骨下动脉的血管手术、放射性血管损伤、动脉瘤和夹层等也是常见病因。锁骨下动脉闭塞后，在基底动脉和锁骨下动脉之间存在着一种逆向压力差，当压力差相当于体循环收缩压的 10％时，椎动脉血液停止并逆流向锁骨下动脉，以至于上肢、脑部供血有不同程度的下降。

二、解剖和生理

锁骨下动脉右侧起自头臂干，左侧起自主动脉弓，出胸廓上口弯向外，在锁骨与第 1 肋之间通过，到第 1 肋外缘处移行为腋动脉。以前斜角肌为标志，将其分为 3 段：第 1 段位于前斜角肌的内侧，越过胸膜顶前方，其前面的内侧有迷走神经，外侧有膈神经越过；第 2 段位于前斜角肌后方，其上方紧靠臂丛，下方为胸膜顶；第 3 段为前斜角肌外侧缘至第 1 肋外侧缘之间的部分，其外上方有臂丛，前方为锁骨下静脉。

三、病理生理

动脉粥样硬化是最常见的闭塞性病因，极少数属于先天性，罕见于胸部外伤、无脉症、巨细胞动脉炎、栓塞或瘤栓。

（一）动脉粥样硬化性

锁骨下或头臂干粥样硬化常同时有颅外颈部其他血管的损害。例如，一组 168 例患者中，经血管造影证实,80%同时存在着颈总动脉、颈内动脉、颈外动脉或椎动脉损害。另一组74例成人患者中,37例(50%)同时有其他颈部血管损害,并以颈内动脉损害最常见,这是由于动脉粥样硬化是一种全身性血管损害。

(二)先天性

Pieroni报道一例经血管心脏X线造影证实的先天性锁骨下动脉盗血,该例锁骨下动脉近心段闭锁。先天性患者常同时有心血管缺陷,即该综合征如发生在主动脉弓左位或主动脉弓有缩窄,则多同时存在着动脉导管未闭和室间隔缺损;如主动脉弓为右位,则常有法洛四联症。主动脉弓为右位,亦可见主动脉弓正常,锁骨下动脉呈局限性发育不良、闭锁或孤立。罕见的报道还有双侧锁骨下动脉近心段发育不良,同时有主动脉缩窄而出现双侧盗血者。

(三)医源性

有报道称对12例法洛四联症患者施行Blalock Taussig手术时,当将锁骨下动脉近心段和肺动脉吻合后,血管造影证实有锁骨下动脉盗血;其中7例出现了基底动脉供血不足的症状。此外,由于右锁骨下动脉起于主动脉,且并行于食管的后面,对患畸形性吞咽困难者进行血管手术矫正时,也能引起该综合征。

(四)外伤性

车祸使胸部受伤,在锁骨下动脉上,椎动脉起始处的近心侧形成挫伤性血栓,从而导致该综合征。

(五)其他

其他如风湿性心脏病并发左锁骨下动脉第一段栓塞,无脉症,有转移性癌栓和巨细胞动脉炎。

四、病因与发病机制

(一)"盗血"是虹吸作用所引起的

在正常生理情况下,颅内动脉的动脉压低于主动脉弓或其分支的压力,以保持正常的颅内供血。当这种压力梯度发生颠倒,血液则可由头部向心脏方向逆流或流往上肢。锁骨下动脉盗血就是病变使锁骨下动脉的压力低于基底动脉的结果。动物实验发现,当急性闭塞犬的右锁骨下动脉近心侧闭塞时,右椎动脉血流逆行,这种血流逆行取决于全身血压和右椎-锁骨下动脉联结处的血压差,当血压差增加时,即引起血流逆行。

(二)引起锁骨下动脉盗血的因素

在锁骨下动脉或头臂干近心侧有闭塞,但并不都发生"盗血"现象。产生椎动脉血流逆行,要有许多生理或解剖上的因素,其中最重要的是锁骨下动脉狭窄的程度,有"盗血"现象的患者的两上肢收缩压差常较不发生"盗血"者大。此外,还要看侧支循环的情况。

(三)"盗血"的方式

(1)一侧锁骨下或头臂干近心段闭塞时,血液流动方向为对侧椎动脉→基底动脉→患侧椎动脉→患侧锁骨下动脉的远心段。

(2)头臂干闭塞时,除按上述血流方式外,同时血液流向为后交通动脉→患侧颈内动脉→颈总动脉→患侧锁骨下动脉的远心段。

(3)左锁骨下动脉和右侧头臂干同时狭窄,血液流向为两侧后交通动脉→基底动脉→两侧椎动脉→两侧锁骨下动脉的远心段。

(四)"盗血"时侧支循环的意义

当锁骨下动脉盗血时,侧支循环的出现是对阻塞的一种反应。脑血管造影常见下列 5 种侧支循环:①椎动脉和椎动脉。②甲状腺动脉和甲状腺动脉。③颈升动脉和同侧椎动脉及椎前动脉的分支。④同侧颈升动脉和椎动脉的分支。⑤颈外动脉的枕支和同侧椎动脉的肌支(枕椎吻合)。

从理论上来看,基底动脉环是一个良好的侧支循环系统,但它受先天发育的限制,尤其是后交通动脉发育不良(占 22%),在颅外有大血管阻塞时,能严重影响血液循环。有人对 42 例该综合征患者的血管造影观察,发现在出现椎-基底动脉供血不足的患者中,其大脑后动脉血流来自颈内动脉(正常由基底动脉而来);大脑后动脉呈胚胎型(即该动脉由颈内动脉向后方直行)及后交通动脉和大脑后动脉的联结处有一个角度(表示发育不良)者该综合征的发生率比不出现椎-基底动脉供血不足的患者的发生率高。

五、临床表现

(1)单侧锁骨下动脉起始段闭塞可引起锁骨下动脉-椎动脉盗血表现,同侧椎动脉的逆向血流为该侧上肢动脉供血,导致椎-基底动脉供血不足,表现为眩晕、恶心、呕吐、复视、构音障碍、吞咽困难、共济失调、交叉性瘫痪等症状。

(2)上肢动脉缺血表现:疼痛、无力、苍白、发凉等症状,活动后加重。患侧桡动脉搏动减弱或消失,收缩期血压较正常对侧血压降低≥2.7 kPa(20 mmHg),在锁骨上窝可听到血管杂音。

(3)既往曾使用内乳动脉行冠状动脉旁路移植术的患者,同侧锁骨下动脉起始段闭塞,可出现内乳动脉桥的逆向血流,导致心肌缺血并再发心绞痛,被称为锁骨下动脉-冠状动脉盗血。

六、辅助检查

(一)体格检查

如患者出现无力、麻木、肢体发凉等上肢缺血症状,或出现头晕、眩晕等椎-基底动脉缺血症状,应注意。如发现一侧脉搏减弱或消失,双侧血压不对称,差异超过 2.7 kPa(20 mmHg)提示一侧锁骨下动脉狭窄或闭塞,有时听诊可闻及血管收缩期杂音。

(二)超声多普勒检查

对于闭塞性病变,多普勒检查可以发现远端锁骨下动脉血流流速减慢及椎动脉的反向血流,提示椎动脉盗血。对于狭窄性病变,可发现狭窄远端血流流速加快,有时亦可通过压力试验诱发椎动脉盗血。彩色多普勒诊断椎动脉盗血的准确性超过 95%。另外,介入治疗术后也应该做超声多普勒检查,对患者进行随访,观察血管的通畅性及椎动脉血流。

(三)CTA 和 MRA

CTA 和 MRA 检查是明确诊断的重要手段,其可以清晰判断病变部位、狭窄程度及闭塞远端血管的情况,CTA 和 MRA 对于钙化病变的诊断优于 DSA,其诊断的特异性达到 99%,同时对椎动脉的发育情况可做出明确判断,为下一步治疗方案的制订提供重要参考。

(四)DSA 动脉造影

DSA 可以检查局部病变,明确诊断,同时可以进行颅内血供的详细评估,但由于其有创性,患者常不易接受,一般 DSA 不作为常规诊断手段。但 DSA 对可疑的病例及介入术前判断证实椎动脉盗血逆流有重要价值。

七、诊断要点

(1)头臂动脉疾病的首要筛查方式是体格检查,包括仔细评估上肢动脉搏动情况,测量并比较双上肢血压,听诊锁骨下动脉有无血管杂音等。双功超声主要用于观察椎动脉有无逆向血流及颅外段颈动脉的狭窄、闭塞等病变。

(2)怀疑有头臂动脉病变存在时,无创影像学检查(如 MRI 或 CT)可对主动脉及其分支清晰地成像。患者的身体形态会影响 CT 和 MRI 的成像质量,一些有幽闭恐惧症的患者或体内有金属植入物的患者不能进行 MRI 检查,患者体内如果存在金属植入物,可产生假象而影响 CT 和 MRI 对血管的精确成像。在进行头臂动脉各支血运重建手术前应行脑 CT 或 MRI 检查,如明确发现存在近期梗死灶应慎重,因为这些病灶更易出现缺血再灌注损伤。

(3)动脉造影检查仍是动脉疾病诊断的"金标准"。当无创影像学检查不能明确病变时,应进行动脉造影检查。其不足包括局部动脉损伤、卒中风险、造影剂相关性肾损害等。头臂动脉疾病合并冠状动脉粥样硬化改变的发生率约为 40%,因此应对患者进行心脏方面的相关检查,尤其是在经胸血运重建术前应准确地评估心功能。

八、治疗

(一)内科治疗

目的是减轻脑缺血的症状,降低脑卒中的危险,很好地控制现在所患的疾病,如高血压、糖尿病、高脂血症及冠心病。

(二)外科治疗

1.血运重建手术

(1)适应证:头臂动脉血运重建术的适应证包括引起临床症状的各种头臂动脉病变,主要临床症状包括大脑缺血症状、椎-基底动脉供血不足症状和上肢缺血症状。大脑缺血症状主要表现为卒中和短暂性脑缺血发作;椎-基底动脉供血不足由颅内持续低血流量状态引起,表现为眩晕、恶心、失衡等,无名动脉和锁骨下动脉起始段闭塞引起的盗血综合征可导致椎-基底动脉供血不足、心肌缺血、大脑前循环缺血症状(如偏瘫、失语)等;上肢缺血症状可表现为活动后上肢疼痛,远端动脉栓塞可出现指端缺血等。

(2)手术方式的选择。①解剖学血运重建术(经胸入路):为预后较好的多头臂血管病变患者首选。人工血管旁路术-左锁骨下动脉起始段同时存在病变,可通过建立人工血管侧臂的方式重建血运。术后 24 h 应在监护室密切观察患者。纵隔引流量低于 200 mL/d 时拔出引流管。患者出院时应给予严格的开胸术后宣教。除术后早期随访外,每 6 个月需行颅外颈动脉及人工血管双功超声检查,1 年后每年复查双功超声。②非解剖学血运重建手术(经颈入路):适用于单一锁骨下动脉病变患者或存在开胸手术禁忌证的患者。常用手术术式有锁骨下动脉-颈动脉转位术、颈动脉-锁骨下动脉旁路术、腋-腋动脉和锁骨下-锁骨下动脉旁路术、颈-颈动脉旁路术、颈动脉-对侧锁骨下动脉旁路术。术后管理:非解剖学血运重建术后的血流生理压力低于解剖学血运重建术。术后早期应重视有无神经系统并发症(尤其是术中曾阻断颈动脉者)。应在手术室内对所有患者各种运动功能的恢复情况进行观察,然后再将患者送至麻醉恢复室,进行至少 1 h 的观察。如果患者无神经系统改变,应在遥测监护式病房监测 24 h。除早期随访外,术后每 6 个月需行血管移植物双功超声检查,评价通畅情况,1 年后每年复查双功超声。

2.经皮腔内血管成形术

目前多采用经皮腔内血管成形术(percutaneous transluminal angioplasty,PTA)来治疗。PTA是指应用球囊导管、支架等介入器材,采用球囊扩张技术或植入支架,对各种原因所致的血管狭窄或闭塞性病变进行血管开通或维持血管通畅的微创技术。术后长期应用抗凝及抗血小板聚集药物以取得理想的远期疗效。

（赵光兵）

第三节　主髂动脉闭塞

主髂动脉闭塞(aortoiliac occlusive disease,AIOD)是指动脉粥样硬化或血栓形成等原因导致的主动脉-髂动脉闭塞性疾病,是最常见的外周动脉闭塞性疾病。根据病情进展的快慢,可分为急性闭塞和慢性闭塞。

一、病因

目前主髂动脉硬化性病变属于全身动脉粥样硬化病变的一部分,病因尚未明确,主要的危险因素包括吸烟、高血压、高脂血症、糖尿病、饮酒等。有研究显示这些高危因素与病因呈正相关或负相关性(图15-3)。

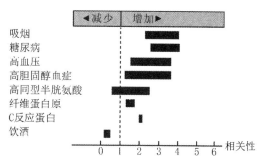

图15-3　高危因素与主髂动脉狭窄发生的相关性

(一)吸烟

主动或被动吸烟是参与该病发生和发展的重要环节,吸烟者下肢动脉硬化性疾病的发病率为不吸烟者的3倍。烟碱能使血管收缩,烟草浸出液可使实验动物的动脉发生炎性病变。

(二)高血压

高血压是目前公认的心脑血管系统疾病及动脉粥样硬化性疾病的重要危险因素。高血压是促进动脉粥样硬化发生、发展的重要因子,而动脉因粥样硬化所致的狭窄又可引起继发性高血压。

(三)高脂血症

多种脂蛋白水平升高(尤其是低密度脂蛋白水平升高)可致血脂水平升高。低密度脂蛋白是一种运载胆固醇进入外周组织细胞的脂蛋白颗粒,可被氧化成氧化低密度脂蛋白,当低密度脂蛋白(尤其是氧化修饰的低密度脂蛋白)过量时,它携带的胆固醇便积存在动脉壁上,久了容易引起动脉硬化。因此低密度脂蛋白被称为"坏的胆固醇"。

(四)糖尿病

血糖水平升高是动脉硬化的重要危险因素之一。

(1)糖尿病患者血糖水平高、脂质代谢紊乱等可加重炎症反应,炎症反应的一些炎症因子可使血管内皮受损、血管壁通透性增大、血管平滑肌细胞增生,促进动脉粥样硬化斑块形成。

(2)糖尿病患者存在脂质代谢异常可导致血中载脂蛋白水平升高,载脂蛋白通过与纤溶蛋白结合,抑制纤溶系统,延缓血栓溶解,促进斑块形成及发展。

(3)糖尿病患者的糖化血红蛋白水平升高,发生非酶糖基化反应,产生大量氧自由基并可形成糖基化终产物,进而影响血管壁的功能和结构,促进粥样斑块形成。

(五)年龄

年龄与动脉粥样硬化之间亦存在明显的相关性,动脉粥样硬化性疾病的发病率随年龄增长而增加,因为随着年龄增长,动脉壁的弹力逐渐减弱,对血流压力的缓冲能力逐渐下降,血管内皮损伤后易引发动脉粥样硬化性斑块形成。

(六)性别

国内男性动脉粥样硬化性疾病的发病率高于女性,原因在于绝经前的女性雌激素水平明显高于男性,有研究表明雌激素对血管系统具有明确的保护作用,可以使低密度脂蛋白在血管壁的沉积减少,并可减少脂蛋白 A 在循环血液中的浓度。

(七)纤维蛋白原

纤维蛋白原是动脉粥样硬化的独立危险因素,是一种参与生理性止血过程的蛋白质,由肝脏分泌合成,纤维蛋白降解产物在血管壁沉积,参与动脉粥样硬化斑块形成,因此积极控制纤维蛋白原的水平可以同时预防颈动脉硬化斑块形成。

(八)血同型半胱氨酸

动脉粥样硬化程度与血同型半胱氨酸水平密切相关,有研究发现随动脉粥样硬化程度的增加,血同型半胱氨酸水平也明显升高,并引起和加速动脉粥样硬化改变。

二、病理生理/发病机制

动脉硬化闭塞症的主要发病机制可有下列几种学说。

(1)有损伤及平滑肌细胞增殖学说。

(2)有脂质浸润学说。

(3)有血流动力学学说。

(4)有炎症反应学说。

(5)有血栓形成和血小板聚集学说。

三、临床表现

发病的急慢、病变的分布和范围,明显影响闭塞过程中的症状和自然病程。

(一)急性闭塞的特点

发病急骤、病情凶险、常出现典型的"5P"症状,截肢率高,如处理不及时,易发生严重并发症,如再灌注损伤、筋膜室综合征、电解质紊乱、酸碱平衡失调、多器官功能衰竭,病死率可高达30%～50%。

（二）慢性闭塞的特点

有不同程度的间歇性跛行,通常涉及大腿、髋部或臀部肌肉,双下肢可同时出现症状,常常一侧肢体症状较严重,有时可能掩盖另一侧肢体的症状,30%～50%的男性患者发生不同程度的阳痿,病程晚期出现静息时缺血性疼痛或不同程度的缺血性组织坏死。

四、辅助检查

（一）实验室检查

1.血脂检查

血脂水平升高或高密度脂蛋白水平下降常提示有动脉硬化性病变的可能,但血脂及高密度脂蛋白正常也不能排除该病存在,故血总胆固醇、甘油三酯、β-脂蛋白以及高密度脂蛋白的测定对诊断仅有参考价值。

2.血糖、尿糖、血常规和血细胞比容测定

目的在于了解患者是否伴糖尿病、贫血或红细胞增多症。

（二）其他辅助检查

1.踝肱指数

踝肱指数(ankle brachial index,ABI)是血管外科最常用、最简单的一种检查方法,通过测量踝部胫后动脉或胫前动脉及肱动脉的收缩压,得到踝部动脉压与肱动脉压的比值。正常人休息时踝肱指数的范围为 0.9～1.3。异常结果:低于 0.8 预示着中度疾病,低于 0.5 预示着重度疾病。间歇性跛行的患者踝肱指数多在 0.35～0.9,而静息痛的患者踝肱指数常低于 0.4,医师一般认为这样的患者若不积极治疗将可能面临截肢的危险。当踝肱指数＞1.3 则提示血管壁钙化及血管失去收缩功能,同样也反映严重的周围血管疾病。

2.阴茎肱动脉压力指数（PBI）

阴茎肱动脉压力指数为阴茎背动脉收缩压与肱动脉收缩压的比值,是筛查阴茎动脉血流是否正常的常用检查方法。当患者存在勃起功能障碍时可行此项检查,当 PBI＞0.75 时阴茎血流正常,PBI＜0.6 时提示阴茎动脉血流异常。

3.多普勒超声

将多普勒血流测定和 B 超实时成像有机结合,为目前首选的无创性检查手段,具有简便、无创、费用低的特点。超声检查诊断的准确率高,可较清晰地显示斑块的大小和位置、斑块形态学特征、血管走行、狭窄程度、血流速度等。

4.磁共振血管造影

磁共振血管造影(magnetic resonance angiography,MRA)为无创性血管成像技术,流入性增强效应和相位效应是基本成像原理,可清晰地显示髂内动脉及其分支的三维形态和结构,并且能够进行血管影像的三维重建,对诊断动脉狭窄和制订进一步治疗方案极有帮助。

5.CT 血管造影

CT 血管造影(CT angiography,CTA)是在螺旋 CT 基础上发展起来的经血管注射造影剂的血管造影技术,受解剖及血流因素影响相对较小,当循环血流或靶血管内造影剂浓度达最高峰时进行容积扫描,然后行后处理,得出数字化立体影像。CTA 影像直观,可清楚地观察到血管走行、血管狭窄程度、斑块形成、溃疡、血管壁厚度、动脉硬化程度。

6.数字减影血管造影

数字减影血管造影(digital subtraction angiography,DSA)一直是公认的当今诊断下肢动脉粥样硬化性狭窄的"金标准"。

五、诊断与鉴别诊断

(一)诊断

急性主髂动脉闭塞的初步诊断主要靠症状和体征,根据急性病史,如突发双下肢疼痛、双下肢无脉、肢体苍白、感觉异常、肢体运动功能障碍等急性缺血症状,可以初步考虑急性主髂动脉闭塞。初步考虑该病后,为了进一步明确诊断,主要应从以下几点考虑:①考虑缺血的严重程度,判断肢体是否坏死。②鉴别主髂动脉急性血栓形成和主动脉骑跨血栓。③了解患者既往是否有慢性下肢缺血性疾病,并判断此次患病是在原有慢性下肢缺血性疾病基础上的急性加重还是血栓栓塞造成的急性缺血。④考虑是否伴有其他能引起该病的内科疾病。问诊过程应全面、仔细,了解患者有无间歇性跛行史、房颤病史等,可以对诊断提供很大帮助。应对患者常规行彩色多普勒超声检查,有助于判断造成堵塞的原因是栓子还是原位的血栓形成,但是并不应常规行动脉造影或CTA检查,因为此类患者多有肾脏损伤,碘造影剂会加重肾脏损伤,且动脉造影和CTA检查费时,可能因此错过最佳手术时机。

慢性主髂动脉闭塞主要是因为动脉硬化、大动脉炎或纤维肌性发育不良等引起慢性主髂动脉狭窄或闭塞及在狭窄或闭塞基础上血栓形成。主要临床症状是有不同程度的间歇性跛行,疼痛常累及髋部、臀部或大腿肌群,双下肢可同时出现症状,但严重程度常有不同,常常一侧肢体的缺血症状较另一侧严重,从而导致较轻一侧肢体的症状被掩盖,后期出现静息痛,如不进行临床干预,将出现不同程度的组织丧失。根据典型的症状体征,结合全面地询问病史,仔细地体格检查,一般很容易做出慢性主髂动脉闭塞的诊断。在一些动脉闭塞的患者中,腿部、臀部、髋部的疼痛有时被错误地诊断为腰椎管狭窄或腰椎间盘突出引起的神经根刺激、脊柱或髋关节病变、糖尿病神经病变或其他神经肌肉病变。但是那些典型的沿坐骨神经分布的疼痛出现或加重与体位有关,而不是行走一段距离后产生,休息后缓解(间歇性跛行)。

(二)鉴别诊断

1.腰椎管狭窄

腰椎管狭窄是多种原因所致的椎管、神经根管、椎间孔的狭窄,并使相应部位的脊髓、马尾神经或神经根受压。主要表现是神经性间歇性跛行,疼痛多为腰骶部或臀部向小腿后外侧或足背、足底放射的疼痛,伴有麻木症状,伸展或弯曲腰部可使症状加重或缓解,与行走距离无关,下肢动脉搏动正常,可通过腰椎CT及磁共振进行鉴别。

2.髋关节炎

髋关节炎是指髋关节面长期负重不均衡所致的关节软骨变性或骨质结构改变的一类骨关节炎性疾病。其主要表现为臀外侧、腹股沟等部位的疼痛(可放射至膝)、肿胀、关节积液、软骨磨损、骨质增生、关节变形、髋的内旋和伸直活动受限、不能行走甚至卧床不起等。内旋或外旋髋部可诱发或加重疼痛。可通过髋关节的X线、CT等进行鉴别。

3.多发性大动脉炎

多发性大动脉炎多见于年轻女性,主要侵犯主动脉及其分支的起始部,如颈动脉、锁骨下动脉、肾动脉。病变引起动脉狭窄或阻塞,出现脑部、上肢或下肢缺血症状。临床表现有记忆力减退、头痛、眩晕、晕厥,还有患肢发凉、麻木、酸胀、乏力以及间歇性跛行,但无下肢静息痛及坏疽,动脉搏动可减弱或消失,血压降低或测不出。肾动脉狭窄即出现肾性高血压,如合并双侧锁骨下动脉狭窄,可有上肢低血压,下肢高血压;胸腹主动脉狭窄,产生上肢高血压、下肢低血压。在动脉狭窄附近有收缩期杂音。病变活动期有发热和血沉增快等现象。

六、治疗

(一)非手术治疗

一般慢性动脉闭塞患者均须经过一段时间的非手术治疗,有助于限制病变的发展,建立侧支循环。主要措施有禁烟、减轻体重、控制高血压、治疗糖尿病和纠正异常血脂水平,有规律地活动下肢,注意足部局部护理特别重要,因为足趾损伤和感染常常是坏疽和截肢的突发原因。虽然有许多可选择的药物,其中血管扩张药物的疗效较显著,如前列地尔、西洛他唑,但可能仅对25%的间歇性跛行患者有效。经过适当的非手术治疗,一些患者的症状可自发性改善,然而大多数患者的症状都将预期缓慢地发展,最终需要行血管重建手术。

(二)手术治疗

1.急性闭塞治疗

确诊为急性闭塞后,必须采取积极的治疗措施,应尽可能争取早期施行取栓术。主要方法为Fogarty球囊导管取栓术或导管吸栓、溶栓术。另外,还需辅以抗凝、镇痛、扩血管等综合治疗。

2.慢性闭塞治疗

根据下肢动脉硬化闭塞症诊治指南,对TASC B级病变,建议采用腔内介入治疗,TASC C/D级病变包括长段和多节段的狭窄和闭塞性病变,建议采用开放性手术治疗。当患者出现影响生活工作的间歇性跛行症状甚至出现静息痛、肢体缺失等症状,结合患者的病史及辅助检查确诊为主髂动脉病变后,常需手术治疗。

3.腔内介入治疗

血管腔内介入手术技术经十几年的发展,日渐成熟,其具有微创、安全、操作简便、恢复快、患者易于接受等优点,3年通畅率可达90%左右。该方法已成为公认的治疗动脉闭塞性疾病的首选方法之一,主要适用于病变较为局限的Ⅰ型和部分Ⅱ型病例,而Ⅲ型病例的成功率低。该方法较适合腔内介入治疗的主髂动脉病变:①短段<2 cm没有钙化的狭窄。②中等长度2~5 cm无钙化的不复杂狭窄,短段<2 cm有钙化的狭窄。③长段5~10 cm的单纯狭窄,中等长度有钙化的狭窄或闭塞。例如,长段>5 cm的复杂狭窄、长段>10 cm的狭窄或闭塞,导丝难以通过,易形成夹层或破裂等,则须行开放手术。

血管腔内治疗新技术包括低温冷凝成形术、切割球囊、激光辅助血管成形术、应用药物涂层球囊和药物洗脱支架、自体骨髓干细胞移植、基因疗法、血管内超声消融等。

术后治疗。①抗凝治疗:围术期继续应用普通肝素静脉泵入抗凝治疗,根据活化部分凝血活酶时间(APTT)来调节静脉肝素的用量,维持APTT在60~80 s,以防止治疗部位术后继发血栓形成。根据病变程度及手术情况,出院时给予口服华法林短期抗凝治疗(1~6个月)或长期口服抗血小板药物(阿司匹林及氢氯吡格雷)治疗。②扩血管药物治疗:包括应用前列腺素E_1(凯时)、贝前列腺素钠等扩张血管,改善患肢血运治疗。③术后检查:于出院前、术后6~12个月及此后每年行CT血管造影(CTA)和踝肱指数(ABI)测定,复查腹部及下肢动脉,以了解腹主动脉及髂动脉通畅情况。

(赵光兵)

第四节　急性下肢动脉栓塞

急性动脉栓塞是指来源于心脏、近端动脉壁，或者其他来源的栓子随动脉血流冲入并栓塞远端直径较小的分支动脉，继而引起此动脉供血脏器或肢体的缺血坏死。由于该类疾病在发病期间较为迅速、进展较快，如不尽快实施早期治疗，会导致患者出现截肢现象，严重者将导致患者的生命受到威胁，因此对该类疾病应进行早期诊断及早期治疗。急性动脉栓塞多见于下肢，其特点是起病急骤、进展迅速、后果严重，严重者将最终导致截肢。

一、病因

急性下肢动脉栓塞是引起腿部急性缺血的主要病因之一，其他病因还包括动脉内急性血栓形成、急性动脉创伤及急性动脉夹层等，统称为急性下肢缺血性疾病。此类血管急症常与截肢和死亡等重大威胁密切相关。如患者的年龄偏大，在某种程度上急性下肢缺血性疾病可危及其生命。

动脉栓塞栓子可由血栓、动脉粥样硬化斑块、细菌性纤维素凝集物、空气、肿瘤组织、异物（如弹片）、折断的导丝或导管、羊水或脂肪等组成，以左心房血栓最常见。血栓来源有以下几方面。

（一）心源性

这是最常见的栓子来源，心脏疾病中风湿性心脏疾病、二尖瓣狭窄、心房纤颤和心肌梗死占多数，其中以风湿性心脏病最常见。

（二）血管源性

其相对少见。有动脉瘤、动脉粥样硬化、动脉壁炎症或创伤时，病变部位常形成血栓，血栓、斑块或碎片脱落便形成栓子。当右心房压力超过左心房压力时，静脉系统血栓可经未闭的卵圆孔到达体循环形成动脉栓塞，称为"反常栓塞"。

（三）医源性

随着心血管手术和介入治疗的进展，医源性因素也成为动脉栓塞的一个重要原因。

（四）肿瘤性

其较罕见。多为恶性肿瘤浸润血管后形成，由于患者的自身情况较差，甚至可能忽略由动脉栓塞引起的症状。

（五）不明来源栓子

尽管进行非常详细的检查，仍然有 $5\% \sim 10\%$ 的动脉栓子找不到来源，通常称为不明来源栓子。

二、病理生理

动脉栓塞的预后主要取决于受累血管的大小、阻塞程度，特别是侧支循环的数量。如果栓塞发生在正常动脉，由于无法迅速建立侧支循环，可以导致严重的远端缺血；如果栓塞发生在已经狭窄或者既往慢性缺血的血管，由于已经形成侧支血管，也可以表现为原缺血症状加重。

(一)栓塞动脉的变化

动脉分叉部管径突然变窄,解剖形态呈鞍状,因此栓子几乎总是停留在动脉分叉部或分支开口处。在肢体动脉栓塞中,90%以上发生在下肢,以股动脉发病率最高,其次是髂总动脉、腹主动脉和腘动脉。栓塞发生后,动脉腔呈部分性或完全阻塞,其远端动脉及侧支血管发生痉挛,通过交感神经舒缩中枢反射,引起远端血管及其邻近侧支动脉强烈痉挛,使患肢缺血加重。痉挛程度愈剧烈,缺血愈严重。动脉本身的滋养血管也可发生痉挛,造成动脉壁血供障碍,内弹力层发生水肿、增厚、断裂,血管内皮细胞损伤、脱落,血小板、纤维蛋白黏附于动脉内膜,导致继发性血栓形成。此种血栓与动脉内膜粘连较紧密,摘除时容易损伤内膜。血栓蔓延能破坏侧支循环,有时动脉栓子裂解,碎片进入远端循环,形成复杂的动脉栓塞,可迅速加重病情。另外,动脉长时间缺血,相应静脉血流速度缓慢,缺血导致相应静脉内膜损伤,可以发生静脉血栓形成。由于栓塞近端动脉血流滞缓,正常轴流发生紊乱,血液中有形成分沉积,血液发生凝固而形成继发性血栓,这种血栓与动脉内膜粘连疏松,较易摘除。继发性血栓常发生于栓塞后 8～12 h。伴行静脉继发血栓形成,提示肢体循环障碍严重,预后不佳。

(二)受累肢体的变化

其由组织缺氧所致,周围神经对缺氧最敏感,其次是肌肉组织,因而疼痛和麻木为肢体动脉栓塞的最早临床表现。感觉消失时,肌肉组织同时发生坏死,释放肌酸激酶(CK)和溶菌酶等物质,加剧组织溶解破坏。厌氧代谢引起组织酸中毒和细胞钠泵障碍,使细胞外及血液中钾浓度升高。通常缺血 4～8 h 发生组织坏死,栓塞部位、受累动脉痉挛程度、形成继发性血栓的范围和侧支循环可以影响病程进展。少数病例发病后可不发生坏疽,由缺血所致的功能障碍则很明显。

(三)心血管系统和全身影响

动脉栓塞加重了原来的心血管功能紊乱,严重者可导致血压下降、休克、严重心律失常甚至心脏骤停。单纯动脉栓塞可引起较严重的缺血表现,但不足以危及患者的生命,因而缺血引发的代谢症是非常重要的致死原因。Haimovici 估计,由外周动脉栓塞导致死亡的病例中,有 1/3 是由血管再通后的代谢并发症引起的。由于动脉栓塞造成组织缺血,发生骨骼肌溶解、坏死,细胞内物质(如高浓度的钾、乳酸、肌红蛋白、血清谷草转氨酶、各种细胞酶、代谢产物)释放。肢体缺血的病例中,外科血栓切除术后 5 min,平均静脉血 pH 为 7.07,血清钾水平升高到 5.77 mmol/L。血管再通后,积聚的代谢产物突然释放到静脉血液循环中,造成严重的缺血再灌注损伤,表现为高钾血症、代谢性酸中毒及肌红蛋白尿,酸性条件促进肌红蛋白沉积于肾小管,造成肾小管坏死,形成肌源性代谢性肾病,可迅速发展为急性肾衰竭。

三、临床表现

动脉栓塞的肢体表现为特征性的"5P"征:疼痛、动脉搏动消失或减弱、苍白、麻木和运动障碍。

(一)疼痛

患肢剧烈疼痛是大多数患者就诊的主要症状。疼痛的主要原因是组织缺血,局部血管压力骤增和血管痉挛等也为疼痛原因,疼痛部位开始位于栓塞水平,逐渐向远侧延伸,疼痛部位可以随栓子移动而改变。

(二)动脉搏动消失或减弱

栓塞部位的动脉有条索感和压痛,栓塞远侧动脉搏动消失,栓塞近侧动脉因流出道受阻,可出现弹跳状强搏动(水冲脉)。当动脉痉挛严重或形成继发性血栓时,栓塞近端动脉搏动也可减弱。如果为不完全性栓塞,血流仍可通过,远端动脉可探及微弱的动脉搏动。

(三)苍白、厥冷

由于组织缺血,皮肤乳头层下静脉丛血流排空,呈蜡样苍白。若血管内尚积聚少量血液,则在苍白皮肤间呈现散在的青紫斑块。肢体周径缩小,浅表静脉萎瘪,皮下出现蓝色线条。皮肤厥冷,肢端尤甚,皮肤可降温 3 ℃~4 ℃,皮温改变平面位于栓塞平面下 10 cm 左右。

(四)麻木、运动障碍

麻木、运动障碍是判断疾病进程最重要的临床表现,常表示已经或者即将出现肌肉坏死。在少数病例中,发病后首先出现的症状是患肢麻木,患肢呈阶段性感觉异常,近端可有感觉过敏区,感觉减退区平面低于动脉栓塞平面,远端呈袜套型感觉丧失区,这是周围神经缺血所致的功能障碍,患肢还可有针刺样感觉。如果出现肌力减弱,甚至麻痹,表现为不同程度的手足下垂,提示为桡神经或腓总神经缺血性损伤。

四、辅助检查

(一)多普勒超声检查

多普勒超声检查了解栓塞部位,下游动脉通畅情况,凭借其无创、简单、便携的独特优势,在急诊情况下对血栓的明确诊断及定位,为临床尽快安排手术及溶栓提供了极大帮助,是诊断急性下肢动脉血栓的理想方法。

(二)踝肱指数

踝肱指数即踝压(踝部胫前或胫后动脉收缩压)与同侧肱动脉压之比,正常值>1.0,若踝肱指数>0.5 或踝肱指数<1,为缺血性疾病;踝肱指数<0.5,为严重缺血。显像仪可显示动脉的形态、直径和流速等。血流仪可记录动脉血流波形。波形幅度降低或呈直线状,表示动脉血流减少或动脉闭塞。同时还能做节段动脉压测定,了解病变部位和缺血的严重程度。

(三)CTA、MRA

了解栓塞部位、栓子形态、下游远侧动脉是否通畅、侧支循环情况。

(四)动脉造影

动脉造影可以明确患肢动脉阻塞的部位、程度、范围及侧支循环建立的情况,为诊断的"金标准",但属于有创检查,一般不作为首选。

五、诊断要点

对急性下肢动脉栓塞患者诊断并不困难,主要根据患者的临床病症(如运动受阻、无力、苍白、无脉搏迹象、疼痛感)及彩超诊断。如出现动脉狭窄病变以及血管变形的现象,此类现象会给诊断带来一定困难。相关数据显示动脉栓塞手术治疗之前患者诊断正确的概率为 80%,此外有 20% 的患者在进行手术治疗前期无法确定诊断。血液流动缓慢、斑块爆破及处于凝固状态都是动脉栓塞的原因。栓塞发病较为隐蔽,也会形成严重性疾病,所以在治疗前期对其进行准确诊断较为困难。

患者有器质性心脏病、动脉粥样硬化,尤其是有心房纤颤、急性心肌梗死、动脉栓塞病史,如果突然发生肢体剧烈疼痛、肢端苍白和无脉,急性动脉栓塞的诊断基本成立。

皮温降低的平面比栓塞平面低,出现感觉和运动障碍表明已经出现不可逆性组织坏死。临床判断栓塞的部位相对简单,多普勒超声血流仪可以更准确地判断动脉栓塞的部位,病变近侧动脉可闻及明确的血流音,而其远侧血流音立即消失或明显减弱。此外,栓塞远侧节段性动脉收缩压明显降低或者测不到,血流波幅明显低平。选择性肢体动脉造影可以了解栓塞远侧动脉是否通畅、侧支循环状况、有无继发性血栓、有无动脉粥样硬化性病变,特别是对有慢性动脉粥样硬化病变的患者,术前应尽可能行血管造影检查。

血管造影有助于鉴别栓塞及血栓形成。典型栓塞征象是在正常血管内突然出现截断,有时表现为凸起或凹陷的充盈缺损。栓子栓塞为急性病史,侧支血管形成不足是栓子栓塞的另一个特点。动脉系统其他部位无病变提示为栓塞,数个动脉床内多数充盈缺损是栓塞的病理学基础,栓子栓塞最常见的栓塞部位是动脉分叉处。相反,急性血栓形成的病例通常有明显的弥漫性动脉粥样硬化性改变,以及良好的侧支循环。闭塞部位通常呈不规则尖细状,出现于易发生动脉粥样硬化的部位,如 Hunter 管(收肌管)。

六、治疗

(一)非手术治疗

目前仅用于不适合手术或者不能手术的病例。

1.肢体局部的处理

肢体置于低于心脏平面的位置,一般下垂 15°左右,以利于动脉血液流入肢体。室温保持 27 ℃左右,局部不可用热敷,以免组织代谢增强,加重缺氧;局部冷敷可引起血管收缩,减少血供,也属于禁忌。

2.抗凝和溶栓

动脉栓塞后应用肝素和双香豆素类衍生物等抗凝剂,可以防止栓塞的远、近端动脉内血栓延伸,心房附壁血栓再生或发展,深静脉继发性血栓形成。在急性期应持续泵入肝素,维持一定的抗凝活性。溶栓剂仅能溶解新鲜血栓,一般对发病 6～10 d 的血栓效果好,对 10 d 以上者效果较差。

给药途径:①直接穿刺给药;②经导管注入;③于栓塞近端的动脉腔内持续灌注溶栓剂;④以多孔喷雾式导管向血栓内持续滴注;⑤经静脉滴注给药,每天用尿激酶$(5\sim10)\times10^5$ U,总量为$(2\sim4)\times10^4$ U/kg。必须严密监测纤维蛋白原浓度、优球蛋白溶解时间和纤维蛋白降解产物(FDP)浓度,注意皮肤、黏膜、泌尿道等部位有无出血。纤溶剂对于纤维性栓子本身难以发挥作用。

3.解除血管痉挛

静脉滴注 0.1％的普鲁卡因,将罂粟碱或妥拉唑林直接注入栓塞动脉腔内,或静脉滴注;也可采用交感神经阻滞或硬膜外阻滞,以解除动脉痉挛,促进侧支循环建立。

4.高压氧舱治疗

高压氧舱治疗可以增加血氧饱和度,对改善肢体缺血有一定帮助。

(二)手术治疗

主要术式为栓子和血栓切除术。

1.适应证

(1)发生动脉栓塞后,急性缺血症状严重,无明确手术禁忌证。

(2)栓塞平面位于指(趾)动脉以上。

（3）为已经发生坏疽的病例进行取栓手术，目的在于降低截肢平面或有助于残端愈合，可以采取取栓后即刻开放截肢的方法，避免严重并发症发生。

2.禁忌证

（1）肢体已经出现明确的感觉和运动障碍，肌肉坏死，摘除栓子也不能挽救肢体。

（2）患者的一般情况严重恶化，出现多器官功能衰竭。

3.术前准备

检查血常规、血生化、凝血功能等，尽量减少检查时间，在基本纠正重要脏器功能的基础上争取尽早手术。原则上均可采用局部麻醉，但是估计手术困难或者有可能行血管旁路移植术时，应当考虑用连续硬膜外阻滞麻醉或全身麻醉。

4.手术方法

（1）取栓术：治疗的目的在于恢复血供，减轻或避免组织坏死，如果发生严重组织坏死，应及时清除坏死组织以保全生命。

（2）溶栓术：导管定向溶栓法由 Dotter 在 20 世纪 70 年代推广。溶栓治疗具有以下优点：①能溶解侵及微循环和侧支血管的血小板-纤维素血栓，这些部位是导管达不到的地方；②溶栓治疗能够显露潜在的动脉狭窄，而这有可能通过腔内治疗得到解决。

（3）取栓术衍生手术：包括在切取栓子的同时进行内膜剥脱术、动脉旁路重建术等。

（4）经皮血栓切除术：现代医疗技术发展，可以完成在细小的血管腔内安装各种复杂装置。

（5）截肢术或取栓术＋截肢术：肢体已经发生坏疽，必须防感染扩散，改善患肢血液循环，待坏疽与健康组织间的界限明确后行截肢（趾）术。但是已经有湿性坏疽，或者虽然无坏疽平面形成，但是肢体缺血已经导致全身情况恶化而威胁生命时，也应立即截肢。手术时若先行动脉取栓术，使血流尽可能恢复后，紧接着行截肢术具有两个优点：①可有效降低截肢平面；②有助于增加残端血供，促进残端愈合。

（赵光兵）

第十六章

普外科护理

第一节　门静脉高压症

门静脉高压症指门静脉血流受阻、血液淤滞、门静脉系统压力升高,继而引起脾大及脾功能亢进、食管和胃底静脉曲张及破裂出血、腹水等一系列症状和体征的疾病。门静脉主干由肠系膜上、下静脉和脾静脉汇合而成,其左、右干分别进入左、右半肝后逐渐分支。门静脉系与腔静脉系之间存在 4 个交通支,即胃底-食管下段交通支、直肠下端-肛管交通支、前腹壁交通支和腹膜后交通支,以胃底-食管下段交通支为主。正常情况下上述交通支血流量很少,交通支于门静脉高压症时开放。门静脉血流量占全肝血流的 $60\%\sim80\%$,正常情况下压力为 $1.3\sim2.3$ kPa。门静脉压力高时,压力可升高至 $2.9\sim4.9$ kPa。

一、病因与病理生理

门静脉无瓣膜,其压力由流入的血量和流出阻力形成并维持。门静脉血流阻力增加是门静脉高压症的始动因素。按阻力增加的部位,可将门静脉高压症分为肝前型、肝内型和肝后型,其中肝内型门静脉高压症在我国最常见。

门静脉高压形成后发生下列病理变化。

(一)脾大、脾功能亢进

门静脉高压时可见脾窦扩张、单核-吞噬细胞增生和吞噬红细胞现象。外周血细胞减少,以白细胞和血小板减少明显,称为脾功能亢进。

(二)静脉交通支扩张

产生门静脉高压时正常的门静脉通路受阻,加之门静脉无静脉瓣,因而 4 个交通支大量开放,并扩张、扭曲,形成静脉曲张。其中最有临床意义的是食管下段、胃底形成的曲张静脉,其离门静脉主干和腔静脉最近,压力差最大,因而受门静脉高压的影响最早、最明显。胃酸反流,常腐蚀肝硬化患者的食管下段黏膜,引起反流性食管炎,或坚硬、粗糙食物的机械性损伤以及咳嗽、呕吐、用力排便、重负等因素使腹腔内压力突然升高,造成曲张静脉破裂,可引起致命性大出血。

(三)腹水

门静脉压力升高,门静脉系统毛细血管床的滤过压增加,肝硬化引起低蛋白血症,血浆胶体渗透压下降及淋巴液生成增加,都是促使液体从肝表面、肠浆膜面漏入腹腔而形成腹水的原因,且中心静脉血流量降低,继发性醛固酮分泌增多,导致钠、水潴留而加剧腹水形成。

(四)门静脉高压性胃病

约 20% 的门静脉高压症患者有门静脉高压性胃病,占门静脉高压症上消化道出血的 5%~20%。门静脉高压性胃病是门静脉高压时,胃壁淤血、水肿,胃黏膜下层的动静脉交通支大量开放,胃黏膜微循环发生障碍,导致胃黏膜防御屏障的破坏而形成的。

(五)肝性脑病

发生门静脉高压症时由于自身门体血流短路或手术分流,大量门静脉血流绕过肝细胞或肝实质细胞功能严重受损,致使有毒物质(如氨、硫醇和 γ-氨基丁酸)不能代谢与被解毒而直接进入体循环,对脑产生毒性作用并出现精神神经综合征,称为肝性脑病或门体性脑病。胃肠道出血、感染、过量摄入蛋白质、应用镇静药和利尿剂常诱发肝性脑病。

二、临床表现

门静脉高压症多见于中年男子,病情发展缓慢。主要表现是脾大、脾功能亢进、呕血或黑粪、腹水或非特异性全身症状(如疲乏、嗜睡、畏食)。曲张的食管、胃底静脉一旦破裂,可发生急性大出血。肝功能损害引起凝血功能障碍,脾功能亢进引起血小板减少,因此出血不易停止。大出血引起肝组织严重缺氧,可导致肝性脑病。

三、辅助检查

(一)血常规

脾功能亢进时,血细胞计数减少,以白细胞计数降至 $3×10^9/L$ 以下和血小板计数减少至 $70×10^9/L$ 以下最为明显。

(二)肝功能检查

表现为血浆清蛋白水平降低而球蛋白水平升高,白球比倒置。血清总胆红素水平超过 51 μmol/L(3 mg/dL),血浆清蛋白水平低于 30 g/L 提示肝功严重失代偿。

(三)影像学检查

腹部超声可显示腹水、肝密度及质地、血流情况;食管吞钡 X 线检查和内镜检查可见曲张静脉形态;腹腔动脉造影的静脉相或直接肝静脉造影,可明确静脉受阻部位及侧支回流情况,对于术式选择有参考价值。

四、治疗要点

(一)预防和控制急性食管、胃底曲张静脉破裂出血

肝硬化患者中仅有 40% 出现食管、胃底静脉曲张,其中 50%~60% 并发大出血。控制大出血的具体治疗方案需依据门静脉高压症的病因、肝功能储备、门静脉系统主要血管的可利用情况以及医师的操作技能和经验来制订。

目前常用 Child 肝功能分级评价肝功能储备。Child A 级、B 级和 C 级患者的手术死亡率分别为 0~5%、10%~15% 和超过 25%。

1.非手术治疗

对食管胃底曲张静脉破裂出血,肝功能储备 Child C 级的患者,尽可能采用非手术治疗。对有食管胃底静脉曲张但没有出血的患者,不宜做预防性手术。

(1)初步处理:输液、输血、防治休克。但应避免过度扩容,防止门静脉压力反跳性增加而引起再出血。

(2)药物治疗:首选血管收缩药,或与血管扩张药硝酸酯类合用。如三甘氨酰赖氨酸加压素、生长抑素及其八肽衍生物奥曲肽。药物治疗早期再出血率较高,须采取进一步措施防止再出血。

(3)内镜治疗:包括硬化剂注射疗法(EVS)和经内镜食管曲张静脉套扎术(EVL)。但二者对胃底曲张静脉破裂出血无效。

(4)三腔管压迫止血:利用充气的气囊压迫胃底和食管下段的曲张静脉,达到止血目的。该方法常适用于药物和内镜治疗无效的患者。三腔管压迫可使 80% 的食管、胃底曲张静脉出血得到控制,但约 50% 的患者排空气囊后又再出血。

结构:三腔管有三腔,一通圆形气囊,充气后压迫胃底;一通椭圆形气囊,充气后压迫食管下段;一通胃腔,通过此腔可行吸引、冲洗和注入止血药。

用法:先向两个气囊各充气约 150 mL,将气囊置于水下,证实无漏气后抽出气体。用液状石蜡润滑导管,由患者的鼻孔缓慢插管至胃内。插入 50～60 cm,抽出胃内容物为止。此后,先向胃气囊充气 150～200 mL,再向外拉提管直到三腔管不能被拉出,并有轻度弹力时予以固定;也可利用滑车装置,于尾端悬挂重量0.25～0.5 kg 的物品牵引压迫。观察止血效果,如仍有出血,可再向食管气囊注气 100～150 mL。放置三腔管后,应抽除胃内容物,并反复用生理盐水灌洗,同时观察胃内有无鲜血吸出。如无鲜血,且脉搏、血压渐趋稳定,说明出血已基本控制。三腔管一般放置 24 h,持续时间不宜超过 3～5 d。出血停止时先排空食管气囊,后排空胃气囊,观察12～24 h,如明确出血已停止,将管慢慢拉出。

并发症及预防:包括吸入性肺炎、食管破裂和窒息等,其发生率为 10%～20%。故应在严密监护下进行三腔管压迫止血,注意下列事项:①置管期间严密观察患者的呼吸情况,慎防气囊上滑或胃囊破裂,食管囊堵塞咽喉引起窒息;②做好肺部护理,以防发生吸入性肺炎;③置管期间每隔 12 h 将气囊放空 10～20 min,避免食管或胃底黏膜因长时间受压而发生溃烂、坏死、食管破裂。

(5)经颈静脉肝内门体分流术(TIPS):采用介入放射方法,经颈静脉在肝内肝静脉与门静脉主要分支间建立通道,置入支架以实现门体分流。TIPS用于食管胃底曲张静脉破裂出血经药物和内镜治疗无效,肝功能失代偿(Child C 级)不宜行急诊门体分流手术的患者。并发症包括肝性脑病和支架狭窄或闭塞。

2.手术疗法

手术疗法包括分流手术和断流手术。此外,肝移植是治疗终末期肝病并发门静脉高压食管胃底曲张静脉出血患者的最理想方法。

(二)解除或改善脾大、脾功能亢进

对于严重脾大,合并明显的脾功能亢进者,单纯行脾切除术的效果良好。

(三)治疗顽固性腹水

对于肝硬化引起的顽固性腹水,有效的治疗方法是肝移植。

五、护理措施

(一)术前护理

1.休息与活动

肝功能代偿较好的患者应适当休息,注意劳逸结合,肝功能代偿差的患者应卧床休息,避免腹压增加活动,如咳嗽、打喷嚏,用力大便,提举重物,防止食管、胃底静脉因腹内压升高而破裂出血。

2.心理护理

对门静脉高压出血者,应稳定患者的情绪,避免恐惧,防止出血量增多或因误吸而造成窒息。

3.饮食护理

进食高热量、高维生素、无渣软食,避免粗糙、干硬及刺激性食物,以避免诱发大出血。为减少腹水形成,需限制液体和钠的摄入,每天钠的摄入量限制在 500～800 mg,少食含钠高的食物和调味品,如咸肉、酱菜、酱油、罐头和含钠味精。

4.维持体液平衡

定时、定部位测量体重和腹围,了解患者的腹水变化情况。遵医嘱使用利尿剂,记录 24 h 液体出入量,并观察有无低钾血症、低钠血症。

5.预防和处理出血

对择期手术患者可于术前输全血,补充 B 族维生素、维生素 C、维生素 K 及凝血因子,防止术中和术后出血。术前一般不放置胃管,行断流术必须放置胃管时应选择细、软胃管,插入时涂大量润滑油,动作轻巧,在手术室放置。当患者出血时应迅速建立静脉通路、备血,及时补充液体及输血。对肝硬化患者宜用新鲜血,有利于止血和预防肝性脑病;严密监测患者的生命体征、中心静脉压和尿量,呕吐物的颜色、性状、量,大便的颜色、性状、量;遵医嘱给予止血药物,注意药物不良反应。

6.预防肝性脑病

急性出血时,肠道内血液在细菌作用下分解成氨,肠道吸收氨增加而导致肝性脑病。故使用弱酸性溶液灌肠(禁忌用碱性溶液灌肠),清除肠道内积血,减少氨的吸收;或使用肠道杀菌剂,减少肠道菌群,减少氨的生成。择期手术术前一天让患者口服肠道杀菌剂,术前一晚灌肠,防止术后肝性脑病。

(二)术后护理

1.体位

脾切除术患者的血压平稳后取半卧位;行分流术,为使血管吻合口保持通畅,患者 1 周内应取平卧位或低坡半卧位(<15°),1 周后可逐渐下床活动。

2.引流管护理

膈下置引流管,应保持负压引流系统的无菌、通畅;观察和记录引流液的颜色、性状和量。引流量逐日减少,颜色清淡,每天少于 10 mL 时可拔管。

3.并发症的预防和护理

并发症的预防和护理包括:①对于出血,密切观察血压、脉搏、呼吸、有无伤口、引流管和消化道出血情况。若 1～2 h 经引流管引出 200 mL 以上血性液体,应警惕出血的发生;②对于感染,加强基础护理,预防皮肤、口腔和肺部感染的发生;③对于静脉血栓,脾切除术后 2 周内隔天检查血小板,注意观察有无腹痛、腹胀和便血等肠系膜血栓形成的迹象。必要时,遵医嘱给予抗凝治疗,注意用药后的凝血时间延长、易出血等不良反应。

4.肝性脑病的观察和预防

其包括:①病情观察,分流术后患者按时监测肝功能和血氨浓度,观察有无性格异常、定向力减退、嗜睡与躁动,黄疸是否加深,有无发热、畏食、肝臭等肝功能衰竭表现。②饮食,术后 24～48 h进流质饮食,待肠蠕动恢复后逐渐过渡到普食。分流术后患者严格限制蛋白质的摄取量(低于 30 g/d),避免诱发或加重肝性脑病。③肠道准备,为减少肠道细菌量,分流术后应用非肠道吸收的抗菌药;采用生理盐水灌肠或缓泻剂刺激排泄;保持大便通畅,促进氨由肠内排出。

5.其他

行分流术时取自体静脉者需观察局部有无静脉回流障碍;取颈内静脉者需观察有无头痛、呕吐等颅内压升高表现,必要时根据医嘱快速滴注甘露醇。

六、健康指导

(一)饮食

少食多餐,养成规律进食习惯。进食无渣软食,避免粗糙、干硬及刺激性食物,以免诱发大出血。进食热量高、维生素丰富的饮食,维持足够的能量摄入。肝功能损害较轻者,可酌情摄取优质高蛋白(50～70 g/d);肝功能严重受损及分流术后患者,限制蛋白质摄入;腹水患者限制水和钠的摄入。指导患者戒烟、戒酒。

(二)活动

逐步增加活动量,一旦出现头晕、心慌、出汗等症状,应卧床休息。避免劳累和过度活动,保证充分休息。

(三)避免腹内压升高

避免咳嗽、打喷嚏、用力大便、提举重物等活动,以免诱发曲张静脉破裂出血。

(四)维持良好心理状态

避免精神紧张、抑郁等不良情绪,保持乐观、稳定的心理状态。

(五)注意自身防护

避免牙龈出血,用软毛牙刷刷牙,防止外伤。

(六)观察病情和及时就诊

指导患者及家属注意避免出血的诱因及掌握出血先兆。掌握急救电话号码、紧急就诊的途径和方法。

(张　娟)

第二节　肝　　癌

肝癌是全球第五大常见癌症,位居癌症死亡原因的第二位,多见于 40～50 岁男性,可分为原发性和转移性肝癌。原发性肝癌的发病与病毒性肝炎、肝硬化、酒精、黄曲霉素等致癌因素密切相关。肝癌有三种病理组织学类型,包括肝细胞型、胆管细胞型及混合型,以肝细胞型多见。转移性肝癌为肝外器官的原发癌或肉瘤转移到肝所致。早期肝癌表现隐匿,一旦出现症状和体征,多为中晚期,表现为肝区疼痛、肝大、食欲缺乏、乏力、消瘦、贫血、黄疸等。若转移至远处器官则可产生相应症状。对有肝脏病史的中年人,若出现相应症状,结合影像学(B超是肝癌定位、筛查的首选方法)、血清甲胎蛋白、肝穿刺活组织病理学检查等有助于早期诊断。肝癌的治疗包括手术切除、射频消融、介入治疗、靶向治疗等,以手术为主的综合治疗是延长患者生存期的关键。

一、护理评估

(一)术前评估

1.健康史

(1)个人情况:患者的年龄、性别、居住地、烟酒史、饮食习惯、饮水习惯、生活习惯(如长期进食含黄曲霉菌、亚硝胺类的食物和接触其他致癌物质)等。

(2)既往史:有无病毒性肝炎、肝硬化等肝病史,有无肿瘤和手术史,了解过敏史等。

(3)其他:家族中有无肝癌或其他癌症患者。

2.身体状况

(1)了解肝区疼痛的性质和程度。

(2)是否有肝病面容、贫血、黄疸、脾大、水肿等体征。

(3)是否有消瘦、乏力、食欲减退及恶病质表现。

(4)是否有肝性脑病、上消化道出血及各种感染。

(5)患者的肝功能有无受损,甲胎蛋白水平是否升高,B超、CT等影像学检查有无异常。

3.心理-社会状况

(1)了解患者和家属对肝癌及治疗方案、预后的认知程度。

(2)患者和家属是否担心手术疗效、术后并发症及肝癌预后。

(3)了解亲属对患者的关心、支持程度,家庭对患者疾病治疗的经济承受能力,社会和医疗保障系统支持程度。

(二)术后评估

(1)评估手术、麻醉方式,术中出血、补液、输血及引流管等情况。

(2)严密监测患者的意识状态、生命体征、血氧饱和度、尿量、肝功能等;观察腹部体征与切口情况,腹腔引流管是否通畅,引流液的颜色、量及性状等。

(3)评估肝功能恢复情况。

(4)有无腹腔内出血、肝性脑病、膈下积液或脓肿、肺部感染等并发症。

二、常见护理诊断/问题

(一)疼痛

其与肿瘤迅速生长导致肝包膜张力增加或手术创伤、介入、射频消融治疗不适有关。

(二)营养失调:低于机体需要量

其与消化功能紊乱、放疗及化疗引起的胃肠道不良反应、肿瘤消耗等有关。

(三)焦虑、恐惧

其与担忧手术效果、疾病预后及生存期限有关。

(四)潜在并发症

潜在并发症包括腹腔内出血、肝性脑病、膈下积液或脓肿、胆汁漏、肺部感染。

三、护理目标

(1)患者自述疼痛减轻或无痛。

(2)患者的营养需求基本得到满足,体重未见明显减轻。

(3)患者能正确面对疾病、手术和预后,积极配合治疗。

(4)患者未发生并发症或并发症被及时发现和处理。

四、护理措施

(一)手术治疗的护理

1.术前护理

(1)心理护理:积极、主动地关心患者,鼓励患者说出感受,疏导、安慰患者,根据患者的个体情况提供信息,说明手术的意义、重要性及手术方案,讲解手术成功案例,帮助患者树立战胜疾病的信心,减轻患者的焦虑和恐惧。

(2)疼痛护理。①评估疼痛发生的时间、部位、性质、诱因、程度及伴随症状;②遵医嘱给予镇痛药物,并观察药物的效果和不良反应;③指导患者采取放松和分散注意力的方法应对疼痛。

(3)改善营养状况:给予高蛋白、高热量、高维生素、易消化的饮食;合并肝硬化有肝功能损害者,应适当限制蛋白质的摄入。必要时可给予肠内外营养支持,输血浆或清蛋白,以改善贫血、纠正低蛋白血症,提高手术耐受力。

(4)用药护理:遵医嘱给予护肝药物,如甘草酸二胺、还原性谷胱甘肽、多烯磷脂酰胆碱、熊去氧胆酸;避免使用巴比妥类、红霉素、盐酸氯丙嗪等有损肝脏的药物。

(5)维持体液平衡:肝功能不良伴腹水者,需严格控制水和钠盐的摄入,摄水量不应超过 2 000 mL/d,摄钠量少于 0.5 g/d(折合成氯化钠,应少于 1.5 g);若伴有水肿及血钠水平降低,则摄水量严格控制在 1 000～1 500 mL/d;同时遵医嘱合理补液和利尿,注意纠正低钾血症等水、电解质失衡;准确记录 24 h 液体出入量;每天观察、记录体重及腹围变化。

(6)预防出血。①改善凝血功能,大多数肝癌合并肝硬化,术前 3 d 开始给予维生素 K_1,适当补充血浆和凝血因子,以改善凝血功能,预防术中、术后出血;②告知患者避免肿瘤破裂出血或食管下段胃底静脉曲张破裂出血的诱因,如剧烈咳嗽、用力排便等使腹内压骤升的动作和外伤;③肿瘤直径＞10 cm 时,嘱患者卧床休息,避免活动幅度过大导致肿瘤破裂;④若患者突发腹痛伴腹膜刺激征,应高度怀疑肝癌破裂出血,立即通知医师,做好急症手术的各项准备。

(7)术前准备:协助做好术前检查,术前常规准备。

2.术后护理

(1)病情观察:密切观察生命体征、神志、面色、尿量、中心静脉压、切口渗血和渗液情况、腹腔引流液的量和颜色等的变化,并做好记录。

(2)休息与活动:术后患者麻醉清醒、生命体征平稳后取半卧位。根据患者的术式及机体恢复情况逐步由半坐卧位、坐位过渡到下床活动。随着加速康复外科技术的推广和应用,肝脏手术患者术后下床活动时间已逐渐提前。

(3)疼痛护理。①评估疼痛发生的时间、部位、性质、程度;②遵医嘱给予镇痛药物;③密切观察镇痛泵的泵入速度、剂量、输注管路是否通畅、镇痛泵的效果及不良反应;④指导患者减轻疼痛及转移注意力的方式,如听音乐、松弛疗法、加强护患沟通。

(4)饮食指导:术后早期禁食,禁食期间予以肠外营养支持,术后 24~48 h 可进食流质,逐步改为半流质和软食。随着加速康复外科技术的推广和应用,肝脏手术患者术后麻醉完全清醒即可少量饮水,自术后第一天开始,饮食可逐渐由流质过渡到半流质、软食。

(5)腹腔引流管的护理:引流腹腔积聚的液体,防止腹腔继发感染。要点:①妥善固定,防止滑脱;②保持引流通畅,防止引流管受压和扭曲;如引流管被凝血块、组织碎屑等堵塞,应反复挤压,促使其排出,必要时协助医师用生理盐水冲洗;③观察引流液的颜色、量及性质,并记录;④严格无菌操作,定时更换引流袋,防止感染;⑤拔管:置管 3~5 d,如引流液颜色较淡,24 h 少于20 mL,腹部无阳性体征者,可考虑拔管。

3.术后并发症的观察及护理

(1)腹腔出血:是肝切除术后常见的并发症之一,术后 24 h 易发生。

观察:术后 48 h 内应严密观察生命体征的变化,严密观察引流液的量、性质及颜色。短时间内引流管引出大量鲜红色血液,1 h 内引流出 200 mL 以上鲜红色血性液体或每小时 100 mL 的鲜红色血性液体,持续 3 h 以上,应考虑活动性腹腔出血,立即通知医师。

护理。①体位与活动,术后 24 h 内卧床休息,避免剧烈咳嗽和打喷嚏等,以防止术后肝断面出血;②输液、输血,若短期内或持续引流较大量的鲜红色血性液体,经输血、输液,患者的血压、脉搏仍不稳定,应做好再次手术的准备;③若明确为凝血机制障碍性出血,可遵医嘱给予凝血酶原复合物、纤维蛋白原,输新鲜血等。

(2)肝性脑病:其护理方法见门静脉高压症患者的护理。

(3)膈下积液及脓肿的观察与护理内容如下。

观察:发生在术后 1 周。术后患者的体温下降后再度升高,或术后发热持续不退,同时伴右上腹胀痛、呃逆、脉速、白细胞计数升高,中性粒细胞百分比达 90% 以上,应疑有膈下积液或膈下脓肿。B 超检查可明确诊断。

护理:①协助医师行 B 超定位引导穿刺抽脓或置管引流,后者应加强冲洗和吸引护理;②患者取半坐位,以利于呼吸和引流;③严密观察体温变化,鼓励患者多饮水;④遵医嘱加强营养支持和抗菌药物的应用护理。

(4)胸腔积液的观察与护理内容如下。

观察:患者胸闷、气促、发热情况。

护理:①协助医师行穿刺抽胸腔积液,对行胸腔闭式引流者,做好胸腔闭式引流护理;②遵医嘱加强保肝治疗,给予患者高蛋白饮食,必要时遵医嘱给予清蛋白、血浆及应用利尿剂。

(5)胆汁漏的观察与护理内容如下。

观察:腹痛、发热和腹膜刺激征,切口有无胆汁渗出和/或腹腔引流液有无含胆汁。

护理:①对胆汁渗出者,注意保护局部皮肤;②协助医师调整引流管,保持引流通畅,并注意观察引流液的颜色、量与性状;③如发生局部积液,应尽早行 B 超定位穿刺置管引流;④如发生胆汁性腹膜炎,应尽早手术。

(二)介入治疗的护理

1.介入治疗前准备

(1)解释:向患者及家属解释介入治疗的目的、方法及治疗的重要性和优点。嘱患者术中配合体位。

（2）饮食：术前禁食、水 4 h。

（3）做穿刺处皮肤准备，备好所需物品及化疗、止吐药品等。

2.介入治疗后的护理

（1）预防出血：术后让患者取平卧位，休息 24 h，在穿刺处以沙袋加压 1 h，肢体制动 6 h，用弹力绷带加压包扎，防止局部出血。

（2）鼓励患者多饮水：每天饮水 2 000 mL 以上，减轻化疗药物对肾的毒副作用，同时观察排尿及肾功能情况。

（3）栓塞后综合征的护理：肝动脉栓塞化疗后多数患者可出现发热、肝区疼痛、恶心、呕吐、心悸、白细胞计数下降等临床表现，称为栓塞后综合征。要点：①肝区疼痛由肝动脉栓塞后，肝脏水肿，肝被膜张力增大所致。若为轻度，可不处理或给予少量对肝脏无害的镇静剂，一般 48 h 后腹痛可减轻或消失。重度持续疼痛，考虑是否合并其他并发症，如胆囊动脉栓塞致胆囊坏死。必要时可适当给予止痛剂。②发热为机体对坏死组织重吸收的不良反应，轻度发热可不必处理。若体温高于 38.5 ℃，可予物理、药物降温。③恶心、呕吐为应用化疗药物的反应，嘱患者深呼吸，及时擦去呕吐物并漱口，遵医嘱对症治疗。④白细胞计数低于$4×10^9$/L 时，应暂停化疗并应用升白细胞药。

3.并发症的观察及护理

（1）穿刺部位血肿。①观察：定时观察穿刺处有无肿胀或渗血；②护理：一旦发现渗血，立即指压穿刺处直至出血停止，并报告医师给予更换绷带，重新加压包扎。

（2）上消化道出血。①观察：呕吐液和大便的颜色、性状及量；②护理：遵医嘱应用制酸药和保护胃黏膜药物，将发生呕血者的头偏向一侧，防止误吸，暂时禁食，及时通知医师并协助处理。

（3）股动脉栓塞。①观察：术后密切观察穿刺侧肢体皮肤的颜色、足趾运动及足背动脉搏动等情况，并与对侧对比。若出现足背动脉搏动减弱或消失，下肢皮肤苍白、变凉且伴有麻木感，应警惕为股动脉栓塞。②护理：一旦发现，立即抬高患肢，热敷，遵医嘱应用扩张血管及解痉药物。注意禁忌按摩，以防栓子脱落。

（三）射频、微波治疗的护理

有开腹射频、微波治疗和经皮射频、微波治疗。开腹射频、微波治疗护理与肝癌的围术期护理相同。

1.经皮射频、微波治疗前准备

（1）解释：向患者及家属解释射频、微波治疗的目的、方法及治疗的重要性和优点。嘱患者术前进行屏气锻炼，术中配合体位。

（2）饮食：术前禁食、禁水 4～6 h。

2.经皮射频、微波治疗后的护理

（1）穿刺点护理：术后按压穿刺点 30 min，观察穿刺点有无出血。

（2）病情观察：术后 6 h 密切观察患者的病情，给予心电监护，注意心率和血压的变化，及时发现出血征象，如血压突然下降、腹痛、大汗淋漓、腹部移动性浊音。

（3）发热、恶心、呕吐：是术后常见的反应。如果出现高热或发热持续不退，应考虑感染的可能。对食管静脉曲张者，如有严重呕吐，应及时控制，避免诱发曲张静脉破裂出血。

（4）疼痛护理：评估疼痛程度、部位、性质、持续时间等，指导患者采取放松和分散注意力的方法应对疼痛,必要时遵医嘱给予镇痛药物。

3.并发症的观察及护理

观察和处理出血、胆汁漏、胸腔积液等并发症。

五、健康教育

(一)疾病指导

注意防治肝炎,不吃霉变食物,饮用安全饮用水。有肝炎、肝硬化病史者和肝癌高发地区人群,应定期做甲胎蛋白检测或 B 超检查,以期早期发现、早期诊断及治疗。

(二)休息与活动

术后 3 个月内保证充分休息,避免重体力活动或过度劳累,注意劳逸结合,进行适当锻炼,如散步、慢跑;保持情绪稳定和心情愉快,避免精神紧张和情绪激动。

(三)饮食指导

进食高热量、优质蛋白质、富含维生素和纤维素的食物。食物以清淡、易消化为宜。若有腹水、水肿,应控制水和食盐的摄入量,如有肝性脑病征象或血氨水平升高,应限制蛋白质的摄入。

(四)用药指导

指导患者按医嘱服用抗病毒及保肝药物,服用抗病毒药必须按时坚持服用,不能随便中断。避免使用损害肝功能的药物。

(五)自我观察与复查

定期复诊,第 1 年每 1~2 个月复查甲胎蛋白、胸片和 B 超检查 1 次,必要时行 CT 检查。若患者出现发热、水肿、体重减轻、出血倾向、黄疸和乏力等症状,及时就诊,以便早期发现临床复发或转移。

六、护理评价

(1)患者是否疼痛减轻或无痛。

(2)患者的营养状况是否改善,体重得以维持或增加。

(3)患者的情绪是否稳定,积极配合治疗。

(4)患者是否发生并发症或并发症是否被及时发现与处理。

(张　娟)

第三节　胆　囊　炎

一、疾病概述

(一)概念

胆囊炎是指发生在胆囊的细菌性和/或化学性炎症。根据发病的缓急和病程的长短分为急性胆囊炎、慢性胆囊炎和慢性胆囊炎急性发作。约 95% 的急性胆囊炎患者合并胆囊结石,称为急性胆石性胆囊炎;未合并胆囊结石者,称为急性非结石性胆囊炎。胆囊炎的发病率很高,仅次于阑尾炎。该病多见于 35 岁以后,以 40～60 岁为发病高峰。女性的发病率约为男性的 4 倍,肥胖者的发病率高于其他体型者。

（二）病因

1.急性胆囊炎

急性胆囊炎是外科常见急腹症,其发病率居于炎性急腹症的第二位,仅次于急性阑尾炎,女性居多。急性胆囊炎的病因复杂,胆囊结石和细菌感染是引发急性胆囊炎的两大重要因素,主要包括以下几方面。

（1）胆道阻塞:结石阻塞或嵌顿于胆囊管或胆囊颈,导致胆汁排出受阻,胆汁潴留,其中的水分吸收而胆汁浓缩,胆汁中的胆汁酸刺激胆囊黏膜而引起水肿、炎症,甚至坏死。90％～95％的急性胆囊炎与胆石有关,在少数情况下,胰液从胰管和胆总管共同的腔道中反流,也可进入胆囊,产生化学性刺激。结石亦可直接损伤受压部位的胆囊黏膜,引起炎症。此外,胆囊颈或胆囊管腔狭窄,或受到管外肿块的压迫也可以导致阻塞。胆管和胆囊颈结石嵌塞是急性胆囊炎重要的诱因。

（2）细菌入侵:发生急性胆囊炎时胆囊胆汁的细菌培养阳性率可高达 80％～90％,细菌感染包括需氧菌与厌氧菌感染,其中大肠埃希菌最为常见。细菌多来源于胃肠道,致病菌通过胆道逆行、直接蔓延或经血液循环和淋巴途径入侵胆囊。结石压迫局部囊壁的静脉,使静脉回流受阻而淤血、出血,以至坏死而引起炎症。

（3）化学性刺激:胆汁酸、逆流的胰液和溶血卵磷脂,对细胞膜有毒性作用和损伤作用。

（4）病毒感染:乙肝病毒可以侵犯许多组织和器官,可以在胆管上皮中复制,对胆道系统有直接的侵害作用。

（5）胆囊的血流灌注量不足:休克和动脉硬化等,可引起胆囊黏膜的局灶性坏死。

（6）其他:严重创伤和烧伤、严重过敏、长期禁食或与胆囊无关的大手术等导致的内脏神经功能紊乱时发生急性胆囊炎。

2.慢性胆囊炎

慢性胆囊炎大多继发于急性胆囊炎,是急性胆囊炎反复发作的结果。有较多的病例直接由化学刺激引起。胆囊结石或有阻塞常伴有慢性胆囊炎,这些原因不去除,浓缩胆汁长期刺激可造成慢性炎症。结石和慢性胆囊炎的关系尤为密切,约 95％的慢性胆囊炎患者有胆石存在和反复急性发作的病史。

（三）病理生理

1.急性胆囊炎

（1）急性结石性胆囊炎:当结石致胆囊管梗阻时,胆汁淤积,胆囊内压力升高,胆囊肿大,黏膜充血、水肿,渗出增多;镜下可见血管扩张和炎性细胞浸润,称为急性单纯性胆囊炎。若梗阻未解除或炎症未控制,病情继续发展,病变可累及胆囊壁的全层,胆囊壁充血、水肿加重,出现瘀斑或脓苔,部分黏膜坏死脱落,甚至浆膜液有纤维素和脓性渗出物;镜下可见组织中广泛的中性粒细胞浸润,黏膜上皮脱落,即为急性化脓性胆囊炎;还可引起胆囊积脓。若梗阻仍未解除,胆囊内压力继续升高,胆囊壁张力升高,导致血液循环障碍,除上述炎性改变外,整个胆囊呈片状缺血坏死;镜下见胆囊黏膜结构消失,血管内外充满红细胞,即为急性坏疽性胆囊炎。若胆囊炎症继续加重,积脓增多,胆囊内压力升高,在胆囊壁的缺血、坏死或溃疡处极易造成穿孔,会引起胆汁性腹膜炎,穿孔部位常在颈部和底部,如胆囊坏疽穿孔发生过程较慢,周围粘连包裹,则形成胆囊周围脓肿。

(2)急性非结石性胆囊炎:病理过程与急性结石性胆囊炎基本相同,但急性非结石性胆囊炎更容易发生胆囊坏疽和穿孔,约 75% 的患者发生胆囊坏疽,15% 的患者出现胆囊穿孔。

2.慢性胆囊炎

慢性胆囊炎是胆囊炎症和结石的反复刺激,胆囊壁炎性细胞浸润和纤维组织增生,胆囊壁增厚,可与周围组织粘连,甚至出现胆囊萎缩,失去收缩和浓缩胆汁的功能。可分为慢性结石性胆囊炎和慢性非结石性胆囊炎,前者占该病的 70%~80%,后者占 20%~30%。

(四)临床表现

1.急性胆囊炎

(1)症状如下。①腹痛:多数患者有上腹部疼痛史,表现为右上腹阵发性绞痛,常在饱餐、进食油腻食物后或夜间发作,疼痛可放射至右肩及右肩胛下;②消化道症状:患者腹痛发作时常伴恶心、呕吐、厌食等消化道症状;③发热或中毒症状:根据胆囊炎症反应程度的不同,患者可出现不同程度的体温升高和脉搏加速。

(2)体征如下。①腹部压痛:早期可有右上腹压痛或叩痛。产生胆囊化脓坏疽时可扪及肿大的胆囊,可有不同程度和不同范围的右上腹压痛,或右季肋部叩痛,墨菲征常为阳性,伴有不同程度的肌紧张,胆囊张力大时更加明显。腹式呼吸可因疼痛而减弱,常显吸气性抑制。②黄疸:10%~25% 的患者可出现轻度黄疸,黄疸多见于胆囊炎症反复发作合并 Mirizzi 综合征的患者。

2.慢性胆囊炎

临床症状常不典型,主要表现为上腹部饱胀不适、厌食油腻和嗳气等消化不良的症状以及右上腹和肩背部隐痛。多数患者有典型的胆绞痛病史。体检可发现右上腹胆囊区压痛或不适感,墨菲征可呈弱阳性,如胆囊肿大,右上腹肋下可及光滑圆形肿块。在并发胆道急性感染时可有寒战、发热等。

(五)辅助检查

1.急性胆囊炎

(1)实验室检查:血常规检查可见血白细胞计数和中性粒细胞比例升高;部分患者可有血清胆红素、转氨酶、碱性磷酸酶和淀粉酶水平升高。

(2)影像学检查:B 超检查可显示胆囊肿大,胆囊壁增厚,大部分患者可见胆囊内有结石光团。^{99m}Tc-EHIDA 检查,急性胆囊炎发生时胆囊常不显影,但不作为常规检查。

2.慢性胆囊炎

B 超检查是慢性胆囊炎首选的辅助检查方法,可显示胆囊增大、胆囊壁增厚、胆囊腔缩小或萎缩,排空功能减退或消失,并可探知有无结石。此外,CT、MRI、口服胆囊造影、腹部 X 线平片等也是重要的检查手段。

(六)主要处理原则

主要为手术治疗,手术时机和手术方式取决于患者的病情。

1.非手术治疗

(1)适应证:急性胆囊炎患者诊断明确、病情较轻,患者为老年人或伴有严重心血管疾病不能耐受手术。在非手术治疗的基础上积极治疗各种并发症,待患者一般情况好转后再考虑择期手术治疗。

(2)常用的非手术治疗措施:主要包括禁饮食和/或胃肠减压、纠正水、电解质和酸碱平衡紊乱、控制感染、使用消炎利胆及解痉止痛药物、全身支持、对症处理,还可以使用中药、针刺疗法等。在非手术治疗期间,若病情加重或出现胆囊坏疽、穿孔等并发症,应及时进行手术治疗。

2.手术治疗

(1)急诊手术适应证。①发病48~72 h。②经非手术治疗无效且病情加重。③合并胆囊穿孔、弥漫性腹膜炎、急性梗阻性化脓性胆管炎、急性坏死性胰腺炎等严重并发症。④其余患者可根据具体情况择期手术。

(2)手术方式。

胆囊切除术:根据病情选择开腹或腹腔镜行胆囊切除术。手术过程中遇到下列情况应同时做胆总管切开探查加 T 形管引流术。①患者有黄疸史;②胆总管内扪及结石或术前 B 超提示肝总管、胆总管结石;③胆总管扩张,直径大于 1 cm;④胆总管内抽出脓性胆汁或有胆色素沉淀;⑤患者合并慢性复发性胰腺炎。

胆囊造口术的目的是减压和引流胆汁。其主要用于年老体弱,合并严重心、肺、肾等内脏器官功能障碍而不能耐受手术的患者,或局部炎症水肿、粘连严重导致局部解剖不清者。待病情稳定、局部炎症消退后再根据患者的情况决定是否行择期手术治疗。

二、护理评估

(一)术前评估

1.健康史及相关因素

(1)一般情况:患者的年龄、性别、职业、居住地及饮食习惯等。

(2)发病的病因和诱因:腹痛的病因和诱因,腹痛发生的时间,是否与饱餐、进食油腻食物及夜间睡眠改变体位有关。

(3)腹痛的性质:是否为突发性腹痛,疼痛的性质是绞痛、隐痛、阵发性疼痛还是持续性疼痛,是否放射至右肩背部或右肩胛下等。

(4)既往史:有无胆石症、胆囊炎、胆道蛔虫病史,有无胆道手术史,有无消化性溃疡及类似疼痛发作史,有无用药史、过敏史及腹部手术史。

2.身体评估

(1)全身:患者有无寒战、发热、恶心、呕吐,有无面色苍白等贫血现象,有无黏膜和皮肤黄染等,有无体重减轻,有无意识及神经系统的其他改变等。

(2)局部:腹痛的部位是位于右上腹还是剑突下,有无全腹疼痛;有无压痛、肌紧张及反跳痛;能否触及胆囊及胆囊肿大的程度,墨菲征是否阳性等。

(3)辅助检查:血常规检查中白细胞计数及中性粒细胞比例是否升高,血清胆红素、转氨酶、碱性磷酸酶及淀粉酶水平是否升高,B 超是否观察到胆囊增大或结石影,^{99m}Tc-EHIDA 检查胆囊是否显影,心、肺、肾等器官功能有无异常。

3.心理-社会评估

了解患者及其家属在疾病治疗过程中的心理反应与需求,家庭及社会支持情况,患者的心理承受程度及对治疗的期望等。引导患者正确配合疾病的治疗与护理。

(二)术后评估

1.手术中情况

了解手术的方式和手术范围,如是胆囊切除还是胆囊造口术,是开腹手术还是腹腔镜手术;

术中有无行胆总管探查,术中出血量及输血、补液情况;是否留置引流管,若留置,了解位置和目的。

2.术后病情

评估术后生命体征及手术切口愈合情况;T形管及其他引流管引流情况,包括引流液的量、颜色、性质等;对老年患者尤其要评估其呼吸及循环功能等状况。

3.心理-社会评估

评估患者及其家属对术后和术后康复的认知和期望。

三、主要护理诊断/问题

(一)疼痛

其与胆囊结石突然嵌顿、胆汁排空受阻致胆囊强烈收缩或继发胆囊感染、术后伤口疼痛有关。

(二)有体液不足的危险

其与恶心、呕吐、不能进食和手术前后需要禁食有关。

(三)潜在并发症

潜在并发症有胆囊穿孔、感染等。

四、主要护理措施

(一)减轻或控制疼痛

根据疼痛的程度,采取非药物或药物方法止痛。

1.卧床休息

协助患者采取舒适体位,指导其有节律地深呼吸,达到放松和减轻疼痛的效果。

2.合理饮食

对病情较轻且决定采取非手术治疗的急性胆囊炎患者,指导其清淡饮食,忌食油腻食物;对病情严重需急诊手术的患者予以禁食和胃肠减压,以减轻腹胀和腹痛。

3.药物止痛

对诊断明确的剧烈疼痛者,可遵医嘱通过口服、注射等方式给予消炎利胆、解痉或止痛药,以缓解疼痛。

4.控制感染

遵医嘱及时、合理地应用抗生素。通过控制胆囊炎症,减轻胆囊肿胀和胆囊压力达到减轻疼痛的效果。

(二)维持体液平衡

对于禁食患者,根据医嘱经静脉补充足够的热量、氨基酸、维生素、水、电解质等,以维持水、电解质及酸碱平衡。对能进食、进食量不足者,指导和鼓励其进食高蛋白、高碳水化合物、高维生素和低脂饮食,以保持良好的营养状态。

(三)并发症的预防和护理

1.加强观察

严密观察患者的生命体征变化,了解腹痛的程度与性质、发作的时间、诱因及缓解的相关因素和腹部体征的变化。若腹痛进行性加重,且范围扩大,出现压痛、反跳痛、肌紧张等,同时伴有寒战、高热的症状,提示胆囊穿孔或病情加重。

2.减轻胆囊内压力

遵医嘱应用敏感抗菌药,以有效控制感染,减轻炎性渗出,达到减少胆囊内压力、预防胆囊穿孔的目的。

3.及时处理胆囊穿孔

一旦发生胆囊穿孔,应及时向医师报告,并配合做好紧急手术的准备。

五、护理效果评估

(1)患者的腹痛得到缓解。患者能叙述自我缓解疼痛的方法。

(2)患者在禁食期间得到相应的体液补充。

(3)患者没有发生胆囊穿孔或能及时发现和处理已发生的胆囊穿孔。

(4)愈合良好,无并发症。

(5)患者对疾病的心理压力得到及时的调适与干预。依从性较好,患者对疾病的治疗和预防有一定的了解。

(张　娟)

第四节　急性梗阻性化脓性胆管炎

一、疾病概述

(一)概念

急性梗阻性化脓性胆管炎又称急性重症胆管炎,是在胆道梗阻基础上并发的急性化脓性细菌感染,急性胆管炎和急性梗阻性化脓性胆管炎是同一种疾病的不同发展阶段。

(二)病因

1.胆道梗阻

最常见的原因为胆道结石性梗阻。此外,胆道蛔虫、胆管狭窄、吻合口狭窄、胆管及壶腹部肿瘤等亦可引起胆道梗阻而导致急性化脓性炎症。胆道发生梗阻时,胆盐不能进入肠道,易造成细菌移位。

2.细菌感染

胆道内细菌多来源于胃肠道,其感染途径可经十二指肠逆行进入胆道,或发生小肠炎症时,细菌经门静脉系统入肝到达胆道,引起感染。可以是单一菌种感染,也可是两种以上的菌种感染。菌种以大肠埃希菌、变形杆菌、克雷伯杆菌、绿脓杆菌等革兰氏阴性杆菌多见。近年来,厌氧菌及革兰氏阳性球菌在胆道感染中的比例有增大的趋势。

(三)病理生理

急性梗阻性化脓性胆管炎的基该病理改变是胆管梗阻、肝实质及胆道系统胆汁淤滞和胆管内化脓性感染。胆管梗阻及随之而来的胆道感染造成梗阻以上胆管扩张、胆管壁黏膜肿胀,使梗阻进一步加重并趋向完全性;胆管内压力升高,胆管壁充血、水肿,炎性细胞浸润及溃疡形成,管腔内逐渐充满脓性胆汁或脓液,使胆管内压力继续升高,当胆管内压力超过 3.92 kPa 时,肝细胞停止分泌胆汁,胆管内脓性胆汁及细菌逆流,引起肝内胆管及肝细胞化脓性感染;若感染进一步加重,可使肝细胞发生大片坏死;胆小管破溃后形成胆小管与肝动脉或门静脉瘘,可在肝内形成多发性脓肿及胆道出血;大量细菌和毒素还可经肝静脉进入人体循环,引起全身化脓性感染和多器官功能损害,甚至引起全身脓毒血症或感染性休克,严重者可导致多器官功能障碍综合征或多器官功能衰竭。

(四)临床表现

多数患者有胆道疾病史,部分患者有胆道手术史。该病发病急骤,病情进展迅速,除了具有急性胆管炎的查科氏三联征(腹痛、寒战高热、黄疸)外,还有休克及中枢神经系统受抑制的表现,即雷诺五联征。

1.症状

(1)腹痛:患者常表现为突发的剑突下或右上腹持续性疼痛,可阵发性加重,并向右肩胛下及腰背部放射。腹痛及其程度可因梗阻的部位不同而有差异。肝内梗阻者的疼痛较轻,肝外梗阻时症状明显。

(2)寒战、高热:体温持续升高达 39 ℃~40 ℃或更高,呈弛张热热型。

(3)胃肠道症状:多数患者伴恶心、呕吐、黄疸。

2.体征

(1)腹部压痛或腹膜刺激征:剑突下或右上腹部可有不同程度和不同范围的压痛或腹膜刺激征,可有肝大及肝区叩痛,可扪及肿大的胆囊。

(2)黄疸:多数患者可出现不同程度的黄疸,若仅为一侧胆管梗阻可不出现黄疸。

(3)神志改变:主要表现为神志淡漠、烦躁、谵妄或嗜睡、神志不清,甚至昏迷,病情严重者可在短期内出现感染性休克表现。

(4)休克表现:呼吸急促、出冷汗、脉搏细速,脉搏可达 120 次/分钟以上,血压在短时间内迅速下降,可出现全身发绀或皮下瘀斑。

(五)辅助检查

1.实验室检查

血常规检查可见白细胞计数升高,可超过 $20 \times 10^9/L$;中性粒细胞比例明显升高;细胞质内可出现中毒颗粒;凝血酶原时间延长;血生化检查可见肝功能损害、电解质紊乱和血尿素氮(BUN)水平升高等;血气分析检查可提示血氧分压降低和代谢性酸中毒的表现。尿常规检查可发现蛋白及颗粒管型。寒战时做血培养,多有细菌生长。

2.影像学检查

B超是主要的辅助检查方法。B超检查可显示肝和胆囊肿大,胆囊壁增厚。肝、内外胆管扩张及胆管内结石光团伴声影。必要时可行 CT、经内镜逆行胆胰管成像(ERCP)、磁共振胆胰管成像(MRCP)、经皮穿刺肝胆道成像(PTC)等检查,以了解梗阻部位、程度、结石大小和数量等。

(六)主要处理原则

紧急手术解除胆道梗阻并引流,尽早而有效地降低胆管内压力,积极控制感染和抢救患者的生命。

1.非手术治疗

非手术治疗既是治疗手段又是手术前准备。在严密观察下进行,若非手术治疗期间症状不能缓解或病情进一步加重,则应紧急手术治疗。主要措施如下。

（1）禁食、持续胃肠减压及解痉止痛。

（2）抗休克治疗：建立通畅的静脉输液通道，加快补液扩容，恢复有效循环血量；及时应用肾上腺皮质激素，必要时使用血管活性药物；纠正水、电解质、酸碱平衡紊乱。

（3）抗感染治疗：联合应用足量、有效、广谱并对肝、肾毒性小的抗菌药物。

（4）其他：包括吸氧、降温、支持治疗等，以保护重要内脏器官的功能。

（5）引流：用非手术方法进行胆管减压引流，如经皮肝穿刺胆道引流术、经内镜鼻胆管引流术。

2.手术治疗

主要目的是解除梗阻、胆道减压，挽救患者的生命。手术力求简单而有效。多采用胆总管切开减压加 T 形管引流术。术中注意肝内胆管是否引流通畅，以防形成多发性肝脓肿。若病情无改善，应及时手术治疗。

二、护理评估

（一）术前评估

1.健康史及相关因素

（1）发病情况：是否为突然发病，是否表现为起病急、症状重、进展快的特点。

（2）发病的病因和诱因：此次发病与饮食、活动的关系，有无肝内、外胆管结石或胆囊炎反复发作史，有无类似疼痛史等。

（3）病情及其程度：是否表现为急性病容，有无神经精神症状，是否为短期内即出现感染性休克的表现。

（4）既往史：有无胆道手术史，有无用药史、过敏史及腹部手术史。

2.身体状况

（1）了解全身状况。①生命体征：患者是否在发病初期即出现畏寒发热，体温持续升高至 39 ℃～40 ℃或更高。有无伴呼吸急促、出冷汗、脉搏细速及血压在短时间内迅速下降等。②黄疸：患者有无巩膜及皮肤黄染，若有，了解黄染的程度；③神志：有无神志改变的表现，如神志淡漠、谵妄或嗜睡、神志不清甚至昏迷；④感染：有无感染、中毒的表现，如全身皮肤湿冷、发绀和皮下瘀斑。

（2）局部：腹痛的部位、性质、程度及有无放射痛等，肝区有无压痛、叩击痛，腹膜刺激征是否为阳性，腹部有无不对称性肿大等。

（3）辅助检查：血常规检查白细胞计数及中性粒细胞比例是否明显升高，细胞质内是否出现中毒颗粒，尿常规检查有无异常，凝血酶原时间有无延长，血生化检查是否提示肝功能损害、电解质紊乱、代谢性酸中毒及 BUN 水平升高等，血气分析检查是否提示血氧分压降低。B 超及其他影像学检查是否提示肝和胆囊肿大，肝内外胆管扩张和结石。心、肺、肾等器官功能有无异常。

3.心理和社会支持状况

了解患者和家属对疾病的认知、家庭经济状况、心理承受程度及对治疗的期望。

（二）术后评估

1.手术中情况

了解术中胆总管探查及解除梗阻、胆道减压、胆汁引流情况，术中患者生命体征是否平稳，肝内、肝外胆管结石清除及引流情况，有无多发性肝脓肿及处理情况，各种引流管放置位置和目的等。

2.术后病情

了解术后生命体征及手术切口愈合情况、T形管及其他引流管引流情况等。

3.心理-社会评估

评估患者及其家属对术后康复的认知和期望程度。

三、主要护理诊断/问题

(一)疼痛

其与胆道梗阻、胆管扩张及手术后伤口疼痛有关。

(二)体液不足

其与呕吐、禁食、胃肠减压及感染性休克有关。

(三)体温过高

其与胆道梗阻并继发感染有关。

(四)低效性呼吸困难

其与感染中毒有关。

(五)潜在并发症

潜在并发症包括胆道出血、胆瘘、多器官功能障碍或衰竭。

四、主要护理措施

(一)减轻或控制疼痛

根据疼痛的程度,采取非药物或药物方法止痛。

1.卧床休息

协助患者采取舒适体位,指导其有节律地深呼吸,达到放松和减轻疼痛的效果。

2.合理饮食

对病情较轻且决定采取非手术治疗的急性胆囊炎患者,指导其清淡饮食,忌食油腻食物;对病情严重需急诊手术的患者予以禁食和胃肠减压,以减轻腹胀和腹痛。

3.解痉镇痛

对诊断明确的剧烈疼痛者,可遵医嘱通过口服、注射等方式给予消炎利胆、解痉或止痛药,以缓解疼痛。

4.控制感染

遵医嘱及时合理应用抗生素。通过控制胆囊炎症,减轻胆囊肿胀和胆囊压力,达到减轻疼痛的效果。

(二)维持体液平衡

1.加强观察

严密观察患者的生命体征和循环功能,如脉搏、血压、中心静脉压和每小时尿量,及时、准确地记录出入量、入水量,为补液提供可靠依据。

2.补液扩容

对于休克患者应迅速建立静脉输液通路,补液扩容,尽快恢复血容量。遵医嘱及时给予肾上腺皮质激素,必要时应用血管活性药物,以改善和保证组织器官的血流灌注及供氧。

3.纠正水、电解质、酸碱平衡紊乱

根据病情、中心静脉压、胃肠减压及每小时尿量等情况,确定补液的种类和输液量,合理安排输液的顺序和速度,维持水、电解质及酸碱平衡。

(三)降低体温

1.物理降温

采用温水擦浴、冰敷等物理方法。

2.药物降温

在物理降温的基础上,根据病情遵医嘱通过口服、注射或其他途径给予药物降温。

3.控制感染

遵医嘱联合应用足量、有效的广谱抗生素,以有效控制感染,使体温恢复正常。

(四)维持有效呼吸

1.加强观察

密切观察患者的呼吸频率、节律和深浅度;动态监测血氧饱和度的变化,定期进行动脉血气分析检查,以了解患者的呼吸功能状况。若患者呼吸急促,血氧饱和度下降,氧分压降低,提示患者的呼吸功能受损。

2.采取合适体位

协助患者卧床休息,减少耗氧量。非休克患者取半卧位,使腹肌放松、膈肌下降,有助于改善呼吸和减轻疼痛。半卧位还可促使腹腔内炎性渗出物局限于盆腔,减轻中毒症状。休克患者应取头低足高位。

3.禁食和胃肠减压

禁食可减少消化液的分泌,减轻腹部胀痛。通过胃肠减压,可吸出胃内容物,减少胃内积气和积液,从而达到减轻腹胀、避免膈肌抬高和改善呼吸功能的效果。

4.解痉镇痛

对诊断明确的剧烈疼痛患者,可遵医嘱给予消炎利胆、解痉或止痛药,以缓解疼痛,利于平稳呼吸,尤其是腹式呼吸。

5.吸入氧气

根据患者呼吸的频率、节律、深浅度及血气分析情况选择给氧的方式,确定氧气流量和浓度,例如,可通过鼻导管、面罩、呼吸机辅助等方法给氧,以维持患者正常的血氧饱和度及动脉血氧分压,改善缺氧症状,保证组织、器官的氧气供给。

(五)营养支持

1.术前

对不能进食或禁食及胃肠减压的患者,可从静脉补充能量、氨基酸、维生素、水、电解质等,以维持和改善营养状况。对凝血机制障碍的患者,遵医嘱肌内注射维生素 K_1。

2.术后

在患者恢复进食前或进食量不足时,仍需从胃肠外途径补充营养素;患者恢复进食后,应鼓励患者从清流质饮食逐步转为进食高蛋白、高碳水化合物、高维生素和低脂饮食。

(六)并发症的预防和护理

(1)加强观察:包括神志、生命体征、每小时尿量、腹部体征及引流液的量、颜色、性质,同时注意血常规、电解质、血气分析和心电图等检查结果的变化。若 T 形管引流液呈血性,伴腹痛、发热等症状,应考虑胆道出血;若腹腔引流液呈黄绿色胆汁样,应警惕胆瘘的可能;若患者出现神志淡漠、黄疸加深、每小时尿量减少或无尿、肝功能和肾功能异常、血氧分压降低或代谢性酸中毒以及凝血酶原时间延长等,提示多器官功能障碍或衰竭,应及时向医师报告,并协助处理。

(2)加强腹壁切口、引流管和 T 形管的护理。

(3)加强支持治疗:患者发生胆瘘时,在观察并准确记录引流液的量、颜色的基础上,遵医嘱补充水、电解质及维生素,以维持水、电解质平衡;鼓励患者进食高蛋白、高碳水化合物、高维生素、低脂、易消化饮食,防止胆汁丢失影响消化吸收而造成营养障碍。

(4)维护器官功能:一旦出现多器官功能障碍或衰竭的征象,应立即与医师联系,并配合医师采取相应的急救措施。

五、护理效果评估

(1)患者及时得到补液,体液代谢维持平衡。

(2)患者的感染得到有效控制,体温恢复正常。

(3)患者能维持有效呼吸,没有发生低氧血症或发生后得到及时发现和纠正。

(4)患者的营养状况得到改善或维持。

(5)患者没有发生胆道出血、胆瘘及多器官功能障碍或衰竭等并发症,或发生后得到及时发现和处理。

(张　娟)

第五节　胆道蛔虫病

胆道蛔虫病是饥饿、胃酸降低、驱虫不当等因素导致肠道内环境改变,肠道蛔虫上行钻入胆道所致的一系列临床症状,是常见的外科急腹症之一。该病多见于农村儿童和青少年。随着生活环境、卫生条件、饮食习惯的改善及防治工作的开展,该病的发病率已明显下降,但该病在不发达地区仍是常见病。胆道蛔虫病的发病特点为突发性剑突下钻顶样剧烈绞痛与较轻的腹部体征不相称,所谓"症与征不符"。首选 B 超检查,可见平行强光带或蛔虫影。处理原则是以非手术治疗为主,主要包括解痉镇痛、利胆驱虫、控制胆道感染、ERCP 驱虫;在非手术治疗无效或合并胆管结石时或有急性重症胆管炎、肝脓肿、重症胰腺炎等并发症时,可行胆总管切开探查、T 形管引流术。

一、常见护理诊断/问题

(一)急性疼痛

急性疼痛与蛔虫进入胆管,引起奥迪括约肌痉挛有关。

(二)知识缺乏

患者缺乏预防胆道蛔虫病、饮食卫生保健知识。

二、护理措施

(一)非手术治疗的护理

1.缓解疼痛

(1)卧床休息:将患者安置于安静、整洁的病室,协助患者采取舒适体位;指导患者做深呼吸、放松以减轻疼痛。

（2）解痉止痛：疼痛发作时，给予床护栏保护，专人在床旁守护，保证患者安全；遵医嘱给予阿托品、山莨菪碱等药物；疼痛剧烈时可用哌替啶。

（3）心理护理：主动关心、体贴患者，尤其在疼痛发作时，帮助其缓解紧张、恐惧心理。

2.对症处理

患者呕吐时应及时清除口腔呕吐物，防止误吸，保持皮肤清洁；大量出汗时应及时协助患者更衣，并保持床单位清洁、干燥。疼痛间歇期指导患者进食清淡、易消化的饮食，保证摄入足量水分，忌油腻食物。

（二）手术治疗的护理

手术治疗的护理见胆石症的护理相关内容。

三、健康教育

（一）胆道蛔虫病的预防

1.养成良好的饮食卫生习惯

饭前、便后洗手，不饮生水，不食生冷不洁食物。应把蔬菜洗净、煮熟，应把水果洗净或削皮后再食用；切生食、熟食的刀、板应分开。

2.注意个人卫生

勤剪指甲，不吮手指，防止病从口入。

（二）饮食指导

给予低脂、易消化的流质或半流质饮食，如面条、菜粥；驱虫期间不宜进食过多油腻食物，避免进食甜、冷、生、辣食物，以免激惹蛔虫。

（三）用药指导

遵医嘱正确服用驱虫药。应选择清晨空腹服用或晚上临睡前服用，服药后注意观察大便中是否有蛔虫排出，并复查大便是否有蛔虫卵。

（四）复查

指导患者定期来医院复查，必要时定期行驱虫治疗。当出现恶心、呕吐、腹痛等症状时，及时就诊。

（张　娟）

第六节　胆　石　症

一、疾病概述

（一）概念

胆石症是指胆道系统任何部位发生的结石，包括发生在胆囊和胆管内的结石，是胆道系统的最普遍疾病。其发病率随年龄增长而升高。在我国，胆石症已由以胆管的胆色素结石为主转变为胆囊的胆固醇结石为主，胆石症的患病率为 0.9％～10.1％，平均患病率为 5.6％；男、女患者的比例为1：2.57。近20年来，随着影像学(B超、CT及MRI等)检查的普及，在自然人群中，胆石症的发病率达10%左右，国内尸检结果报告，胆石症的发生率为7%。随着生活水平的提高及饮食习惯的改变，胆石症的发生率有逐年升高的趋势，我国的胆结石以胆管的胆色素结石为主逐渐转变为以胆囊的胆固醇结石为主。

(二)相关病理生理

多年来的研究已证明，胆石是在多种因素影响下，经过一系列病理生理过程而形成的。这些因素包括胆汁成分改变、胆汁或胆固醇呈过饱和状态、胆汁囊泡及胆固醇单水晶体沉淀、促成核因子与抗成核因子失调、胆囊功能异常、氧自由基参与、胆道细菌和寄生虫感染等。部分胆道结石并不引起后果。一般胆石引起胆囊炎、结石嵌顿或阻塞胆道是重要和常见的后果。小的胆囊结石可移动到胆囊管、胆总管而使其发生堵塞，还可到达十二指肠内胆总管的末端。

(三)胆石的成因

胆石的成因非常复杂，迄今仍未完全明确，可能是多种因素综合作用的结果。有大量的研究探讨并从不同的侧面阐述了胆石的成因，提出了胆固醇过饱和学说、β-葡萄糖醛酸苷酶学说、胆红素钙沉淀-溶解平衡学说等。随着生物医学的不断发展，人们对胆石形成诱因的认识也在不断深入。主要归纳为以下几个方面。

1.胆道感染

各种原因所致胆汁滞留，细菌或寄生虫侵入胆道而导致感染。细菌产生的β-葡萄糖醛酸酶和磷脂酶能水解胆汁中的脂质，使可溶性的结合胆红素水解为游离胆红素，后者与钙结合形成胆红素钙，促使胆色素结石形成。

2.胆道异物

胆汁中的脱落上皮、炎症细胞、寄生虫残体和虫卵可构成胆红素钙结石的核心。胆道手术后奥迪括约肌功能紊乱时，食物残渣随肠内容物反流入胆道，成为结石形成的核心。

3.胆道梗阻

胆道梗阻引起胆汁淤滞，胆汁排出受阻，为胆红素钙的析出、沉淀、成核、聚积成石做了时间上的准备。其中的胆色素在细菌的作用下分解为非结合性胆红素，形成胆色素结石。

4.代谢因素

胆汁内的主要成分为胆盐、磷脂酰胆碱和胆固醇。正常情况下，保持相对高的浓度而又成溶解状态，三种成分按一定比例组成。胆固醇一旦代谢失调，例如，回肠切除术后，胆盐的肝肠循环被破坏，三种成分聚合点落在ABC曲线范围外，即可使胆固醇呈过饱和状态并析出、沉淀、结晶，从而形成胆固醇结石。此外，胆汁中的某些成核因子(如糖蛋白、黏蛋白和钙离子)有明显的促成核作用，缩短了成核时间，促进结石的生长。

5.胆囊功能异常

胆囊排空障碍，淤胆是胆囊结石形成的动力学机制，为结石生长提供了充足的时间和空间。

6.其他

雌激素会影响肝内葡萄糖醛酸胆红素的形成，使非结合胆红素增多，而雌激素又影响胆囊排空，引起胆汁淤滞，促进结石形成。绝经后用雌激素者胆结石的发病率明显升高；遗传因素与胆结石的成因有关。

(四)胆石的分类

从胆石含有的化学成分的种类来看，所有的胆石都大致相同：有胆固醇、胆红素、糖蛋白、脂肪酸、胆汁酸、磷脂等有机物,碳酸盐、磷酸盐等无机盐以及钙、镁、铜、铁等十余种金属元素。但不同的结石中,各种化学成分的含量却差别甚大。

1.根据结石的主要成分分类

根据结石的主要成分将常见的结石分为三大类:胆固醇结石、胆色素结石和混合性结石。其中以胆固醇结石最为多见。其他少见的结石:以脂肪酸盐为主要成分的脂肪酸盐结石、以蛋白质为主要成分的蛋白结石。①胆固醇结石:主要成分是胆固醇。成石诱因为脂类代谢紊乱。结石质坚,为白色或浅黄色。80%的胆固醇结石位于胆囊内。小结石可通过胆囊管降入胆总管,成为继发性胆总管结石;肝内胆管结石中虽然也有胆固醇结石,但极罕见。②胆色素结石:分为棕色胆色素结石和黑色胆色素结石,主要成分都是胆红素的化合物,包括胆红素酸与钙等金属离子形成的盐和螯合型高分子聚合物。③混合型结石。

2.根据胆石在胆道中的位置分类

根据胆石在胆道中的位置分类可分为:①胆囊结石,指位于胆囊内的结石。其中70%以上是胆固醇结石。②肝外胆管结石。③肝内胆管结石。其中胆囊结石约占结石总数的50%。

二、胆囊结石

(一)概念

胆囊结石是指发生在胆囊内的结石,常与急性胆囊炎并存,是胆道系统的常见病、多发病。在我国,其患病率为7%~10%,其中70%~80%的胆囊结石为胆固醇结石,约25%为胆色素结石。胆囊结石多见于女性,男、女患者比例为1∶(2~3)。40岁以后发病率随着年龄增长呈升高的趋势,随着年龄增长性别差异逐渐缩小,老年男、女患者的发病率基本相等。

(二)病因

对胆囊结石(尤其是胆固醇结石)成因的研究一度成为胆道外科的热点。研究表明,胆囊结石的形成不仅有多种生物学因素的影响,遗传因素和环境因素也是不可忽视的条件。胆囊结石是综合性因素作用的结果,主要与胆汁中胆固醇过饱和、胆固醇成核过程异常及胆囊功能异常有关。这些因素引起胆汁的成分和理化性质发生变化,使胆汁中的胆固醇呈过饱和状态,沉淀析出、结晶而形成结石。胆囊结石有明显的"4F征",即famale(女性)、forty(40岁)、fat(肥胖)、fertile(多产次)。此外,相关疾病也与胆石症的发生有关,例如,肝硬化患者的胆石症患病率高于非肝硬化患者;糖尿病患者的胆石症患病率也明显升高;多数胆囊结石含有胆固醇部分,而胆固醇饱和指数与血脂有关,故胆囊结石与血清总胆固醇水平呈正相关;胃切除术后,患者容易并发胆石症。

(三)病理生理

饱餐、进食油腻食物后胆囊收缩,或睡眠时体位改变致结石移位并嵌顿于胆囊颈部,导致胆汁排出受阻,胆囊强烈收缩而发生胆绞痛。结石长时间持续嵌顿和压迫胆囊颈部,或排入并嵌顿于胆总管,临床可出现胆囊炎、胆管炎或梗阻性黄疸,称为Mirizzi综合征。较小的结石可经过胆囊管排入胆总管,形成继发性胆管结石。进入胆总管的结石在通过胆总管下端时可损伤奥迪括约肌或嵌顿于壶腹部,引起胆源性胰腺炎;较大结石可经胆囊十二指肠瘘进入小肠,引起个别患者的胆石性肠梗阻。此外,结石及炎症反复刺激胆囊黏膜可诱发胆囊癌。若胆囊结石长期嵌顿而未合并感染,积聚于胆囊胆汁中的胆色素被胆囊膜吸收,加上胆囊分泌的黏性物质而形成胆囊积液,积液呈无色透明,称为白色胆汁。

（四）临床表现

部分单发或多发的胆囊结石，在胆囊内自由存在，不易发生嵌顿，很少产生症状，被称为无症状胆囊结石。约30%的胆囊结石患者可终身无临床症状。仅于体检或手术时发现的结石称为静止性结石。单纯性胆囊结石未合并梗阻或感染时，在早期常无临床症状，大多数是在常规体检、手术或尸体解剖中偶然发现，或仅有轻微的消化系统症状，被误认为是胃病，因此患者没有及时就诊。当结石嵌顿时，则可出现明显症状和体征。

1.症状

（1）胆绞痛：为典型的首发症状，表现为突发的右上腹、阵发性剧烈绞痛。临床症状也可在几小时后自行缓解。胆绞痛常发生于饱餐、进食油腻食物后或睡眠时，是由于油腻饮食后胆囊素大量分泌，胆囊平滑肌痉挛，收缩功能增强，引起胆囊内压力升高；加之胆汁酸刺激胆囊黏膜，胆囊壁充血、水肿，炎性物质渗出，导致急性胆囊炎发生；或睡眠时体位改变，导致结石移位并嵌顿于胆囊颈部，胆汁不能通过胆囊颈和胆囊管排出，导致胆囊内压力升高，胆囊强烈收缩所致。部分患者的临床症状可以在几小时后自行缓解。如果胆囊结石嵌顿持续不缓解，胆囊继续增大、积液，甚至合并感染，从而进展为急性胆囊炎。如果治疗不及时，少部分患者可以进展为急性化脓性胆囊炎或胆囊坏疽，严重时可发生胆囊穿孔，临床后果严重。多数患者有右肩部、肩胛部或背部放射性疼痛，常伴有恶心、呕吐、厌油、腹胀等消化不良症状。

（2）消化道症状：主要表现为上腹部或右上腹部闷胀不适、饱胀、嗳气、恶心、呕吐、厌食、呃逆等非特异性的消化道症状。大多数患者仅在进食后，特别是进食油腻食物后，胃肠道症状更明显，服用治胃病药物多可缓解，易被误诊。

2.体征

（1）腹部体征：有时可在右上腹部触及肿大的胆囊。可有右上腹胆囊区压痛，若继发感染，右上腹部可有明显压痛、肌紧张或反跳痛。检查者将左手平放于患者的右肋部，将拇指置于右腹直肌外缘与肋弓交界处，嘱患者缓慢地深吸气，使肝脏下移，若患者因拇指触及肿大的胆囊引起疼痛而突然屏气，称为墨菲征阳性。

（2）黄疸：胆囊结石形成 Mirizzi 综合征时黄疸明显。发生黄疸时常尿色变深，粪色变浅。

（五）辅助检查

1.腹部超声

腹部超声是胆囊结石病首选的诊断方法，特异性高，诊断准确率高达96%以上。

2.口服胆囊造影

胆囊显影率很高，可达80%以上，故可发现胆囊内，甚至肝外胆管内有无结石。但由于显影受到较多因素的影响，故诊断胆囊结石的准确率仅为50%～60%。

3.CT 或 MRI 检查

经 B 型超声波检查未能发现病变时，可进一步做 CT 或 MRI 检查。对含钙的结石 CT 的敏感性很高，常可显示直径为 2 mm 的小结石，CT 诊断胆石的准确率可达80%～90%。平扫即可显示肝内胆管、总肝管、胆总管及胆囊内的含钙量高的结石；经口服或静脉注射造影剂后，CT 可显示胆色素性结石和混合性结石，亦能显示胆囊内的泥沙样结石。CT 对单纯胆固醇性结石有时易发生漏诊。近年来，MRI 诊断技术已逐渐应用于临床，其对胆石的诊断正确率也很高。由于 CT 或 MRI 检查的费用较高，所以一般不将 CT 或 MRI 作为首选的检查方法。

（六）主要处理原则

胆囊结石治疗的历史较长、方法较多，但仍以外科手术治疗为主。胆石症的治疗目的在于缓解症状、消除结石、减少复发、避免并发症的发生。急性发作期宜先行非手术治疗，待症状控制后，进一步检查，明确诊断；如病情严重，非手术治疗无效，应在初步诊断的基础上及时进行手术治疗。

1.非手术治疗

（1）适应证：初次发作的青年患者；经非手术治疗症状迅速缓解者；临床症状不典型者；发病已逾 3 d，无紧急手术指征且在非手术治疗下症状有消退者；合并严重心血管疾病不能耐受手术的老年患者。

（2）常用的非手术疗法：主要包括卧床休息，禁饮食，低脂饮食或胃肠减压，输液，纠正水、电解质和酸碱平衡紊乱，合理使用抗生素，解痉止痛和支持对症处理。若休克，应加强抗休克的治疗，如吸氧、维持血容量、及时使用升压药物。还可采用溶石疗法、排石疗法、体外冲击波碎石治疗等。

2.手术治疗

（1）适应证：胆囊造影时胆囊不显影；结石直径超过 2 cm；胆囊萎缩或呈瓷样胆囊；B 超提示胆囊局限性增厚；女性患者病程超过 5 年，年龄在 50 岁以上；结石嵌顿于颈部或胆囊管；有慢性胆囊炎，结石反复发作引起临床症状；无症状，但结石已充满整个胆囊。

（2）手术方式：胆囊切除术是胆囊结石治疗的首选方法。但对无症状的胆囊结石，一般无须立即手术切除胆囊，只需观察和随诊。根据病情选择经腹或腹腔镜行胆囊切除术。对继发胆道感染的患者，最好待控制急性感染发作和缓解症状后再择期手术治疗。

三、胆管结石

（一）概念

胆管结石为发生在肝内胆管、肝外胆管的结石，又分为原发性和继发性胆管结石。原发于胆囊的结石迁徙到肝外胆管，称继发性胆管结石；不是来自胆囊，而是直接在肝外胆管生成的结石，称原发性胆管结石。因此，凡是不伴有胆囊结石者可确认为原发性胆管结石。但伴有胆囊结石的胆管结石是原发性还是继发性，要具体分析。肝内胆管结石无论是否合并胆囊结石，均为原发性胆管结石。

（二）病因

胆管结石的主要原因包括胆汁淤滞、细菌感染和脂类代谢异常。胆道内异物（如虫卵和蛔虫的尸体）亦可成为肝外胆管结石的核心；胆囊内结石或肝内胆管结石在某些因素作用下进入肝外胆管（左、右肝管汇合部以下），引起肝外胆管结石。

（三）病理生理

胆管结石所致的病理生理改变与结石的部位、大小及病史的长短有关。胆管结石可引起胆道不同程度的梗阻，梗阻可使近端胆管呈现不同程度的扩张，管壁增厚，胆汁滞留在胆管内；胆管壁的充血、水肿进一步加重梗阻，使之从不完全梗阻变为完全性梗阻而出现梗阻性黄疸。胆管的完全性梗阻可激发化脓性感染，引起急性梗阻性化脓性胆管炎；脓液在胆管内积聚，使胆管内压力继续升高，当胆管内压力超过 1.96 kPa（20 cmH$_2$O）时，细菌和毒素可随胆汁逆流入血，引起脓毒血症；当感染致胆管壁坏死、破溃，甚至形成胆管与肝动脉或门静脉瘘时，可并发胆道大出血。

胆管的梗阻和化脓性感染可造成肝细胞损害,甚至肝细胞坏死或形成肝源性肝脓肿;长期梗阻和/或反复发作可引起胆汁性肝硬化和门脉高压症。当结石嵌顿于胆总管壶腹部时,可造成胰液排出受阻甚至发生逆流而引起胆源性急性、慢性胰腺炎。

肝内胆管结石可局限于一叶或一段肝内,也可弥漫分布于所有肝内胆管,临床以左叶及右叶肝内胆管结石多见。其基该病理生理改变为结石导致的肝内胆管狭窄或扩张、胆管炎及肝纤维组织增生、肝硬化、萎缩,甚至癌变。

(四)分类

根据胆管结石发病的病因,胆管结石可分为原发性胆管结石和继发性胆管结石。在胆管内形成的结石称为原发性胆管结石,以胆色素结石和混合性结石多见。来自胆囊结石的胆管内结石称为继发性胆管结石,以胆固醇结石多见。根据结石所在的部位,胆管结石可分为肝外胆管结石和肝内胆管结石。胆管分叉部以下的胆管结石为肝外胆管结石,胆管分叉部以上的胆管结石为肝内胆管结石。

(五)临床表现

临床表现取决于胆道有无梗阻、感染及其程度。当结石阻塞胆道并继发感染时,典型的表现是反复发作的腹痛、寒战高热和黄疸,称为查科三联征。

1.肝外胆管结石

(1)腹痛:多为剑突下或右上腹部阵发性绞痛,或持续性疼痛、阵发性加剧,呈阵发性刀割样,疼痛常向右肩背部放射。这是由结石下移嵌顿于胆总管下端或壶腹部,刺激胆管平滑肌,引起奥迪括约肌痉挛收缩和胆道高压所致。

(2)寒战、高热:是结石阻塞胆管并继发感染后引起的全身性中毒症状。由于胆道梗阻,胆管内压升高,感染随胆管逆行扩散,细菌和毒素通过肝窦入肝静脉进入体循环,引起菌血症或毒血症。寒战、高热多发生于剧烈腹痛后,体温可高达 39 ℃~40 ℃,呈弛张热热型,伴有寒战。

(3)黄疸:是胆管梗阻后胆红素逆流入血所致。胆管结石嵌于 Vater 壶腹部不缓解,1~2 d 即可出现黄疸。患者首先表现为尿黄,接着出现巩膜黄染,然后出现皮肤黄染伴瘙痒。黄疸的程度取决于梗阻的程度及是否继发感染,若梗阻不完全或结石有松动,则黄疸程度轻,且呈波动性;若为完全性梗阻,则黄疸呈进行性加深。若梗阻性黄疸长期未得到解决,将会导致严重的肝功能损害。部分患者的结石嵌顿不重,阻塞的胆管近端扩张,胆石可漂移上浮,或小结石通过壶腹部排入十二指肠,使上述症状缓解。间歇性黄疸是肝外胆管结石的特点。

(4)消化道症状:多数患者恶心、腹胀、嗳气、厌食油腻食物等。

2.肝内胆管结石

肝内胆管结石常与肝外胆管结石并存,其临床表现与肝外胆管结石相似。一般没有肝外胆管结石那样典型和严重。位于周围胆管的小结石平时可无症状。当胆管梗阻和感染仅发生在部分肝叶、某段胆管时,患者可无症状或仅有轻微的肝区和患侧背部胀痛。结石位于Ⅱ、Ⅲ级胆管,平时只有肝区不适或轻微疼痛。结石位于Ⅰ、Ⅱ级胆管或整个肝内胆管充满结石,患者会有肝区胀痛,常无胆绞痛,一般无黄疸。若一侧肝内胆管结石合并感染而未能及时治疗,并发展为叶、段胆管积脓或肝脓肿时,则出现寒战、高热、轻度黄疸,甚至休克,称为急性梗阻性化脓性胆管炎。1983 年,我国胆道外科学组建议将原"急性梗阻性化脓性胆管炎"改称为"急性重症胆管炎",因为胆管梗阻引起的急性化脓性胆管炎并非全部表现为急性梗阻性化脓性胆管炎,还有一部分表现为没有休克的轻型急性化脓性胆管炎,而且后者为多数。因此,目前在我国,"急性梗阻性化脓性胆管炎"一词已逐渐被废弃,被更能反映实际病因、病例特点的"急性重症胆管炎"替代。患者可由于长时间发热、消耗而出现消瘦、体弱等表现。部分患者可有肝大、肝区压痛和叩痛等体征。

(六)辅助检查

1.实验室检查

血常规检查可见血白细胞计数和中性粒细胞比例明显升高,血清胆红素、转氨酶和碱性磷酸酶水平升高。尿液检查示尿胆红素水平升高,尿胆原水平降低甚至消失,粪便检查显示粪中尿胆原减少。高热时血细菌培养呈阳性,以大肠埃希菌最多见,厌氧菌感染也常见。

2.影像学检查

B超诊断肝内胆管结石的准确率可达 100%。检查可显示胆管内结石影,提示胆石存在的部位、胆管有无扩张、有无肝萎缩。同时可提供是否合并肝硬化、脾大、门脉高压及肝外胆管结石等信息。PTC、ERCP 或 MRCP 等检查可显示梗阻部位、程度、结石大小和数量等。

(七)处理原则

以手术治疗为主。原则为解除胆道梗阻或狭窄,取净结石,去除感染灶。肝内胆管结石的治疗难度明显高于肝外胆管结石。胆道术后常放置 T 引流管。主要目的如下:①引流胆汁和减压,防止胆汁排出受阻导致胆总管内压力升高,防止胆汁外漏而引起胆汁性腹膜炎;②引流残余结石,使胆道内残余结石,尤其是泥沙样结石通过 T 形管排到体外;③支撑胆道,防止胆总管切口瘢痕狭窄、管腔变小、粘连狭窄等;④经 T 形管溶石或造影等。

此外,术后注意调整水、电解质及酸碱失衡,合理应用抗生素,注意保护肝功能。

四、护理评估

(一)一般评估

1.生命体征

胆石症如与细菌感染并存,可出现体温偏高,疼痛刺激可能会导致心率加快、呼吸频率加快、血压上升,应监测生命体征的变化。还要注意评估患者的神志、皮肤色泽、肢端循环、尿量等,以判断有无休克的发生。

2.患者主诉

了解腹痛、腹胀、恶心等不适症状,发病及诊治经过等。

3.相关记录

记录体重、体位、饮食、面容与表情、皮肤、出入量等。

(二)身体评估

1.视诊

观察面部表情、皮肤黏膜颜色(黄疸、贫血)、体态、体位、腹部外形等。

2.触诊

(1)腹部触诊:腹壁紧张度、压痛与反跳痛、腹腔内包块。

(2)胆囊触诊:胆囊肿大、墨菲征等。

3.叩诊

有胆囊叩击痛(胆囊炎的重要体征)。

4.听诊

一般无特殊情况。

(三)心理-社会评估

了解患者在疾病治疗过程中的心理反应与需求、家庭及社会支持情况,引导患者正确配合疾病的治疗与护理。

(四)辅助检查阳性结果评估

1.实验室检查

胆管结石血常规检查可见血白细胞计数和中性粒细胞比例明显升高;血清胆红素、转氨酶和碱性磷酸酶水平升高,凝血酶原时间延长。尿液检查示尿胆红素水平升高,尿胆原水平降低甚至尿胆原消失,粪便检查显示粪中尿胆原减少。

2.影像学检查

胆囊结石 B 超检查可显示胆囊内结石影;胆管结石可显示胆管内结石影,近端胆管扩张。PTC、ERCP 或 MRCP 等检查可显示梗阻部位、程度、结石大小和数量等。

(五)治疗效果的评估

1.非手术治疗评估要点

生命体征平稳,疼痛缓解。

2.手术治疗评估要点

(1)患者自觉症状:有无腹痛、恶心、呕吐的情况。

(2)生命体征稳定,无腹部疼痛(术后伤口疼痛除外)。

(3)腹部及全身体征:腹部无阳性体征,肠鸣音恢复正常,皮肤无黄染及瘙痒等不适。

(4)伤口愈合情况:一期愈合。

(5)T 形管引流的评估:引流液色泽正常,引流量逐渐减少。

(6)结合辅助检查:如胆道造影无结石残留或结合 B 超检查判断。

五、主要护理诊断/问题

(一)疼痛

其与胆囊结石突然嵌顿、胆汁排空受阻致胆囊强烈收缩及手术后伤口疼痛有关。

(二)体温过高

其与细菌感染致急性胆囊炎或胆管结石梗阻导致急性胆管炎有关。

(三)知识缺乏

其与缺乏胆石症和腹腔镜手术相关知识、引流管及饮食保健知识有关。

(四)有体液不足的危险

其与恶心、呕吐及感染性休克有关。

(五)营养失调:低于机体需要量

其与胆汁流动途径受阻有关。

(六)焦虑

其与手术及不适有关。

(七)潜在并发症

(1)术后出血:与术中结扎血管线脱落、肝断面渗血及凝血功能障碍有关。

(2)胆瘘:与胆管损伤、胆总管下端梗阻、T 形管引流不畅等有关。

(3)胆道感染:与腹部切口及多种置管(引流管、尿管、输液管)有关。

(4)胆道梗阻:与手术及引流不畅有关。

(5)水、电解质平衡紊乱:与患者恶心、呕吐、体液补充不足有关。

(6)皮肤受损:与胆管梗阻、胆盐沉积致皮肤黄疸、瘙痒及术后胆汁渗漏有关。

六、主要护理措施

(一)减轻或控制疼痛

根据疼痛的程度,采取非药物方法或药物止痛。

1.加强观察

观察疼痛的程度、性质;了解疼痛发作的时间、诱因及缓解的相关因素;了解疼痛与饮食、体位、睡眠的关系;腹膜刺激征及墨菲征是否阳性,为进一步治疗和护理提供依据。

2.卧床休息

协助患者采取舒适体位,指导其有节律地深呼吸,达到放松和减轻疼痛的效果。

3.合理饮食

根据病情指导患者进食清淡饮食,忌食油腻食物;病情严重者予以禁食、胃肠减压,以减轻腹胀和腹痛。

4.药物止痛

对诊断明确的剧烈疼痛者,可遵医嘱通过口服、注射等方式给予消炎利胆、解痉或止痛药,以缓解疼痛。

(二)降低体温

根据患者的体温情况,采取物理降温和/或药物降温的方法尽快降低患者的体温。遵医嘱应用足量、有效的抗菌药,以有效控制感染,恢复患者的正常体温。

(三)营养支持

对于梗阻未解除的禁食患者,通过胃肠外途径补充足够的热量、氨基酸、维生素、水、电解质等,以维持良好的营养状态。对梗阻已解除、进食量不足者,指导和鼓励患者进食高蛋白、高碳水化合物、高维生素和低脂饮食。

(四)皮肤护理

1.提供相关知识

胆道梗阻常导致胆道结石患者胆汁淤滞、胆盐沉积而引起皮肤瘙痒等,应告知患者相关知识,不可抓挠,防止抓破皮肤。

2.保持皮肤清洁

可用温水擦洗皮肤,减轻瘙痒。对瘙痒剧烈者,遵医嘱使用外用药物和/或其他药物治疗。

3.注意引流管周围皮肤的护理

若术后放置引流管,应注意其周围皮肤的护理。若引流管周围见胆汁样渗出物,应及时更换被胆汁浸湿的敷料,在局部皮肤涂氧化锌软膏,防止胆汁刺激和损伤皮肤。

(五)心理护理

关心、体贴患者,使患者保持良好情绪,减轻焦虑,安心接受治疗与护理。

(六)并发症的预防与护理

1.出血的预防和护理

术后早期出血多由术中结扎血管线脱落、肝断面渗血及凝血功能障碍所致,应加强预防和观察。

(1)卧床休息:肝部分切除术后的患者术后应卧床 3~5 d,以防过早活动导致肝断面出血。

(2)改善和纠正凝血功能:遵医嘱肌内注射维生素 K₁10 mg,每天 2 次,以纠正凝血机制障碍。

(3)加强观察:术后早期若患者的腹腔引流管内引流出血性液增多,每小时 100 mL,持续3 h以上,或患者出现腹胀、腹围增大,伴面色苍白、脉搏细速、血压下降等表现,提示患者可能有腹腔内出血,应立即向医师报告,并配合医师进行相应的急救和护理。如经积极的保守治疗效果不佳,则应及时采用介入治疗或手术探查止血。

2.胆瘘的预防和护理

胆管损伤、胆总管下端梗阻、T 形管引流不畅等均可引起胆瘘。

(1)加强观察:术后患者若出现发热、腹胀、腹痛等腹膜炎的表现,或患者的腹腔引流液呈黄绿色胆汁样,常提示患者发生胆瘘。应及时与医师联系,并配合进行相应处理。

(2)妥善固定引流管:无论是腹腔引流管还是 T 形管,均应用缝线或胶布将其妥善固定于腹壁,避免将管道固定在床上,以防在翻身或活动时被牵拉而脱出,若将 T 形管引流袋挂于床旁,应低于引流口平面。对躁动及不合作的患者,应采取相应的防护措施,防止管道脱出。

(3)保持引流通畅:避免腹腔引流管或 T 形管扭曲、折叠及受压,定期从引流管的近端向远端挤捏,以保持引流通畅,术后 5~7 d,禁止加压冲洗引流管。

(4)观察引流情况:定期观察并记录引流管引出胆汁的量、颜色及性质。正常成人每天分泌胆汁的量为 800~1 200 mL,呈黄绿色,清亮,无沉渣,有一定黏性。术后 24 h 内引流量为300~500 mL,恢复进食后,每天引流量可有 600~700 mL,以后逐渐减少至每天 200 mL 左右。术后1~2 d 胆汁可呈淡黄色、混浊状,以后颜色逐渐加深、胆汁清亮。若胆汁突然减少甚至无胆汁引出,提示引流管阻塞、受压、扭曲、折叠或脱出,应及时查找原因和处理;若引出胆汁量较多,常提示胆管下端梗阻,应进一步检查,并采取相应的处理措施。

3.感染的预防和护理

(1)采取合适体位:病情允许时应采取半坐或斜坡卧位,以利于引流和防止腹腔内渗液积聚于膈下而发生感染;平卧时引流管的远端不可高于腋中线,坐位、站立或行走时不可高于腹部手术切口,以防止引流液和/或胆汁逆流而引起感染。

(2)加强皮肤护理:每天给腹壁引流管口周围皮肤清洁、消毒,并覆盖无菌纱布,保持局部干燥,防止胆汁浸润皮肤而引起炎症反应。

(3)加强引流管护理:定期更换引流袋,并严格执行无菌技术操作。

(4)保持引流通畅:避免腹腔引流管或 T 形管扭曲、折叠和滑脱,以免胆汁引流不畅、胆管内压力升高而致胆汁渗漏和腹腔内感染。

(七)T 形管拔管的护理

若 T 形管引流出的胆汁色泽正常,且引流量逐渐减少,可在术后 10 d 左右,试行夹管 1~2 d。夹管期间应注意观察病情,患者若无发热、腹痛、黄疸等症状,可经 T 形管做胆道造影,如造影无异常发现,在持续开放 T 形管 24 h 充分引流造影剂后,再次夹管 2~3 d,患者仍无不适时即可拔管。拔管后可用凡士林纱布填塞残留窦道,1~2 d 残留窦道可自行闭合。若胆道造影发现残留结石,则需保留 T 形管 6 周以上,再取石或做其他处理。

(张 娟)

第七节　胆道肿瘤

胆道肿瘤包括胆囊肿瘤和胆管癌。胆囊肿瘤多见,包括胆囊息肉样病变和胆囊癌。胆囊息肉样病变多为良性,常无特殊临床表现,部分患者有右上腹部疼痛或不适,偶有恶心、呕吐、食欲减退等消化道症状。胆囊癌是发生在胆囊的癌性病变,发病隐匿,预后较差,早期无典型、特异性症状或仅有慢性胆囊炎的表现,晚期可在右上腹触及肿块,并出现腹胀、黄疸、腹水及全身衰竭等。胆管癌的主要临床表现为进行性无痛性黄疸,尿色深黄,大便为陶土色,皮肤巩膜黄染等;少数无黄疸者有上腹部饱胀不适、隐痛或绞痛,可伴厌食、乏力、消瘦、贫血等。主要辅助检查包括实验室检查和影像学检查。对胆道肿瘤首选手术切除,手术包括单纯胆囊切除术、胆管癌根治术、扩大根治术、姑息性手术等。

一、常见护理诊断/问题

(一)焦虑、恐惧
其与担心肿瘤预后和病后家庭、社会地位改变有关。

(二)疼痛
其与肿瘤浸润、局部压迫及手术创伤有关。

(三)营养失调:低于机体需要量
其与肿瘤所致的高代谢状态、摄入减少及吸收障碍有关。

(四)潜在并发症
潜在并发症有出血、胆瘘及感染等。

二、护理措施

(一)非手术治疗的护理
1.心理护理

运用心理沟通技巧,主动关心患者,取得患者的信任;讲解胆道肿瘤手术目的、重要性及手术方案,介绍手术成功的案例;提供有利于患者治疗和康复的信息;强化家庭功能和社会支持,使患者感受到被关心和重视。

2.缓解疼痛

协助患者采取舒适体位,保证足够的睡眠;指导患者有节律地深呼吸,通过讨论患者感兴趣的问题、听音乐、做放松操等分散患者的注意力。对诊断明确而剧烈疼痛者,遵医嘱给予镇痛药物。

3.饮食指导

(1)合理饮食:营造良好、舒适的进餐环境,提供低脂、清淡、易消化饮食,嘱患者少食多餐。

(2)对症处理:对因疼痛、恶心、呕吐而影响食欲者,餐前可适当用药控制症状,保持口腔清洁,鼓励患者尽可能经口进食;对不能进食或摄入不足者,给予肠内、肠外营养支持。

(二)手术治疗的护理

1.术前护理/术后护理

术前护理/术后护理的方法见胆石症的相关内容。

2.术后并发症的观察与护理

(1)出血:术后早期易出血,可能与动脉血管扩张或凝血功能障碍有关。应严密观察患者的面色、意识、生命体征及腹腔引流液情况。发现异常,及时向医师报告,遵医嘱输血、应用止血药,对出血严重者应剖腹探查。

(2)胆瘘:可能由胆道损伤、引流管脱出、吻合口渗漏等原因引起。应观察患者有无腹膜炎体征,监测体温,加强营养,促进瘘口愈合。

(3)感染:胆道肿瘤切除术后,肝断面胆汁漏出、吻合口漏、引流不畅等可引起感染,应根据药物敏感试验和引流液细菌培养结果合理使用抗菌药物,并保持引流通畅。

三、健康教育

(一)合理饮食

注意营养,宜保持低脂、低胆固醇及高蛋白质的膳食结构。

(1)不吃肥肉、动物内脏、蛋黄、油炸食物,尽量减少脂肪(特别是动物脂肪)的食用量,尽可能地以植物油代替动物油。

(2)增加鱼、瘦肉、豆制品及新鲜蔬菜和水果的摄入量。

(3)烹调食品以蒸、煮、炖、烩为佳,忌大量食用炒、炸、烧、烤、熏、腌制食品。

(4)禁饮浓茶、咖啡,戒烟、酒,少食辛辣刺激性食物。

(二)合理休息

胆道肿瘤患者应保持良好心态,避免精神紧张、情绪刺激;养成良好的工作、休息规律;合理安排作息时间,劳逸结合,避免过度劳累。

(三)带引流管的出院指导

对带管出院者告知出院注意事项,定期更换引流袋;若发现引流液异常或出现腹痛、寒战、高热、黄疸等,应及时就诊。

(四)复查

规律随访,可早期发现复发或转移征象;嘱患者遵医嘱按时来医院复查,检查肝功能、肾功能、胆红素、肿瘤标记物等。

(张　娟)

第八节　急性胰腺炎

一、病因

(一)梗阻因素

梗阻是最常见的原因。急性胰腺炎常见于胆总管结石、胆管蛔虫症、奥迪括约肌水肿和痉挛等引起的胆管梗阻以及胰管结石、肿瘤导致的胰管梗阻。

（二）乙醇中毒

乙醇引起奥迪括约肌痉挛，使胰管引流不畅、压力升高。同时乙醇刺激胃酸分泌，胃酸又刺激促胰液素和缩胆囊素分泌增多，促使胰腺外分泌增加。

（三）暴饮暴食

摄取大量高蛋白、高脂肪食物，过量饮酒可刺激胰腺大量分泌，胃肠道功能紊乱，或剧烈呕吐导致十二指肠内压骤增，十二指肠液反流，共同通道受阻。

（四）感染因素

腮腺炎病毒、肝炎病毒、伤寒杆菌等经血流、淋巴进入胰腺可导致急性胰腺炎。

（五）损伤或手术

胃胆管手术或胰腺外伤、内镜逆行胰管造影等因素可直接或间接损伤胰腺，导致胰腺缺血、奥迪括约肌痉挛或刺激迷走神经，使胃酸、胰液分泌增加，亦可导致发病。

（六）其他因素

内分泌或代谢性疾病（如高脂血症、高钙血症）、某些药物（如利尿剂，吲哚美辛、硫唑嘌呤）均可损害胰腺。

二、病理生理

根据病理改变可分为水肿性胰腺炎和出血坏死性胰腺炎。基该病理改变是水肿、出血和坏死，严重者可并发休克、化脓性感染及多脏器衰竭。

三、临床表现

（一）腹痛

大多为突然发作，常在饱餐后或饮酒后发病。多为全上腹持续剧烈疼痛伴有阵发性加重，向腰背部放射，疼痛与病变部位有关。胰头部以右上腹痛为主，向右肩部放射；胰尾部以左上腹痛为主，向左肩放射；累及全胰则呈束带状腰背疼痛。重型患者腹痛延续时间较长，由于渗出液扩散，腹痛可弥散至全腹，并有麻痹性肠梗阻现象。

（二）恶心、呕吐

早期为反射性频繁呕吐，呕吐物多为胃十二指肠内容物，后期因肠麻痹或肠梗阻可呕吐小肠内容物。呕吐后腹胀不缓解为其特点。

（三）发热

发热与病变程度相一致。重型胰腺炎继发感染或合并胆管感染时可持续高热，如持续高热不退则提示合并感染或并发胰周脓肿。

（四）腹胀

腹胀是重型胰腺炎的重要体征之一，是腹膜炎造成麻痹性肠梗阻所致。

（五）黄疸

黄疸多见于胆源性胰腺炎。严重者可合并肝细胞性黄疸。

（六）腹膜炎体征

发生水肿性胰腺炎时，压痛只局限于上腹部，常无明显肌紧张；出血性坏死性胰腺炎压痛明显，并有肌紧张和反跳痛，范围较广泛或波及全腹。

(七)休克

严重患者出现休克,表现为脉细速、血压降低、四肢厥冷、面色苍白等。有的患者以突然休克为主要表现,称为暴发性急性胰腺炎。

(八)皮下瘀斑

少数患者的胰酶及坏死组织液穿过筋膜与基层渗入腹壁下,可在季肋及腹部形成蓝棕色斑(Grey-turner 征)或脐周皮肤青紫(Cullen 征)。

四、辅助检查

(一)胰酶测定

1.血清淀粉酶

90％以上的患者的血清淀粉酶水平升高,通常在发病后 3 h 开始升高,12～24 h 达到高峰,3～5 d 恢复正常。

2.尿淀粉酶测定

尿淀粉酶水平通常在发病后 12 h 升高,24～48 h 达高峰,持续 5～7 d 下降。

3.血清脂肪酶测定

在发病 24 h 升高至 1.5 康氏单位(正常值为 0.5～1.0 U)。

(二)腹腔穿刺

穿刺液为血性混浊液体,可见脂肪小滴,腹水淀粉酶值为血清淀粉酶值的 3～8 倍。并发感染时穿刺液呈脓性。

(三)B 超检查

B 超检查可见胰腺弥漫性均匀肿大,界限清晰,内有光点反射,但较稀少,若炎症消退,上述变化持续 1～2 周即可恢复正常。

(四)CT 检查

CT 扫描显示胰腺弥漫肿大,边缘不光滑,当胰腺出现坏死时可见胰腺上有低密度、不规则的透亮区。

五、临床分型

(一)水肿性胰腺炎(轻型)

主要表现为腹痛、恶心、呕吐、腹膜炎体征、血和尿淀粉酶水平升高,经治疗后短期内可好转,死亡率低。

(二)出血坏死性胰腺炎(重型)

除上述症状、体征继续加重外,高热持续不退,黄疸加深,神志模糊和谵妄,高度腹胀,有血性或脓性腹水,两侧腰部或脐下出现青紫瘀斑,胃肠出血,休克等。实验室检查:白细胞增多(多于 $16×10^9/L$),红细胞和血细胞比容降低,血糖水平升高(高于 11.1 mmol/L),血钙水平降低(低于 2.0 mmol/L),$PaO_2＜8.0$ kPa(60 mmHg),血尿素氮或肌酐水平升高,酸中毒等。甚至出现急性肾衰竭、DIC、ARDS 等,死亡率较高。

六、治疗原则

(一)非手术治疗

对急性胰腺炎大多采用非手术治疗。①严密观察病情。②减少胰液分泌,应用抑制或减少胰液分泌的药物。③解痉镇痛。④用有效抗生素防治感染。⑤抗休克,纠正水、电解质平衡失调。⑥采用抗胰酶疗法。⑦腹腔灌洗。⑧用激素和中医中药治疗。

(二)手术治疗

1.目的

清除含有胰酶、毒性物质的坏死组织。

2.指征

指征为采用非手术疗法无效,诊断未明确而疑有腹腔脏器穿孔或肠坏死,合并胆管疾病,并发胰腺感染。应考虑手术探查。

3.手术方式

手术方式有灌洗引流、坏死组织清除、规则性胰腺切除术、胆管探查、T形管引流、胃造瘘、空肠造瘘术等。

七、护理措施

(一)非手术期间的护理

1.病情观察

严密观察神志,监测生命体征和腹部体征的变化,监测血气、凝血功能、血电解质的变化,及早发现坏死性胰腺炎、休克和多器官衰竭。

2.维持正常呼吸功能

给予高浓度氧气吸入,必要时给予呼吸机辅助呼吸。

3.维护肾功能

详细记录每小时尿量、尿比重、出水量、入水量。

4.控制饮食、抑制胰腺分泌

病情较轻者可进少量清淡流质或半流质饮食,限制蛋白质摄入量,禁进脂肪。对病情较重或频繁呕吐者要禁食,行胃肠减压,遵医嘱给予抑制胰腺分泌的药物。

5.预防感染

对病情重或胆源性胰腺炎患者给予抗生素,为预防真菌感染,应加用抗真菌药物。

6.防治休克

维持水及电解质平衡,应早期迅速补充水及电解质、血浆、全血。还应预防低钾血症、低钙血症,在疾病早期应注意观察,及时矫正。

7.心理护理

指导患者减轻疼痛的方法,解释各项治疗措施的意义。

(二)术后护理

1.术后各种引流管的护理

(1)熟练掌握各种管道的作用,将导管贴上标签后与引流装置正确连接,妥善固定,防止导管滑脱。

(2)分别观察记录各引流管中引流液的性状、颜色、量。

(3)严格遵循无菌操作规程,定期更换引流装置。

(4)保持引流通畅,防止导管扭曲。重型患者常有血块、坏死组织脱落,容易造成引流管阻塞。如有阻塞,可用无菌温生理盐水冲洗,经常帮患者更换体位,以利于引流。

(5)冲洗液、灌洗液现用现配。

(6)拔管护理:当患者的体温正常并稳定10 d左右,白细胞计数正常,腹腔引流液少于5 mL,每天引流液淀粉酶测定正常后可考虑拔管。拔管后要注意拔管处伤口有无渗漏,如有渗液,应及时更换敷料。拔管处伤口可在1周左右愈合。

2.伤口护理

观察有无渗液、有无裂开,按时换药,并发胰外瘘时,要注意保持负压引流通畅,并用氧化锌糊剂保护瘘口周围皮肤。

3.营养支持治疗与护理

根据患者的营养评定状况,计算需要量,制订计划。第一阶段,术前和术后早期,需抑制分泌功能,使胰腺处于休息状态,同时因胃肠道功能障碍,此时需完全胃肠外营养(TPN)2~3周。第二阶段,术后3周左右,病情稳定,肠道功能基本恢复,可通过空肠造瘘提供营养3~4周,称为肠道营养(TEN)。第三阶段,逐渐恢复经口进食,称为胃肠内营养(EN)。

4.并发症的观察与护理

(1)胰腺脓肿及腹腔脓肿:术后2周的患者出现高热,腹部肿块,应考虑其可能性。一般为腹腔引流不畅,胰腺坏死组织及渗出液局部积聚感染所致。非手术疗法无效时应手术引流。

(2)胰瘘:如观察到腹腔引流时无色透明腹腔液经常外漏,其中淀粉酶含量高,为胰液外漏所致,合并感染时引流液可显脓性。多数可逐渐自行愈合。

(3)肠瘘:主要表现为明显的腹膜刺激征,引流液中伴有粪渣。瘘管形成后用营养支持治疗。对长期不愈者,应考虑手术治疗。

(4)假性胰腺囊肿:多数需手术行囊肿切除或做内引流手术,少数患者的这类囊肿经非手术治疗6个月可自行吸收。

(5)糖尿病:胰腺部分切除后,可引起内、外分泌缺失。注意观察血糖、尿糖的变化,根据化验报告补充胰岛素。

5.心理护理

由于病情重,术后引流管多,恢复时间长,患者易产生悲观、急躁的情绪,因此应关心、体贴、鼓励患者,帮助患者树立战胜疾病的信心,使其积极配合治疗。

八、健康教育

(1)饮食应少量多餐,注意食用富有营养易消化食物,避免暴饮暴食及酗酒。

(2)有胆管疾病、病毒感染者应积极治疗。

(3)告知患者会引发胰腺炎的药物种类,不得随意服药。

(4)有高糖血症,应遵医嘱口服降糖药或注射胰岛素,定时查血糖、尿糖,将血糖控制在稳定水平,防治各种并发症。

(5)出院4~6周,避免过度疲劳。

(6)门诊应定期随访。

(张　娟)

参 考 文 献

［1］李博.临床普外科学［M］.海口:海南出版社,2019.

［2］刘建刚,陆信仰,雷海录,等.普外科疾病诊疗与手术学［M］.长春:吉林科学技术出版
社,2019.

［3］虞向阳.实用临床普通外科学［M］.长春:吉林科学技术出版社,2019.

［4］宋大鹏.精编普外科学［M］.长春:吉林科学技术出版社,2018.

［5］刘冰.临床普外与大外科诊疗实践［M］.北京:科学技术文献出版社,2018.

［6］曹新福.普外科微创手术学［M］.汕头:汕头大学出版社,2019.

［7］王志广.普通外科疾病临床诊疗新思维［M］.长春:吉林科学技术出版社,2019.

［8］孔天天.外科诊断与治疗［M］.天津:天津科学技术出版社,2020.

［9］宋枫,高峰.现代结直肠外科诊疗学［M］.长春:吉林科学技术出版社,2019.

［10］田洪民.临床外科诊疗精粹［M］.北京:科学技术文献出版社,2018.

［11］徐延森,王清泉,王宇,等.现代普外科治疗精粹［M］.武汉:湖北科学技术出版社,2018.

［12］卞志远.现代普通外科疾病规范化治疗［M］.长春:吉林科学技术出版社,2019.

［13］裴元民,尹华山,赵国云,等.普通外科疾病诊断与治疗［M］.天津:天津科学技术出版
社,2018.

［14］王晋东.实用普通外科手术治疗学［M］.长春:吉林科学技术出版社,2019.

［15］王建涛.实用肝胆外科诊疗［M］.哈尔滨:黑龙江科学技术出版社,2020.

［16］王国俊.现代普通外科临床新进展［M］.长春:吉林科学技术出版社,2019.

［17］潘红.实用外科临床诊疗［M］.北京:科学技术文献出版社,2020.

［18］张健,张波,侯利涛,等.普通外科常见病诊治思维与实践［M］.上海:上海科学普及出版
社,2022.

［19］李海鹏,樊芳,杨同忠,等.现代外科疾病诊断及处理［M］.北京:科学技术文献出版社,2018.

［20］田浩,孙艳南,昌春雷,等.普通外科疾病诊疗方法与手术要点［M］.北京:中国纺织出版
社,2022.

［21］强泽好.外科综合治疗学［M］.天津:天津科学技术出版社,2020.

［22］杨启.肝胆外科诊治实践［M］.长春:吉林科学技术出版社,2019.

［23］王连武.外科疾病临床诊疗策略［M］.北京:科学技术文献出版社,2018.

[24] 钟才能,程慧新,方军,等.现代外科临床诊疗精要[M].长春:吉林科学技术出版社,2019.

[25] 焦建国.临床外科疾病诊疗精粹[M].北京:科学技术文献出版社,2018.

[26] 王科学.实用普通外科临床诊治[M].北京:中国纺织出版社,2020.

[27] 王征,陈图锋,谢有强,等.临床普通外科疾病诊治[M].北京:科学技术文献出版社,2018.

[28] 张节伟.实用临床普通外科疾病诊断与治疗[M].长春:吉林科学技术出版社,2019.

[29] 杨维萍,冯聪,张世贵,等.实用临床外科常见病理论与实践[M].北京:科学技术文献出版社,2018.

[30] 朱婧,李时捷,王付花,等.实用外科学与疾病护理[M].哈尔滨:黑龙江科学技术出版社,2022.

[31] 王永,陆继明.实用外科多发病诊疗学[M].西安:西安交通大学出版社,2018.

[32] 徐世亮,李惠芹,张明国,等.普外科诊疗与监护[M].长春:吉林科学技术出版社,2021.

[33] 王荣杰,孙继富.普外科疾病诊断与治疗进展[M].汕头:汕头大学出版社,2018.

[34] 孔雷.外科临床诊疗经验实践[M].汕头:汕头大学出版社,2019.

[35] 张玉国.临床常见普外科疾病学[M].西安:西安交通大学出版社,2018.

[36] 曹学冬,孙明瑜,张海阳,等.原发性肝癌的分子发病机制研究进展[J].肝胆外科杂志,2019,27(2):153-156.

[37] 宁闯修.部分切除手术治疗外伤性脾破裂效果观察[J].世界最新医学信息文摘,2019,19(2):56,64.

[38] 杜开放,吕文才,邹运,等.胆囊切除术后原发性胆总管结石的研究现状[J].肝胆胰外科杂志,2019,31(2):122-124.

[39] 王学浩,周浩明.中国肝癌外科70年[J].中国肿瘤外科杂志,2019,11(4):229-232.

[40] 孙姜鹰.普外手术治疗胆源性急性胰腺炎的疗效分析[J].世界最新医学信息文摘,2019,19(84):82,84.